W. Hach

VenenChirurgie

Wolfgang Hach

VenenChirurgie

Leitfaden für Gefäßchirurgen, Angiologen, Dermatologen und Phlebologen

Mitautoren **Jörg Dieter Gruß**
Viola Hach-Wunderle
Michael Jünger

Mit 347 Abbildungen in 528 Einzeldarstellungen
und 62 Tabellen

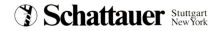
Schattauer Stuttgart New York

Professor Dr. med. habil. Wolfgang Hach

Facharzt für Chirurgie und Innere Medizin, Angiologie, Phlebologie
Venenzentrum
Fahrgasse 89
60311 Frankfurt am Main

Wissenschaftliche Mitarbeiter

Dr. Karl Förster, Ehringshausen
Anja Hoffmann, Frankfurt
Dr. Christine Langer, Gießen
Dr. Heino Meents, Bad Nauheim
Dr. Hans-Werner Nestle, Bad Nauheim
Dr. Florian Präve, Frankfurt
Dr. Klaus Peter Ratthey, Bad Nauheim
Dr. Gerhard Salzmann, Bad Nauheim
Dr. Christine Schwahn-Schreiber, Stade
Dr. Kirstin Sippel, Greifswald
Prof. Dr. Max Zegelman, Frankfurt

Professor Dr. med. habil. Jörg Dieter Gruß

Facharzt für Chirurgie, Gefäßchirurgie, Phlebologie
Diakonie-Gesundheitszentrum
Goethestraße 85
34119 Kassel

Professor Dr. med. habil. Viola Hach-Wunderle

Fachärztin für Innere Medizin, Angiologie, Phlebologie
Gefäßzentrum Krankenhaus Nordwest
Steinbacher Hohl 2–26
60488 Frankfurt am Main

Venenzentrum
Fahrgasse 89
60311 Frankfurt am Main

Professor Dr. med. Michael Jünger

Facharzt für Dermatologie, Phlebologie, Allergologie
M.Sc.H.
Klinik und Poliklinik für Hautkrankheiten
Universitätsklinikum Greifswald
Fleischmannstraße 42–44
17487 Greifswald

Bibliografische Information der Deutschen Bibliothek

Die Deutsche Bibliothek verzeichnet diese Publikation in der Deutschen Nationalbibliografie; detaillierte bibliografische Daten sind im Internet über <http://dnb.ddb.de> abrufbar.

Besonderer Hinweis:
Die Medizin unterliegt einem fortwährenden Entwicklungsprozess, sodass alle Angaben, insbesondere zu diagnostischen und therapeutischen Verfahren, immer nur dem Wissensstand zum Zeitpunkt der Drucklegung des Buches entsprechen können. Hinsichtlich der angegebenen Empfehlungen zur Therapie und der Auswahl sowie Dosierung von Medikamenten wurde die größtmögliche Sorgfalt beachtet. Gleichwohl werden die Benutzer aufgefordert, die Beipackzettel und Fachinformationen der Hersteller zur Kontrolle heranzuziehen und im Zweifelsfall einen Spezialisten zu konsultieren. Fragliche Unstimmigkeiten sollten bitte im allgemeinen Interesse dem Verlag mitgeteilt werden. Der Benutzer selbst bleibt verantwortlich für jede diagnostische oder therapeutische Applikation, Medikation und Dosierung.
In diesem Buch sind eingetragene Warenzeichen (geschützte Warennamen) nicht besonders kenntlich gemacht. Es kann also aus dem Fehlen eines entsprechenden Hinweises nicht geschlossen werden, dass es sich um einen freien Warennamen handelt.
Das Werk mit allen seinen Teilen ist urheberrechtlich geschützt. Jede Verwertung außerhalb der Bestimmungen des Urheberrechtsgesetzes ist ohne schriftliche Zustimmung des Verlages unzulässig und strafbar. Kein Teil des Werkes darf in irgendeiner Form ohne schriftliche Genehmigung des Verlages reproduziert werden.

© 2006 by Schattauer GmbH, Hölderlinstraße 3,
70174 Stuttgart, Germany
E-Mail: info@schattauer.de
Internet: http://www.schattauer.de
Printed in Germany

Lektorat: Dr. med. Andrea Heinrich
Umschlagabbildung: Dr. Katja Dalkowski, Buckenhof
Satz: Satzpunkt Ewert GmbH, Bayreuth
Druck und Einband: AZ Druck und Datentechnik GmbH, Kempten (Allgäu)

ISBN 3-7945-2231-1

„Ich besitze zwei Fehler, deren ich mir mit Freuden bewußt bin, nämlich den, auch die alten Ärzte für wackere Beobachter zu halten, und den vielleicht noch größeren, an Therapie zu glauben."

Rudolf Virchow

Vorwort

Zur *Chirurgie der Venen* haben Ärzte aus verschiedenen Disziplinen der operativen Medizin Zugang, aus der allgemeinmedizinischen und dermatologischen Praxis über die klinischen Abteilungen bis hin zur Gefäß- und Transplantationschirurgie im universitären Rahmen. Allein hieraus ergeben sich Probleme, ein allgemein gültiges Lehrbuch zu diesem Thema abzufassen. Ich habe den Versuch gewagt. Unser Team bringt die Erfahrungen aus der Lehre und Forschung ebenso ein wie aus der jahrzehntelangen Tätigkeit im Operationssaal und in der täglichen Praxis.

Jede Disziplin der Chirurgie hat ihre speziellen Bedingungen in der Vorbereitung und Nachbehandlung von operativen Eingriffen zu erfüllen. Aber selten ist ein Bereich auch interdisziplinär so eingebunden wie die Venenchirurgie. Die Beziehungen zur Gefäßchirurgie ergeben sich von selbst. Durch die thromboembolische Krankheit ist die Chirurgie der Venen fest mit der Inneren Medizin verknüpft, und mit der chronischen venösen Insuffizienz reicht sie weit in die Dermatologie hinein. Diesen Ansprüchen will das Team der Mitautoren gerecht werden. Die Gefäßchirurgie mit ihren verschiedenen Facetten wird von Herrn Prof. Dr. Gruß repräsentiert, die Hämostaseologie und Thrombose von Frau Prof. Dr. Hach-Wunderle und die Dermatologie von Herrn Prof. Dr. Jünger.

Es bestand die Gefahr, dass die Abfassung eines Buches, das den genannten Bedürfnissen entsprechen will, von vornherein in viele Einzelteile zerfällt, jedes mit seiner speziellen Einleitung und Schlussfolgerung. Deshalb wurde das Wagnis eingegangen, das Buch aus einer Hand zu schreiben. Dafür lagen die Voraussetzungen infolge der Ausbildung des Autors in der Chirurgie/Gefäßchirurgie, Inneren Medizin/Angiologie und Röntgendiagnostik vor.

In einigen Aspekten möchte das Buch neue Akzente setzen. Obgleich jeder Arzt heute im Internet den Zugang zur aktuellen wissenschaftlichen Literatur hat, sind ausgewählte Studien zur unmittelbaren Ergänzung des Textes referiert. Es wurden auch eindrucksvolle Kasuistiken beschrieben, um bestimmte Aussagen mit weit reichender Bedeutung für die Praxis zu illustrieren. Sicher, der Leser wird sie nur einmal überfliegen, den Kern der Aussage dann aber vielleicht „für immer" behalten.

Die moderne Lehre der Medizin mit dem rasanten Wachstum an Wissensgut bringt es mit sich, dass die Recherchen im Internet immer kürzere Zeitspannen umfassen, und dass die Forscher aus früherer Zeit allzu schnell in Vergessenheit geraten. Die Chirurgie hat aber eine über Jahrtausende reichende Tradition, auf die sie stolz ist. Wir alle achten das in gebührlicher Weise, und ich erinnere mit den Zitaten aus der Medizingeschichte immer wieder daran.

Das Buch ist aus einer Synopsis der Lehre und Forschung an den Universitäten Frankfurt am Main und Gießen, der Arbeit in der Gefäßchirurgie an der William Harvey-Klinik Bad Nauheim sowie aus einer begleitenden fachärztlichen Praxis in Frankfurt am Main entstanden. Daraus hat sich letztendlich für den Autor ein „persönliches Bild" der Venenchirurgie geformt, das sich jedoch strikt an die vorgegebenen Leitlinien hält.

Die Herren D. Bergemann und Dipl.-Psych. Dr. med. W. Bertram, Geschäftsführer des Schattauer-Verlags, haben die besonderen Voraussetzungen für die Verlegung des Buches geschaffen. Selbst unter den gegenwärtig angespannten ökonomischen Bedingungen sind sie in großzügiger Weise auf meine vielen Wünsche eingegangen, und dafür danke ich ihnen herzlich.

Das ansprechende Erscheinungsbild des Buches von der ersten bis zur letzten Seite ist die hervorragende Arbeit der Verlagslektorin Frau Dr. Andrea Heinrich. Sie brachte die Anforderungen der jungen Generation an die aktuellen Les- und Schreibarten ein und bestimmte auch die graphische Gestaltung. Frau Dr. Heinrich hat das Manuskript erst zu einem Buch geformt. Ich sage ihr dafür meinen herzlichen Dank.

Die Skizzen und Zeichnungen wurden von der wissenschaftlichen Graphikerin Frau Dr. Katja Dalkowski aus Buckenhof am Computer gefertigt. Der künstlerischen und technischen Umsetzung ist die größte Anerkennung zu zollen. Die notwendigen Absprachen und Korrekturen erfolgten in täglichen Konferenzen über das Internet. Ich denke gern an die angenehme Zusammenarbeit zurück.

Jetzt wünsche ich der *„VenenChirurgie"* einen guten Weg in die Bibliotheken der Universitäten, in die Hand des Chirurgen und in die Studierzimmer der Studenten.

Frankfurt am Main, Herbst 2005
Wolfgang Hach

Inhalt

A Allgemeine Venenchirurgie

1 Historische Einführung in die Chirurgie der Venen 1

1.1 Chirurgie der Krampfadern 1
1.2 Chirurgie der großen Körpervenen 3
1.3 Chirurgie der Thrombose 3

2 Anatomie und Physiologie 5

2.1 Anatomie der Venensysteme 5
2.2 Venenklappen 6
2.3 Physiologie des venösen Rückstroms 7
2.3.1 Postkapillärer Druck 7
2.3.2 Druck- und Saugmechanismen 7
2.3.3 Behinderung des venösen Blutstroms 9
2.4 Anatomie des Lymphsystems der unteren Extremität 10
2.4.1 Oberflächliche Lymphbahnen 10
2.4.2 Tiefe Lymphbahnen...................... 10
2.4.3 Lymphknoten der Leiste 10

3 Untersuchungsmethoden 13

3.1 Klinische Untersuchung 13
3.2 Messmethoden der Phlebologie 13
3.2.1 Periphere Phlebodynamometrie 13
3.2.2 Femorale Druckmessung 14
3.2.3 Photoplethysmographie 14
3.2.4 Venenverschlussplethysmographie 15
3.3 Ultraschalluntersuchungen 15
3.3.1 B-Bild-Sonographie 15
3.3.2 Dopplersonographie 16
3.3.3 (Farbkodierte) Duplexsonographie 17

3.4 Phlebographie 17
3.5 Schnittbildverfahren..................... 21
3.6 Messmethoden der Mikrozirkulation 21
3.6.1 Kapillarmikroskopie..................... 22
3.6.2 Fluoreszenz-Videomikroskopie.............. 22
3.6.3 Laser-Doppler-Fluxmetrie 22
3.6.4 Transkutane Sauerstoffpartialdruck-Messung 22
3.7 Periphere Arteriendruckmessung 22
3.8 Messung des Gewebedrucks im Kompartment ... 23
3.8.1 Orthostatische Messung mit dem Kodiag®-System 23
3.8.2 Dynamische Gewebedruckmessung 24
3.9 Neutral-Null-Methode.................... 24
3.10 Größenbestimmung des Ulcus cruris 25
3.10.1 Berechnung 25
3.10.2 Abdruck.............................. 25
3.10.3 Digitale Vermessung..................... 25

4 Vorbereitungen des Patienten zur Operation 27

4.1 Aufklärung............................ 27
4.1.1 Zeitpunkt der Aufklärung 27
4.1.2 Umfang der Aufklärung 27
4.1.3 Juristische Aspekte 28
4.1.4 Inhalt der Aufklärung zur primären Thromboseprophylaxe 29
4.1.5 Aufklärung über Operationen am Venensystem .. 29
4.2 Vorbereitungen auf den Eingriff............. 30
4.2.1 Voruntersuchungen 30
4.2.2 Aktionen am Operationstag................ 30
4.2.3 Atmosphäre im Operationssaal 31

5 Anästhesie 33

5.1 Anästhesieverfahren in der Venenchirurgie 33
5.1.1 Allgemeinanästhesie..................... 33

5.1.2	Spinalanästhesie	33	**8**	**Gesundheitspolitische Konzepte**	**61**
5.1.3	Lokalanästhesie	33	8.1	Leitlinien	61
5.2	Anästhesiologische Aspekte für ambulante Operationen bzw. die Tagesklinik	35	8.2	Richtlinien	62
			8.3	Evidenzbasierte Medizin (EbM)	62

6 Allgemeine chirurgische Techniken ... 37

6.1	Operation in Blutleere	37
6.1.1	Esmarch-Blutleere	37
6.1.2	Löfqvist-Blutleere	37
6.2	Allgemeine Aspekte der Chirurgie der primären Varikose	37
6.2.1	Schnittrichtung	37
6.2.2	Hautnähte unter ästhetischen Aspekten	38
6.3	Technische Aspekte der Chirurgie der tiefen Venen	39
6.3.1	Präparation der tiefen Venen	39
6.3.2	Nähte an den tiefen Venen	40
6.4	Verbandswechsel und Fädenziehen	40

7 Allgemeine Phlebologie ... 43

7.1	Sklerosierung	43
7.1.1	Sklerosierungsmittel	43
7.1.2	Wirkung der Sklerosierung	43
7.1.3	Indikationen und Kontraindikationen	44
7.1.4	Technik der klassischen Sklerosierungstherapie	44
7.1.5	Variationen	45
7.1.6	Kompressionstherapie und Lebensführung	47
7.1.7	Komplikationen	48
7.2	Kompressionstherapie	50
7.2.1	Kompressionsverbände	50
7.2.2	Medizinische Kompressionsstrümpfe	54
7.2.3	Medizinische Thromboseprophylaxestrümpfe	57
7.2.4	Stützstrümpfe	57
7.2.5	Intermittierende pneumatische Kompression	57
7.3	Physikalische Begleittherapie	58
7.3.1	Gefäßsport nach dem Tübinger Modell	59
7.3.2	Komplexe physikalische Entstauungstherapie	59
7.3.3	Krankengymnastische Techniken	59
7.3.4	Biomechanische Stimulationstherapie	59
7.3.5	Venengerechte Sportarten	59
7.3.6	Balneologische Maßnahmen	60

8 Gesundheitspolitische Konzepte ... 61

8.1	Leitlinien	61
8.2	Richtlinien	62
8.3	Evidenzbasierte Medizin (EbM)	62
8.4	Disease Management	63
8.5	Behandlungskomplexe im EBM 2000plus	63
8.6	G-DRG	63

B Spezielle Venenchirurgie

9 Die primäre Varikose ... 65

9.1	Historische Operationsverfahren	66
9.1.1	Ligatur der Stammvene nach Trendelenburg 1891	66
9.1.2	Totale Exhairese nach Madelung 1884	66
9.1.3	Extraluminäre Exhairese der V. saphena magna nach Mayo 1906	67
9.1.4	Verlagerung der V. saphena magna nach Cecca 1908 sowie Katzenstein 1911	67
9.1.5	Saphenofemorale Anastomose nach Delbet 1906	67
9.1.6	Chirurgische Verödungstherapie nach Moszkowicz 1927	68
9.1.7	Multiple Unterbindungen und Umstechungen	68
9.2	Epidemiologie	68
9.2.1	Basler Studie	69
9.2.2	Tübinger Studie	69
9.2.3	Bonner Venenstudie	69
9.3	Ökonomie	69
9.4	Pathomorphologie und Pathophysiologie	70
9.4.1	Veränderungen des großen Blutkreislaufs	70
9.4.2	Veränderungen der Homöostase	70
9.4.3	Erhöhte Thrombosegefährdung	71
9.5	Definitionen und Einteilungsprinzipien	71
9.5.1	Primäre und sekundäre Varikose	71
9.5.2	Einteilung nach klinischen, morphologischen und topographischen Aspekten	71
9.5.3	Transfasziale Kommunikationen	72
9.5.4	Kompensierte und dekompensierte Rezirkulationskreise	72
9.5.5	Einfache und komplizierte Varikose	72
9.5.6	CEAP-Einteilung	72
9.5.7	Andere Einteilungen	72

9.6	Stammvarikose der V. saphena magna ($C_2\ E_P\ A_{S2,3}\ P_R$)	74
9.6.1	Spezielle Aspekte	75
9.6.2	Operationsverfahren	94
9.6.3	Inkomplette Formen ($C_2\ E_P\ A_{S2,3}\ P_R$)	112
9.6.4	Rezidivvarikose	118
9.7	Seitenastvarikose	123
9.7.1	Varikose der V. saphena accessoria lateralis ($C_2\ E_P\ A_{S5}\ P_R$)	124
9.7.2	Varikose der V. saphena accessoria medialis ($C_2\ E_P\ A_{S5}\ P_R$)	127
9.7.3	Varikose der V. arcuata cruris posterior ($C_2\ E_P\ A_{S5}\ P_R$)	128
9.7.4	Varikose der V. arcuata cruris anterior ($C_2\ E_P\ A_{S5}\ P_R$)	129
9.8	Stammvarikose der V. saphena parva ($C_2\ E_P\ A_{S4}\ P_R$)	129
9.8.1	Spezielle Aspekte	129
9.8.2	Operationsverfahren	135
9.8.3	Nervenschäden durch die Operationen an der V. saphena parva	140
9.8.4	Inkomplette Formen ($C_2\ E_P\ A_{S4}\ P_R$)	143
9.8.5	Rezidivvarikose der V. saphena parva ($C_2\ E_P\ A_{S4,5}\ P_R$)	144
9.9	Insuffizienz der Vv. perforantes ($C_2\ E_P\ A_{P17,18}\ P_R$)	146
9.9.1	Anatomie und Physiologie	146
9.9.2	Varikose der Vv. perforantes am Fuß ($C_2\ E_P\ A_{P18}\ P_R$)	148
9.9.3	Varikose der Cockett-Perforantes ($C_2\ E_P\ A_{P18}\ P_R$)	149
9.9.4	Varikose der Sherman-Perforans ($C_2\ E_P\ A_{P18}\ P_R$)	158
9.9.5	Varikose der Boyd-Perforans ($C_2\ E_P\ A_{P18}\ P_R$)	158
9.9.6	Varikose der Dodd-Perforans ($C_2\ E_P\ A_{P17}\ P_R$)	159
9.9.7	Varikose der May-Perforans ($C_2\ E_P\ A_{P18}\ P_R$)	159
9.9.8	Varikose der lateralen V. perforans ($C_2\ E_P\ A_{P18}\ P_R$)	159
9.9.9	Varikose der Kniekehlen-Perforans ($C_2\ E_P\ A_{P18}\ P_R$)	160
9.9.10	Varikose der Hach-Profunda-Perforans ($C_2\ E_P\ A_{P17}\ P_R$)	161
9.10	Retikuläre Varikose ($C_1\ E_P\ A_{S1}\ P_R$)	161
9.10.1	Operationsverfahren	162
9.11	Besenreiser, Teleangiektasien, Pinselfiguren, Matting ($C_1\ E_P\ A_{S1}\ P_R$)	164
9.12	Lebensregeln	165

10 Die Bein- und Beckenvenenthrombose ... 169

10.1	Medizingeschichte der Thrombose	169
10.2	Chirurgische Anatomie und Physiologie der tiefen Bein- und Beckenvenen	171
10.2.1	Tiefe Fußvenen	171
10.2.2	Tiefe Unterschenkelvenen	172
10.2.3	V. poplitea	174
10.2.4	Tiefe Oberschenkelvenen	176
10.2.5	Muskelvenen	179
10.2.6	Beckenvenen	180
10.2.7	V. cava inferior	181
10.2.8	Vertebrale und paravertebrale Venensysteme	184
10.3	Epidemiologie	184
10.4	Pathomorphologie und Pathophysiologie	185
10.4.1	Thrombogenese	185
10.4.2	Dispositionelle und expositionelle Risikokonstellation nach Vogel	186
10.4.3	Angeborene und erworbene Gerinnungsdefekte als Thromboserisiko	186
10.4.4	Kollateralkreisläufe	187
10.5	Klinik	187
10.5.1	Symptomatik der Phlebothrombose	187
10.5.2	Verlaufsformen der Phlebothrombose	190
10.6	Diagnostik	192
10.6.1	Anamnese	192
10.6.2	Körperliche Untersuchung	193
10.6.3	Klinische Wahrscheinlichkeit	194
10.6.4	D-Dimer-Test	195
10.6.5	Physikalische Diagnostik	196
10.6.6	Bildgebende Diagnostik	196
10.6.7	Diagnostische Algorithmen der Venenthrombose und der Lungenembolie	199
10.6.8	Weitere Untersuchungen	200
10.7	Chirurgische Therapie	201
10.7.1	Geschichte der chirurgischen Thrombosetherapie	201
10.7.2	Allgemeines zur venösen Thrombektomie	202
10.7.3	Thrombektomie bei der aszendierenden Bein- und Beckenvenenthrombose	202
10.7.4	Thrombektomie und Fasziotomie bei Phlegmasia coerulea dolens	206
10.7.5	Thrombektomie der V. cava inferior	206
10.7.6	Sperroperationen und Sperrfilter der V. cava inferior	207
10.7.7	Thrombektomie der deszendierenden Thrombose	210

10.7.8	Thrombektomie bei transfaszial progredienter Varikophlebitis..................	212	12.3.2	Phlebographische Einteilung nach May und Nißl..............................	248
10.7.9	Septische Thrombose...................	214	12.3.3	CEAP-Einteilung nach Kistner............	249
10.7.10	Temporäre arteriovenöse Fistel............	215	12.4	Klinik................................	249
10.8	Konservative Therapie.................	215	12.4.1	Pathomorphologie und Pathophysiologie.....	249
10.8.1	Blutegel als Vorläufer der Antikoagulation....	216	12.4.2	Klinischer Verlauf.....................	252
10.8.2	Heparin: Initiale und Langzeitantikoagulation.	216	12.4.3	Kollateralkreisläufe der Beinvenen.........	254
10.8.3	Heparinanaloga und Hirudin..............	219	12.4.4	Kollateralkreisläufe beim einseitigen postthrombotischen Beckenvenensyndrom (C_3 E_S A_{6-10} $P_{R,O}$)........................	257
10.8.4	Fondaparinux.........................	220			
10.8.5	Orale Antikoagulanzien vom Cumarintyp: Sekundäre Thromboseprophylaxe..........	220	12.4.5	Kollateralkreisläufe beim postthrombotischen Syndrom der Beckenvenen beiderseits und der V. cava inferior (C_3 E_S A_{6-10} $P_{R,O}$).......	259
10.8.6	Kompressionstherapie...................	223			
10.8.7	Mobilisation und aktive Bewegungstherapie...	224	12.5	Diagnostik...........................	261
10.8.8	Ambulante Therapie der tiefen Bein- und Beckenvenenthrombose..................	225	12.6	Operative Therapie des postthrombotischen Beinvenensyndroms.....................	263
10.8.9	Systemische Thrombolyse................	226	12.6.1	Cockett-Perforansdissektion..............	264
10.8.10	Lokoregionale Thrombolyse...............	227	12.6.2	Miniphlebektomie.....................	264
10.9	Primäre Thromboseprophylaxe...........	227	12.6.3	Rekonstruktive Chirurgie der Venenklappen..	265
10.9.1	Geschichte der Thromboseprophylaxe........	227	12.6.4	Femoralis-Bypass nach Husni und May......	269
10.9.2	Physikalische Thromboseprophylaxe.........	227	12.6.5	Temporäre arteriovenöse Fistel............	269
10.9.3	Medikamentöse Thromboseprophylaxe.......	229	12.6.6	Lumbale Sympathektomie nach May........	272
			12.7	Operative Therapie des chronischen Beckenvenenverschlusses.................	272

11 Spezielle thrombotische Krankheitsbilder 237

11.1	Paget-von-Schroetter-Syndrom...........	237
11.1.1	Grundlagen, Klinik und Diagnostik.........	237
11.1.2	Therapie.............................	239
11.2	Thrombose der V. jugularis interna........	242
11.2.1	Intensivmedizinische Punktion............	242
11.2.2	Klinik, Diagnostik und Therapie...........	242
11.3	Thrombosen der oberflächlichen Venen......	243
11.3.1	Varikophlebitis bei Stamm- und Seitenastvarikose.............................	243
11.3.2	Kragenknopfthrombose der varikösen V. perforans..........................	244
11.3.3	Strangförmige Thrombophlebitis...........	245
11.3.4	Thrombophlebitis saltans.................	246

12.7.1	Femorofemoraler Venenbypass nach Palma und Esperon..........................	273
12.7.2	Inverser femorofemoraler Venenbypass nach Hach............................	275
12.7.3	Femorofemoraler Bypass mit PTFE-Prothese nach Gruß et al.	275
12.7.4	Ilioiliakaler Venenbypass nach Vollmar und Hutschenreiter.....................	276
12.8	Konservative Begleittherapie und Thromboseprophylaxe...........................	276
12.8.1	Kompressionstherapie...................	276
12.8.2	Bewegungstherapie.....................	277
12.8.3	Antikoagulation.......................	277

12 Das postthrombotische Syndrom 247

12.1	Historische Einführung.................	247
12.2	Epidemiologie........................	248
12.3	Einteilungsprinzipien..................	248
12.3.1	Klinische Einteilung nach Hach und Hach-Wunderle............................	248

13 Die chronische venöse Insuffizienz (CVI) 279

13.1	Medizingeschichte und historische Operationen..........................	280
13.1.1	Zirkumzision des Ulkus nach von Nußbaum 1873.......................	280
13.1.2	Skarifikation nach Sakurane 1907..........	280
13.1.3	Nervendehnungsoperation nach Bardescu 1899........................	281

13.1.4	Zirkuläre Umschneidungen am Bein	281	14.2	Extravasale venöse Kompressionssyndrome. 321
13.1.5	Spiralschnitt von Rindfleisch und Friedel 1908	281	14.2.1	Physiologische Kompressionssyndrome . 322
13.1.6	Unterbrechungen der popliteofemoralen Achse	282	14.2.2	Pathologische Kompressionssyndrome . 322

13.1.4 Zirkuläre Umschneidungen am Bein 281
13.1.5 Spiralschnitt von Rindfleisch und Friedel 1908 . 281
13.1.6 Unterbrechungen der poplitofemoralen Achse . 282
13.1.7 Perforansdissektionen . 282

13.2 Epidemiologie . 283
13.2.1 Basler Studie . 283
13.2.2 Tübinger Studie . 283
13.2.3 Bonner Venenstudie . 283

13.3 Einteilungsprinzipien . 283
13.3.1 Einteilung nach Widmer et al. . 284
13.3.2 Sklerose-Faszien-Score . 284
13.3.3 CEAP-Einteilung . 285

13.4 Pathomorphologie und Pathophysiologie . 285
13.4.1 Venöse Hämodynamik . 285
13.4.2 Dynamische venöse Hypertonie . 285
13.4.3 Antegrade und retrograde Strömungsinsuffizienz . 286

13.5 Spezielle Krankheitsbilder . 286
13.5.1 Chronisches venöses Stauungssyndrom (C_{3-6} E_{C-S} $A_{9-11,\ 13-16}$ P_{18}. Clinical Score 0–14. Disability Score 0–3) . 287
13.5.2 Ulcus cruris venosum (C_6 $E_{C,\ P,\ S}$ A_D $P_{R,\ O}$. Clinical Score >6. Disability Score 1–3) . 292
13.5.3 Arthrogenes Stauungssyndrom (C_{4-6} $E_{C,\ P,\ S}$ A_D $P_{R,\ O}$. Clinical Score >8–12. Disability Score 1–3) . 304
13.5.4 Chronisches venöses Kompartmentsyndrom (C_6 $E_{C,\ P,\ S}$ A_D $P_{R,\ O}$. Clinical Score >16. Disability Score 3) . 307

14 Verschiedene Krankheiten des Venensystems . 317

14.1 Endoluminale Stenosen und Okklusionen der Venen . 317
14.1.1 Beckenvenensporn . 317
14.1.2 Zystische Adventitiadegeneration der Venen . 318

14.2 Extravasale venöse Kompressionssyndrome . 321
14.2.1 Physiologische Kompressionssyndrome . 322
14.2.2 Pathologische Kompressionssyndrome . 322

14.3 Venöse Aneurysmen . 324
14.3.1 Sackförmige Aneurysmen . 325
14.3.2 Spindelförmige Aneurysmen . 325

14.4 Regressive Veränderungen . 326

14.5 Kompartmentsyndrome . 326
14.5.1 Akutes Kompartmentsyndrom . 327
14.5.2 Chronisches exertionelles Kompartmentsyndrom . 330
14.5.3 Chronisches venöses Kompartmentsyndrom . 330

14.6 Venenverletzungen . 330
14.6.1 Verletzungen der großen Leitvenen . 331
14.6.2 Traumatische arteriovenöse Fistel . 331

14.7 Angeborene Angiodysplasien . 333
14.7.1 Venöse Angiodysplasien . 334
14.7.2 Kombinierte Dysplasien . 336
14.7.3 Angeborene arteriovenöse Fisteln . 339

14.8 Chronische venöse Insuffizienz bei Trikuspidalinsuffizienz . 339

15 Ödemkrankheiten . 343

15.1 Systemische Ödeme . 344
15.2 Symptomatische lokalisierte Ödeme . 344
15.3 Primäre Lymphödeme . 344
15.4 Sekundäre Lymphödeme . 349
15.5 Lipödeme . 351

Sachverzeichnis . 353

Abbildungsquellen . 369

1 Historische Einführung in die Chirurgie der Venen

Die Krankheiten der Venen sind so alt wie die Menschen. Krampfadern waren den Heilkundigen in der Antike sicherlich durch die typischen Symptome und ihre Komplikationen wie die Varikophlebitis und die Varizenblutung bekannt. Das Bild der tiefen Bein- und Beckenvenenthrombose verbarg sich dagegen hinter dem Begriff der **Oedemata**. Eine mit wassersüchtigen Schwellungen einhergehende Krankheit passte als *Kalter Schleim* gut in die philosophische Säftelehre des klassischen Altertums (Abb. 1-1).

1.1 Chirurgie der Krampfadern

Die Kulturgeschichte unserer Medizin beginnt im klassischen Griechenland mit **Hippokrates**, dem berühmtesten Arzt aller Zeiten. Er wurde 460 v. Chr. auf der Insel Kos geboren und starb im Alter von 85 Jahren um 375 v. Chr. in Larissa, der Hauptstadt von Thessalien. Es war die Epoche der höchsten politischen und künstlerisch-wissenschaftlichen Entwicklung der abendländischen Kultur, aber auch die Zeit des langen peloponnesischen Krieges (anno 431–404) und der großen Pest des Thokydides in Athen (anno 430).
Hippokrates empfahl in der Schrift Περι ελχων („*Über Wunden und Geschwüre*"), Krampfadern von Zeit zu Zeit anzustechen. Die Erklärung dafür ist in der Schrift Περι αιμορροιδων gegeben: Hämorrhoiden entstehen infolge der Erhitzung des Blutes durch die *Galle* und das *Phlegma*, und Ähnliches wurde wohl auch für die Krampfadern angenommen (Gurlt 1898).

Das **Corpus Hippocraticum** ist eine Sammlung von mehr als 60 Schriften verschiedener Autoren. Es stammt aus der Mitte des 4. Jahrhunderts v. Chr. und wurde dann später von alexandrinischen Ärzten ins Arabische übersetzt und aufbewahrt. Hippokrates' Aphorismen beginnen mit einer philosophischen Einleitung, die wir auch heute der Venenchirurgie voranstellen möchten (Timm 1744):

Hippokrates: „Das Leben ist kurtz, die Kunst lang, die Gelegenheit schleunig, der Versuch gefährlich, die Beurteilung schwer".

Die chirurgische Therapie der Krampfadern begann nachweislich mit **Cornelius Celsus** (30 v. Chr. bis 45 n. Chr.), dem größten medizinischen Schriftsteller im Alten Rom. Wegen seines großartigen literarischen Stils erhielt er den Titel „*Cicero medicorum*". Er schrieb über alle Wissenschaften, die jeder gebildete Römer beherrschen musste. Celsus berichtete über verschiedene Operationsmethoden seiner Zeit: Blutaderknoten am Bauch, in der Leiste (Varicocele) und am Bein wurden durch eine Inzision freigelegt und dann mit einem Glüheisen direkt koaguliert oder exstirpiert. In dem Werk „*De re medica libri octo*" befindet sich eine genaue Beschreibung der Krampfaderoperation.

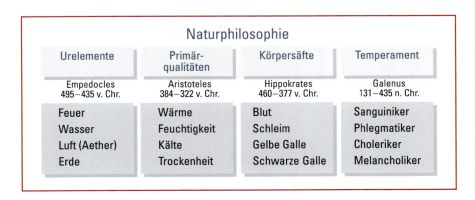

Abb. 1-1 Die Elemente der Naturphilosophie im Altertum.

1 Historische Einführung in die Chirurgie der Venen

Historische Operationsmethode. „Man schneidet die Haut über der Krampfader gleichfalls ein (*super venam incisa*) und zieht die Wundränder durch Haken auseinander (*hamulo orae excipiuntur*). Hierauf trennt man die Ader mit dem Messer überall von den sie umgebenden Teilen, wobei man sich vor Verletzung der Ader selbst zu hüten hat. Hierauf bringt man unter dieselbe ein stumpfes Häkchen; dasselbe wiederholt man in den oben angegebenen Entfernungen an derselben Krampfader, deren Verlauf man durch Anziehen des Hakens leicht erkennt. Hat man die angegebene Operation im ganzen Verlaufe der Krampfader vorgenommen, so zieht man sie an einer Stelle mittels eines Hakens an und schneidet sie durch. Hierauf zieht man den zunächst befindlichen Haken an, zieht dadurch das vorher gelöste Stück der Krampfader heraus und schneidet es hier wieder ab. Hat man auf diese Weise das Bein ganz von Krampfadern befreit, so legt man die Wundränder aneinander und ein das Zusammenheilen beförderndes Pflaster darüber (*et super emplastrum glutinans injicitur*)" (Gurlt 1898, Scheller 1967).

Historische Kasuistik. Cajus Plinius Secundus (der Ältere 23–79 n. Chr.) beschrieb den berühmten Bericht über die Operation von Krampfadern an C. Marius, „der siebenmal römischer Konsul war". Der Konsul hat den Eingriff im Stehen (*stante sibi extracti passum*) ohne eine einzige Schmerzäußerung über sich ergehen lassen. Nach der Operation äußerte er sich, dass er zwar mit dem Resultat zufrieden sei, dass die Schmerzen aber in keinem Verhältnis zu der Krankheit gestanden hätten, und ein zweites Mal wolle er sich nicht mehr operieren lassen (Gurlt 1898).

Im Altertum und im Mittelalter sind sicherlich nur einzelne Patienten an Krampfadern und Beingeschwüren operiert worden. Bei der Natur des Leidens, seiner weiten Verbreitung und einer Bevorzugung der ärmeren Bevölkerung standen die Methoden der Volksmedizin ganz im Vordergrund, und darüber wurde selten geschrieben. Jedoch sind Kompressionsverbände aus verschiedenen Materialien und lokale Auflagen in den medizinischen Werken der Antike und des Mittelalters erwähnt.

Aus dem 4. Jahrhundert stammt das berühmte Sammelwerk des **Oribasius** (325–403). Von den ursprünglich 70 Bänden sind noch 25 erhalten (Gurlt 1898). Darin werden die Skarifikation von Geschwüren und das Anlegen von Blutegeln abgehandelt. Bei schwer heilenden venösen Ulzera wurde die verursachende Krampfader exstirpiert. Eine verletzte Gliedmaße legte man in eine mit Wein angefüllte Tierhaut (zur feuchten und antiseptischen Therapie).

Aetius Amidenus lebte in der Mitte des 6. Jahrhunderts in Mesopotamien und schrieb ein ähnlich umfassendes Werk wie Oribasius mit Bevorzugung der chirurgischen Behandlungsmethoden und der Arzneimittelkunde. Varizen am Hoden, die Varikozele, waren für den Chirurgen schwierig zu therapieren. Für Krampfadern standen zwei Methoden zur Verfügung: die Unterbindung mit Exstirpation sowie die Kauterisation.

Im Jahre 1653 erschien das berühmte *Armamentarium chirurgicum* des **Johann Scultetus Ulmensis** (1595–1645), das von seinem Neffen herausgegeben und aus dem Lateinischen übersetzt wurde. Das Buch vermittelt einen Überblick der Chirurgie in der beginnenden Neuzeit, und es enthält auch die ausführliche Beschreibung einer Varizenoperation (Abb. 1-2).

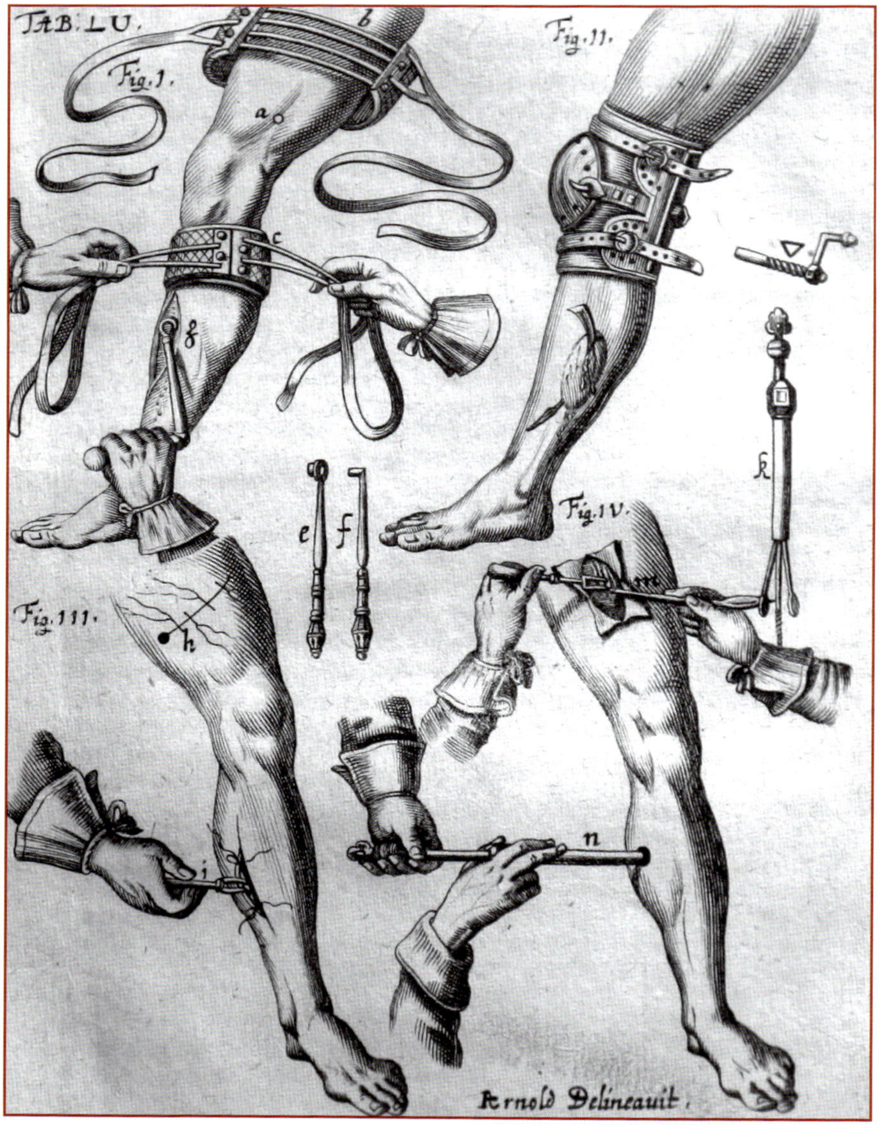

Abb. 1-2 *Armamentarium chirurgicum* des D. Joannis Sculteti Ulmensis anno 1666. Seite mit verschiedenen Operationsszenen, darunter links unten die Operation einer Krampfader.

Historische Kasuistik. „Als ich zu Padoa studirete, da habe ich im Hospital bey Sanct Francisco einen Bauren gesehen / welcher wegen solcher auffgeloffener Adern grausame Schmertzen im untern Schenckel erleiden und außstehen muste; Darum er dann gerne zugelassen / daß Hadrianus Spigelius die Hand-Cur darwider vorgenommen / solche auch gantz glücklich verrichtet hat. Diesem Medico nun wolt ich nachthun / habe derwegen forderist die Haut aufgeschnitten; hiernächst die auffgeloffene Ader abgelöset / solche an beeden Theilen / nemlich unten und oben mit einem Faden strenge verbunden und sie darauf zwerchsweise mitten entzwey geschnitten. Als aber der Patient sich nicht gebührlich verhalten / hat ein Inflammation darzu geschlagen / welche den Patienten über die massen gequelet. Dannerhero der Patient, ingleichen auch seine Eltern offtermahl gewünschet haben / daß die besagte Inflammation und Schmertzen mir in die Haut fahren möchten! Weil ich nun gleich das erste mal mit dieser Cur schlechte Ehr eingeleget / als habe ich hernacher denen jenigen Patienten entweder allein Strümpffe auß Hundsfellen machen oder aber ich hab ihnen äusserliche Artzney-Mittel verordnet."

Eine systematische Chirurgie der Varikose war erst nach der Erfindung der Narkose und durch die Einführung der Asepsis möglich. Zu den ersten Veröffentlichungen im Weltschrifttum, die auf den neuen Grundlagen beruhen, gehören die berühmten Arbeiten von **Otto Madelung** (1846–1926) aus dem Jahre 1884 sowie von **Friedrich Trendelenburg** (1844–1924) aus dem Jahre 1891. Danach setzte dann weltweit die lebhafte Entwicklung der chirurgischen Therapie von Krampfadern ein (S. 66).

1.2 Chirurgie der großen Körpervenen

Es lag nahe, dass Eingriffe an den großen Gefäßen mit der Versorgung von Verletzungen begannen. Relativ oft war die V. femoralis communis durch Stich- und Schusswunden in der Leistenregion betroffen. Bei der schweren Blutung aus der Oberschenkelvene befanden sich die Chirurgen früher in einer dramatischen Situation. Im Jahre 1813 nahm der Pariser Chirurg **Philibert-Joseph Roux** (1780–1854) eine Unterbindung der Vena femoralis communis vor. Sein Patient, ein Militärarzt, hatte sich die Gefäßverletzung im Duell zugezogen. Es kam zur Gangrän der Extremität mit tödlichem Ausgang. Aus dieser Beobachtung zog Roux den Schluss, dass die isolierte Ligatur der V. femoralis nicht mit dem Leben vereinbar ist. Daraufhin führte der französische Chirurg **Joseph Gensoul** (1797–1858) im Jahre 1831 die Unterbindung der Arteria femoralis ein, um eine schwere venöse Blutung unter Kontrolle zu bringen. Der große Eingriff wurde seinerzeit wiederholt vorgenommen (Hach 2000) (S. 331).

Die erste direkte Naht einer großen Vene gelang **Max Schede** (1844–1902) im Jahre 1892. Der Hamburger Chirurg hat die dramatische Operation einer Verletzung der V. cava inferior ausführlich beschrieben (Abb. 1-3).

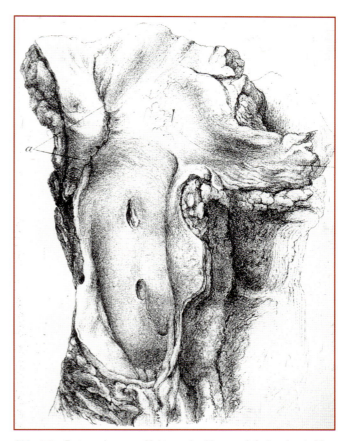

Abb. 1-3 Erste gelungene Naht an der V. cava inferior durch Max Schede anno 1892 (a). Das Gefäß wurde bei der Operation eines großen Nierentumors durch eine Sammelligatur verletzt. Der Patient starb später an einer Perforation des Duodenums.

Historische Kasuistik. Bei einem 48-jährigen Ingenieur bestand ein kindskopfgroßer maligner Tumor in der rechten Nierengegend. Die Operation war sehr schwierig. Es gelang nicht, den Stiel der Geschwulst darzustellen. Deshalb legte Schede zunächst eine *elastische Ligatur* an. Nach Abtragung der Geschwulst zeigte sich, dass die Vena cava in die Unterbindung einbezogen war. Bei der Korrektur entstand eine massive Blutung, die Hohlvene wies einen 2 cm langen Einriss auf. Schede führte eine direkte Naht der Gefäßwand durch. Nach einem zunächst unauffälligen postoperativen Verlauf traten dann fieberhafte Temperaturen, Übelkeit und Erbrechen auf. Aus der Wunde entleerte sich zunächst Gas und dann über die folgenden Tage *galliger Kot*. Der Allgemeinzustand des Patienten verschlechterte sich und die Harnausscheidung nahm ab. Am 21. postoperativen Tag verstarb der Mann. Bei der Sektion stellte sich eine Perforation des Duodenum heraus. Die Gefäßnaht hatte gehalten.

1.3 Chirurgie der Thrombose

Die Thrombose wurde erst in der Neuzeit mit den Venen in Zusammenhang gebracht. Die Eröffnung der großen Körpervenen zur Behandlung der tiefen Bein- und Beckenthrombose blieb bis in unsere Zeit hinein unmöglich. In Deutschland wurde die Thrombektomie der V. femoralis und der Beckengefäße wohl zum ersten Male von **Heinrich Fründ** 1937 in Osnabrück vorgenommen. Erst nach dem Zweiten Weltkrieg standardisierte der französische Chirurg **René Fontaine** (1899–1979) das Operationsverfahren (S. 212).

Literatur

Fontaine R, Tuchmann L. Die venöse Thrombektomie in der Behandlung der frischen tiefen Fernthrombosen. Langenbecks Arch Klin Chir 1963; 304 (Kongressbericht): 113.

Fründ H. Operative Prophylaxe gegen die Lungenembolie. Zbl Chir 1937; 64: 1555.

Gurlt E. Geschichte der Chirurgie und ihrer Ausübung. Bd 1. Berlin: Hirschwald 1898; 334–879.

Hach W. Die Entwicklung der großen Venenchirurgie in Europa. Chirurg 2000; 71: 337–41.

Madelung O. Ueber die Ausschälung circoider Varicen an der unteren Extremität. Verh Dtsch Ges Chir 1884; 13: 114–7.

Schede M. Einige Bemerkungen über die Naht von Venenwunden, nebst Mittheilung eines Falles von geheilter Naht der V. cava inferior. Arch Klin Chir 1892; 43: 338–45.

Scheller E. Aulus Cornelius Celsus über die Arzneiwissenschaft. Braunschweig: Vieweg und Sohn 1906; 430–1.

Scultetus DJ. Armamentarium chirurcicum bipartitum. Frankfurt: Gerlinus 1666. 126–31.

Timm J. Hippocratis aphorismi. Bremen, Leipzig: Saurmann 1744; 1.

Trendelenburg F. Ueber die Unterbindung der Vena saphena magna bei Unterschenkelvaricen. Beitr Klin Chir 1890; 7: 195–210.

2 Anatomie und Physiologie

Die Venen unterscheiden sich in ihrem systemischen Aufbau, den speziellen Strömungsbedingungen und dem niedrigen Druckverhalten grundlegend von den Arterien. Daraus resultieren auch wichtige Konsequenzen bezüglich der Funktion des Endothels und der Blutgerinnung. Der Venenchirurg muss sich auf diese besonderen Verhältnisse einstellen. Der Züricher Gefäßchirurg Urs Brunner sprach vom *„venösen Denken"*.

2.1 Anatomie der Venensysteme

Das Arteriensystem und das Venensystem sind prinzipiell verschiedenartig aufgebaut. Die Arterien entsprechen einer baumartigen Verzweigung, sie haben **Äste** (Abb. 2-1). Wenn ein Ast des Baums wegfällt, dann gehen auch alle daran hängenden kleineren Äste und die Blätter verloren. Beim Verschluss der großen Arterie wird die von ihr versorgte Körperregion nicht mehr durchblutet, es kommt zur arteriellen Gangrän.

Dagegen bilden die Venen ein Netzwerk. Das Blut ergießt sich in größere und immer größere Gefäße. Im Gegensatz zu den Ästen der Arterien haben die Venen demnach **Zuflüsse**. Bei der Unterbindung oder Verstopfung einer Hauptvene sucht sich das Blut innerhalb des Netzwerks andere Abflusswege. Die Durchblutung ist zwar gestaut, fällt aber nicht aus (Abb. 2-2). Zu einer Gangrän kommt es nur, wenn alle Gefäße der venösen Endstrombahn verschlossen sind. Das entspricht dann der **Phlegmasia coerulea dolens**. Sämtliche Venen eines Beins und der zugehörigen Beckenregion sind funktionell als einheitliches System zu betrachten (S. 171).

! Die genaue Kenntnis der speziellen Anatomie der Beinvenen gilt als Voraussetzung sowohl für die differenzierte Diagnostik der Venenkrankheiten als auch für ihre Therapie.

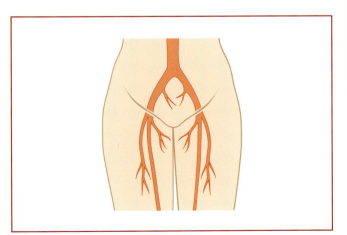

Abb. 2-1 Baumähnlicher Aufbau des Arteriensystems. Die Unterbindung eines großen Astes führt zum Absterben seiner Zweige.

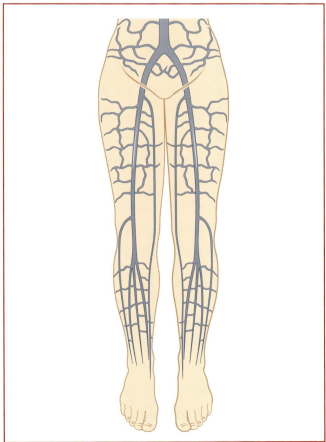

Abb. 2-2 Netzartiger Aufbau des Venensystems. Der Verschluss eines großen Gefäßes wird durch Kollateralkreisläufe kompensiert.

2 Anatomie und Physiologie

Durch den Verlauf der großen Faszien am Bein, der **Fascia lata** und der **Fascia cruris**, lassen sich die Venen im Bereich der unteren Extremität jeweils einem intrafaszialen oder einem extrafaszialen Venensystem zuordnen. Beide Systeme werden durch etwa 150 Vv. perforantes miteinander verbunden, sodass die netzartige Struktur bei der ganzheitlichen Betrachtung erhalten bleibt. Für den Abfluss des Blutes aus der Gliedmaße kommt den intrafaszialen Leitvenen die vorherrschende Bedeutung zu, während die anderen Gefäße, also die oberflächlichen und die Verbindungsvenen, als Zubringer dienen. Die Muskelvenen des Beins haben außerdem die wichtige Aufgabe einer peripheren Venenpumpe auszuüben.

> ! Der Kliniker versucht zwar, eine relevante Venenkrankheit wie z. B. die Stammvarikose oder die Phlebothrombose nur dem einen oder dem anderen System zuzuordnen, er weiß aber, dass doch immer *alle* Gefäße der Extremität mehr oder minder beeinträchtigt sind.

Die Organvenen stellen ein eigenes Kapitel dar, das nicht zur Phlebologie und zur konventionellen Venenchirurgie gehört, sondern zur Organpathologie. Krankheitsbilder wie die Sinusthrombose des Gehirns, das Budd-Chiari-Syndrom der Leber oder die Nierenvenenthrombose werden zu den entsprechenden Fachgebieten gerechnet.

Das Venensystem des Körpers zeigt eine unendliche Vielfalt von **Variationen**, sodass die Definition von „normalen" anatomischen Verhältnissen schwierig ist. Hinzu kommen **Fehlbildungen**, die als wesentliche Abweichung von der Norm ohne Beeinträchtigung der Funktion definiert werden. Sie beruhen auf einer Störung des intrauterinen Wachstums und haben – im Gegensatz zu den **Missbildungen** – keinen Krankheitswert. Die topographische Entwicklung des Venensystems ist schon am Ende der achten Schwangerschaftswoche abgeschlossen (S. 334).

2.2 Venenklappen

Die Venenklappen sind so angelegt, dass sie den Rückfluss des Blutes in die Peripherie verhindern. Sie bestehen aus zwei, ausnahmsweise auch drei zarten **Segeln**, die mit ihrem konvexen Rand in das Lumen hineinragen. Hinter den Klappensegeln ist die Venenwand oft sinusartig ausgebuchtet (Abb. 2-3).

In der Regel sitzt die Venenklappe unterhalb der Einmündung eines Zuflusses. Dann erscheint das Lumen der Vene oberhalb der Klappe größer als unterhalb. Diese morphologische Situation ist als das **Hach-Teleskop-Zeichen** bekannt und gilt als Kriterium der Suffizienz einer Klappe. Im Mündungsbereich der Stammvenen hat das Teleskop-Zeichen eine wichtige diagnostische Bedeutung (Abb. 9-7, S. 74).

In der Phase des langsamen kontinuierlichen Blutstroms *(steady flow)* sind die Venenklappen offen. Bei tiefer Einatmung und unter dem Valsalva-Pressversuch schließen sich die Segel. Bei der aszendierenden Pressphlebographie sind dann alle anatomischen Einzelheiten durch die Absetzung des spezifisch schwereren Kontrastmittels in den Klappentaschen optimal zu beurteilen.

In der Fötalperiode verfügt der Mensch über eine sehr große **Zahl** von Venenklappen. Sie nimmt von der Geburt bis zum 70. Lebensjahr kontinuierlich bis auf 19% des ursprünglichen Bestandes ab (Kubik 1982). Auch von den peripheren zu den zentralen Stromgebieten hin ist eine Verminderung des Klappenbesatzes festzustellen. Die Beckenvenen enthalten nur noch ausnahmsweise eine Klappe.

Die entsprechenden Gefäße an den beiden Extremitäten oder in zugehörigen Venengruppen, wie die Vv. tibiales posteriores, zeigen oftmals eine übereinstimmende Lokalisation der Klappen. Gelegentlich kann diese Erkenntnis diagnostisch verwertet werden. In größeren Leitvenen ist eine spiralförmige Anordnung nachzuweisen.

Gelegentlich zeigt die Venenklappe eine angeborene **Deformierung**. Relativ häufig ist davon die Klappe im Hunter-Kanal betroffen. Manchmal wird hier eine asymmetrische Ausbildung oder eine abnorme Ausweitung des Klappensinus beobachtet (Abb. 2-4) (S. 335).

Die wesentliche **Funktion** der Klappen besteht darin, retrograde Druckwellen abzublocken (Netzer 1979). Solche Schutzbarrieren erscheinen um so notwendiger, je geringer die antegrade Strömung und die Strömungsdrucke sind. Die einzelne Klappe verfügt dabei über keine absolute Schlussfähigkeit, erst mehrere hintereinanderliegende Klappen können Gegendruckwellen vollständig neutralisieren. Die Muskelpumpen wirken sich nur bei erhaltener Klappenfunktion in optimaler Weise aus (Schneider u. Fischer 1969). Als wei-

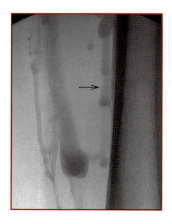
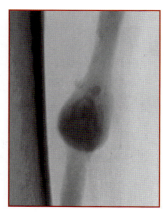

Abb. 2-3 (links) Venenklappen im Bereich einer distalen Femoralisanastomose am Oberschenkel. Die V. profunda femoris (→) besitzt als Muskelvene einen dichten Klappenbesatz, und ihr Lumen vergrößert sich schnell durch die Aufnahme kleinerer Gefäße (Hach-Teleskop-Zeichen). Darstellung durch aszendierende Pressphlebographie (vgl. Abb. 10-12, S. 177).

Abb. 2-4 (rechts) Abnorme Ausweitung der Venenklappe im Hunter-Kanal. Strömungsturbulenzen. Zufälliger Befund bei der aszendierenden Pressphlebographie.

tere Aufgabe fangen die Klappen rückläufige Strömungswellen ab. Diese Funktion ist beim Positionswechsel vom Liegen zum Stehen von einer wichtigen hämodynamischen Bedeutung.
Sonographisch kann die eine oder andere Venenklappe unter günstigen Bedingungen in ihrer Funktion beobachtet werden. Eine differenzierte *morphologische Beurteilung* des Klappenapparats an der ganzen Extremität ist mit der Sonographie bisher nicht möglich (Abb. 2-5 a und b).

2.3 Physiologie des venösen Rückstroms

Die Venen haben im Kreislaufsystem die Aufgabe, das Blut zum Herzen zurückzuführen. Das für die aktuelle Zirkulation nicht benötigte Blutvolumen wird gespeichert. Die Regulation erfolgt über den transmuralen Druck, der die Größe des Gefäßquerschnitts bestimmt, und über den Strömungsdruck. Der Strömungswiderstand ist in der venösen Strombahn beim Vergleich mit dem arteriellen System und den Kapillaren sehr klein (Netzer 1979).

2.3.1 Postkapillärer Druck

Bei horizontaler Körperlage reicht der Druckgradient vom postkapillären Bereich bis zum Herzen aus, um eine langsame Blutströmung als **vis a tergo** aufrechtzuerhalten. Der Strömungsdruck beträgt dabei in den Venolen 15–25 mmHg, in der V. femoralis communis 8–20 mmHg und im rechten Vorhof noch 5–7 mmHg (Burton 1960).

In aufrechter Körperhaltung kommt zum postkapillären Strömungsdruck der **hydrostatische Druck** hinzu. Er beträgt je nach Körpergröße 80–90 mmHg und wirkt sich sowohl auf den arteriellen als auch auf den venösen Schenkel des Kreislaufsystems der unteren Extremität aus. Die arterio-venöse Druckdifferenz ändert sich somit unter Ruhebedingungen nicht, steigt aber bei Muskelarbeit an. Im Sitzen und im Stehen kommt es zur Verlagerung eines Blutvolumens von 300–350 ml aus dem Thoraxraum in die Peripherie und damit zu einer Dilatation der venösen Kapazitätsgefäße (Kappert 1976). Beim passiven Herabhängen ist der Venenpool in den Beinen größer als beim aktiven Stehen. Deshalb werden Krampfadern vor therapeutischen Eingriffen am besten auch in dieser Stellung angezeichnet.

2.3.2 Druck- und Saugmechanismen

Es gibt eine Reihe von physiologischen Einrichtungen, die den Transport des venösen Blutes zum Herzen fördern. Ihre Kenntnis vermittelt dem Venenchirurgen ein besseres Verständnis von pathologischen Zusammenhängen.

Zentrale Venenpumpen

Die Atmung wirkt durch die gegensinnigen intrathorakalen und intraabdominellen Druckschwankungen wie eine Druck-Saug-Pumpe (**vis a fronte**). Durch die Herzaktion wird der venöse Blutstrom in zweifacher Hinsicht beschleunigt, einmal durch den Abfluss des im Vorhof und in den herznahen Gefäßen angesammelten Blutes in die entspannte rechte Kammer und dann während der Austreibungsphase durch die Verschiebung der geschlossenen Ventilebene. Bei der Sonographie können diese beiden Phänomene am Doppelschlageffekt der V. cava inferior nachvollzogen werden.

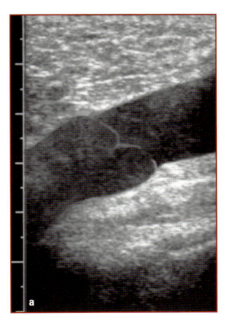
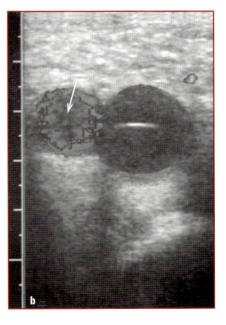

Abb. 2-5 Geschlossene Klappe der V. femoralis superficialis beim Pressversuch.
a Längsschnitt. Ausbuchtung des Lumens oberhalb der Klappenebene (links im Bild).
b Quere Achse. A. femoralis superficialis (⟶). Duplexsonographie.

2 Anatomie und Physiologie

In liegender Körperhaltung ist der **Cut-off-Effekt** an der unteren Hohlvene zu beobachten. Bei tiefer Inspiration wird das Gefäß in Höhe des Zwerchfells verschlossen, und das Blut fließt während dieser Zeit über das Azygossystem ab (Gardener u. Fox 1989). Das Cut-off-Phänomen kann gelegentlich den Anlass zu einer Fehldiagnose bei der Phlebographie geben.

Periphere Venenpumpen

Die peripheren Venenpumpen reichen vom Fuß bis zum Abdomen und greifen paternosterartig ineinander (Abb. 2-6). Sie beruhen auf verschiedenen Mechanismen, haben aber eine synergistische Effektivität (Hach und Hach-Wunderle 1994).

Arteriovenöse Koppelung

Der Übertragung von arteriellen Pulsationen auf die begleitenden Venen innerhalb der Gefäßscheide wird heute wieder eine gewisse hämodynamische Wirksamkeit zugesprochen.

Pumpen am Fuß

Bei der **Fußmuskelpumpe** wirken sich die Kontraktionen der Muskeln im Bereich der Fußsohle auf die Plantarvenen aus. Wenn die Leitvenen des Unterschenkels durch die Kontraktion der Wadenmuskulatur gerade verschlossen sind, erfolgt der Abstrom des Bluts über die klappenlosen Vv. perforantes zunächst in das Venennetz am Fußrücken und von hier in die Vv. saphenae magna und parva.

Nach phlebographischen Studien werden die Vv. plantares bei Belastung des Fußes wie eine Bogensehne angespannt (*stretching*) und entleeren sich dann auch ohne aktive Mitarbeit der Fußmuskulatur.

Beim Abrollen des Fußes wird die Muskelpumpe durch das Auspressen des Rete venosum plantare unterstützt. Weiterhin entsteht durch die Aufweitung der Intermetatarsalräume unter der Belastung ein Sog in den Vv. plantares, der den Abstrom aus den umliegenden Geweben und aus den Zehen erleichtert.

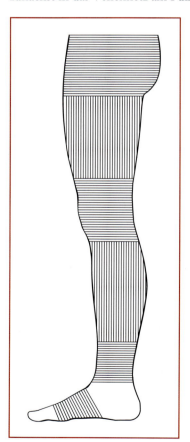

Abb. 2-6 Schematische Darstellung der Druck-Saug-Pumpen am Bein.

> Wenn der Fuß beim Gehen nicht mehr abgerollt werden kann (z. B. Lähmung, Stöckelschuhe), entstehen ein venöser Blutstau und hydrostatische Ödeme.

Sprunggelenkspumpe

Die Anatomen haben auf die hohe Effektivität der Sprunggelenkspumpe schon seit dem 19. Jahrhundert aufmerksam gemacht (Braune u. Müller 1889; Staubesand 1980). Bei jeder Bewegung werden die Haut, die Faszien und der Bandapparat angespannt und die Venenplexus der Knöchelregion, der Fußwurzel sowie des Mittelfußes entleert. Andererseits führt die Beanspruchung des Sprunggelenks durch die Verschiebung von Faszien und Sehnen zur Aufweitung der intrafaszialen Gewebsräume (*„Lüftung"*), zur Auffüllung darin gelegener Venenplexus und zur Dilatation der V. saphena parva.

> Allein die Versteifung der Sprunggelenke in Spitzfußstellung führt zu einer schweren chronischen venösen Insuffizienz, ohne dass organische Veränderungen an den Venen selbst vorliegen müssen. Wir sprechen vom *arthrogenen Stauungssyndrom* (S. 304).

Wadenmuskelpumpe

Der Wadenmuskelpumpe kommt die größte Bedeutung in der venösen Hämodynamik zu. Im M. soleus nimmt der Druck bei der Kontraktion von 13 auf 87 mmHg zu. Dadurch werden die Muskelvenen wie ein Schwamm ausgepresst. Der M. gastrocnemius erreicht beim Arbeitsversuch einen Druckanstieg von 11 auf 23 mmHg und der M. quadriceps femoris als Aktivator der Muskelpumpe am Oberschenkel von 0 auf 15 mmHg (Ludbrook 1966).

Durch die Umfangszunahme der Muskelbäuche bei der Kontraktion innerhalb der Kompartments werden die intrafaszialen Leitvenen zusammengepresst. Der hierdurch entstehende Verdrängungsdruck wird im Bereich des Unterschenkels auf 70 mmHg geschätzt (Netzer 1979). Der stärkste Effekt soll dabei vom M. soleus ausgehen.

Distal und proximal von den komprimierten Venensegmenten erweitern sich die Gefäßlumina. Bei der Entspannung des Muskels kehren sich die Verhältnisse um. Das Blut fließt aus dem oberflächlichen System über die Vv. perforantes in die tiefen Venen ein. In Kombination mit der Funktion der Venenklappen wird auf diese Weise beim Gehen eine starke Beschleunigung des Blutstroms erreicht.

> Aus der Physiologie lässt sich die wichtige Bedeutung der aktiven und passiven Bewegungen in den Fuß- und Sprunggelenken für die Thromboseprophylaxe ableiten. Lähmungen und Inaktivierung der Wadenmuskulatur führen immer zu einer erhöhten Thrombosegefahr.

Am Unterschenkel beteiligen sich auch die großen Faszien an der Beschleunigung des zentripedalen Blutstroms. Die Richtungsänderung der schräg angeordneten Fasern wirkt im Bereich des Unterschenkels wie ein elastischer Strumpf, der sich beim Strecken des Kniegelenks verengt und beim Beugen erweitert.

Kniekehlenpumpe

Hach und Hach-Wunderle (1994) konnten die **Pumpfunktion der Muskulatur** bei phlebographischen Untersuchungen der V. poplitea beobachten und haben das Phänomen als Kniekehlenpumpe bezeichnet. Sobald der Proband seine Beinmuskeln anspannt, wird das Lumen der V. poplitea durch die anschwellenden Muskelbäuche des M. gastrocnemius auf einen schmalen Spalt eingeengt. Bei Entspannung der Muskulatur nimmt das Gefäß sofort wieder eine normale Weite ein. Offensichtlich hat die Kniekehlenpumpe bei periodischen Bewegungsabläufen eine erhebliche hämodynamische Effektivität, zum Beispiel beim Gehen und Fahrradfahren.

Ein lageabhängiger **Kompressionseffekt** auf die V. poplitea ist dagegen schon lange bekannt und wurde auf den Druck der Condyli femoris oder des M. popliteus beziehungsweise auf die Haltung des Kniegelenks zurückgeführt.

Der **Saugherzmechanismus von Knauer** funktioniert sowohl bei der aktiven als auch bei der passiven Beugung des Kniegelenks. Durch Anspannung der Fascia poplitea wird auf die Fossa poplitea und damit auf die V. poplitea ein Sog ausgeübt (Lanz u. Wachsmuth 1972). In entsprechender Weise bewirkt die Dehnung der Fascia cruris über der kontrahierten Wadenmuskulatur eine Entspannung der Faszie oberhalb der Knöchel und einen Sog auf die distalen Unterschenkelvenen.

Bei Überstreckung im Kniegelenk (falsche „Hochlagerung" der Beine, falscher Gipsverband) wird der Blutstrom in der V. poplitea vermindert oder sogar unterbrochen.

Muskelpumpen am Oberschenkel

Am Oberschenkel wird die V. femoralis superficialis durch die Anspannung des **M. quadriceps** komprimiert, was zu einer erheblichen Strömungsbeschleunigung des Blutes führt. Eine noch größere Wirksamkeit ist aber der **Sartoriusmuskelpumpe** zuzusprechen. Sie ist besonders bei Radrennfahrern durch die Muskelhypertrophie stark ausgeprägt (Abb. 2-7).

Hiatus-saphenus-Pumpe

Eine ähnliche Saugpumpe wie die Sprunggelenkspumpe und das Knauer-Saugherz existiert auch im Bereich des Hiatus saphenus. Die V. femoralis ist unter dem Ligamentum inguinale und in der Fossa iliopectinea so in das bindegewebige Verspannungssystem eingebaut, dass sich ihr Lumen bei aktiven und passiven Bewegungen im Hüftgelenk erweitert und damit ein Sog ausgeübt wird („Lüftungsstern"; S. 78).

In der Venenchirurgie wird immer wieder davor gewarnt, die V. femoralis communis aus ihren bindegewebigen Verspannungen auszulösen. Es droht eine Instabilität des Lumens.

2.3.3 Behinderung des venösen Blutstroms

Einen gegensätzlichen Effekt auf den zentripedalen Blutfluss löst die Erhöhung des **Strömungswiderstandes** aus. Normalerweise ist dieser Widerstand sehr klein; er beträgt auf der Gefäßstrecke vom Fuß bis zum Herzen nur 4,5 mmHg (Ochsner et al. 1951). In den herznahen Gefäßen wird eine Verminderung der Blutströmung durch die Kontraktion des rechten Vorhofs und durch eine vertiefte Atmung induziert, in den peripheren Venen durch die Einatmung und den Valsalva-Pressversuch.

Die **Strömungsgeschwindigkeit** des Blutes hängt vom Volumen und vom Querschnitt der Vene ab. Demnach ist der Blutstrom zum Herzen hin in horizontaler Körperlage schneller als bei aufrechter Haltung. Am liegenden Probanden wurde eine Durchschnittsgeschwindigkeit von 7,7 cm/s im Bereich des Oberschenkels gemessen, in entspannter Hängelage von 1,6 cm/s und beim aktiven Stand von 2,1 cm/s (Rieckert 1970).

Die Befunde der Physiologie sprechen dafür, dass die günstigsten Voraussetzungen für die Duplexsonographie und für die aszendierende Pressphlebographie am passiv herabhängenden Bein vorliegen, in der „entspannten Hängelage".

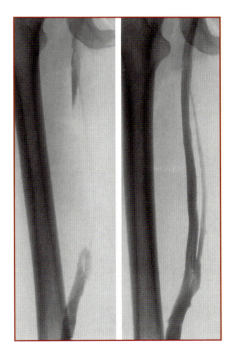

Abb. 2-7 Sartoriuspumpe. Impression der V. femoralis superficialis etwa an der oberen Drittelgrenze von medial her bei starker Anspannung der Beinmuskulatur (links). Normale Lumina der gedoppelten V. femoralis superficialis bei Entspannung (rechts). Zufallsbefund bei einer 29-jährigen sportlichen Frau.

2.4 Anatomie des Lymphsystems der unteren Extremität

Für den Venenchirurgen hat das Lymphsystem in mehrfacher Hinsicht eine große Bedeutung. Nahezu täglich stehen in der Praxis Patienten mit Ödemkrankheiten zur differenzialdiagnostischen Abklärung an. Bei den Operationen am Venensystem ergeben sich überall topographisch-anatomische Beziehungen zu den Lymphbahnen. Bei kombinierten lymphatischen und venösen Abflussstörungen fallen schwierige Entscheidungen an.

2.4.1 Oberflächliche Lymphbahnen

Die Lymphe aus den oberflächlichen Geweben des Fußes sammelt sich im **ventromedialen Bündel**, das die V. saphena magna vom Fuß bis in die Leiste begleitet (Abb. 2-8). Es handelt sich um fünf bis zehn Lymphgefäße. Die Lymphbahnen vom lateralen Fußrand ziehen mit der V. saphena parva in die Knieregion. Hier gehen ein Teil der Gefäße zum ventromedialen Bündel über, und ein kleinerer Teil durchbricht die Faszie und mündet in die Nodi lymphatici popliteae ein (Lanz u. Wachsmuth 1972).

Verletzungen des medialen Lymphbündels werden manchmal nach der ausgedehnten Miniphlebektomie an der Innenseite des Unterschenkels, nach der Cockett-Perforansdissektion sowie nach der Transplantatentnahme der V. saphena magna gesehen (S. 154, 164).

> **Cave** Verletzungen der Lymphgefäße können zu äußerst unangenehmen Komplikationen wie dem sekundären Lymphödem, der Lymphfistel oder der Lymphzyste führen.

2.4.2 Tiefe Lymphbahnen

Die Lymphe aus dem Bewegungsapparat des Fußes und des Unterschenkels sammelt sich in den tiefen Bündeln, die neben den Vasa tibiales anteriores und posteriores sowie den Vasa fibulares verlaufen und sich in der Kniekehle mit den abgezweigten oberflächlichen Gefäßen in den Nodi lymphatici popliteae treffen. Von hier aus gelangen sie dann durch den Canalis adductorius zusammen mit dem Gefäß-Nervenstrang in die Leiste.

2.4.3 Lymphknoten der Leiste

In der Leistenregion werden die Nodi lymphatici inguinales superficiales und profundi unterschieden.

Oberflächliche Lymphknoten

Die sieben bis elf oberflächlich gelegenen Knoten, die **Nodi lymphatici inguinales superficiales**, sind in der subkutanen Fettschicht auf der Faszie zu finden. Sie haben einen Durchmesser von 1 cm und sehen diskusförmig aus. Es lassen sich drei Gruppen unterscheiden (Abb. 2-9):
Eine Gruppe befindet sich flächenartig verteilt im Hiatus saphenus, die beiden anderen Gruppen sind in querer Richtung entlang des Leistenbandes medial und weiter lateral lokalisiert. Alle Gefäße des ventromedialen Bündels münden vom Bein aus ohne Zwischenstation in die **unteren** Lymphknoten ein. Dagegen sammeln sich die Gefäße aus der vorderen

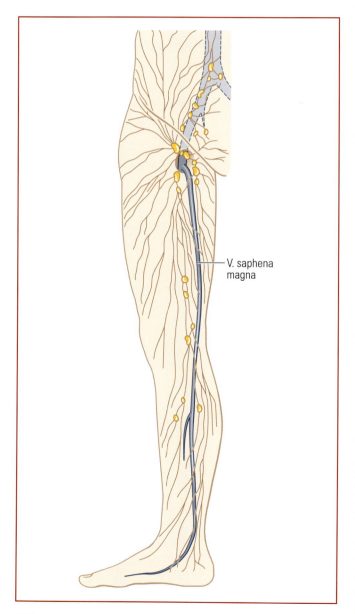

Abb. 2-8 Oberflächliche Lymphgefäße am Bein.

2.4 Anatomie des Lymphsystems der unteren Extremität

Bauchwand, den äußeren Genitalien und dem Gesäß in den **oberen** inguinalen Stationen. Von hier aus ziehen sie dann alle gemeinsam durch die Lacuna vasorum entlang den Beckengefäßen nach kranial weiter.

Tiefe Lymphknoten

Die **Nodi lymphatici inguinales profundi** werden durch Querverbindungen von den oberflächlichen Lymphknoten sowie von den Vasa lymphatica profunda angesteuert. Sie haben deshalb eine zentrale Bedeutung. Es handelt sich um ein bis drei Knoten, die an der Innenseite der V. femoralis liegen. Der oberste Knoten in der Lacuna vasorum ist recht groß und konstant vorhanden. Er wird als **Rosenmüller-Lymphknoten** bezeichnet (Abb. 2-9).

Johann Christian R. Rosenmüller (1771–1820) war als Anatom und Chirurg in Leipzig tätig. Bis zu seinem Tod hatte er die Stelle des Prosektors am Anatomischen Institut inne.

Spezielle Aspekte der topographischen Anatomie

Die oberflächlichen Lymphknoten in der Leiste stellen für den größten Teil des Beins, für die Bauchwand, das Gesäß und die äußeren Genitalien die erste Filterstation dar. Durch ihre Seitenverbindungen untereinander in Form einer Strickleiter wird einerseits die Filterwirkung erhöht, andererseits aber die Ausbreitung von Entzündungen und Metastasen begünstigt.

> **Cave** Jede Entfernung von Lymphknoten ohne spezielle Indikation und ohne detaillierte Zustimmung des Patienten muss der Chirurg verantworten.

Infolge der zentralen Lage und der Größe des Rosenmüller-Lymphknotens siedeln sich Metastasen von Malignomen am Bein, aus der Analgegend, von der Mamma (epigastrische Invasion), von Blase, Rektum, Uterus und Adnexen hier frühzeitig ab. Bei der Krossektomie werden Verletzungen der Lymphgefäße dadurch vermieden, dass die Präparationen direkt an der Gefäßwand erfolgen und stets in der Längsrichtung des Beins verlaufen. Beim primären Lymphödem ist die Zahl der Lymphgefäße oft verringert, auch in der Leistenregion.

> **Cave** Der Rosenmüller-Lymphknoten kann leicht mit einer Hernia femoralis, einem Aneurysma der A. femoralis oder Varixknoten bei Stammvarikose verwechselt werden.
> Quere Schnittführungen tief in der Leiste sowie die Freilegung der V. femoralis communis über das unbedingt notwendige Maß hinaus führen zur Schädigung von lymphatischen Strukturen.
> Schon minimale Verletzungen von Lymphbahnen, die der Gesunde noch tolerieren würde, können beim vorbestehenden Lymphödem eine richtungsweisende Verschlimmerung auslösen.

Literatur

Braune W, Müller P. Die Venen des Fußes und des Unterschenkels. In: Braune W (Hrsg). Das Venensystem des menschlichen Körpers. Leipzig: Veit 1889.
Burton AC. Medical physiology and biophysics. 18. ed. Philadelphia: Saunders 1960.
Gardener AMM, Fox RH. The return of blood to the heart. London: Libbey 1989.
Hach W, Hach-Wunderle V. Phlebographie der Bein- und Beckenvenen. Konstanz: Schnetztor 1994.
Kappert A. Lehrbuch und Atlas der Angiologie. Bern: Huber 1976.
Kubik S. Die Anatomie des Fußes unter besonderer Berücksichtigung der Faszien, Faszienräume und der Gefäßversorgung. In: Brunner U (Hrsg). Der Fuß. Bern: Huber 1982.
Lanz J von, Wachsmuth W. Praktische Anatomie. Bd. 1 von 4. Bein und Statik. Berlin, Heidelberg, New York: Springer 1972.
Ludbrook J. Aspects of venous function in the lower limbs. Springfield: Thomas 1966.
Netzer CO. Hämodynamik des Niederdrucksystems. In: Ehringer H, Fischer H, Netzer CO, Schmutzler R, Zeitler E (Hrsg). Venöse Abflußströmungen. Stuttgart: Enke 1979.
Ochsner A, Colp R Jr, Burch GE. Normal blood pressure in the superficial venous system of man at rest in the supine position. Circulation 1951; 3: 674.
Rieckert H. Die Hämodynamik des venösen Rückflusses aus der unteren Extremität. Arch Kreislaufforschung 1970; 62: 293.
Schneider W, Fischer H. Die chronisch-venöse Insuffizienz. Stuttgart: Enke 1969.
Staubesand J. Die anatomischen Grundlagen der sog. Sprunggelenkspumpe. Swiss Med 1980; 2: 48.

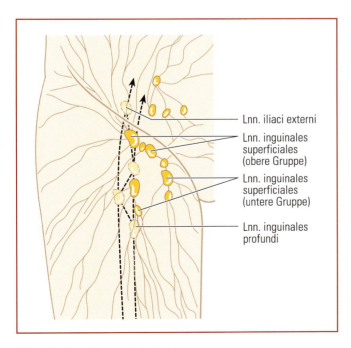

Abb. 2-9   Lymphknoten in der Leiste.

3 Untersuchungsmethoden

Dem Chirurgen steht ein Spektrum von Untersuchungsmethoden zur Verfügung, aus dem er Informationen zu verschiedenen Parametern der physiologischen Funktionen sowie der Morphologie des Venensystems erhalten kann. Die Auswahl wird aufgrund des klinischen Befundes gestellt.

3.1 Klinische Untersuchung

Die Erhebung des klinischen Status gliedert sich in verschiedene Abschnitte (s. Tab. 3-1). Das Ziel der Untersuchung besteht darin, den Kreis der möglichen Diagnosen einzuengen und auf wenige Aspekte zu konzentrieren. Den ersten Hinweis geben die **anamnestischen Angaben** des Patienten, das Anliegen seines Arztbesuches, der Grund zur stationären Aufnahme. Gleich im Anschluss an die **körperliche Untersuchung** sollten sich die orientierenden oder determinierenden **Ultraschallverfahren** anschließen, je nach der Organisation des Betriebes.

Tab. 3-1 Klinische Untersuchung des Venenkranken.

Erhebung der Vorgeschichte	▸ Familienvorgeschichte ▸ Allgemeine Vorgeschichte ▸ Spezielle Vorgeschichte
Inspektion	▸ Gehvermögen ▸ Körperhaltung ▸ Bisgaard-Kulisse ▸ Haut ▸ Venensystem
Palpationen im Stehen	▸ Stammvenen ▸ Blow-outs
Palpationen im Liegen	▸ So genannte Faszienlücken ▸ Gewebeturgor ▸ Muskeltonus
Überprüfungen	▸ Arterielle Durchblutung ▸ Gelenkmobilitäten ▸ Reflexverhalten ▸ Statische Druckpunkte

Das Spektrum der Geräte reicht vom Taschendoppler bis zur farbkodierten Duplexsonographie. Danach ist dann der weitere diagnostische Weg in der Regel vorgezeichnet.

3.2 Messmethoden der Phlebologie

Bei den Messungen der venösen Hämodynamik werden zwei Prinzipien verfolgt:
▸ Die **globalen Methoden** geben Aufschluss über die Venenfunktion insgesamt im Bereich der Extremität und damit über den Grad der chronischen venösen Insuffizienz (CVI). Dazu werden die Parameter Druck, Volumen oder Strömung verwendet.
▸ Selektive Informationen über die Morphologie und das funktionelle Verhalten **eines bestimmten Gefäßes** werden mithilfe der bildgebenden Diagnostik erlangt.

3.2.1 Periphere Phlebodynamometrie

Die periphere Venendruckmessung unter Belastung spielt eine wichtige Rolle, um die Indikationen und den Erfolg von Operationen am tiefen Venensystem zu dokumentieren. Eine große Bedeutung hat sie in der gutachterlichen und in der wissenschaftlichen Medizin. Sie lässt sich mit der Phlebographie in einem Arbeitsgang kombinieren (Abb. 3-1).

Prinzip. Die Bestimmung des Venendrucks unter Belastung vermittelt eine direkte Aussage zur globalen Pumpfunktion des Beins und damit zum Grad der chronischen venösen Insuffizienz (CVI). Es wird das physikalische Prinzip ausgenutzt, dass der Druck in allen Gefäßen, die vom Fußboden aus gerechnet auf demselben Höhenniveau liegen, gleich ist (Gesetz der kommunizierenden Röhren).

Durchführung. Punktion einer Vene am Fußrücken mit Butterfly-Kanüle. Verbindung mit dem Statham-Element zur fortlaufenden Druckschreibung. Arbeitsversuch durch 10 Zehenstandsübungen. Parameter der Messung sind der Druckabfall Δp (59 ± 11 mmHg) und die Druckanstiegszeit t_2 (17 ± 6 s). Pathologisch sind verminderte oder sogar positive Δp sowie Verkürzung von t_2.

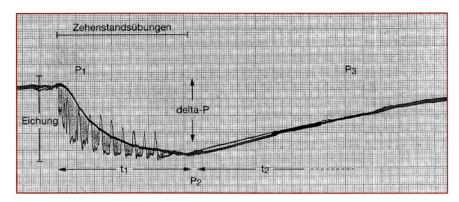

Abb. 3-1 Normale Kurve der peripheren Phlebodynamometrie. Druckabfall Δp durch Zehenstandsübungen, lange Druckausgleichszeit t_2. p_1: Ruhedruck im Stehen; p_2: maximaler Druckabfall nach Belastung; p_3: Ruhedruck nach Belastung; t_1: Druckabfallszeit; t_2: Druckausgleichszeit.

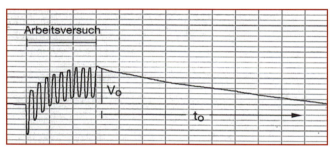

Abb. 3-2 Normale Kurve der Photoplethysmographie. Arbeitsversuch durch Fußhebeübungen. Zunehmende Entleerung der Venenplexus (ansteigende Kurve). V_0 minimales Volumen; t_0 Volumenausgleichszeit (> 30 s).

Es handelt sich um ein genaues und reproduzierbares Verfahren. Der Nachteil liegt in der (geringen) Invasivität (S. 263).

3.2.2 Femorale Druckmessung

Die Messung wird speziell vor der Rekonstruktion von Beckengefäßverschlüssen durchgeführt, um die Indikation zu begründen.

Prinzip. Bei einem Abflusshindernis proximal des Messortes steigt der Druck in der V. femoralis communis an, wenn sich der Patient belastet.

Durchführung. Untersuchung am entspannt liegenden Patienten mit leicht auswärts rotiertem Bein. Punktion der V. femoralis mit einer 1-er Kanüle durch eine anästhesierende Hautquaddel hindurch. Die Vene liegt unmittelbar medial der Arterie und ist am nicht pulsierenden spontanen Rückfluss des schwarzroten Blutes zu erkennen. Anschluss des Statham-Elements und Übertragung der fortlaufenden Messung auf ein kalibriertes Schreibsystem. Gegebenenfalls Arbeitsversuch durch maximale Dorsal- und Plantarflexionen des Fußes.
In der Exspirationsphase liegt der Druck bei 10–15 mmHg. Eine Druckerhöhung um mindestens das Dreifache der Norm gilt als Voraussetzung zur venösen Bypassoperation.

3.2.3 Photoplethysmographie

Die Photoplethysmographie (**L**ichtreflexionsrheographie, LRR) ist eine einfache, preiswerte und gut reproduzierbare Methode zur orientierenden Diagnostik und Verlaufsbeobachtung der chronischen venösen Insuffizienz. Sie belästigt den Probanden überhaupt nicht und wird deshalb auch als Screening bei Reihenuntersuchungen eingesetzt (Abb. 3-2).

Prinzip. Bei der Photoplethysmographie wird die Absorption eines Lichtstrahls im Blut der subkutanen Hautplexus gemessen. Bei Muskelarbeit entleeren sich die Plexus, und die Lichtabsorption nimmt ab. Der gemessene Parameter ist das Volumen, und nicht wie bei der Phlebodynamometrie der Druck.

Durchführung. Aufsetzen des Messkopfes an der Innenseite des Unterschenkels am sitzenden Patienten. Abnahme des Werts t_0 der Absorption des eingestrahlten Lichts. Arbeitsversuch durch Dorsalflexionen im oberen Sprunggelenk, dadurch Abnahme des Blutvolumens bis zum höchsten Wert der Kurve V_0 durch die Arbeit der Muskelpumpe. Registrierung der Wiederauffüllzeit t_0 mit folgenden **Werten:**

> 25 Sek.   Physiologisch
15–25 Sek.   Leichte CVI
5–15 Sek.   Mittelgradige CVI
< 5 Sek.   Schwere CVI

Cave Die Kurven des Venendrucks und der Photoplethysmographie sind reziprok, sehen sonst aber sehr ähnlich aus. Sie zeigen jedoch zwei völlig verschiedene Parameter an, von denen der *Druck* den Grad der CVI *wesentlich* genauer repräsentiert als das Volumen.

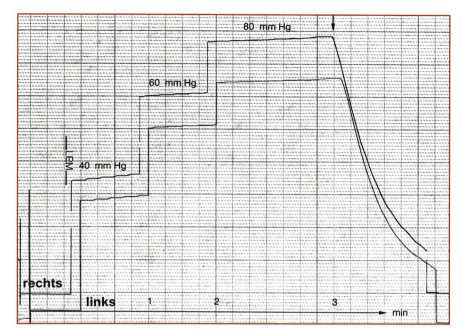

Abb. 3-3 Normale Kurven der Venenverschlussplethysmographie an beiden Beinen. Stufenweise Stauung durch Druckmanschette am Oberschenkel bis 80 mmHg zur Bestimmung der venösen Kapazität: rechts 6,6; links 4,3 ml Blut/100 ml Gewebe. Ermittlung der Drainage durch Druckablass (↓): rechts 83,7; links 72,9 ml Blut/100 ml Gewebe/min.

3.2.4 Venenverschlussplethysmographie

Die Methode ist wegen ihrer Einfachheit weit verbreitet und eignet sich gut zur Verlaufskontrolle nach Operationen und der CVI. In der wissenschaftlichen und gutachterlichen Medizin hat sie wegen ihrer Reproduzierbarkeit einen festen Stellenwert (Abb. 3-3).

Prinzip. Durch die Anlage einer venösen Stauung kann das arterielle Blut einfließen, das venöse aber nicht mehr abfließen. Dadurch dehnt sich das gesamte Venensystem im gestauten Bereich auf und der Wadenumfang nimmt zu. Die Messung erfolgt durch Änderung der elektrischen Leitfähigkeit eines mit Quecksilber gefüllten Dehnungsstreifens um den Unterschenkel. Beim Ablass der Stauung strömt das angestaute Blut schlagartig ab und vermittelt eine Aussage über die Durchgängigkeit der Abflusswege insgesamt.

Durchführung. Hochlagerung der Beine auf einer speziellen Untersuchungsliege. Anlage der Dehnungsstreifen an den Unterschenkeln und der Staumanschetten an den Oberschenkeln. Schnelles Aufpumpen bis auf 80 mmHg. Die fortlaufend geschriebene Kurve stellt sich bei der Dehnung auf ein neues Niveau ein (venöse Kapazität 3–6 ml/100 ml Gewebe). Beim Ablassen des Staudrucks fällt die Kurve steil ab (venöse Drainage 40–85 ml/100 ml Gewebe/min).

 Bei dünnen Beinen liegen die Werte hoch, bei dicken niedrig. Das postthrombotische Syndrom zeigt bei schlechter Rekanalisation verminderte und die sekundäre Leitveneninsuffizienz erhöhte Werte.

3.3 Ultraschalluntersuchungen

Die Einführung der Ultraschalldiagnostik in der Medizin hat sich auch auf die Phlebologie revolutionierend ausgewirkt. Prinzipiell stehen zwei verschiedene Methoden zur Verfügung, die B-Bild-Sonographie und das Dopplerverfahren. Die Kombination aus beiden wird als Duplexsonographie bezeichnet. Das Dopplersignal lässt sich farbig darstellen: farbkodierte Dopplersonographie.

Medizingeschichte. Der österreichische Mathematiker **Christian Doppler** (1803–1852) stellte die Frequenzänderung des Schalls bei einem herannahenden und einem wegfahrenden Zug fest, indem er auf dem offenen Waggon einen Trompeter einen bestimmten Ton blasen ließ, und andere Musiker neben den Gleisen die Beurteilung vornahmen. Er hat dieses Prinzip dann auf die Lichtwellen übertragen und das Ergebnis 1843 in seiner berühmten Arbeit *„Ueber das farbige Licht der Doppelsterne und einiger anderer Gestirne am Himmel"* veröffentlicht.

3.3.1 B-Bild-Sonographie

Die B-Bild-Sonographie gilt als eine wesentliche diagnostische Grundlage in der Venenchirurgie. Bei vielen Venenkrankheiten wie der Stammvarikose, der Thrombose oder dem postthrombotischen Syndrom sollte sie nach der Erhebung des klinischen Status direkt an den Beginn des allgemeinen Untersuchungsprogramms gestellt werden (Abb. 3-4 a und b).

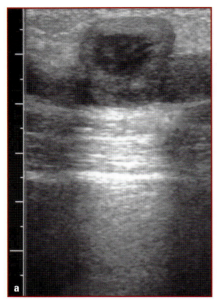 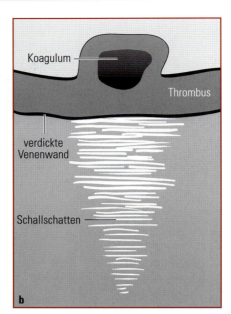 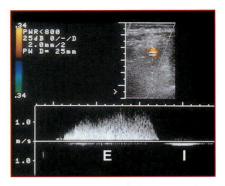

Abb. 3-5 Duplexsonographie mit Darstellung des atemmodulierten Strömungsprofils. Ableitung des Sample-Volumens über der V. femoralis communis. Antegrades Strömungsprofil bei Ausatmung (E) im positiven Bereich, deshalb Kodierung der Vene *in roter Farbe*. Zu Beginn der Inspiration (I) minimaler kurzer retrograder Flow (Acuson, 128 XP 10,7-MHz-Linearschallkopf).

Abb. 3-4 **a** B-Bild-Sonographie, **b** Skizze. Stammvarikose der V. saphena magna mit echoreichen Strukturen eines 6 Wochen alten thrombotischen Verschlusses. Venöses Aneurysma mit echoarmem Kern, der erst kürzlich geronnenem Blut entspricht. Erhöhte Echogenität der Venenwände als Hinweis auf den entzündlichen Prozess.

Prinzip. Vom Ultraschallsender aus dringt die gepulste Ultraschallwelle (*pulsed wave*) in den Körper ein, wird an den Grenzflächen der Gewebe reflektiert und vom Ultraschallempfänger wieder aufgenommen. Nach der Umwandlung des Impulses in ein elektrisches Signal entsteht auf dem Monitor ein heller Punkt, und aus vielen Punkten setzt sich das B-Bild zusammen (B = *brightness*).

Das B-Bild stellt die Organe auf dem Monitor in verschiedenen Grautönen dar. An den Venen sind die intravasalen Einzelheiten und auch die perivaskulären Strukturen gut zu beurteilen. Das Blut hat unter normalen Bedingungen keine reflektierenden Grenzflächen und bleibt deshalb „echoleer", also schwarz. Bei sehr langsamem Blutfluss lassen sich im Venenlumen vorbeihuschende, flüchtige Schatten erkennen, z. B. in der V. cava inferior. Dieses Phänomen hat keine Bedeutung.

3.3.2 Dopplersonographie

Das Dopplerverfahren vermittelt wichtige Aussagen zur Strömungsdynamik. In der Phlebologie kommt es auf die Beurteilung des Blutstromprofils und den Nachweis von pathologischen Refluxen an.

Prinzip. Vom Ultraschallsender werden kontinuierliche Wellen (*continuous wave* = cw-Betrieb) ausgestrahlt. Wenn sie auf eine akustische Grenzfläche treffen, die sich in Bewegung befindet und auf die Sendequelle zukommt, werden sie mit einer höheren Frequenz als der Sendestrahl reflektiert. Entsprechend ist die reflektierte Frequenz niedriger als der Sendestrahl, wenn sich der Körper von der Schallquelle entfernt. Die Differenz zwischen dem Sendestrahl und dem reflektiertem Strahl wird als *Dopplerverschiebung* oder *Frequenzmodulation* bezeichnet und liegt im hörbaren Bereich. In der praktischen Anwendung kommen als bewegte Körper die Blutzellen in Betracht. Ein hochfrequentes Dopplergeräusch bedeutet schnelle Strömung und umgekehrt.

Der einfache **nicht-direktionale** Taschendoppler zeigt durch hörbare Signale lediglich an, dass überhaupt eine Strömung des Blutes stattfindet. Durch Provokationstests sind wichtige Informationen abzuleiten, beispielsweise die Diagnose einer Stammvarikose mit dem Wadenkompressionstest.
Die aufwändigen **direktionalen** Geräte erlauben darüber hinaus eine Registrierung der Strömungsmodalitäten und -richtung als Analogkurve oder Frequenzspektrum. In der Phlebologie werden sie heute im Rahmen der Duplexsonographie angewandt (Abb. 3-5).
Die normalen Strömungssignale des venösen Blutstroms sind die S-Sounds (*spontaneous sounds*). Sie bedeuten einen atemmodulierten Strömungstyp. Durch eine längere Atempause staut sich das Blut im Bein an und wird dann bei der ersten Ausatmung im großen Schwall entleert, dem A-Sound (*augmented sound*). Auch bei Anwendung des manuellen Kompressionstests der Wade oder bei kräftigen Muskelbewegungen treten solche A-Sounds auf und lassen sich diagnostisch hinsichtlich eines freien Abstroms des Blutes bewerten.

Abb. 3-6
Farbkodierte Duplexsonographie. Mündungsregion der V. saphena magna bei Stammvarikose. Darstellung durch farbkodierte Duplexsonographie mit linearem 7-MHz-Schallkopf. Querschnitt in der linken Leiste.
a Venen bei Ausatmung mit zentripedaler Strömungsrichtung (blau), A. femoralis communis mit zentrifugaler Strömungsrichtung (rot).
b Komplette Strömungsumkehr in den Venen unter dem Valsalva-Test (rote Kodierung).
c Turbulentes Strömungsprofil in der proximalen V. femoralis superficialis unter dem Pressversuch und Rückfluss in die erweiterte V. saphena magna (oben im Bild).

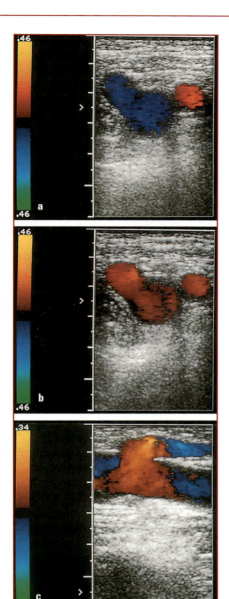

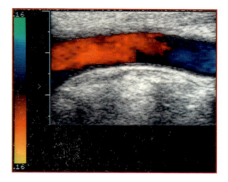

Abb. 3-7 Farbkodierte Duplexsonographie der A. femoralis communis, um die Farbumkehr in Abhängigkeit der Strömungsrichtung auf den Schallkopf zu oder von ihm weg zu demonstrieren. Die schwarze Zone zwischen den Farben bedeutet keinen Strömungsstillstand, sondern wird physikalisch erklärt.

3.3.3 (Farbkodierte) Duplexsonographie

Das Verfahren stellt die Kombination der B-Bild-Sonographie und der direktionalen Dopplersonographie dar (Abb. 3-6).

Prinzip. Durch einen technischen Vorgang gelingt es, den gepulsten Schallstrahl (B-Bild) auf eine bestimmte Stelle des Gefäßlumens zu konzentrieren und hier gezielt Dopplersignale (*Sample-Volumen*) abzuleiten. Diese Signale liegen im hörbaren Bereich und lassen sich als Analogkurve, Frequenzspektrum oder als Farbkodierung aufzeichnen.

Der auf den Schallkopf zufließende Blutstrom wird beispielsweise blau und der wegführende rot kodiert. Als Zeichen, dass es sich *nicht* um ein Aliasing-Phänomen handelt, befindet sich zwischen den beiden Farbbändern eine zarte schwarze Linie (Abb. 3-7). Eine Farbumkehr im Provokationsversuch zeigt einen Reflux an.

Die **Refluxdiagnostik** hat in qualitativer und quantitativer Hinsicht eine große Bedeutung (Abb. 3-8). An den Stammvenen ergibt sich bei der Untersuchung im Stehen unter dem Wadendekompressiontest normalerweise kein Reflux, jedoch bei der Stammvarikose. Auch über insuffizienten Vv. perforantes werden pathologische Reflux wahrgenommen. Eine wesentliche Rolle spielt die Refluxdiagnostik bei den tiefen Leitvenen, um die Leitveneninsuffizienz zu erkennen oder ein postthrombotisches Syndrom zu charakterisieren (S. 261).

Studie. In einer prospektiven Studie an 40 gesunden Probanden im Alter von 30 ± 7 Jahren untersuchten **Labropoulos** et al. 2003 die Grenzwerte von Refluxen über verschiedenen Venen im Stehen an 80 Extremitäten. Der Stau erfolgte mit einer schnell aufblasbaren Manschette auf 80 mmHg. Die Auffüllzeit betrug 0,3 s, die Aufrechterhaltung des Drucks 1 s und die Druckablasszeit <1 s. Der Cut-off wurde in den oberflächlichen Venen, den Femoralgefäßen und den Wadenvenen mit 500 ms ermittelt, in den femoropoplitealen Venen sogar mit 1000 ms und in den Vv. perforantes nur mit 350 ms (p = <0,0001).

Die Duplexsonographie wird vielerorts als qualifizierte diagnostische Grundlage vor operativen Eingriffen am Venensystem angesehen. Von ihrem Ergebnis sind weiterführende Untersuchungen abhängig. Die Phlebographie erscheint heute der Duplexsonographie gegebenenfalls in der Routine nachgeordnet.

3.4 Phlebographie

Als die Sonographie noch nicht bekannt war, galt die Phlebographie als der Goldene Standard für die wissenschaftliche Diagnostik der Venenkrankheiten. Sie wurde von May 1961

3 Untersuchungsmethoden

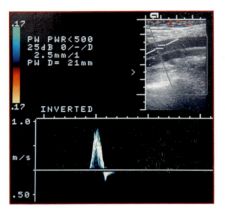

Abb. 3-8 Normales Duplexsignal über der V. femoralis superficialis. Beim Wadenkompressionstest hoher und schmaler A-Sound. Bei der Dekompression nur kurzer Reflux bis zum Klappenschluss (unter der 0-Linie).

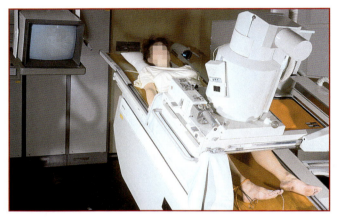

Abb. 3-9 Lagerung des Patienten zur aszendierenden Pressphlebographie in der entspannten Hängelage.

in die klinische Routine eingeführt. Die heutige Technik entspricht bei den meisten Indikationen der von Hach 1974 ausgearbeiteten **aszendierenden Pressphlebographie**. Die **retrograde Pressphlebographie** ist wenigen speziellen Fragestellungen vorbehalten, wie beispielsweise der Venenklappenrekonstruktion. Am besten arbeitet der Venenchirurg mit einem bestimmten Radiologen zusammen, der die genauen Anforderungen kennt.

Prinzip. Bei der aszendierenden Pressphlebographie erfolgt durch die Injektion eines Kontrastmittels zunächst die Darstellung der tiefen Leitvenen, und von hier aus durch spezielle Expositionsmanöver die Abbildung von insuffizienten transfaszialen Kommunikationen (Valsalva-Test) und Nebenschlussbereichen (Muskelvenen durch Überlaufeffekt).

Untersuchungstechnik. Der heute geforderte hohe Qualitätsstandard macht die Einhaltung bestimmter Untersuchungsbedingungen notwendig (Hach und Hach-Wunderle 1994, Hach et al. 2002).

Vorbereitung. Nach einem **warmen Fußbad** treten die Venen am Fuß stärker hervor, die Haut wird weich und ist für die Punktionsnadel leichter zu durchstechen. Am besten erscheint die scharf angeschliffene Einmalkanüle Nr. 2 geeignet, bei zarten Gefäßen auch die Nr. 12. Wenn aber kombinierte Untersuchungen wie die Phlebodynamometrie vorgesehen sind, empfiehlt sich die Verwendung einer Butterfly-Kanüle mit kurzem Anschliff. Durch das Anbringen einer Scandicain®-Quaddel mit der **Impfpistole** (Dermojet®) wird der Einstich schmerzlos. Das Instrument muss nach jeder Verwendung sterilisiert werden. Die V. hallucis dorsalis tibialis ist auch am ödematösen Fuß in der Regel leicht zu finden.

Lagerung. Das Röntgendurchleuchtungsgerät wird bis zu einem Winkel von 20–40 Grad aufgerichtet. Der Patient steht dabei nicht aktiv auf einem Fußbrett, sondern stützt sich mit den Händen an seitlichen Haltegriffen ab und lässt die Beine völlig entspannt und frei herabhängen. In dieser **entspannten Hängelage** (Abb. 3-9) erscheinen die Gefäßlumina optimal erweitert. Die Venenklappen sind geöffnet und schließen sich unter Anwendung eines kurzen Pressversuchs sofort. Bei offenen Venenklappen sinkt das spezifisch schwerere Kontrastmittel gegen den langsamen zentripetalen Blutstrom in parallel verlaufende venöse Zuflüsse ab und erlaubt durch diesen **Überlaufeffekt** eine retrograde Darstellung *aller* Gefäßregionen (Abb. 3-10).

Tourniquet. Durch die dosierte Anlegung eines Stauschlauchs oberhalb des Knöchels wird der Abstrom des Kontrastmittels direkt in die tiefen Unterschenkelvenen gelenkt. Am besten sind hierfür ein Gummischlauch und eine große Kocherklemme geeignet.

Kontrastmittelinjektion und manuelle Kompressionsmanöver. Das Kontrastmittel wird so schnell wie möglich von Hand injiziert, um zu Anfang einen dichten **Bolus** zu erhalten. Der untersuchende Arzt legt den linken Zeigefinger zart auf die Spitze der Kanüle und auf die Injektionsvene. Die Venenwand wird dadurch bei der Instillation vor einer mechanischen Überdehnung geschützt. Außerdem kann schon das geringste Paravasat erkannt werden. In der Regel reichen 40–60 ml Kontrastmittel aus, auf 2 bis 3 20-ml-Spritzen verteilt. Wir verwenden ein Präparat mit 300 mg/ml Jod (Imeron® 300).

In der entspannten Hängelage fließt das Kontrastmittel unter normalen Verhältnissen nur sehr langsam in die kruralen Leitvenen ab. Die Beschleunigung des Blutstroms ist durch einen leichten Fingerdruck auf die Planta pedis oder durch eine behutsame **manuelle Kompression** des queren Fußgewölbes zu erzielen. Sofort nach Ablassen des Drucks nimmt die Blutstromgeschwindigkeit wieder ab. Dadurch ist genügend Zeit für die Einstellung der Röntgenaufnahmen vorhanden. Durch die abwechselnde Anwendung von gezielter Kompression mit antegradem Blutfluss, die Ausnutzung des Überlaufeffekts sowie durch Erzeugung eines Strömungsstopps mit Klappenschluss bei tiefer Einatmung oder kurzem Pressversuch lassen sich alle Gefäßregionen gezielt abbilden (Abb. 3-11).

Die **Beurteilung der Venenklappen** ist nur in geschlossenem Zustand möglich. Der Patient wird zu tiefer Inspiration oder einem Valsalva-Pressversuch aufgefordert. Um eine ausreichende Sedimentation des Kontrastmittels in den Klappensinus zu erreichen, darf der Röntgentisch vorübergehend etwas stärker aufgerichtet werden. Auch beim Ausschluss einer Stammvarikose geht es letztendlich um die Beurteilung von Venenklappen, den Mündungsklappen der Vv. saphenae magna und parva. Sobald der Kontrastmittelbolus die Mündungsregion der Stammvenen passiert, wird der Patient zum Pressen aufgefordert. Dabei darf er aber die Beinmuskulatur nicht kontrahieren.

Bei einer **Stammvarikose** fließt das Kontrastmittel unter der angespannten Bauchpresse in die oberflächliche Vene zurück, in der V. saphena magna oft bis über das Knie hinaus, in der V. saphena parva bis zum distalen Bereich des Unterschenkels. Dadurch gelingt die Bestimmung des **distalen Insuffizienzpunktes** zur Aufstellung eines differenzierten Operationsplans.

Die Röntgenuntersuchung der tiefen Leitvenen und der Muskelvenen wird prinzipiell in **zwei Ebenen** durchgeführt, um pathologische Veränderungen gegenüber Strömungsphänomenen sicher abgrenzen zu können. Auch die V. saphena parva muss im zweiten Strahlengang abgebildet werden, damit Verwechslungen mit den Gefäßen des M. gastrocnemius vermieden werden. Bei den Oberschenkelvenen reicht dagegen die Darstellung in leichter Außenrotation des Beins aus. Strömungsphänomene lassen sich hier besser mit einer zweiten Aufnahme in **zeitlicher Verschiebung** ausschließen. Bei einer Thrombose der tiefen Bein- und Beckenvenen wird der Pressversuch durch die tiefe Inspiration simuliert.

> **!** Alle Positionsänderungen der Gliedmaße für die Aufnahmen in verschiedenen Ebenen nimmt der untersuchende Arzt selbst vor, dadurch bleibt das Kontrastmittel in den Venen liegen. Die Beine des Patienten bleiben völlig entspannt.

Phasengerechte Untersuchung. Es werden drei Abschnitte unterschieden. In der **Leerphase** hat die Kontrastmittelsäule das Venenlumen noch nicht erreicht. Hier sind gegebenenfalls Veränderungen in den Weichteilen zu erkennen.

Die **antegrade Füllungsphase** wird durch den Kontrastmittelfluss nach Kompressionstests erreicht. Es ist darauf zu achten, dass sich möglichst wenige Gefäße überlagern, dass die Aufnahmen also relativ schnell aufeinander folgen, und zwar immer auch gleich in der zweiten Ebene.

Die **Auswaschphase** wurde in älteren Untersuchungstechniken nicht speziell beachtet, ist aber heute von größter Bedeutung. Durch die Abwechslung von vorsichtigen manuellen Kompressionen und dem Valsalva-Test gelingt in der entspannten Hängelage die selektive Darstellung der Venenklappen und kleinster intravasaler Strukturen. Die Untersuchung erfolgt als zweiter Durchgang von distal nach proximal, aber ohne erneute Kontrastmittelinjektion.

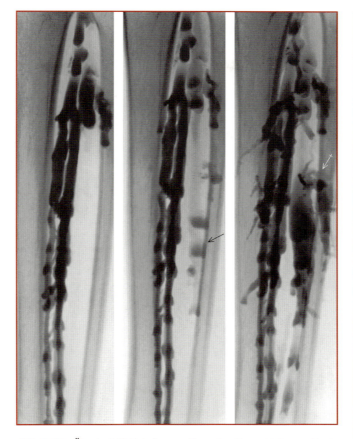

Abb. 3-10 Überlaufeffekt bei aszendierender Pressphlebographie in entspannter Hängelage des Patienten von 20–60°. Verwendung von 30 ml eines 60%igen Kontrastmittels. *Links* Darstellung der Vv. tibiales posteriores zu Beginn der Untersuchung. *Mitte* und *rechts* zunehmende retrograde Darstellung der V. fibularis mit regionärer Ektasie (→) sowie der Soleusvenen (⊢→). Noch fehlende Darstellung der Vv. tibiales anteriores.

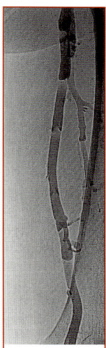
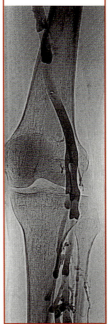

Abb. 3-11 (rechts) Darstellung der popliteofemoralen Leitvenen durch die aszendierende Pressphlebographie. Digitale Technik mit Randkantenverstärkung.

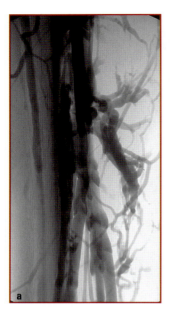
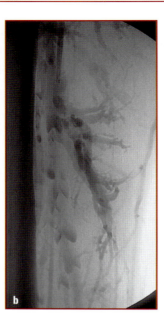

Abb. 3-12 Phasengerechte Untersuchung der Soleusvenen bei der aszendierenden Pressphlebographie.
a Füllungsphase.
b Auswaschphase mit Darstellung der Venenklappen bis in die kleinsten Verzweigungen.

Spezielle Untersuchungstechnik der kruralen Muskelvenen. Das Konzept erlaubt in der täglichen Routine eine detaillierte Abbildung der Soleus- und der Gastroknemiusvenen bis in ihre kleinsten Ausläufer. Auch hier sind die drei Phasen der Darstellung zu verfolgen (Abb. 3-12 a und b).
In der **Leerphase** der Muskelvenen ist keine diagnostische Aussage möglich. Die Ursache von qualitativ minderwertigen Phlebogrammen besteht oftmals darin, dass der Röntgenologe das Untersuchungsprogramm nicht fortsetzt.
Die **retrograde Füllungsphase** erfordert kurzfristig eine stärkere Aufrichtung der Röntgenplatte bei absolut entspannter Hängelage des Patienten. Die Muskelvenen werden durch den Überlaufeffekt des Kontrastmittels abgebildet. Die Soleusvenen füllen sich meistens von der V. fibularis in Höhe der oberen Drittelgrenze her, die Gastroknemiusvenen aus der V. poplitea. Dafür müssen diese Leitvenen demnach genügend Kontrastmittel enthalten. Jetzt lässt sich auch der Klappenapparat der Muskelvenen durch den Sedimentationseffekt des Kontrastmittels darstellen, indem durch fein dosierte manuelle Kompressionen auf die Planta pedis oder auf den Soleuspunkt ein vorsichtiger (!) antegrader Blutstrom erzeugt wird, auf den dann ein Schluss der Klappen folgt.
Eine sehr wichtige diagnostische Aussage wird in der **Auswaschphase** am Ende der Phlebographie möglich. Das Kontrastmittel wurde bis dahin zur Darstellung der proximalen Gefäßregionen schon weitgehend eliminiert, seine Reste verdünnen sich mit dem nachfließenden Blut. Jetzt kommen pathologische Ausspareffekte durch Thromben, postthrombotische Strukturen der Muskelvenenwand und gegebenenfalls auch Wirrnetze in der Muskulatur am besten und überlagerungsfrei zur Darstellung (vgl. Abb. 12-6, S. 252).

> Ein Phlebogramm ohne höchste Qualität ist wertlos, führt vielleicht zur Fehldiagnose, bringt den Patienten ohne jeden Nutzen in eine angespannte Situation und ist daher sein Geld nicht wert.

Als invasives Verfahren müssen der Phlebographie spezielle **Komplikationen** zur Last gelegt werden. Darüber ist der Patient aufzuklären. Es muss ein entsprechendes Notfallbesteck vorhanden sein. Vor allem gilt es, die bekannten **Kontraindikationen** (s. Tab. 3-2) streng zu beachten.
Risiken der Phlebographie sind (Hach und Hach-Wunderle 1994):
- Todesfälle (0 bei n = 335 000)
- Schwere allergisch-toxische Zwischenfälle (<0,04%)
- Phlebothrombose (<0,0005% bei n >100 000)
- Jod-induzierte Hyperthyreose (Voruntersuchung!)

Die **Indikationen** der Phlebographie ergeben sich aus der Notwendigkeit, über den klinischen Befund und das Ergebnis der Ultraschalluntersuchungen hinaus spezielle Informationen zu erhalten, die sich unmittelbar in einer therapeutischen Konsequenz auswirken (Tab. 3-3).

Tab. 3-2 Kontraindikationen zur Phlebographie.

Absolut	▶ Kontrastmittelallergie ▶ Dekompensierte Niereninsuffizienz ▶ Phlegmasia coerulea dolens ▶ Akutes Kompartmentsyndrom ▶ Schwere arterielle Durchblutungsstörungen ▶ Dekompensierte Hyperthyreose
Relativ	▶ Schwere Allgemeinkrankheit ▶ Schwangerschaft ▶ Latente Hyperthyreose

Tab. 3-3 Spezielle Indikationen zur Phlebographie.

Bei Phlebothrombose	▶ Bestimmung des Verlaufstyps ▶ Verdacht auf polytope Phlebothrombose ▶ Beurteilung der gesamten Kollateralisation ▶ Vor Thrombektomie und Thrombolyse
Bei postthrombotischem Syndrom	▶ Beurteilung der Muskelvenen ▶ Vor rekonstruierenden Operationen ▶ Begutachtung
Bei primärer Varikose	▶ Operation nach dem Röntgenbild in besonderer Situation ▶ Sekundäre Leitveneninsuffizienz ▶ Inkomplette Stammvarikose ▶ Rezidivvarikose vor erneuter Operation

Nach der **neuen Röntgenverordnung** vom 1.7.2002 muss der Phlebographie eine *rechtfertigende Indikation* vorausgeschickt werden. Das heißt, der Chirurg hat seine Anforderung an die Phlebographie zu definieren. Dazu gehören Passus wie „Intraoperative Orientierung zur Topographie der Krosse, Differenzierung einer hohen oder tiefen Mündungsanomalie, Beurteilung der Morphologie in den tiefen Leitvenen, Chronische venöse Insuffizienz oder Suche nach pathologischen transfaszialen Kommunikationen".

3.5 Schnittbildverfahren

Zu den modernen Schnittbildverfahren gehören die Computertomographie und die Magnetresonanztomographie. Diese aufwändigen Untersuchungen stehen der Phlebologie für besondere Situationen zur Verfügung.

Indikationen zur Untersuchung mit Schnittbildverfahren sind:
- Differenzierung einer Thrombose in der iliokavalen Strombahn
- Stenosierende Wandveränderungen (zystische Adventitiadegeneration)
- Extravasales venöses Kompressionssyndrom
- Bestimmung der Ausdehnung von Hämangiomen
- Anomalien und Missbildungen des Venensystems
- Chronisches venöses Kompartmentsyndrom

3.6 Messmethoden der Mikrozirkulation

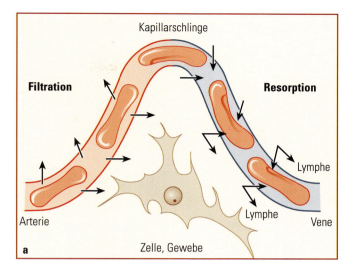
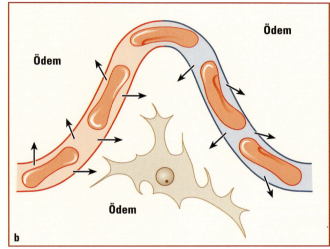

Abb. 3-13 Schema der Mikrozirkulation. a Physiologische Verhältnisse. b Entstehung des Ödems.

Als Mikrozirkulation wird der Bereich zwischen den Kapillaren und dem Lymphabstrom bezeichnet, also die Zielstrecke des Kreislaufsystems. Hier laufen die Vorgänge des Austauschs von Stoffwechselprodukten zur Versorgung der Organe ab, in der Hauptsache durch Diffusion (Abb. 3-13).

> Die Krankheitserscheinungen der chronischen venösen Insuffizienz sind letztendlich auf Störungen der Mikrozirkulation zurückzuführen. Die Kenntnis der pathophysiologischen Zusammenhänge erlaubt dem Venenchirurgen das Verständnis der Krankheit und ihrer Entstehung.

Die Kapillaren ermöglichen durch die Poren ihrer dünnen Wände eine Filtration und Resorption von Plasma mit den darin gelösten Stoffen. Die Triebkräfte dafür sind der hydrostatische Druckunterschied am Anfang und der onkotische Druckunterschied am Ende der kapillaren Endstrecke nach dem **Starling-Prinzip**. Bei allen Venenkrankheiten, die mit einer venösen Hypertonie einhergehen, pflanzt sich der erhöhte Venendruck bis in den venösen Schenkel der Endstrombahn fort. Das Gleichgewicht der Mikrozirkulation ist gestört. Die Rückresorption der Gewebsflüssigkeit wird vermindert und ihre Ansammlung kann schließlich auch nicht durch einen verstärkten Abtransport über das Lymphsystem kompensiert werden: Es entstehen Ödeme. Dadurch verlängern sich die Diffusionsstrecken im Gewebe. Toxische Stoffwechselprodukte reichern sich an und führen zu einer Schädigung der Kapillaren mit morphologischen Veränderungen, einer erhöhten Permeabilität für Eiweißmoleküle sowie einer Beeinträchtigung der Blutströmung bis zur Stase hin. An der Haut lassen sich diese Vorgänge unter physiologischen und pathologischen Bedingungen objektivieren und messen. Die Untersuchungsverfahren der Mikrozirkulation werden vor allem zur Erforschung der chronischen venösen Insuffizienz und von peripheren arteriellen Durchblutungsstörungen eingesetzt (Jünger et al. 1991).

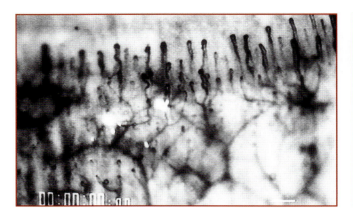

Abb. 3-14 Kapillarmikroskopisches Bild vom Nagelfalz. Die haarnadelförmigen Schlingen sind auf den Nagelfalz zu gerichtet.

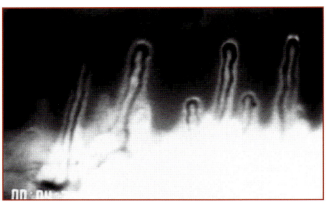

Abb. 3-15 Fluoreszenz-videomikroskopisches Bild der Kapillaren im Nagelfalz. Der intravenös injizierte Farbstoff Natrium-Fluoreszein ist aus den Hautkapillaren (schwarz abgebildet) ausgetreten. Er befindet sich gleichmäßig im perikapillären Interstitium verteilt und bildet den physiologischen Halo um die Kapillare herum (weiß).

3.6.1 Kapillarmikroskopie

Die Untersuchung wird am Nagelfalz, an der Haut im Bereich des Innenknöchels oder an einem Ulcus cruris mit dem Auflichtmikroskop durchgeführt. Maximal ist eine 640fache Vergrößerung möglich. Das kapillarmikroskopische Bild wird für die Off-line-Messung der **Blutflussgeschwindigkeit** aufgezeichnet (Abb. 3-14). Die Auswertung erfolgt mit Hilfe eines computerunterstützten Videobild-Analyse-Systems. Die **Zahl der Kapillaren** liegt unter normalen Bedingungen zwischen 27 und 50/mm^2. Die kapillare Blutflussgeschwindigkeit ist an den sich mitbewegenden Plasmalücken erkennbar und messbar (Flying-spot-Technik).

3.6.2 Fluoreszenz-Videomikroskopie

Bei der Fluoreszenz-Videomikroskopie lassen sich durch die Injektion von Natrium-Fluoreszein die Einstromzeit und die Füllungszeit der perfundierten Kapillaren feststellen. Um das Gefäß herum kontrastiert sich ein schmaler Saum des Farbstoffs, der physiologische **Halo** (Abb. 3-15). Hier befindet sich die Diffusionsbarriere für kleinmolekulare Farbstoffe (Bollinger et al. 1986, Franzek 1988).

3.6.3 Laser-Doppler-Fluxmetrie

Das Verfahren erlaubt eine Beurteilung der Durchblutungsverhältnisse in den tiefer gelegenen thermoregulativen Anteilen des Gefäßplexus der Haut und stellt demnach eine sinnvolle Ergänzung der Kapillarmikroskopie dar. Von einem Helium-Neon-Laser wird Licht einer bestimmten Wellenlänge über ein Glasfaserkabel in die Haut geschickt. Der Laserstrahl erfährt durch die vorbeiströmenden Erythrozyten bei der Reflexion eine Frequenzverschiebung nach dem Dopplerprinzip, die gemessen und elektronisch verrechnet wird. Es sind die relativen Veränderungen der **Blutflussraten** gegenüber einem Ausgangswert verwertbar, die z.B. im Rahmen einer reaktiven Hyperämie auftreten. Als Provokationstests kommen der suprasystolische Stau oder eine Miniatur-Heizsonde zur Anwendung. Als Resultat der Messung ergibt sich eine Aussage zur vaskulären Reserve.

3.6.4 Transkutane Sauerstoffpartial-druck-Messung

Die Untersuchung gibt quantitative Informationen über die nutritive Hautdurchblutung. Die Messelektrode besteht aus einer Silberchlorid-Anode und einer Platin-Kathode. Durch ein integriertes Heizelement wird die Kerntemperatur der Elektrode auf 43 °C erwärmt. Dadurch kommt es zu einer lokalen Hyperämisierung. Das Messsignal stellt eine Funktion des Stroms zwischen Anode und Kathode dar, der durch die Sauerstoffreduktion an der Oberfläche der Sensorkathode erzeugt wird. Der transkutan gemessene Sauerstoffpartialdruck korreliert mit dem arteriellen Sauerstoffpartialdruck, wobei jedoch noch andere Variablen in das Ergebnis miteinfließen.

3.7 Periphere Arteriendruckmessung

Die Messung des Blutdrucks in den Knöchelarterien mit der Ultraschall-Dopplertechnik ist eine weit verbreitete und einfach durchzuführende Methode, um arterielle Durchblutungsstörungen zu erkennen und hinsichtlich ihrer Kompensationsfähigkeit einzuschätzen.

Prinzip. Mit der Ultraschallsonde wird das Flusssignal über der beschallten Arterie aufgesucht. Nach dem Aufpumpen einer Blutdruckmanschette oberhalb der Messstelle auf 200 mmHg verschwindet das Signal und erscheint wieder, sobald der Druck abgelassen wird und der systolische Blutstrom das Gefäß durchströmt.

Untersuchung. Es werden die Drücke der A. tibialis posterior, ggf. auch der A. dorsalis pedis gemessen. Anlegen der Blutdruckmanschette oberhalb der Knöchel. Auftragung von reichlich Kontaktgel. Schräge Haltung der Sonde zur Oberfläche. Aufsuchen des Dopplersignals durch kreisende Bewegungen. Aufpumpen der Blutdruckmanschette und langsamer Druckablass. Der erste pulssynchrone Dopplerton entspricht dem systolischen Blutdruck. Einen diastolischen Wert gibt es nicht. Die Bewertung ist nur in Relation mit dem systolischen Blutdruckwert am Arm möglich. Normalerweise liegt der Blutdruck an den Fußarterien 10–20 mmHg höher als an den Armen. Die Ursache dafür sind Wellenreflexionen, die von proximal nach distal zunehmen und demnach am Bein stärker ausgeprägt sind als am Arm. Der **Doppler-Index** bezeichnet den Quotienten aus Beinarteriendruck : Armarteriendruck. Er liegt normalerweise über 1.

Bei fraglichem Befund ist die **Belastungsprüfung** mit 20 Zehenstandsübungen angezeigt. Der Messort der Sonde über der Arterie wird markiert. Dann erfolgen Druckmessungen alle 30 Sekunden. Unter normalen Bedingungen ist der Druckabfall nur gering und kurz. Im Falle eines vorgeschalteten Gefäßverschlusses fällt der Dopplerdruck um mehr als 20 mmHg ab und erreicht den Ruhewert erst wieder nach 15 Minuten.

Fehlerquellen der Doppler-Blutdruckmessung werden in Tabelle 3-4 aufgezeigt.

> ! Die Doppler-Druckmessung der Arterien ist eine empfindliche und gut reproduzierbare Methode. Sie ersetzt aber nicht die klinische Untersuchung des Arteriensystems, die zu jeder Erhebung des venösen Status dazugehört. Das gilt insbesondere vor venenchirurgischen Eingriffen.

3.8 Messung des Gewebedrucks im Kompartment

Diese Untersuchung ist in der Phlebologie wichtig, um das *chronische venöse Kompartmentsyndrom* zu diagnostizieren. Hierbei kommt es vor allem auf die Messungen in den beiden dorsalen Kompartments an (S. 309).
Weitere Indikationen ergeben sich in der Traumatologie und der arteriellen Gefäßchirurgie zur Erkennung des akuten Kompartmentsyndroms, ggf. in allen vier Kompartments. Das chronische exertielle Kompartmentsyndrom der Sportmedizin ist speziell in der anterioren und lateralen Loge lokalisiert (S. 327).

Prinzip. Bei der schweren chronischen venösen Insuffizienz im Stadium IV des Sklerose-Faszien-Scores vernarben die Muskelfaszien. Die Folge sind hohe Anstiege des intrafaszialen Gewebedrucks bei jeder Muskelkontraktion. Die Krankheit lässt sich durch die Gewebedruckmessung objektivieren und quantifizieren (vgl. Abb. 13-24, S. 309).

3.8.1 Orthostatische Messung mit dem Kodiag®-System

Die Druckmessung erfolgt mit der Messsonde Sensodyn F3® des MIPM Mammendorfer Instituts für Physik und Medizin GmbH, die an ihrer Spitze einen piezoresistiven Druckaufnehmer aufweist. Sie wird an die Mikroelektronikeinheit mit Siliziummembran und die Auswerteeinheit angeschlossen. Das System gleicht sich automatisch ab (Evers et al. 1998, Abb. 3-16).

Tab. 3-4 Fehlerquellen der Doppler-Blutdruckmessung.

Falsch hohe Werte	▶ Hypertonie ▶ Mediasklerose der Arterien (Diabetes mellitus) ▶ Erhöhter Oberkörper ▶ Zu locker angelegte Blutdruckmanschette ▶ Peripheres Ödem ▶ Verschluss der Oberarmarterien
Falsch niedrige Werte	▶ Keine ausreichende Ruhephase vor der Untersuchung ▶ Zu fest angelegte Blutdruckmanschette ▶ Zu schnelles Ablassen des Manschettendrucks ▶ Abrutschen der Dopplersonde

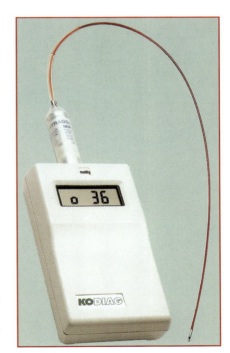

Abb. 3-16 Kodiag®-System des MIPM Mammendorfer Instituts. An der Spitze der Messsonde befindet sich der Druckaufnehmer.

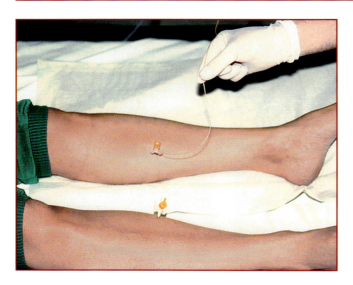

Abb. 3-17 Position der Messsonde des Kodiag®-Systems in einem der beiden dorsalen Kompartments.

Kompartmentdruckmessung mit dem Kodiag®-System. Die Punktion des vorgesehenen Kompartments erfolgt steril mit einer 14-Gauge-Verweilkanüle. In der Phlebologie kommt es auf die Messung in den dorsalen Kompartments an, der Patient befindet sich der entspannten Rückenlage. Nach Lokalanästhesie mit 5 ml 1%iger Scandicain®-Lösung an der oberen Drittelgrenze der Wade 2 Querfinger neben der hinteren Schienbeinkante werden eine Verweilkanüle (Braunüle®) und darüber die Messsonde in paralleler Richtung zum Verlauf der Muskelfasern platziert (Abb 3-17). Dann können die Verweilkanüle entfernt und die Messsonde auf der Haut fixiert werden.

Nach dem Nullausgleich stellt sich innerhalb von zwei Minuten der Ruhedruck im Kompartment ein. Der Vorgang ist für den Patienten nicht schmerzhaft. Gegebenenfalls besteht die Möglichkeit, die Position der Sonde mit dem Ultraschallgerät zu überprüfen. Dann beginnen die **Messungen** im Liegen, in Orthostase und bei Belastung mit Geh- oder Zehenstandsübungen. Bei der paratibialen Punktion des dorsalen tiefen Kompartments besteht die Gefahr einer Verletzung der kruralen Gefäße. Dann ist die Sondenlage zu korrigieren. Im Stehen muss das Körpergewicht auf beide Beine gleichmäßig verteilt werden. Ein fixierter Spitzfuß wird durch den Schuh ausgeglichen.

Instrumentarium: MIPM Mammendorfer Institut für Physik und Medizin GmbH, Oskar-von-Miller Straße 6, 82291 Mammendorf.

3.8.2 Dynamische Gewebedruckmessung

Eine wesentlich genauere Information über die pathophysiologischen Bedingungen vermittelt die Untersuchung bei Belastung auf dem Laufbandergometer. In Deutschland wurden Untersuchungen von Willy et al. 1998 durchgeführt. Die eingeführte Messsonde zum Druckmonitoring wird an das computergesteuerte Druckmesssystem ARGUS angeschlossen, das den gesamten Ablauf der Untersuchung als **fortlaufende Kurve** registriert. Es ist zu erwarten, dass die dynamische Druckmessung für die Venenchirurgie noch eine große Bedeutung gewinnen wird. Bei Patienten mit schwerer Gehbehinderung ist sie jedoch nicht praktikabel.

Im angloamerikanischen Schrifttum der Sportmedizin hat sich das **Stryker-System** für die dynamische Messung bewährt. Das Verfahren kommt routinemäßig zur präoperativen Diagnostik des chronischen exertionellen Kompartmentsyndroms zur Anwendung (Verleisdonk et al. 2004).

Instrumentarium: Stryker Instruments Corporation, Kalamazoo, MI, USA.

3.9 Neutral-Null-Methode

Die Messung der Gelenkmobilität ist zur Charakterisierung des arthrogenen Stauungssyndroms wichtig. Daran lassen sich auch die Wirkungen der krankengymnastischen Therapie kontrollieren. Messgeräte und Messblätter sind aus der Traumatologie bekannt.

Prinzip. Bei der Neutral-Null-Methode handelt es sich um die Messung der Bewegungsmöglichkeit eines Gelenks von einer einheitlich definierten Null-Stellung aus.

Die Neutral-Null-Stellung entspricht der Gelenkstellung, die ein gesunder Mensch im aufrechten Stand mit hängenden Armen und nach vorn gerichteten Daumen und parallel gestellten Füßen einnimmt.

Untersuchung. Von der Null-Stellung aus wird der bei der Bewegung durchlaufene Winkel abgelesen und unter Aufrundung auf die nächste 5er-Stelle notiert. Bei der Protokollierung sind immer drei Zahlen anzugeben. Im Normalfall wird die Null zwischen die beiden Ziffern für die Anfangs- und Endstellung gesetzt, da üblicherweise die Gelenke über die Null-Stellung in zwei Richtungen bewegt werden können. Beim oberen Sprunggelenk betragen die physiologischen Werte für Heben/Senken 30-0-50°.

Kann ein Gelenk jedoch nur in einer Richtung bewegt werden, dann steht die Null am Anfang oder am Ende, um anzudeuten, dass die Null-Stellung nicht erreicht wird. Das ist zum Beispiel beim fixierten Spitzfuß mit Versteifung im oberen Sprunggelenk der Fall: 0-30-30° (Günther und Hymmen 1980; S. 304).

3.10 Größenbestimmung des Ulcus cruris

Für therapeutische und für wissenschaftliche Zwecke erscheint es zweckmäßig, die Größe eines Ulcus cruris venosum festzulegen. Bei unregelmäßigen Randkonturen ist nur eine Annäherung möglich.

3.10.1 Berechnung

Von der Ulkusfläche werden der senkrechte und der horizontale Durchmesser festgestellt. Die Berechnung erfolgt nach der Formel des Flächeninhalts einer Ellipse: $\pi \times r_1 \times r_2$.

3.10.2 Abdruck

Durch das Auflegen einer durchsichtigen Folie auf das Geschwür lassen sich die Konturen nachzeichnen und später vergleichen. Auf diese Weise sind bereits diskrete Veränderungen zu objektivieren. Die Zeichnung wird in einer Folientasche bei den Krankenunterlagen aufbewahrt.

3.10.3 Digitale Vermessung

Die Dokumentation ist auch auf dem elektronischen Weg möglich. Mit einer handelsüblichen Digitalkamera wird das Ulkus fotografiert und das Foto auf den Computer übertragen. Durch das Umfahren der Wundränder mit der Maus ergibt sich eine genaue Aussage zur Ulkusgröße. Dazu ist die Software WundManager 1.0® der Firma MedicoTec geeignet.

Literatur

Bollinger A, Jünger M, Jäger K. Fluoreszenz-Videomikroskopie zur Beurteilung der menschlichen Hautzirkulation. In: Mahler F, Meßmer K, Hammersen F (Hrsg). Methoden der klinischen Kapillarmikrozirkulation. Basel: Karger 1986: 85–106.

Evers B, Becker HP, Gerngroß H. Messung des Kompartmentdruckes mit einem neuen piezoresistiven System. In: Willy C, Sterk J, Gerngroß H (Hrsg). Das Kompartment-Syndrom. Berlin, Heidelberg, New York: Springer 1998; 98–102.

Franzek UK. Nichtinvasive Meßmethoden zur Beurteilung der kutanen Mikrozirkulation. Phlebol Proktol 1988; 17: 122–30.

Günther E, Hymmen R. Unfallbegutachtung. Berlin, New York: De Gruyter 1980.

Hach W. Die aszendierende Pressphlebographie, eine Routinemethode zur Beurteilung der oberflächlichen Stammvenen. In: Friedrich HC, Hamelmann H (Hrsg). Ergebnisse der Angiologie Bd 8. Stuttgart, New York: Schattauer 1974.

Hach W, Hach-Wunderle V. Die Phlebographie der Bein- und Beckenvenen. Konstanz: Schnetztor 1994.

Hach W, Präve F, Hach-Wunderle V. Die phlebographische Untersuchung der Soleus- und Gastrocnemiusvenen. Gefäßchirurgie 2002; 7: 31–8.

Jünger M, Hahn M, Patheiger U, Rahmei B, Rassner G. Morphologische und funktionelle Mikroangiopathie im Ulcus cruris venosum. In: Wuppermann Th, Richter H (Hrsg). Thrombose und Thrombosefolgen. Konstanz: Schnetztor 1991; 121–4.

Labropoulos N, Tiongson J, Pryor L, Tassiopoulos AK, Kang SS et al. Definition of venous reflux in lower-extremity veins. J Vasc Surg 2003; 38: 793–8.

May R. Die Phlebographie der unteren Extremitäten als Grundlage für die Behandlung von Venenerkrankungen. Med Welt 1961; 35: 1973.

Verleisdonk EJNN, Schmitz RF, van der Werken C. Long-term results of fasciotomy of the anterior compartment in patients with exercise-induced pain in the lower leg. Int J Sports Med 2004; 25: 224–9.

Willy C, Sterk J, Gerngroß H. Messen wir den richtigen Kompartmentdruck? Experimentelle Studie zum Nachweis eines klinisch relevanten Druckgradienten im Kompartment des M. tibialis anterior. In: Willy C, Sterk J, Gerngroß H (Hrsg). Das Kompartment-Syndrom. Berlin, Heidelberg, New York: Springer 1998; 90–3.

4 Vorbereitungen des Patienten zur Operation

> Die Führung des Patienten durch die präoperative Zeit ist durchaus eine anspruchsvolle Aufgabe für den Chirurgen. Es kommt darauf an, das Vertrauensverhältnis zu festigen und die Ängste des Patienten abzubauen.

Wenn es sich um einen Wahleingriff handelt, wird die Operation meistens erst nach einem längeren Zeitraum eingeplant. Deshalb empfiehlt es sich, den Patienten prinzipiell 10 bis 14 Tage vor dem festgesetzten Operationstermin noch einmal einzubestellen, um alle weiteren Notwendigkeiten ohne Zeitdruck erledigen zu können.
Das Programm für die präoperative Konsultation umfasst:
▶ Aufklärungen
▶ Veranlassung der Voruntersuchungen
▶ Absetzen von Thrombozytenfunktionshemmern
▶ Verordnung des Kompressionsstrumpfes
▶ Gegebenenfalls Ausstellung der Krankenhauseinweisung
▶ Bescheinigung der Arbeitsunfähigkeit

Aufklärung. In der Regel wird der Termin zu einer Venenoperation bereits Wochen oder Monate im Voraus festgelegt. Dabei kann auch gleich aufgeklärt werden. Der Patient erhält auf diese Weise die Möglichkeit, bis zum Eingriff weitere Fragen zu stellen und Informationen zu sammeln. Bei **kleineren ambulanten Operationen** kann aber eine Aufklärung am Tag des Eingriffs grundsätzlich ausreichen (Franz und Hansen 1997).

Die Aufklärung *so früh wie möglich* ist auch *so gut wie möglich*. Aufklärungen unmittelbar vor der Operation oder vor der ersten Heparinspritze haben keine Gültigkeit!

Der Patient muss seine Entscheidung ohne die Gegenwart von Ärzten, Schwestern und Pflegern frei treffen können. Das ist nicht der Fall, wenn er schon während der Aufklärung mit einer sich nahtlos anschließenden Durchführung rechnen muss und deshalb unter dem Eindruck steht, sich nicht mehr aus einem bereits in Gang gesetzten Geschehnisablauf lösen zu können.

4.1 Aufklärung

Das Aufklärungsgespräch zwischen Arzt und Patient besitzt bei allen ärztlichen Handlungen eine zentrale Bedeutung. Die ethische Motivation dazu zeichnete zu allen Zeiten das besondere Verhältnis zwischen Patient und Arzt aus und beweist den würdigen Umgang beider Partner miteinander. Die Notwendigkeit der Aufklärung ergibt sich aber auch aus dem Selbstbestimmungsrecht des Menschen entsprechend unserem Grundgesetz. Erst die gültige Aufklärung wandelt aus juristischer Sicht die „vorsätzliche Körperverletzung" in eine ärztliche Maßnahme um (Hach und Hach-Wunderle 2001).

4.1.1 Zeitpunkt der Aufklärung

Es erscheint sinnvoll, die Formalitäten der Aufklärung nach einem festen Schema zu handhaben, das auch die nachgeordneten Mitarbeiter befolgen. Wichtig ist der Zeitpunkt der

4.1.2 Umfang der Aufklärung

Die Aufklärung soll sich der Verständnisfähigkeit des Patienten anpassen. Das braucht nicht in allen Einzelheiten zu erfolgen, jedoch müssen die Belange für die eigene Person interpretiert werden können.

Aufklärungsgespräch

Vor allen ärztlichen Maßnahmen erhält der Patient routinemäßig den Aufklärungsbogen zur Kenntnisnahme und Unterschrift. Die meisten Risiken der Behandlung sind darin angesprochen. Darüber hinaus müssen aber die **individuellen Aspekte** in einem persönlichen Gespräch herausgestellt werden.

Zur ärztlichen Aufklärung gehört unabdingbar das Gespräch dazu. Es muss dokumentiert sein, dass dieses Gespräch auch stattgefunden hat.

Ohne Zweifel bereitet es im Alltag mitunter erhebliche Probleme, während der frequentierten Sprechstunde oder im Rahmen der stationären Visite einen Laien in das komplexe Verständnis von diagnostischen und therapeutischen Maßnahmen einzuführen, um ihm damit die Grundlage für seine Entscheidungen zu vermitteln.

 Die Pflicht des Aufklärungsgespräches ist nach dem Gesetz und nach unzähligen Gerichtsurteilen gegeben, und der Arzt kann und darf daran nicht vorbeigehen.

Das Gespräch muss beinhalten, wie hoch sich die **verschiedenen Risiken** für den Patienten im Einzelnen darstellen. Es sind die Vor- und Nachteile zu erörtern, aber auch, wie sich der weitere Krankheitsverlauf ohne Therapie voraussichtlich gestalten würde. Die Aufklärung soll vor allem die Risiken berücksichtigen, die für die Entscheidung des Patienten eine Relevanz haben, deren Eintritt sein Leben nachhaltig verändern würde.

 Die Seltenheit einer Komplikation würde als Begründung einer mangelhaften Aufklärung vor Gericht nicht akzeptiert.

Der Bundesgerichtshof hat in seinem Urteil vom 21. November 1995 (AZ. VI ZR 329/94) entschieden, der Arzt müsse „den Patienten über die spezifischen Risiken einer Behandlung aufklären, wenn sie im Fall einer Verwirklichung die Lebensführung schwer belasten. Zu solchen Gefahren gehört auch diejenige einer tiefen Beinvenenthrombose". Und mit einer entsprechenden Auslegung ist für andere Komplikationen zu rechnen.

 Der Patient darf aber trotz aller formalistischen Überlegungen mit seiner Entscheidung nicht allein gelassen werden. Er wird einer vernünftigen Beratung in die eine oder andere Richtung gern folgen. Für ihn zählen auch die persönlichen Erfahrungen des Arztes, deshalb ist er ja zu ihm gegangen.

Aufklärungsbogen

Die Aufklärungsbögen sind mit so viel Wissen versehen, dass wesentliche Dinge intellektuell nicht verstanden und überlesen oder als für sich selbst nicht relevant angesehen werden. Jeder zehnte Patient vermag aus Gründen der Sehschwäche, der Schreibbehinderung, des Wortverständnisses u.a. einen Fragebogen überhaupt nicht auszufüllen (Giebel et al. 2001). Auf die besonderen Bedingungen einer rechtmäßigen Aufklärung von Kindern und Jugendlichen mit dem Einverständnis der Eltern wird hingewiesen. Bei Ausländern sind die Sprachschwierigkeiten zu überwinden.

Studie. Aus ärztlicher und juristischer Sicht wurde in einer prospektiven Studie von **Giebel et al.** (2001) die Effektivität von Aufklärungsbögen und -gesprächen bezüglich des Verständnisses von Thrombose an 624 Patienten getestet. Das Ergebnis wirkt ernüchternd. Der junge Mann mit Abitur profitiert hinsichtlich des Wissens am meisten. Aber insbesondere der Patient jenseits des 40. Lebensjahres lernt durch das Gespräch kaum dazu. Dies kann als Hinweis gewertet werden, dass das aufklärende Gespräch eben nicht nur dem Instandsetzen des Patienten nach einer Risiko-Nutzen-Abwägung zur Einwilligung auf Grund von Informationen dient, sondern auch dem gefühlsmäßigen Erfassen der Sorge seines Arztes um ihn. Für das tatsächlich verfügbare Wissen erscheinen drei Aspekte wesentlich: **Vorkenntnisse** des Patienten, **Lernfähigkeit und Wollen** des Patienten sowie die Fähigkeit des Arztes, Wissen **patientenadäquat** zu vermitteln. An allen diesen Aspekten kann ein Aufklärungsgespräch scheitern.

Dokumentation

Als Grundsatz der Rechtsprechung gilt, dass jede Heilbehandlung ohne gültige Einwilligung des Kranken als Körperverletzung gilt, und sei sie auch noch so kunstgerecht und erfolgreich durchgeführt worden. Der Arzt hat nicht nur die Pflicht der Aufzeichnung, er muss die Dokumentation auch beweisen.

4.1.3 Juristische Aspekte

Auch in der Venenchirurgie spielen heute juristische Belange eine zunehmende Rolle. Worum es immer auch gehen mag, die Frage der adäquaten Aufklärung steht vor Gericht am Anfang einer jeden Beschwerde gegen den Arzt. „Die Aufklärung wird zwangsläufig in eine forensisch orientierte, defensive Formular- und Dokumentationspraxis abgewandelt" (Franz und Hansen 1997). Deshalb sollen hier die grundlegenden Betrachtungen aus juristischer Sicht dargestellt werden (Hach und Hach-Wunderle 2001).

Es gibt das Strafverfahren und die zivilrechtliche Haftung. Beim **Strafverfahren** tritt die Allgemeinheit als Klägerin auf, und der Patient ist Zeuge. Es kommt nicht auf den Schadensersatz des Patienten, sondern auf die Bestrafung des Arztes an. Der Arzt ist von Anfang an beweispflichtig, eine Beweisumkehr gibt es nicht. Alle ärztlichen Maßnahmen werden primär als Körperverletzung betrachtet. Sie bleiben nur dann straffrei, wenn eine wirksame Patienteneinwilligung vorliegt und wenn der Eingriff nicht fehlerhaft war. Für den Patienten entstehen beim Strafverfahren keine Kosten, der Staat kommt dafür auf.

Bei der Schadensersatzforderung des Patienten geht es um die **zivilrechtliche Haftung** des Arztes. Im Gegensatz zum Strafverfahren trägt bei diesem Rechtsstreit der Patient die Beweislast. Damit entstehen für ihn von Anfang an erhebliche Kosten für den Rechtsanwalt und für ärztliche Gutachter. Wenn der Patient seine Klage jedoch auf die Behauptung stützen kann, dass er keine rechtswirksame Aufklärung erhalten habe, dann kommt es primär zur **Umkehr der Beweislast**, das heißt, der Arzt muss nachweisen, dass er richtig gehandelt und rechtswirksam aufgeklärt hat. Auch die Zuweisung der Kosten des Verfahrens drehen sich jetzt um. Gelingt dem Arzt der Nachweis einer richtigen Aufklärung nicht, dann liegt der Tatbestand einer vorsätzlichen Körperverletzung vor.

> **!** Weil im Fall der Beschwerde ein Kunstfehler für den Patienten und seinen Rechtsberater vielfach schwierig zu beweisen ist, hat sich bei Schadensersatzforderungen die **unvollständige Aufklärung** als besser zugänglicher Auffangtatbestand etabliert. Daran lassen sich dann alle Folgen mit diagnostischer und therapeutischer Konsequenz leicht anknüpfen. Deshalb ist die dokumentierte Aufklärung so überaus wichtig.

Zunächst kommt es auf den Nachweis der Tatsache an, dass ein Gespräch überhaupt stattgefunden hat. Das gelingt am besten durch **persönliche Eintragungen** auf dem Aufklärungsbogen, auf dem Visitenblatt der Krankenstation oder in der Karteikarte der Ambulanz, und sei es im Telegrammstil. Auch für den Gutachter kann schon die Notiz eines einzigen Wortes zum Krankheitsverlauf eine wichtige Stütze sein. Die Aufklärung ohne schriftliche Dokumentation mit und ohne Zeuge erscheint problematisch, denn der Beweis dafür ist schwerer zu erbringen.

Mancher Patient ist durch die aufgebürdete Last der eigenverantwortlichen Entscheidung überfordert. Das von der Rechtsprechung konstruierte Idealbild, dass der unwissende Patient durch die Aufklärung zu einem wissenden wird, lässt sich in der Realität nicht immer verwirklichen. Ob die durch die Aufklärung gewonnene Erkenntnis „zutrifft oder nicht, ist letztlich zweitrangig; entscheidend ist der Versuch (Auseinandersetzungskomponente)" (Franz und Hansen 1997).

4.1.4 Inhalt der Aufklärung zur primären Thromboseprophylaxe

Zur Aufklärung über die primäre Thromboseprophylaxe gehört die Darstellung der Problematik mit einer Betrachtung der individuellen Einordnung in eine Risikokategorie und damit der individuellen Thrombosegefährdung (S. 229).

Bei minimalchirurgischen Eingriffen ist generell ein niedriges, bei der konventionellen Operation einer Stamm- und Perforansvarikose ein niedriges oder mittleres Thromboserisiko anzunehmen. Im **niedrigen Risikobereich** liegt die Gefahr der tiefen distalen Venenthrombose unter 10% und der proximalen Venenthrombose unter 1%. Eine medikamentöse Thromboseprophylaxe wird deshalb generell nicht empfohlen. Dies ist zwar gängige Praxis, doch sollte die Möglichkeit der Heparinprophylaxe dem Patienten bekannt sein. Die Aufklärung bezieht die physikalische Thromboseprophylaxe ein.

Im **mittleren Risikobereich** betragen die Gefahren der distalen Venenthrombose bereits 10–40% und der proximalen Thrombose 2–10%. Die Literatur berichtet auch über ein Risiko der tödlichen Lungenembolie von 0,1–0,7%. Deshalb sollte hier zur medikamentösen Thromboseprophylaxe geraten werden. In der Regel hat ein Patient mit der Operation einer Stamm- und Perforansvarikose nach 1–2–4 Tagen die volle Mobilität erreicht, sodass spätestens am 4. postoperativen Tag die letzte Heparinspritze anfällt. Bei einer Erstbehandlung mit Heparin entfällt in diesem kurzen Zeitraum das Risiko einer HIT II zwar, es ist aber trotzdem Vorsicht geboten (S. 217). Wenn Heparinbehandlungen bereits vorausgegangen sind, kann eine **HIT II** *ausnahmsweise* auch am 1. bis 3. Tag auftreten. Aber viele Patienten wissen nichts über vorausgegangene Therapien mit Heparin, haben sie gar nicht wahrgenommen oder wieder vergessen. Daran sollte bei der Befragung gedacht werden. Im weiteren postoperativen Verlauf können Komplikationen der Wundheilung oder andere Störungen wie eine Lungenentzündung oder ein Unfall auftreten, sodass die Fortsetzung der Heparinprophylaxe entgegen der anfänglichen Begrenzung sinnvoll erscheint. Bei den heute üblichen NM-Heparinen ist die Gefahr einer HIT II stark vermindert (AWMF-Leitlinie 2003).

> **Cave** Über das **Risiko einer HIT II** sollte in jedem Falle einer Heparinprophylaxe aufgeklärt werden. Das mag auf den ersten Blick erschreckend wirken, HIT II ist aber eine nicht zu leugnende Gefahr. Das Versprechen des Arztes, den Krankheitsverlauf sorgsam zu beobachten, auch mit der Bestimmung der Thrombozyten, dürfte die Patienten-Arzt-Beziehung nicht negativ beeinflussen.

Die Frühmobilisation, die Gymnastik sowie die Kompressionstherapie gehören immer zu einer wirksamen Thromboseprophylaxe. Die Heparinprophylaxe bietet aber im mittleren und **hohen Risikobereich** einen darüber hinausgehenden Schutz, der durch andere Medikamente nicht erreicht wird. Wenn der Patient trotzdem eine alternative Behandlung wünscht, verstößt dies nicht gegen geltendes Recht oder die guten Sitten, selbst wenn die Entscheidung dem Arzt nicht vernünftig erscheint.

Die Rechtsprechung geht vom **Prinzip der freien Methodenwahl** des Arztes aus. Auch die Verfahren der Schulmedizin haben keinen absoluten Vorrang vor Außenseitermethoden. Ist aber ein Verfahren allgemein als das wirksamste anerkannt, und das trifft für Heparin zu, oder ist unter zwei gleich wirksamen Verfahren eines mit deutlich geringeren Risiken belastet, so sind die Grenzen der Methodenfreiheit erreicht.

4.1.5 Aufklärung über Operationen am Venensystem

Es ist zu unterscheiden zwischen den Eingriffen am extrafaszialen Venensystem und den Operationen der Faszienchirurgie sowie der rekonstruktiven Gefäßchirurgie.

Primäre Varikose

Die Chirurgie der schweren Krampfaderkrankheit enthält eine ganze Reihe möglicher ernsthafter Komplikationen (S. 82). Oft kommt es dem Patienten vorrangig auf ästhetische Aspekte an, deshalb sollte das Aufklärungsgespräch im Besonderen auch auf diese gelenkt werden.

Die Aufklärung über **ästhetische Nachteile** durch die Operation sollte beinhalten:

- Rezidivvarikose
- Wundheilungsstörungen
- Störungen der Narbenbildung
- Pigmentierungen an Hautnarben und über dem Strippingkanal
- Entstehung von Besenreisern
- Matting

Chirurgie der Fascia cruris

Die moderne operative Therapie der schweren Krankheitsbilder der chronischen venösen Insuffizienz entstand erst in den letzten Jahren. Die Erfahrungen damit sind deshalb nur in kleinen Studien belegt. Diese Situation muss in die Aufklärung mit einbezogen werden, ebenso wie alternative Behandlungsmöglichkeiten zur Diskussion anstehen.

Rekonstruktive Venenchirurgie

In diesem Gebiet findet zurzeit eine Neuorientierung statt. Ältere Methoden sind hinsichtlich ihrer Langzeitergebnisse umstritten, neue wie die Venenklappenrekonstruktion noch in der Diskussion über technische Einzelheiten. Über diese Aspekte muss der Patient informiert werden.

4.2 Vorbereitungen auf den Eingriff

Jede Operation erfordert bestimmte Voruntersuchungen zur Feststellung der allgemeinen Operabilität und Narkosefähigkeit. Sie werden vom Chirurgen selbst oder vom Hausarzt veranlasst. Bei einer zeitgemäßen Planung liegen alle Unterlagen rechtzeitig vor, um auf pathologische Befunde noch reagieren zu können.

4.2.1 Voruntersuchungen

Dazu gehören die Beurteilung von Herz und Kreislauf mit dem Ausschluss von peripheren arteriellen Durchblutungsstörungen, weiterhin die **Labortests** der Leber- und Nierenfunktion und die Analyse von Blutbild und Elektrolyten. Wichtig ist der Nachweis einer normalen Gerinnungsfähigkeit des Blutes durch die Bestimmung von Thrombozyten und Prothrombinspiegel (Quickwert, INR). Die Feststellung der Blutgruppe und Blutkreuzungen sind nur bei großen Eingriffen wie der Thrombektomie oder der kruralen Fasziektomie erforderlich. Die längere Einnahme von Thrombozytenfunktionshemmern wie Acetylsalicylsäure (Aspirin®, Godamed® u. a.) oder Clopidogrel (Iscover®, Plavix®) bedingt eine deutliche Verlängerung der Blutungszeit, die bis zu 7 Tage nach Absetzen des Präparates anhält.

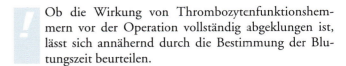

Ob die Wirkung von Thrombozytenfunktionshemmern vor der Operation vollständig abgeklungen ist, lässt sich annähernd durch die Bestimmung der Blutungszeit beurteilen.

Untersuchung. Einstich mit einer Lanzette am Ohrläppchen (vorher nicht reiben!). Jede Minute mit einem Zellstofftupfer auf die Wunde tupfen und nachsehen, ob sich noch ein Blutstropfen auf dem Tupfer abzeichnet. Zeit stoppen. Der Normalwert beträgt maximal 10 Minuten. Bei deutlicher Verlängerung der Blutungszeit ist eine hämostaseologische Untersuchung angezeigt.

Es sollte auch auf potenzielle Störungen der **Schilddrüsenfunktion** geachtet werden, die insbesondere bei Patienten im mittleren und höheren Lebensalter keineswegs selten sind. Wenn intraoperativ jodhaltige Kontrastmittel zur Kontrollphlebographie vorgesehen sind, kommt es sowohl auf den sonographischen Befund der Schilddrüse als auch auf die Bestimmung von TSH (Thyreotropin) an.

4.2.2 Aktionen am Operationstag

Bezüglich der **Nüchternheit** wurden die Empfehlungen der Deutschen Gesellschaft für Chirurgie neu definiert (Wichmann 2004). Vor den Eingriffen in Allgemein- oder Lokalanästhesie ist die Einnahme von fester Nahrung (leichte Mahlzeit) oder von Kuhmilch bis 6 Stunden vor der Narkoseeinleitung erlaubt. Das **Trinken** klarer Flüssigkeiten wie Wasser, Tee, Kaffee, fruchtfleischlose Säfte oder Limonaden darf bis zu 2 Stunden vor dem Eingriff erfolgen. Dadurch werden das Durstgefühl und die Mundtrockenheit verringert sowie das postoperative Wohlbefinden gesteigert. Außerdem entfällt die so genannte Insulinresistenz, eine transiente Stoffwechselsituation, die in vielen Belangen dem unbehandelten Typ-2-Diabetes mellitus entspricht. Auch die orale Dauermedikation oder Prämedikation darf am Operationstag mit einem Schluck Wasser genommen werden.

Die **Rasur** des Operationsbereiches wird aus Gründen der Infektionsprophylaxe kurz vor dem Eingriff – nicht am Vorabend – durchgeführt. Dabei sind alle Haare zu entfernen, die später innerhalb der Abdeckung liegen. Gegebenenfalls sind die Schamhaare zu kürzen. Es sind möglichst keine Wunden zu setzen.

Das **Ulcus cruris** stellt immer eine hochgefährliche Infektionsquelle dar. Deshalb wird im präoperativen Zeitraum die Abheilung angestrebt, ist aber nicht immer möglich. Auch nach der „Reinigung" des Ulkus befinden sich pathogene Keime im Wundgrund. Außerhalb des Operationssaals, noch auf Station, muss das Geschwür mit einem Klebeverband (Fixomull®) verschlossen werden. Manche Chirurgen verwenden eine mit Lavasept® getränkte Auflage. Vor der allgemeinen sterilen Abdeckung wird über das Ulkus noch eine sterile Folie geklebt. Der erste Verbandswechsel erfolgt erst am übernächsten Tag oder besser noch später, dann sind die Operationswunden für einen Keimeintritt biologisch verschlossen.

Bei infizierten chronischen Wunden wird die systemische **Infektionsprophylaxe** im Sinne des Single-Shot empfohlen. Dazu eignen sich beispielsweise Betalaktam-Antibiotika der Cefuroxim-Gruppe (z.B. Zinacef® 750 bis 1500 mg) als i. v. Injektion zu Beginn der Operation (S. 296). Der Verdacht auf eine MRSA-Infektion (*Methicillin Resistant Staphylococcus Aureus*) wirft spezielle Probleme auf.

4.2.3 Atmosphäre im Operationssaal

Schon im Vorbereitungsraum schaut sich der Patient neugierig um, deshalb ist hier auf größte Ordnung und Sauberkeit zu achten. Es gilt als Selbstverständlichkeit, dass befleckte Operationskleidung, Handschuhe und Abdecktücher von dem vorausgegangenen Eingriff sofort entsorgt werden. Auch die schon operierten und gerade aus der Narkose erwachenden Personen müssen nicht in das Blickfeld des nächsten Patienten gelangen.

> Der aus dem Operationssaal herausgefahrene Patient befindet sich in einem Zustand der Hilflosigkeit, den er selbst nicht wahrnimmt, der einen Laien aber peinlich berührt, insbesondere bevor die eigene Narkose und Operation beginnen. Die Zu- und Abfahrtswege für Patienten in den und aus dem Operationsbereich sollten deshalb getrennt sein.

Der Patient mit regionaler oder örtlicher Betäubung wird erst dann in den Operationssaal gefahren, wenn dort alle Vorbereitungen abgeschlossen sind. Dazu gehören vor allem das Herrichten des Instrumententisches und der elektrischen Zusatzgeräte.

Bei jeder Operation müssen sich der Chirurg und das Personal auf die Arbeit konzentrieren. Deshalb sind prinzipiell alle privaten Unterhaltungen zu unterlassen und nur Aussagen erlaubt, die sich unmittelbar auf die Arbeit beziehen. Diese strenge Disziplin wirkt sich auch hinsichtlich der Sterilität in der Operationsabteilung positiv aus. Der wache Patient braucht während des Eingriffs keine Erklärungen zum Stand der Dinge. Angehörige und fachfremde Personen sind im Operationssaal nicht zugelassen. Eine gute Atmosphäre zeichnet sich durch eine ruhige und leise Sachlichkeit aus. Die Auswahl der Musik im Operationssaal sollte diesem Konzept der Beruhigung förderlich sein. Radiosendungen gehören nicht dazu.

Die Operation soll für den Chirurgen und sein Assistenzpersonal tägliche Routine sein. Eine „Routine-Operation" gibt es aber nicht.

> **Cave** Jeder wache Patient ist bei der Operation ängstlich und achtet peinlich auf jedes Wort, das ihn über den Ablauf des Eingriffs oder über die Vorahnung einer Komplikation informieren könnte. Gespräche des Operationspersonals, die nicht zur Situation passen, steigern die Ängste des Patienten, vermitteln ein schlechtes Image und schaden der Würde des chirurgischen Berufs.

Literatur

AWMF-Leitlinie. Stationäre und ambulante Thromboembolie-Prophylaxe in der Chirurgie und der perioperativen Medizin. Leitlinienregister Nr. 003/001. Entwicklungsstufe 2 + IDA. 24. April 2003.

Franz K, Hansen KJ. Aufklärungspflicht aus ärztlicher und juristischer Sicht. München: Marseille 1997.

Giebel GD, Wienke A, Sauerborn J, Edelmann M, Mennigen R, Dievenich A. Das Aufklärungsgespräch zwischen Wollen, Können und Müssen. Neue Jurist Wochenschr 2001; 54: 863–8.

Hach W, Hach-Wunderle V. Die Aufklärung zur Thromboseprophylaxe mit Heparin in der Venenchirurgie. Gefäßchirurgie 2001; 6: 219–26.

Wichmann MW. Präoperative Nüchternheit: Sind sechs Stunden noch zeitgemäß? Dtsch Ges Chir – Mitteilungen 1/2004: 18–23.

5 Anästhesie

Das große Spektrum der Venenchirurgie erlaubt es nicht, generelle Richtlinien hinsichtlich der Anästhesie zu erstellen. In Deutschland können wir davon ausgehen, dass für die Allgemein- und Regionalanästhesie ein Facharzt zur Verfügung steht. Dagegen werden Lokalanästhesien häufig vom Operateur selbst vorgenommen, besonders auch unter den Bedingungen der ambulanten Chirurgie.

5.1 Anästhesieverfahren in der Venenchirurgie

Nach den Leitlinien muss der Anästhesist „eine gründliche Anamnese erheben und eine gründliche körperliche Untersuchung des Patienten unter Auswertung der vom Patienten mitgebrachten oder im Krankenhaus erhobenen Vorbefunde vornehmen", um das geeignete Narkoseverfahren zu bestimmen. Nach der Anästhesie trägt er Sorge für die postoperative Überwachungsphase und für die Beachtung aller Entlassungskriterien, vor allem bei Entlassung unmittelbar in das häusliche Milieu.

> ! Wenn der Chirurg die Anästhesie selbst vornimmt, dann ist er auch in vollem Maße dafür verantwortlich, und zwar nach dem Facharztstandard der Anästhesie. Bei der halbstationären und der ambulanten Operation muss determiniert sein, *wer* für den Patienten zu Hause innerhalb der folgenden 24 Stunden der Ansprechpartner ist.

5.1.1 Allgemeinanästhesie

Die Indikation zur Allgemeinnarkose wird vom Facharzt gestellt, am besten natürlich in Absprache mit dem Operateur. Sie richtet sich nach den allgemeinen und speziellen Bedingungen im individuellen Krankheitsfall, aber auch nach dem Wunsch des Patienten.

Intubationsnarkose

Prinzip. Relaxierung und maschinelle Beatmung. Schutz vor Aspiration. Anwendung bei großen Operationen, besonders im abdominellen Bereich.

Larynxmaske

Prinzip. Beatmung in tiefer Sedierung mit Propofol® und mit kurz wirkenden Analgetika wie Alfentanil (Rapifen®). Abblockung der Larynxmaske im Rachenraum durch Aufblasen eines Gummiwulstes. Kein Schutz vor Aspiration, deshalb sind Kontraindikationen wie nicht nüchterner Zustand, Hiatushernie oder starke Adipositas zu beachten. Angenehmes Verfahren wegen geringer Nachwirkungen. Heute weit verbreitet.

5.1.2 Spinalanästhesie

Die Schmerzausschaltung in umgrenzten Körperregionen spielt in der Venenchirurgie eine große Rolle. Es gibt verschiedene Methoden der Regionalanästhesie, von denen die Spinalanästhesie sowohl im ambulanten als auch im stationären Bereich eine gute Akzeptanz findet. Sie wird in der Regel vom Anästhesisten durchgeführt.

> **Definition.** Bei der Spinalanästhesie handelt es sich um eine regionale Betäubung der unteren Körperhälfte durch Einbringung des Anästhetikums in den Spinalkanal.

Technik. Injektion des Lokalanästhetikums in den lumbalen Subarachnoidalraum am sitzenden Patienten in Höhe von L3/L4. Spezielles Instrumentarium mit Sprotte-Nadeln der Größe 27 Gauge. Anschließend sofort Flachlagerung des Patienten.

Kurze Spinalanästhesie

Hierfür ist Mepivacain (Mecain® 4% hyperbar) geeignet. Die Wirkung hält etwa 1½ Stunden an. Danach kann der Patient nach Hause entlassen werden. Postspinale Kopfschmerzen treten nur selten auf.

Mittellange Spinalanästhesie

Die Anwendung von Prilocain (Xylonest® 2% isobar) eignet sich für eine Anästhesie von 2–4 Stunden und ist deshalb eher bei stationären Patienten indiziert.

Lange Spinalanästhesie

Die Wirkung von Bupivacain-HCl (Carbostesin® 0,5% isobar) hält über vier Stunden an. Sie kommt für stationäre Patienten in Betracht, bei denen die Anästhesie gleich in eine postoperative Schmerztherapie überleiten soll. Das gilt zum Beispiel für Operationen an der Fascia cruris wie der paratibialen Fasziotomie oder kruralen Fasziektomie. Es sind eine reichliche Flüssigkeitszufuhr und bei Kopfschmerzen auch Analgetika wie Paracetamol (Ben-u-ron®) oder Metamizol (Novalgin®) angebracht. Der postspinale Kopfschmerz ist unabhängig von der verwendeten Substanz und erfordert ggf. eine längere Immobilisation.

Kontraindikationen der spinalen Anästhesie sind:
- Gerinnungsstörungen des Blutes
- Erkrankungen des Zentralnervensystems
- Chronische hypoxische Zustände
- Lokale Hautkrankheiten an der Einstichstelle
- Gegebenenfalls Deformierungen der Wirbelsäule

5.1.3 Lokalanästhesie

Die örtliche Betäubung spielt in der Chirurgie der primären Varikose eine wichtige Rolle, da es sich oft um begrenzte Eingriffe handelt. In der Regel nimmt sie der Operateur selbst vor. Die Möglichkeit, dass Nebenwirkungen auftreten, darf nicht außer Acht gelassen werden.

Die **Vorsorge** bei Lokalanästhesien umfasst:
- Anlage einer intravenösen Dauerkanüle
- Bereithaltung einer Notfalltherapie
- Hinweis auf die Beeinträchtigung des Reaktionsvermögens

Lokale Infiltrationsanästhesie

Die örtliche Betäubung mit Lidocain oder Mepivacain in 0,25- bis 2%iger Lösung eignet sich für kleinere Operationen wie der Miniphlebektomie, Krossektomie oder Perforansdissektion.

Tumeszenzanästhesie

Die Tumeszenzanästhesie wurde 1987 von dem Dermatologen und Pharmakologen Jeffrey A. Klein an der Universitätshautklinik in Irvine, Kalifornien, für die Liposuktion eingeführt (tumescere = anschwellen). Sattler et al. (1998) haben die Methode in Deutschland auch für die Chirurgie der primären Varikose bekannt gemacht. Heute findet sie besonders im ambulanten Bereich eine breite Anwendung. In der Regel legt sie der Chirurg selbst an und übernimmt damit auch die Verantwortung. Der *Wissenschaftliche Arbeitskreis Regionalanästhesie* der Deutschen Gesellschaft für Anästhesie hat vor Überdosierungen gewarnt und auf die Notwendigkeit der Überwachung bis zu 24 Stunden hingewiesen.

> **Definition.** Bei der Tumeszenzanästhesie handelt es sich um eine Lokalanästhesie, die durch den Inhalt von Adrenalin eine Verminderung der örtlichen Blutungsneigung und infolge ihres großen Flüssigkeitsvolumens gleichzeitig eine Auflockerung der subkutanen Gewebsstrukturen bewirkt.

Technik. Infiltration der Lösung mittels einer konventionellen Einmalkanüle Größe 1 mit 20-ml-Einmalspritzen oder über ein kontinuierlich förderndes Rollpumpensystem (Sattler et al 1998; vgl. Abb. 5-1). Ausrichtung von proximal nach distal. Manuelle Kontrolle des Hautturgors bis zur prallen Elastizität. Anschwellen des infiltrierten Areals und **Blanching-Effekt** (Abblassen durch Adrenalinwirkung und Gewebedruck). Komplette Anästhesie nach 10–30 Minuten. Dauer 2–4 Stunden und postoperative Schmerzunterdrückung über 24 Stunden. Bedarf für die Operation der Stammvarikose zwischen 400 und 850 ml, bei Liposuktion wesentlich mehr. Die Gesamtmenge darf bis zur Höchstdosis auf das 6fache der Rezeptur (Tab. 5-1) gesteigert werden.

In der ursprünglichen Lösung waren noch 10 mg Triamcinolon enthalten. Der Zusatz von Natriumbikarbonat verhindert den brennenden Schmerz bei der Injektion. Durch die **Bildung von Methämoglobin** kann eine leicht zyanotische Gesichtsfarbe auftreten (Gegenmittel: Methylenblau i. v. 1–3 mg pro kg KG oder Vitamin C in der Dosierung von 2 mg pro kg KG). Eine Überwachung der Vitalfunktionen während der Operation erscheint obligat. Vorsicht ist geboten bei intraoperativer Verabreichung von Analgetika und Sedativa.

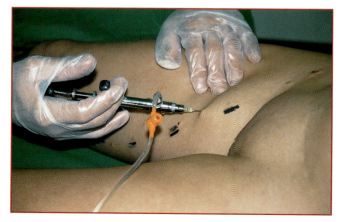

Abb. 5-1 Anlage der Tumeszenzlokalanästhesie mit der Rollenpumpe.

Tab. 5-1 Zusammensetzung der Tumeszenz-Lösung (nach Sommer und Sattler 1998).

Prilocain 1% (Xylonest®)	50 ml
Epinephrin 1:1000 (Suprarenin®)	1 ml
Natriumbikarbonat 8,4%	6 ml
Isotone Kochsalzlösung 0,9%	1000 ml

Studie. Bruning et al. (2003) im Universitätsklinikum Hamburg-Eppendorf führten im Rahmen der Tumeszenzlokalanästhesie interdisziplinäre, prospektive toxikologische Untersuchungen mit dem Lokalanästhetikum Articain durch, das keine signifikante Methämoglobinämie auslösen soll. In der Dosierung bis 20 mg/kg KG erwies sich das Verfahren als sicher und wurde von den Patienten mit hoher Zufriedenheit akzeptiert.

Vorteile der Tumeszenzanästhesie sind:
- Komplette Anästhesie großer Areale
- Weniger Blutungen – weniger Hämatome
- Bessere Resorption der Hämatome
- Protrahierte Wirkung der Lokalanästhesie
- Antibakterielle Wirkung durch Auswascheffekt
- Vorpräparationseffekt
- Ausgleich intraoperativer Flüssigkeitsverluste
- Selbstständige Umlagerung des Patienten während der Operation
- Sofortige postoperative Mobilisierung

Spezifische **Nachteile** der Tumeszenzanästhesie sind:
- Nasses Operationsfeld
- Zeitaufwand der Infiltration
- Wacher Patient, Stress bei ungenügender Sedierung
- Eingriffe in Blutleere nicht tolerabel
- Erschwerte Lokalisation einer Blutungsquelle

Mögliche **Nebenwirkungen** der Tumeszenzanästhesie sind:
- Intoxikation (Überdosierung)
- Methämoglobinbildung durch den Prilocain-Metaboliten o-Toluidin
- Flüssigkeitsüberladung des Organismus

> **Cave** Der Anwender der Tumeszenzanästhesie muss sich mit dem Problem der Methämoglobinbildung, seiner Gefahren und Therapie vertraut machen. Gegen Methylenblau i. v. sind allergische Reaktionen beschrieben worden.

5.2 Anästhesiologische Aspekte für ambulante Operationen bzw. die Tagesklinik

Geeignet sind alle Operationen, die ein minimales Risiko der Nachblutung und respiratorischer Komplikationen aufweisen, bei denen der Patient keiner speziellen Pflege bedarf und schnell wieder Flüssigkeit und Nahrung aufnehmen kann. Diese Situation liegt nach kleineren Operationen der primären Varikose vor.

Auswahl der Patienten für ambulantes Operieren nach den Leitlinien der Anästhesie:
- Verantwortliche Person für den Heimtransport und Überwachung für 24 Stunden vorhanden
- Telefonische Verbindung mit dem Anästhesisten möglich
- Einsicht des Patienten in den geplanten Eingriff und in die Nachsorge
- Körperlich stabiler Patient
- Keine Adipositas permagna
- Präoperativ vorliegende klinische Untersuchung, Einwilligungserklärung, Aufklärung
- Erfahrener Anästhesist (Facharztstandard)
- Ausgebildetes Operationspersonal

Entlassungskriterien nach den Leitlinien der Anästhesie:
- Stabile vitale Zeichen seit mindestens 1 Stunde
- Orientierung nach Zeit, Ort und bekannten Personen
- Ausreichende Schmerztherapie mit oralen Analgetika
- Fähigkeit, sich anzukleiden und herumzugehen wie vor der Operation
- Allenfalls nur geringe Übelkeit, Erbrechen, Benommenheit
- Aufnahme oraler Flüssigkeit ohne Erbrechen
- Minimale Blutung
- Fähigkeit, die Harnblase zu entleeren
- Verantwortlicher Erwachsener zur Begleitung nach Hause vorhanden
- Entlassung grundsätzlich sowohl vom Chirurgen als auch vom Anästhesisten genehmigt
- Schriftliche und mündliche Instruktionen für relevante Aspekte der Nachsorge
- Notfallmäßige Kontaktadresse muss mitgegeben werden
- Telefonische Nachfrage am ersten postoperativen Tag sollte möglichst erfolgen
- Warnung an den Patienten, innerhalb der ersten 24 Stunden kein Auto zu steuern, keine geschäftlichen Abschlüsse jeglicher Art vorzunehmen, keine alkoholischen Getränke zu sich zu nehmen

Literatur

Bruning G, Rasmussen H, Wolf C, Schulz C, Kimmig W, Standl T, Moll I. Pharmakokinetik von Articain in der Tumeszenzlokalanästhesie; Die Lösung der Diskussion um die Toxizität. Phlebologie 2003; 32: A28.

Sattler G, Sommer B, Hagedorn M. Die Bedeutung der Tumeszenz-Lokalanästhesie in der ambulanten Varizenchirurgie. Phlebol 1998; 27: 117–21.

Klein JA. The tumescent technique for liposuction surgery. Am J Cosmetic Surg 1987; 4: 263–7.

Sommer B, Sattler G. Tumeszenzlokalanästhesie. Weiterentwicklung der Lokalanästhesieverfahren für die operative Dermatologie. Hautarzt 1998; 49: 351–60.

6 Allgemeine chirurgische Techniken

Mit einem *„venengerechten Operieren"* ist der Umgang mit Gefäßen gemeint, die in eine netzartige Struktur eingegliedert sind (das betrifft die Chirurgie der primären Varikose) und die sich in ihrem anatomischen Aufbau grundlegend von den Arterien unterscheiden (das betrifft die Chirurgie der tiefen Venen).

6.1 Operation in Blutleere

In der Chirurgie der chronischen venösen Insuffizienz hat sich die Operation in Blutleere bewährt.

6.1.1 Esmarch-Blutleere

Die Esmarch-Blutleere wird in der Amputationschirurgie und bei orthopädischen Eingriffen bevorzugt, weil ihre Anlegung **sehr weit proximal** am Bein möglich ist und eine weiträumige Abdeckung des Operationsfeldes zulässt. Zunächst erfolgt die Auswicklung vom Fuß aus mit einer 10 cm breiten Gummibinde. Dann wird der kräftige Gummischlauch am angehobenen Bein festgezurrt. An der oberen Extremität sind dadurch Nervenlähmungen bekannt geworden. Es gibt verschiedene Variationen der Methode.

Medizingeschichte. Johann Friedrich August **von Esmarch** (1823–1908) war Ordinarius für Chirurgie und Augenheilkunde an der Christian-Albert-Universität Kiel. Er hat die Entwicklung der Kriegschirurgie, der Amputationen und Resektionen maßgeblich beeinflusst. Besondere Verdienste erwarb er sich um die Einführung der Antisepsis. Obgleich er den Rang eines Generalarztes I. Klasse einnahm, hat er sich zeitlebens für die Humanität und gegen die Schrecken des Krieges eingesetzt.

6.1.2 Löfqvist-Blutleere

Vor allem in der Chirurgie der chronischen venösen Insuffizienz hat sich das **Roll-on-cuff-System** des schwedischen Chirurgen Dr. Johan Löfqvist (1988) bewährt. Die Rollmanschette wird 20 Minuten in einem Autoklaven bei 120° sterilisiert und dann mit einer Luftpumpe auf 120 mmHg Druck aufgepumpt. Sie lässt sich vom Fuß her am Bein nach oben rollen und führt dabei zur Blutleere. Oberhalb vom Knie wird sie durch sterile Gummikeile am Ort gehalten. Hier übt sie einen Druck von 200–320 mmHg aus, je nach Umfang der Extremität. Zur Standardausführung gehören 4 Manschetten verschiedener Größe. Es wird generell empfohlen, die Dauer der Blutleere auf 90 Min. zu begrenzen, doch sind auch Zeiten bis auf das Doppelte akzeptiert worden. Die sterile Rollmanschette lässt sich gegebenenfalls auch über das Operationsfeld rollen. Am Ende der Operation legen manche Chirurgen dem Patienten zuerst den Kompressionsverband an oder ziehen den Kompressionsstrumpf über, bevor sie die Rollmanschette entfernen.

> **Cave** Wenn die Rollmanschette und die Gummikeile nach dem Sterilisieren nicht genügend abgekühlt sind, drohen Hautverbrennungen. Es ist auch darauf zu achten, dass sich unter der Manschette keine Desinfektionslösung mehr befindet, durch den hohen Andruck entstehen sonst Schädigungen der Haut.

6.2 Allgemeine Aspekte der Chirurgie der primären Varikose

In der Chirurgie der Krampfadern spielen ästhetische Gesichtspunkte eine wesentliche Rolle und müssen berücksichtigt werden. Viele Patienten beurteilen das Ergebnis ihrer Operation anhand der Narben.

 In der Sorgfalt der Narbe spiegelt sich die Sorgfalt der ganzen Operation wider.

6.2.1 Schnittrichtung

In anatomischer Hinsicht werden Hautfalten und Hautlinien unterschieden. **Hautfalten** liegen über den Gelenken, also in der Leiste und in der Kniekehle. Sauber vernähte Narben di-

6 Allgemeine chirurgische Techniken

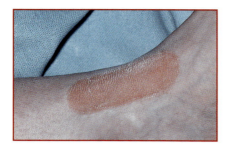

Abb. 6-1 Pinkuslinien der Haut am Unterschenkel.

dünn mit Puder bedeckt und dann trocken abgewischt wird (Abb. 6-1). Sie verlaufen am Unterschenkel in horizontaler, also querer Richtung. Hautschnitte nach dieser anatomischen Vorlage führen später zu schönen Narben.

Cave Auch wenn der Hautschnitt quer verläuft, so müssen doch alle Präparationen am Bein *unbedingt* in der Längsachse erfolgen. Dadurch lassen sich Verletzungen der Lymphgefäße und der kleinsten Nerven vermeiden.

6.2.2 Hautnähte unter ästhetischen Aspekten

Für Nahttechniken mit hohem ästhetischen Anspruch gibt es folgende Beispiele:
Eine **Subkutannaht** mit resorbierbarem Material ist nur in der Leisten- oder Kniekehlenwunde notwendig. Die Fäden dürfen nicht zu eng nebeneinander liegen oder zu fest geknüpft sein, sonst entstehen Gewebsnekrosen. Viele Chirurgen verzichten auch auf die Subkutannaht.
Bei der **Knopfnaht** der Haut mit atraumatischem Material ist darauf zu achten, dass der Knoten die Hautränder nur *adaptiert* und *nicht stranguliert*. Sonst entstehen die hässlichen Kreuznarben. Der Knoten sitzt ganz in der Ecke.
Sehr verbreitet für die Versorgung von größeren Wunden ist die **intrakutane Naht** mit einem resorbierbaren Faden. Der erste Stich wird subkutan verknotet. Das Ende braucht keinen Knoten, der Faden wird außerhalb der Wunde einfach ausgestochen, angezogen und bündig abgeschnitten. Die Naht hält in sich. Es ist darauf zu achten, dass der Faden streng intrakutan verläuft und die Haut nicht durchstochen wird. Sonst entstehen **Störungen der Wundheilung** (Abb. 6-2; s. auch S. 97). Im Bereich einer Cockett-Operationswunde wird die intrakutane Naht auch mit einem nicht resorbierbaren atraumatischen Faden durchgeführt, der gezogen werden muss. Die Enden schauen dann an den Seiten heraus.

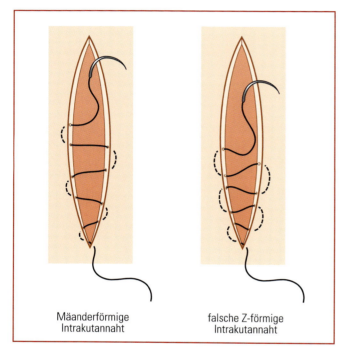

Abb. 6-2 Intrakutannaht mäanderförmig (richtig) und Z-förmig (falsch).

Cave Wenn der Chirurg die intrakutane Naht nicht korrekt mäanderförmig, sondern Z-förmig setzt, dann erscheint die Narbe ungleichmäßig, und der Faden lässt sich nicht mehr ziehen.

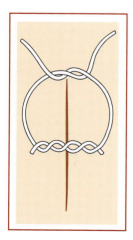

Abb. 6-3 Korbhenkelnaht nach Hach.

Wir haben für kleinere Wunden am Bein die **Korbhenkelnaht** angegeben (Abb. 6-3). Sie erfolgt mit einem steifen, atraumatischen Faden 2x0 und scharfer Nadel. Die erste Lage des doppelt geschlungenen Knotens adaptiert die Hautränder *ohne jede Spannung*, die zweite ringförmig belassene Knotenschlinge darüber hält lediglich die erste Schlinge *elastisch* zusammen. So entsteht an den Hauträndern kein Druck, der zu Kreuznarben führt.
Eine andere Möglichkeit besteht darin, eine größere Wunde subkutan zu adaptieren und die Hautränder mit einem **Acrylkleber** (Dermabond®) zu verkleben. Nach Adaptation der

rekt in einer Falte sind später nicht mehr zu sehen. Bei der Operation einer Stammvarikose der V. saphena magna werden sie den höchsten Ansprüchen an die modische Kleidung gerecht, zum Beispiel an die Badekleidung (Tanga-Schnitt). Die zarten **Pinkuslinien** entlang dem Verlauf der Bindegewebsbündel lassen sich gut erkennen, wenn die Haut einmal

Haut mit der Pinzette wird die erste Schicht des Klebers aufgetragen. Innerhalb der folgenden 15 Sekunden kann nach dem Abwaschen des Films noch eine Korrektur der Wundränder durchgeführt und der Kleber neu appliziert werden. Anschließend werden eine zweite und eine dritte Schicht aufgetragen.

Oftmals reicht auch ein **Klebestreifen** (Steristrip®) aus.

6.3 Technische Aspekte der Chirurgie der tiefen Venen

Die rekonstruktive Venenchirurgie bietet gegenüber den Arterien einige Besonderheiten, von deren Beachtung der Erfolg oder Misserfolg in hohem Maße abhängt.

6.3.1 Präparation der tiefen Venen

Es gibt grundlegende Unterschiede bei der präparatorischen Darstellung von Arterien und Venen in der großen Gefäßchirurgie.

Bindegewebige Aufhängungen

Alle Venen besitzen bindegewebige Aufhängungen von ihrer Wand zum umgebenden Stützgewebe hin, die der Offenhaltung des Lumens dienen. Der intravasale Druck im venösen Niederdrucksystem reicht dazu allein nicht aus. Eine besondere physiologische Bedeutung gewinnen die Verstrebungen in den Bewegungssegmenten der Extremität, also im Bereich des Knies und der Leiste. Bei ihrem Wegfall wird die Vene gegenüber extremen Beugungen empfindlicher, die Stabilität der Venenwand lässt nach (Abb. 6-4).

> **Cave** In der rekonstruktiven Venenchirurgie ist eine zirkuläre Aushülsung der großen Leitvenen so weit wie möglich zu vermeiden. Es besteht sonst die Gefahr der Gefäßverengung, zum Beispiel an Anastomosen.

Medizingeschichte. Auf diese anatomischen Verhältnisse hat **Robert May** (1972) hingewiesen. „Wir haben in einer längeren, leider aus äußeren Gründen nicht vollendeten Arbeit im Rahmen des Anatomischen Instituts Innsbruck in den Jahren 1960 bis 1963 in Lupenvergrößerung diese Stränge nach vorheriger Fixierung dargestellt. Bindegewebsverschiebeschichten wechseln mit festen Verspannungen ab. So werden die Venen einerseits offen gehalten, andererseits haben sie ausreichend Spielraum bei wechselndem Füllungszustand. Auch ohne jede Fixierung kann man diese Verspannung am Lebenden eindrucksvoll sehen, wenn man mit der Lupenbrille eine normale V. saphena magna freipräpariert. Man sieht genau, wie die Vene in dem Augenblick zusammensinkt, in dem man einen Strang nach dem anderen durchtrennt."

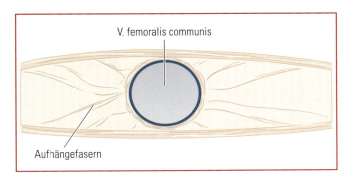

Abb. 6-4 Schematische Darstellung der bindegewebigen Aufhängungen einer tiefen Leitvene, insbesondere in gelenküberschreitenden Regionen.

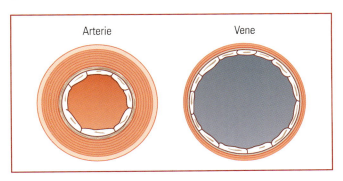

Abb. 6-5 Schematische Darstellung des prinzipiellen Aufbaus einer Arterienwand mit dicker Muskelschicht und einer Venenwand mit dünner Tunica media.

Endothelschädigung

Durch die geringe Wandstärke einer Vene wird der Andruck von klemmenden Instrumenten auf das Endothel nicht in der gleichen Weise wie bei der Arterie abgepuffert (Abb. 6-5). Es muss deshalb mit einer sehr viel größeren Gefahr der Traumatisierung des Endothels gerechnet werden. Die Verwendung von atraumatischen Instrumenten versteht sich von selbst. Trotzdem ist davon auszugehen, dass allein jedes Angreifen der Venenwand mit einer Pinzette oder Klemme zur lokalen Endothelschädigung führt. Die Darstellung eines Venenabschnitts sollte deshalb durch weiche Gummizügel erfolgen, die nur einfach, und nicht wie bei den Arterien doppelt, durchgezogen sind.

> **Cave** Jede Berührung der Vene mit einem fassenden oder klemmenden Instrument verursacht infolge der dünnen Gefäßwand *immer* eine Endothelnekrose, auf der sich ein kleiner Thrombus absetzen kann. Die Vene ist die Mimose unter den Gefäßen.

Die Gefahr der Abscheidung von Thromben an der Nahtstelle wird durch verschiedene Maßnahmen gemindert, die der Virchow-Trias entsprechen. Sie wirken über eine Beschleunigung der Blutströmung und über die Beeinflussung der Blut-

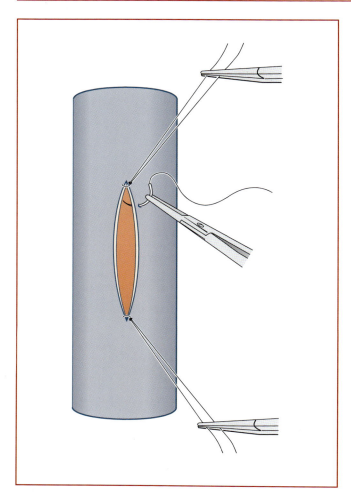

Abb. 6-6 Haltefäden für den Verschluss von Phlebotomien oder zur Anlage von Anastomosen. Dadurch werden instrumentelle Manipulationen an der Venenwand auf ein Minimum reduziert.

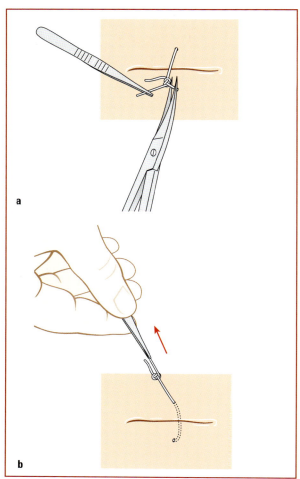

Abb. 6-7 a Faden mit der Pinzette anheben und unterhalb des Knotens durchschneiden. b Durchziehen des kurzen Fadenendes durch die Narbe.

gerinnung. Die größte Bedeutung besitzt aber die Vermeidung der traumatischen Endothelschädigung.
Verhinderung des lokalen Thrombus an der Venennaht:
▶ Venengerechte atraumatische Operationstechnik
▶ Allgemeine Thromboseprophylaxe (S. 215)
▶ Lokale Berieselung mit Heparin (S. 204)
▶ Arteriovenöse Fistel (S. 215)
▶ Intermittierende Überdruckmassage (S. 57, 228)

6.3.2 Nähte an den tiefen Venen

Der Verschluss einer Venotomie oder die Anlage von Anastomosen erfolgt am besten mit Hilfe von Haltefäden an den Enden, dann brauchen die Ränder der Venenwand mit der Pinzette kaum gefasst zu werden (Abb 6-6). Einzelnähte strangulieren und engen den Durchmesser des Gefäßes weniger als eine fortlaufende überwendliche Naht ein. Manche Gefäßchirurgen bevorzugen die Längsvenotomie, andere eine quere Inzision. Beide Verfahren haben Vor- und Nachteile (S. 203, 204). Verwendet wird eine 6x0 atraumatische Gefäßnaht.

6.4 Verbandswechsel und Fädenziehen

Wunden brauchen Ruhe für ihre Heilung. Die erste Inspektion erfolgt deshalb erst nach dem 3. bis 4. postoperativen Tag, nur bei Beschwerden früher. Schlecht sitzende und eingeblutete Pflaster werden gewechselt.

 Vor Verbandswechsel und Fädenziehen hat der Patient eine größere Angst als vor der Operation. Deshalb ist im gesamten Umgang mit dieser Situation eine warme Einfühlsamkeit erforderlich, sowohl mit Worten als auch bei der Behandlung selbst.

6.4 Verbandswechsel und Fädenziehen

Beim Fädenziehen arbeitet der Arzt oder seine Assistentin mit Handschuhen und sterilen Instrumenten. Er sitzt bei der Arbeit und kann dadurch die Ellenbogen für eine sichere Handhabung aufstützen. Der Patient sollte immer liegen.

Cave Der größte Fehler in dieser Situation ist, dass der Patient von seinem Arzt den Eindruck einer nur oberflächlichen Zuwendung erhält, dass sein Arzt für ihn nach der Operation keine Zeit mehr hat.

■ Technik

(1) Der Knoten einer Knopfnaht wird zum Ziehen leicht angehoben und *unterhalb* mit einer kleinen spitzen Schere abgeschnitten (Abb. 6-7). Jeder Faden muss auf seine Vollständigkeit überprüft werden. Vom Knoten gehen 3 Zipfel ab.
(2) Das Ziehen eines intrakutanen Fadens, wie er zum Beispiel nach der May-Perforansligatur vorzufinden ist, erfolgt betont langsam und mit großem manuellem Feingefühl. Der Faden wird dazu *in Längsrichtung* in die anatomische Pinzette eingelegt.

Wenn Hämatome oder schmerzhafte Infiltrationen bestehen, können zur lokalen Therapie ein Gel (Exhirud®-Gel) und zur schnelleren Resorption ein Enzympräparat (Aniflazym® 3-mal 1 Tablette) rezeptiert werden.

Literatur

Löfqvist J. Chirurgie in Blutleere mit Rollmanschetten. Chirurg 1988; 59: 853–4.

May R. Venenplastiken bei postthrombotischen Zustandsbildern. Acta Chir Austr 1972; Suppl 4: 3–33.

7 Allgemeine Phlebologie

Mit der Venenoperation allein ist es meistens nicht getan, immer gehören Vor- und Nachbehandlungen zu einem erfolgreichen Abschluss. Oft genug sind die Verhältnisse umgekehrt, und die Operation bedeutet nur einen kurzen Einschnitt im Rahmen der jahrelangen Betreuung eines chronischen Venenleidens. Die wichtigsten Methoden der konservativen Therapie werden im Rahmen der Dermatologie, der Allgemeinmedizin und anderer Fachdisziplinen gelehrt. Hier sollen einzelne Themen angesprochen werden.

7.1 Sklerosierung

Die Sklerosierungstherapie der Krampfadern ist in den Industrieländern der westlichen Prägung außerordentlich beliebt und verbreitet. Sie wird sowohl in kurativer Absicht als auch aus symptomatischen Gründen vorgenommen, um beispielsweise eine Varizenblutung zu verschließen oder ein Ulcus cruris schneller zur Abheilung zu bringen. Die Anwendung erstreckt sich auf die primäre und die sekundäre Varikose. Sehr oft geht es um ästhetische Belange (Hübner 2005).

> **Definition.** Bei der Sklerosierung einer Krampfader handelt es sich um den durch die Einspritzung eines lokal toxisch wirkenden Medikaments herbeigeführten Verschluss unter strenger ärztlicher Kontrolle. Grundlage der Wirksamkeit ist die irreversible Schädigung des Endothels und eventuell der gesamten Gefäßwand, auf der sich ein Thrombus abscheidet, der nach und nach durch fibröses Gewebe ersetzt wird.

Medizingeschichte. Die therapeutische Sklerosierung ist sei 1½ Jahrhunderten bekannt und wurde von dem bekannten Chirurgen **Joseph-Pierre-Elèonor Pétrequin** (1809–1876) in Lyon 1854 erfunden. Pétrequin verwendete 3–4 Tropfen einer Eisen-Manganperchlorat-Lösung, die er von dem Apotheker Burin de Buisson in Lyon herstellen ließ. Die Injektion erfolgte mit einer Pravaz-Spritze, die bei jeder Kolbendrehung einen Tropfen abzählt (Sebastian 1988).

Die heutige Technik geht auf **Paul Linser** (1871–1963) zurück. Linser war Direktor der ersten Hautklinik an der Tübinger Universität. Auf seiner Abteilung wurden viele Patienten mit Syphilis durch intravenöse Kuren mit dem Quecksilberpräparat *Sublimat* behandelt, das schnell zu einer Verödung der Venen an den Armen führte. Dann wurden die Injektionen auch in Krampfadern vorgenommen. Die ersten gezielten Behandlungen von Varizen jeweils mit 1–2 ccm der 1%igen Verdünnung von Sublimat in der Pravaz-Spritze brachten den erwarteten Erfolg. Seine berühmte Arbeit schrieb Linser als Oberstabsarzt 1916 aus einem Reservelazarett und begann mit dem Satz: „Wenn man bei der militärischen Untersuchung unserer Soldaten auf Kriegsverwendungsfähigkeit eine Reihe kräftiger, sonst äußerst brauchbarer Männer einzig und allein wegen Krampfadern ausscheiden muß, dann regt sich der Wunsch, diese dem Auge und der Hand des Arztes so naheliegenden Mängel wegzuschaffen."

Die Sublimatlösung erwies sich als nephrotoxisch. Deshalb wurde der Assistentsarzt **Karl Linser** (1895–1976) (nicht verwandt) beauftragt, nach besseren Sklerosierungsmitteln zu suchen. Er hat die 22%ige Kochsalzlösung mit Zusatz von Procain (Varicophtin®) eingeführt. Später wurde Karl Linser zum Direktor der dermatologischen Universitätsklinik an der Berliner Charité ernannt.

7.1.1 Sklerosierungsmittel

Die Vielfalt der Sklerosierungsmittel aus den früheren Jahrzehnten hat sich in Deutschland bis auf **Aethoxysklerol®** reduziert. Es handelt sich dabei um Polidocanol, eine alkoholische Verbindung. Sie wird in Konzentrationen von 0,25 bis 4% angeboten. Die Rate der Nebenwirkungen ist insgesamt gering, doch muss der Patient über eine Reihe häufiger und seltener Reaktionen aufgeklärt werden.

Bei der Verwendung von Verödungsmitteln, die nicht in Deutschland zugelassen sind, ist unbedingt auf die versicherungsrechtlichen Aspekte hinzuweisen. Vor allem fällt die Produkthaftung weg.

7.1.2 Wirkung der Sklerosierung

Durch die Injektion des Sklerosierungsmittels kommt es zur chemischen Denaturierung des Endothels, und es entstehen ein intravasales Thrombozytenaggregat und ein Thrombus. Das einwachsende Bindegewebe führt zu einer fibrösen Okklusion des Gefäßes. Dem Prozess wirkt die lytische Aktivität der Venenwand entgegen. Hach-Wunderle et al (1986) konnten nachweisen, dass die Fibrinolyse an der Wand der V. saphena magna durchaus dem Ausmaß in den tiefen Venen entspricht und mit dem Lebensalter kontinuierlich abnimmt.

> **!** Bei einem alten Menschen ist die fibrinolytische Aktivität in den Stamm- und Perforansvenen physiologischerweise so stark abgesunken, dass eine Sklerosierung erfolgreich ist. Bei jungen Patienten kommt es bei diesen Gefäßen dagegen häufig zur Rekanalisation.

7.1.3 Indikationen und Kontraindikationen

Die Indikationen und Kontraindikationen ergeben sich aus einer sorgfältigen Untersuchung des Patienten, die wenigstens die Ultraschallanwendung zum Nachweis oder Ausschluss einer Stammvarikose beinhalten sollte.

Eine medizinische Indikation (Leitlinien der DGP, Rabe et al. 2003) liegt dann vor, wenn die Krampfader immer wieder Beschwerden, Hautekzeme und andere Dermatosen oder rezidivierende Varikophlebitiden verursacht. Auch Besenreiser können schmerzen. Oft erfolgt die Sklerosierung aber aus ästhetischen Gründen.

Indikationen zur Sklerosierung sind:
- Stammvarikose (nach den Leitlinien)
- Seitenastvarikose
- Perforansvarikose (nach den Leitlinien)
- Krampfadern vom retikulären Typ
- Besenreiser
- Rezidivvarikose

Zu den **Kontraindikationen** vgl. Tabelle 7-1.

Anmerkung der Autoren. Die Sklerosierung von Stamm- und Perforansvenen ist in die Indikation der Leitlinien vorbehaltlos eingeschlossen. In der Praxis hat sich aber gezeigt, dass alle insuffizienten transfaszialen Kommunikationen **bei jüngeren Menschen** durch die chirurgische Behandlung sehr viel sicherer zu verschließen sind. Das hängt mit der hohen fibrinolytischen Aktivität der Venenwand zusammen. Die Schaumsklerosierung erlaubt vielleicht die Erweiterung der Indikationen.

Unter einer wirksamen **Antikoagulation** spricht die Sklerosierung insbesondere von größeren Krampfadern nur sehr unsicher an.

In der **Gravidität** nehmen wir überhaupt keine invasiven Maßnahmen vor, wenn diese nicht dringlich indiziert sind. Falls das Kind tatsächlich einmal nicht gesund sein sollte, macht sich die Mutter persönliche Vorwürfe und sucht eine Begründung im eigenen Fehlverhalten.

7.1.4 Technik der klassischen Sklerosierungstherapie

Hinsichtlich des Behandlungsplans wurden verschiedene Techniken entwickelt. Raymond Tourney (1893–1984) in Paris sklerosierte von proximal nach distal, denn nach Okklusion der großen Krampfadern am Oberschenkel ließen sich die kleineren in der Peripherie leichter behandeln („**Französische Technik**"). George Fegan (*1921) in Dublin sklerosierte und komprimierte zunächst selektiv die inkompetenten Vv. perforantes, und zwar die ausgeprägtesten zuerst („**Irische Technik**"). Karl Sigg (1912–1986) in Basel nahm die Therapie von distal nach proximal vor, um fortlaufend sofort den Kompressionsverband anlegen zu können („**Schweizer Technik**").

In der Venenchirurgie mit Stripping und Perforansdissektion darf davon ausgegangen werden, dass nach dem Eingriff nur noch kleinere Varizen übrig geblieben sind, die der Sklerosierung bedürfen. Meistens überwiegen hier also die ästhetischen Aspekte. Trotzdem empfiehlt es sich, mit den größten Krampfadern **so weit wie möglich proximal** zu beginnen.

Die zur Sklerosierung vorgesehenen Varizen werden am stehenden Patienten angezeichnet. Zur Behandlung liegt oder sitzt der Patient dann auf einer Liege und lässt das Bein etwas herabhängen. Von anderen Phlebologen wird die Therapie im Stehen oder ganz im Sitzen auf dem Sigg-Stuhl vorgenommen. Den Ellerbrock-Kipptisch gibt es heute wieder, in der Hauptsache aber zur Schaumsklerosierung (s. u.).

Tab. 7-1 Kontraindikationen der Sklerosierung (Leitlinien der DGP, Rabe et al. 2003).

Absolute Kontraindikationen der Sklerosierung	Relative Kontraindikationen der Sklerosierung
- Bekannte Allergie auf das Verödungsmittel - Schwere Systemerkrankung - Akute oberflächliche oder tiefe Venenthrombose - Lokale oder schwere generalisierte Infektionen - Immobilität - Bettlägerigkeit - Fortgeschrittene arterielle Verschlusskrankheit im Stadium III oder IV - Hyperthyreose (bei jodhaltigen Sklerosierungsmitteln) - Schwangerschaft im ersten Drittel und nach der 36. Schwangerschaftswoche	- Beinödem - Diabetische Spätkomplikationen (z. B. Polyneuropathie) - Arterielle Verschlusskrankheit im Stadium II - Schlechter Allgemeinzustand - Bronchialasthma - Ausgeprägte allergische Diathese - Bekannte Hyperkoagulabilität - Thrombophilie mit abgelaufener tiefer Beinvenenthrombose - Nachgewiesene insuffiziente transfasziale Kommunikationen bei jüngeren Menschen (nicht in den Leitlinien enthalten)

Am besten erscheint die **Glasspritze von 2 ml** geeignet. Bei Einmalspritzen ist auf die optimale Gleitfähigkeit zu achten. Die Punktion einer Vene erfolgt *immer in schräger Richtung*. Dadurch lassen sich Paravasate und intraarterielle Fehlinjektionen am besten vermeiden. Wenn der Therapeut außerdem seine Fingerspitze zart auf die Spitze der Kanüle legt, kann er das geringste Paravasat sofort ertasten.

 Die richtige Lage der Kanüle wird immer durch die Aspiration von Blut geprüft.

Die **Menge des injizierten Sklerosierungsmittels** richtet sich nach der Größe der Krampfader. Sie beträgt im Durchschnitt 0,5 ml und sollte 1 ml nicht überschreiten. Sonst besteht die Gefahr einer zu starken lokalen Wirksamkeit und des Übertritts in das tiefe Venensystem. Anschließend werden das injizierte Volumen manuell nach proximal ausgestrichen und die Vene mit einem Wattetupfer komprimiert. So kommt das Sklerosierungsmittel intensiv mit dem Endothel in Kontakt, und das Koagulum lässt sich so klein wie möglich halten. Bei kleineren Varizen reicht tagsüber ein Kompressionsstrumpf der Klasse II aus. Bei größeren Krampfadern erhält der Patient einen **Dauerverband** für zwei bis drei Wochen, der Tag und Nacht getragen und in mehrtägigen Abständen gewechselt wird. Gleich nach der Behandlung ist ein flotter Spaziergang angesagt. Wir nehmen die Behandlungen zweimal wöchentlich vor.

Besenreiser werden mit 0,25–1%iger Lösung sklerosiert. Es sollte versucht werden, ein Zentralgefäß zu treffen, von dem aus dann gleich ein ganzes Netz erreicht wird. Wir verwenden dafür auch Insulinspritzen. Paravasale Injektionen sollten vermieden werden.

Zum Behandlungsplan gehört die Entleerung der **intravasalen Koagula** obligatorisch dazu. Sonst können sich unschöne Pigmentierungen entwickeln. Das gilt auch für Besenreiser. Jeder Patient sollte nach der letzten Sklerosierung noch einmal einbestellt werden, um diese Situation im Speziellen zu beurteilen. Bei geringen Befunden reicht der Nadelstich zur Expression aus, bei größeren besser die Stichinzision mit der Hämostilette® nach einer kleinen Quaddelanästhesie (Abb. 7-1).

7.1.5 Variationen

Es gibt sehr viele technische Varianten der Sklerosierungstherapie. Bezüglich ihrer Wirksamkeit liegen nur wenige kontrollierte Studien vor. Das lässt sich dadurch begründen, dass die Sklerosierung immer eine Erfahrungswissenschaft in der Praxis des niedergelassenen Arztes war und heute noch ist.

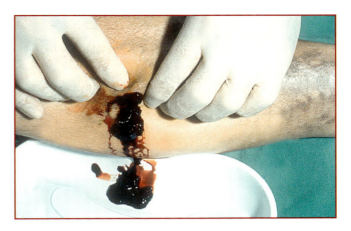

Abb. 7-1 Intravasales Koagulum nach Sklerosierung einer großen Varize. Keine wesentliche perivaskuläre Gewebsentzündung (keine Varikophlebitis). Expression nach Stichinzision mit der Hämostilette® bei einer Quaddelanästhesie.

Krossektomie und Sklerotherapie der Stammvarikose

Über eine lange Zeit hinweg beherrschte die kombinierte Therapie der Krossektomie oder der hohen Saphena-Ligatur in Kombination mit der Sklerosierung die Literatur. Sie geht auf die Veröffentlichung des Wiener Chirurgen Moszkowicz (1927) zurück (S. 68).

Studie. Der österreichische Chirurg **Recek** (2000) hat die Spätergebnisse der Krossektomie und Sklerotherapie nach 1, 2 und 4 Jahren veröffentlicht. Danach blieb der Saphenastamm in 81,5% der Fälle offen und führte zum Rezidiv. Jedoch waren die Patienten in 84,3% beschwerdefrei, was auf eine Verbesserung der Hämodynamik durch die Ausschaltung der Krosse erklärt wird.

Die Sklerosierung mit Varigloban® über einen bei der Krossektomie retrograd eingeführten Katheter war in den 80er-Jahren relativ weit verbreitet. In dem Krankengut von Rudolphi et al. (1991) berichtete ein relativ hoher Prozentsatz der Patienten nach dem Eingriff über beträchtliche Beschwerden, die auch an eine Phlebothrombose denken lassen. Heute ist Varigloban® in Deutschland nicht mehr im Handel.

Wir haben bei einer Reihe von Patienten, die vor 20 bis 30 Jahren in einem benachbarten Krankenhaus durch Krossektomie und retrograde Sklerosierung behandelt wurden, phlebographisch ein **postthrombotisches Syndrom** nachweisen können. Das Sklerosierungsmittel Varigloban® ist demnach in das tiefe Venensystem übergetreten. Die Symptomatik der Thrombose verlief unbemerkt im Rahmen der postoperativen Krankheit.

 Heute kann die simultane chirurgische und Sklerosierungstherapie nicht mehr empfohlen werden.

Ultraschallgeführte Sklerosierung

Die Sklerosierung der Krosse und der Stammvarikose unter sonographischer Sicht ist nur sehr erfahrenen Therapeuten vorbehalten. Erfahrungsberichte darüber wurden auf dem Weltkongress für Phlebologie 1989 in Straßburg mitgeteilt (Schadeck 1987). Seitdem hat sich das Verfahren zunächst in Frankreich, wo die Sklerosierungstherapie eine große Tradition hat, etabliert. Die **Gefahren** der Methode liegen einerseits in der versehentlichen Punktion einer Arterie (Abb. 7-5, S. 49) und andererseits darin, dass Sklerosierungsmittel in die tiefen Venen gelangt.

Studie. Der in Villeneuve-St-Georges ansässige Phlebologe **Schadeck** berichtete 2001 über Behandlungserfolge bei seinem Kollektiv von mehr als 1200 Fällen in 90%, jedoch nur in Beobachtungszeiträumen unter fünf Jahren. Er sah eine intraarterielle Injektion mit ausgedehnten Nekrosen an der Wade und schreibt: „Die Fälle einer arteriellen oder arteriolären Injektion sind nicht außergewöhnlich, sondern nur nicht publiziert." Weiter heißt es: „Schließlich bleibt das Problem der Phlebothrombosen. Sie werden ziemlich häufig gefunden und scheinen mit einer Koagulationsstörung verbunden zu sein. Die Häufigkeit dieser Komplikation wurde noch nicht untersucht."

Air-block-Technik

Der amerikanische Phlebologe Orbach führte 1944 die Air-block-Technik ein.
Vor jeder Injektion des Sklerosierungsmittels wird ½ ml Luft in die Varize eingespritzt. Dadurch kommt das Sklerosierungsmittel mit der Venenwand konzentriert in Kontakt. Allerdings sind sehr große Varizen mit einem Durchmesser von über 1 cm davon ausgeschlossen. Die **Dosis** des Sklerosierungsmittels lässt sich mit der Air-block-Technik deutlich reduzieren. Außerdem merkt der Therapeut an dem subkutanen Emphysem sofort, wenn die Injektion paravasal erfolgt („*balloon sign*"). Bei Besenreisern sind die kleinen Luftperlen direkt zu beobachten. Die Anhänger der Air-block-Technik wollen deshalb auch weniger Hautnekrosen sehen. Kreislaufwirkungen wurden darunter nicht beobachtet, insbesondere keine Luftembolien der Lunge.

Schaumsklerosierung

Sklerosierungsschaum hat gegenüber dem flüssigen Sklerosierungsmittel bestimmte Vorteile. Der therapeutische Effekt ist stärker, das Blut wird in der Vene durch den Schaum vollständig verdrängt und die lokale Persistenz hält länger an. Mit der Duplexsonographie lässt sich der Effekt gut kontrollieren. In der Nähe von insuffizienten transfaszialen Kommunikationen wird die **Sonographiekontrolle** dringend angeraten. Der Patient muss im einzelnen über die Risiken und Nebenwirkungen aufgeklärt werden. Es gibt drei verschiedene Verfahren, mit denen Schaum unterschiedlicher Dichte herzustellen ist (Breu et al. 2004).

Technik nach Monfreux (1997). Zurückziehen des Stempels in einer vorn abgedichteten Glasspritze. Der Unterdruck führt zum Lufteinstrom. Grobblasiger, flüssiger Schaum für kleine Varizen und Besenreiser. Empfehlung für die Maximalmenge pro Sitzung 4 ml.

Tessari-Technik (2000). An einem Drei-Wege-Hahn werden je eine Spritze mit dem Sklerosierungsmittel und mit Luft angeschlossen und dann durch 20 Hin-und-her-Passagen in einen Schaum verwandelt. Mischungsverhältnis Äthoxysklerol® : Luft 1 : 5. Feinblasige Viskosität zur Behandlung der Stammvarikose und großer Varizen. Begrenzung der Gesamtmenge auf 6–8 ml pro Sitzung.

Wollmann-Technik (Doppel-Spritzen-System, DSS-Technik). Zur Schaumbereitung gehören zwei 3-ml-Plastik-Spritzen jeweils mit Luer-Lock-Ansatz, ein Combidyn-Adapter zur Verbindung der Spritzen (B. Braun Melsungen) und ein 0,2-pm-Filter zur Sterilfiltration von Luft (B. Braun Melsungen). In die eine Spritze werden über den Sterilfilter 2 ml Luft und in die andere ½ ml Äthoxysklerol® aufgezogen. Beide Spritzen lassen sich nach Entfernung des Filters mit dem Adapter verbinden. Anschließend erfolgen Pumpbewegungen der Spritzenstempel gegen Widerstand durch Daumendruck auf den anderen Spritzenstempel, bis beide Komponenten gut durchmischt sind. Der Schaum hält sich eine Minute lang. Erfolgt die Injektion bis dahin nicht, kann das Manöver wiederholt werden (Abb. 7-2).

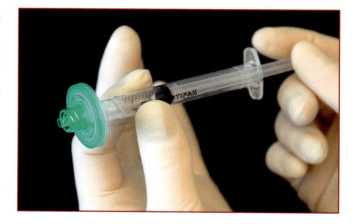

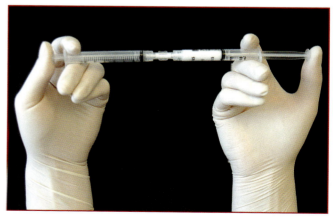

Abb. 7-2 Schaumsklerosierung mit dem Doppel-Spritzen-System nach Wollmann.

Es empfiehlt sich, den Patienten *vor* der Schaumzubereitung für die Injektion vorzubereiten. Die Punktion einer Seitenastvarize erfolgt mit einer Kanüle oder besser mit einer Butterfly-Kanüle im Liegen, Sitzen oder Stehen. Da sich der Schaum durch das Silikon im Butterfly-Schlauch schneller auflöst, sollte eine Nadelvariation mit kurzem, 5 cm langem Schlauch bevorzugt werden. Dann legt sich der Patient hin und die Injektion erfolgt im Liegen bei leichter **Hochlagerung des Beins**. Es werden bis zu 2 ml Schaum pro Punktion eingespritzt. Der Schaum und auch Äthoxysklerol® sind leichter als Blut und steigen nach oben, am angehobenen Bein also peripherwärts. Die Krampfader kontrahiert sich sofort und verhindert die Abschwemmung des Bolus in Richtung Krosse.

> **Cave** Verschiebung des Bolus mit der Ultraschallsonde oder mit dem Finger nach proximal.

Schaumsklerosierung der Stammvarikose. Punktion des Seitenastes am distalen Insuffizienzpunkt mit dem Butterfly im Stadium II oder III. In derselben oder in zweiter Sitzung kann die Punktion der V. saphena magna direkt, jedoch mindestens 10 cm unterhalb der Krosse mit einer Braunüle unter Sonographiekontrolle stattfinden. Die Dosierung beträgt 2 ml Schaum mit 2%igem Äthoxysklerol® bei leichter Stammvarikose und mit 3%igem Schaum bei schwerer Ausprägung. Die Gesamtmenge von 6–8 ml Schaum sollte in einer Sitzung nicht überschritten werden (lieber weniger verwenden).

> **Cave** Injektion niemals bei *nicht* angehobenem Bein. Nicht näher an die Krosse als 10 cm punktieren: Gefahr der Lungenembolie! Abstand zwischen zwei Injektionen nicht näher als eine Handspreize (20 cm), sonst erfolgt Überdosierung.

Bei der V. saphena parva reicht eine Injektion am distalen Insuffizienzpunkt meistens in der Mitte des Unterschenkels aus. Auch hier ist die Krosse in der Kniekehle zu verschonen. Der 1%ige Schaum reicht in der Regel aus.

Schaumsklerosierung der Seitenastvarikose. Konzentration des Schaums bei geringer Ausprägung nur 0,5%ig mit 1 bis 2 ml, bei ausgeprägtem Befund 1%ig. Abstände nicht enger als eine Handspreize.

Schaumsklerosierung der Perforansvarikose. Punktion eines zuführenden oberflächlichen Gefäßes in der Nähe der V. perforans und in schräger Richtung, Injektion von 1 ml 0,5%igem Schaum.

> **Cave** Niemals die V. perforans in senkrechter Richtung direkt punktieren.

Schaumsklerosierung der Besenreiser wird nur bedingt empfohlen und dann möglichst in der Monfreux-Technik mit 0,1 ml grobblasigem Schaum in der Konzentration 0,25%iges Äthoxysklerol®, sodass das anämische Areal nicht größer als 5 cm im Durchschnitt ist.

Die Schaumsklerosierung bedarf einer **zusätzlichen Aufklärung** des Patienten. Pigmentierungen werden häufiger beobachtet als bei der Flüssigsklerosierung, ebenso entzündliche Nachreaktionen. Die Aufklärung muss die Gefahr der Luftembolie einbeziehen. Der Patient bleibt nach der Injektion einige Minuten mit erhöhtem Bein flach liegen und erhält dann seinen Kompressionsstrumpf oder einen Kompressionsverband. Auf die behandelte Vene fixieren die meisten Therapeuten eine Rollwatte. Die **Kontrolluntersuchung** mit Sonographie und fortgesetzte Behandlungen erfolgen nach ein bis drei Wochen.

Studie. Tessari et al. (2001) berichteten über eine multizentrisch angelegte Pilotstudie mit 77 Patienten, davon 16 mit Stammvarikose. Sklerosierung mit 1–8 ml (im Durchschnitt 3 ml) Schaum von Natrium-Tetradecylsulfat 0,3–1% (Sotradecol®). Kontrolle nach 4 Wochen. Verschluss der Stammvarikose der V. saphena magna (n = 9) und parva (n = 7) in 100%. Nebenwirkungen im Gesamtkollektiv waren vereinzelt: eine Phlebothrombose trotz primärer Thromboseprophylaxe, drei Thrombophlebitiden, Hautnekrosen, Pigmentierungen und zwei passagere Skotome.

Studie. Hamel-Desnos et al. (2003) nahmen an 88 Patienten vergleichende Untersuchungen von flüssigem Sklerosierungsmittel (n = 43) und Schaumsklerosierung (n = 45) der V. saphena magna vor. Die Verschlussrate nach 3 Wochen betrug 40% bei flüssigem Präparat versus 84% bei Schaum unter den Einmaldosierungen von 2 oder 2,5 ml Äthoxysklerol® 10 cm unterhalb der Krosse. Nach 6 Monaten gab es sechs Rekanalisationen in der Kontrollgruppe und zwei in der Schaumsklerosierungsgruppe. Nach einem Jahr wurden keine weiteren Rekanalisationen festgestellt. Die Nebenwirkungen unterschieden sich in beiden Kollektiven nicht.

Beurteilung durch die Autoren. Langzeitbeobachtungen fehlen. Möglicherweise hat die Methode aber eine Zukunft. Einige Autoren berichteten in der Erprobungsphase über ernsthafte Komplikationen bei der Verwendung hoher Schaumvolumina und Konzentrationen. Deshalb ist die Beachtung der besonderen Richtlinien erforderlich. Bei einer schweren Stammvarikose insbesondere jüngerer Patienten wird jedoch weiterhin die operative Behandlung bevorzugt. Besonders geeignet erscheint die Schaumsklerosierung aber bei einer ausgeprägten Rezidivvarikose.

7.1.6 Kompressionstherapie und Lebensführung

Nach der Sklerosierung variiert die von verschiedenen Autoren durchgeführte Dauer der Kompression außerordentlich. Bei der Flüssigsklerosierung und Schaumsklerosierung von Stamm- und Seitenastvarizen beträgt sie zwischen ein und vier Wochen und noch länger. Die meisten Empfehlungen liegen bei drei Wochen. Deshalb erscheint es angebracht, dem Patienten einen **Kompressionsstrumpf** zu verordnen, über den gegebenenfalls lokal noch eine Kurzzugbinde angelegt wird. Nachts führen nicht alle Therapeuten die Behandlung fort.

Bei Krampfadern vom retikulären Typ reichen in der Regel wenige Tage aus. Besenreiser werden von uns nur einen Tag komprimiert, aber auch diesbezüglich gibt es sehr verschiedene Ratschläge.

Wenn die Sklerosierungen bei einem chronischen Stauungssyndrom und einem Ulcus cruris erfolgen, kommen der

7 Allgemeine Phlebologie

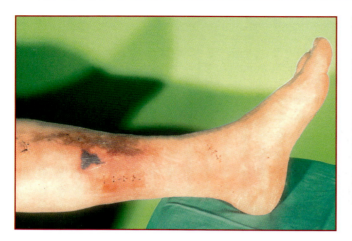

Abb. 7-3 Hautnekrose 6 Tage nach postoperativer Sklerosierung. 51-jährige Patientin mit chronischem venösen Stauungssyndrom bei schwerer Stamm- und Perforansvarikose. Das Sklerosierungsmittel Äthoxysklerol® 2%ig war unbemerkt in eine kleine Hautarterie gelangt. Abtragung der Hautnekrose, dann spontane Abheilung innerhalb von 4 Monaten (Kasuistik vor 25 Jahren).

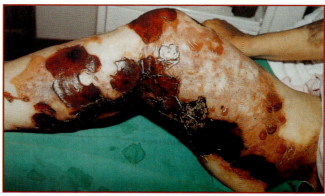

Abb. 7-4 Ausgedehnte Nekrosen und Hämorrhagien nach versehentlicher Injektion von 1 ml des Verödungsmittels Varigloban 12% in die A. profunda femoris.

Zinkleimverband, Venotrain® Ulcertec oder der Tubulcus®-Verbandsstrumpf zur Anwendung.
Intensiver Sport, Sauna oder UV-Licht-Bestrahlungen sind für eine angemessene Zeit auszusetzen. Deshalb sollten die Patienten auch in den folgenden vier bis sechs Wochen keinen Sonnen- oder Badeurlaub unternehmen.

7.1.7 Komplikationen

Die Sklerosierung ist eine invasive Therapie, die ein Reihe von Komplikationen nach sich ziehen kann, sowohl in ästhetischer Hinsicht als auch ernsterer Art (s. Tab. 7-2). Darüber muss der Patient vor der Behandlung sorgfältig aufgeklärt werden, und unbedingt ist dieser Vorgang auch zu dokumentieren.

Pigmentierungen werden nach der Sklerosierung recht häufig gesehen. Bei den Ablagerungen handelt es sich um Hämosiderin oder Melanin. Die Neigung dazu ist von Patient zu Patient sehr unterschiedlich ausgeprägt. Bei Menschen mit braunem Teint oder mit Sommersprossen treten sie öfter auf. Insbesondere gilt Sonnenbräune als Risikofaktor. Pigmentierungen entstehen, wenn in einer Varize oder einem Besenreiser das flüssige oder teilweise geronnene Blut über längere Zeit stehen bleibt oder wenn durch die lokal inflammatorische Komponente eine Stimulation der Melanozyten erfolgt. Durch die Stichinzision mit Hämostilette oder mit der Spitze einer Kanüle wird das Problem gelöst. Auch nach paravenöser Injektion oder bei zu starker Dosierung des Sklerosierungsmittels können Pigmentierungen auftreten, die aber meistens innerhalb von ein bis zwei Jahren abblassen. Manchmal lassen sich die Verfärbungen durch eine Lasertherapie aufhellen (gütegeschalteter Rubinlaser). Sonst sind sie aber therapieresistent. Eine spezielle Salbe gibt es nicht. Wir empfehlen für besondere Situationen eine Camouflage wie Cover Mark® (Fa. Stiefel, Offenbach), die jeweils für eine Woche belassen werden kann, auch beim Baden. Die Betreuung erfolgt hier durch eine Kosmetikerin.

Kleine **Hautnekrosen** sind ebenfalls nicht selten und entstehen durch die paravenöse Injektion bei Besenreisern. Mit der Zeit heilen sie zwar ab, hinterlassen aber oft eine weiße Narbe mit dunklem Ring. Gegebenenfalls ist das kosmetische Problem durch einen kleinen plastisch-chirurgischen Eingriff zu beseitigen.

Als **Matting** werden flächenförmig angeordnete winzigste intradermale Gefäßerweiterungen bezeichnet, die mit dem Auge gerade noch zu differenzieren sind. Es handelt sich um eine unangenehme Folge der Sklerosierung, die aber ebenso nach der Krampfaderoperation auftreten kann, insbesondere über dem Strippingkanal. Es empfiehlt sich die erneute, sehr vorsichtige Sklerosierung mit kleinsten Dosen von 0,25%igem Aethoxysklerol® oder die Anwendung des Argon-Lasers.

Die **Sklerosierungsreaktion** kann sich spontan über den vorgesehenen lokalen Bereich nach proximal oder nach distal fortsetzen. Davon sind dann aber Krampfadern betroffen, die ohnehin noch zur Sklerosierung anstehen. Der Prozess ist jedoch schmerzhaft und bereitet dem Patienten unbegründete Sorgen. Es werden eine entsprechende Kompressionstherapie und gegebenenfalls Antiphlogistika verordnet.

Tab. 7-2 Komplikationen der Sklerosierung.

Häufig	▶ Pigmentierungen ▶ Matting
Gelegentlich	▶ Periphlebitis ▶ Thrombophlebitis ▶ Lokale Nekrosen ▶ Lokale Hautreaktionen
Sehr selten	▶ Allergischer Schock ▶ Quincke-Ödem ▶ Asthmatische Beschwerden ▶ Lungenembolie durch Koagula aus der varikösen Stammvene ▶ Tiefe Venenthrombose
Fehlbehandlung	▶ Versehentliche intraarterielle Injektion

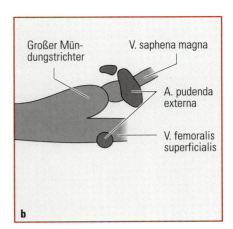

Abb. 7-5 A. pudenda externa kreuzt über die V. saphena magna. Dadurch besteht eine Gefahr bei Sklerosierung der Krosse. Seitenastvarikose der V. saphena accessoria lateralis (nicht dargestellt) mit großem Mündungstrichter.
a Duplexsonographie.
b Skizze.

Die strangförmige und manchmal etwas schmerzhafte Verhärtung der Vene ist ein Zeichen der erfolgreichen Sklerosierung. Die **Periphlebitis** verursacht stärkere Schmerzen und bildet sich häufig um ein **intravenöses Koagulum** aus. Dann wird in Lokalanästhesie die Stichinzision ausgeführt. Wichtig erscheinen anschließend eine adäquate Kompressionstherapie sowie gegebenenfalls lokale und systemische antiphlogistische Maßnahmen.

Auch die Schädigung sensibler Nerven ist durch eine paravasale Injektion möglich. Im Bereich des N. saphenus und seiner Äste treten hartnäckige **Parästhesien** auf, die über Wochen und Monate anhalten. Sie sind aber sehr selten.

Die **Anaphylaxie** und **allergische Allgemeinreaktionen** werden heute sehr selten beobachtet. Früher kamen sie (allerdings auch nur selten) bei der Verwendung von Natriumtetradecylsulfat und jodhaltigen Sklerosierungsmitteln vor. Allein die Möglichkeit des Schocks verpflichtet den Therapeuten, alle entsprechenden Gegenmittel vorzuhalten.

Selten wird auch über die **tiefe Venenthrombose** berichtet. Aus der sklerosierten Stammvene können (selten) **pulmonale Embolien** entstehen. Immerhin ist darüber ein umfangreiches Schrifttum bekannt. Insbesondere sind die ausgedehnten Methoden wie die Schnellsklerosierung von Sigg (1964) in die Kritik geraten. Durch prospektive nuklearmedizinische Untersuchungen konnten Feuerstein und Mostbeck (1977) aber keine Embolien in einem entsprechenden Kollektiv (n = 50) nachweisen.

Auch Embolien im großen Kreislauf, wahrscheinlich über ein offenes Foramen ovale, sind beobachtet worden. Gelegentlich treten sie als **Amaurosis fugax** auf. Die Symptome bilden sich zwar sofort wieder zurück, die Angst bei Arzt und Patient bleiben aber bestehen. Alle weiteren Behandlungen werden wohl daher abgebrochen.

Eine heftige lokale Reaktion ist zu erwarten, wenn das Sklerosierungsmittel von der Seite her in ein Areal der **Atrophie blanche** gelangt. Dann kann es unmittelbar zu einem schmerzhaften Ulcus cruris in der Region des chronischen venösen Stauungssyndroms kommen. Es muss mit einer längeren Heilungsdauer gerechnet werden.

Eine versehentliche **intraarterielle Injektion** ist die schwerste Komplikation. Handelt es sich dabei um eine kleine Begleitarterie der V. perforans, bleibt der Schaden begrenzt. Oft liegt dabei die Nadelspitze noch in der Vene, perforiert aber deren Hinterwand und berührt gerade noch das Lumen der Arterie. Auch der Abstrom über arteriovenöse Verbindungen wurde diskutiert. Der Patient empfindet sofort einen stichartigen Schmerz. Am folgenden Tag verfärbt sich die betroffene Hautregion bläulich und wird dann schwarz. Die Nekrose kann sich von Fingernagel- bis zu Handflächengröße ausdehnen. Die Behandlung erfolgt wie bei einer chronischen Wunde (Abb. 7-3).

Wird eine **große Arterie getroffen**, dann ist die Erhaltung der Extremität in Gefahr (Abb. 7-4). Schon nach einer winzigen intraarteriellen Injektionsmenge tritt sofort ein heftiger Schmerz im ganzen Bein auf. Es kommt zur Nekrose der Intima, zu Detritus-Embolien in die periphere Strombahn (Staubesand und Seydewitz 1991) und zu einem vasospastischen Verschluss des gesamten Versorgungsbereiches der Arterie. Als **Notfalltherapie** erhält der Patient 5000 IE unfraktioniertes Heparin (z. B. Heparin-Calcium-5000-ratiopharm® Ampullen) und Methylprednisolon (Urbason® solubile forte 250mg) langsam intravenös sowie eine Infusion mit physiologischer Kochsalz- oder Ringerlösung. Der venöse Zugang bleibt erhalten. Am besten wäre die Heparin-Injektion gleich in die Arterie, in der Aufregung wird die Kanüle aber meistens sofort gezogen. Alle intramuskulären Injektionen sind zu vermeiden. Es erfolgt die Einweisung in eine angiologische Klinik. Die Therapie der Wahl besteht dort in der Thrombolyse.

Cave Bei Sklerosierungen im Bereich der Leiste, der Kniekehle und hinter dem Innenknöchel sowie an den Cockett-Perforansvenen besteht die erhöhte Gefahr der intraarteriellen Injektion. Deshalb muss die Punktion der Varize *immer in schräger Richtung* vorgenommen werden. Das Blut ist vor der Injektion anzusaugen und seine Farbe zu beurteilen. Am sichersten ist es, die gefährdeten Regionen ganz zu vermeiden, sofern eine sonographische Führung nicht möglich ist.

Eine besondere Gefahr ergibt sich, wenn die **A. pudenda externa** vorn über die V. saphena magna kreuzt oder sogar durch sie hindurchzieht (Abb. 7-5). Bei der Krossektomie wird das Gefäß einfach ligiert und durchtrennt. Beim Versuch der Sklerosierung ist die Arterie aber leicht zu treffen, und dann treten ausgedehnte Nekrosen an der Innenseite des Oberschenkels auf.

 Auch in der Sklerosierungspraxis muss ein Notfallbesteck bereitliegen und zusammen mit den Mitarbeitern in regelmäßigen Intervallen kontrolliert werden.

Kasuistik (Prof. Schultz-Ehrenburg, Berlin). Im Rahmen einer ambulanten Verödung der Krosse bei Stammvarikose der V. saphena magna wurden von den niedergelassenen Kollegen zunächst 2 ml Varigloban® 4% und bei einer späteren Sitzung 2 ml Varigloban 8% injiziert, offenbar ohne Erfolg. Beim dritten Behandlungstermin kam es nach der Einspritzung von 1 ml Varigloban 12% blitzartig zu einem heftigen, in das ganze Bein ausstrahlenden Schmerz. Die Patientin erhielt sofort intensivmedizinische Therapie. Gleich am ersten Behandlungstag zeigte die Haut im Bereich des Oberschenkels eine schwache livide Verfärbung. Die Druckwerte über den Fußarterien waren normal und blieben es auch weiterhin. Es erfolgten die systemische Thrombolyse und eine hochdosierte Therapie mit Kortikosteroiden. In den nächsten Tagen demarkierten sich am Ober- und Unterschenkel ausgedehnte Nekrosen. Durch sukzessives Abtragen und Deckung der Nekrosen gelang es zunächst, das Bein zu erhalten. Es entwickelte sich jedoch ein Lymphödem, und vom Knie her abwärts blieb das Bein paretisch und anästhetisch. An der Fußsohle bildete sich ein Druckulkus ohne Heilungstendenz aus. Da sich die Funktionen des Beins trotz intensiver physikalischer Therapie nicht besserten, musste schließlich doch die Oberschenkelamputation durchgeführt werden (Abb. 7-4).

7.2 Kompressionstherapie

Die Behandlung der chronischen venösen Insuffizienz durch einen Kompressionsverband oder durch einen medizinischen Kompressionsstrumpf gilt für den Phlebologen als die **Therapia magna**. Sie hat viele Indikationen, vor allem ist sie aber auch unabdingbare Voraussetzung für den Erfolg *eines jeden* chirurgischen Eingriffs am Venensystem.

 Es gibt keinen qualifizierten Venenchirurgen, der nicht über eingehende Kenntnisse der Kompressionstherapie verfügt.

Wirkungen der Kompressionstherapie in der Phlebologie sind:
- Erhöhung des Gewebedrucks
- Verminderung der venösen Gefäßdurchmesser
- Kompression oberflächlicher Venen
- Verstärkung der Muskelpumpe
- Wirkung auf die fibrinolytische Funktion des Endothels

Die Industrie stellt ein großes Sortiment von Binden und Strümpfen zur Verfügung. Es wird empfohlen, sich einmal persönlich mit den verschiedenen Materialien auseinanderzusetzen und sich dann auf eine bestimmte Technik mit den individuell ausgewählten Marktprodukten einzustellen.

 Das alte Dogma, für die Therapie einer akuten Venenkrankheit den Kompressionsverband und zur Stabilisierung des Ergebnisses den Kompressionsstrumpf einzusetzen, ist durch die neuen industriellen Entwicklungen überholt.

Über den Wert der **medizinischen Kompressionstherapie** wird heute bei einer signifikanten Venenkrankheit nicht mehr diskutiert. Der Venenchirurg wird seinen Patienten in allen Einzelheiten beraten. Häufig geht es aber vor allem darum, das Wohlbefinden im täglichen Leben durch das Tragen von **Stützstrümpfen** zu verbessern. Schwangere Frauen oder Menschen, die bei der Arbeit einer hohen statischen Belastung ausgesetzt sind, wie Verkäufer, Chirurgen, Piloten und viele andere, dürfen in der ärztlichen Sprechstunde auch dazu eine fachkundige Empfehlung erwarten.

Medizingeschichte. Im Altertum und im Mittelalter gab es zahlreiche Abhandlungen über die Kompressionstherapie. Dafür kamen Leinen und später andere Materialien zur Anwendung. Der berühmte französische Chirurg **Guy de Chauliac** (*1300) empfahl in seinem *Collectorium artis chirurgicalis medicinae* (gedruckt erst 1478 in Paris) beim Ulcus cruris die Verwendung von Bleiplatten unter dem festen Verband. Der Schnürstrumpf aus Hundeleder geht auf **Fabrizio d'Acquapendente** (1537–1619) in Padua zurück: „Postremo ad praeservationem caliga ex pelle canina confecta exacte quae circum crus astringatur et induatur." (Übersetzung: Zuletzt wird zur Vorsorge ein Halbstiefel aus Hundeleder exakt angefertigt und um den Unterschenkel geschnürt.)

Den Zinkleimverband führte der Hamburger Dermatologe Unna im Jahre 1885 ein (Hach und Hach-Wunderle 2001). **Paul Gerson Unna** (1850–1929) entstammte einer alteingesessenen Hamburger Arztfamilie. Er arbeitete zunächst in der Praxis seines Vaters und ging dann 1907 als Oberarzt an das Eppendorfer Krankenhaus. Hier entstand die Universitätshautklinik, deren Lehrstuhl er 1919 als Honorarprofessor übernahm. Unna erfand die Ichthyolsalbe und war zusammen mit dem Apotheker **Carl Paul Beiersdorf** entscheidend an der Gründung des Unternehmens *Beiersdorf* beteiligt. Er entdeckte die Plasmazellen und beschrieb das seborrhoische Ekzem, „*Unna's disease*" (Rabe et al. 2002).

7.2.1 Kompressionsverbände

Zur Behandlung einer akuten oder chronischen Krankheit der Venen ist der Kompressionsverband unverzichtbar. Er hat sich in der heute üblichen Technik seit über hundert Jahren bewährt. Im Zeitalter der evidenzbasierten Medizin verwundert es, dass nur wenige wissenschaftliche Studien nach modernen Kriterien eine Aussage zur Effektivität belegen (Wienert et al. 2004; S. 62).

Definition. Ein medizinischer Kompressionsverband ist eine mit speziellen Binden durchgeführte, sehr wirksame therapeutische Maßnahme, für deren Durchführung sich der Arzt spezielle Kenntnisse erworben hat. Der Verband bezieht die Sprunggelenke und gegebenenfalls auch das Kniegelenk mit ein.

Der Kompressionsverband nach dem heutigen Prinzip geht auf Fischer (1910) zurück, der die Gefahren der strengen Bettruhe nach Entbindungen und Operationen durch die thromboembolische Krankheit erkannte. Mit einem sehr festen Verband aus Zinkleim und Klebebinden ließ er seine Patienten bewusst gehen und beobachtete fortan keine Lungenembolien mehr.

Medizingeschichte. Heinrich Fischer (1857–1928) arbeitete ab 1886 in Eltville und dann ab 1894 in Wiesbaden als praktischer Arzt. Er veröffentlichte 1910 „*Eine neue Therapie der Phlebitis*". Das Wesentliche daran war die Abschaffung der bisher üblichen strengen Bettruhe. „Läßt der Arzt den Kranken Wochen, vielleicht sogar Monate lang mit hochgelagertem Unterschenkel möglichst absolute Ruhe beobachten, so schreitet nur zu häufig infolge der durch die Ruhestellung in der Extremität verlangsamten Zirkulation Thrombose und Phlebitis stetig, bisweilen sogar bis ins Abdomen oder gar bis zum Herzen fort, und der Arzt ist trotzdem nicht sicher, daß nicht doch noch ein Gerinnsel loslöst und eine Embolie verursacht. Bei der von Unna im Jahre 1885 angegebenen Methode nahm ich anfangs ganz kleine und endlich sogar entzündete Thrombosen in den Verband auf und sah sie, während der Patient viel gehen mußte, überraschend schnell heilen, sodaß ich allmählig auch ganz große, schwere und sehr schmerzhafte Phlebitiden ohne Fehlerfolg – cito, tuto, jucunde – zur Heilung brachte."

Die **Indikationen des Kompressionsverbandes** finden sich in Tabelle 7-3, zu den **Kontraindikationen** siehe Tabelle 7-4.

Materialkunde

Nachfolgend findet sich eine kurze Charakteristik der einzelnen Typen von Kompressionsbinden, die für die Vor- und Nachbehandlung in der Venenchirurgie geeignet sind. Das große Angebot der Industrie erlaubt dabei nur die Berücksichtigung weniger Beispiele. Zunächst sind halbstarre und elastische Verbände zu unterscheiden.

Tab. 7-3 Indikationen des Kompressionsverbandes (Leitlinien der DGP, Wienert et al. 2004).

Varikose	▸ Varikose, primär oder sekundär ▸ Varizen in der Schwangerschaft ▸ Die Sklerosierungstherapie unterstützend ▸ Nach venenchirurgischen Eingriffen
Thromboembolie	▸ Thrombophlebitis sowie Zustand nach abgeheilter Phlebitis ▸ Tiefe Beinvenenthrombose ▸ Zustand nach Thrombose ▸ Postthrombotisches Syndrom ▸ Thromboseprophylaxe
Chronische venöse Insuffizienz (CVI)	▸ CVI der Stadien C_{1s}–C_6 nach CEAP ▸ Ulkusprävention ▸ Leitveneninsuffizienz ▸ Angiodysplasie
Ödeme	▸ Lymphödeme ▸ Ödeme in der Schwangerschaft ▸ Posttraumatische und postoperative Ödeme ▸ Zyklisch-idiopathische Ödeme ▸ Lipödeme ab Stadium II ▸ Stauungszustände infolge Immobilität (arthrogenes Stauungssyndrom, Paresen)

Halbstarre Verbände

Für den halbstarren Verband wird in der Phlebologie die **Zinkleimbinde** verwendet. Dabei handelt es sich um eine Mullbinde aus 100% Baumwolle, die mit einer Zink-Gel-Masse versehen ist (Gelocast®, Varix®). Um die Anmodellierung zu erleichtern, werden auch längselastische (Gelocast elastic®) sowie längs- und querelastische Binden mit Zinkgel angeboten (Varolast®).

Elastische Verbände

Elastische Binden haben Baumwolle, Viskose (Zellwolle) und Polyamid (Perlon®, Nylon®) zur Grundlage. Darin sind elastische Elemente wie die Kunststofffaser *Elastan* oder der Naturkautschuk *Elastodien* eingearbeitet. Nach deren Anteil richtet sich die maximale Dehnungsfähigkeit der Binde.

Ultrakurz- und **Kurzzugbinden** bestehen vollständig aus Baumwolle und/oder Polyamid. Ihre Längsdehnung beträgt <30% bzw. 40–90%. Bekannte Marktprodukte sind Rhena-Varidress® oder Lastobind® bzw. die Idealbinde®, Comprilan® und Compridur®. Bei stärkerer

Tab. 7-4 Kontraindikationen des Kompressionsverbandes (Leitlinien der DGP, Wienert et al. 1998).

Absolute Kontraindikationen	**Relative Kontraindikationen**
▸ Fortgeschrittene periphere arterielle Verschlusskrankheit ▸ Dekompensierte Herzinsuffizienz ▸ Septische Phlebitis ▸ Phlegmasia coerulea dolens	▸ Sensibilitätsstörungen an der Extremität ▸ Fortgeschrittene periphere Neuropathie ▸ Unverträglichkeit des Bindenmaterials ▸ Noch kompensierte periphere arterielle Verschlusskrankheit

Mobilität des Patienten verrutschen Kurzzugbinden leicht. Die mikroporöse Beschichtung der Fasern mit Latex gewährleistet eine Adhäsivität der einzelnen Bindentouren untereinander, nicht aber auf der Haut (Comprihaft®, Idealhaft®). Diese Produkte lassen sich auch vom Patienten gut handhaben.

Die **Mittelzugbinden** enthalten elastische Elemente, die eine vermehrte Dehnbarkeit in Längsrichtung von 100–130% (Eloflex lycra®) erlauben. Die **Langzugbinden** sind auf 150–200% dehnbar und weisen verschiedene Anpressdrücke auf. Das Marktangebot ist groß (Lastodur®, Elodur®, Dauerbinden K und F®).

Klebe- und Haftverbände

Die Klebebinden sind durch ihren Haftbelag auf der Haut und innerhalb der Bindentouren zu fixieren (Acrylastic®, Idealhaft®). Die Therapie damit ist angenehm, aber nicht ganz billig. Es wird auch adhäsives Verbandsmaterial mit zusätzlicher Querelastizität für die Überschreitung der großen Gelenke angeboten (Tricoplast®).

Zur Befestigung von Kurzzugbinden auf der Haut erscheint die kohäsive Binde Pehahaft® geeignet. Problematisch ist die Fixierung eines Kompressionsverbandes über das Knie hinaus auf den Oberschenkel. Hier hat sich die Schaumstoffbinde (Autosana®) als Grundlage für die Kurzzugbandagierung bewährt. Die Kombination von Schaumgummi- und Kurzzugbinde für Verbände an Oberschenkel oder Rumpf ist das Marktprodukt Lastocomb®.

Wirkung der Kompressionsverbände

Der Kompressionsverband hat ein komplexes Wirkungsprofil. Deshalb sind bei inadäquater Anwendung auch ernsthafte Nebenwirkungen zu befürchten.

Effekte des Kompressionsverbandes nach der Venenoperation sind:
- Verstärkte Rückresorption von Ödemen
- Auflösung von Gewebsindurationen
- Entzündungshemmende Wirkung
- Beschleunigung der venösen Fließgeschwindigkeit
- Ausschaltung von Varizen
- Beseitigung von regionalen Hämokonzentrationen
- Erhöhung der endothelialen fibrinolytischen Aktivität

Es werden der Ruheanpressdruck und der Arbeitsanpressdruck unterschieden. Der **Ruheanpressdruck** ist der Druck des Verbandes, der auf das Bein in Ruhe einwirkt. Bei der Arbeit kontrahiert sich die Beinmuskulatur und ihr Volumen nimmt zu. Der **Arbeitsanpressdruck** entspricht dem Druck des Verbandes, der dieser Ausdehnung entgegenwirkt. Für die Behandlung der Venenkrankheiten sind ein niedriger Ruheanpressdruck und ein hoher Arbeitsanpressdruck am günstigsten. Diese Voraussetzungen bieten Verbände, die aus halbstarrem Material wie Zinkleim oder mit den wenig elastischen Kurzzugbinden hergestellt sind.

Nach dem Laplace-Gesetz entfaltet ein Verband nur über einer gleichmäßigen runden Form an allen Punkten den gleichen Anpressdruck. Kurzzugbinden lassen sich aber wegen ihrer geringen Dehnbarkeit über den Gelenken und über den unregelmäßigen Konturen der Knöchelregion schlecht anlegen. Auf den Vorsprüngen ist der Druck maximal hoch, in den Vertiefungen daneben wird kein Druck aufgebaut. Dadurch können Komplikationen wie das **chronische Druckgeschwür** über der Knöchelspitze oder über der Achillessehne entstehen, wenn nicht die Abpolsterung zu einer Rundung erfolgt (s. u.: „Frankfurter-Würstchen-Verband", „Spritzkuchenverband").

Das **Laplace-Gesetz** entspricht der Formel $D=S/R$ (**D** = Druck des Verbandes, **S** = Spannung der Binde, **R** = Radius des umspannten Körperteils). Der Druck ist direkt proportional zur Spannung der Binde, also beim halbstarren Zinkleim minimal, bei einem elastischen Material wie dem Kompressionsstrumpf aber maximal. Ein medizinischer Kompressionsstrumpf mit wirkungsvoller Elastizität wird deshalb vom Patienten während der Nachtruhe nicht toleriert, ein Zinkleimverband dagegen ohne Probleme.

 Ein Kompressionsverband wird *angelegt* und nicht *gewickelt*. Das Wort „Wickeln" ist bereits von der Pädiatrie besetzt.

Wechselverband

Den Wechselverband legt sich der Patient morgens selbst an und entfernt ihn abends zur Nachtruhe. Am besten eignen sich dafür Mittel- oder Langzugbinden. Bei akuten und chronischen Venenkrankheiten sind Wechselverbände mit Kurzzugbinden wirkungsvoller. Sie beschränken sich in der Regel auf den Unterschenkel. Von **Sigg**, von **Pütter**, von **Schneider und Fischer** oder von **Altenkämper** wurden spezielle Techniken zur Führung der Bandagetouren beschrieben. Trotzdem bleibt das Risiko der Instabilität eines Kurzzugverbandes durch die Beanspruchung über Tag bestehen.

Nach einer Venenoperation am Bein kann ein Wechselverband mit Kurzzugbinden bis zur Leiste angelegt werden. Ohne besondere Hilfen ist aber das **Risiko der Lockerung** gegeben. Raj et al. (1980) haben festgestellt, dass der Anpressdruck nach 8 Stunden bis zur Wirkungslosigkeit abfallen kann. Manchmal rutscht der Verband sogar vom Oberschenkel bis zum Knie herab. Deshalb sollte die postoperative Bandagierung besser mit einem Dauerverband erfolgen.

Zur **Verbandstechnik** (Leitlinien der DGP Wienert et al. 2004):
- Haltung des oberen Sprunggelenks in Neutral-Null-Stellung.
- Ferse und Zehengrundgelenke sind einzubinden.
- Der Unterschenkelverband reicht bis zum Fibulaköpfchen.
- Der Anpressdruck nimmt von distal nach proximal ab.
- Druckstellen, Schnürfurchen oder Schmerzen dürfen nicht verursacht werden.
- Das Material und die Anlegetechnik müssen sich nach der jeweiligen Krankheit richten.

Dauerverband

Der Dauerverband wird für mehrere Tage bis zu einer Woche und länger angelegt. Die Toleranz während der Nacht erfordert, dass Zinkleim- oder Kurzzugbinden, die einen **hohen Arbeitsanpressdruck** und einen **geringen Ruheanpressdruck** ausüben, verwendet werden. Das Verbandsmaterial muss sowohl auf der Haut als auch in sich selbst haften und ist demzufolge teurer. Ob die Binden von innen nach außen oder umgekehrt geführt werden, ist weniger wichtig, als dass sie bei der Anlage einen kontinuierlichen Zug erhalten. Es müssen immer drei Lagen übereinander liegen.

Zur **Haftung des Dauerverbandes** auf der Haut ist die kohäsive Binde Pehahaft® geeignet, deren Touren sich (aus Kostengründen) nur am Rande überlappen müssen. Sie wird besonders am Unterschenkel eingesetzt, lässt sich aber auch am Oberschenkel verwenden. Über dem Knie und am Oberschenkel ziehen wir die Schaumstoffbinde Autosana® als Grundlage der Bandagierung vor. Auch Klebebinden wie Acrylastic® lassen sich für den Ober- und den Unterschenkel in idealer Weise verwenden. Aus ökonomischen Gründen werden sie aber in der Venenchirurgie und bei chronischen Venenkrankheiten weniger häufig eingesetzt.

Natürlich erlaubt auch die einfache überlappende Bindentour mit Zinkleim eine optimale Fixierung der Kurzzugbinden am Unterschenkel. Das kann im Rahmen der operativen Vor- und Nachbehandlung beim Ulcus cruris sehr hilfreich sein. Der **Zinkleimverband** lässt sich auch allein mit mehreren Tourenlagern anlegen, wie aus der Unfallchirurgie bekannt. Früher wurden Zinkleim und Mullbinden noch getrennt aufgetragen und garantierten die individuelle Modellierung. Heute muss diesem Prinzip ebenfalls Rechnung getragen werden. Bei den unregelmäßigen Konturen in der Knöchelregion sind Auspolsterungen nötig, jede Bindentour wird dann abgeschnitten und manuell anmodelliert. Es gibt aber auch vorgefertigte elastische Zinkleimbinden (Gelolast elastic®, Varolast®), die einfacher zu handhaben sind. Der fertige Verband entfaltet keinen Ruheanpressdruck, jedoch einen optimalen Arbeitsanpressdruck. Er wird über Nacht und mehrere Tage gefahrlos toleriert.

Konzentrischer Expressionsverband

Die Zinkleimbinde lässt sich auch für einen anderen Verbandstyp verwenden, für den sehr effektiven Expressionsverband (Abb. 7-6 a und b). Gelegentlich kommt es vor der Operation darauf an, länger bestehende und indurierte Ödeme zu eliminieren. Der Expressionsverband wird mit einem **hohen Ruheanpressdruck** angelegt. Einfache Zinkleimtouren dienen dazu, die vorgezogenen Kurzzugbinden auf der Haut zu fixieren, damit keine Schnürfurchen entstehen. Unter der ambulatorischen Muskelarbeit fällt der Ruheanpressdruck durch die Entstauung der Gewebe langsam ab. Die Therapie erfordert eine große Erfahrung und Sorgfalt. Auch Expressionsverbände werden in der Regel 2–3–4 Tage belassen.

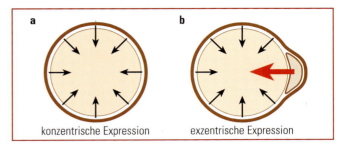

Abb. 7-6 Konzentrische und exzentrische Expression.
a Wirkung der konzentrischen Expression, gleichmäßig auf den gesamten Querschnitt.
b Die exzentrische Expression wirkt sich auf eine umschriebene Stelle aus und hat demzufolge eine sehr hohe Kraft.

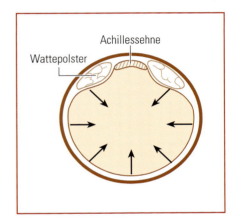

Abb. 7-7 Frankfurter-Würstchen-Verband zum Schutz der Haut über der Achillessehne.

> Je wirkungsvoller der Kompressionsverband konzipiert wird, das heißt, je weniger elastisch er sein soll, um so mehr Schaden kann er anrichten. Problematische Zonen sind vor allem die Knöchelspitzen, die Achillessehne und die Schienbeinkante. Hier müssen ausreichende Polsterungen erfolgen.

Die **Polsterung** muss die gefährdeten Regionen so umgeben, dass der Umfang eine möglichst runde Form annimmt. Als Material kommen Wiener Watte oder Schaumgummi in Betracht. Die Industrie liefert auch Profileinlagen aus Silikon für die Standardtherapie.

> **Cave** Die Verwechslung von **Schaumgummi** als Kompressionsmaterial mit **Schaumstoff** als Haftmaterial. Mit Schaumstoff empfindliche Konturen abpolstern zu wollen, ergibt keinen Sinn.

Ein Ulkus über der Achillessehne kann unter dem *ungepolsterten* Verband niemals abheilen. Es schließt sich aber bald, wenn der hohe Druck des Verbands durch eine zweckmäßige Polsterung mit länglichen Watterollen entlang der Sehne abgefangen wird (**„Frankfurter-Würstchen-Verband"**, Abb. 7-7). In gleicher Weise erfolgt die Polsterung ringförmig über dem Geschwür auf der Knöchelspitze (**„Spritzkuchenverband"**, Abb. 7-8).

7 Allgemeine Phlebologie

Tab. 7-5 Kontraindikationen des Kompressionsstrumpfes (Leitlinien der DGP, Wienert et al. 1998).

Absolute Kontraindikationen	Relative Kontraindikationen
▶ Fortgeschrittene periphere arterielle Verschlusskrankheit ▶ Dekompensierte Herzinsuffizienz ▶ Septische Phlebitis ▶ Phlegmasia coerulea dolens	▶ Ausgeprägte nässende Dermatosen ▶ Unverträglichkeit auf Kompressionsstrumpfmaterial ▶ Schwere Sensibilitätsstörungen der Extremität ▶ Fortgeschrittene periphere Neuropathie ▶ Primär chronische Polyarthritis

! Zur Therapie des Druckgeschwürs über der Achillessehne wird der „Frankfurter-Würstchen-Verband" angelegt, über der Knöchelspitze der „Spritzkuchenverband". Wir haben diese Begriffe geprägt, um diese wichtigen Umstände auch mit eindrücklichen Worten zu kennzeichnen.

Kasuistik. Der 75-jährige rüstige, sehr schlanke Mann erhielt einen aortokoronaren Bypass. An dem Bein, von dem die Vene entnommen worden war, legten die Krankenschwestern ungepolsterte Kompressionsverbände an. Bis zur Entlassung hatte sich ein sehr schmerzhaftes Ulkus direkt auf der Spitze des Innenknöchels ausgebildet, obgleich überhaupt keine Venenkrankheit vorlag. Durch den Spritzkuchenverband heilte das Geschwür innerhalb von zehn Tagen ab.

Häufig bleibt das Ödem über dem Fußrücken bestehen, während es am Unterschenkel durch den Verband beseitigt werden konnte. Auch hier empfiehlt sich die konzentrische Polsterung mit Wiener Watte zu einer Rundform des Fußes. Keineswegs selten werden **Hautschäden** iatrogen durch Kanten und Stufen von Verbandsmaterialien verursacht. Beispiele dafür sind vor allem schlecht angeschrägte Kompressionskissen oder gesteppte Saugkompressen mit harten Rändern. In der Regel äußert der Patient sofort stärkere Schmerzen unter dem Verband. Abrutschende Polster können sich ebenfalls nachteilig auswirken. Deshalb wird geraten, jedes Polster durch eine adhäsive Binde an der Haut zu fixieren. Dazu reicht eine Tour mit Pehahaft® oder mit der Zinkleimbinde aus.

! Ein optimaler Kompressionsverband wirkt sofort schmerzstillend. Sobald der Verband zunehmende Schmerzen verursacht, muss unverzüglich nach der Ursache gefahndet werden.

Exzentrischer Expressionsverband

Während der *konzentrische* Expressionsverband die Abschwellung der ganzen Extremität erreichen soll, wirkt sich der *exzentrische* Verband im Sinne einer sehr effektiven Lokaltherapie aus (vgl. Abb. 7-6 b). Die hauptsächlichen Indikationen betreffen die Behandlung des Ulcus cruris, aber auch die der Hypodermitis oder die Rezidivprophylaxe von Lymphzysten. Im weitesten Sinne gehört auch das Auflegen von kleinen Wattepolstern auf die Stelle einer Sklerosierung oder von Watterollen entlang des Verlaufs operierter Venen in den Bereich der exzentrischen Kompression.

Die bewusste Abkehr von der milden konzentrischen Druckanwendung zu der aggressiven exzentrischen Form birgt Gefahren in sich. Wenn die Abstufung der Druckpelotte nicht gleichmäßig genug ist, entstehen an ihrem Rand leicht Entzündungen und Blasen, die eine bestehende Ulzeration vergrößern oder ein neues Ulkus induzieren können. Auch Phlebitiden nehmen oft davon ihren Ausgang.

Cave Der exzentrische Expressionsverband ist das Skalpell in der Hand des konservativen Phlebologen, ein wirksames Instrument, dessen Einsatz gelernt sein will.

7.2.2 Medizinische Kompressionsstrümpfe

Die Behandlung mit medizinischen Kompressionsstrümpfen spielt in der Venenchirurgie eine große Rolle. Die meisten Patienten müssen nach der Operation mit einem Strumpf versorgt werden, für eine kürzere oder längere Zeit.

Definition. Der medizinische Kompressionsstrumpf bewirkt einen gleichmäßigen konzentrischen Druck auf das Bein und hat die Aufgabe, die pathophysiologischen Bedingungen einer Venenkrankheit zu verbessern oder wenigstens im Laufe der Zeit eine Verschlimmerung zu verhindern.

Die **Indikationen des Kompressionsstrumpfes** (nach den Leitlinien der DGP, Wienert et al. 2004) sind die selben wie die des Kompressionsverbandes (vgl. Tab. 7-3, S. 51), für den

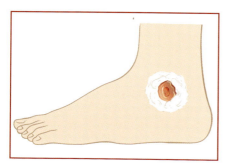

Abb. 7-8 Spritzkuchenverband. Knöchelspitze und Ulkus werden mit einem Ring aus Wiener Watte® umgeben.

Kompressionsstrumpf kommen jedoch noch zwei andere Indikationen dazu: Der Zustand nach Verbrennungen und die Narbenbehandlungen.

Zu den **Kontraindikationen** siehe Tabelle 7-5.

Materialien

Der Vielfalt von Binden für die differenzierte Verbandstherapie entspricht auch ein großes Angebot von Kompressionsstrümpfen in verschiedenen Ausführungen. Der Strumpf besteht aus den **Grundmaterialien** Baumwolle, Viskose und Polyamid, in die hochelastische Komponenten wie Elastan oder Elastodien eingearbeitet sind. Danach richten sich die Kompressionsklassen I bis IV aus. Die Auswahl eines Strumpfes erfolgt sowohl nach den persönlichen Erfahrungen des Arztes als auch nach den Kriterien, die Experten in Konsensuskonferenzen aufgestellt haben. Unter den **Qualitäten** spielen die Verträglichkeit, die Dehnbarkeit und Luftdurchlässigkeit sowie die Haltbarkeit eine wichtige Rolle. Dadurch heben sich einzelne Produkte aus dem Marktangebot hervor.

Studie. Cornely et al. (1997) von der Martin-Luther-Universität Halle-Wittenberg führten in der Halle-Studie eine Datenerhebung bei 222 niedergelassenen Ärzten durch, die sich auf 8724 Patienten bezog. Danach kommt „medizinischen Kompressionsstrümpfen (z. B. Sigvaris® 503) im praktischen phlebologischen Alltag eine größere Bedeutung zu, als allgemein dargestellt wird". Aus dem gesamten Kollektiv der Benutzer von Kompressionsstrümpfen (n = 173) brachen 18% die Behandlung ab. Die korrekte Ordination spielte für die Compliance des Patienten eine entscheidende Rolle.

Beim medizinischen Kompressionsstrumpf ist auf die **Kennzeichnung** am oberen Strumpfrand zu achten. Sie enthält Angaben über den Produktnamen, die Norm der *Gütezeichengemeinschaft medizinischer Gummistrümpfe*, Kompressionsklasse, Strumpfgröße, Hauptinhaltsstoffe und Waschsymbol, Chargennummer sowie Herstellungsdatum.

Wirkung

Durch seine große Elastizität übt der Kompressionsstrumpf einen variablen hohen Ruheanpressdruck aus. Dieser ist eigentlich nicht erwünscht. Aber wenn ein Kompressionsstrumpf keine Elastizität hätte, ließe er sich nicht anziehen. Der Arbeitsanpressdruck steigt aus dem gleichen Grunde nur mäßig an. Diese Tatsache hat für die chirurgische Praxis eine sehr wichtige Konsequenz:

> **!** Wenn nach einer Operation der konzentrische Druck über dem Wundbereich verstärkt werden soll, dann reicht dazu der Strumpf mit seiner hohen Elastizität allein nicht aus. Über dem Strumpf muss zur Aufhebung der Elastizität eine Kurzzugbinde angelegt werden.

> **Cave** Ohne Kurzzugbinde über dem Strumpf in Höhe der Cockett-Perforanswunde ist hier mit Schmerzen und Wundheilungsstörungen zu rechnen.

Charakteristik der medizinischen Kompressionsstrümpfe

Die Industrie bietet heute ein großes Spektrum verschiedener Strümpfe an. Die **Verordnung** muss Angaben über die Kompressionsklasse, die Länge (z. B. lA–lD) und die Art der proximalen Befestigung enthalten (vgl. Tab. 7-6 u. 7-7).

Die **Befestigung** des Schenkel- und Leistenstrumpfes erfolgt durch:
- Haftband
- Klebestift
- Strapse
- Seitlichen Hüft- oder Hosenansatz aus Helanca

Der Bandagist nimmt aufgrund der ärztlichen Verordnung die Abmessungen der Extremität vor und gibt ein entsprechendes Produkt aus der Serienproduktion ab (Abb. 7-9). Die **Messung** erfolgt morgens am ödemfreien Bein im Stehen. Wenn die optimale Größe nicht vorhanden ist, werden die Daten beim Hersteller in ein Computerprogramm der Strickmaschine eingegeben, sodass der Strumpf wie üblich im **Rundstrickverfahren** entsteht. Nur für ausgefallene Bedingungen gibt es keine Programmierung. Dann muss die Anfer-

Tab. 7-6 Klassen und Anpressdruck der medizinischen Kompressionsstrümpfe im Fesselbereich (gemäß RAL bzw. PrENV-Norm 12718).

Kompressionsklasse	Andruck (mmHg)	Indikationen
I	18–21	Beginnende Venenkrankheit
II	23–32	Stammvarikose, PTS
III	34–46	Lip- und Lymphödeme, PTS
IV	> 49	Schweres Lymphödem

Tab. 7-7 Länge der medizinischen Kompressionsstrümpfe.

Länge	Bezeichnung
lA–lD	Kniestrumpf
lA–lF	Halbschenkelstrumpf
lA–lG	Schenkelstrumpf
lA–lGTL	Halbhose
lA–lT	Strumpfhose

7 Allgemeine Phlebologie

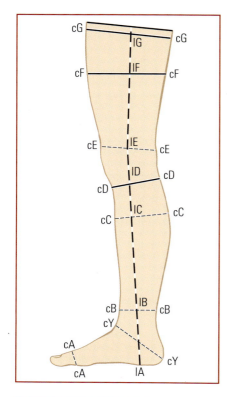

Abb. 7-9 Maßlinien zur Anpassung von Kompressionsstrümpfen.

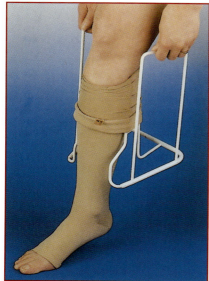

Abb. 7-10 Anziehhilfe Mediven-Butler®.

Tab. 7-8 Auswahl von medizinischen Kompressionsstrümpfen mit offener und geschlossener Fußspitze.

Hersteller	Produkt	Kompressionsklasse
Bauerfeind	Venotrain micro, look, soft	1 + 2
	Venotrain champion	2
	Venotrain impuls	2 + 3
	Venotrain profil	2 + 3 + 4
BSN-Jobst	Opaque, Ultrasheer	1 + 2
	Classic	2
	Bellavar	2 + 3
	Elvarex	1 + 2 + 3 + 4
Ganzoni	Sigvaris 200, 700, 800, 900	1 + 2
	Sigvaris 500	2 + 3 + 4
Juzo	Juzo Attractive, Hostess, Soft	1 + 2
	Juzo Dynamic	1 + 2 + 3
	Juzo Expert	1 + 2 + 3 + 4
Medi	Mediven Elegance, Classic	1 + 2
	Mediven Plus	1 + 2 + 3
	Mediven Active	2
	Mediven Forte	2 + 3
	Mediven 550	2 + 3 + 4
OFA	Lastofa, Memory	1 + 2
	Lastofa mit Baumwolle	2 + 3
	Lastofa Extra	2 + 3 + 4
Salzmann	Venosan 2000, 4000, 5000	1 + 2 + 3
	Venofit classic, cotton, fashion, shape	1 + 2 + 3
	Perflor	2 + 3

tigung im **Flachstrickverfahren** erfolgen, und der Strumpf ist hinten mit einer Naht versehen. In diesem Fall ergibt sich die Notwendigkeit der Verschreibung „nach Maß". Das Angebot der großen Strumpffabrikanten ist heute aber so umfassend, dass von der Maßverschreibung nicht sehr oft Gebrauch gemacht werden muss. Die Herstellung in verschiedenen Farben und Qualitäten kommt der Compliance des Patienten entgegen.

Eine offene Spitze wirkt sich für den Gebrauch einer Anziehhilfe günstig aus. Bei einem Ödem der Zehen oder des Vorfußes empfiehlt sich die Verordnung „mit Zehenansatz" (s. auch Tab. 7-8). Die Ferse ist immer geschlossen.

Als **Anziehhilfe** wird eine entsprechende Gleitsocke mitgeliefert. Die Firma Juzo® bietet darüber hinaus die patientenorientierte Anzieh- und Ausziehhilfe Easypad® an. Sehr brauchbare Produkte, auch für die Versorgung auf der Krankenstation oder in der Praxis, sind Easyslide® von SIGVARIS sowie der Mediven Butler® der Fa. Medi/Bayreuth (Abb. 7-10).

Manchmal wird ein Kompressionsstrumpf der Klasse II infolge seines hohen Ruheanpressdrucks während der Nacht oder auch wegen des geringen Arbeitsanpressdrucks unter der Mobilisation über Tage nur mit einem **unangenehmen Gefühl** oder sogar mit Schmerzen toleriert. Dann muss das elastische Element vermindert werden. Das bedeutet in der Praxis die zusätzliche Anwendung von Kurzzugbinden. In der Regel reicht eine 10 cm breite Binde außen über dem Strumpf im Bereich des Unterschenkels aus. Der Andruck dieser Bandage braucht nur gering zu sein, denn es kommt nur auf die Ausschaltung der elastischen Qualität des Strumpfes an. Die Kombination **Strumpf + Kurzzugbinde** ist auch eine gute Alternative eines Strumpfes der höheren Kompressionsklasse.

Zur **Pflege** des Kompressionsstrumpfes sollte Folgendes beachtet werden (Wienert 1999):
- Anziehen mit Haushaltsgummihandschuhen
- Verwendung von Anziehhilfen
- Kein vorheriges Einreiben der Beine mit Salben
- Tägliche Handwäsche des Strumpfes mit Feinwaschmitteln
- Waschen in der Maschine bei 30–40 °C mit Buntwaschmitteln
- Trocknen auf der Leine
- Keine Verwendung von Fleckenwassern oder Weichmachern

7.2.3 Medizinische Thromboseprophylaxestrümpfe

Die Wirksamkeit des medizinischen Thromboseprophylaxestrumpfes hinsichtlich einer Prävention der tiefen Beinvenenthrombose wurde in mehreren Studien bewiesen. Jedoch gibt es bisher noch keine verbindlichen Kriterien hinsichtlich der Beachtung von Größe, Druck und Druckverlauf am Bein. Wienert (1999) fand in einem 5-Strumpf-Sortiment für 23% seiner Patienten keine adäquate Größe, dagegen in einem 9-Strumpf-Sortiment nur noch für 0,3%.

! Der Thromboseprophylaxestrumpf ist von seinem Konzept her allein zur Risikominderung der Phlebothrombose beim **bettlägerigen Kranken** gedacht. In der Chirurgie der primären Varikose handelt es sich aber um mobile Patienten. Deshalb kommt die Verwendung des Thromboseprophylaxestrumpfes hier nicht in Betracht.

Es bestehen folgende **Indikationen** (Leitlinien der DGP, Wienert et al. 2004):
- Prä-, intra- und postoperative Thromboseprophylaxe
- Peri- und postpartale Thromboseprophylaxe
- Thromboseprophylaxe bei bettlägerigen Patienten

Der Thromboseprophylaxestrumpf ist immer rundgestrickt und hat eine offene Spitze. Er wird anhand von Messdaten der Länge sowie der Umfänge an Fessel, Wade und Oberschenkel aus dem Sortiment ausgesucht. Der Anpressdruck darf an keiner Stelle 21 mmHg überschreiten. Bei nicht ansprechbaren oder gelähmten Patienten ist darauf zu achten, dass sich unter dem Strumpf keine Blasen oder Nekrosen bilden. Es sind ähnliche **Kontraindikationen** wie beim medizinischen Kompressionsstrumpf zu beachten.

7.2.4 Stützstrümpfe

Die Stützstrümpfe unterliegen nicht den Normen der *Gütezeichengemeinschaft Medizinischer Gummistrümpfe*. Sie sind im Handel frei verkäuflich und berücksichtigen vordergründig auch die modischen Aspekte. Von den Strumpfgeschäften werden sie in vielen Farben und Größen angeboten.

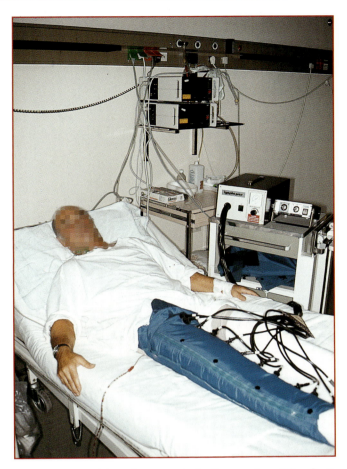

Abb. 7-11 Intermittierende pneumatische Kompression mit dem Gerät Lympha-Press®. Rezidivprophylaxe nach Thrombektomie bis zur vollständigen Mobilisation des Patienten. Die Behandlung beginnt sofort nach der Operation und läuft dann kontinuierlich über Tag und Nacht.

Stützstrümpfe eignen sich nicht für die Behandlung von Krankheiten, sondern sie dienen der Verbesserung von **Störungen der Befindlichkeit** wie schwere Beine oder die Neigung zu hydrostatischen Ödemen ohne Krankheitswert. Die Verordnung auf Rezept ist nicht möglich.

7.2.5 Intermittierende pneumatische Kompression

Ursprünglich wurde die intermittierenden Kompression zur Behandlung der peripheren arteriellen Verschlusskrankheit erfunden. Heute stehen die chronischen Ödemkrankheiten und die Thromboseprophylaxe im Vordergrund der Indikationen (Abb. 7-11). In Deutschland hat die Methode aber bisher nicht die gewünschte Verbreitung gefunden. Es sind eine Reihe wichtiger Kontraindikationen zu beachten (Leitlinien der DGP, Wienert et al. 1998).

Definition. Die intermittierende Kompression bewirkt die mechanische Austreibung des Ödems und des Blutvolumens einer oder beider Extremitäten durch die Anwendung eines von außen aufgebrachten Überdrucks in rhythmischer Folge.

Indikationen zur intermittierenden Kompression sind (Wienert et al., S2-Leitlinie der DGP 2005):
- Thromboembolieprophylaxe
- PTS, venöse und posttraumatische Ödeme
- Lymphödeme, Lipödeme, Ödem-Mischformen
- Periphere arterielle Verschlusskrankheit (Kontrolle!); diabetischer Fußdefekt
- Sensorische Störung bei Hemiplegie

Kontraindikationen sind:
- Dekompensierte Herzinsuffizienz, schwere Hypertonie
- Ausgedehnte Thrombophlebitis, Thrombose
- Erysipel
- Akutes Weichteiltrauma der Extremitäten
- Neuropathie
- Okkludierende Prozesse im Lymphabstrombereich

Wirkung

Durch die Ausrichtung der Venenklappen wird der zentripedale venöse Blutstrom während der Kompressionstherapie beschleunigt. Bei der Anlegung eines Pneumoperitoneums im Rahmen der **minimalinvasiven Bauchchirurgie** nimmt die Fließgeschwindigkeit in der V. femoralis fast auf die Hälfte ab, und die intermittierende Kompression normalisiert die Verhältnisse. Die Ein-Kammer-Geräte brauchen 3- bis 4-mal mehr Zeit für den gleichen Effekt wie die sequenziellen Apparate. Analog sprechen die klappenhaltigen **Lymphkollektoren** auf die Behandlung an. Auf interstitieller Ebene findet die Verschiebung von Ödemen zwischen der Haut und der Faszie statt und in der Tiefe der Extremität entlang der perivaskulären Räume. Zu den unterschiedlichen Geräten vgl. Tabelle 7-9.

Praktische Anwendung

Für die primäre Thromboseprophylaxe reicht die intermittierende Kompression im mittleren und hohen Risikobereich allein nicht aus (s. S. 228). Im Rahmen der **sekundären Prophylaxe** speziell nach venöser Thrombektomie verfügen wir über gute Erfahrungen, wenn es auch infolge der kleinen Fallzahlen keine prospektive Studie gibt.

Der große Vorteil bei langzeitigen Anwendungen besteht in der **Heimtherapie**. Ältere Patienten mit schweren lokalen Ödemen können sich oftmals wegen einer körperlicher Behinderung oder allgemeinen Schwäche weder einen Kompressionsverband anlegen noch einen Kompressionstrumpf anziehen. Hier stellt die Verordnung eines Gerätes zur Heimbehandlung eine akzeptable Alternative dar.

Die Krankenkasse übernimmt in der Regel die Ausleihe oder den Kauf des Gerätes, wenn eine **ärztliche Verordnung** und eine Bescheinigung über die Einweisung in die Handhabung vorliegen. Vom Arzt wird auch eine Auskunft darüber erwartet, wie es um die begleitende Behandlung mit Kompressionsverbänden oder -strümpfen steht.

Die **Dauer der Anwendung** richtet sich nach den individuellen Umständen, in der Regel etwa 30 bis 60 Minuten einmal oder mehrmals am Tag, je nach Verträglichkeit und Wirksamkeit. Der Arzt sollte für Rückfragen zur Verfügung stehen.

7.3 Physikalische Begleittherapie

Die chronische venöse Insuffizienz führt infolge anhaltender Schmerzen, ödematöser und sklerosierender Gewebsveränderungen zur Einschränkung der Beweglichkeit in den großen Gelenken der unteren Extremität, vor allem in den Sprunggelenken. Dadurch wird ein **Circulus vitiosus** in Gang gesetzt, der über das arthrogene Stauungssyndrom die venöse Hämodynamik verschlechtert und umgekehrt. Durch ein Vier-Phasen-Training nach dem Tübinger Modell wird dieser pathophysiologische Mechanismus durchbrochen (Jünger et al. 1998).

Tab. 7-9 Geräte zur intermittierenden pneumatischen Kompression (Wienert 1999).

Hersteller	Gerät	Druckmanschette Anzahl der Kammern	Druck (mmHg)
Bösl, 52068 Aachen	Vasoflow	3	0–100
	Lymphamat digital	12	0–120
	Lymphamat 300	12	0–100
FMT, 96005 Bamberg	Hydropress 100	1	0–100
	Hydropress 120	1	0–120
	Hydropress 300	6	0–100
	Hydropress 600	6	30–150
HNE, 40721 Hilden	Hydroven S	1	20–120
	Hydroven M	1	30–100
Jobst, 46430 Emmerich	Compriflow 7500	3	0–100
Villa Sana, 91799 Rehlingen	Lympha-Press	12	20–80–200
	Phlebo-Press	4	20–60

7.3 Physikalische Begleittherapie

Tab. 7-10 Aufbau einer Standardtrainingseinheit für Patienten mit chronischer venöser Insuffizienz (nach Jünger 1998).

Trainingsabschnitt	Trainingsinhalt
1. Aufwärmtraining 20 Minuten	▶ Übungen zum Erwärmen der Muskulatur ▶ Sprunggelenksmobilisation ▶ Gehschulung ▶ Dehnungs- und Koordinationsübungen, Atemtechniken
2. Gehtraining 20 Minuten	▶ Zehenstandsübungen ▶ Treppensteigen (Koordinations- und Belastungsübungen) ▶ Gehtrainingsintervalle
3. Pedalergometertraining 20 Minuten	▶ Training im Liegen am Gerät mit adäquater Einstellung der Federstärke bzw. Gewichtsbelastung. 3 Trainingseinheiten.
4. Entspannung 10 Minuten	▶ Hochlagern der Beine ▶ Entspannungsübungen ▶ Abschlussgespräch mit Arzt und Trainer

! Die physikalische Therapie und alle sportlichen Aktivitäten haben einen außerordentlich günstigen Einfluss auf den Verlauf chronischer Venenkrankheiten. Sie führen nicht nur zu einer wesentlichen Verbesserung der Hämodynamik des Kreislaufs, sondern optimieren auch den Lebensmut und die Lebensfreude. Deshalb gehören sie in jedes Behandlungskonzept.

7.3.1 Gefäßsport nach dem Tübinger Modell

Zur Trainingstherapie sind Patienten in allen Stadien der chronischen venösen Insuffizienz geeignet. Die Übungen finden zweimal wöchentlich statt (s. Tab. 7-10). Die Leitung obliegt einem Sportlehrer oder einer Krankengymnastin. Nach ½ Jahr ließen sich bei der Hälfte der Teilnehmer einer Gruppe (n = 33) signifikante Besserungen der venösen Hämodynamik feststellen.

7.3.2 Komplexe physikalische Entstauungstherapie

Die Kombination von manueller Lymphdrainage, medizinischer Kompressionstherapie und individuellen krankengymnastischen Übungen wird vor allem in Sanatorien oder entsprechenden ambulanten Einrichtungen eingesetzt.

7.3.3 Krankengymnastische Techniken

Die speziellen gymnastischen Maßnahmen kommen beim arthrogenen Stauungssyndrom zur Anwendung. Je früher sie verordnet werden, um so überzeugender ist ihr Erfolg. Die Wirkung lässt sich durch Messungen der Gelenkfunktion kontrollieren.

Krankengymnastische Methoden beim arthrogenen Stauungssyndrom sind (S. 306):
▶ Muskeldehnung nach Janda
▶ Kontrastentspannung
▶ Wiederholte Kontraktionen

7.3.4 Biomechanische Stimulationstherapie

Die Methode stammt ursprünglich aus dem Bereich des Leistungssports in der ehemaligen Sowjetunion. Sie wurde zur Muskelrelaxation und Dehnung eingesetzt.

Technik. Von dem biomechanischem Stimulationsgerät (BMS-Gerät) werden longitudinale Schwingungen im Frequenzbereich 18–36 Hz auf Fuß und Unterschenkel übertragen. Dadurch treten verschiedene Wirkungen auf: eine Erwärmung der Muskulatur, antiödematöse Effekte, eine Dehnung der Muskulatur und der Gelenkstrukturen sowie eine Schmerzminderung. Die Behandlungen werden täglich 30 Minuten lang durchgeführt (Jünger et al. 1998).

Bei Patienten mit **arthrogenem Stauungssyndrom**, die bereits austherapiert waren, ließ sich durchschnittlich noch eine Verbesserung der Gelenkmotilität von 16° erreichen (S. 306). Als Kontraindikationen gelten schwere Herzkrankheiten, neurologische Erkrankungen, Osteoporose, Metallimplantate und Herzschrittmacher.

7.3.5 Venengerechte Sportarten

Am besten sind sportliche Aktivitäten geeignet, die unter der Entlastung vom Körpergewicht erfolgen, wie Schwimmen

und Fahrradfahren. Beim Schwimmen kommt noch der Druck des Wassers auf den Körper als günstiges Moment hinzu. Kraftsportarten sind dagegen nicht zu empfehlen.
Zu empfehlende **sportliche Aktivitäten** des Venenkranken sind:
▶ Schwimmen
▶ Fahrradfahren
▶ Wandern
▶ Nordic Walking
▶ Ski-Langlauf

7.3.6 Balneologische Maßnahmen

Einen sehr günstigen Effekt haben Spaziergänge im seichten Wasser am Meeresstrand oder **Wattlaufen**. Hierdurch gleicht sich auch eine statische Insuffizienz aus, und das Gangbild verbessert sich. Die Einwirkung des kalten Wassers auf die Haut optimiert die Tonisierung der Venen. Die Hydrotherapie des Pfarrers Kneipp beinhaltete das morgendliche Tautreten auf der taufrischen Wiese. Bei den **Kneipp' Kalten Güssen** werden der Knie- und der Schenkelguss unterschieden. Die Behandlung beginnt immer an den Füßen. Auch abends gleich nach dem Abnehmen eines Kompressionsstrumpfes sollten solche Güsse regelmäßig durchgeführt werden, unangenehme Sensationen klingen dann sofort ab.

Literatur

Breu FX, Guggenbichler S, Marshall M. Konsensuskonferenz zur Schaumsklerosierung. Phlebologie 2004; 33: 97–105.
Cornely ME, Preusser KP, Kapellmeyer A, Fischer M, Enke H et al. Halle-Studie. Befragung zur Ordination von Kompression durch niedergelassene Ärzte bei phlebologischen Erkrankungen. Phlebol 1997; 25: 193–200.
Feuerstein W, Mostbeck A. Varizen-Verödung und Lungenembolie. Phlebol u Proktol 1977; 6: 235–42.
Fischer H. Eine neue Therapie der Phlebitis. Med Klin 1910; 14: 1172–3.
Hach W, Hach-Wunderle V. Die Kompressionstherapie in der Chirurgie der primären Varikose. Gefäßchirurgie 2001; 6: 47–53.
Hach-Wunderle V, Fink M, Blees N, Scharrer I. Tissue fibrinolytic activity in different types of varicose veins. Angiology 1986; 37: 718–24.
Hamel-Desnos C, Desnos P, Ouvry P. Nouveautés therapeutiques dans la prise en charge de la maladie variqueuse: écho-sclérotherapie et mouse. Phlébologie 2003; 56: 41–8.
Hübner K. Praktische Sklerotherapie (Hrgs). Essen: Viavital 2005.
Jünger M, Steins A, Zuder D, Klyscz T. Physikalische Therapie bei Venenerkrankungen. VASA 1998; 27: 73–9.
Linser K. Zur Behandlung der Varizen mit intravenösen Injektionen. Münch Med Wochenschr 1924; 515–8.
Linser P. Ueber die konservative Behandlung der Varizen. Med Klinik 1919; 12: 897–8.
Monfreux A. Traitement sclérosant des troncs saphènies et leurs collatèrales de gros calibre par le méthode MUS. Phlébologie 1997; 50: 351–3.
Moszkowicz L. Behandlung der Krampfadern mit Zuckerinjektionen kombiniert mit Venenligatur. Zbl Chir 1927; 54: 1732–6.
Orbach EI. Sclerotherapy of varicose veins (utilization of an intravenous air-block) Am J Surg 1944; 66: 362.
Rabe E, Pannier-Fischer F, Gerlach H, Breu FX, Guggenbichler S et al. Leitlinien zur Sklerosierungsbehandlung der Varikose. Phlebol 2003; 101–6.
Rabe E, Pannier-Fischer F, Rabe H. Eponyme in der Phlebologie. Köln: Viavital 2002; 130-1.
Raj TB, Goddard M, Makin GS. How long do compression bandages maintain their pressure during ambulatory treatment of varicose veins. Br J Surg 1980; 67: 122–4.
Recek C. Spätergebnisse nach Krossektomie und Sklerotherapie. Phlebol 2000; 29: 23–6.
Rudolphi H, Roßdeutscher-Boromka S, Kunze J. Komplikationen der Kathetersklerosierung. Phlebol 1991; 20: 151–3.
Schadeck M. Doppler and echotomography in sclerosis of the saphenous vein. Phlebology 1987; 2: 221–40.
Schadeck M. Die Duplex-kontrollierte Sklerosierungsbehandlung. Phlebol 2001; 30: 94–100.
Sebastian G. Zur Entwicklung der Sklerosierungsbehandlung der Varizen. In: Bischof J, Großmann K, Scholz A (Hrsg). Phlebologie, von der Empirie zur Wissenschaft. Jena: VEB Fischer 1988; 56–68.
Sigg K. Ambulante Behandlung der Varikosis in einigen Tagen. Z Hautkr 1964; 36: 274–90.
Staubesand J, Seydewitz V. Ultrastructural changes following paravascular and intraarterial injection of sclerosing agents. Phlebol Proktol 1991; 20: 1–8.
Tessari L. Nouvelle technique d'obtention de la sclero-mousse. Phlébologie 2000; 53: 129–32.
Tessari L, Cavezzi A, Frullini A. Preliminary experience with a new sclerosing foam in the treatment of varicos veins. Dermatol Surg 2001; 27: 58–60.
Unna GF. Die Stauungsdermatosen des Unterschenkels und ihre Behandlung. Dtsch Med Zeitg 1885; 55: 1–4 u. 13–7.
Weindorf N, Schultz-Ehrenburg U. Komplikationen der Varizenverödung. Phlebologie 1991; 20: 144–50.
Wienert V. Die medizinische Kompressionstherapie. Berlin: Blackwell 1999; 65–90.
Wienert V, Waldermann F, Zabel M, Rabe E, Jünger M. Leitlinie: Phlebologischer Kompressionsverband. Phlebol 2004; 33: 131–4.
Wienert V, Waldermann F, Zabel M, Rabe E, Jünger M, Kahle B, Földi E. Leitlinie: Medizinischer Thromboseprophylaxestrumpf. Phlebol 2004; 33: 135–8.
Wienert V, Waldermann F, Zabel M, Rabe E, Jünger M. Leitlinie: Phlebologischer Kompressionsstrumpf. Phlebol 2004; 33: 139–44.
Wienert V, Partsch H, Gallenkemper G, Gerlach H, Jünger M et al. Leitlinien zur intermittierenden pneumatischen Kompression. Entwicklungsstufe S2. Phlebol 2005; 34: 176–80.
Wollmann JC. Schaum – zwischen Vergangenheit und Zukunft. Vasomed 2002; 16: 34–8.

8 Gesundheitspolitische Konzepte

In den letzten Jahren wurden vor allem unter dem Aspekt des zunehmenden Kostendrucks im Gesundheitswesen wichtige Entscheidungen getroffen, die alle Bereiche der Medizin tangieren. Der Venenchirurg muss mit diesen Begriffen vertraut sein.

8.1 Leitlinien

Im Jahre 1999 wurde in Deutschland das „Leitlinien-Clearing-Verfahren" in Analogie zu dem US-amerikanischen Projekt *„National Guideline Clearinghouse"* entwickelt (*clearinghouse* = Zentrale). Die Bedeutung der Leitlinien für das ärztliche Handeln in unserem Gesundheitssystem bedarf der näheren Betrachtung (Dierks 2003, Hoppe 2003).

> **Definition.** Die „Leitlinien" der Wissenschaftlichen Medizinischen Fachgesellschaften sind systematisch entwickelte Hilfen für Ärzte zur Entscheidungsfindung in spezifischen Situationen. Sie beruhen auf aktuellen wissenschaftlichen Erkenntnissen und in der Praxis bewährten Verfahren. Weiterhin sollen sie für mehr Sicherheit in der Medizin sorgen und ökonomische Aspekte berücksichtigen. Die „Leitlinien" sind für Ärzte rechtlich nicht bindend. Sie haben daher weder haftungsbegründende noch haftungsbefreiende Wirkung.

Von der Deutschen Gesellschaft für Gefäßchirurgie, der Deutschen Gesellschaft für Angiologie und der Deutschen Gesellschaft für Phlebologie wurden jeweils eigene Leitlinien zur Venenchirurgie und zu benachbarten Themen erstellt, in letzter Zeit aber auch gemeinsame Ausarbeitungen.
Der Einsatz **evidenzbasierter Leitlinien** wird vom Gesetzgeber (Bundesärztekammer 1997) gefordert. Die Leitlinien entstehen aus dem Konsens mehrerer Experten aus unterschiedlichen Fachbereichen und Arbeitsgruppen zu bestimmten ärztlichen Vorgehensweisen, die definiert und transparent gemacht wurden. Sie sollen wissenschaftlich bewiesen und praxisorientiert sein. **Methodische Instrumente** dafür sind Konsensuskonferenzen, Delphi-Analysen, Therapiestudien und Metaanalysen. Von den Handlungs- und Entscheidungskorridoren der Leitlinien kann und muss in begründeten Fällen abgewichen werden. Eine regelmäßige Überprüfung auf Aktualität und gegebenenfalls die Fortschreibung sind erforderlich.

Leitlinien dienen
- der Sicherung und Verbesserung der gesundheitlichen Versorgung der Bevölkerung,
- der Berücksichtigung systematisch entwickelter Entscheidungshilfen in der ärztlichen Berufspraxis,
- der Motivation zu wissenschaftlich begründeter und ökonomisch angemessener ärztlicher Vorgehensweise unter Berücksichtigung der Bedürfnisse und Einstellungen der Patienten,
- der Vermeidung unnötiger und überholter medizinischer Maßnahmen und unnötiger Kosten,
- der Verminderung unerwünschter Qualitätsschwankungen im Bereich der ärztlichen Versorgung und
- der Information der Öffentlichkeit (Patienten, Kostenträger, Verordnungsgeber, Fachöffentlichkeit und andere) über notwendige und allgemein übliche ärztliche Maßnahmen bei speziellen Gesundheitsrisiken und Gesundheitsstörungen.

Von den individuellen Folgen für den Arzt ist hervorzuheben, dass Validität und Gültigkeit der Leitlinien gegeben sind, wenn durch die Befolgung ihrer Empfehlungen die zu erwartenden gesundheitlichen und ökonomischen Ergebnisse tatsächlich erzielt werden können. Der **Patient** soll durch Praxishilfen, Informations- und Fortbildungsmaterial sowie Dokumentationshilfen an den Entscheidungen beteiligt werden. Wichtig ist in der Leitlinie auch die Anerkennung der **Kosten-Nutzen-Relation** mit entsprechender Berücksichtigung anderer Vorgehensweisen.

> ! Dem behandelnden Arzt ist zu raten, eine Verbindlichkeit der Leitlinien insofern zu beachten, als Abweichungen davon im Besonderen zu begründen und vor allem auch zu dokumentieren sind. Mit ihrer Präsenz im Internet durch die **A**rbeitsgemeinschaft **W**issenschaftlich **M**edizinischer **F**achgesellschaften (AWMF) ist der Inhalt jedem Interessierten zugänglich (www.awmf.de).

8 Gesundheitspolitische Konzepte

> Durch die Leitlinien soll die Methodenfreiheit des Arztes nicht eingeschränkt werden. Ihre Beachtung garantiert nicht in jedem Fall den diagnostischen oder therapeutischen Erfolg. Leitlinien erheben keinen Anspruch auf Vollständigkeit. Die Entscheidung über die Angemessenheit der zu ergreifenden Maßnahmen trifft der Arzt unter Berücksichtigung der individuellen Problematik.

Gerichtsurteil des Oberlandesgerichts Naumburg (AZ 1 U 111/01). Nach diesem Urteil dienen die Leitlinien in erster Linie der ärztlichen Information. Sie sind keine verbindliche Handlungsanleitung. Wegen ihres abstrakten Regelungsgehalts sind sie nicht geeignet, „ein auf den individuellen Behandlungsfall gerichtetes Sachverständigengutachten zu ersetzen".

8.2 Richtlinien

Richtlinien zur Ausübung der Medizin hat es schon immer gegeben. Sie entsprechen dem aktuellen Lehrbuchwissen bzw. der **Lehrmeinung**. Für den Rechtsraum dieser Institution zieht die Nichtbeachtung der Richtlinien bestimmte Sanktionen nach sich.

> **Definition.** Im Gegensatz zu Leitlinien sind Richtlinien als Regelungen des Handelns oder Unterlassens definiert, die von einer rechtlich legitimierten Institution vorgegeben sind.

8.3 Evidenzbasierte Medizin (EbM)

Die Leitlinien sollen durch eine evidenzbasierte Strategie gekennzeichnet sein. Dazu ist die systematische Aufarbeitung der besten verfügbaren wissenschaftlichen Ergebnisse erforderlich. Die Philosophie geht davon aus, dass der einzelne Arzt nicht in der Lage sein kann, die ungeheuren Wissensbestände zu bewerten, und dass er somit dem Patienten keine Gewähr der angemessenen Behandlung bieten kann (Schmacke 2000).
An die Validität der Informationen werden vor ihrer Übernahme in den Regelwissensbestand hohe Anforderungen gestellt, die vom *Oxford Centre for Evidence Medicine* in **5 Grade** eingeteilt werden: Metaanalysen, Kohortenstudien, Fallkontrollstudien, Fallbeobachtungen und Expertenaussagen.

> **Definition.** Evidenzbasierte Medizin bedeutet der gewissenhafte und vernünftige Gebrauch der gegenwärtig besten wissenschaftlichen Evidenz für Entscheidungen in der medizinischen Versorgung **individueller** Patienten (Sackett 1997).

Den höchsten Evidenzgrad erreichen **Metaanalysen aus randomisierten Studien**. Im Gegensatz zur Inneren Medizin gibt es in der Chirurgie aber nur 3–4% und in der Venenchirurgie noch weniger dieser Arbeiten, deren Qualität nicht einmal berücksichtigt ist. Dagegen werden die in der Chirurgie üblichen **Kohortenstudien** in der evidenzbasierten Medizin unterbewertet. Deshalb soll jeder Chirurg *selbst* die Ergebnisse seiner Tätigkeit mit den Veröffentlichungen vergleichen, um nicht in den Satz „Das haben wir schon immer so gemacht" zu verfallen (Lange 2003). Allerdings ist der Aufwand dafür erheblich.

Voraussetzungen für die Umsetzung evidenzbasierter Medizin in der Venenchirurgie sind:
- Souveräner Umgang mit Computer, Internet, Suchmaschinen
- Sehr gut englische Sprachkenntnisse
- Kenntnisse der Statistik
- Wiederholte Schulungen, ständiges Training
- Großer Zeitaufwand

Derartige Aufgaben werden dem praktisch tätigen Arzt von den Leitlinien abgenommen. Weiterhin gibt es eine Vereinfachung entsprechend den *Empfehlungen A bis C*. Diese Empfehlungen leiten sich aus den folgenden Zusammenstellungen nach bestimmten Kriterien der Studien ab (Partsch 2003):
- **Stufe I (Empfehlung A):** Randomisierte kontrollierte Studien *(randomized controlled study, RCT)* und Metaanalysen
- **Stufe II (Empfehlung B):** RCTs mit kleinen Fallzahlen und nicht homogenen Ergebnissen
- **Stufe III (Empfehlung C):** Kohortenstudien, Fallkontrollstudien, Fallbeobachtungen und Expertenaussagen

In der Phlebologie gibt es nur für die Kompressionstherapie des Ulcus cruris eine wissenschaftliche Evidenz entsprechend der Stufe I.

Studien der Stufe 1. Die Erkenntnisse aus verschiedenen Studien zur Kompressionstherapie venöser Ulzera wurden von Partsch 2003 zusammengestellt:
1. Ulzera heilen mit Kompression besser als ohne Kompression (6 RCTs, 260 Patienten).
2. Mehrschichtige elastische Verbände mit hohem Druck sind wirksamer als unelastische Binden (3 RCTs, 273 Patienten).
3. Mehrschichtige, starke Kompression ist gleich gut wie feste Kurzzugverbände (4 RCTs, 164 Patienten).
4. Vielschichtige, starke Verbände sind besser als einschichtige (4 RCTs, 280 Patienten).
5. Ein Vierlagenverband ist gleich gut wie andere Mehrschichtverbände (3 RCTs, 285 Patienten).
6. Kompressionsstrümpfe sind gleich gut wie Kurzzugbinden (2 RCTs, 80 Patienten).

8.4 Disease Management

Das Disease Management wurde ursprünglich in den USA entwickelt und findet heute in Australien, Neuseeland und Europa – hier besonders in den skandinavischen Ländern – eine breite Anwendung. Es beruht auf der Erkenntnis, dass ca. 25 % aller Versicherten der Gesetzlichen Krankenkassen an einer **chronischen Krankheit** leiden, z. B. Diabetes mellitus, Asthma, Herzinsuffizienz, Hypertonie, Koronare Herzkrankheit, Brustkrebs und Zustand nach Apoplex. Chronische Venenkrankheiten sind bisher nicht einbezogen.

Angestrebt werden eine Qualitätsverbesserung in der Versorgung chronisch kranker Patienten mit allen Aspekten der (Sekundär-)Prävention, Therapie und Weiterbetreuung sowie die Kostensenkung oder zumindest die Kostenneutralität. Das Ziel ist nicht die Therapie unterschiedlicher Episoden einer Krankheit, sondern die **Versorgungsverbesserung einer Patientenpopulation** mit einer definierten Krankheit (Lauterbach et al. 2004). Die individuelle Behandlungsfreiheit soll nicht eingeschränkt sein.

> **Definition.** Disease Management ist ein systematischer, sektorenübergreifender und populationsbezogener Ansatz zur Förderung einer kontinuierlichen, evidenzbasierten Versorgung von Patienten mit chronischen Erkrankungen über alle Krankheitsstadien und Aspekte der Versorgung hinweg (Lauterbach et al. 2004).

Das Behandlungsprogramm basiert auf einer individuellen Risikoeinschätzung und Prognose für den einzelnen Patienten durch den behandelnden Arzt (Sawicki 2000). Als **Krankheitsordinator** fungiert meistens ein Arzt, in Kliniken auch eine speziell ausgebildete Krankenschwester oder eine andere Person. Dem Arzt stehen **Entscheidungshilfen** auf dem Boden der evidenzbasierten Medizin, der klinischen Expertise und klinischer Erfahrungen in Diagnostik und Therapie zur Verfügung. Die **Schulung des Patienten** gilt als eine tragende Säule. Sie erfolgt in Gruppen- und Einzelschulungen oder in Selbsthilfegruppen. Der Koordinator organisiert die Wege der Betreuung wie krankheitsbezogene Spezialsprechstunden des Patienten beim Haus- oder Facharzt oder im Krankenhaus, gemeinsame Sprechstunden von Hausarzt und Experten, Programme der Fortbildung.

8.5 Behandlungskomplexe im EBM 2000plus

Hervorzuheben ist auch eine Neufassung des **E**inheitlichen **B**ewertungs**m**aßstabs (EBM 2000plus), die am 1.4.2005 eingeführt worden ist. Darin sind z. B. Behandlungskomplexe für die Therapie des Ulcus cruris (Ziffer 02312), die Kompressionstherapie (Ziffer 02313), ein phlebologischer Basiskomplex (Ziffer 30500) und einer für die Verödung von Varizen (30501) enthalten (Balschum 2005).

Beispiel: EBM Ziffer 02312 – Behandlungskomplex eines Ulcus oder mehrerer chronisch venöser Ulcera cruris (150 Punkte).

Obligater Leistungsinhalt: Abtragung von Nekrosen, Lokaltherapie unter Anwendung von Verbänden, entstauende phlebologische Funktionsverbände, Fotodokumentation zu Beginn, danach alle 4 Wochen.

Fakultativer Leistungsinhalt: Ruhigstellung, Teilbäder, Thromboseprophylaxe.

8.6 G-DRG

Vom Ministerium für Gesundheit und Soziale Sicherung wurde am 13. Oktober 2002 die Verordnung zum Fallpauschalsystem für Krankenhäuser unterzeichnet und ab 2005 verbindlich eingeführt. Bestimmte Krankheiten und ihre Behandlungen sind in **D**iagnosis **R**elated **G**roups, G-DRGs, zusammengefasst. **G** steht für Deutschland.

Im Vorfeld wurden 8 verschiedene pauschalierte Entgeltungssysteme überprüft, die sich schon im internationalen Einsatz befinden. Die *Australien DRGs* erschienen am besten für die Anpassung an die deutschen Verhältnisse geeignet.

Mit dem Verordnungstext der G-DRGs wurden auch die Abrechnungsbestimmungen nach den Katalogen der **ICD-10-Klassifikation** sowie der **Prozedurenklassifikation OPS-301** herausgegeben. Die Konvergenzphase, also die Anpassung an den Basisfallwert als Orientierungsgröße für das jeweilige Bundesland, dauert fort (Müller de Cornejo 2000). Die Einzelheiten sind in der Schrift *Deutsche Kodierrichtlinien, Version 2004* niedergelegt (www.g-drg.de). Alle anderen Klassifikationen sind unter www.dimdi.de abzurufen. In der Regel arbeitet sich ein ärztlicher Mitarbeiter der Klinik oder ein Informatiker in die komplexe Problematik mit den vielen Ergänzungen und Ausnahmen ein, da es hierbei letztendlich um die Finanzierung der Aufwändungen des Krankenhauses für den Patienten geht.

Abkürzungen:

ICD-10-GM. Internationale statistische Klassifikation der Krankheiten und verwandter Gesundheitsprobleme, 10. Revision, German Modification

OPS 301. Operationen- und Prozedurenschlüssel nach § 301 SGB V

DIMDI. Deutsches Institut für Medizinische Dokumentation und Information (im Geschäftsbereich des Bundesministeriums für Gesundheit und Soziale Sicherung).

Im Gegensatz zum alten System der Fallpauschalen und Sonderentgelte steht bei der DRG die Krankheit im Vordergrund. Die Pauschalierung geht von der alles bestimmenden **Hauptdiagnose** aus, die mit dem höchsten Ressourcenverbrauch einhergeht und nach dem ICD-Schlüssel ermittelt wird. Zur medizinischen Dokumentation ist immer der Code für die **höchste Differenziertheit**, also bis zur letzten Stelle des Codes, zu verschlüsseln. Hinzu kommen die Nebendiagnosen. Die Krankheiten der Venen und Lymphgefäße sind unter dem Kapitel der *Krankheiten des Kreislaufsystems* (I00–I99), das Ulcus cruris venosum unter den *Krankheiten der Haut und der Unterhaut* (L00–L99) aufgeführt.

Die Therapie wird nach dem **Behandlungsschlüssel OPS** eingeordnet. Komplikationen des Krankheitsverlaufes belasten die Kalkulation in verschiedener Hinsicht. Die noch existenten Probleme der Hochleistungsmedizin oder der Onkologie tangieren die Phlebologie nicht. Diesbezüglich sind noch wichtige Korrekturen zu erwarten (Bartkowski 2005).

Das **systematische Verzeichnis des OPS** umfasst:
- Diagnostische Maßnahmen
- Bildgebende Diagnostik
- Operationen
- Nicht operative therapeutische Maßnahmen
- Ergänzende Maßnahmen

Beispiel für Pauschalberechnung. Im Krankenhaus läuft der Vorgang einer Pauschalberechnung folgendermaßen ab: Jede Klinik hat (zunächst noch in der Konvergenzphase) ein gedeckeltes Buget, aus dem die individuelle *Base Rate* ermittelt wird, zum Beispiel 3000 Euro. Die Stammvarikose läuft unter dem ICD-Schlüssel I83.9, die Operation unter dem OPS-Kode 5-385.70 (Stammvarikose der V. saphena magna), 5-385.4 (Perforansdissektion) und 5-385.2 (Lokale Exhairese). Nach Eingabe dieser Daten in den *Grouper* (Rechengerät) wird daraus automatisch die DRG berechnet. Bei der DRG-Ziffer F39.A ergibt sich für die Operation einer komplizierten, ausgedehnten Krankheit oder für den Eingriff an beiden Beinen ein *Case Mix Index* von 0,797, und bei der Ziffer F39.B für die unkomplizierte Operation ein *Case Mix Index* von 0,613. Aus der Gleichung 3000 × 0,613 berechnet sich für das letztere Beispiel die verbindliche Pauschale von 1839 Euro. Zu jeder DRG gehört eine vorgeschriebene Verweildauer innerhalb bestimmter Grenzen. Bei einer kürzeren Liegezeit gibt es Abzüge, für eine längere gewisse Zuschläge.

Literatur

Lange V. Evidenzbasierte Medizin – Akzeptanz für den Chirurgen? Chir Praxis 2003; 61: 569–70.

Lauterbach KW, Stock S, Redaélli M, Kühn M, Lingen M. Disease Management in Deutschland. Voraussetzungen, Rahmenbedingungen, Faktoren zur Entwicklung, Implementierung und Evaluation. www.vdak-aev.de/dmp/dmp_gutachten.pdf.

Müller de Cornejo G, Hoyer JM, Baas JC. Disease-Management-Programme. AOK Bundesverband Bonn 2000.

Partsch H. Ulcus-cruris-Therapie: Evidence-basierte Kompressionsbehandlung. Derm 2003; 9: 418–20.

Sackett DL, Rosenberg WMC, Muir Gray JA Haynes RB, Richardson WS. Evidence based medicine: what it is and what it isn`t. Br Med J 1997; 312: 71–2.

Sawicki PT. Evidenzbasierte Entscheidungsgrundlagen – Wege zum „besten Wissen" für die Praxis. Disease-Management-Programme. AOK Bundesverband Bonn 2000; 27–30.

Schmacke N. Leitlinienorientierung, evidenzbasierte Versorgung und Vertrauen in die Medizin: Voraussetzungen für die Entwicklung von strukturierten Behandlungsprogrammen. AOK Bundesverband Bonn 2000; 12–9.

Strehl R. Die Hochleistungsmedizin bleibt auf der Strecke. Deutsches Ärzteblatt 2004; 101: 2584–50.

9 Die primäre Varikose

Das periphere Venensystem bildet ein Netzwerk und unterscheidet sich dadurch grundlegend von dem Modell eines Baums der Arterien. Alle Venen stehen demnach miteinander in Verbindung. Unter Berücksichtigung dieses Aspekts lassen sich am Bein aufgrund anatomischer und physiologischer Gesichtspunkte trotzdem vier Venensysteme unterscheiden: die oberflächlichen Gefäße, die Vv. perforantes, die tiefen Leitvenen und die Muskelvenen. Darauf bezieht sich auch der Kliniker bei seiner Einteilung der Venenkrankheiten. Es liegt auf der Hand, dass sich wesentliche pathologische Veränderungen niemals nur auf einen Gefäßabschnitt allein beziehen können, immer sind das ganze Venennetz einer Extremität und oftmals auch die zugehörige Beckenregion mit einbezogen. Beim Lagewechsel des Körpers ist infolge der Verschiebung großer Blutvolumina der ganze Kreislauf betroffen.

Charakteristika der primären Varikose sind:
▶ Primäre Erkrankung der extrafaszialen Venen und der Vv. perforantes
▶ Keine Vorschädigung der intrafaszialen Venen
▶ Multifaktorielle Vorstellungen zur Pathogenese
▶ Günstige Prognose bei adäquater Therapie
▶ Hohe Komplikationsrate bestimmter Krankheitsbilder bei spontanem Verlauf

Seit hundert Jahren wird die primäre Varikose als ein Krankheitsbild des extrafaszialen Venensystems und der Vv. perforantes definiert. Die Krankheit wirkt sich bei entsprechender Ausprägung aber auch auf die tiefen Leitvenen der unteren Gliedmaße und der Beckenregion sowie auf die Funktion der Muskelvenen aus. Diese Zusammenhänge wurden aufgrund systematischer phlebographischer Untersuchungen entdeckt und als *sekundäre Popliteal- und Femoralveneninsuffizienz,* heute **Leitveneninsuffizienz**, beschrieben. Daraus ließ sich das theoretische Konzept der **Rezirkulationskreise** ableiten, das heute als Basis aller diagnostischen und therapeutischen Überlegungen bei der Krampfaderkrankheit anzusehen ist (Hach und Hach-Wunderle 1994).

Die V. saphena magna, die V. saphena parva und ihre Seitenäste überbrücken größere Distanzen in der Längsrichtung der unteren Extremität. Im Gegensatz zu diesen **oberflächlichen Leitvenen** gelten die **retikulären Venen** als Gefäße von begrenzter regionaler Bedeutung und zeigen einen scheinbar ungeordneten Verlauf. Als letzte Gruppe stellen die **Vv. perforantes** etagenförmig angelegte, kurze, unmittelbare Verbindungen von den oberflächlichen zu den tiefen Venen her. Die beiden Stammvenen und die Vv. perforantes müssen vor ihrer Kommunikation mit den intrafaszialen Venensystemen die Faszie durchkreuzen; sie bilden also **transfasziale Kommunikationen**.

Das vorliegende Kapitel behandelt das Krankheitsbild der primären Varikose auf der Grundlage dieser morphologischen und funktionellen Gegebenheiten. Das zwingt den untersuchenden Arzt dazu, die einzelnen Gefäßregionen selektiv zu beurteilen und dann aus den einzelnen Befunden eine übergeordnete Diagnose zu stellen, die zu einem bestimmten therapeutischen Ziel führt. Dem Patienten geht es um die Beseitigung seiner Krampfadern, natürlich auf dem schonendsten und wirkungsvollstem Wege. Der aufgeklärte Patient weiß heute auch um die Notwendigkeit der Erhaltung transplantationswürdiger Venensegmente. Nicht bekannt, *noch* nicht bekannt sind ihm aber die Zusammenhänge eines persistierenden Rezirkulationskreises mit seiner persönlichen Zukunft, vielleicht mit vergebenen Chancen zur Heilung eines chronischen venösen Stauungssyndroms.

Das Thema führt den Leser zu verschiedenen diagnostischen und therapeutischen Methoden. Sie sind oft mit Eigennamen verknüpft. Im Zeitalter der evidenzbasierten Medizin werden Studienergebnisse verlangt, um die klinische Effizienz einer medizinischen Maßnahme zu beweisen. Hieran aber mangelt es, obgleich die primäre Varikose zu den häufigsten Krankheitsbildern überhaupt zählt. Die Ursache ist darin zu suchen, dass es sich bei vielen Bereichen der Phlebologie um eine Erfahrungswissenschaft handelt, die unter ambulanten Bedingungen erlernt, durchgeführt und weiter vermittelt wird. Erst jetzt beginnen die Universitäten als Ort der theoretischen Wissenschaften, sich auch mit den Problemen der primären Varikose auseinander zu setzen. Aus diesem Grunde werden die aufgeführten Verfahren an dem Konzept der **phlebographischen Grundlagenforschung**, wie sie von May und Nißl (1973), Hach (1979), Weber (1990) sowie Hach und Hach-Wunderle (1994) erarbeitet wurden, gemessen. Im letzten Jahrzehnt hat die moderne **Duplexsonographie** wichtige Ergänzungen beigetragen und aufgrund ihrer Nichtinvasivität die diagnostische Führungsrolle übernommen.

Seit den Jahren der Gründung einer systematischen Chirurgie der Krampfaderkrankheit ist die wissenschaftliche Literatur auf der ganzen Welt ins Unermessliche angewachsen. Darin liegen unzählige neue Gedanken und Erfahrungen, aber auch

Irrwege verborgen, von denen die Chirurgie der primären Varikose ihren Ursprung nahm.

9.1 Historische Operationsverfahren

Früher wurde der Erfolg neuer Operationsmethoden weniger an der Beseitigung von Krampfadern sondern vielmehr an der dauerhaften Abheilung venöser Ulzera gemessen. Deshalb befand sich die V. saphena magna meistens im Mittelpunkt des Interesses. Vom Altertum bis fast zum Ende des 19. Jahrhunderts wurden immer nur vereinzelte Operationen durchgeführt. Der Edinburger Chirurg **John Bell** (1762–1820) schnitt in Abständen kleine Stücke aus der Vene heraus; dies führte aber zu exzessiven Blutungen und Entzündungen. Der berühmte Berliner Chirurg und Augenarzt Carl Ferdinand von Graefe (1787–1840) eröffnete die variköse V. saphena magna an einer Stelle, stopfte sie mit Mull aus und ließ die Wunde per granulationem heilen. Auch dabei gab es natürlich schwere Infektionen. Einen ersten Fortschritt – schon im Zeitalter der Antisepsis – brachte dann die **Resektion der Stammvene** durch Marshall 1875.

Medizingeschichte. John Marshall (1818–1891) war Professor der Chirurgie am University College Hospital in London. Zur Pathogenese der Stammvarikose führte er in einer klinischen Vorlesung aus, *„that the primary cause was some mechanical obstruction, and that this obstruction was generally situated high up in the trunk"*. Marshall unterband die Stammvene in Esmarch-Blutleere mit der Hasenscharten-Nadel und der damals üblichen *figure-of-8-ligature*, resezierte ein *6 inches* (14 cm) großes Segment in Höhe des Kniegelenks und führte anschließend die antiseptische Therapie durch. Der Patient, ein 38-jähriger Plattenleger, litt seit dem 17. Lebensjahr an ungewöhnlich schweren Varizen. Er überstand den Eingriff gut. Die V. saphena magna thrombosierte bis zum Fuß und wohl auch am Oberschenkel. Von weiteren Operationen ist nichts bekannt.

9.1.1 Ligatur der Stammvene nach Trendelenburg 1891

Die wissenschaftliche Chirurgie der Varikose begann, als die Operationsmethoden in der Routine zur Anwendung gelangten und die Ergebnisse in Kollektiven ausgewertet wurden. Zu den wichtigsten Veröffentlichungen im Weltschrifttum gehört die berühmte Arbeit von Trendelenburg im Jahre 1891: *„Ueber die Unterbindung der Vena saphena magna bei Unterschenkelvaricen"*. Darin sind entscheidende Gedanken der Pathophysiologie bis in unsere Zeit hinein vorweggenommen, die Trendelenburg als *Privatkreislauf* bezeichnet hat (Abb. 9-1). Als therapeutische Konsequenz ergab sich die *doppelte Unterbindung und Durchschneidung* der Vene in der Mitte des Oberschenkels, die in den Jahren 1880 bis 1889 in 9 Fällen mit gutem Erfolg durchgeführt worden war.

Friedrich Trendelenburg (1844–1924) war Ordinarius für Chirurgie an den Lehrkanzeln in Rostock, Bonn und Leipzig. Im Jahre 1872 hat er die *Deutsche Gesellschaft für Chirurgie* mit gegründet und war 1898 ihr Präsident. Auf ihn gehen viele Entdeckungen in der Medizin zurück, die Trendelenburg-Lagerung zur Reposition von eingeklemmten Darmschlingen, die Anti-Trendelenburg-Lagerung bei der Thrombektomie, die erste Naht der Patella, die erste Gastrostomie, aber auch die vergeblichen Versuche zur Beckenvenenligatur bei der Puerperalsepsis. Er prägte den Satz: „Meister ist, wer was ersann".

Nach der Trendelenburg-Ligatur gab es jedoch schon bald schwere Rezidive. Sein Oberarzt **Perthes** (1869–1927, später Ordinarius in Leipzig und Tübingen) forderte deshalb, die Unterbindung so hoch wie möglich vorzunehmen. Um die Jahrhundertwende wurde dieses Konzept an verschiedenen Kliniken verwirklicht, von **Novaro** in Genua (zit. nach Moro 1910) und von **Faisst** in der Bruns-Universitätsklinik Tübingen. Auf diese Weise sollten auch die recht häufige Thrombosierung und Embolisierung aus dem großen proximalen Venenstumpf vermieden werden.

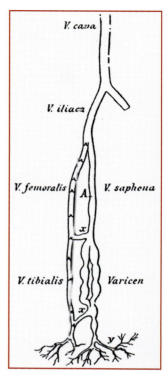

Abb. 9-1 Trendelenburg-Privatkreislauf 1894.

9.1.2 Totale Exhairese nach Madelung 1884

Die Entfernung der ganzen V. saphena magna war das erste radikale Behandlungskonzept der schweren Stammvarikose, das zu reproduzierbar guten Ergebnissen führte. Der erste Bericht über eine derartige Operation in Esmarch-Blutleere stammt von dem Londoner Chirurgen **J. Marshall** 1875.

Madelung entfernte die ganze V. saphena magna einschließlich aller Seitenäste von langen Hautschnitten aus und nahm darüber hinaus auch ausgedehnte subfasziale Perforansdissektionen vor. Er berichtete bis zur Veröffentlichung 1884 über 11 Operationen. In vielen Fällen war der große Eingriff mit Komplikationen belastet (Abb. 9-2).

Otto Madelung (1846–1926) war Ordinarius für Chirurgie in Rostock, Göttingen und Straßburg. Viele wichtige Erkenntnisse der Chirurgie gehen auf ihn zurück. „Ich habe die radicale Ausschälung des durch cirsoide Varicenbildung degenerierten Venenplexus vorgenommen. So versteht es sich, dass meist über mehr als Fusslänge und mehr als Handbreite Strecken der Unterschenkelhaut abpräpariert werden müssen. Ein um den Oberschenkel locker umgelegter Schlauch füllt die peripher liegenden Venen strotzend. Zahlreichste Unterbindungen sind besonders zum Schluss der kleinen, die Fascie der Unterschenkelmusculatur durchdringenden Gefässe nöthig. Ich habe mit dieser so

9.1 Historische Operationsverfahren

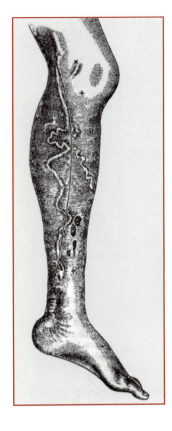
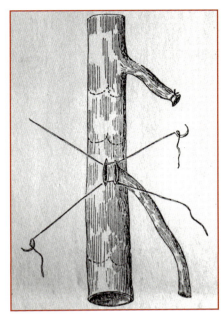
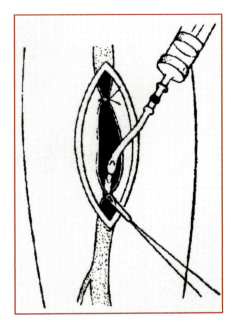

Abb. 9-2 (links) Madelung-Exhairese 1894.
Abb. 9-3 (Mitte) Delbet-Prinzip 1906. Implantation der varikösen V. saphena magna in die V. femoralis superficialis
Abb. 9-4 (rechts) Operation nach Moszkowicz 1927.

leicht auszuführenden Operation mehr Dank geerntet, als mit vielen schwierigen operativen Eingriffen."

In Berlin entfernte **Karewski** (1901) den Venenstamm bei der Stammvarikose **stückweise** und vermied so die langen Madelung-Schnittführungen. Er verzichtete dabei auf die Perforansdissektionen. Das Verfahren ging später als **Narath-Operation** in die Literatur ein (S. 213).
„Wenn man die Vena saph. In der Fossa ovalis freilegt, so kann man nach derer doppelter Unterbindung und Durchschneidung ein beträchtliches Stück der Vene nach unten isoliren. Wenn man nun ca. 20 cm tiefer eine neue Incision macht, die Vene wiederum zweifach ligiert und durchschneidet, sie alsdann centralwärts herauszieht, so ist man im Stande das ganze Gefäßrohr herauszuholen". Auf diese Weise wurde auch „die frische variköse Phlebitis schnell und dauernd zur Heilung gebracht".

9.1.3 Extraluminäre Exhairese der V. saphena magna nach Mayo 1906

Die amerikanischen Brüder **William James** (1861–1931) und **Charles Horace Mayo** (1865–1939) in Rochester/Minnesota konstruierten einen Ringstripper, die „*Dull Ring Curette*". Das Instrument wurde außen über der V. saphena magna entlang geführt, sodass sich die Stammvene zwischen mehreren kleinen Hautschnitten isolieren und dann herausziehen ließ. Das Verfahren fand zwar keine größere Verbreitung, ist aber an vereinzelten Zentren bis heute nicht vergessen.

9.1.4 Verlagerung der V. saphena magna nach Cecca 1908 sowie Katzenstein 1911

Der italienische Chirurg **Cecca** (zit. nach Bischof) verlagerte die V. saphena magna in ihrem gesamten Verlauf unter die Faszie, um sie gegen die variköse Dilatation zu schützen. Das aufwändige Verfahren konnte sich nicht halten. In ähnlicher Weise fügte **Katzenstein**, Assistent am Jüdischen Krankenhaus in Berlin, das Gefäß in die Sartoriusloge ein, um durch die Muskelkontraktion gleichzeitig eine bessere Hämodynamik zu erreichen:

„Die Vena saphena magna wird am Oberschenkel in möglichst weiter Ausdehnung freipräpariert, der daneben gelegene M. sartorius isoliert. Durch Zusammennähen der Sartoriusränder wird ein Muskelcanal gebildet, in den die Vena saphena magna hineingelegt wird. Die Unterschenkelmuskulatur eignet sich nicht so gut für diese Operation."

9.1.5 Saphenofemorale Anastomose nach Delbet 1906

Der Pariser Chirurg **Pierre Delbet** versuchte, durch die Anastomosierung der V. saphena magna mit der V. femoralis superficialis funktionstüchtige Venenklappen in den Privatkreislauf einzuschalten und damit den retrograden Blutstrom zu unterbrechen. Er selbst nahm den Eingriff an 25 Patienten vor und erzielte gute Resultate. Seitdem ist vom Delbet-Prinzip die Rede (S. 267).

Hesse und Schaack (1911) haben die Operation am Obuchow-Krankenhaus für Männer in St. Petersburg bei 23 Kranken durchgeführt und folgendermaßen beschrieben (Abb. 9-3): Die V. femoralis wird 5–7 cm in der Leiste freigelegt und „temporär durch Höpfner'sche Klemmen verschlossen. Zur Naht verwandten wir dünne Gefäßseide, welche durch 10 Minuten langes Kochen in Paraffinum liquidum bei 110° keimfrei gemacht worden war. Die zierlichen Nadeln müssen vorher eingefädelt sein, da ein Einfädeln während der Operation schwierig ist. In allen unseren Fällen erwies sich die Anastomose als durchgängig." Trotzdem empfahlen die Autoren eine Zurückhaltung wegen der „Gefährlichkeit der Gefäßnaht und der Unverhältnismäßigkeit des kleinen Leidens zum grossen, schwierigen Eingriff".

9.1.6 Chirurgische Verödungstherapie nach Moszkowicz 1927

Über eine lange Zeit hinweg beherrschte die kombinierte Therapie der hohen Saphenaligatur in Kombination mit der Sklerosierung die Literatur. Sie geht auf die Veröffentlichung des Wiener Chirurgen **Moszkowicz** zurück, hatte aber schon viele Vorläufer. Moszkowicz legte die V. saphena magna in der Mitte des Oberschenkels durch einen kleinen Hautschnitt frei und verödete nach distal mit 10–20–40 ml einer konzentrierten Zuckerlösung (Abb. 9-4).

„Wie weit kann nun dieses kombinierte Verfahren die alten chirurgischen Methoden ersetzen? Ich bin im Laufe der letzten Jahre allmählich immer kühner geworden. Während ich anfangs mit meinen Eingriffen das untere Drittel des Oberschenkels nicht gern überschritt, bin ich allmählich immer höher gegangen. Nur die Fovea ovalis gilt mir immer noch als Noli me tangere."

9.1.7 Multiple Unterbindungen und Umstechungen

Die lokalen Unterbindungen und Umstechungen haben eine lange Tradition, die bis in die Antike zurückreicht.

Schede-Operation 1877

Nach Einführung der Anästhesie und der Antisepsis gehörte Schedes Arbeit *„Ueber die operative Behandlung der Unterschenkelvaricen"* zu den ersten systematischen Anwendungen der Venenchirurgie. Schede nahm bis zu 100 Ligaturen und Dissektionen der Krampfadern vor. Die Hälfte der Fäden entfernte er schon nach 12 Stunden, den Rest nach 24 Stunden. Er befürchtete, dass es sonst zu Hautnekrosen und Infektionen käme. Das Schede-Verfahren wurde vor allem zur Behandlung des Ulcus cruris eingesetzt.

Max Schede (1844–1902) war Assistent und Oberarzt an der Friedrichs-Universität Halle bei Richard von Volkmann. Ab 1877 leitete er vorübergehend die Chirurgie im Berliner Krankenhaus am Friedrichshain und dann im St. Georg Krankenhaus in Hamburg, ging später nach Eppendorf und von dort nach Bonn (1895–1902).

Multiple Umstechungen nach Kuzmik 1908

Kuzmik hat die Schede-Methode aufgegriffen und modifiziert. Die variköse V. saphena magna und andere Krampfadern wurden in Abständen von 5 cm mit einem dicken Seidenfaden perkutan einschließlich der Faszie umstochen und darüber ein Gazeröllchen oder ein Lampendocht eingeknotet. Die Entfernung der Fäden erfolge erst am 12. Tag, sodass sich zwischen den Ligaturen ein fester Thrombus ausbilden konnte. **Kuzmik** war Professor für Chirurgie und Oberarzt am St. Johanneskrankenhaus in Budapest.

Multiple Ligaturen nach Kocher 1916

Kocher hat darauf hingewiesen, dass eine variköse V. saphena magna nicht allein durch den Reflux aus der Leiste, sondern auch über Vv. perforantes aus dem tiefen Venensystem und von anderen Gefäßen her gespeist wird. Darauf gründete das operative Konzept der multiplen Ligaturen. Das entscheidend Neue war aber die Abschaffung der Immobilisation nach dem Eingriff.

Nach der Trendelenburg-Ligatur hoch „oben am Stamme werden im Bereich der Saphena magna und parva 100, 120, 140 bis 200 Umschnürungen vorgenommen. Dabei haben wir namentlich darauf gesehen, auch die Verbindungsäste zu treffen, die schräg und quer verlaufen oder nach der Tiefe gehen." Die Patienten wurden sofort mobilisiert, um, im Gegensatz zu Kuzmik, keine Thrombosen zwischen den einzelnen Ligaturen entstehen zu lassen.

Theodor Kocher (1841–1917) wurde in Bern geboren und vertrat in seiner Vaterstadt die chirurgische Lehrkanzel von 1872 bis zu seinem Tode. Er gilt als der bedeutendste Schweizer Chirurg seiner Zeit. Wegen seiner Forschungen zur Problematik des Kropfes erhielt er 1909 den Nobelpreis. Viele Erfindungen sind mit seinem Namen verknüpft: der Kocher-Kragenschnitt, die Kocher-Arterienklemme, die Knopfsonde oder spezielle Quetschen für Magen-, Duodenal- und Kropfoperationen.

Die aufgezählten Operationsverfahren stellen nur einen kleinen Anteil aus der Vielfalt des chirurgischen Ideenreichtums dar. Ihnen allen ist gemeinsam, dass sie auch heute in dem einen oder anderen modernen Verfahren in abgewandelter Form eingebracht werden.

9.2 Epidemiologie

In der Weltbevölkerung ist die primäre Varikose hinsichtlich ihrer Prävalenz unterschiedlich ausgeprägt. Die Merkmale der Rasse spielen eine ebenso große Rolle wie äußere Lebensbedingungen. Bei Japanern und Chinesen ist die Krampfaderkrankheit ausgesprochen selten, ebenso bei den meisten Naturvölkern. Dagegen darf in den Industrieländern der westlichen Prägung von einer Volkskrankheit gesprochen werden.
Über die Epidemiologie der primären Varikose in Europa und den USA gibt es zahlreiche Studien, die aber jeweils von verschiedenen Ansätzen ausgehen (Wienert und Willer 1992).

Ein wesentliches Problem dieser Erhebungen ist allein schon in den begrifflichen Grundlagen zu sehen. Die Termini *Krampfadern, Primäre Varikose, Chronische venöse Insuffizienz* – um nur einige Begriffe zu nennen – haben sehr verschiedene Inhalte bezüglich ihrer nosologischen und prognostischen Aussage. Ein anderer Aspekt ist die Wahl einer geeigneten Dokumentation der Befunde. Ideal sind die Erhebung der Anamnese und die klinische Untersuchung durch den Arzt in Kombination mit der Anwendung eines bildgebenden Verfahrens, aber das konnte erst in der kürzlich abgeschlossenen Bonner Venenstudie realisiert werden.

9.2.1 Basler Studie

Die erste große europäische Studie zur Prävalenz der Venenkrankheiten, die Basler Studie, wurde von Widmer et al. 1978 veröffentlicht. Sie beruht auf der Auswertung von Photographien und Fragebögen. Insgesamt waren 4529 Berufstätige der Schweizer Bevölkerung eingeschlossen (S. 284).

Studie. Widmer et al. fanden Krampfadern bei 55% der Männer (n = 3744) und bei 61% der Frauen (n = 786). Eine relevante Varikose lag bei 9,4% bzw. 9,3%, und eine krankhafte Varikosis bei 3,8% bzw. 2,7% vor.

9.2.2 Tübinger Studie

Als Beispiel für die Verhältnisse in Deutschland zitieren wir die Tübinger Studie von H. Fischer et al. (1981). Die Erhebungen wurden in Baden-Württemberg an 4026 Personen vorgenommen, die zu den damals noch gesetzlich vorgeschriebenen Röntgenreihenuntersuchungen der Thoraxorgane einbestellt waren und somit der demographischen Struktur der erwachsenen Bevölkerung in Deutschland entsprachen. Die Beurteilung der phlebologischen Situation erfolgte anhand dreier Dia-Aufnahmen des Beins in verschiedenen Positionen, der eingehenden Befragung mittels eines Fragebogens und der soziodemographischen Zuordnung.

Studie. Eine klinisch relevante Varikose fand sich bei 15%, eine chronisch-venöse Insuffizienz bei 12% der Probanden. Venenentzündungen waren bei 32% der Männer und bei 61% der Frauen abgelaufen; auf eine Phlebothrombose ließ sich bei 3% bzw. 8% schließen. Die Analyse der Risikofaktoren wies auf Zusammenhänge mit Übergewicht, der Zahl der Schwangerschaften und der sozialen Stellung hin.

9.2.3 Bonner Venenstudie

Die Bonner Venenstudie wurde von Rabe et al. (2003) an 3072 Probanden einer städtischen und ländlichen deutschen Wohnbevölkerung durchgeführt. Die Methodik schloss die Befragung anhand eines standardisierten dreiteiligen Fragebogens, die ärztliche Untersuchung mit der Duplexsonographie und die Fotodokumentation ein. Die Bewertung erfolgte nach dem CEAP-Score.

Studie. Isolierte Teleangiektasien und retikuläre Varizen lagen vor bei 59% (Merkmal C2), Varikose bei 14,3% (C3), Hautveränderungen bei 2,9% (C4), ein abgeheiltes und ein florides Ulkus bei 0,6% bzw. 0,1% (C5 und C6). Mit dem Lebensalter nahmen die Merkmale C2 bis C4 zu. Wichtig war auch die Feststellung, dass sich bei 19,5% der Untersuchten bei der Duplexsonographie pathologische Refluxe im oberflächlichen Venensystem ergaben.

9.3 Ökonomie

Die Belastung der sozial-medizinischen Bugets durch die Krampfaderkrankheit und ihre Komplikationen ist erheblich. Dinkel (1997) errechnete für das Dezennium 1980/1990 einen Anstieg der Gesamtkosten von 1,3 auf 2 Mrd. DM allein für die alten Länder der Bundesrepublik Deutschland (Abb. 9-5). Bemerkenswert ist dabei der relativ hohe Anteil der indirekten Kosten durch temporäre Arbeitsunfähigkeit und Frühberentung. Im Jahre 1990 gingen der Volkswirtschaft dadurch 12 800 Arbeitsjahre mit Produktionsausfällen von 536 Mio. DM verloren. Die Diagnose „Varizen der unteren Extremität" lag 2004 im stationären Bereich an der 7. Stelle aller Krankheiten.

Diese Zahlen markieren nur die untere Grenze, denn Venenkrankheiten gehen der Statistik vielfach durch ihre Zuordnung zu den Kreislaufkrankheiten verloren oder treten als Zweitkrankheit nicht in Erscheinung. Auf der europäischen Ebene liegt Deutschland im Mittelfeld.

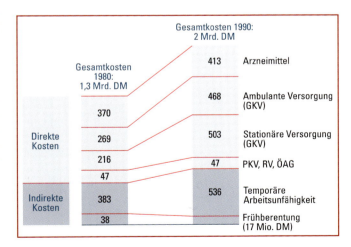

Abb. 9-5 Entwicklung der Gesamtkosten der Venenkrankheiten in den alten Bundesländern von 1980 bis 1990. GKV = Gesetzliche Krankenversicherungen; PKV = Private Krankenversicherungen; RV = Rentenversicherungsträger; ÖAG = Öffentliche Arbeitgeber (Beihilfen, Produktivitätsverluste der Volkswirtschaft).

Die **chirurgische Therapie** der primären Varikose spielt eine erhebliche und weiter zunehmende Rolle. Im Jahre 1989 belief sich die Zahl der Eingriffe in der damaligen Bundesrepublik auf 46 595. Damit gehört die Krampfaderoperation zu einer der am häufigsten durchgeführten Operationen überhaupt (Hagmüller 1992). Daran sind Chirurgen und Dermatologen etwa in gleichem Maße beteiligt.

9.4 Pathomorphologie und Pathophysiologie

Die variköse Degeneration größerer Venen kann Rückwirkungen auf den ganzen Organismus haben. Die pathophysiologischen Ursachen dafür beziehen sich in der Hauptsache auf die Verschiebung großer Blutvolumina bei Lageveränderungen des Körpers, auf Veränderungen der Homöostase und des Gerinnungspotenzials im Blut.

9.4.1 Veränderungen des großen Blutkreislaufs

Eine ausgeprägte Krampfaderkrankheit kann sich auf die Kreislaufregulation auswirken und zu orthostatischen Reaktionen führen.

Das **Niederdrucksystem** speichert im Liegen 60% des Gesamtblutvolumens, das intrathorakale Blutvolumen beträgt 25%, und im Arteriensystem befinden sich 15%. Beim Lagewechsel verschieben sich die intra- und extrathorakalen Volumina in Abhängigkeit vom Venentonus. Der **Venentonus** setzt sich aus dem Basaltonus sowie aus dem Kontraktionszustand der Gefäßmuskulatur zusammen. Im Basaltonus sind das Ruhefüllungsvolumen und die Compliance der Venen, die Dehnbarkeit, integriert. Beim **Übergang vom Liegen zum Stehen** werden normalerweise 300–350 ml Blut aus dem Thoraxbereich in das Abdomen und in die Beine umgelagert. Zur Aufrechterhaltung des Herzminutenvolumens treten dabei initiale Gegenregulationen ein. Sie werden durch Pressorezeptoren im Karotissinus sowie durch Dehnungsrezeptoren im Thorax und in der V. femoralis registriert und führen sofort zu einer Aktivierung des Sympathikotonus mit Ausschüttung von Katecholaminen, Renin und Angiotensin II. Die Anpassung von Blutdruck und Pulsfrequenz an die Orthostase dauert normalerweise 20 Sekunden (Tiedt et al. 1993).

Bei der **schweren Varikose** ist die Dehnbarkeit der peripheren Venen erhöht, sodass beim Lagewechsel wesentlich größere Blutvolumina als unter normalen Bedingungen verschoben werden. Die zusätzliche Menge kann bei der beidseitigen Krampfaderkrankheit bis zu 500 ml Blut ausmachen. Die Folge sind orthostatische Beschwerden mit Schwindel, Übelkeit und Kopfschmerzen, die sogar bis zum Kollaps führen können. Unter Hitzeeinwirkung tritt die Symptomatik schneller ein, ebenso bei einem fieberhaften Infekt, bei der diabetischen Neuropathie oder unter einer antihypertensiven Therapie.

Nach der Operation einer schweren Varikose verschwinden orthostatische Kreislaufstörungen meistens sofort. Symptomatisch lassen sie sich durch eine konfektionelle Stützstrumpfhose bessern. Einen günstigen Effekt haben sportliche Aktivitäten sowie Kneipp-Anwendungen morgens nach dem Aufstehen. Bei niedrigem Blutdruck ist ein Therapieversuch mit Gutron®-Tropfen 1% (2-mal 7 Tropfen) oft Erfolg versprechend.

9.4.2 Veränderungen der Homöostase

Die schwere Krampfaderkrankheit kann Auswirkungen auf die **Zusammensetzung des Blutes** haben, insbesondere auf den Hämatokrit, sowie auf die Homöostase in den Geweben. Sie wird damit verantwortlich für die nächtlichen Wadenkrämpfe und die Störungen des Wasserhaushalts mit Nykturie sowie für eine erhöhte Thrombosegefährdung.

Im Stehen kommt es normalerweise durch die Erhöhung des hydrostatischen Drucks im Kapillarbereich zu einer vermehrten Auswärtsfiltration. Schon nach 8–10 Minuten langem Stehen treten **Beinödeme** auf, und die Blut- und Plasmadichte nehmen in der Peripherie zu. Bei Patienten mit chronischer venöser Insuffizienz sind diese Veränderungen wesentlich stärker ausgeprägt, und sie bilden sich in Ruhe auch langsamer zurück. Das wird auf eine größere Porenweite in den postkapillären Venolen und auf die Extravasation von höhermolekularen Substanzen zurückgeführt.

Die **Wadenkrämpfe** treten besonders nachts auf, wenn die ödematösen Einlagerungen in den Geweben wieder mobilisiert werden. Diuretika erhöhen die Krampfbereitschaft. Durch die Nykturie und die Muskelkrämpfe kann das Allgemeinbefinden des Patienten erheblich beeinträchtigt werden.

Etymologie. Das Wort „Krampf" hat sich aus dem althochdeutschen chramph = krumm entwickelt. Der Ausdruck „Krampfader" ist erst im 16. Jahrhundert entstanden. Es ist sowohl möglich, dass er sich auf die verkrümmte Zwangshaltung beim Muskelkrampf bezieht als auch auf die krumme Form der Varize selbst.

Die pathologisch erhöhte periphere Ödemneigung klingt nach Ausschaltung der Varikose sofort ab. In symptomatischer Hinsicht wird das Tragen von konfektionellen Stützstrümpfen empfohlen. Vor dem Schlafengehen sind die Beine mit kaltem Wasser abzuduschen. Pharmakologisch liegen bei Wadenkrämpfen gute Erfahrungen mit einem Magnesiumpräparat oder dem Chininpräparat Limptar® N (1 Tablette beim Schlafengehen) vor. Auch eine probatorische Therapie mit so genannten Venenpharmaka (Venoruton 300® morgens 1 Tablette über 3 Wochen und länger) kann durchaus versucht werden.

9.4.3 Erhöhte Thrombosegefährdung

In den abhängigen Körperregionen treten schon unter normalen Bedingungen beim Stehen und beim Sitzen messbare Verschiebungen in der Zusammensetzung des Blutes auf. Insbesondere der **Hämatokrit** nimmt von proximal nach distal kontinuierlich zu. Bei Patienten mit chronischer venöser Insuffizienz sind diese Veränderungen wesentlich stärker ausgeprägt (Tiedt et al. 1993).

Eine wesentliche Ursache der Reisethrombose liegt in der Erhöhung der Viskosität des Blutes in den herabhängenden Beinvenen durch die unbewegliche sitzende Körperhaltung. Bei der schweren Varikose ist diese Gefahr deutlich vergrößert. Ein Venenstau dürfte auch bei der vollständigen Immobilisation des Patienten (z. B. nach Operation) infolge des verminderten Venentonus entstehen und damit die größere Thrombosegefährdung erklären.

9.5 Definitionen und Einteilungsprinzipien

Vorzüglich aus der Sicht des Therapeuten lassen sich verschiedene Prinzipien für die Einteilung der Krampfaderkrankheit aufstellen. Heute beruhen diese Konzepte auf der bildgebenden Diagnostik, also der farbkodierten Duplexsonographie und der aszendierenden Pressphlebographie.

9.5.1 Primäre und sekundäre Varikose

Bei der **primären** Varikose handelt es sich um eine Krampfaderumbildung der **extrafaszialen** oberflächlichen Gefäße, für die es multifaktorielle Vorstellungen zur Ätiologie gibt. Definitionsgemäß spielen Veränderungen an den tiefen Leitvenen für ihre Entstehung keine Rolle, können aber den späteren Krankheitsverlauf in entscheidender Weise komplizieren. **Sekundäre** Varizen bilden sich dagegen als Folge einer organischen oder schweren funktionellen Abflussstörung im **intrafaszialen** Venensystem aus. Beispielsweise entwickelt sich eine sekundäre Stammvarikose aus dem dekompensierten Kollateralkreislauf des postthrombotischen Syndroms. Entsprechend werden auch primäre und sekundäre Rezirkulationskreise unterschieden (S. 90 und 256).

Die Begriffe **primäre** und **sekundäre Varikose** haben sich eingebürgert, weil sie auch eine prognostische Bedeutung hinsichtlich des Krankheitsverlaufs und der Heilungsaussichten durch eine Operation haben. Sie sind heute aber nicht mehr streng zu trennen.

9.5.2 Einteilung nach klinischen, morphologischen und topographischen Aspekten

Nach klinischen Gesichtspunkten (Hach 1979) hat sich die Einteilung der primären Varikose in spezielle Krankheitsbilder bewährt (Tab. 9-1). Sie beruht auf der Anatomie des extrafaszialen Venensystems. Die Stammvarikose und die Seitenastvarikose verlaufen in der Längsrichtung des Beins, während die Perforansvarikose eine quere Richtung verfolgt und die retikuläre Varikose ungerichtet ist. In der Regel handelt es sich um Kombinationen.

Die Bezeichnung einer Krankheit mit einem Namen wie **Stammvarikose** ist immer noch am vernünftigsten.

Tab. 9-1a Venen des extrafaszialen Systems.

Venen des extrafaszialen Systems	
Wichtige Gefäße	**Charakterisierung**
V. saphena magna V. saphena parva	Stammvenen
V. saphena accessoria lateralis V. saphena accessoria medialis V. arcuata cruris anterior V. arcuata cruris posterior	Seitenäste der V. saphena magna
V. femoropoplitea	Seitenast der V. saphena parva
ohne Namen	retikuläre Venen
Kuster-Venen Cockett-Venen Sherman-Vene Boyd-Vene Hunter-Vene Dodd-Vene May-Vene Kniekehlen-Perforans Hach-Perforans	Vv. perforantes

Tab. 9-1b Einteilung der primären Varikose.

Stammvarikose mit kompensiertem/dekompensiertem Rezirkulationskreis	▶ Komplette Formen ▶ Inkomplette Formen
Seitenastvarikose mit/ohne Rezirkulationskreis	▶ Transfasziale Formen ▶ Extrafasziale Formen
Retikuläre Varikose	
Perforansvarikose	

9.5.3 Transfasziale Kommunikationen

Es müssen noch zwei wichtige Merkmale herausgestellt werden: die **fehlende** oder die **bestehende** transfasziale Kommunikation. Die Stammvenen und die Vv. perforantes stehen mit dem tiefen Venensystem in unmittelbarer Kommunikation. Im Falle der varikösen Degeneration sind keine Venenklappen mehr zwischen den beiden Systemen eingeschaltet. Druck- und Volumenschwankungen übertragen sich von den tiefen Venen direkt auf die oberflächlichen Gefäße (Abb. 9-6). Bestimmte Formen der Seitenastvarikose und die retikulären Venen münden dagegen in andere extrafasziale Venen ein, die ihrerseits funktionstüchtige Klappen enthalten und sich vom tiefen Venensystem abgrenzen. Wahrscheinlich entstehen die transfaszialen Formen der Varikose dadurch, dass ihnen eine **angeborene oder erworbene Schlussunfähigkeit** der Klappen vor der Einmündung in das tiefe Venensystem zugrunde liegt.

Auf dem bestehenden bzw. fehlenden Nachweis der transfaszialen Kommunikationen beruhen letztendlich die gesamte bildgebende Diagnostik und die Indikationen einer operativen Therapie. Dieser Aspekt bildet demnach für den Chirurgen das wichtigste Einteilungsprinzip.

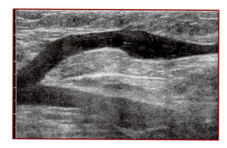

Abb. 9-6 Transfasziale Kommunikation. Die Stammvarikose der V. saphena magna (oben) mündet in die V. femoralis (unten) ein. Die Fascia lata stellt sich in der Mitte als heller Streifen dar. B-Bild-Sonographie.

9.5.4 Kompensierte und dekompensierte Rezirkulationskreise

Heute wird eine synoptische Betrachtung der einzelnen Krampfadern in den Vordergrund gestellt, aus der sich die aktuelle Lehre von den Rezirkulationskreisen ergibt (S. 90). Die **Dekompensation** des Rezirkulationskreises (Hach 1973) ist ein wichtiger Einschnitt in den Krankheitsverlauf, denn jetzt können sich Komplikationen im Sinne der chronischen venösen Insuffizienz einstellen.

 Auf den Rezirkulationskreisen beruhen die alte Trendelenburg-Theorie und die aktuelle Anschauung über die Hämodynamik der primären Varikose. Das ist die Grundlage der chirurgischen Behandlungsstrategie.

9.5.5 Einfache und komplizierte Varikose

Bei der richtungsgebenden Verschlimmerung einer Krampfaderkrankheit steht die chronische venöse Insuffizienz natürlich an erster Stelle. Aber es drohen auch Gefahren von rezidivierenden Thromboembolien oder von schweren Varizenblutungen. Mit dem Begriff der komplizierten Varikose lassen sich diese bedrohlichen Krankheitsverläufe zusammenfassen, wenn es um die Praktikabilität von Operationsindikationen, Operationsverfahren oder Krankenhauseinweisungen geht.

9.5.6 CEAP-Einteilung

Für wissenschaftliche Dokumentationen wird heute die CEAP-Klassifikation (Kistner 1995) gefordert (Tab. 9-2). Sie wurde von einer internationalen Expertengruppe erarbeitet. In der Klassifikation sind die klinischen (**C**), ätiologischen (**E**), anatomischen (**A**) und pathophysiologischen (**P**) Merkmale einer **Venenkrankheit** individuell determiniert. Die Diagnose beruht auf der Duplexsonographie als Methode der Wahl, aber auch Venenverschlussplethysmographie oder Lichtreflexionsrheographie werden anerkannt. Die Beschreibung einer Stammvarikose der V. saphena magna entspricht dann der Formel $C_2 \, E_P \, A_{S2,3} \, P_R$.

Hinzu kommt die Beurteilung der **chronischen venösen Insuffizienz** (S. 285). Sie beruht auf 3 Säulen, der Anzahl der betroffenen Segmente des anatomischen Scores sowie den Graduierungen im Clinical Score und im Disability Score. Aus der Summe der Punkte lässt sich eine numerische Basis sowohl für den Zustand der Extremität als auch für die Evaluation therapeutischer Erfolge ableiten. Aber dazu werden noch weitere Erfahrungen und gegebenenfalls Änderungen erwartet.

 Wer international oder wissenschaftlich anerkannt über die Varikose oder über die chronische venöse Insuffizienz redet, muss das in der CEAP-Sprache tun.

9.5.7 Andere Einteilungen

Spezielle Therapieformen haben für sich bestimmte Begriffe in Anspruch genommen, wie das CHIVA-Konzept. Darauf wird in den jeweiligen Kapiteln verwiesen.

Tab. 9-2 CEAP-Klassifikation und Scores.

I KLASSIFIKATION

CEAP-Klassifikation

C	Für klinische Zeichen (Grad 0–6), ergänzt durch (A) bei asymptomatischen und (S) bei symptomatischen
E	Für ätiologische Klassifikation (kongenital, primär, sekundär)
A	Für anatomische Verteilung (oberflächlich, tief oder perforierend, einzeln oder in Kombination)
P	Für pathologische Dysfunktion (Reflux oder Obstruktion, einzeln oder in Kombination)

Klinische Klassifikation (C)

Klasse 0	Keine sicht- oder tastbaren Zeichen venöser Erkrankung
Klasse 1	Teleangiektasien oder retikuläre Venen
Klasse 2	Varikose der Venen
Klasse 3	Ödeme
Klasse 4	Hautveränderungen, die einer venösen Erkrankung zugeschrieben werden, venöses Ekzem, Lipodermatosklerose
Klasse 5	Hautveränderungen wie oben beschrieben mit ausgeheilter Ulzeration
Klasse 6	Hautveränderungen wie oben beschrieben mit aktiver Ulzeration

Ätiologische Klassifikation (E)

- ▶ Kongenital (E_c)
- ▶ Primär (E_p) – mit unbestimmter Ursache
- ▶ Sekundär (E_s) – mit bekannter Ursache
  - Postthrombotisch
  - Posttraumatisch
  - Andere

Anatomische Klassifikation (A)

Segment Nr.

Oberflächliche Venen (A_S)

1	Telangiektasien/retikuläre Venen
2	V. saphena magna oberhalb des Knies
3	V. saphena magna unterhalb des Knies
4	V. saphena parva
5	Andere als Vv. saphenae

Tiefe Venen (A_D)

6	V. cava inferior
7	V. iliaca communis
8	V. iliaca interna
9	V. iliaca externa
10	Beckenvenen gonadal, breites Ligament, andere
11	V. femoralis communis
12	V. profunda femoris
13	V. femoralis superficialis
14	V. poplitea
15	V. tibialis anterior, V. tibialis posterior, V. fibularis (alle paarweise)
16	Gastroknemiusvenen, Soleusvenen, andere

Vv. perforantes (A_P)

17	Oberschenkel
18	Unterschenkel

Pathophysiologie (P)

P_R	Reflux
P_O	Obstruktion

II SCORES DER VENÖSEN DYSFUNKTION

Klinischer Score

Schmerz	0=ohne; 1=mäßig, keine Analgetika erforderlich; 2=schwer, Analgetika erforderlich
Ödeme	0=ohne, 1=mild/mäßig; 2=schwer
Venenverschluss	0=ohne, 1=mild/mäßig; 2=schwer
Pigmentation	0=ohne; 1=lokal; 2=extensiv
Lipodermatosklerose	0=ohne; 1=lokal; 2=extensiv
Ulkus – Größe (größtes Ulkus)	0=ohne; 1=<2 cm Durchmesser; 2=>2 cm Durchmesser
Ulkus – Dauer	0=ohne; 1=<3 Monate; 2=>3 Monate

Klinischer Score (Fortsetzung)

Ulkus – wiederkehrend	0=ohne; 1=einmalig; 2=mehr als einmal
Ulkus – Anzahl	0=ohne; 1=einfach; 2=multipel

Erwerbsunfähigkeitsscore

0	Ohne Symptome
1	Mit Symptomen, arbeitsfähig ohne Hilfsmittel
2	Kann 8 h täglich arbeiten, aber nur mit unterstützenden Hilfsmitteln
3	Auch mit unterstützenden Hilfsmitteln arbeitsunfähig

9.6 Stammvarikose der V. saphena magna (C_2 E_P $A_{S2,3}$ P_R)

Für die angewandte Phlebologie hat die Stammvarikose der V. saphena magna die größte Bedeutung. Die Krankheit wirkt sich auf die venöse Zirkulation der ganzen Extremität und bei schwerer Ausprägung auch auf den Körperkreislauf aus (S. 70). Sie geht mit ästhetischen Problemen einher, kann erhebliche Schmerzen verursachen und zu ernsthaften, selten auch einmal zu lebensbedrohlichen Komplikationen führen. Deshalb sind eine sorgfältige Diagnostik und die konsequente Therapie notwendig. Durch die operative Behandlung sollen die Krampfadern möglichst dauerhaft beseitigt und die hämodynamischen Bedingungen normalisiert werden. Letztendlich hängen davon die Lebensfreude des Patienten, soziale Aspekte und natürlich auch die Kosten der Behandlung ab (Tab. 9-3).

> **Definition.** Bei der Stammvarikose der V. saphena magna handelt es sich um die erworbene variköse Degeneration eines Teils der Vene oder des ganzen Gefäßes, die sich vorrangig im jüngeren Lebensalter manifestiert, und die ohne angemessene operative Behandlung zu schweren lokalen und systemischen Komplikationen führen kann. Bei der *kompletten Form* befindet sich der proximale Insuffizienzpunkt in der Krosse.

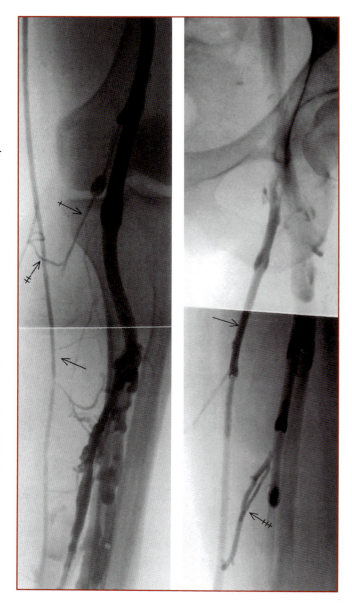

Abb. 9-7 Normale V. saphena magna. Darstellung durch die aszendierende Ablaufphlebographie am linken Bein. Links seitliche Aufnahme des Unterschenkels; rechts Aufnahme des Oberschenkels bei leichter Außenrotation. → V. saphena magna; ⊬→ V. saphena parva mit 2 suffizienten Klappen; ⊬→ Zartes Verbindungsgefäß von der V. saphena parva zur V. saphena magna hin; ⊬→ Dodd-Perforans.

Tab. 9-3 Die Ökonomie der Stammvarikose.

Krankheitsbild	Ökonomische Bedeutung
Stammvarikose mit konjugierender Seitenastvarikose	Billige Krankheit → Heilung
Stammvarikose mit Perforans- und konjugierender Seitenastvarikose **In Verbindung mit** ▸ Sekundärer Leitveneninsuffizienz ▸ Chronischem venösen Stauungssyndrom	Teure Krankheit → Heilbares chronisches Leiden
Stammvarikose mit Perforans- und konjugierender Seitenastvarikose, sekundärer Leitveneninsuffizienz und chronischem venösen Stauungssyndrom **In Verbindung mit** ▸ Arthrogenem Stauungssyndrom ▸ Chronischem venösen Kompartmentsyndrom	Sehr teure Krankheit → Unheilbares schweres chronisches Leiden

9.6.1 Spezielle Aspekte

Anatomie und Topographie

Die V. saphena magna hat in der Krankheitslehre schon immer eine große Rolle gespielt, früher in der Aderlasstherapie, heute in der Transplantationschirurgie und im Rahmen ihrer varikösen Degeneration.

Medizingeschichte. Für die Aderlasstherapie im Mittelalter wurde bei den einzelnen Krankheiten immer eine bestimmte Vene verwendet. Bei den Frauenkrankheiten kam dafür die V. saphena magna in Betracht. Das dominierende gynäkologische Symptom ist die Blutung. Im Volksmund sagte man zu den Menses, *die Frau kommt in die Rosen*. Daher stammt der Name **Rosenvene**. Am Oberschenkel war die V. saphena magna für den Aderlass schwer zu finden. Deshalb hat sie im Arabischen den Beinamen **saphena** *(die Verborgene)* erhalten.

Die V. saphena magna ist die längste Vene des Körpers. Sie entspringt aus dem medialen Schenkel des Venenbogens am Fußrücken, der **V. marginalis tibialis**, zieht an der Innenseite des Beins zum Hiatus saphenus und mündet etwa 2 cm unterhalb des Leistenbandes in die V. femoralis communis ein (Abb. 9-7). Sie nimmt zahlreiche oberflächliche Gefäße auf. Die vier stärksten Venen, die Seitenäste, kommen relativ konstant vor.

> **Cave** Durch ein oder zwei schräg verlaufende Verbindungsgefäße erhält die V. saphena magna auch *Zufluss aus der V. saphena parva*. Das ist deshalb wichtig, weil sich bei einer schweren Stammvarikose der V. saphena parva über Kommunikationen der beiden Stammvenen ein Ulcus cruris im Bereich des Innenknöchels ausbilden kann (Anterior-Ulkus, S. 133).

> **!** Das **Anterior-Ulkus** bei der Stammvarikose der V. saphena parva ist eine häufige Fehldiagnose in der Phlebologie. Die richtige Deutung ergibt sich aus den Kenntnissen der Anatomie.

Vor ihrer Einmündung in die V. femoralis communis bildet die V. saphena magna einen kurzen Bogen, um die Fascia cribrosa zu durchkreuzen. Dieser Abschnitt wird in der phlebologischen Nomenklatur als **Krosse** bezeichnet. Hier münden die V. epigastrica superficialis, die V. pudenda externa und die V. circumflexa ileum superficialis ein und bilden den **Confluens venosus subinguinalis**, den Venenstern (Abb. 9-8). Bei der Operation einer Stammvarikose müssen diese Gefäße sorgfältig präpariert und distal ihrer nächsten Teilung unterbunden werden (Krossektomie). Sie spielen bei der Rezidivvarikose im Sinne des inguinalen Varizenbeets eine Rolle.

Etymologie. Mit der Entstehung des Wortes „Krosse" hat sich Jecht (1983) befasst. Das französische *crosse* bezeichnet den Bischofsstab, der an seinem oberen Ende einen Bogen aufweist. Die Wurzel des Wortes stammt wohl aus dem germanischen *krutja* mit der Bedeutung „Stock mit einer Krümmung im Griff". Daraus leitet sich unsere Schreibweise „Krosse" ab.

Die normale V. saphena magna erscheint bei der bildgebenden Untersuchung so dick wie ein Strohhalm. Die **Venenklappen** sind in Abständen von 5 bis 10 cm meistens unterhalb der Eintrittsstelle kleinerer Gefäße angelegt. Die **Mündungsklappe** der V. saphena magna hat für die Entstehung der Stammvarikose eine besondere Bedeutung. Sie liegt 0,5 bis 1,5 cm unterhalb der Einmündung in die V. femoralis communis und trennt den weiten Mündungstrichter von dem schmalen Lumen des suffizienten Venenstamms ab (Abb. 9-9). Jeweils 3 cm distal finden sich regelmäßig zwei weitere Klappen, unterhalb derer sich das Gefäßlumen noch einmal

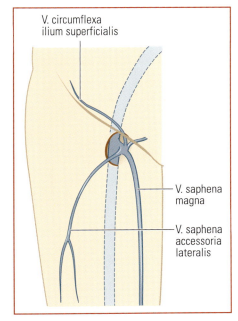

Abb. 9-8 Schematische Darstellung des Confluens venosus subinguinalis.

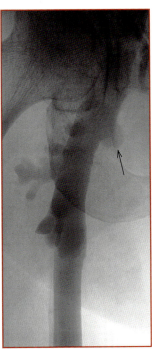

Abb. 9-9 Normaler Schluss der Mündungsklappe der V. saphena magna beim Valsalva-Pressversuch (⟶). Aszendierende Pressphlebographie.

9 Die primäre Varikose

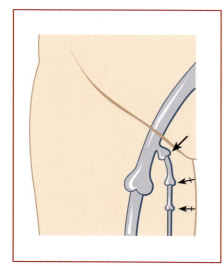

Abb. 9-10 Schleusenregion der V. saphena magna mit Teleskopzeichen.

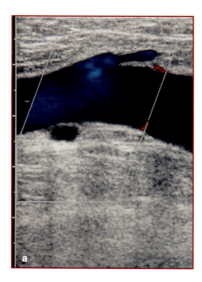 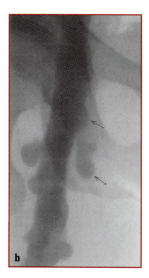

Abb. 9-11 Schleusenregion der V. saphena magna. Jeweils oberhalb der Venenklappe mündet ein kleiner Seitenast ein, dadurch erweitert sich das Lumen (Ausnahme ist die Mündungsklappe).
a Duplexsonographie. Geschlossene Mündungs- und Schleusenklappen.
b Aszendierende Pressphlebographie. ⟶ Mündungsklappe.
↦ Schleusenklappe.

reduziert. Sie wirken wie eine Schleuse und werden deshalb auch als **Schleusenklappen** bezeichnet. Zwischen den Schleusenklappen münden Seitenäste ein. Wenn die Mündungs- und Schleusenklappen infolge einer angeborenen oder erworbenen Schädigung der Klappensegel schlussunfähig werden, weitet sich die V. saphena magna durch den Reflux von proximal nach distal auf und es entsteht die Stammvarikose. Der Kalibersprung des Gefäßes in der Ebene der Schleusenklappen von proximal nach distal ist demnach ein sicheres röntgenologisches und sonographisches Kriterium für die Funktionstüchtigkeit der Klappen; es wird **Teleskopzeichen** genannt (Abb. 9-10, 9-11 a und b).
Normalerweise sind die Venenklappen offen. Bei Anspannung der Bauchpresse fließt eine geringe Blutmenge zurück, bis sich die Segel geschlossen haben. Dieser Reflux ist bei der Phleboskopie zu beobachten. Er lässt sich auch mit der Ultraschallströmungsmessung als **initialer Rückfluss mit Stopp** nachweisen. Dieser schnell erschöpfbare Reflux unter dem Pressversuch darf also nicht als Zeichen der Insuffizienz einer Venenklappe ausgelegt werden.
Die V. saphena magna weist vielfältige Variationen auf, die für die Chirurgie der primären Varikose eine Bedeutung erlangen können. Sehr wichtig ist die **Kenntnis der Anomalien** für Operationen am arteriellen Gefäßsystem oder am Herzen, bei denen eine suffiziente V. saphena magna als Transplantat verwendet wird (May und Nißl 1973, Hach und Hach-Wunderle 1994).

Doppelung des Gefäßes in 3,8–27% der Fälle oder **Dreiteilung**.
Wichtig: Rezidiv nach Varizenoperation
Wichtig: Präparation der Vene für die Transplantation in der Herz- und Gefäßchirurgie

Distale Mündungsanomalie. Einmündung der V. saphena magna unterhalb des Hiatus saphenus in die V. femoralis superficialis. Sehr selten, nach eigenen Untersuchungen in weniger als 0,1% der Fälle.
Wichtig: Operation der Stammvarikose

Mündungsvariationen im Bereich des Confluens venosus subinguinalis; sehr häufig, der Regelfall liegt nur in 37% der Fälle vor.

Proximale Mündungsanomalie. Einmündung der V. saphena magna in die V. epigastrica caudalis.
Wichtig: Chirurgie der Stammvarikose

Sonographisch lässt sich die V. saphena magna mit ihrer mündungsnahen Erweiterung und dem bogenförmigen Verlauf im Bereich der Krosse gut beurteilen. Weiter distal kann ein normales Gefäß am besten in stehender Körperhaltung mit der farbkodierten Duplexsonographie und dem Wadenkompressionstest identifiziert werden.

Chirurgische Zugangswege zur V. saphena magna

Der Zugang zur V. saphena magna muss einerseits die oberflächliche Lage des Gefäßes und andererseits die begleitenden anatomischen Strukturen beachten.
Indikationen: Herz- und Gefäßchirurgie, Einführung von Kathetern, Operation der Stammvarikose.

■ Technik
Zugang zur Krosse. Hautschnitt direkt in der Leistenfalte oder – nach der Empfehlung von Brunner (S. 96) – 1 Querfinger darüber. Die Länge des Schnitts beträgt bei schlanken Patienten mindestens 3 cm und bei adipösen 6 cm. Orientierungspunkt ist der Puls der A. femoralis communis, der an der lateralen Drittelgrenze des Schnittes liegen soll. Die V. saphe-

na magna liegt etwas medial von der V. femoralis communis. Die wichtigen Lymphbahnen und Lymphknoten befinden sich medial (Abb. 9-12).

Cave Bei sehr schlanken Menschen liegen die tiefen femoralen Gefäße direkt unter der Haut und können schon beim Hautschnitt verletzt werden!

Freilegung des Gefäßstamms an Ober- und Unterschenkel. Vorherige Anzeichnung am stehenden Patienten (z. B. mit *permanent marker edding 3000*®). Hautschnitte von 0,5– 1,5 cm entlang den Pinkus-Hautlinien (S. 38) in schräger Richtung, darunter dann aber Präparation in Längsrichtung der Extremität zur Schonung der begleitenden Lymphgefäße und Nerven. **Indikationen:** Einführung von Kathetern, Operation der Stammvarikose.

Freilegung am Innenknöchel. Am besten unterhalb der Knöchelspitze durch queren Einschnitt der Haut von 0,5–1,5 cm Länge in den Langer-Linien, darunter Präparation in Längsrichtung zur Schonung des N. saphenus und der Lymphbahnen.

Indikationen: Einführung von Kathetern, Operation der Stammvarikose.

Cave Keine Schnittführung direkt über der Knöchelspitze, Gefahr der Heilungsstörung und der chronischen Irritation des Periosts durch die Narbe (s. u.).

Entnahme als Transplantat. Vorherige Markierung der Vene am Patienten im Stehen oder durch die Sonographie. Unterbrochene Längsschnitte von jeweils 5–7cm Länge und Präparation direkt am Gefäß. Keine Berührung der Vene mit scharfen oder klemmenden Instrumenten, Haltung lediglich an einfach angeschlungenen zarten Gummizügeln.

Indikation: Herz- und Gefäßchirurgie.

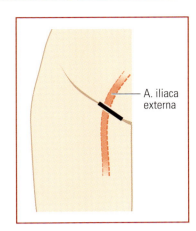

Abb. 9-12 Operativer Zugang zur Krosse. Der Puls der A. femoralis communis liegt an der lateralen Drittelgrenze des Hautschnitts.

Spezielle topographische Aspekte

Den Beziehungen der V. saphena magna zu den Faszien wird heute für die **CHIVA-Theorie** eine große Bedeutung zuerkannt (S. 105). Das Gefäß liegt außerhalb der Fascia lata am Oberschenkel und der Fascia cruris am Unterschenkel. Es ist von einer speziellen bindegewebigen Scheide umgeben, der **Fascia saphena**. Bei der Sonographie mit querer Position des Schallkopfes am Oberschenkel entsteht dadurch das Bild des „ägyptischen Saphena-Auges" (Ricci und Caggiati 1999; Abb. 9-13).

Kubik und May (1979) haben durch aufwändige präparatorische Untersuchungen eine subkutane Pseudofaszie im subkutanen Gewebe des Oberschenkels nachgewiesen und dabei auf entsprechende ältere Arbeiten bis zurück in die Ära von Wilhelm Braune (1873) aufmerksam gemacht. Zwischen dieser Pseudofaszie und der Saphenawand liegen insbesondere in der subinguinalen Region komplizierte Konstruktionen von **bindegewebigen Verspannungen** vor. Bei Körperbewegungen wird die V. saphena magna dadurch an ihren gelenküberschreitenden

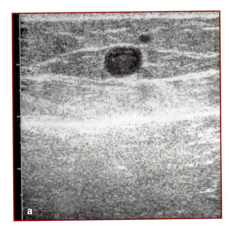
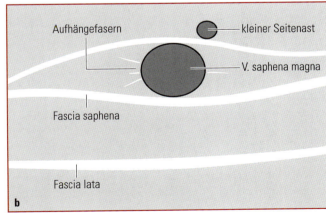

Abb. 9-13 Fascia saphena und Fascia lata am Oberschenkel. Fragliche Darstellung von radiären Fasern eines Aufhängeapparates der V. saphena magna. Duplexsonographie (a) am stehenden Patienten mit entspanntem Bein. Überprüfung der Funktion der V. saphena magna durch Wadenkompressions- und -dekompressionstest. b Skizze.

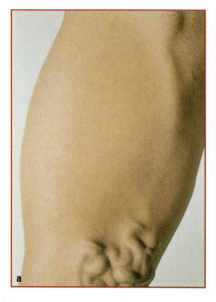 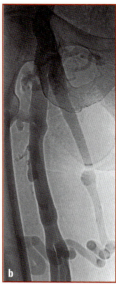

Abb. 9-14 Stammvarikose der V. saphena magna im Stadium II.
a Klinischer Aspekt mit deutlicher Abgrenzung des proximalen und distalen Insuffizienzpunktes.
b Proximaler Insuffizienzpunkt und kleine Seitenastvarizen in der Leiste. Am distalen Insuffizienzpunkt das typische Krampfaderkonvolut der Seitenastvarikose. Darstellung durch aszendierende Pressphlebographie.

Abschnitten vor Einknickungen der Vorderwand bewahrt, auch in der Leistengegend. Weiterhin kommt es durch den mehrschichtigen Lamellenbau des subkutanen Gewebes und durch die Einlagerung von Fettläppchen bei der Verschiebung der V. saphena magna zur Herabsetzung der Reibung und der Länge des Reibungsweges. Im Bereich der Krosse spielen zusätzliche bindegewebige Verankerungen der Venenwand mit dem Leistenband, mit der Margo falciformis des Hiatus saphenus und mit den Femoralgefäßen sowie die Aufhängung an den einmündenden Seitenästen eine Rolle und sind für die ganze Leistenregion als **Lüftungsstern** bekannt. Kubik und May messen diesem System eine wichtige Bedeutung zur konstanten Offenhaltung des Lumens der V. saphena magna unter physiologischen Bedingungen bei.

Die V. saphena magna wird von wichtigen anatomischen Strukturen begleitet, den Nerven und Lymphgefäßen. Der **N. saphenus** zweigt distal der Leiste vom N. femoralis ab, verläuft zunächst neben den Vasa femoralia in der Tiefe und tritt dann handbreit unterhalb des Knies an die Oberfläche hervor. Von hier an zieht er in unmittelbarer Nachbarschaft der V. saphena magna nach distal bis über den Knöchel hinaus zum medialen Rand des Fußes und übernimmt die sensible Versorgung der Haut (Lang und Wachsmuth 1972).

Cave Verletzung des N. saphenus bei der Babcock-Operation, bei Perforansligaturen und bei der Entnahme der Vene als Transplantat. Die Folgen sind Anästhesien und Parästhesien sowie selten die Entstehung eines schmerzhaften Neurinoms.

Entlang der hinteren Schienbeinkante wird die V. saphena magna vom **ventromedialen Lymphbündel** begleitet, und zwar von der Knöchelregion bis in die Leiste. Besonders am Fuß und in der Knöchelregion bestehen enge topographische Beziehungen.

Cave Verletzung der Lymphgefäße bei Präparation der V. saphena magna und bei Miniphlebektomien. Es besteht die Gefahr der nachfolgenden Lymphorrhoe, der Bildung von Lymphzysten sowie des sekundären Lymphödems.

In der Leiste befinden sich die **Nodi lymphatici inguinales superficiales** und Lymphgefäße als Längszug in unmittelbarer Umgebung der V. saphena magna. Noch wichtiger sind die **Nodi lymphatici inguinales profundi** neben der V. femoralis communis. Die Lymphbahnen ziehen unter dem Leistenband hindurch in das Becken hinein (S. 10).

Cave Verletzung von Lymphgefäßen bei der Krossektomie durch weiterreichende Präparationen. Besondere Situationen liegen bei der Operation einer Rezidivvarikose und beim Lymphödem vor. Keine Exstirpation von Lymphknoten ohne zwingende Indikation und ohne spezielle Aufklärung des Patienten!

Pathomorphologie und Pathophysiologie

Das Verständnis der diagnostischen Befunde und vor allem die Bewertung der verschiedenen Behandlungsarten, die heute angeboten werden, erfordern eine grundlegende Kenntnis der pathophysiologischen Bedingungen.

Die (komplette) Stammvarikose der V. saphena magna entsteht durch eine Schlussunfähigkeit der Mündungsklappe und schreitet von proximal nach distal bis zu einer anatomisch präformierten Stelle, dem **distalen Insuffizienzpunkt**, fort (Abb. 9-14 a und b). Die Disposition ist offenbar angeboren; die Krankheit entwickelt sich aber erst im Laufe des 2. und 3. Lebensjahrzehnts durch die Einwirkung der **Manifestationsfaktoren** (S. 82).

Von Anfang an spielen morphologische und strömungsdynamische Faktoren eine entscheidende Rolle. Der Rezirkulationskreis, in den die Stammvarikose eingebunden ist, ändert seinen Aufbau selbst nach jahrzehntelangem spontanem Krankheitsverlauf nicht, er kann jedoch dekompensieren und dadurch eine Verschlimmerung des klinischen Bildes herbeiführen. Deshalb treten die schweren Krankheitssymptome und Komplikationen erst später im Leben auf.

 Die Stammvarikose ist vor allem eine Krankheit der jungen Menschen, sie wird aber meistens erst später diagnostiziert.

9.6 Stammvarikose der V. saphena magna

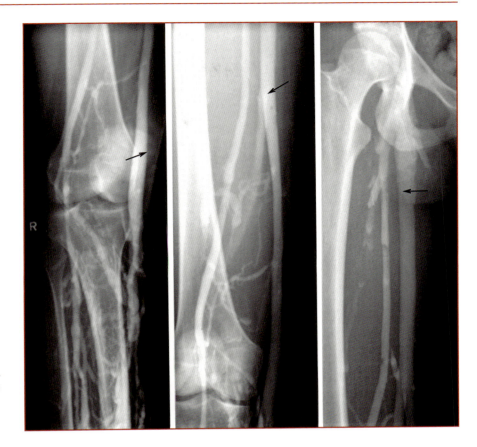

Abb. 9-15 Kongenitale Stammvarikose der V. saphena magna im Stadium IV bei einer 24-jährigen Frau (→). Zunehmende Entwicklung von Krampfadern seit der frühen Jugend. Tiefe Venen hypoplastisch, aber mit normalen Klappen besetzt. Erfolgreiche Operation durch Prof. Steckmeier, München. Die tiefen Venen normalisierten sich danach im Laufe der Zeit. Differenzialdiagnose durch aszendierende Pressphlebographie.

Der seltenen **tubulären Form** einer Stammvarikose, die so gut wie immer im Stadium IV anzutreffen ist, liegen wohl kongenitale Strukturveränderungen der Gefäßwand zugrunde (Abb. 9-15). Diese Krankheit ist deshalb in den Bereich der **Dysplasien** einzuordnen und tritt schon im Kindes- und Jugendalter klinisch hervor. Von pathologisch-anatomischer Seite wird eine primäre Schädigung der elastischen Fasern, der Muskelfasern oder der polyvalenten Zellen, die zwischen der Intima und der Media liegen, angenommen. Elektronenmikroskopische Befunde sprechen für eine Transformation der Muskelzellen, die zur Bildung von minderwertigen Bindegewebsfasern führt (Staubesand 1978).

Infolge einer **Insuffizienz der Mündungsklappe** bei der Stammvarikose kann der Patient mit dem Valsalva-Test das Blut retrograd in die V. saphena magna hineinpressen. Bei der aszendierenden Pressphlebographie in der entspannten Hängelage lässt sich mit dem Pressversuch noch der distale Insuffizienzpunkt III unterhalb des Knies erreichen, eine weitere Darstellung in retrograder Richtung ist für den Patienten physisch nicht mehr möglich. Bei der Duplexsonographie gilt der unerschöpfbare Reflux als beweisend. Die Untersuchung erfolgt dabei im Liegen mit dem Valsalva-Test oder – besser – am stehenden Patienten mit dem Waden**de**kompressions-Test (Abb. 9-16 a–d).

! Manche Patienten können den Pressversuch aus verschiedenen Gründen schlecht durchführen. Die **Sonographie** im Liegen ergibt dann mit dem Valsalva-Test einen falsch negativen Befund. Deshalb sollte der Patient immer auch im Stehen untersucht werden.

Für die differenzierte Beurteilung der Funktionstüchtigkeit der V. saphena magna sind Kenntnisse über die Entstehung der Stammvarikose erforderlich. Sie erlauben eine einheitliche **Deutung der Grenzbefunde**. Sobald die Segel der Mündungsklappe nicht vollständig schließen, strömt das Blut bei Druckstößen rückläufig in die V. saphena magna ein. Unmittelbar hinter der Klappenebene bildet sich durch den Aufprall der retrograden Strömungswellen auf die Gefäßwand, durch Scherkräfte und Turbulenzen eine ampulläre Gefäßerweiterung aus. Sie wird als **infravalvuläre Dilatation** bezeichnet und entspricht im arteriellen System der poststenotischen Dilatation (Abb. 9-17).

Bei der retrograden Durchströmung einer Venenklappe funktioniert der schwer aufdehnbare Klappenring als relative Enge. Nach dem **Gesetz von Bernoulli** (1700–1782, Physiker in Basel) nehmen innerhalb der kurz- oder langstreckigen Verengung eines Rohres die Strömungsgeschwindigkeit zu und der Druck auf die seitliche Wand ab. Hinter der Verengung kehren sich die Verhältnisse um. Auf die Venen bezo-

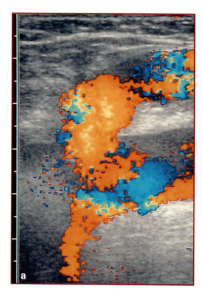
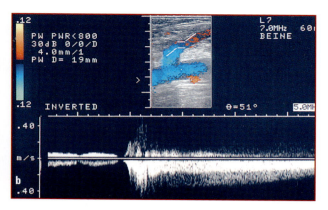
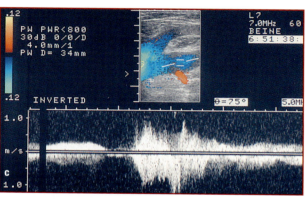
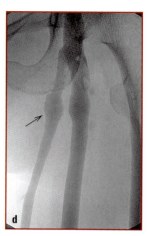

Abb. 9-16 Stammvarikose der V. saphena magna im Stadium III bei einer 57-jährigen Frau mit Krampfadern seit 30 Jahren. Sekundäre Leitveneninsuffizienz. Chronische venöse Insuffizienz.
a Farbkodierte Duplexsonographie. Turbulenter Reflux in die stark erweiterte Stammvene (oben im Bild), in die V. femoralis superficialis (rechts in der Mitte) und V. profunda femoris (unten rot kodiert).
b Unerschöpfbarer Reflux bei der direktionalen Dopplersonographie in die Stammvarikose beim Valsalva-Test.
c Erschöpfbarer Reflux in die V. femoralis superficialis.
d Retrograde Darstellung der Stammvarikose mit infravalvulärer Dilatation (⟶) durch aszendierende Pressphlebographie.

gen bedeutet das, hinter einer Stenose wird der Druck auf die Gefäßwand mit dem Abfall der Strömungsgeschwindigkeit größer. Die Refluxe durch den einengenden Klappenring treten nicht kontinuierlich, sondern stoßweise und in unterschiedlicher Intensität auf. Dadurch werden **Turbulenzen** verursacht, die zusätzlich über eine Vibration der Gefäßwand zur mechanischen Schädigung führen.
Infolge der Refluxe geht in der Schleusenregion mit der Zeit der Kalibersprung zwischen den Klappen verloren, und das Gefäß nimmt anstelle der teleskopartigen eine **zylindrische Form** mit **globaler Dilatation** an (Abb. 9-18 a und b). Röntgenologisch und duplexsonographisch können die Klappensegel in dieser Krankheitsphase noch gut abgrenzbar sein. Später degenerieren sie und lassen sich allenfalls noch als rudimentäre Einstülpungen an der Gefäßwand erkennen. Im weiteren Verlauf der Krankheit treffen Strömungswellen sowie Druckwellen auf die nächstdistal gelegene Klappe auf, führen durch Überdehnung des Gefäßes zur Schlussunfähigkeit und wiederum zur infravalvulären Dilatation. So schreitet die Varikose unter dem Einfluss der Manifestationsfaktoren von proximal nach distal bis zu ihrem anatomisch präformierten distalen Insuffizienzpunkt fort.
Bei einer Asymmetrie der insuffizienten Klappe ist der retrograde Pressstrahl nicht auf die Mitte des Lumens zentriert (Abb. 9-19). Er trifft unterhalb der Klappenebene auf eine Seite der Gefäßwand auf und verursacht hier eine umschriebene Ausbuchtung, aus der infolge strömungsdynamischer Bedingungen das typische **sackförmige Aneurysma** der Stammvarikose entsteht (Abb. 9-20 a und b; S. 325).

! Für die **morphologische Beurteilung** des Phlebogramms und des B-Bild-Sonogramms ergibt sich, dass bereits die Angleichung der Gefäßdurchmesser proximal und distal der Schleusenklappen (fehlendes Teleskopzeichen), die angedeutet ampulläre Dilatation unterhalb der Klappenebene (infravalvuläre Dilatation) sowie kleine Aneurysmen als sichere Hinweise auf eine Klappeninsuffizienz und damit auf die prinzipielle Operationsindikation zu bewerten sind.

9.6 Stammvarikose der V. saphena magna

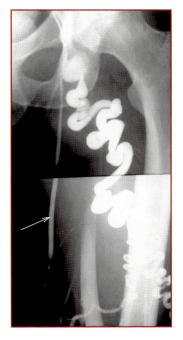

Abb. 9-27 Stammvarikose der V. saphena magna im Stadium I, gleichbedeutend mit Seitenastvarikose der V. saphena accessoria lateralis. Starke Ausbuchtung des Gefäßes in der Leiste, die einem Aneurysma ähnelt. V. saphena magna suffizient (⟶). Darstellung durch aszendierende Pressphlebographie.

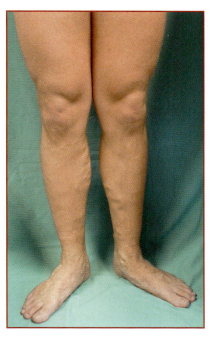

Abb. 9-28 Stammvarikose der V. saphena magna im Stadium III. 24-jähriger Mann mit einer Anamnese seit dem 16. Lebensjahr. Typisches Krampfaderkonvolut innenseits unterhalb des Knies. Periphere Schwellneigung als Hinweis auf eine beginnende sekundäre Leitveneninsuffizienz.

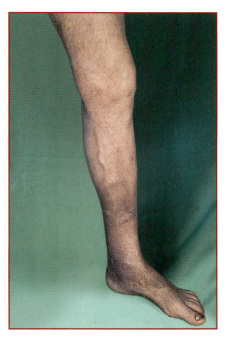

Abb. 9-29 Stammvarikose der V. saphena magna vom tubulären Typ im Stadium IV. 42-jähriger Mann von leptosomem Körperbau. Die Krampfader und die Hautveränderungen bestehen seit dem 15. Lebensjahr.

der Patient erstmals zur Behandlung kommt, ist die V. saphena magna oft schon auf Fingerdicke dilatiert, und es finden sich häufig die Symptome des chronischen venösen Stauungssyndroms infolge einer Dekompensation des Rezirkulationskreises und der Cockett-Perforansinsuffizienz (Abb. 9-28).

! Das Krampfaderkonvolut der konjugierenden Seitenastvarikose am distalen Insuffizienzpunkt unterhalb des Knies bietet häufig den Anlass zur **Fehldiagnose**: Es wird eine Boyd-Perforansvarikose angenommen und so die Stammvarikose übersehen. Nach phlebographischen Untersuchungen kommt die **Boyd-Varikose** jedoch höchst selten vor. Bei einem entsprechenden Verdacht empfiehlt sich immer die Anwendung der bildgebenden Diagnostik.

Cave Die alleinige Beseitigung des Seitenastkonvoluts – durch welche Methode auch immer – mit Belassung der Stammvarikose führt schnell zum Rezidiv und außerdem oft zu den unansehnlichen Besenreisern.

Das **Stadium IV** der Stammvarikose ist eine relativ seltene Krankheit und kommt in zwei klinischen Erscheinungsbildern vor. Die **tubuläre Form** verursacht schon in der Jugend ein chronisches venöses Stauungssyndrom (Abb. 9-29), oft auch mit einem Ulcus cruris. Dabei ist die V. saphena magna gar nicht einmal so stark erweitert, sie zieht aber geradlinig von der Leiste bis zum Fuß hinunter und erreicht auf diese Weise eine schnelle und hohe Transportkapazität des Blutes in die Peripherie. Dagegen bildet sich die **zirkoide Form** erst im 3. Lebensjahrzehnt oder später aus. Die V. saphena magna ist mitunter auf Daumendicke erweitert und zeigt eine mäßige Schlängelung (vgl. Abb. 9-22, S. 82).

Der **Rezirkulationskreis dekompensiert** im Stadium IV nachhaltig. Als Zeichen der Mikrozirkulationsstörung finden sich am distalen Unterschenkel mehr oder minder ausgeprägte Gewebsindurationen, Ulzerationen, Narben und eine Atrophie blanche. Die schwere sekundäre Leitveneninsuffizienz führt zu differenzialdiagnostischen Schwierigkeiten gegenüber dem postthrombotischen Symptomenkomplex und der kongenitalen Aplasie von Venenklappen. In der Diagnostik lässt sich deshalb nicht auf die Duplexsonographie und manchmal auch nicht auf die Phlebographie verzichten. Besonders ungünstig wirkt sich die **Kombination** der Stammvarikose mit der **Insuffizienz einer Cockett-Perforans** aus (S. 149).

! Das Stadium IV wird in der Praxis zu oft diagnostiziert. Demnach wäre die Indikation zu einer Babcock-Operation auch genau zu analysieren. Im Zweifelsfall sollte die selektive Beurteilung der distalen V. saphena magna mit der Duplexsonographie angefordert werden.

Die Geschichte der Entdeckung der Stadien. Im Jahre 1967 erhielt Hach als Assistent der Universitäts-Röntgenabteilung Frankfurt/Main den Auftrag, die Technik der Phlebographie von May und Nißl in Innsbruck zu erlernen und die Methode dann hier an der Klinik einzuführen. Die Innsbrucker Ärzte nahmen vor jeder Varizenoperation die Röntgenuntersuchung vor, um postthrombotische Veränderungen auszuschließen. May betrieb in Innsbruck eine stark frequentierte allgemeinchirurgische Praxis. Abends nach der Sprechstunde fuhr er seine Patienten, die er am nächsten Tag zu operieren hatte, mit seinem VW-Käfer in die Röntgenpraxis von Nißl. Das war manchmal recht eng im Wagen. Nach der Besprechung der noch nassen Röntgenbilder über dem Entwicklungsbad wurden die Patienten dann von May zum Krankenhaus gebracht. Die Operation erfolgte immer nach der Babcock-Methode. Als Hach 1970 in Frankfurt seine chirurgische Tätigkeit wieder aufnahm, stellten sich schnell die Diskrepanzen zwischen der Aussage der Phlebogramme nach der Innsbrucker Technik und den Ansprüchen des Operateurs heraus. Die entscheidende Maßnahme bei der aszendierenden Pressphlebographie war die Einführung der entspannten Hängelage des Patienten (vgl. Abb 3-9, S. 18). Sofort war jetzt die Ausprägung der Stammvarikose auf dem Röntgenbild zu analysieren. Schon im folgenden Jahr, 1971, wurde auf dem Kongress der *Deutschen Gesellschaft für Röntgenologie* in Marburg über die ersten Ergebnisse berichtet. Ein Vorteil der Untersuchungsstrategie bestand darin, dass jeder pathologische Röntgenbefund an den Venen wenige Tage später durch die Operation und die Besichtigung des Operationspräparates kontrolliert wurde.

Sekundäre Leitveneninsuffizienz (C_{2-6} E_S A_{D10-14} P_R)

Die Stammvarikose der V. saphena magna verursacht im Laufe der Jahre durch das rezirkulierende Blutvolumen erhebliche strukturelle Veränderungen im tiefen Venensystem, die wir als sekundäre Leitveneninsuffizienz bezeichnen. Klinisch sind eine Schwellneigung der Extremität und die mehr oder minder ausgeprägten Veränderungen des chronischen venösen Stauungssyndroms festzustellen.

> **Definition.** Als sekundäre Leitveneninsuffizienz werden die funktionellen und morphologischen Reaktionen der tiefen Bein- und Beckenvenen auf das unphysiologisch hohe rezirkulierende Blutvolumen eines Rezirkulationskreises bezeichnet.

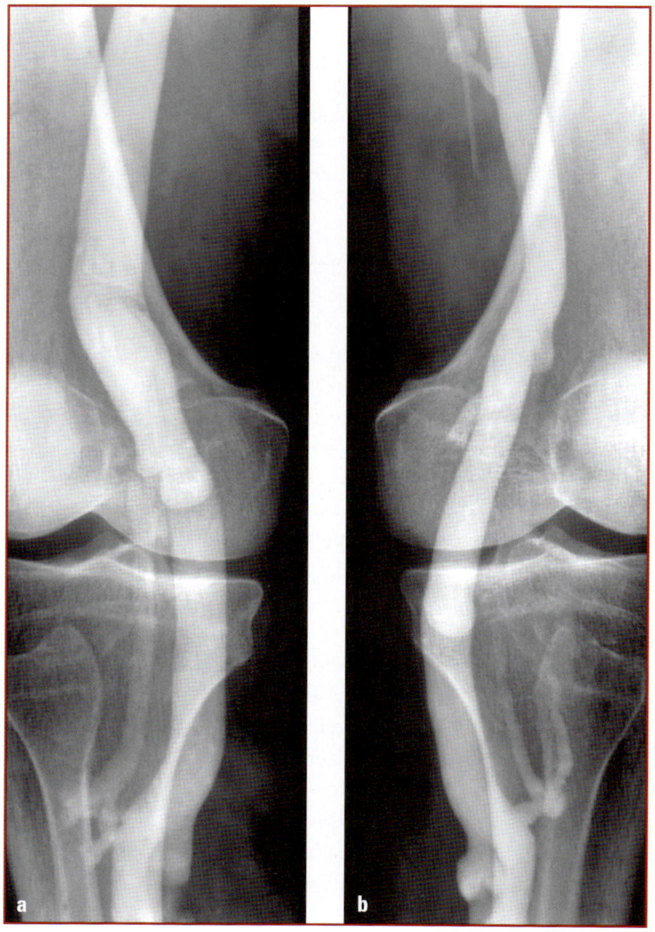

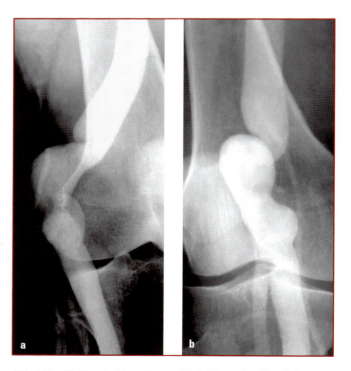

Abb. 9-30 Beginnende sekundäre Leitveneninsuffizienz rechts bei Stammvarikose der V. saphena magna im Stadium III (a). Zunehmender Winkel am popliteofemoralen Übergang und Erweiterung des Lumens. Klappenapparat noch schlussfähig. Im Vergleich dazu die Verhältnisse am gesunden linken Bein (b).

Abb. 9-31 Kinking der V. poplitea rechts infolge sekundärer Leitveneninsuffizienz bei ausgeprägter Stammvarikose der V. saphena magna im Stadium IV. Dauer der Krankheit ca. 40 Jahre. Schweres chronisches venöses Stauungssyndrom mit Ulcera cruris.
a Innenrotation; b seitlich.

Röntgensymptome der sekundären Leitveneninsuffizienz sind:
▶ Dilatation der popliteofemoralen Strombahn und fakultativ der Beckenstrombahn
▶ Verlust der popliteofemoralen Venenklappenfunktion
▶ Verstärkte Abwinkelung am popliteofemoralen Übergang
▶ Schlängelung der V. femoralis superficialis
▶ Antegrade Strömungsinsuffizienz mit Verwaschungseffekt

Das **Phlebogramm** bietet eine typische Konstellation von Befunden. Die Leitvenen des Unterschenkels erscheinen etwas erweitert, ihre Klappen sind aber suffizient. Meistens finden sich regressive Veränderungen in den Muskelvenen mit einem verminderten Klappenbesatz. Die V. poplitea und die V. femoralis superficialis erscheinen dilatiert und elongiert (Abb. 9-30). Am Übergang der beiden Gefäße, in Höhe des Hunter-

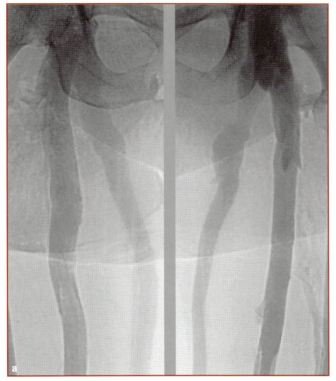
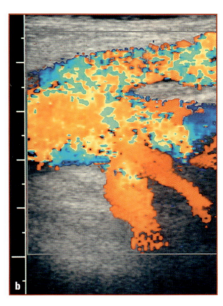
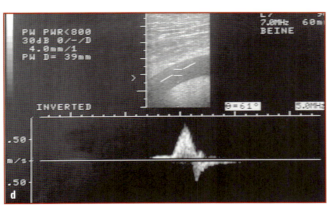
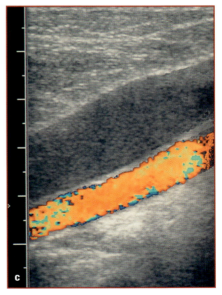

Abb. 9-32 Sekundäre Leitveneninsuffizienz bei schwerer Stamm- und Perforansvarikose rechts im Stadium III. Chronisches venöses Stauungssyndrom. Links Stammvarikose ohne Leitveneninsuffizienz. 59-jährige Frau mit jahrzehntelanger Anamnese.
a Aszendierende Pressphlebographie. Ausgeprägte Stammvarikose rechts mit sekundärer Leitveneninsuffizienz (linke Bildseite). Erweiterung, Schlängelung und Verlust der Venenklappen im Bereich der V. femoralis superficialis. Verdämmerung des Kontrastmittels in der Leistenregion. Dazu im Vergleich das linke Bein mit Stammvarikose im Stadium III, aber ohne Leitveneninsuffizienz (rechts Bildseite).
b Farbkodierte Duplexsonographie in der Leistenregion rechts. Unter dem Valsalva-Test nicht nur Rückstrom in die Stammvene (oben), sondern auch in die V. femoralis superficialis (Mitte) und V. femoris profunda mit ihren einmündenden Venen (unten).
c Farbkodierte Duplexsonographie der poplitealen Gefäße. Starke Erweiterung der V. poplitea und fehlender Klappenbesatz.
d Gepulste Dopplersonographie der V. poplitea. Unter dem Wadenkompressionstest abgestumpftes und verbreitertes Strömungssignal (antegrade Strömungsinsuffizienz) sowie pathologischer Reflux (diskrete retrograde Strömungsinsuffizienz).

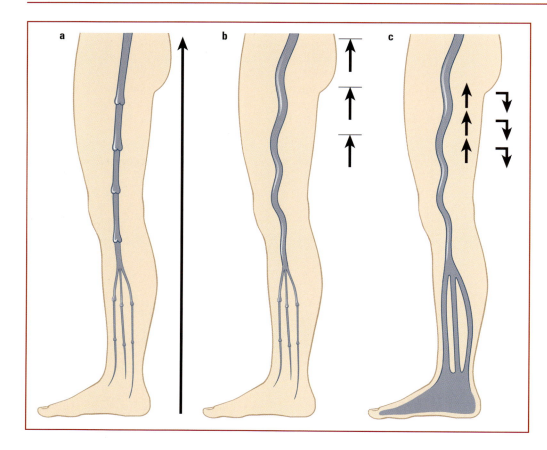

Abb. 9-33 Schematische Darstellung der **antegraden** Strömungsverhältnisse in den tiefen Leitvenen bei manueller Wadenkompression im Rahmen der aszendierenden Phlebographie. a Normale Bedingungen. b Sekundäre Popliteal- und Femoralveneninsuffizienz. c Postthrombotisches Syndrom mit vollständiger Rekanalisation.

Kanals, entsteht eine Krümmung, deren Ausmaß mit der Schwere der Erkrankung zunimmt und schließlich den Winkel von 135 Grad unterschreitet. Die Ursache für die **Abwinkelung** liegt wohl in der bindegewebigen Fixierung der V. poplitea am Ausgang der Kniekehlenraute begründet. Die V. femoralis superficialis weist in ihrem Verlauf eine leichte **Schlängelung** auf. Die Venenklappen sind nicht mehr abgrenzbar. Am deutlichsten lassen sich die Veränderungen beim Vergleich mit der gesunden Seite erkennen. Im fortgeschrittenen Stadium kommt es sogar zum **Kinking**, zur Abknickung des Gefäßes mit funktionellem Verschluss (Abb. 9-31 a und b).

Als ein weiteres Röntgensymptom der sekundären Leitveneninsuffizienz muss der **verwaschene Eindruck** des Phlebogramms genannt werden. Besonders im Bereich des Oberschenkels stellen sich die großen Venen nicht mehr in der gewohnten Schärfe dar, auch nicht bei Verwendung einer größeren Kontrastmittelmenge. Die Ursache ist bei der Phleboskopie zu erkennen: Das Blut fließt in der entspannten Hängelage des Patienten bei manueller Kompression der Wade nicht mehr schwallartig in die Beckenregion ab; der Bolus wird immer nur wenige Zentimeter weitertransportiert, dann bleibt er wieder liegen. Mit der Zeit vermengt sich das Kontrastmittel zunehmend mit Blut, und es kommt zu dem typischen Verwaschungseffekt (Abb. 9-32 a–d).

Die besondere Hämodynamik der sekundären Leitveneninsuffizienz ist als eine **antegrade Strömungsinsuffizienz** aufzufassen (Abb. 9-33 a–c). Dabei sind die Klappen in den Unterschenkelvenen zwar schlussfähig geblieben, das Blut kann aber infolge der geschädigten popliteofemoralen Leitvenen durch die Aktivierung der peripheren Venenpumpen nicht mehr schwallartig entleert werden. Der periphere Venendruck fällt bei der Muskelarbeit nicht mehr ab, und die venöse Kapazität steigt an. Bei Hochlagerung des Beins liegt aber keine Strömungsbehinderung vor, sodass die venöse Drainage ebenfalls hoch ist.

Ein **Rückstrom des Blutes** unter dem Valsalva-Versuch kann im proximalen Bereich des Oberschenkels nur so lange stattfinden, bis sich die Kapazität in den dilatierten Leitvenen selbst erschöpft hat, denn die Unterschenkelvenen nehmen infolge ihrer geschlossenen Klappen kein retrogrades Blutvolumen auf. Die retrograde Pressphlebographie von der Leiste aus zeigt deutlich, dass sich die Strömungsgeschwindigkeit und die Menge des zurückfließenden Blutvolumens nach distal hin schnell vermindern. Eine Darstellung der V. poplitea gelingt von der Leiste aus nicht mehr, denn bis dorthin ist der Blutstrom mit dem Kontrastmittel zum Stehen gekommen.

Im Gegensatz dazu ist die **retrograde Strömungsinsuffizienz** beim postthrombotischen Syndrom mit vollständiger Rekanalisation und bei der Avalvulie vorhanden. Hier fallen *alle* Venenklappen aus, und das Blut kann in der entspannten Orthostase und beim Pressversuch bis in die Venenpools der Peripherie zurückströmen (Abb. 9-34). Die Umkehr der Zirku-

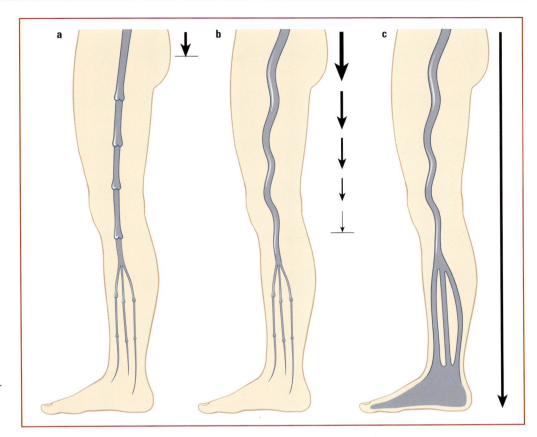

Abb. 9-34 Schematische Darstellung der **retrograden** Strömungsverhältnisse in den tiefen Leitvenen bei der retrograden Pressphlebographie. a Normale Strömungsbedingungen. b Sekundäre Popliteal- und Femoralveneninsuffizienz. c Postthrombotisches Syndrom mit vollständiger Rekanalisation.

lation beim postthrombotischen Syndrom ist leicht durch die *retrograde Pressphlebographie* mit Injektion des Kontrastmittels in die V. femoralis communis zu dokumentieren (vgl. Abb. 12-3, S. 250).

Die pathophysiologischen Bedingungen der sekundären Leitveneninsuffizienz sind auch durch die **Duplexsonographie** nachzuweisen. Beim Pressversuch entstehen nicht nur über der Stammvarikose, sondern auch über den Femoralvenen erschöpfbare und turbulente Rückflusssignale, die sich auf die einmündenden Gefäße ausdehnen. Weiter distal erscheinen die A-Sounds beim Wadenkompressionstest über der V. femoralis superficialis oder der V. poplitea kleiner und breiter, verplumpt, was den Turbulenzen der antegraden Strömungsinsuffizienz entspricht (vgl. Abb. 9-32 d).

Wir hatten für die sekundäre Leitveneninsuffizienz ursprünglich die Bezeichnung *„sekundäre Popliteal- und Femoralveneninsuffizienz"* gewählt. Damit wird am besten angezeigt, dass die Krankheit in der Hauptsache die V. poplitea und die V. femoralis superficialis betrifft, in geringerem Ausmaß auch die Beckenvenen. Die Gefäße des Unterschenkels erscheinen zwar leicht erweitert, ihre Klappen bleiben aber suffizient. Die Erklärung dafür liegt auf der Hand: Das rezirkulierte Blutvolumen verteilt sich am Unterschenkel auf sechs Leitvenen, die von Natur aus mit einem dichten Klappenbesatz versehen sind und von denen jedes einzelne innerhalb seiner Gefäß-

scheide zwischen den Muskelgruppen gut abgestützt ist. Die Verteilung der Volumenlast auf ein Mehrröhrensystem ist viel weniger störungsanfällig als das Einröhrensystem. Unter diesem Aspekt erscheint der Terminus „Leitveneninsuffizienz" ebenfalls gerechtfertigt.

! Jede Schwellneigung der Extremität und die anderen Symptome des chronischen venösen Stauungssyndroms infolge der Krampfaderkrankheit weisen darauf hin, dass bei der Stammvarikose die tiefen Venen im Sinne der Leitveneninsuffizienz betroffen sind. Die chirurgische Therapie erscheint prinzipiell indiziert.

Bei einer schweren Cockett-Perforansvarikose kann sich eine **sekundäre Tibialveneninsuffizienz** ausbilden, die ganz den Veränderungen der Blutströmung am Oberschenkel entspricht. Die starke Volumenbelastung führt zu einer Erweiterung und Schlängelung der tiefen Leitvene mit regionärer Insuffizienz ihrer Venenklappen (vgl. Abb. 9-109, S. 151).

Die ersten Mitteilungen über die Existenz der sekundären Leitveneninsuffizienz 1980 führten auf den Kongressen zu lebhaften Diskussionen. Damit wurde das bisherige Dogma durchbrochen, dass es sich bei der primären Varikose definitionsgemäß ausschließlich um eine Erkrankung der oberflächlichen Venen handelt. Der Beweis gelang anhand einer Langzeitstudie mittels Phlebographie.

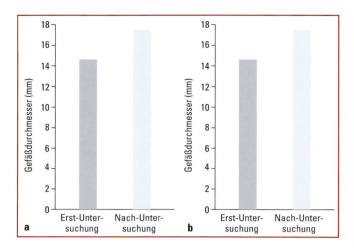

Abb. 9-35 Zunahme des durchschnittlichen Gefäßdurchmessers der V. poplitea (a) und der V. femoralis superficialis (b) nach 7,1 ± 2,8 Jahren bei Verlaufsbeobachtungen einer Stammvarikose.

Studie. Stranzenbach und Hach (1991) führten phlebographische Kontrolluntersuchungen an einem Kollektiv von Patienten (n =14) **mit einer Stammvarikose** der V. saphena magna in einer Zeitspanne von durchschnittlich 7,1 Jahren durch. Bei spontanem Krankheitsverlauf nahm der Durchmesser der V. poplitea von durchschnittlich 14,6 mm auf 17,6 mm und der der V. femoralis superficialis von 14,2 mm auf 16,4 mm zu. In einem zweiten Kollektiv (n = 26) war im Durchschnitt 5,4 Jahre zuvor die **Operation der Stammvarikose** vorgenommen worden. Bei der Kontrolluntersuchung ließ sich eine Reduktion der Durchmesser von 18,9 mm auf 14,9 mm in der V. poplitea und von 16,5 mm auf 14,7 mm in der V. femoralis superficialis feststellen.

Die pathologischen Veränderungen in den Leitvenen schreiten also fort, wenn der Rezirkulationskreis persistiert. Nach der chirurgischen Ausschaltung bilden sie sich weitgehend oder vollständig zurück, was hauptsächlich von der Dauer der Krankheit bis zur Operation und vom Lebensalter des Patienten abhängt (Abb. 9-35 a und b). Dieser Prozess kann sich aber über Jahre erstrecken.

Die Geschichte der Entdeckung. Lechner und Hach führten 1976 systematische Messungen des peripheren Venendrucks vor und nach der stadiengerechten Operation einer Stammvarikose durch. In den Stadien III und IV kam es jedoch nach dem Eingriff nicht zur Normalisierung der Druckwerte, obgleich der Eingriff nach den Regeln der Kunst durchgeführt worden war. Eine Erklärung dafür gab es nicht, denn die Definition der „primären Varikose" schloss Veränderungen in den tiefen Venen nach der damaligen Lehrmeinung aus. Im Jahre 1979 teilten wir auf dem Kongress der *Deutschen Gesellschaft für Angiologie* in Düsseldorf unsere Beobachtungen mit, dass die schwere Stammvarikose zu erheblichen morphologischen Veränderungen an den Leitvenen führt, die bis dahin in der Literatur nicht bekannt waren (Hach 1980). Wir prägten dafür den Begriff „sekundäre Popliteal- und Femoralveneninsuffizienz".

Das Schlüsselerlebnis begann am 19.9.1978, als eine junge Kollegin mit einer Stammvarikose der V. saphena magna im Stadium III zur Konsultation kam. Die Diagnose wurde durch die Phlebographie ge-

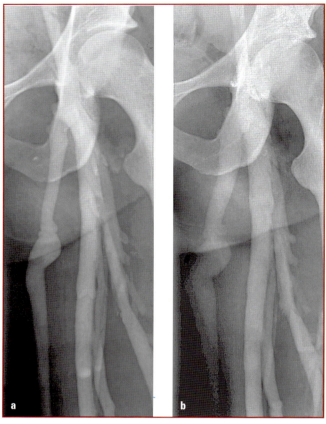

Abb. 9-36 Historisches Röntgenbild (1978) mit der ersten Darstellung einer sekundären Leitveneninsuffizienz.
a Röntgenbild bei der 28-jährigen Patientin mit Stammvarikose der V. saphena magna links und suffizientem tiefen Venensystem.
b Kontrolluntersuchung nach 7 Jahren ohne Therapie. Deutliche Erweiterung der femoralen Strombahn mit Verlust von schlussfähigen Klappen.

stellt. Aus familiären Gründen musste die Operation auf unbestimmte Zeit hinausgeschoben werden. Die Patientin wurde beruhigt, denn damals glaubten wir noch, dass die Stadien der Stammvarikose ineinander übergehen, und dass es nach der (falschen) Statistik noch 25 Jahre dauern würde, bis das Stadium IV erreicht wäre. Wir verloren die Patientin aus den Augen. Am 18.9.1984 stellte sie sich wieder vor, mit einem Ulcus cruris. Die erneute Phlebographie zeigte nicht, wie erwartet, den Übergang in das Stadium IV, sondern eine schwere Schädigung der tiefen Leitvenen im Sinne der sekundären Popliteal- und Femoralveneninsuffizienz (Abb. 9-36). Sofort ließen sich viele pathophysiologische Zusammenhänge der komplizierten Krampfaderkrankheit erklären.

Primäre Rezirkulationskreise (C_{2-6} E_P $A_{S2, 4, 11, 13, 14}$ P_R)

Das Konzept der primären Rezirkulationskreise erlaubt die synoptische Betrachtung der einzelnen Erscheinungsformen der Krampfaderkrankheit. Daraus lassen sich die diagnostischen und therapeutischen Ansprüche für jeden Einzelfall in verbindlicher Weise ableiten. Außerdem sind individuelle Aussagen zur Prognose möglich.

9.6 Stammvarikose der V. saphena magna

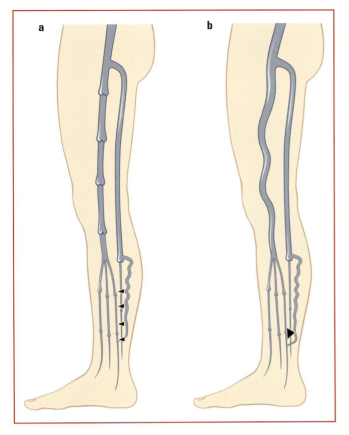

Abb. 9-37 Schematische Darstellung des Rezirkulationskreises III.
▶ Vv. perforantes.
a Rückstrom des Blutes von der Leiste in die V. saphena magna, am distalen Insuffizienzpunkt in die Seitenastvarikose und von dort in die Vv. perforantes in das tiefe Venensystem. Kompensiertes Stadium.
b Dekompensation des Rezirkulationskreises mit sekundärer Popliteal- und Femoralveneninsuffizienz.

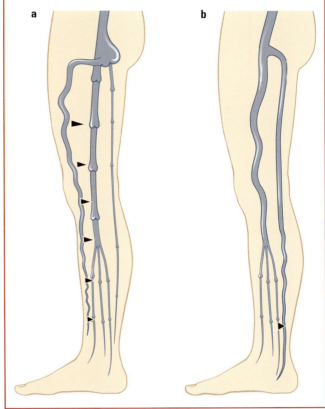

Abb. 9-38 Schematische Darstellung der extremen Rezirkulationskreise.
a Im Rezirkulationskreis I maximale Ausbildung der Seitenastvarikose und dadurch hämodynamischer Schutz des tiefen Venensystems.
b Im Rezirkulationskreis IV fehlende konjugierende Seitenastvarikose und deshalb frühzeitige Dekompensation.

Definition. Beim Rezirkulationskreis handelt es sich um einen pathologischen venösen Kreislauf im Bereich der unteren Extremität, in den eine varikös veränderte Stammvarikose ganz oder teilweise einbezogen ist. Die Stammvarikose steht also im Mittelpunkt.

Medizingeschichte. Das gedankliche Konzept des rezirkulierenden Blutvolumens innerhalb der Extremität bei einer schweren Varikosis ist schon 100 Jahre alt. Der Bonner Chirurg **Fritz Trendelenburg** (1844–1924) hat es 1891 in seiner berühmten Arbeit „*Ueber die Unterbindung der Vena saphena magna bei Unterschenkelvaricen*" erstmals als Privatkreislauf beschrieben: In den tiefen Venen wird es nicht ausbleiben können, „daß das Blut aus dem Reservoir der gefüllten Saphena nachfliesst und oben aus der Femoralis wieder ersetzt wird, so dass es sich in diesem Falle sozusagen um einen privaten Kreislauf der unteren Extremität handelt, indem das Blut in den tiefen Venen des Beines in die Höhe gepumpt wird und zum Teil in der Saphena wieder herunterfällt" (vgl. Abb. 9-1, S. 66).

Wir haben das Trendelenburg-Prinzip des Privatkreislaufs bei der Stammvarikose aufgenommen und anhand der aktuellen wissenschaftlichen Erkenntnisse aufgearbeitet. Entsprechend den Stadien unterscheiden wir danach bei einer Stammvarikose der V. saphena magna **vier Rezirkulationskreise**, die bezüglich des tiefen Venensystems anfangs kompensiert sind, unter bestimmten Bedingungen dann aber dekompensieren. Die Phlebographie und die Duplexsonographie gelten als diagnostische Grundlagen für die Definition des morphologischen Substrats; zusätzliche Informationen ergeben sich aus den physikalischen Messergebnissen (Hach 1993).
Der Rezirkulationskreis einer Stammvarikose der V. saphena magna beginnt mit dem Rückfluss des Blutes in die Stammvene an der Leiste und setzt sich am distalen Insuffizienzpunkt mit dem Übertritt in die konjugierende Seitenastvarikose fort. Über suffiziente Vv. perforantes strömt das Blut dann wieder dem tiefen Venensystem zu (Abb. 9-37 a und b). Auf diese Weise sind die Rezirkulationskreise I bis IV **analog den Stadien der Stammvarikose** nachzuvollziehen.

Mit der Zeit werden die tiefen Venen durch das rezirkulierende Blutvolumen überlastet. Sie erweitern sich, bis die Venenklappen nicht mehr schließen, der Rezirkulationskreis ist dekompensiert. Der dynamische Venendruck steigt an, und daraus resultieren die **Cockett-Perforansvarikose** und die Komplikationen des chronischen venösen Stauungssyndroms.

Zu welchem **Zeitpunkt** im Einzelfall mit **der Dekompensation** zu rechnen ist, hängt von verschiedenen Faktoren ab. Eine zentrale Bedeutung kommt der Lokalisation des distalen Insuffizienzpunktes und damit der konjugierenden Seitenastvarikose zu. Die Strömungsbedingungen verhalten sich in der insuffizienten V. saphena magna grundlegend anders als in einem Seitenast. Bei der Stammvene handelt es sich um ein geradliniges Gefäß mit einer hohen Transportkapazität. Die **Seitenastvarikose** zeigt dagegen einen stark geschlängelten Verlauf, der die Flussgeschwindigkeit abbremst und die retrograde Blutströmung limitiert. Die peripheren Aufzweigungen in kleine retikuläre Gefäße wirken in gleicher Weise. Die *lange* Seitenastvarikose beim Rezirkulationskreis I (Abb. 9-38 a und b) ermöglicht deshalb eine sehr viel geringere hämodynamische Belastung des Beins als die *kürzere* Ausbildung bei einer Stammvarikose im Stadium III mit entsprechendem Rezirkulationskreis. Das *Fehlen* der Seitenastvarikose im Rezirkulationskreis IV muss sich dagegen verheerend auswirken.

Vergleich aus der Natur. Entsprechende Bedingungen sind aus der Landschaftsökologie bekannt. Der mäanderförmig verlaufende Bach hat eine sehr langsame Strömung. Er kann nur ein begrenztes Wasservolumen transportieren und bewahrt deshalb die anliegenden Felder vor der Austrocknung. Die Flussbegradigung führt dagegen zu einer hohen Strömungsbeschleunigung: Wiesen und Sümpfe trocknen aus. Dabei spielt der Durchmesser der begradigten Wasserstraßen eine untergeordnete Rolle. Der Strom, in den die geradlinigen Kanäle einmünden, führt Hochwasser.

Beim **Rezirkulationskreis I** entspringt die Seitenastvarikose der V. saphena accessoria lateralis aus einem abnorm großen Trichter der V. saphena magna (vgl. Abb. 9-27, S. 85; Abb. 9-75, S. 125). Ihre langstreckige Entwicklung hat zur Folge, dass es kaum jemals zur Dekompensation der tiefen Venen kommt, unabhängig vom Grad ihrer Ausbildung. Die Krankheit geht so gut wie nie mit einem chronischen venösen Stauungssyndrom einher.

Auch der **Rezirkulationskreis II** besitzt noch eine relativ lange konjugierende Seitenastvarikose, die am Oberschenkel beginnt und bis zum distalen Unterschenkel reicht. Deshalb tritt die Dekompensation kaum jemals ein – wenn überhaupt, dann erst nach Jahrzehnten (Abb. 9-26 b, S. 84).

Beim **Rezirkulationskreis III** entwickelt sich die konjugierende Seitenastvarikose im Bereich des Unterschenkels. Durchschnittlich nach 1–2 Jahrzehnten kommt es hier zur Dekompensation, unter ungünstigen Bedingungen aber auch früher (Abb. 9-26 c, S. 84).

Der **Rezirkulationskreis IV** hat die schlechteste Prognose. Das rückfließende Blutvolumen ist von Beginn an so groß, dass sich schnell eine sekundäre Leitveneninsuffizienz entwickelt. Die Patienten erkranken oft schon im jugendlichen Alter mit einer symptomatischen Varikose, die dann auch gleich ein Ulcus cruris verursacht. Meistens handelt es sich um die **tubuläre Form** der Stammvarikose. Sie tritt besonders bei hoch aufgeschossenen Menschen vom asthenischem Konstitutionstyp auf und ist gelegentlich den kongenitalen Dysplasien zuzuordnen. Aber auch der **zirkoide Typ** bewirkt relativ schnell eine Dekompensation und verursacht ein schweres Krankheitsbild (vgl. Abb. 9-22, S. 82). In einem chirurgischen Krankengut kommen die Rezirkulationskreise mit einem Stadium IV der Stammvarikose in weniger als 1% der Fälle vor, also relativ selten. Die Diagnose wird demnach zu häufig gestellt. Das liegt auch daran, dass der distale Abschnitt der V. saphena magna bei der aszendierenden Pressphlebographie rückläufig nur unvollständig oder überhaupt nicht zu beurteilen ist. Zur Abklärung kommen die Duplexsonographie am stehenden Patienten bzw. die Ablaufphlebographie und die Varikographie in Betracht.

Neben dem distalen hat auch der **proximale Insuffizienzpunkt** auf den Zeitpunkt der Dekompensation des tiefen Leitvenensystems einen gewissen Einfluss. Die inkompletten Formen der Stammvarikose zeigen in der Regel einen günstigen Verlauf ohne die Gefahr der sekundären Leitveneninsuffizienz. Allenfalls der inkomplette Dodd-Perforanstyp kann dazu führen. Der inguinale Seitenasttyp, der dorsale Typ oder die seltenen Perforansformen der inkompletten Stammvarikose (s. u.) verursachen kaum jemals ein chronisches venöses Stauungssyndrom (S. 112).

Die näheren Umstände über den Zeitpunkt der Dekompensation von Rezirkulationskreisen sind bisher nicht bekannt. Insbesondere lässt sich im individuellen Fall keine definitive Voraussage treffen. Wir wissen, dass neben den morphologischen Gegebenheiten noch hereditäre Faktoren und hormonelle Einflüsse von Bedeutung sind. Wichtig erscheinen aber auch bestimmte **Voraussetzungen des täglichen Lebens**. Geringes sportliches Training wird bei einer Arbeit mit stundenlangem Stehen, mit dem Heben von schweren Lasten und vielleicht zusätzlicher Einwirkung von Hitze die Entstehung der sekundären Leitveneninsuffizienz begünstigen. So erklärt sich die häufige und schwere Erkrankung von Gastwirten, Bäckern und Metzgern. Nach der klinischen Erfahrung werden adipöse Menschen schneller von einem chronischen venösen Stauungssyndrom betroffen. Andererseits sind Leistungssportler an hohe reaktive Blutvolumina durch das Training gewöhnt und erkranken auch bei starker Varikose viel seltener an der sekundären Leitveneninsuffizienz.

Faktoren zur **Begünstigung der sekundären Leitveneninsuffizienz** sind:
▶ Topographie des distalen Insuffizienzpunktes am Unterschenkel oder Fuß
▶ Sportliche Inaktivität
▶ Orthostatische Belastung
▶ Immobilität der großen Gelenke
▶ Hormonelle Einflüsse

Geschichte der Entdeckung der Rezirkulationskreise. Die Konzeption der Rezirkulationskreise ergab sich aus einer speziellen Situation in der William Harvey-Klinik Bad Nauheim. Mit der *präfemoralen Saphenastumpfligatur* wurde im Jahre 1979 eine elegante Operationsmethode zur Behandlung der Rezidivvarikose erarbeitet. Plötzlich stieg die Zahl dieser Eingriffe auf den Operationsplänen der Klinik unverhältnismäßig steil an. Indiziert war aber die chirurgische Behandlung nur dann, wenn das Rezidiv auch eine hämodynamische Effizienz zeigte. Klinikintern wurde jetzt der phlebographische Nachweis eines persistierenden dekompensierten Rezirkulationskreises gefordert, um die Indikation für die Operation zu objektivieren. Das anschauliche Bild der Rezirkulationskreise fand dann schnell eine allgemeine Anerkennung.

Diagnostik

Die Beurteilung eines Rezirkulationskreises des V. saphena magna umfasst vier Abschnitte, die im Einzelnen zu beurteilen und dann in der Synopsis zu betrachten sind (Abb. 9-39). Der Patient wird über spezielle anamnestische Angaben befragt. Die **klinische Untersuchung** erfolgt sowohl im Liegen als auch im Stehen, und zwar in dieser Reihenfolge. Es empfiehlt sich, gewohnheitsmäßig mit der rechten Seite zu beginnen. Vor der Erhebung des venösen Status werden die arteriellen Pulse getastet und die Mobilität der großen Gelenke überprüft. Wenn eine chronische venöse Insuffizienz vorliegt, muss das Programm entsprechend erweitert werden (S. 287). In funktioneller Hinsicht vermitteln die Lichtreflexionsrheographie und die Venenverschlussplethysmographie zusätzliche Informationen, insbesondere bei der komplizierten Krampfaderkrankheit. Zur Objektivierung der Diagnose sind die bildgebenden Verfahren geeignet: die Duplexsonographie und in speziellen Fällen die aszendierende Pressphlebographie.

Heute hat die **farbkodierte Duplexsonographie** einen hohen Stellenwert. Die modernen Geräte liefern eine ausreichende Sicherheit in der Diagnostik und eine gute Qualität der Dokumentation. Zur Beurteilung der morphologischen Grenzbefunde erscheint die **aszendierenden Pressphlebographie** optimal geeignet. Außerdem wird dem Chirurgen mit der Vorlage des Röntgenbildes ein Überblick des ganzen Rezirkulationskreises vermittelt, den er während des Eingriffs im Operationssaal jederzeit einsehen kann.

So wie der präoperative Ultraschallbefund eine absolut verlässliche Grundlage der Diagnose sein muß, so sollte sich der Chirurg mit einem Radiologen zusammenfinden, der die moderne Phlebographie wirklich gelernt hat und sie richtig beherrscht. Nach der aktuellen **Röntgenverordnung** vom 1.7.2002 muss der Phlebographie eine *rechtfertigende Indikation* vorausgeschickt werden. Das heißt, der Chirurg hat seine Anforderung an die Phlebographie zu definieren. Dazu gehören Passus wie „intraoperative Orientierung zur Topographie der Krosse", „Differenzierung einer hohen oder tiefen Mündungsanomalie", „Beurteilung der Morphologie in den tiefen Leitvenen", „chronische venöse Insuffizienz" oder „Suche nach pathologischen transfaszialen Kommunikationen".

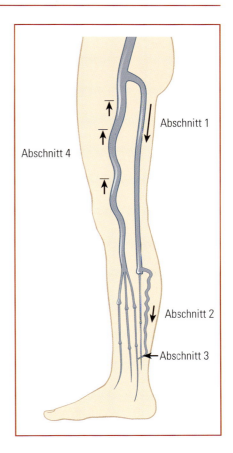

Abb. 9-39 Schematische Darstellung der 4 Abschnitte eines Rezirkulationskreises.

! Auch im Zeitalter der optimierten Ultraschalldiagnostik bietet die **Operation der Stammvarikose nach dem Röntgenbild** dem Chirurgen das Gefühl der größten Sicherheit. Dabei gilt die optimale Qualität der Phlebogramme als eine Conditio sine qua non.

Zu Beginn der Diagnostik eines Rezirkulationskreises steht die Beurteilung des **varikösen Abschnitts der Stammvene (Abschnitt 1)**. Der proximale Insuffizienzpunkt in der Leiste lässt sich nach dem Palpationsbefund und dem Hustentest vermuten. Sonographisch wird die Mündungsregion der V. saphena magna mit der globalen Gefäßerweiterung und der infravalvulären Dilatation im B-Bild dargestellt. Ein unerschöpfbarer Reflux beim Valsalva-Test ist beweisend.

Auch der insuffiziente Anteil des Stamms der V. saphena magna ist bei der Untersuchung im Stehen oft tastbar. Es empfiehlt sich jedoch immer die Dokumentation, und zwar entweder durch die Aufzeichnung des unerschöpfbaren Refluxes beim Wadendekompressionstest mit der direktionalen Dopplersonographie oder durch die Farbumkehr bei der Duplexsonographie.

Der distale Insuffizienzpunkt ist in vielen Fällen an dem typischen Krampfaderkonvolut zu erkennen. Auf die Verwechslungsgefahr mit einer Boyd-Perforansvarikose im Stadium III wurde hingewiesen (S. 85).

Die **konjugierende Seitenastvarikose (Abschnitt 2)** wird allein aufgrund des klinischen Aspektes erkannt. Bei der Duplexsonographie ist die Gefahr einer Verwechslung mit der Stammvene zu beachten.

Die Diagnostik der **Perforansvarikose (Abschnitt 3)** ist sowohl für die Therapie als auch für die Prognose wichtig. In den allermeisten Fällen wird die „gleitende" Palpation der so genannten Faszienlücke am liegenden Patienten den bildgebenden Methoden ebenbürtig oder sogar überlegen bleiben (S. 152). Beim schweren chronischen venösen Stauungssyndrom, insbesondere bei der Dermatolipofasziosklerose und beim Ulcus cruris, ist der Tastbefund jedoch unsicher. Hier können die Duplexsonographie, die aszendierende Pressphlebographie und auch die intraoperative Diagnostik herangezogen werden.

Problematisch bleibt bis heute die Beurteilung der **tiefen Venen (Abschnitt 4)**. Die sekundäre Leitveneninsuffizienz wurde bei ihrer Entdeckung phlebographisch definiert. Das Röntgenbild ist auch heute noch die diagnostische Methode der Wahl. Als typische Zeichen gelten die globale Dilatation mit dem Verlust schlussfähiger Klappen und die Elongation der popliteofemoralen Strombahn. Die antegrade Strömungsinsuffizienz ist vor allem mit der peripheren Phlebodynamometrie und der Lichtreflexionsrheographie zu beweisen. Die Duplexsonographie lässt hier kurze Refluxe bei der Exposition in der Leiste erkennen. Wir wissen weiterhin aus systematischen vergleichenden Betrachtungen mit der Phlebographie, dass jedes lokalisierte Ödem und die anderen Symptome der chronischen venösen Kongestion auf einer sekundären Leitveneninsuffizienz beruhen.

! Die Existenz des chronischen venösen Stauungssyndroms erfordert eine umfassende Diagnostik des Rezirkulationskreises, um sowohl dem Patienten als auch dem Operateur die notwendige Sicherheit im Umgang mit der Krankheit zu vermitteln. Nur die komplette chirurgische Ausschaltung des Rezirkulationskreises kann zur Heilung führen.

Leitlinien der DGP. Die Ultraschalldiagnostik wird an den Anfang der bildgebenden phlebologischen Untersuchung gestellt. Der Phlebographie ist ein breiter Raum eingeräumt, jedoch sind Qualitätskriterien zu berücksichtigen.

9.6.2 Operationsverfahren

Stadiengerechte Operation nach Hach

Die partielle Saphenaresektion nach Hach (1981) gilt heute als **Methode der Wahl** zur Behandlung der Stammvarikose der V. saphena magna in den **Stadien I bis III**. Diese Aussage stützt sich auf mehrere Punkte: Die ethischen Aspekte bezüglich der Erhaltung von gesunden Gefäßabschnitten werden gewahrt. Die Praktikabilität ist mit einer anspruchsvollen Ästhetik verbunden. Risiken und Nebenwirkungen sind gering. Außerdem bleiben die ökonomischen Belange in einem vernünftigen Rahmen.

Anforderungen an die Operationsmethode einer Stammvarikose sind:
▸ Dokumentierte Ausschaltung des pathologischen Rezirkulationskreises
▸ Erhaltung von gesunden Venen sowie von transplantationswürdigen Venensegmenten
▸ Angemessen geringe Invasivität des Eingriffs
▸ Geringes Risiko von Nebenverletzungen
▸ Berücksichtigung der ästhetischen Belange

! Die operative Strategie der Stammvarikose ist durch die Definition des Rezirkulationskreises festgelegt. Sie geht also von festen anatomischen Vorgaben aus und kennt weder Minima noch Maxima.

Der Eingriff besteht in den Stadien II und III aus zwei Teilen, der **Krossektomie** und dem **Stripping-Manöver**. Hinzu kommen fakultativ noch die Perforansdissektion und die lokale Exzision von Krampfaderkonvoluten sowie gegebenenfalls Interventionen beim chronischen venösen Stauungssyndrom.

Das Stadium I entspricht einer Seitenastvarikose der V. saphena accessoria lateralis. Der Krankheit liegt eine anomale Vergrößerung des Saphena-Mündungstrichters zugrunde. Hier wird von der **erweiterten Krossektomie** gesprochen, was sich aber nicht auf die Stammvene, sondern auf den Seitenast bezieht (s. u.).

Indikationen

Je jünger der Patient mit einer Stammvarikose ist, um so eher sollte ihm zur operativen Behandlung geraten werden. Die Krankheit kann auch bei Jugendlichen schon ziemlich ausgeprägt sein. Dann spricht nichts gegen die Operation, denn die Krampfadern waren der berechtigte Anlass zur ärztlichen Konsultation.

! Sicherlich stehen vielfach die ästhetischen Aspekte der Varikose sowohl bei Frauen als auch bei Männern im Vordergrund. Deshalb handelt es sich aber nicht um eine Schönheitsoperation. Die Stammvarikose gilt als Krankheit im Sinne der Reichsversicherungsordnung von 1912.

Oft verschlimmert sich die Stammvarikose nach der zweiten Gravidität. Deshalb werden immer wieder Argumente gehört, mit der Operation bis nach dem Abschluss der Familienplanung zu warten. Wir empfehlen gerade das Gegenteil, **so früh wie möglich**.

Bei einem **Ulcus cruris venosum** soll im Prinzip die vorherige Abheilung durch konservative Maßnahmen angestrebt werden. In vielen Fällen der schweren chronischen venösen Insuffizienz, vor allem auch vor den Eingriffen an der Fascia cruris, wird jedoch bei persistierendem Geschwür die Sanierung des extrafaszialen Venensystems gefordert. Hier empfiehlt sich die antibiotische Prophylaxe, z. B. durch die einmalige i. v. Injektion von 2 g Cefazolin vor Operationsbeginn.

Eine **Indikation mit aufgeschobener Dringlichkeit** besteht im Falle der Varikophlebitis mit aufsteigendem Thrombuswachstum. Beim Übertritt der Thrombusschwanzes in die V. femoralis communis muss von einer tiefen Venenthrombose mit allen ihren Risiken gesprochen werden (S. 212, 243).

Kontraindikationen

Die Operation einer Stammvarikose der V. saphena magna ist ein **Wahleingriff**. Deshalb erscheint die Notwendigkeit bei schweren Allgemeinkrankheiten nicht gegeben bzw. zweitrangig. Bei arteriellen Durchblutungsstörungen und bei Lymphödemen sind die individuellen Umstände überaus sorgfältig zu analysieren. In der Schwangerschaft sehen wir von der Operation ab, als Ausnahme gilt nur die transfaszial progredierende Varikophlebitis.

Der Wunsch zur körperlichen Integrität reicht heute in immer höhere Altersklassen hinauf. Hier stellt sich jedoch eine Veränderung der pathophysiologischen Voraussetzungen ein. Die Stammvenen verfügen in ihrer Wand über eine hohe fibrinolytische Aktivität, die etwa der in den tiefen Leitvenen entspricht (Hach-Wunderle et al. 1986). Dadurch werden Koagula aufgelöst, auch wenn sie durch ein Sklerosierungsmittel entstanden sind. Mit dem Lebensalter lässt diese fibrinolytische Aktivität nach. Deshalb sprechen junge Menschen auf die **Sklerosierung** schlecht an, während im hohen Alter durchaus günstige Erfolge zu erwarten sind. Dem älteren Patienten darf deshalb mit guten Erfolgsaussichten zur Sklerosierung geraten werden, inbesondere im Hinblick auf die modernen Techniken.

Spezielle präoperative Diagnostik

Neben der generellen internistischen Untersuchung ist vor allem der Nachweis einer normalen Gerinnungsfähigkeit des Blutes durch die Bestimmung von Thrombozyten sowie des Prothrombinspiegels (INR, Quickwert) wichtig. Bei allen spezifischen Komplikationen der Operation spielen die hämostaseologischen Parameter eine dominierende Rolle. Die längere Einnahme von Azetylsalizylsäure bedingt eine deutliche Verlängerung der Blutungszeit, die bis zu zehn Tage nach Absetzen des Präparates anhalten kann. Eine Information darüber vermittelt die Bestimmung der Blutungszeit.

Spezielle Aspekte der Anästhesie

Von vielen Anästhesisten wird eine **Allgemeinnarkose** vorgenommen, die mit der intratrachealen Intubation oder mit der Larynxmaske verbunden ist (S. 33). Letztere Form erscheint besonders geeignet, weil der Patient nach dem kurzen Eingriff keinen unnötigen Nachschlaf hat. Für die **Regionalanästhesie** stehen heute kurz wirkende Präparate mit geringen Nebenwirkungen zur Verfügung. In besonderen Fällen kommen wir auch mit der Lokalanästhesie gut zurecht, speziell bei kleineren Operationen. In den letzten Jahren wurde aus Gründen der Praktikabilität die **Tumeszenzlokalanästhesie** (tumescere = anschwellen) hervorgehoben. Die Ausbildung postoperativer Hämatome ist wegen der Adrenalinwirkung geringer. Die Arbeit in dem „tropfnassen" Gewebe erscheint aber gewöhnungsbedürftig (S. 34).

In den Bereich der Anästhesie fällt die Anlage einer intravenösen Dauerkanüle, die bis zur Entlassung aus der Überwachungsabteilung liegen bleibt.

Spezielle Aspekte der Thromboseprophylaxe mit Heparin

Die Operation einer Stammvarikose entspricht nach den Vorgaben der *Deutschen Gesellschaft für Chirurgie* unter bestimmten Umständen dem **mittleren Thromboserisiko** (Hach und Hach-Wunderle 2001). Entscheidend dafür sind die dispositionellen Risikofaktoren (S. 186). Gegebenenfalls empfehlen wir die Durchführung der Heparinprophylaxe bis zur vollständigen Mobilisierung des Patienten, also bis zum 1. oder 2. bis 4. postoperativen Tag. Bei längerer Anwendung über den vierten postoperativen Tag hinaus ist eine Kontrolle der Thrombozyten vorzunehmen, um nicht eine heparininduzierte Thrombozytopenie (HIT) vom Typ II zu übersehen (S. 217). Die Heparinbehandlung beginnt am Vortag der Operation. Deshalb können durch den Eingriff verstärkt Hämatome entstehen und dann den Heilungsprozess etwas beeinträchtigen.

Leitlinien der Deutschen Gesellschaft für Chirurgie vom 24.4.2003. Detaillierte Angaben sind wegen der uneinheitlichen Datenlage nicht möglich. Bei der Indikation zur Heparinprophylaxe handelt es sich um eine individuelle ärztliche Entscheidung, bei der Nutzen und Risiko für den Patienten gegeneinander abgewogen werden müssen.

Krossektomie

Die Krossektomie ist eine zentrale Strategie in der Chirurgie der Stammvarikose, die sowohl bei ihrer Durchführung als auch bei ihrer Unterlassung anhand der vorliegenden Befunde zu begründen ist. Der Eingriff wird in der Klinik oft den jüngeren Chirurgen überlassen. Er kann technisch anspruchsvoll sein, insbesondere bei adipösen Patienten, bei Anomalien und nach einer vorausgegangenen Operation in dieser Region. Die topographische Nähe der großen femoralen Gefäße macht die Beherrschung der Notfallversorgung im Falle ihrer Verletzung erforderlich.

> **Definition.** Unter Krossektomie werden die Abtragung der Stammvene unmittelbar an der Einmündung in die tiefe Leitvene und die Resektion der Schleusenregion nach Dissektion der in die Krosse einmündenden kleinen Seitenäste verstanden.

■ **Operation**

(1) Bei der **Lagerung** zur Krossektomie wird das betreffende Bein im Hüftgelenk leicht nach außen rotiert und im Kniegelenk gebeugt. Dabei darf das Wadenbeinköpfchen nicht direkt dem Operationstisch aufliegen, es muss eine weiche Unterpolsterung zum **Schutz des N. peroneus** erfolgen, zum Beispiel mit einem Bauchtuch.

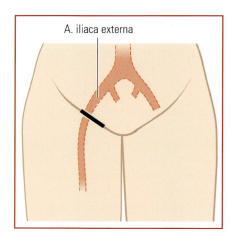

Abb. 9-40 Hautschnitt zur Freilegung der Krosse. ⅓ der Inzision liegen lateral und ⅔ medial des Pulses der A. femoralis direkt in der Leistenfalte.

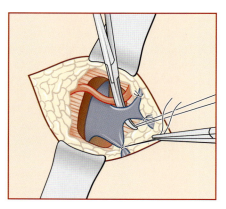

Abb. 9-41 Operationssitus I bei Krossektomie. Ligaturen der Seitenäste hinter ihren ersten Aufzweigungen, um Rezidiven vorzubeugen. Über derartige Verbindungen entstehen auch nach fachgerechter Krossektomie pathologische Dopplersignale.

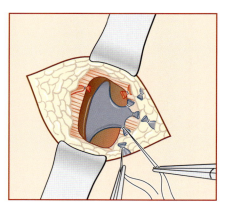

Abb. 9-42 Operationssitus II bei Krossektomie. Zur leichteren Präparation wird die V. saphena magna durchtrennt. Abschließend bündige Ligatur und Abtragung direkt an der Mündung zur V. femoralis communis (auf dem Bild bisher nicht vollzogen).

Cave Der längere Auflagedruck des Beins bei Außenrotation auf dem Wadenbeinköpfchen kann sehr leicht eine Schädigung des N. peroneus mit nachfolgender Lähmung verursachen. Für Lagerungsschäden ist der Operateur verantwortlich (S. 104, 141).

(2) Für die Krossektomie wird ein 3–6 cm langer **Hautschnitt** direkt in der Leistenfalte angelegt, sodass der Arterienpuls etwa an der lateralen Drittelgrenze der Inzision liegt. Hier ist die Narbe später nicht mehr zu erkennen (Abb. 9-40). Die weitere Präparation erfolgt konsequent in der **Längsachse des Beins**, um die Lymphgefäße und Nerven zu schonen. Die Lymphknoten liegen zur Innenseite des Beins hin und dürfen, wenn sie zufällig in das Operationsfeld gelangen, auf keinen Fall entfernt werden.

U. Brunner (zeitgenössischer Chirurg in Zürich) empfiehlt, den Leistenschnitt **1 Querfinger oberhalb der Leistenbeuge** anzubringen, um die Lymphgefäße besser schonen zu können. Außerdem wird geltend gemacht, dass die Operationswunde nicht in der nässenden Scheuerzone der Leiste liegt, wo insbesondere adipöse Patienten durch die Nahtinfektion gefährdet sind. Bei der Operation ist der präparatorische Weg zur Krosse etwas länger, was für den routinierten Chirurgen aber unerheblich ist. Durch die übliche Strandkleidung wird die Narbe zwar verdeckt, bei der Tangamode (und bei Nudisten) kann sie aber auffallen (S. 76).

Nach einer anderen Version wird der **Schnitt subinguinal** angelegt. Auch hier ist das subkutane Fettgewebe stärker ausgebildet als direkt in der Leistenfalte. Der Zugang zur Krosse wird etwas schwieriger. Vielleicht induziert diese Schnittführung deshalb eher die Belassung eines Saphenastumpfes und die Rezidivvarikose.

Cave Ein unzureichender Hautschnitt verringert die Übersicht und erhöht das Operationsrisiko, ohne hinsichtlich einer schönen Narbe einen Vorteil zu bringen.

(3) Nach dem Einsetzen des Wundspreizers und dem Anschlingen der V. saphena magna mit einem Haltefaden erfolgt die **Darstellung der kleinen Seitenäste** bis zu ihrer ersten Aufteilung (Abb. 9-41). Unmittelbar dahinter werden sie einzeln ligiert und durchtrennt. Auf diese Weise kann sich später kein neuer Rezirkulationskreislauf mehr ausbilden. Die Entstehung des **inguinalen Varizenbeets** ist aber nicht zu verhindern, es liegt bei ausgeprägter Varikose bereits im Verborgenen vor. Weitergehende Präparationen, etwa bis zur zweiten oder bis zu weiteren Teilungsstellen, werden aus Gründen der Traumatisierung nicht empfohlen. Alle Präparationen müssen sich direkt an den Venenwänden halten, so bleiben das Operationsfeld übersichtlich und die Operation gewebsschonend.

Cave Die Traumatisierung von Lymphbahnen ist am besten zu vermeiden, wenn unmittelbar an den Venenwänden präpariert und nicht blind im Gewebe operiert wird.

(4) Die Mündungsstelle der V. saphena magna in die V. femoralis ist an ihrem bläulichen Farbring und der halbmondförmigen Falte im Mündungswinkel zu erkennen (Abb. 9-42). Die Präparation an der **Vorderwand der V. femoralis** darf sich nur auf einen **sehr kleinen Bereich** erstrecken, denn die Auslösung des Gefäßes aus ihrem bindegewebigen Halteapparat kann zu erheblichen Funktionsstörungen führen (S. 39). Die Suche nach weiteren Ästen, die neben der V. saphena magna direkt in die V. femoralis einmünden, ist mit Traumatisierungen und höheren Risiken verbunden, ohne wesentliche Vorteile bezüglich einer Verhinderung von Rezidiven zu bringen.

Cave Der Verspannungsapparat der V. femoralis communis hat wichtige physiologische Funktionen und darf nicht verletzt werden.

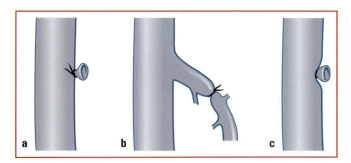

Abb. 9-43 Korrekte Ligatur und Abtragung der V. saphena magna im Niveau der V. femoralis communis (a). Daneben Ligaturen mit belassenem Stumpf (b) und mit Einengung des Lumens (c).

(5) Zuletzt wird die Stammvene direkt an ihrer Einmündung in die V. femoralis communis mit einem nicht resorbierbaren Faden (Ethibond® 2-0) **doppelt ligiert und abgetragen**. Die „flush ligation" liegt direkt im Niveau der Femoraliswand (Abb. 9-43). Es soll weder eine stumpfartige Vorwölbung entstehen noch die Femoralvene eingeengt werden.

(6) Frings et al. (1999) betrachten eine vom Endothel des Stumpftrichters ausgehende **Neoangiogenese** als Ursache der Rezidivvarikose. Sie empfehlen deshalb, den Stumpf durch eine fortlaufende atraumatische Naht (Prolene® 4-0) zu verschließen (S. 121).

(7) Der **Hautverschluss** kann auf verschiedene Arten vorgenommen werden. Die subkutane Adaptation muss locker sein, damit keine Fettgewebsnekrosen entstehen. Wir bevorzugen die intrakutane Naht mit scharfer Nadel und einem resorbierbaren Faden. Auf die Knoten an den Enden darf verzichtet werden, die Naht hält in sich selbst. Bei erheblicher Adipositas sind Einzelnähte der Haut sicherer. Oder die Haut wird durch subkutane Nähte adaptiert und dann mit Pflaster (Steristrip®) oder Acrylkleber (Dermabond®) verschlossen.

> **Cave** Bei der intrakutanen Hautnaht darf der Faden die Haut nicht perforieren, sonst entstehen (mitunter noch nach Wochen!) Wundheilungsstörungen.

Intraoperative Komplikationen bei der Krossektomie

Bei der Krossektomie sind immer wieder schwerwiegende Komplikationen beschrieben worden (Denck 1979). Sie ergaben sich in der Hauptsache aus der Unkenntnis der Anatomie und möglicher Variationen sowie aus operationstechnischen Fehlern. An erster Stelle stehen die Verletzungen der A. femoralis communis oder der V. femoralis communis oder beider Gefäße.

> **Cave** Bei sehr schlanken Patienten liegen die Femoralgefäße direkt unter der Haut und können schon durch den Hautschnitt verletzt werden.

Die Häufigkeit intraoperativer Komplikationen wird auf 1,8‰ geschätzt (Largiadèr 1979). Entscheidend für den Ausgang der Situation ist die Beherrschung der notfallmäßigen Maßnahmen. Zur Rekonstruktion des verletzten Gefäßes muss der Patient so früh wie möglich vom Gefäßchirurgen versorgt werden. Jede Verzögerung verschlechtert die Aussichten auf eine Restitutio ad integrum. Ein steriles Instrumentenbesteck für den Notfall sollte bereitstehen, wenn der Operierende die gefäßchirurgischen Techniken beherrscht. Erforderlich bei jeder Operation ist der schnelle Zugriff zu Infusionsflaschen und zu den Medikamenten der **Schocktherapie**.

> **Pschyrembel-Grundsatz:** Im Notfall die Ruhe bewahren und Ruhe ausströmen.
>
> ### Notfalltherapie
> **Fehlerhafte Ligatur der Femoralgefäße.** Zusätzliche Assistenz besorgen. Vorsichtige Lösung der Ligatur. Blutungskontrolle. 5000 E unfraktioniertes Heparin en bloc über den intravenösen Zugang. Eingriff *sofort* beenden. Wundverschluss. Verlegung in eine gefäßchirurgische Klinik zur Überwachung wegen hoher arterieller bzw. venöser Thrombosegefahr. Abschließend sorgfältige Dokumentation des gesamten Vorgangs und Information des Patienten.
>
> **Einriss oder fehlerhafter Einschnitt in die Femoralgefäße.** Digitales Abdrücken der großen Blutungsquelle. Keine blinden Abklemmmanöver, keine blinden Umstechungen. Zusätzliche Assistenz besorgen. Einsatz von Gefäßklemmen nur bei guter Übersicht und den technischen Voraussetzungen, sonst vorsichtiger Wechsel der unmittelbaren digitalen Kompression gegen die digitale Kompression mit einer Schicht Wundkompressen. Wunde offen lassen, steril abdecken. **Blutungskontrolle geht über Infektionsprophylaxe!** Den Patienten mit Rettungswagen in gefäßchirurgische Klinik fahren und selbst mit einer Schwester begleiten. Intravenösen Zugang erhalten. Abschließend Dokumentation des gesamten Vorgangs.
>
> > **Cave** Die blinde Umstechung einer Blutung in der Leiste kann schwere Nebenverletzungen verursachen.
>
> **Nachblutung in der Leiste.** Kann schon wenige Stunden nach Beendigung des Eingriffs bei der Verbandskontrolle an der prallelastischen und schmerzhaften Auftreibung festgestellt werden. Sofortige Revision in einer allgemeinchirurgischen oder gefäßchirurgischen Klinik.

Kasuistik. Ein sehr eindrucksvoller Krankheitsverlauf wurde von **Flessenkämper** (2003) mitgeteilt. Bei einer 29-jährigen Patientin stellte sich 10 Tage nach der ambulant durchgeführten Varizenoperation mit Krossektomie und Stripping eine Claudicatio intermittens ein. Aber erst 9 Monate später erfolgte die Konsultation des Gefäßchirurgen. Die Angiographie ergab einen 2 cm langen Verschluss der A. femoralis communis, der inzwischen durch kräftige Kollateralen überbrückt war. Die Histologie zeigte eine *traumatische Zerstörung des Gefäßes*. Die Interposition einer PTFE-Prothese führte zum glücklichen Ausgang.

Komplikationen der Krossektomie in der Nachbehandlungszeit

Es gibt verschiedenartige Komplikationen in den ersten Tagen der Nachbehandlung. Durch einen fehlerhaften Kompressionsverband oder Kompressionsstrumpf kann ein **Hämatom** aus dem Bein in die Leiste hinaufgedrückt werden und sich hier durch seine prallelastische Konsistenz zu erkennen geben. Am besten wird die Entleerung über eine genügende Stichinzision außerhalb der Operationswunde mit behutsamem manuellem Druck herbeigeführt. In der Regel muss diese Maßnahme an den folgenden Tagen wiederholt werden. Dabei nimmt das Hämatom einen immer dünnflüssigeren Charakter an, was den kleinen Eingriff dann auch weniger schmerzhaft macht.

Eine **Ansammlung von Lymphe** wird am besten durch die Punktion mit einer 1er-Kanüle und 10ml-Spritze abgezogen. Auch hier sind meistens mehrere Wiederholungen erforderlich. Durch ein Polster mit Wiener Watte® lässt sich anschließend die lokale Kompression verstärken.

Die schlimmste Komplikation ist die **bakterielle Infektion**. Gegebenenfalls muss die Wunde breit eröffnet werden, um den freien Abfluss des Sekrets zu gewährleisten. Wegen der Gefahr einer Beteiligung der Femoralgefäße erfolgt die Behandlung unter klinischen Bedingungen. Die Antibiose wird gezielt eingesetzt. Wir erlebten eine Infektion mit -hämolysierenden Streptokokken, die bei der Patientin mit einem Ikterus einherging.

Kleine Eiterherde direkt in der Leistennarbe sind verdächtig auf eine **Nahtinfektion**. Sie können noch nach Wochen auftreten und rezidivieren. Bei der Intrakutannaht ist möglicherweise die Haut durchstochen worden. Es empfiehlt sich, den Faden in der kleinen Wunde mit einer Splitterpinzette aufzuspüren und vorsichtig herauszuziehen.

Medizingeschichte. Die Krossektomie im heutigen Sinne wurde wahrscheinlich von **Novaro**, dem Direktor der chirurgischen Klinik in Genua, vor der Jahrhundertwende erfunden. Sein Assistenzarzt Moro beschrieb die Methode 1910 mit einem großen Verständnis der Pathophysiologie und aufgrund eigener Untersuchungen. „Bei der Resektion der Vena saphena magna ist an ihrer Einmündungsstelle diese Vene erstens durch einen Schnitt zwei Querfinger unterhalb des Poupart'schen Bandes [Ligamentum inguinale] und demselben parallel auf eine weite Strecke freizulegen, um, wie er [Novaro] seit langer Zeit ausführen läßt, die große Rosenvene samt ihren Collateralen gut zu resecieren; zweitens aber, daß auch die Venae pudenda externa, circumflexa ilium superficialis und epigastrica superficialis auf eine gewisse Strecke bloßzulegen sind, um eine eventuell sekundären Blutrückfluß in das System der großen Vena saphena, sowie die Varicenrecidive samt allen Folgen auf diesem Wege hintanzuhalten."

Resektionsverfahren des Saphenastamms

In den **Stadien II und III** spielt das variköse Segment des Saphenastamms als Abschnitt 1 innerhalb des Rezirkulationskreises eine entscheidende Rolle und muss deshalb nach der Krossektomie konsequent ausgeschaltet werden.

> **Definition.** Unter dem Stripping-Manöver als wichtigem Teil der partiellen Saphenaresektion wird die Entfernung des varikös erkrankten Segments der V. saphena magna verstanden. Dazu stehen heute verschiedene Methoden zur Verfügung.

Die Bewertung der einzelnen Verfahren erfolgt nach bestimmten Kriterien (s. S. 94). An erster Stelle steht die **Erhaltung gesunder Gefäßabschnitte** außerhalb des pathologischen Rezirkulationskreislaufs. Zweitens ist natürlich die weitestmögliche Vermeidung von Rezidiven anzustreben. Wichtig erscheinen auch die Begrenzung des Umfangs der Invasivität sowie die Berücksichtigung von Belangen der Ästhetik.

In früheren Jahren hat niemand danach gefragt, ob ein gesunder Abschnitt der Stammvene bei der Operation von Krampfadern mit entfernt wird. Heute, im Zeitalter der Transplantationschirurgie, ist die Erhaltung aller funktionstüchtigen Gefäßsegmente eine wichtige Grundlage für die Durchführung des Eingriffs.

Die Problematik um Indikation, Art und Ausdehnung des chirurgischen Eingriffs hat aber eine zweite, ebenso wichtige Seite. Sowohl die *unbehandelte* als auch die hämodynamisch *unvollständig* operierte Stammvarikose führen früher oder später zu **sekundären Leitveneninsuffizienz**, die in den meisten Fällen einen bleibenden Schaden im Sinne des chronischen venösen Stauungssyndroms hinterlässt.

Der Patient geht mit dem Anliegen einer möglichst wirkungsvollen Behandlung seiner Krankheit zum Chirurgen und schließt dabei in der Regel keine Zugeständnisse an die Belassung pathologischer Rezirkulationskreise ein.

■ Operation

(1) In der klassischen Operationstechnik erfolgt die Entfernung des insuffizienten Saphenaabschnitts mit dem **Stripping-Manöver nach Nabatoff** (1953). Als Instrumentarien stehen das Nabatoff-Besteck® oder der zum Einmalgebrauch bestimmte Vasostrip® zur Verfügung. Am besten wird die Sonde nach der Krossektomie **retrograd** in den Venenstamm eingeführt. Die Führungsspitze des Instruments bleibt dann an der suffizienten Venenklappe des distalen Insuffizienzpunktes hängen und wird hier durch eine kleine Hautinzision von 2 cm herausgeleitet (Abb. 9-44).

(2) Für die Operation ist der **kleinstmögliche Stripperkopf** auszuwählen. Die Extraktion soll langsam und gefühlvoll stattfinden. Das gilt ganz besonders für schlanke Beine, bei denen die V. saphena magna direkt unter der Haut liegt. Der extrahierte Venenabschnitt rollt sich ziehharmonikaförmig über dem Stripperkopf auf, wodurch das Herausziehen der ganzen Sonde recht traumatisierend wirkt.

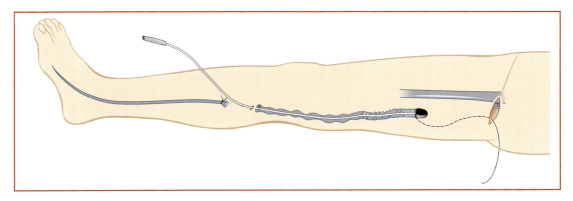

Abb. 9-44 Stripping der V. saphena magna „am langen Faden". Der Kopf des Strippers wird aus der winzigen distalen Inzision nicht herausgeführt, sondern am Faden nach oben zurückgeholt.

(3) Um den **distalen Hautschnitt** auf ein Minimum von 2–3 mm zu reduzieren, wird der Stripperkopf bis kurz vor die Wunde gezogen und nur die aufgekräuselte Vene durch die Stichwunde herausgezogen. Der Kopf lässt sich dann wieder nach oben zurückschieben bzw. **am langen Faden** zurückziehen.

> Jede Traumatisierung der inneren Hautschichten beim Stripping-Manöver durch Reißen oder Dehnen kann später ein Matting oder störende Besenreiser hinterlassen.

Ob das Stripping besser in **zentrifugaler** oder in **zentripetaler** Richtung vorzunehmen ist, wurde immer wieder diskutiert. Wir bevorzugen aus didaktischen Gründen die erste Variante, weil damit der distale Insuffizienzpunkt leicht aufzufinden und ganz gezielt mit einer **winzigen Stichinzision** anzugehen ist. Außerdem kann die Spitze des Strippers nicht unbemerkt über Vv. perforantes in das tiefe Venensystem abgleiten. In den meisten Fällen mit Verletzung der V. femoralis bei der Krossektomie war eine antegrade Sondierung vorausgegangen. Als weitere Sicherheitsmaßnahme gilt deshalb auch, die Krossektomie zuerst durchzuführen.

> **Cave** Bei antegradem Vorschieben kann die Strippingsonde über eine V. perforans unbemerkt in die V. femoralis gelangen. Dadurch besteht höchste Verletzungsgefahr.

Einige Autoren exstirpieren die V. saphena magna auch im Stadium III bis zum Fuß mit dem Argument, dass bei der schweren Varikose der **distal belassene Teil** nach der partiellen Resektion später noch insuffizient wird und dann nachoperiert werden muss. Wahrscheinlich liegt in diesen Fällen aber eine sekundäre Leitveneninsuffizienz vor, die für den Krankheitsverlauf verantwortlich zu machen ist. Der Patient sollte bei Veränderungen im tiefen Venensystem mit einem Kompressionsstrumpf der Klasse II, A–D versorgt werden.

Studie. Präve et al. (2002) untersuchten konsekutiv an 89 Extremitäten (66 Patienten) durchschnittlich 10 Jahre nach der partiellen Saphenaresektion das belassene distale Segment der V. saphena magna mit der Duplexsonographie. Nur in 5,6 % der Fälle war es zu einer leichten Dilatation > 5 mm gekommen. In 64 % erschien der belassene Anteil der V. saphena magna für eine Transplantation geeignet, in 30,4 % war das Venensegment zu dünn oder destruktiv verändert.

Über die Anwendung der **Blutleere** während des Stripping-Manövers gibt es verschiedene Meinungen. Wir verzichten darauf, führen aber gleich nach der Extraktion eine manuelle Kompression über 2 bis 3 Minuten aus und heben die Extremitätenlafette des Operationstisches bis zur Beendigung des Eingriffs etwas an.

Die Einlage einer **Saugdrainage** wird bei der schonenden Operationstechnik heute kaum noch notwendig. Insbesondere treten durch die Kryomethode und das Invaginationsverfahren keine wesentlichen Hämatome mehr auf. Gegebenenfalls wird die Drainage direkt am Abend der Operation oder am kommenden Morgen entfernt.

Invaginationsmethode nach van der Stricht

Gewebeschonender als das Stripping mit dem Nabatoff-Besteck ist die Extraktion durch die Invaginationsmethode nach van der Stricht (1963). Das Verfahren wird seit Anfang des Jahrhunderts in Frankreich, Deutschland und besonders in Italien ausgeübt. Auch in den Beneluxstaaten ist es sehr verbreitet.

> **Definition.** Das invaginierende Stripping erfüllt höchste Ansprüche hinsichtlich der Ästhetik, der geringen Nachblutung und der postoperativen Schmerzlosigkeit.

■ Operation

(1) Der **Draht** wird von oben durch die Stammvene geschoben und am distalen Insuffizienzpunkt so weit herausgeführt, bis sich das Drahtende oben in der Leiste mit dem Venenstumpf fest verknoten lässt.
(2) Dann wird die Vene wie ein **eingestülpter Strumpf** nach distal herausgezogen (Abb. 9-45).
(3) Zur Sicherheit empfiehlt es sich, bei der Extraktion von der Leiste her einen **langen Faden** durch den Wundkanal nachzuziehen. Wenn die Vene einmal abreißt, kann mit diesem Faden in einem zweiten Manöver der Venenstripper immer noch auf den richtigen Weg gebracht werden.
(4) Der in Bern tätige Venenchirurg **Oesch** (1998) hat einen **PIN-Stripper** entwickelt („Perforanten-Invaginationsstrip-

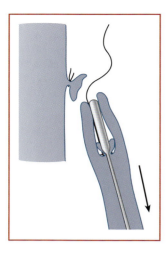

Abb. 9-45 Invaginierendes Stripping. Herausziehen der Stammvene an sich selbst wie ein umgekrempelter Handschuh.

Definition. Beim Kryostripping wird die Stammvene am Sondenkopf bei einer Temperatur von −85 °C durch die eingeführte Kryosonde angefroren und dann retrograd durch Invagination entfernt.

Postoperativ treten keine wesentlichen Hämatome oder Schmerzen auf. Am Bein sind außer dem Leistenschnitt **keine weiteren Inzisionen** erforderlich, deshalb eignet sich das Verfahren auch bei chronischen Hautkrankheiten wie Psoriasis oder beim Lipödem.

■ Operation

(1) Die starre Kryosonde wird nach der Krossektomie vorsichtig von der Leiste her **bis zum distalen Insuffizienzpunkt** vorgeschoben. Dort ist keine weitere Inzision erforderlich. Die richtige Lage im oberflächlichen Venensystem lässt sich manuell kontrollieren.

(2) Die **Kälteapplikation** wird durch einen Fußschalter aktiviert, und die Venenwand friert innerhalb von 3 Sek. an die Sondenspitze an.

Cave Am Unterschenkel ist bei der Kryotechnik die (seltene) Gefahr einer Schädigung des N. saphenus gegeben, wenn die Kälteeinwirkung länger als nötig dauert. Entsprechendes gilt auch für den N. suralis bei Operation der V. saphena parva.

ping"), der die Invaginationsmethode vereinfacht. Abgehende Seitenäste zeigen sich bei der Extraktion durch die Einziehung der Haut an und werden durch die Miniphlebektomie selektiv abgetrennt. Das etappenweise Stripping reduziert das Risiko eines Abrisses der Vene. Kommt es trotzdem dazu, dann wird über den Sicherungsfaden ein zweites Instrument, der **Retriever**, eingeführt, um den Rest der Vene zu entfernen.

Studie. Butler et al. (2002) fanden in einer prospektiven Studie an 136 Patienten mit partieller Entfernung der V. saphena magna bis unterhalb des Knies eine Überlegenheit des Inverting-Pin-Stripping gegenüber der konventionellen Methode. Der Blutverlust war geringer (20 vs. 50 ml Blut) und der Aufenthalt im Operationsraum verlief kürzer (20 vs. 25 Min.). Nervenverletzungen kamen in beiden Gruppen nicht vor. Der postoperative Analgetikaverbrauch und die Zeitspanne bis zur Wiederaufnahme der Arbeit unterschieden sich in beiden Gruppen nicht.

Kryomethode

Das Verfahren eignet sich bestens für eine **atraumatische Operation** bei geringer Ausprägung der Stammvarikose. Das Instrumentarium wurde in den letzten Jahren von Breuninger (2001) durch Sonden mit anatomischer Form und flexibler Spitze verfeinert (Abb. 9-46).

(3) Zu Beginn der **Extraktion** in proximaler Richtung bricht das angefrorene Gefäß durch einen kurzen Ruck unten ab. Mit einer Geschwindigkeit von 2 cm/s wird die invaginierte Vene mit der Sonde herausgezogen. Unterwegs sind ggf. kurze Pausen mit erneuter Ankühlung einzuhalten, um vorzeitiges Auftauen zu verhindern und bei kleinen einmündenden Seitenästen eine Blutstillung herbeizuführen.

(4) Im Umgang mit dem empfindlichen Instrumentarium ist Sorgsamkeit geboten. Für die **lokale Extraktion kleinerer Seitenäste** stehen verschiedene kurze Sonden mit kleineren Durchmessern zur Verfügung. Das Instrumentarium (Erb-

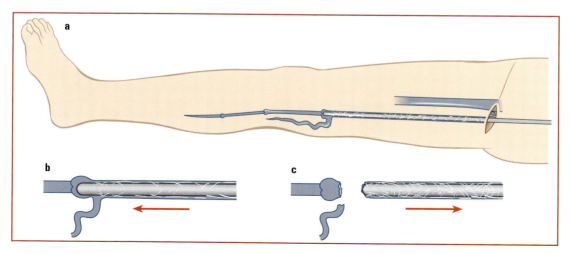

Abb. 9-46 Kryomethode. Einführen (a) und Anfrieren der Vene am distalen Insuffizienzpunkt an der Kühlsonde (b) und invaginierendes Stripping in zentripetaler Richtung (c).

Kryo®) stellt die Firma Erbe Elektromedizin/Tübingen her. Die eigenen Erfahrungen sind gut.

Nachbehandlung der stadiengerechten Operation

Gleich nach der Operation muss eine **Kompressionstherapie** erfolgen. Am besten geeignet erscheint der von Hand angelegte Druckverband vom Fuß bis zur Leiste mit 4–5 elastischen Kurzzugbinden, 10 und 12 cm breit. Bei sehr schlanken Patienten muss darauf geachtet werden, dass am Wadenbeinköpfchen kein **Druck auf den N. peroneus** ausgeübt wird. Gegebenenfalls sind Wattepolsterungen vorzunehmen. Der Verband ist aber zeitaufwändig und teuer.

Die notwendige Kompressionstherapie muss den Chirurgen daran erinnern, die Hautschnitte nicht über stark prominenten Konturen wie über der **Knöchelspitze** oder der **Schienbeinkante** anzulegen. Durch den Andruck des Verbandes oder des Strumpfes sind dadurch postoperative Schmerzen und Wundheilungsstörungen vorprogrammiert.

Bei normalen Abmessungen der Extremität wird heute vielfach auf einen **vorläufigen Kompressionsstrumpf**, z. B. einen Unterziehstrumpf Struva®fix lang und darüber den Strumpfverband MediStruva® 35 zurückgegriffen. Mit einer Anziehhilfe (Mediven® Butler) ist das Anziehen leicht möglich.

Die Kompressionstherapie hat nicht den Sinn, eine postoperative Blutung zu verhindern. Nach den nuklearmedizinischen Untersuchungen von Hardy et al. (1983) hört die Blutung nach dem Stripping der V. saphena magna innerhalb von 7 Minuten auf und tritt auch später bei Mobilisation des Patienten nicht mehr auf. Die Kompression durch den Verband und den Strumpf verhindert aber, dass sich der **Bluterguss** absenkt und konzentriert (Abb. 9-47). Die breite Verteilung eines Hämatoms im Gewebe erlaubt die schnellere Resorption, und es entstehen keine Pigmentierungen über dem Strippingbereich.

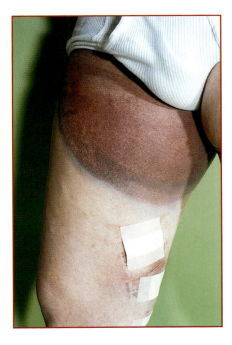

Abb. 9-47
Bluterguss nach Stripping. Unzureichende Kompressionstherapie.

Am nächsten Tag erhält der Patient dann seinen vor der Operation angemessenen **Strumpf der Kompressionsklasse II**. Der Schenkelstrumpf A–G reicht bis zur Leiste. Die Befestigung kann mit *seitlichem Hüftansatz*, mit *Haftband* oder *Klebestift* erfolgen. Es empfiehlt sich für den Patienten, den Umgang mit der **Anziehhilfe** Mediven® Butler oder Easyslide® SIGVARIS vorher zu erlernen. Dadurch erspart er sich unnötige Schmerzen beim Verbandswechsel. Die Anziehhilfe lässt sich auf Rezept verordnen.

Manchmal verursacht der Kompressionsstrumpf infolge seines hohen Ruheandrucks während der Nachtruhe unangenehme Empfindungen oder sogar **Schmerzen**. Dann muss das elastische Element eliminiert werden. Das bedeutet in der Praxis, den Strumpf gegen einen Kompressionsverband mit **Kurzzugbinden** auszutauschen.

Nach drei Tagen ist nachts keine Kompressionsbehandlung mehr notwendig. Mitunter treten jetzt am Oberschenkel **schmerzhafte Indurationen** hervor, die sich bald von selbst zurückbilden. Wir verordnen dem Patienten für einige Tage ein Heparingel (z. B. Exhirud®), das im Kühlschrank gelagert und abends aufgetragen wird. Auch eine milde antiphlogistische Medikation mit Serrapeptase (Aniflazym®) über 7 Tage kommt in Betracht. Schmerzhafte flächenhafte Indurationen und Hämatome sprechen auf lokale Ultraschallbehandlung an. Wenn die Veränderungen am Oberschenkel über dem Strippingkanal lokalisiert sind, sollte hier zusätzlich eine Kurzzugbinde *unter* dem Strumpf getragen werden. Nur selten wird die **Stichinzision** zur Entleerung von Koagula notwendig.

Nach der Entfernung der Fäden am 8. Tag darf der Patient wieder baden. Der Beginn einer sportlichen Betätigung ist individuell zu regeln. Im Prinzip braucht aber eine Wunde zur Heilung ihre Ruhe. Fernreisen erlauben wir in der Regel nach 4 bis 6 Wochen.

Die Länge der **Arbeitsunfähigkeit** richtet sich nach dem Ausmaß der Operation und dem Beruf des Patienten. Sie liegt zwischen wenigen Tagen bei einem leichten Befund und 4 Wochen bei der chronischen venösen Insuffizienz mit paratibialer Fasziotomie.

Spezielle Aspekte der postoperativen Kompressionstherapie

Über die notwendige **Dauer** der Kompressionsbehandlung nach der Stripping-Operation gibt es nur wenige wissenschaftliche Untersuchungen. Die meisten Chirurgen richten sich nach ihrer persönlichen Erfahrung. Es werden Zeiträume von einer Woche bis zu drei Monaten diskutiert. Im Wesentlichen sind die Ausdehnung des operativen Eingriffs entsprechend dem vorliegenden Stadium der Stammvarikose sowie das Ausmaß von Komplikationen der Krampfaderkrankheit für die Entscheidung von Bedeutung.

Im **Stadium I** einer Stammvarikose der V. saphena magna, also bei der Seitenastvarikose der V. saphena accessoria lateralis, besteht die Operation der Wahl in der Krossektomie mit lokaler Phlebektomie am Oberschenkel. Eine sekundäre Leitveneninsuffizienz oder ein chronisches venöses Stauungssyndrom gibt es beim Stadium I nicht, sodass sich die Nachbehandlung ganz nach dem postoperativen Lokalbefund richten darf. Bei stärkeren Hämatomen, Indurationen oder Schmerzen wird sie nach zwei oder drei Wochen, sonst schon nach einer Woche beendet.

Studie. Rodrigus und Bleyn (1991) haben zur Dauer der postoperativen Kompression eine prospektive randomisierte Studie an 267 Extremitäten veröffentlicht. Danach gab es keine Unterschiede in der objektiven und subjektiven Bewertung, ob die Anwendung einer Dauerbinde über eine, drei oder sechs Wochen vorgenommen worden war.

Bei der partiellen Saphenaresektion in den **Stadien II und III** empfiehlt sich eine Kompressionsdauer von zwei bis vier Wochen. Dadurch wird auch verhindert, dass ein Bluterguss absackt und dem Patienten (unbegründete) Sorgen bereitet. Oft ist der Andruck des Strumpfes am Oberschenkel ungenügend, sodass Schmerzen in der Strippingregion entstehen. Auf den günstigen Effekt der **zusätzlichen elastischen Bandagierung** *unter* dem Strumpf wurde schon hingewiesen. Der Patient ist im Allgemeinen sofort schmerzfrei und zufrieden.

Das **Stadium IV** der Stammvarikose erfordert in der Regel die Babcock-Operation. Hier liegen in den meisten Fällen schon Veränderungen im Sinne des chronischen venösen Stauungssyndroms vor, und es müssen Eingriffe an den Cockett-Vv.-perforantes oder an der Fascia cruris kombiniert werden. Die postoperativen Kompressionsverbände werden zunächst in der üblichen Weise angelegt. Wir gehen der Praktikabilität wegen auch hier schnell auf den Strumpf über. Dieser reicht aber nicht aus, wenn eine Perforansdissektion nach der May-Methode oder ein vergleichbarer Eingriff vorgenommen worden war. In diesem Fall *muss* über dem Strumpf am Unterschenkel unbedingt eine **elastische Kurzzugbinde** angelegt werden (Abb. 9-48), anderenfalls könnten langfristige Heilungsstörungen an den Perforanswunden auftreten. Durch die Binde wird der Patient sofort schmerzfrei und kann leichtfüßig gehen. Im Allgemeinen wird die Kompression im Stadium IV über vier Wochen fortgesetzt. Dann darf auf zusätzliche Bandagierungen verzichtet werden. Bei einem postthrombotischen Syndrom oder bei der sekundären Leitveneninsuffizienz muss über die Weiterbehandlung individuell entschieden werden.

Babcock-Operation

Anfangs hat sich die Babcock-Methode (1907) in Europa nur sehr zögerlich durchgesetzt, bald beherrschte sie aber die Chirurgie der primären Varikose auf der ganzen Welt. Erst durch die Einführung der partiellen Operationstechniken wurde sie weitgehend abgelöst.

> **Definition.** Bei der Babcock-Operation wird die V. saphena magna in der Leiste durch die Krossektomie freigelegt und dann mittels einer intraluminär eingeführten biegsamen Sonde in retrograder oder antegrader Richtung bis zum Innenknöchel entfernt (Stripping-Manöver).

Medizingeschichte. William Wayne Babcock (1872–1963) war Ordinarius für Chirurgie in Philadelphia. Er erfand einen speziellen Extraktor aus Kupfer oder Messing mit eichelförmigem Kopf am Ende, mit dem sich die V. saphena magna oder parva in voller Länge herausziehen ließ (Abb. 9-49). Babcock nahm keine Krossektomie vor. „About 2.5 inches below Poupart's ligament a transverse incision is made down to the muscular sheat. The index finger is then inserted to the bottom of the wound and then hooked inward and forward, when it at once catches the thick resistant cord of the saphenous vein within a few seconds. The size and shape of the acorn tip of the instrument enables the extractor to slip through valves. In much less time than the description requires the extractor is pulled from the lower incision." Bei Ulzerationen wurde das Stripping oftmals mit der **Powell-Operation** kombiniert, einer inkompletten zirkulären Umschneidung im mittleren Drittel des Oberschenkels.

Indikationen

Die Exstirpation der kompletten V. saphena magna ist im **Stadium IV** der Stammvarikose indiziert. In einem chirurgischen Krankengut findet sich eine durchschnittliche relative Verteilung der Stadien I bis IV im Verhältnis 30 : 30 : 40 : <1. Das Stadium IV kommt demnach relativ selten vor, und zwar in zwei Erscheinungsformen. Als **tubuläre Varikose** ist sie in typischer Weise bei asthenischen Jugendlichen oder beim Marfan-Syndrom ausgeprägt. Hier verursacht sie schon im 16. bis 18. Lebensjahr oder sogar noch früher das erste Ulcus cruris venosum. Es wird der Zusammenhang mit einer kongenitalen Dysplasie diskutiert. Die V. saphena magna ist nur mäßiggradig erweitert, hat aber durch ihren schnurgeraden Verlauf bis hinunter zum Fuß eine hohe Transportkapazität der retrograden Reflüxe. Infolgedessen entsteht auch frühzeitig eine sekundäre Leitveneninsuffizienz mit chronischem venösem Stauungssyndrom (Abb. 9-15, S. 79).

Gelegentlich wird eine **zirkoide Form** des Stadiums IV beobachtet. Sie gehört zur gewohnten Art der Stammvarikose

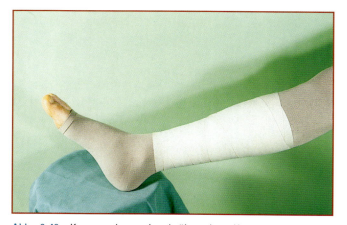

Abb. 9-48 Kompressionsverband über dem Kompressionsstrumpf nach einer Cockett-Perforansdissektion.

und manifestiert sich später als die tubuläre Form, erst im zweiten oder dritten Lebensjahrzehnt (Abb. 9-22, S. 85).
Als wichtige Indikation zur Babcock-Operation gilt außerdem die **sekundäre varikose Degeneration** einer physiologischen Phlebektasie der V. saphena magna im Rahmen des postthrombotischen Syndroms. Sobald das Gefäß seine Kollateralfunktion verloren hat, verursacht es durch die retrograden Refluxe eine erhebliche hämodynamische Belastung der tiefen venösen Strombahn und darf deshalb exstirpiert werden. Im Gegensatz zur primären Stammvarikose sind bei der sekundären die stärksten morphologischen Veränderungen im peripheren Bereich zu finden (Abb. 12-12, S. 256).

■ **Operation**

Der Eingriff unterscheidet sich von der partiellen Saphenaresektion durch den größeren Umfang des Stripping-Manövers und damit durch ein **relevantes Risiko** an Nebenverletzungen im Bereich des Unterschenkels, insbesondere einer Schädigung des N. saphenus.
(1) Die **Lagerung** des Patienten und die **Krossektomie** werden wie bei der partiellen Saphenaresektion vorgenommen. Bei der Auswärtsposition und leichten Beugung im Knie ist auf die Unterpolsterung des Wadenbeinköpfchens zu achten, um keine Druckschädigung des N. peroneus zu riskieren.
(2) Die **Freilegung der V. saphena magna** erfolgt distal am Innenknöchel, und zwar oberhalb oder besser unterhalb der Knöchelspitze. Dadurch kommt der abgebundene Stumpf später nicht direkt auf dem vorspringenden Knochen zu liegen und löst Irritationen aus. Wir führen den Hautschnitt immer entsprechend den Spannungslinien der Haut (Pinkus-Linien) in querer Richtung durch. Die subkutane Präparation wird dann selbstverständlich in der Längsachse des Beins fortgesetzt.
(3) Zum **Stripping** stehen das Nabatoff-Besteck und verschiedene Ausführungen von Einmalsonden zur Verfügung.

Die **retrograde Extraktion** der Stammvene sollte nicht in einem Zug vorgenommen werden, weil sonst am Unterschenkel das gesamte Venenkonvolut durchgezogen werden müsste. Sie erfolgt daher zunächst von proximal nach distal bis **unterhalb des Knies**, mit einem Kopf der adäquaten Größe. Nach Ausleitung der Sonde durch einen kleinen Hautschnitt wird dann der große Sondenkopf gegen einen kleinen ausgetauscht. Das retrograde Stripping-Manöver distalwärts bis zur Knöchelregion muss langsam und gefühlvoll durchgeführt werden.

> **Cave** Eine gewaltsame Stripping-Aktion begünstigt die Läsion des N. saphenus und der Gefäße des ventromedialen Lymphbündels am Unterschenkel. Dies ist ganz besonders bei einer schlanken Extremität zu berücksichtigen.

Für das Stripping in **zentrifugaler** Richtung spricht, dass die Führung des Strippers nicht unbemerkt über eine V. perforans in das tiefe Venensystem abgleiten kann. Außerdem gelingt das Wechselmanöver der Sondenköpfe einfacher. Wir verzichten auf die Anwendung der **Blutleere**. Nach der Extraktion der Vene werden für wenige Minuten eine manuelle Kompression über dem Strippingkanal durchgeführt und die Extremitätenlafette des Operationstisches angehoben.
(4) Speziell für das distale Stripping-Manöver bietet sich auch die **Invaginationstechnik** (S. 99) an. Diese Methode ist besonders schonend.

Studie. Lacroix et al. (1999) führten in einer randomisierten prospektiven Studie bei 30 Patienten mit bilateraler Varikose auf der einen Seite die Invaginationsmethode und auf der anderen das klassische Stripping durch. Sie fanden nur geringe Unterschiede: Hämatome 115 cm^2 vs. 135 cm^2; mittlerer Schmerzscore 0,25 vs. 1,75; Läsion des N. saphenus 13% vs. 17%.

(5) Gruß schiebt den Venostripp® von proximal nach distal vor und leitet die Sonde am Knöchel durch eine Miniinzision aus. Dann wird der Stripper an einem **langen Faden** in die Leiste zurückgeholt und entfernt. Zum Schluss lässt sich die aufgekräuselte Vene aus einer winzigen Stichwunde am Knöchel herausziehen.

Studie. Gasser et al. (1995) führten eine prospektive Untersuchung an 387 Patienten (Extremitäten: n = 605) durch, um die Komplikationsrate der verschiedenen Methoden zu evaluieren. Die Nervussaphenus-Läsionen betrugen beim retrograden Stripping 14%, beim entsprechenden orthograden Verfahren 13,5%, bei der Invagination retrograd 14% und orthograd 23%. Es ergaben sich also keine statistischen Signifikanzen.

Schädigung des N. saphenus

Die intraoperative Läsion des N. saphenus spielt in der Praxis eine große Rolle. Sie kommt am häufigsten bei der Babcock-Operation und bei der Entnahme der V. saphena magna als Transplantat für die Herz- und Gefäßchirurgie vor. Nach der Literatur muss bei jedem 7. Patienten damit gerechnet werden, bei der Hälfte ist mit einem bleibenden Schaden zu rechnen.

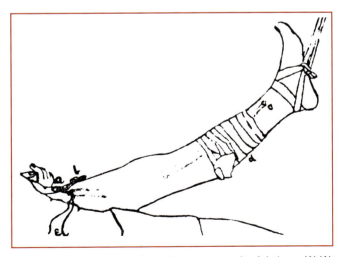

Abb. 9-49 Skizzierung der Operationsszene aus der Arbeit von W. W. Babcock 1907.

Operationen mit dem **Risiko der Schädigung des N. saphenus** sind:
▶ Babcock-Operation bei primärer Stammvarikose im Stadium IV
▶ Babcock-Operation bei sekundärer Stammvarikose
▶ Entnahme der V. saphena magna als Transplantat
▶ Cockett-Perforansdissektion
▶ Lokale Venenresektion am Unterschenkel

Der **N. saphenus** ist ein sensibler Ast des motorisch und sensibel gemischten N. femoralis, der aus den lumbalen Segmenten L1 bis L4 entspringt. Er zweigt in der Leiste ab und verläuft am Oberschenkel mit den Vasa femoralia hinter dem M. sartorius nach distal durch den Adduktorenkanal hindurch. Erst unterhalb des Knies gelangt er in den subkutanen Raum und zieht dann unmittelbar neben der V. saphena magna an der Innenseite des Unterschenkels zum Malleolus medialis und zum medialen Fußrand hin. Während seines subkutanen Verlaufs werden zahlreiche zarte Äste zur sensiblen Versorgung der Haut abgegeben (Lang und Wachsmuth 1972).
Im Bereich des Innenknöchels und des medialen Fußrandes verzweigt sich der N. saphenus in viele kleine Äste. In diese **Areae collaterales** greifen auch die Ausläufer des N. tibialis weit hinein, sodass Verletzungen des N. saphenus hier meistens keine komplette Anästhesie, sondern nur Hypästhesien auslösen.

Das **klinische Bild** einer traumatischen Irritation des N. saphenus tritt als Anästhesie oder Parästhesie mit brennendem, reißendem oder schmerzhaftem Charakter auf. Die betroffene Zone verläuft entlang des Schienbeins nach distal und erstreckt sich bis in die Region des Innenknöchels. Manchmal setzt sie sich auf die Innenseite des Fußes fort. Dann werden selbst das Anziehen der Schuhe, Wandern und Skifahren als unangenehm empfunden (Abb. 9-112, S. 154).
Die **klinische Untersuchung** umfasst zunächst die genaue Ausmessung des betroffenen anästhetischen oder dysästhetischen Bezirks. Am besten ist eine **Abklatschzeichnung** zur Beschreibung geeignet. Nach Wochen und Monaten tritt irisblendenförmig vom Rand her die **Reinnervation** der Areae collaterales, also der vom N. saphenus und vom N. tibialis gemeinsam versorgten Hautregionen, ein. Anhand einer guten Dokumentation kann dieser regenerative Prozess schon in der Anfangsphase erkannt werden. Das hat für Patient und Arzt einen hohen Stellenwert, wird dadurch doch die Hoffnung auf Besserung begründet. Im Krankengut des erfahrenen Schweizer Venenchirurgen Reinhard Fischer (1976) bildete sich die Empfindungsstörung bei der Hälfte seiner Patienten innerhalb von acht Jahren vollständig zurück, in 10% der Fälle blieben aber bedeutende Anästhesien von unterschiedlicher Ausdehnung erhalten.
Manchmal lässt sich bei der vorsichtigen Abtastung und Beklopfung ein Triggerpunkt finden, von dem aus der Schmerz in die Peripherie einschießt. Die Abschwächung dieses **Hoffmann-Klopfzeichens** im Verlaufe der folgenden Wochen und Monate spricht für eine günstige Prognose. Der neu gebildete Achsenzylinder im Nerv ist gegenüber Druck und Beklopfung sehr empfindlich. Deshalb sollten auch lokale Injektionen von Therapeutika, die vielleicht zu einer erneuten Traumatisierung des Nerven führen, während der Heilungsphase vermieden werden. Es ist mit einer **Regenerationsgeschwindigkeit** des Nervs von 1 mm pro Tag auszugehen, was für eine Strecke von 20 cm um die 7 Monate und länger bedeutet (Poeck 1996). Anstrengende Sportarten wie Fußball oder Leichtathletik sind einzuschränken. Wir verordnen warme Auflagen und zarte Einreibungen mit einer hyperämisierenden Salbe. Später sind auch Ultraschallbestrahlungen oder Akupunktur möglich.

! Eine sichere Vermeidung und eine kausale Behandlung der N.-saphenus-Läsion gibt es nicht. Die Anwendung der Babcock-Methode anstelle der partiellen Saphenaresektion sollte deshalb im Aufklärungsgespräch mit dem Patienten begründet und dokumentiert werden.

Manchmal nimmt der Schmerz im Versorgungsbereich des N. saphenus nach einigen Monaten zu und ändert seinen Charakter. Er wird als reißend und schneidend beschrieben. Hier muss an die Entstehung eines **Neurinoms** gedacht werden, einer Wucherung der Schwann-Zellen. In Einzelfällen ist der kleine und sehr druckschmerzhafte Tumor unter der Haut tastbar. Die Diagnose lässt sich durch eine probatorische Lokalanästhesie und durch die hochauflösende Sonographie (mit Schallköpfen bis zu 15 MHz) stellen. Gegebenenfalls erscheint die Magnetresonanztomographie zur Diagnostik geeignet.
Das Neurinom löst durch den Druck auf die sensiblen Nervenbahnen heftige Missempfindungen aus. Deshalb wird die operative Entfernung empfohlen. Wir nehmen den Eingriff in Blutleere vor. Dann bleibt zwar eine regionale Sensibilitätsstörung zurück, die heftigen Nervenschmerzen klingen aber sofort ab.

Schädigung des N. peroneus und seiner Äste

Der N. peroneus liegt nicht im Operationsbereich der V. saphena magna und seine Läsion im Verlauf der Operation beruht auf einem **Lagerungsfehler**. Das Bein wird zur Krossektomie in der Leiste nach außen rotiert und liegt dann mit der Außenseite des Knies, im Besonderen mit dem Wadenbeinköpfchen, unmittelbar der Unterlage auf. Ohne Abpolsterung kann es zu einer Druckschädigung des Nerven mit nachfolgender Lähmung kommen. Einzelheiten s. S. 140 ff.

Schädigung des ventromedialen Lymphbündels

Durch das Stripping-Manöver der Babcock-Operation werden die peripheren Lymphbahnen nur selten irritiert. Häufiger findet sich eine Schädigung nach der Entnahme der V. saphena magna als Transplantat und auch bei der Cockett-Perforansdissektion (S. 10).

Operationen mit dem **Risiko der Schädigung peripherer Lymphgefäße** sind:
▶ Entnahme der V. saphena magna als Transplantat
▶ Cockett-Perforansdissektion
▶ Lokale Venenresektion
▶ Babcock-Operation bei sekundärer Stammvarikose
▶ Babcock-Operation bei primärer Stammvarikose im Stadium IV

Die fünf bis zehn Gefäße des ventromedialen Lymphbündels verlaufen in der Nähe der V. saphena magna vom Unterschenkel bis zur Krosse. In der Leiste besteht der engste topographische Kontakt. Die oberflächlichen Lymphbahnen leiten den größten Teil der Lymphe aus der Extremität ab. Sie stehen mit den tiefen Bündeln in Verbindung (S. 10).
Gelegentlich erfolgt die Sekretion von Lymphe aus Inzisionen, z. B. am Fuß oder Knöchel oder aus einer Perforanswunde. Diese **Lymphorrhoe** hört in der Regel innerhalb weniger Tage unter Fortsetzung der Kompressionstherapie auf und hinterlässt keine Folgen.
Eine **Lymphzyste** entsteht, wenn die subkutane Ansammlung der Lymphe nicht abfließt und sich innerhalb einer falschen bindegewebigen Wandung ansammelt (vgl. Abb. 9-113 a und b, S. 154). Meistens führen wiederholte Punktionen und die lokale Kompression zur Heilung. Nur ausnahmsweise wird die Operation mit Elektrokoagulation des offenen Lymphgefäßes notwendig. Dazu muss vorher die Anfärbung der Lymphgefäße durch eine subkutane Injektion von Methylenblau am Fuß vorgenommen werden.
Das klinische Bild des permanenten **sekundären Lymphödems** wird aufgrund des Stripping-Manövers allein kaum jemals gesehen, manchmal nach der Transplantatentnahme der V. saphena magna und selten einmal nach ausgedehnter Miniphlebektomie im Bereich des Unterschenkels.

CHIVA-Strategie nach Franceschi

Der französische Phlebologe Claude Franceschi veröffentlichte 1988 die „**C**ure conservatrice et **h**émodynamique de l'**i**nsuffisance **v**eineuse en **a**mbulatoire". Das Konzept beruht zum einen auf der Beobachtung, dass Krampfadern am stehenden Patienten deutlich gefüllt hervortreten, im Liegen aber nicht zu sehen sind. Weiterhin ist seit der Erfindung des Kompressionsversuchs von Perthes (1895) bekannt, dass sich Varizen nach der Anlage eines Tourniquets entleeren, wenn der Patient umhergeht und die Vv. perforantes funktionstüchtig sind. Nach dem CHIVA-Prinzip sollen die hämodynamischen Bedingungen, wie sie in der horizontalen Lage vorliegen, auf die Situation im Stehen übertragen werden, und zwar durch die **gezielte Ausschaltung so genannter Insuffizienzpunkte** der eigenen Definition. Dazu wird eine subtile duplexsonographische Untersuchung des Patienten gefordert.

Definition. Die CHIVA-Strategie verfolgt das Ziel, die pathologischen Rezirkulationskreisläufe und damit die hydrostatische Drucksäule zu unterbrechen, dabei aber die Wiedereintrittswege des retrograden Blutvolumens in das tiefe Venensystem zu erhalten. In diesem Sinne bleiben die varikösen Stammvenen nach ihrer bündigen Ligatur an den tiefen Leitvenen und die Vv. perforantes erhalten, ebenso die Krosse.

Faszien am Bein

Die Fascia cruris und die Fascia lata umgrenzen die intrafaszialen Leitvenen. Die V. saphena magna verläuft innerhalb einer speziellen **Fascia saphena**, die sich spindelförmig von der großen Muskelfaszie abhebt und das **Ultraschallbild des Ägyptischen Auges** vermittelt (vgl. Abb. 9.13, S. 77; Ricci und Caggiati 1999). Eine entsprechende Situation wird für die V. saphena parva angenommen. Die Seitenäste und die retikulären Venen befinden sich außerhalb der Faszien im subkutanen Fettgewebe.

Venennetze nach der CHIVA-Nomenklatur

Franceschi hat dem CHIVA-Verfahren die unterschiedliche Dignität der vier Venennetze zugrunde gelegt. Sie bezieht sich auf die Topographie der Venen zu den Faszien. Das physiologische Rezirkulationsnetz **R1** umfasst die Leitvenen innerhalb der großen Faszien des Beins, also die krurale und die popliteofemorale Strombahn sowie die Vv. perforantes. Das **R2-Netz** bezieht sich auf die beiden Stammvenen, teilweise auch auf die großen Seitenäste. Das **R3-Netz** umfasst die epifaszialen Seitenäste, retikuläre Venen und Kapillaren bzw. Besenreiser unabhängig von ihrem Durchmesser (Abb. 9-50). Das entspricht auch den klassischen Vorstellungen zur venösen Hämodynamik am Bein. Zu **R4** zählen nach einer neueren Definition die Verbindungen zwischen den Stammvenen. Der Buchstabe **R** leitet sich aus dem französischen *réseau* (Netz) ab.

Shunttypen der CHIVA-Methode

Unter einem Shunt versteht die CHIVA-Nomenklatur nicht eine arteriovenöse Kommunikation, sondern die Verbindung zwischen zwei Venennetzen unterschiedlicher Rangordnung. Beim **Shunttyp I** nach Franceschi (**R1 – R2 – R1**) wird das rückfließende Blutvolumen am distalen Ende des insuffizienten Anteils der V. saphena magna bei Stammvarikose über eine aufgedehnte V. perforans, die „Reentry-Perforans", dem tiefen Venensystem zugeführt. Diese Variation ließ sich bisher nur sonographisch, aber nicht phlebographisch dokumentieren, wofür möglicherweise methodische Ursachen verantwortlich sind.
Die **Shunttypen II** befinden sich im Netz **R2 – R3 – R2** oder **R2 – R3 – R1**, treten also mit den tiefen Venen nicht in eine unmittelbare hämodynamische Beziehung. In der klassischen Lehre sind diese Formen als *Seitenastvarikose vom femoralen Typ* bekannt und stellen keine Indikation zur konventionellen operativen Therapie dar, vielmehr zur Sklerosierung oder Miniphlebektomie.

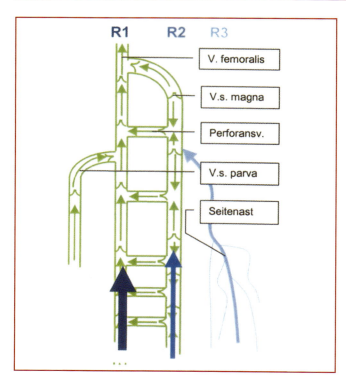

Abb. 9-50   Rangordnung nach CHIVA. Schematische Darstellung des Blutflusses in den Venennetzen R1 bis R3 beim Venengesunden im Stehen. V.s. = Vena saphena.

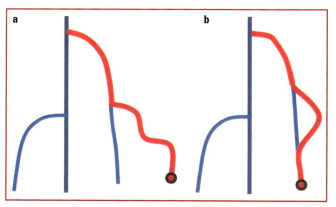

Abb. 9-51   Shunttyp III nach Franceschi.
a   R1 – R2 – R3 – R1 entspricht der kompletten Stammvarikose mit den proximalen und distalen Insuffizienzpunkten in der klassischen Lehre.
b   Die Doppelung der V. saphena magna ist aus phlebographischen Untersuchungen gut bekannt, auch bei variköser Degeneration. Die Darstellung des distalen Insuffizienzpunktes differiert mit der klassischen Lehre, hier wäre die konjugierende Seitenastvarikose zu erwarten.

Der **Shunttyp III** hat die größte klinische Bedeutung und entspricht der CHIVA-Definition **R1 – R2 – R3 – R1**. Das retrograde Blutvolumen fließt am distalen Insuffizienzpunkt über den konjugierenden Seitenast in die Peripherie und dann über Vv. perforantes in das tiefe Venensystem zurück (Abb. 9-51). Diese Form der Stammvarikose entspricht der klassischen Lehre.
Der **Shunttyp IV** befindet sich bezüglich seiner genauen Zuordnung offenbar noch in der Diskussion.

Diagnostik zur CHIVA-Operation

Die verschiedenen Shunttypen werden durch die **Duplexsonographie** am Patienten in stehender Körperhaltung identifiziert. Am besten erscheint dazu der lineare Schallkopf mit einer Ultraschallfrequenz von 7 bis 10 MHz geeignet. Die Untersuchung erfordert spezielle Erfahrungen und ist zeitaufwändig.
Lokale **Provokationsmanöver** spielen für die Diagnostik eine entscheidende Rolle. Dazu gehören der Valsalva-Test und die manuelle Wadenkompression. Beim **Paraná-Manöver** wird der Patient vom Untersucher leicht nach vorn gestoßen, um durch die plötzliche Muskelkontraktion einen kräftigen Blutstrom in den tiefen Venen zu provozieren. Das erreicht das **Wunstorfer Manöver** durch das Anheben und Krallen der Zehen. Die Abzweigung von Seitenästen und die Insuffizienzpunkte werden dann durch die Strömungsprofile des PW-Dopplers identifiziert (Mendoza 2002).

Indikationen

Die Indikation zur CHIVA-Operation ist bei der Stammvarikose in den Stadien I bis II entsprechend $C_2 \, E_p \, A_{S2} \, P_R$ gegeben. Manche Autoren wenden sie aber auch bei den schweren Krankheitsstadien der Stammvarikose an, entsprechend $C_{2-6} \, E_p \, A_{S2-5} \, A_{p \, 17-18} \, P_R$.

■ Operation

Unmittelbar vor der Operation werden die einzelnen Schritte des Eingriffs nach dem sonographischen Befund auf der Haut markiert.
(1) Die **V. saphena magna** wird unmittelbar an der Einmündung zur V. femoralis mit **zwei Unterbindungen** im Abstand von 2 mm bündig ligiert und durchtrennt. Es erfolgen aber *keine* Krossektomie und *kein* Stripping. Aus den belassenen Seitenästen der Krosse soll die variköse Stammvene weiterhin in retrograder Richtung perfundiert werden, jedoch um *den* Anteil des Strömungsvolumens reduziert, der *vor* der Ligatur aus der tiefen Leitvene gekommen war.
(2) Der Erhalt der retrograden Drainagefunktion bezieht auch die **Seitenäste** mit ein. Sie werden *unterhalb* einer Abzweigung, also eines anderen („refluxiven") Seitenastes oder einer V. perforans, mit nicht resorbierbaren Fäden ligiert (Abb. 9-52).
(3) Am distalen Insuffizienzpunkt der varikösen Stammvene vom Shunttyp I fließt der retrograde Blutstrom nach der CHIVA-Lehre über eine V. perforans in das tiefe Venensystem ab. Der **Erhalt dieses Wiedereintrittspunktes** ist die „dritte Säule" der CHIVA-Strategie.
(4) Eine **insuffiziente Dodd-Vene** wird disseziert. Die Gefäßverläufe der inkompletten Stammvarikose sind bei CHIVA teilweise bekannt, wenn auch unter anderen Bezeichnungen.

9.6 Stammvarikose der V. saphena magna

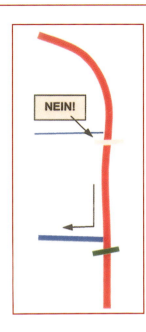

Abb. 9-52 Refluxive V. saphena magna mit zwei Perforansvenen. Die oberste ist zu dünn, um das Volumen aus dem Stamm zu drainieren. Die distale ist kaliberstark, der Saphenastamm darf unterhalb unterbrochen werden.

Rezidivvarikose

Beim CHIVA-Rezidiv ist zu berücksichtigen, dass sich alle Patienten nach 6–8 Wochen zur Beurteilung und gegebenenfalls zur Vervollständigung der Erstoperation einem Ergänzungseingriff unterziehen müssen. Dies wird nicht als „Rezidiv" bezeichnet.

Im Fall der relevanten Rezidivvarikose interessiert die Situation in der Leiste. Bei (sonographisch) nachgewiesenem Verschluss der saphenofemoralen Konjunktion und des konjugierenden Seitenastes am distalen Insuffizienzpunkt soll es in bis zu 80% der Patienten wieder zu einem **antegraden Blutstrom in der V. saphena magna**, also wieder zur Suffizienz kommen. Bestehen entgegen dieser Erwartung aber Refluxe aus den belassenen Gefäßen der Krosse und in der Stammvene fort, kann die **vollständige Krossektomie** nachgeholt werden. Manche Operateure kombinieren CHIVA auch schon bei der Erstoperation mit der klassischen Krossektomie.

Perioperatives Management bei CHIVA

Wegen der Gefahr der Varikophlebitis mit potenzieller Progredienz wird bei der CHIVA-II-Situation und bei Operationen an der Parva-Krosse eine **Heparinprophylaxe** von 5 bis 10 Tagen empfohlen, sonst aber nicht.

Für 4–6 Wochen soll eine **Kompressionsstrumpfhose** der Klasse II getragen werden, in der Hauptsache, um eine Phlebitis zu verhüten. Auf einen Kompressionsverband wird gänzlich verzichtet, da keine Nachblutungen befürchtet werden. Unmittelbar nach dem Eingriff soll der Patient eine halbe Stunde spazieren gehen, dann wird er nach einer Wundkontrolle aus der Praxis entlassen. In der Regel ist er am nächsten Tag wieder arbeitsfähig (Mendoza 2002).

Komplikationen

Eine Phlebitis in den Seitenästen wird in bis zu 20% der Fälle gesehen, in der Stammvene selbst selten. Tiefe Venenthrombosen, Läsionen von Nerven oder Lymphgefäßen sind nicht beobachtet worden.

Stellungnahme der Autoren

Die CHIVA-Strategie rekapituliert die Konzepte des Privatkreislaufes von Trendelenburg aus dem Jahre 1891 und der Rezirkulationskreise von Hach und Hach-Wunderle 1994 mit einigen Unterschieden. Die topographische Koordination einer Rangordnung der Venennetze mit den Faszien ist seit dem 19. Jahrhundert bekannt und lässt sich durch die Ultraschalluntersuchung jederzeit nachvollziehen. Physiologische Untersuchungen zum Beweis einer hämodynamischen Relevanz der Fascia saphena stehen aus, insbesondere auch hinsichtlich ihrer Abhängigkeit von der Ausprägung einer Stammvarikose.

Von entscheidender Bedeutung für die **Prognose** einer Krampfaderkrankheit ist ihre Beziehung zum tiefen Venensystem. Nach den bisherigen Kenntnissen gilt die **topographische Position des distalen Insuffizienzpunktes** als der entscheidende Faktor für die Ausprägung einer sekundären Leitveneninsuffizienz: das Stadium der Stammvarikose ist demnach für die Entstehung der chronischen venösen Insuffizienz entscheidend. Serienmäßige phlebographisch dokumentierte Untersuchungen haben ergeben, dass sich im Stadium I niemals und im Stadium II so gut wie nie eine Veränderung der peripheren venösen Druckverhältnisse nachweisen lässt (Hach 1979). Daraus ergeben sich folgende prinzipielle Feststellungen:

> In der Therapie der **Stadien I und II** einer Stammvarikose, ebenso bei der Seitenast- und der retikulären Varikose kommt es bei jeder aktiven Therapie nur auf die **Beseitigung der Krampfadern** – aus welchem Grund auch immer – an. Das Behandlungsziel in den **Stadien III und IV** muss außerdem die Verhinderung oder die **Ausschaltung einer sekundären Leitveneninsuffizienz** sein. Dies ist bisher nur durch die *komplette* Sanierung des Rezirkulationskreises bewiesen.

An diesem Punkt setzen auch grundsätzliche Betrachtungen zu CHIVA an (Hach 2002). In den Stadien I und II wirkt sich die durchgeführte oder unterlassene Krossektomie nur auf die Krampfadern, nicht aber auf die pathophysiologischen Bedingungen des Rezirkulationskreises in den tiefen Leitvenen aus. Die Sklerosierung nach dem Prinzip von Sigg und die Mikroinzisionstechniken nach Muller, Varady sowie anderen Autoren mit Belassung der Krosse haben in dieser Hinsicht dieselben prospektiven Aussichten. Ein fortbestehendes kurzes Segment der Stammvarikose wird zugunsten der Minimierung des operativen Traumas und ästhetischer Belange in Kauf genommen, was in Anbetracht der fehlenden Auswirkungen auf das tiefe Venensystem auch bedingt tolerabel ist.

CHIVA geht noch einen kleinen Schritt weiter. Es reduziert das retrograde Blutvolumen durch den Saphenaverschluss, erhält damit aber – wie die anderen Verfahren – den Rezirkulationskreis *bewusst*. Die Indikation von CHIVA in den Stadien III und IV und sein Einfluss auf die sekundäre Leitveneninsuffizienz müssen dagegen erst noch durch reproduzierbare Untersuchungen validiert werden.

Studie. Maeso et al. (2001) in Barcelona untersuchten in einer nichtrandomisierten Studie 90 Patienten mit CHIVA vs. 85 Patienten mit Stripping der V. saphena magna hinsichtlich des Outcome nach 3 Jahren. Rezidive 1% vs. 15%, Teleangiektasien 9% vs. 66%, Unzufriedenheitsrate 3% vs. 16%, Nervenverletzungen 1% vs. 19%.
Methodische Probleme. Keine Randomisierung. Operation der Patienten des Kontrollkollektivs nach der komplikationsreicheren Babcock-Methode mit Invaginationstechnik. Keine physikalischen Parameter der Venenfunktionen. Keine CEAP-Klassifikation.

Studie. Capelli et al. (2000) unterzogen in einer multizentrischen Studie aus Florenz und Paris 289 Operationen einer Stammvarikose der V. saphena magna nach CHIVA der Kontrolle nach 3 Jahren. Die Ergebnisse waren davon abhängig, ob die Drainagefunktion der V. saphena magna erhalten werden konnte oder nicht. In zwei entsprechenden Kollektiven traten eine Thrombose der V. saphena magna in 20/198 vs. 52/91 Fällen und Rezidive in 18/198 vs. 54/91 Fällen auf. Die Untersuchungen erfolgten mittels der Duplexsonographie.
Methodische Probleme. Keine Randomisierung. Keine physikalischen Parameter der Venenfunktionen. Keine CEAP-Klassifikation.

Leitlinien zur Diagnostik und Therapie des Krampfaderleidens. Die komplexen Vorstellungen zur Pathophysiologie der Varikose sind nicht belegt, Langzeitergebnisse fehlen (Klyss et al. 2004).

Endovaskuläre Verfahren

In den letzten Jahren wurde die Entwicklung vorangetrieben, das Stripping-Manöver durch einen Verschluss der Stammvene *in loco* zu ersetzen, um das Operationstrauma weiter zu minimieren. Das Prinzip leitet sich letztendlich von der intraoperativen Sklerosierung ab, wie sie von Moszkowicz 1929 erdacht wurde.

> **Definition.** Die endovaskulären Operationsverfahren der Stamm- und Seitenastvarikose streben die Obliteration durch die Ausstrahlung von Energie mittels einer eingeführten Sonde an. Die Minimierung des Operationstraumas bedeutet in der Regel auch den Verzicht auf die Krossektomie.

Endovaskuläre Radiofrequenzablation (VNUS-Closure)

Das Verfahren hat sich an verschiedenen Zentren bewährt (Schuller-Petrovic 2003). Eine ursprüngliche Version, die V. saphena magna durch die dosierte Anwendung der Radiowellenenergie lediglich zu verengen, konnte sich dagegen nicht durchsetzen.

> **Definition.** Die Radiofrequenzablation führt durch starke Wärmeanwendung zu einer maximalen Kontraktion der Vene mit Denaturierung ihrer Wandstrukturen, die einen dauerhaften Verschluss herbeiführt.

Indikationen. Die Indikation ist bei der Stammvarikose in den Stadien II (bis III) entsprechend $C_{2-3}\,E_P\,A_{S2}\,P_R$ gegeben, sowie bei gerade verlaufenden, großen Seitenästen.
Diagnostik. Voraussetzung ist das **Duplexscanning** zur Bestimmung des distalen Insuffizienzpunktes und des Durchmessers der V. saphena magna (bzw. parva). Aneurysmen sind für die äußerst vorsichtige digitale Kompression zu lokalisieren und zu vermessen. Wichtig ist die **Bestimmung des Abstands zwischen Vene und Haut**, denn bei einer geringeren Distanz als 1 cm muss das Gewebe der Subkutis oder innerhalb der Saphenafaszie durch physiologische Kochsalzlösung oder besser durch Tumeszenzlösung (auch bei Allgemeinanästhesie) aufgefüllt werden, um Hautverbrennungen zu vermeiden. Bei einer Stammvarikose der V. saphena parva wird auch der N. suralis durch die Tumeszenzinfiltration besser geschützt.

■ Operation

(1) Anhand der Ultraschallsonde wird der Verlauf der V. saphena magna oder parva am stehenden Patienten markiert. Die Durchführung des Eingriffs erfolgt in Tumeszenz-, Regional- oder Allgemeinanästhesie. Der **Introducer** wird am liegenden Patienten mit nach außen rotiertem Bein in Höhe des distalen Insuffizienzpunktes oberhalb oder unterhalb des Kniegelenks unter Ultraschallkontrolle in die Vene eingeführt. Bei einem Gefäßlumen von 2–8 mm wird die 5-French-Sonde, bei 4–12 mm die 8-French-Sonde ausgewählt. Die **Länge der Radiosonde** lässt sich zunächst auf dem Oberschenkel abmessen und dann anhand der Markierungen bis in die Leiste vorschieben. Dort wird die Spitze 0,5–1 cm vor der Saphenamündung oder knapp distal der Einmündung der V. epigastrica superficialis mit dem Ultraschallgerät positioniert.
(2) Jetzt kann gegebenenfalls die **Tumeszenzinfiltration** mit der Rollenpumpe oder mit dem Druckbeutel erfolgen. Eine Allgemeinanästhesie hat den Vorteil, dass in der Leiste bzw. Kniekehle keine Tumeszenzlösung zu sein braucht und somit die Übersicht des Operationsfeldes erhalten bleibt. Die Infiltration der Lösung erfolgt unter Ultraschallkontrolle **direkt in den Raum der Saphenafaszie**. Anschließend kann die Stammvene sonographisch nicht mehr verfolgt werden. Die Anästhesiewirkung beginnt nach fünf Minuten.

(3) Der Patient wird in die umgekehrte Trendelenburg-Lagerung (Fußhochlagerung) verbracht. Dann erfolgt die Aufheizung der blumenstraußförmig auseinanderstrebenden Elektroden mit dem Generator auf 85 °C. Es muss ein **unmittelbarer Kontakt** der Elektroden mit der Venenwand erfolgen. Deshalb ist die Auswahl der richtigen Sonde so wichtig. Bei einem **venösem Aneurysma** führt der Operator eine vorsichtige Kompression mit der Ultraschallsonde aus. Der **Rückzug** der Radiosonde geschieht am Anfang sehr langsam, etwa 3 cm/min. Der Venenverschluss ist im Ultraschallbild sofort erkennbar.

> **Cave** Energieabgabe zu nahe an Haut oder Nerven. Keine Verwendung der Kompressionsbinde, um den Kontakt zwischen Sonde und Venenwand zu erreichen.

(4) Nach Entfernung der Sonde wird eine **exzentrische Kompression** mit Wattestreifen über dem Venenverlauf angelegt. Der Patient erhält einen **Kompressionsstrumpf** der Klasse II A–G für 2–3 Wochen. Postoperative Schmerzen sind gering. Eine Mobilisation ist nach 1–2 Stunden möglich, die Arbeitsfähigkeit am nächsten Tag gegeben. Krampfadern vom retikulären Typ werden durch Miniphlebektomie in derselben Sitzung oder durch Verödung wenige Tage später beseitigt.

Komplikationen. Selten kommen Pigmentierungen und Verbrennungen der Haut sowie Nervenläsionen entlang des Behandlungskanals vor. Venöse Aneurysmen können unter dem Hitzemanöver rupturieren und dann zu einem Hämatom führen. Sehr selten wurden tiefe Venenthrombosen beobachtet.

Studie. Schuller-Petrovic et al. (2003) aus der Universitätsklinik für Dermatologie in Graz führten im Rahmen einer prospektiven, randomisierten Multizenterstudie Nachuntersuchungen nach 1, 2, 3 und 4 Jahren (n = 252 bis n = 34 abnehmend) durch. Die Stammvenen waren refluxfrei zu 88,5% nach 1 Jahr; 86,1% nach 2 Jahren; 85,9% nach 3 Jahren und 88,2% nach 4 Jahren. Parästhesien traten nach einem Jahr zu 3,6%, nach vier Jahren zu 2,9% auf. Drei Beinvenenthrombosen und eine Lungenembolie sowie Hautverbrennungen kamen nur in der Lernphase vor.

Studie. In einer prospektiven randomisierten multizentrischen Studie haben Lurie et al. (2003) 80 Patienten mit Stammvarikose der V. saphena magna entweder der Standardoperation mit Krossektomie und Stripping (n = 36) oder der Radiofrequenzablation ohne Krossektomie (n = 44) unterzogen. Die Zentren lagen weit auseinander (2 in Frankreich, 1 in Österreich und 2 in USA). Die Randomisierung erfolgte per Internet. Nachuntersuchungen mit Duplexsonographie fanden nach 72 Stunden, 1 Woche, 3 Wochen und 4 Monaten statt. Zum letzten Zeitpunkt betrug die Quote der Verschlüsse 100% versus 91%. Dagegen standen Hämatome 39% versus 16% und die Dauer der Arbeitsunfähigkeit 12,4 versus 4,7 Tage.

Instrumentarium: VNUS Medical Technologies, Inc (www.vnus.com).
Kritische Stellungnahme der Autoren. Die bisherigen Ergebnisse erstrecken sich erst auf eine Beobachtungszeit von wenigen Jahren. Langzeituntersuchungen sind also abzuwarten. Das Verfahren besticht durch seine geringe Traumatisierung. Dadurch bleibt der Patient in ambulanter Behandlung. Der Verzicht auf die klassische Krossektomie bei der kompletten Stammvarikose muss noch durch Studien gerechtfertigt werden. Die Kosten für die Sonde liegen bei ca. 600 Euro. Die Behandlung wird von den privaten und gesetzlichen Krankenkassen nicht immer übernommen.

Endovaskuläre Laserkoagulation

Ein Verschluss variköser Venen kann auch durch die Anwendung von Laserenergie erreicht werden. Mit dem Verzicht auf alle chirurgischen Präparationen zeichnet sich das Verfahren durch seine geringe Invasivität aus. In Deutschland wird es seit 2001 angeboten.

> **Definition.** Bei der endovaskulären Laserbehandlung der Stamm- und Seitenastvarikose werden durch kurze, hohe Hitzestöße eine Dampfblase mit Koagulation des Blutes und Denaturierung des Bindegewebes in der Gefäßwand erreicht. Nachfolgend kommt es zur Thrombosierung, Schrumpfung und Fibrosierung der Vene. Auf die Krossektomie wird von den meisten Anwendern verzichtet.

Die **optimale Laserwellenlänge** hängt von der Absorption der Strahlung durch sauerstoffarmes Hämoglobin ab. Bei hoher Absorption wird weniger Wärme an das umliegende Gewebe abgegeben. Entsprechende Diodenlasergeräte sind EVLT® 810 nm und ELVeS® 980 nm, sowie Dornier Medilas® D 940 nm. Die Temperatur an der Laserspitze beträgt 1200 °C und fällt zur Umgebung hin steil ab.

Die Anwendung der endovasalen Laserobliteration erfordert spezielle Kenntnisse im Umgang mit Laserstrahlen sowie große Erfahrung in der Ultraschalldiagnostik mit der Beurteilung von Faszienräumen.

Indikationen. Die Indikation ist gegeben bei der Stammvarikose der V. saphena magna in den Stadien II (bis III) entsprechend $C_{2-3} \, E_P \, A_{S2} \, P_R$ sowie bei gerade verlaufenden Seitenästen. Von Proebstle et al. (2002) werden alle Stadien $C_{2-6} \, E_P \, A_{S,P} \, P_R$ behandelt.
Kontraindikationen. Bei einem sehr weiten Mündungstrichter der Stammvene sowie bei sehr dicken Varizen (über 30 mm Durchmesser) und starker Schlängelung kommt die Dampfblase nicht mit der Venenwand in Kontakt und erzielt keine Wirkung. Ein dünnwandiges Gefäß, auch ein großes venöses Aneurysma, kann durch die Laserenergie zerreißen.
Diagnostik. Genaue Ultraschalluntersuchungen sind wie beim VNUS-Closure-Verfahren erforderlich. Ein größeres venöses Aneurysma muss ausgeschlossen werden.

■ Operation

(1) Der Eingriff wird in der Regel unter ambulanten Bedingungen ausgeführt. Der Patient liegt auf dem Rücken, das Bein ist nach außen rotiert. Nach der Seldinger-Technik werden über ein Introducersystem zunächst die V. saphena magna unter der Ultraschallsonde am distalen Insuffizienzpunkt punktiert, dann der Führungsdraht und über diesen der Führungskatheter in die Vene eingebracht. Eine kleine Lokalanästhesie und ein winziger Hautschnitt mit der Hämostilette sind dafür ausreichend. Nach Entfernung des Führungsdrahts folgt die **Einbringung der Lasersonde** auf *die* Weise, dass die Spitze 1 cm über das Ende des Führungskatheters herausragt und 1 bis 2 cm vor der Saphenamündung liegt. Die Lage lässt sich mit dem Ultraschallgerät und einem Laserpilotstrahl genau kontrollieren.

Prinzipien der Seldinger-Technik:
▶ Lokale Anästhesiequaddel mit 1%igem Lidocain
▶ Venenpunktion durch Braunüle mit Mandrin (Vasofix® Braunüle® Braun Melsungen)
▶ Entfernung des Mandrins
▶ Stichinzision mit Hämostilette oder 11er-Skalpell
▶ Einführen des Führungsdrahts (J-Tip 0,035″ oder 0,038″, 150 cm)
▶ Darüber Einbringen des Angiographie-Katheters 5F, 100 cm (Fa. Cook, Cordis)
▶ Entfernung des Führungsdrahts
▶ Beginn der endovasalen Operation

(2) Die meisten Operateure bevorzugen die **Tumeszenzanästhesie**, auch um die benachbarten Gewebe vor der Einwirkung des Laserstrahls zu schützen (s. S. 34).

(3) Beim **Zurückziehen der Lasersonde** im Stop-and-go-Verfahren werden die Impulse folgendermaßen gesetzt: 15 W, 1 Impuls/s, Impulspause 1–2 s, Pulsabstand 3 mm. Manche Autoren nehmen den kontinuierlichen Rückzug mit der Geschwindigkeit 5 mm/s vor. Die ganze Prozedur dauert 5 bis 8 Minuten, spart also gegenüber der Radiowellenablation erheblich Zeit. Durch die eingebrachte Energie erhitzt sich das Blut zu einer heißen Dampfblase, die ein blubberndes Geräusch auslösen kann. Die Entfernung der restlichen Krampfadern erfolgt durch Miniphlebektomie.

(4) Der Patient erhält einen **exzentrischen Kompressionsverband** oder sofort einen **Kompressionsstrumpf** der Klasse II A–G. Nach einer kurzen Beobachtungszeit darf er aus der Praxis oder Klinik entlassen werden. Die normalen Verrichtungen des Alltags sind sofort erlaubt. Eine Krankschreibung ist allenfalls für wenige Tage gerechtfertigt. Die meisten Chirurgen veranlassen eine Thromboseprophylaxe mit niedermolekularem Heparin bis zu 8 Tage.

(5) Die **koagulierte Vene** kann am folgenden Tag durch die Ultraschalluntersuchung beurteilt werden. Der Thrombus reicht bis nahe an die Mündungsregion heran. Das Lumen der behandelten Vene erscheint auf ein Minimum reduziert und zeigt die echoreichen Reflexionen des Koagulums. Die Venenwand ist deutlich verdickt.

Die Thrombosierung der Stammvene bereitet gelegentlich **Schmerzen**. Dagegen erhält der Patient ein Antiphlogistikum, z. B. Diclofenac. Die **Nachbehandlung** mit dem Kompressionsstrumpf wird so lange fortgesetzt, bis alle Beschwerden abgeklungen sind, im Durchschnitt 3 Wochen. Kontrolluntersuchungen erfolgen am 4. und 8. Tag zur Überwachung der Thrombozyten und der Krosse mit dem Ultraschallgerät. Weitere Konsultationen sind dann in 1, 3, 6 und 12 Monaten angezeigt.

Komplikationen. Über der behandelten Vene können leichte Ekchymosen auftreten, die nach wenigen Tagen spontan abklingen. Selten entsteht ein größeres Hämatom, z. B. durch die Ruptur eines Aneurysmas. Lungenembolien wurden nicht beobachtet. Trotz der Thromboseprophylaxe können Seitenäste thrombosieren und werden dann wie eine Thrombophlebitis behandelt.

Informationen über: www.ELVeS4U.de; www.evlt.de; www.dornier.com

Studie. Min et al. (2003) kontrollierten 499 durch Laserkoagulation behandelte Stammvarikosen der V. saphena magna bis zu 2 Jahre lang. Nach einer Woche lagen ein vollständiger Verschluss in 98,2% (n = 490), Hämatome in 24% und Verhärtungen in 90% vor. Nach 2 Jahren betrug die Verschlussrate 93,4% (n = 113/121). Keine Hautverbrennungen, Parästhesien oder Phlebothrombosen.

Kritische Stellungnahme der Autoren. Die endovasale Laserobliteration besticht durch ihre minimale Invasivität. Die Akzeptanz aus Sicht der Patienten erscheint deshalb gegenüber den konventionellen Operationsmethoden groß. Inwieweit das an die Saphenamündung heranreichende Koagulum mit der Gefahr einer **Lungenembolie** verknüpft ist, müssen weitere Erfahrungen zeigen. Es ist keine entsprechende Kasuistik bekannt geworden.

Bisherige Studien wurden prospektiv, aber nicht randomisiert angelegt. Über langfristige Ergebnisse kann es noch keine Untersuchungen geben. Deshalb werden die Kosten von den gesetzlichen und privaten Krankenkassen nicht immer übernommen. Der Preis von ca. 125 Euro für die Sonde muss mit den Vorteilen in sozialmedizinischer Hinsicht in Relation gebracht werden.

Der **Verzicht auf die klassische Krossektomie** ist bei der kompletten Stammvarikose nach der aktuellen Lehre insbesondere in den Stadien III und IV nicht gerechtfertigt. Der Patient muss auf die Aspekte der sekundären Leitveneninsuffizienz unter diesen Bedingungen hingewiesen werden. Die moderne Chirurgie der primären Varikose hat sich diesem Qualitätsanspruch zu stellen.

Leitlinien zur Diagnostik und Therapie des Krampfaderleidens (Klyss et al. 2004): Ohne zusätzliche Krossektomie verlassen die Radiofrequenzablation und die Laserkoagulation die bisher pathophysiologisch orientierten Prinzipien zur Ausschaltung der Stammvenen.

Sklerosierungstherapie der Stammvarikose

Die Sklerosierung der Krosse mit hochprozentigen Sklerosierungsmitteln wurde früher von sehr erfahrenen Sklerotherapeuten vorgenommen, aber immer auch mit dem Hinweis auf die **Möglichkeit sehr schwerwiegender Komplikationen** bedacht. Vor allem waren die versehentliche Fehlinjektion in eine Arterie und die Lungenembolie bei einem weiten Saphena-Mündungstrichter gefürchtet. Das Verfahren konnte sich aus diesen Gründen nicht generell durchsetzen. Außerdem kommt es bei jüngeren Patienten infolge der hohen fibrinolytischen Aktivität der Venenwand in der Regel schon bald zu einer spontanen Rekanalisation.

Durch die **duplexgeführte Injektionstechnik** (Schadeck 1996) bleibt das Verfahren immer noch risikobelastet, wenn auch Experten über gute Erfolge berichten (S. 46).

Seit wenigen Jahren erfährt die **Microfoam-Verödung** der Stammvarikose mit Polidocanol (Aethoxysklerol®) eine Renaissance. Die Indikation entspricht dem Schweregrad C_{2-5} E_p A_{S2-5} P_R. Die Mischung mit Luft erfolgt etwa im Verhältnis 1:5 nach verschiedenen Techniken (S. 46). Trotz einer Reihe typischer Nebenwirkungen erscheinen die Ergebnisse ermutigend (Leitlinien zur Sklerosierungsbehandlung der Varikose, Rabe et al. 2003).

> **Cave** Einbringung von Sklerosierungsmittel in eine Vene des tiefen Systems (Thrombosegefahr) oder in eine Arterie (Amputationsgefahr).

Anmerkung der Autoren. Ein vollständiger Verschluss der Krosse ist durch keine Methode der Sklerosierung möglich, ohne das Risiko einer Schädigung der V. femoralis communis einzugehen. Deshalb gelten für die Stammvarikose insbesondere der Stadien III und IV dieselben Argumente wie bei den anderen Verfahren mit Verzicht auf die Krossektomie: Der Rezirkulationskreis wird zunächst zwar volumenmäßig reduziert, bleibt aber erhalten.

Extravasale Verfahren

Die aktuellen extravasalen Methoden einer chirurgischen Behandlung des Saphenastamms beruhen auf zwei Prinzipien. Einerseits kommt es auf die **Exstirpation** der Stammvene an. Das andere Konzept möchte die **Einengung des Lumens** und damit die Normalisierung der Klappenfunktion erreichen. In der Medizingeschichte gibt es für beides viele Vorläufer.

Vascular-Micro-Milling-System

Als eine Alternative zum Stripping-Manöver soll die Fräsmethode mit dem VMMS 100®-System weniger traumatisch sein (*to mill* = fräsen). Der Eingriff erfolgt in Tumeszenzanästhesie und wird meistens ambulant vorgenommen.

> **Definition.** Die V. saphena magna und ihre Seitenäste werden durch den zarten Fräskopf von außen mit rotierenden Bewegungen erfasst und entfernt.

Das **System** besteht aus der Steuereinheit, dem Handstück mit dem Mikromotor, den verschiedenen Fräsköpfen und weiteren Spezialinstrumenten.

■ **Operation**

Nach der Krossektomie wird von der Leiste aus entlang der Vene eine Untertunnelung vorgenommen und die Gefäße mit dem eingeführten Fräser extrahiert. Zusätzliche distale Inzisionen sind nicht notwendig. Anschließend wird eine Kompressionstherapie für 2–4 Tage verordnet.

Informationen über: www.angiolas.com

Anmerkung der Autoren. Die Kosten der Investition lassen sich nicht mit entscheidenden Vorteilen gegenüber dem konventionellen Stripping aufrechnen.

Extraluminale Valvuloplastik nach Jessup

Um die varikös veränderte V. saphena magna als potenzielles Transplantat für die Kardiovaskularchirurgie zu erhalten, wird das Gefäß von außen her eingescheidet (Jessup 1988). Dadurch soll eine weitere Dilatation im Verlauf der Krankheit verhindert werden.

> **Definition.** Die Mündungsregion der V. saphena magna wird in eine Dacron-Manschette so eng eingehüllt, dass die Mündungsklappe beim Pressversuch oder bei der Überdruckbeatmung keinen Reflux mehr erlaubt.

■ **Operation**

(1) Im Bereich der Krosse werden alle einmündenden Seitenäste bis auf eine weiter distal gelegene „**Indikatorvene**" in der üblichen Weise abgetragen.

(2) Aus einem 4 × 2 cm großem **Dacron-Patch** wird ein U-förmiges Segment von 6 mm Breite herausgeschnitten. Wenn der Patch jetzt unter die V. saphena magna zu liegen kommt, passt sich die Öffnung in den Mündungswinkel ein. Dann wird der Patch oben über der Stammvene zusammengeführt und so weit eingeengt, bis sich aus der Indikatorvene beim Pressversuch oder bei der Überdruckbeatmung des Anästhesisten kein Rückfluss mehr zeigt. Die proximalen Schenkel der ausgeschnittenen Manschette lassen sich an der Adventitia der V. femoralis communis fixieren.

Studie. Aus der Chirurgischen Klinik der Ruhr-Universität berichteten **Geier et al.** 2004 über das Ergebnis von Kontrolluntersuchungen im Schnitt 54 Monate nach der extraluminalen Valvuloplastie bei Stammvarikose der V. saphena magna an 50 Patienten (54 Extremitäten). In 44% konnte ein Reflux im Stamm und davon bei 11% auch in der Krosse festgestellt werden. Die V. saphena magna war in 94,4% der Extremitäten durchgängig. Das Gefäß hatte sich in der Krosse von 7,1 auf 4,3 mm und im Bereich des Stamms von 6,5 auf 4,5 mm verschmälert. In 7,4% (n = 4) musste dem Patienten erneut zur Operation und in 11,1% (n = 6) zur Sklerosierung geraten werden. Eine abschließende Bewertung, inwieweit die erhaltene Vene als Bypass taugt, konnten die Autoren noch nicht abgeben.

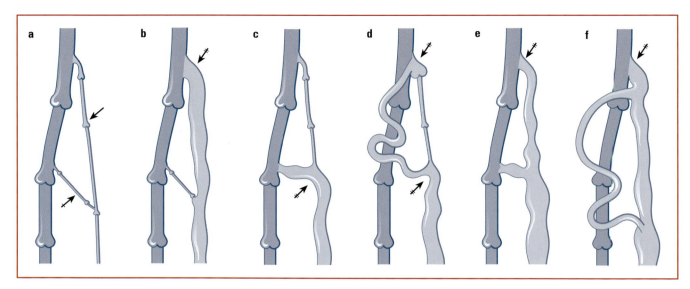

Abb. 9-53 Schematische Darstellung der kompletten Stammvarikose und der verschiedenen Formen einer inkompletten Stammvarikose der V. saphena magna im Bereich des Oberschenkels.
a Normale Verhältnisse. → V. saphena magna; ⊢→ Dodd-Perforans.
b Komplette Stammvarikose. ⊢→ Proximaler Insuffizienzpunkt in der Leiste.
c Inkomplette Stammvarikose vom Dodd-Perforanstyp. ⊢→ Proximaler Insuffizienzpunkt in der Mitte des Oberschenkels.
d Inkomplette Form vom Seitenasttyp über die V. saphena accessoria lateralis. Zwei proximale Insuffizienzpunkte, in der Leiste sowie am Oberschenkel (⊢→).
e Komplette Stammvarikose mit Insuffizienz der Dodd-Perforans.
f Komplette Stammvarikose mit variköser Degeneration der V. saphena accessoria lateralis.

Studie. Bei der italienischen Arbeitsgruppe von **Corcos et al.** (1996) wurde die Effektivität der Muffe intraoperativ durch Duplexsonographie oder Angioskopie überwacht. Trotzdem blieben bei 88,8 % der Fälle (n = 18) pathologische Refluxe nach der Operation bestehen.

Anmerkung der Autoren. Die Erhaltung des Rezirkulationskreises bedeutet insbesondere für die Stadien III und IV der Stammvarikose immer eine Progredienz in Richtung tiefer Leitveneninsuffizienz. Auch wenn es gelingt, eine Venenklappe vorübergehend zur Schlussfähigkeit ihrer Segel zu bringen, bleibt die variköse Degeneration des Gefäßes bestehen. Selbst bei einer Ligatur der Vene wäre ja das Rezidiv vorprogrammiert, wie wir seit Trendelenburg wissen. Zu bedenken bleibt auch, dass die Einbringung von alloplastischem Material in die äußerst empfindliche Leistenregion zu einer Bindegewebsproliferation führt, dass benachbarte Gewebsstrukturen beeinträchtigt und so die früher oder später notwendige Zweitoperation erschwert werden.

Tab. 9-4 Inkomplette Stammvarikose der V. saphena magna.

Typ der inkompletten Stammvarikose	Häufigkeit (%)
Seitenasttyp: über V. saphena accessoria lateralis	55,5
Perforanstyp: über Dodd-Perforans	27,8
Dorsaler Typ: über V. femoropoplitea	16,7
Seltene Typen	

9.6.3 Inkomplette Formen (C_2 E_P $A_{S2,3}$ P_R)

Die inkompletten Formen kommen im Vergleich zur kompletten Stammvarikose seltener vor. In einem chirurgischen Krankengut beträgt das Verhältnis etwa 1:10. Es werden die Seitenast- und Perforanstypen unterschieden. Alle müssen dem Venenchirurgen bekannt sein (Abb. 9-53 c–f; Tab. 9-4).

> **Definition.** Bei der inkompletten Stammvarikose der V. saphena magna handelt es sich um die erworbene variköse Degeneration eines Teils der Vene, die sich bevorzugt im jüngeren Lebensalter manifestiert und ohne angemessene operative Behandlung zu ernsthaften Komplikationen führen kann. Der proximale Insuffizienzpunkt befindet sich dabei **außerhalb** der normalen saphenofemoralen Konjunktion.

Allgemeine Diagnostik

Ursprünglich wurde die Diagnose der inkompletten Stammvarikose phlebographisch definiert. Heute ergibt sich der Verdacht aus der **Inkongruenz von klinischen und duplexsonographischen Befunden**. Der alte Leitsatz „nach dem Röntgenbild operieren" (Hach und Hach-Wunderle 1994) hat zwar viel von seiner allgemeinen Gültigkeit verloren, bei der inkompletten Stammvarikose aber nicht. Beim Dodd-Perforanstyp befindet sich der proximale Insuffizienzpunkt

9.6 Stammvarikose der V. saphena magna

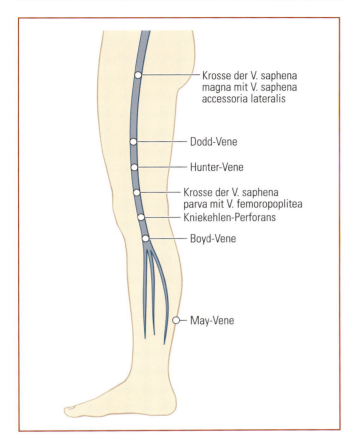

Abb. 9-54 Mögliche Ausgangspunkte transfaszialer Kommunikationsgefäße am tiefen Venensystem zur Bildung des proximalen Insuffizienzpunktes einer inkompletten Stammvarikose der V. saphena magna.

am Oberschenkel. Die Seitenasttypen haben zwei proximale Insuffizienzpunkte, der erste liegt beim Seitenasttyp der V. saphena accessoria lateralis in der Leiste und beim dorsalen Typ in der Kniekehle (Abb. 9-54). Der distale Insuffizienzpunkt entspricht – wie bei der kompletten Form – dem Stadium III. In der CEAP-Nomenklatur werden diese speziellen Aspekte nicht berücksichtigt. Der Patient muss über die Operation, die oft außergewöhnliche Schnittführungen erfordert, genau aufgeklärt werden.

Seitenasttyp über die V. accessoria lateralis ($C_2 E_p A_{S2-3,5} P_R$)

Beim Seitenasttyp liegt der **(erste) proximale Insuffizienzpunkt** in der Leiste, wie auch bei der kompletten Form. Der Unterschied ergibt sich durch den ungewöhnlich großen Saphenatrichter infolge einer kongenitalen Fehlposition der Mündungsklappe, die weit distalwärts von der saphenofemoralen Konjunktion entfernt sitzt (s. S. 125). Oberhalb der Mündungsklappe, also direkt aus dem Mündungstrichter, zieht die variköse V. saphena accessoria lateralis nach distal und mündet am Oberschenkel wieder in die V. saphena magna ein. Hier befindet sich der **zweite proximale Insuffizienzpunkt**, der für die inkomplette Stammvarikose charakteristisch ist (Abb. 9-55 a–g).

Indikation zur Operation

Durch die Zwischenschaltung einer stark gewundenen Seitenastvarize in den Rezirkulationskreislauf treten Veränderungen im Sinne der sekundären Leitveneninsuffizienz sehr spät oder überhaupt nicht auf. Die Operationsindikation wird deshalb in der Hauptsache durch die **Ausprägung der Krampfadern** bestimmt.

Klinik

Nach dem klinischen Aspekt imponiert das Krankheitsbild lediglich als Seitenastvarikose (S. 124).

Diagnostik

Mit der Duplexsonographie am stehenden Patienten stellen sich die pathologischen Refluxe über dem distalen Bereich der Stammvene dar, der proximale Abschnitt ist suffizient. Sichere Information liefert die aszendierende Pressphlebographie.

Therapie

■ **Operation**
(1) Die Operation der inkompletten Stammvarikose vom Seitenasttyp wird in entsprechender Weise durchgeführt wie die der kompletten Form. Sie beginnt mit der **Krossektomie**.
(2) Das Aufsuchen des zweiten proximalen Insuffizienzpunktes am Oberschenkel wäre schwierig, zeitraubend und traumatisierend. Deshalb erfolgt das **Stripping in der üblichen Weise** vom ersten proximalen Insuffizienzpunkt in der Leiste über den zweiten Insuffizienzpunkt hinweg bis zum distalen Insuffizienzpunkt, in der Regel dem Stadium III entsprechend. Das kurze suffiziente Segment der V. saphena magna wird demnach der Minimierung des Eingriffs geopfert.
(3) Zuletzt lässt sich der Seitenast am Oberschenkel durch **Miniphlebektomien** entfernen.

Dodd-Perforanstyp ($C_{2-4} E_p A_{S2-3,P} P_R$)

Der proximale Insuffizienzpunkt wird durch die Perforansvarikose der Dodd-Vene am Oberschenkel gebildet, der distale entspricht dem Stadium III. Die hämodynamische Effizienz ist infolge der großlumigen direkten transfaszialen Kommunikation stärker als beim Seitenasttyp ausgeprägt, sodass sich im Lauf der Zeit eine **sekundäre Leitveneninsuffizienz** ausbilden kann. Diese Form findet sich auch oft als Rezidivvarikose (Abb. 9-56; Abb. 9-72, S. 123).

Indikation zur Operation

Die Indikation zur operativen Behandlung ist analog zur kompletten Form gegeben. Insbesondere bei jungen Menschen muss sonst im Lauf des Lebens mit der Entstehung einer chronischen venösen Insuffizienz gerechnet werden (S. 159).

114 9 Die primäre Varikose

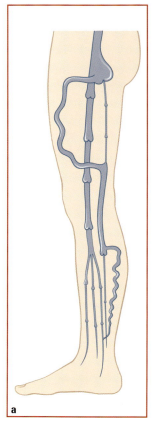
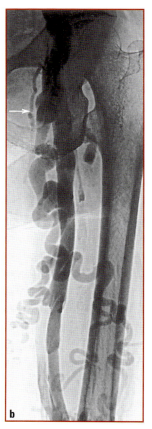
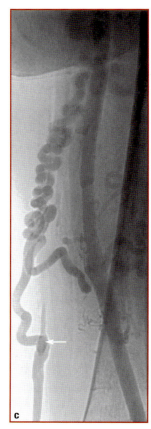
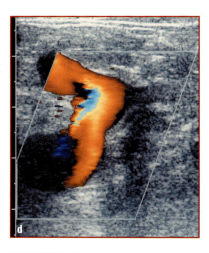
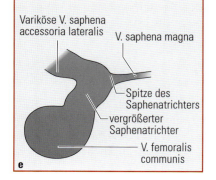
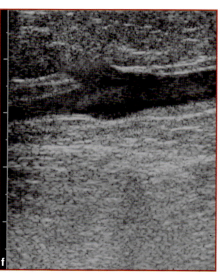
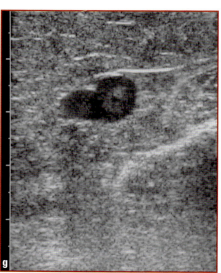

Abb. 9-55 Inkomplette Stammvarikose der V. saphena magna vom Seitenasttyp.
a Schematische Zeichnung mit den beiden proximalen Insuffizienzpunkten in der Leiste und an der V. saphena magna in der Mitte des Oberschenkels.
b Darstellung durch aszendierende Pressphlebographie im proximalen Bereich. ⟶ Proximaler Insuffizienzpunkt.
c Darstellung durch aszendierende Pressphlebographie im distalen Bereich. ⟶ Distaler Insuffizienzpunkt.
d Farbkodierte Duplexsonographie der Mündungsregion im Querschnitt. Der Mündungstrichter der V. saphena magna ist ungewöhnlich groß, die Stammvene erscheint suffizient.
e Skizze zu d.
f Sonographie im Längsschnitt. Zweiter proximaler Insuffizienzpunkt am Oberschenkel. Erweiterung der V. saphena magna rechts im Bild unterhalb der Einmündung des Seitenastes.
g Querschnitt am zweiten proximalen Insuffizienzpunkt. Einmündung des Seitenastes von links.

9.6 Stammvarikose der V. saphena magna

Klinik
Bei schlanken Menschen lässt sich die Krankheit bei der Untersuchung im Stehen auf den ersten Blick vermuten.

Diagnostik und Therapie
Der **Blow-out** über der Dodd-Vene ist mitunter zu sehen und zu tasten. Die **Duplexsonographie** vermittelt eine sichere Diagnose. Wegen der besonderen Schnittführungen bleibt es dem Chirurgen überlassen, die Dokumentation durch das Phlebogramm zu vervollständigen (vgl. Abb. 9-57 a–c). Er kann sich dann während des Eingriffs immer wieder genau über die Topographie informieren.

Es gibt noch einen anderen sehr wichtigen Grund, die genaue Diagnose nicht zu verkennen: Im Fall der Verwechselung mit einer kompletten Form der Stammvarikose kann es durch den Abriss der varikösen Dodd-Perforans zu einer **lebensbedrohlichen Blutung aus der V. femoralis superficialis** kommen.

> **Cave** Bei einer **plötzlichen massiven Blutung** aus dem Strippingkanal der (kompletten) Stammvarikose muss auch an eine übersehene und abgerissene insuffiziente Dodd-Vene gedacht werden. Intraoperativ ergibt sich die Diagnose durch manuelle Kompressionsmanöver am angehobenen Bein über dem Strippingkanal.

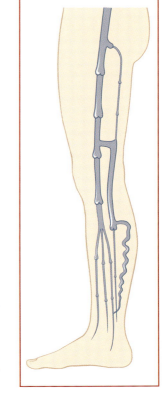

Abb. 9-56 Schematische Darstellung einer inkompletten Stammvarikose der V. saphena magna vom Dodd-Perforanstyp. Der proximale Insuffizienzpunkt liegt in der Mitte des Oberschenkels, der distale dem Stadium III entsprechend am Unterschenkel.

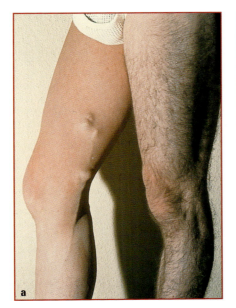
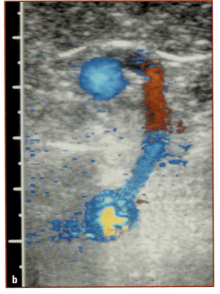
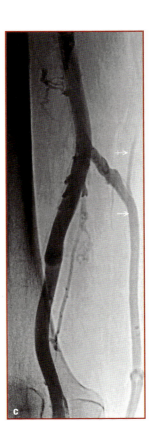

Abb. 9-57 Inkomplette Stammvarikose der V. saphena magna vom Dodd-Perforanstyp bei einem 35-jährigen Mann.
 a Klinisches Bild. Keine chronische venöse Insuffizienz.
 b Farbkodierte Duplexsonographie im Querschnitt. Unten V. femoralis superficialis, oben V. saphena magna. Zwischen beiden die Dodd-Vene.
 c Aszendierende Pressphlebographie. ↦ Suffiziente V. saphena magna. → Oberer Insuffizienzpunkt an der Einmündung der Dodd-Vene.

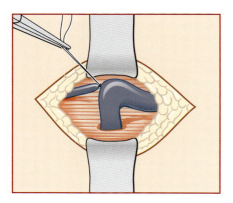

Abb. 9-58 Operationssitus zur selektiven Dissektion der Dodd-Perforans. 4 cm langer Längsschnitt über dem dopplersonographisch lokalisierten proximalen Insuffizienzpunkt. Unterbindung und Abtragung des suffizienten Saphenaabschnitts nach proximal. Dissektion der V. perforans an der Einmündung zur V. femoralis superficialis und Stripping nach distal (rechts im Bild).

■ Operation

(1) Die Leistenregion bleibt zwar unberührt, sollte aber für einen notfallmäßigen Zugang steril abgedeckt sein. Die Dodd-Vene wird am Oberschenkel durch einen Längsschnitt von 4–5 cm aufgesucht und angeschlungen. Nach **Spaltung der Faszie** lässt sich das Gefäß dann vorsichtig bis zu seiner Einmündung in die V. femoralis superficialis präparieren und bündig abtragen (Abb. 9-58). Die Faszienlücke wird durch eine Z-Naht verschlossen.

(2) Anschließend erfolgt das **Stripping-Manöver** bis zum distalen Insuffizienzpunkt in der klassischen Weise. Nach proximal hin wird die V. saphena magna abgebunden und belassen.

> **Cave** Alle Manipulationen im subkutanen Gewebe des Oberschenkels sind zu unterlassen, sie können später zu einem unansehnlichen Matting führen.

Komplikationen

Der unerwartete Abriss einer stark erweiterten Dodd-Perforans beim Stripping-Manöver von der Leiste aus führt sofort zu einer erschreckenden, massiven Blutung. Sie lässt sich erst einmal durch **Anhebung des Beins und manuelle Kompression** entlang des Strippingkanals stoppen. Nach der punktförmigen Lokalisation der Blutungsquelle wird darüber ein Längsschnitt angelegt. Mitunter muss zur Erfassung des abgerissenen Stumpfes der V. perforans die Faszie eröffnet werden.

Kasuistik. Im Jahr 1974 wurde in der allgemeinchirurgischen Abteilung eines Frankfurter Belegkrankenhauses die Operation einer Stammvarikose der V. saphena magna nach der dort üblichen Babcock-Methode durchgeführt. Die Indikation dazu ergab sich allein aus dem klinischen Aspekt, Phlebogramme lagen nicht vor. Unmittelbar nach dem Stripping-Manöver kam es zu einer schwallartigen und anhaltenden Blutung aus der Leistenwunde, deren Ursache der Operateur nicht orten konnte. Der nach einigen Minuten aus dem benachbarten Operationssaal herbeigerufene Gefäßchirurg lokalisierte die Blutungsquelle durch manuelle Kompressionsversuche in die Höhe der Dodd-Perforans und nahm die Unterbindung eines fingerdicken abgerissenen Gefäßes vor. Inzwischen war der Hämoglobinwert bei der Patientin auf 6,2 g% abgefallen. Die inkomplette Stammvarikose vom Dodd-Perforanstyp war präoperativ nicht diagnostiziert worden. Glücklicher Ausgang.

In der **postoperativen Zeit** klagt der Patient manchmal über stärkere Schmerzen im Bereich der Operationswunde am Oberschenkel. In der Umgebung ist eine gewisse Induration vorhanden. In diesem Fall empfiehlt sich vorübergehend die Anlage einer **zusätzlichen elastischen Kurzzugbinde** *unter* dem Kompressionsstrumpf.

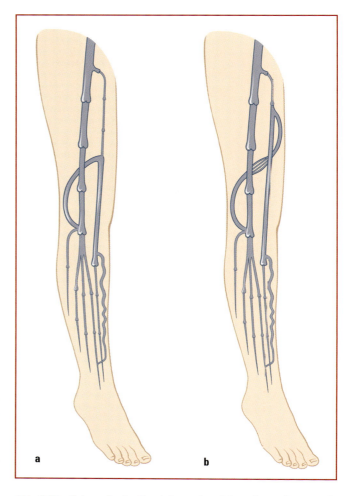

Abb. 9-59 Schematische Darstellung einer inkompletten Stammvarikose der V. saphena magna vom dorsalen Typ.
a Insuffizienz des proximalen Abschnitts der V. saphena parva (großer Mündungstrichter) bis zum Abgang der varikösen V. femoropoplitea, die unmittelbar in die V. saphena magna einmündet.
b Variation über die Giacomini-Anastomose und die V. saphena accessoria medialis zur V. saphena magna.

9.6 Stammvarikose der V. saphena magna

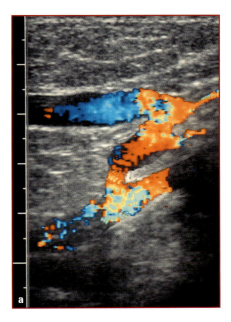
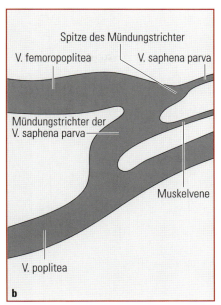
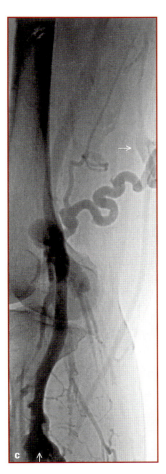

Abb. 9-60 Inkomplette Stammvarikose der V. saphena magna vom dorsalen Typ.
a Farbkodierte Duplexsonographie des stark erweiterten Mündungstrichters der V. saphena parva und der varikösen V. femoropoplitea. V. saphena parva suffizient.
b Skizze.
c Aszendierende Pressphlebographie. Ausbildung des proximalen Insuffizienzpunktes oberhalb des Knies (→) durch die variköse V. femoropoplitea. Darstellung durch aszendierende Pressphlebographie bei Innenrotation.

Dorsaler Typ (C_{2-3} E_p A_{S2-5} P_R)

Der dorsale Typ einer inkompletten Stammvarikose wird häufig übersehen. Die transfasziale Kommunikation, also der **erste proximale Insuffizienzpunkt**, geht von der **V. femoropoplitea** aus, die aus einem abnorm großen Mündungstrichter der V. saphena parva entspringt. Die V. femoropoplitea kann oberhalb vom Hunter-Kanal direkt in die V. saphena magna einmünden. Sie kann sich aber auch proximal über die Giacomini-Anastomose mit der V. saphena accessoria medialis verbinden, die dann kurz unterhalb der Krosse in die V. saphena magna einmündet und den **zweiten proximalen Insuffizienzpunkt** bildet. Von hier aus nimmt dann die inkomplette Stammvarikose entsprechend ihrem Stadium III den Ausgang. (Abb. 9-59 a und b). Eine Aktualisierung des Themas haben Sago et al. (2004) vorgenommen.

Indikation zur Operation

Die Zwischenschaltung einer Seitenastvarikose vermindert die hämodynamische Effizienz des Rezirkulationskreises, sodass es erst sehr spät oder überhaupt nicht zur Entwicklung einer sekundären Leitveneninsuffizienz kommt. Die Operationsindikation wird in der Hauptsache durch die Ausprägung der Krampfadern bestimmt.

Klinik

Klinisch lässt sich das Krankheitsbild nicht erkennen.

Diagnostik

Bei einem entsprechenden Verdacht ist die Diagnose durch die Duplexsonographie mosaikartig zusammenzusetzen. Letztendlich sollte der Beweis aber durch die Phlebographie erbracht werden (Abb. 9-60 a–c). Der Chirurg hat dann auch die Möglichkeit, sich während der Operation im Bereich der Kniekehle topographisch zu orientieren.

> **Cave** Aus der übersehenen Insuffizienz des Mündungstrichters der V. saphena parva resultiert beim inkompletten dorsalen Typ ein inadäquates Operationsverfahren.

Therapie

■ **Operation**

(1) Die Krossektomie der V. saphena parva erfordert die **Bauchlage** des Patienten. Anschließend werden die V. femo-

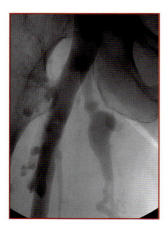

Abb. 9-61 Langer belassener Stumpf der V. saphena magna als Ursache einer erheblichen Rezidivvarikose. Krossektomie problemlos möglich.

ropoplitea so weit proximal wie möglich abgetragen und die Wunde verschlossen.
(2) Die **Giacomini-Verbindung** und die **V. saphena accessoria medialis** werden aus Gründen der Gewebsschonung belassen. Nach unserer Erfahrung ging davon niemals ein Rezidiv aus.
(3) Nach der **Umlagerung** des Patienten in Rückenlage und erneuter steriler Abdeckung erfolgen dann die Krossektomie mit Ligatur der einmündenden V. saphena accessoria medialis und das Stripping der V. saphena magna bis zum distalen Insuffizienzpunkt entsprechend dem Stadium III.

Seltene Formen ($C_2 E_p A_{S3,P} P_R$)

Im Bereich des Unterschenkels kann selten einmal die variköse Degeneration einer **Boyd- oder Sherman-Vene** zu Veränderungen in der V. saphena magna führen, die im Prinzip einer inkompletten Stammvarikose zuzuordnen sind. In therapeutischer Hinsicht bietet sich die Perforansdissektion an.

9.6.4 Rezidivvarikose

Eine Rezidivvarikose der Stammvenen nach fachgerechter chirurgischer Therapie kann es im Sinne des Wortes nicht geben, denn die V. saphena magna und parva wachsen nach ihrer Entfernung nicht nach. Trotzdem hängen aber bestimmte Formen der Rezidivvarikose mit der vorausgegangenen Operation zusammen. Die Problematik ist seit 100 Jahren aktuell geblieben. Entsprechend dem Ablauf der klassischen Operation sind das Rezidiv der Krosse und das Rezidiv des Gefäßstamms abzuhandeln (Hach und Hach-Wunderle 1998).

> **Definition.** Unter einer Rezidivvarikose versteht der Chirurg das erneute Auftreten einer klinisch relevanten Krampfaderkrankheit **von demselben Typ** und **in derselben Region**, wo früher bereits operiert worden war. Meistens handelt es sich um duplizierte Gefäße, die bei der Erstoperation unscheinbar waren und sich dann unter den veränderten hämodynamischen Bedingungen varikös entwickelt haben. Oft kam bei der ersten Operation aber auch eine inadäquate Methode zur Anwendung.

Rezidiv der Krosse ($C_2 E_p A_{S1} P_R$)

Von einem „Rezidiv" der Krosse kann nur gesprochen werden, wenn zuvor der Operationsabschnitt „Krossektomie" auch wirklich erfolgt ist. Von Anfang an scheiden hier also alle

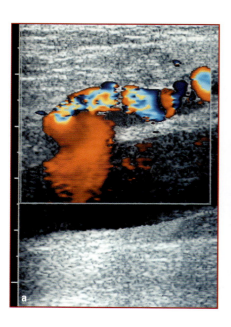
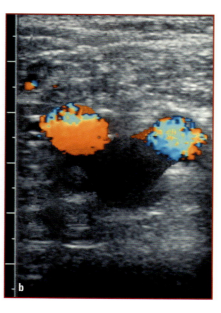

Abb. 9-62 Kurzer Stumpf der V. saphena magna nach inadäquater Krossektomie. Operation vor ca. 8 Jahren im Sinne der partiellen Saphenaresektion. Rezidivvarikose vom Seitenasttyp. Farbkodierte Duplexsonographie mit Valsalva-Pressversuch. Deshalb in der V. femoralis communis keine Strömung (schwarz).
a Längsschnitt.
b Querschnitt. A. femoralis communis rot kodiert. Reflux in den Stumpf (rechts im Bild).

Verfahren der endovaskulären Technik ohne Krossektomie sowie die CHIVA-Methode aus.

Das **klinische Bild** ist uncharakteristisch. Es fallen größere Krampfadern am Oberschenkel und die Persistenz des chronischen venösen Stauungssyndroms bei einem komplizierten Krankheitsverlauf auf.

Die **objektive Diagnostik** erfolgt mit den bildgebenden Verfahren. Bei der **Duplexsonographie** sind im Bereich der ursprünglichen Saphenaligatur pathologische Reflexe und Krampfaderkonvolute zu sehen, dazwischen auch der belassene Stumpf. Das **Phlebogramm** gilt weiterhin als diagnostischer Standard, zumindest aus chirurgischer Sicht. Es erlaubt die Einordnung des Befundes hinsichtlich seiner klinischen Relevanz und damit die Begründung des Zweiteingriffs. Nach der bildgebenden Diagnostik lassen sich **drei Formen** eines Krosse-Rezidivs differenzieren, der belassene Saphenastumpf, das inguinale Varizenbeet und die Neoangiogenese.

Belassener kurzer Stumpf der V. saphena magna ($C_2\ E_p\ A_{S2}\ P_R$)

Früher wurde der **lange** Saphenastumpf, d. h. eine unberührte Krosse, häufig gesehen (Abb. 9-61), heute ist eher der **kurze** Stumpf infolge einer unvollständigen Krossektomie bei der Erstoperation von praktischer Bedeutung (Abb 9-62 a und b).

Indikation zur Operation

Die Rezidivoperation der Krosse bedarf einer strengen Indikation, weil der Eingriff schwierig und damit auch risikoträchtig werden kann. Darüber muss der Patient aufgeklärt werden. Es kommt nicht darauf an, kleine Krampfadern zu beseitigen, sondern einen persistierenden pathologischen Rezirkulationskreis endgültig auszuschließen. Nur dadurch können sich dann auch eine sekundäre Leitveneninsuffizienz und eine chronische venöse Insuffizienz bessern.

> ! Die Duplexsonographie vermittelt einen orientierenden Eindruck. Aus dem Phlebogramm sind die Länge des Stumpfes, die davon abgehenden Seitenäste und der distale Anschluss an die Reste eines persistierendes Saphena-magna-Systems ersichtlich. Die präoperative Phlebographie bewahrt Patient und Arzt vor unnötigen chirurgischen Interventionen (Abb. 9-63).

Der **Zugang zum kurzen Stumpf** durch die alte Narbe ist mühsam. Deshalb wurden neue Wege beschrieben, und zwar von kranial, lateral oder medial. Die Eingriffe setzen Erfahrungen in der speziellen Gefäßchirurgie voraus (Hach 1996).

■ **Präfemorale Saphenastumpfligatur nach Hach**

Der Eingriff (Hach 1979) umgeht die alten Narben und kommt weder mit den inguinalen Lymphbahnen noch mit der A. femoralis communis in direkten Kontakt. Er wird unter den Bedingungen und Vorsichtsmaßnahmen der großen Gefäßchirurgie mit ärztlicher Assistenz und den Möglichkeiten der stationären Versorgung durchgeführt. Der Anästhesist

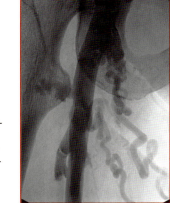

Abb. 9-63 Kurzer belassener Stumpf nach inadäquater Varizenoperation. Über größere Krampfaderkonvolute füllt sich am Oberschenkel wieder ein kräftiges Gefäß auf. Persistierender Rezirkulationskreis. Indikation zur Operation.

muss bei einer Komplikation auf Cell Saving und Volumenersatz eingerichtet sein, der Chirurg auf die fachgerechte Technik der Gefäßnaht.

(1) Der **Hautschnitt** von 5 cm Länge wird 1 cm oberhalb der alten Narbe angelegt. Die Präparation geht direkt auf den unteren **Rand des Leistenbandes** zu. Unmittelbar medial und etwas hinter der Arterie gelangt die Vorderwand der V. femoralis communis ins Operationsfeld.

> **Cave** Die Vorderwand der V. femoralis gilt nur als **Leitstruktur**, ihre Ablösung aus den bindegewebigen Verankerungen der Umgebung ist auf jeden Fall zu vermeiden.

(2) Direkt auf der Vorderwand der V. femoralis wird nach distal präpariert. Nach ca. 2 cm stellt sich *medial* der breite Saphenastumpf dar. Er wird nahe der Mündung mit der Overholt-Klemme vorsichtig unterfahren, um **zwei Ligaturen** mit nicht resorbierbaren Fäden (2-0) im Abstand von 2 mm an der saphenofemoralen Kommunikation anzulegen (Abb. 9-64, 9-65). Nach einer weiteren Ligatur weiter distal wird die Vene durchtrennt. Manche Chirurgen verzichten auf diese Dissektion. Größere Varizen, die im Operationsfeld liegen, werden einfach abgebunden oder koaguliert.

> **Cave** Nach der Saphenastumpfligatur ist auf alle weiteren Präparationen wegen der Gefahr von Nebenverletzungen konsequent zu verzichten. Das Ziel ist erreicht.

(3) Belassene Teile des peripheren Saphenastamms werden durch Stripping und größere Varizen durch die Miniphlebektomie beseitigt. Der Patient kann nach der Operation sofort mobilisiert werden und trägt tagsüber für 3–4 Wochen einen Kompressionsstrumpf. Je nach Beruf ist mit einer Arbeitsunfähigkeit von 3–8 Tagen zu rechnen.

■ **Präfemorale Saphenastumpfdissektion nach Hach**

Bei einem **sehr kurzen Stumpf** unter 2 cm Länge ist die Gefahr von Nebenverletzungen der tiefen Venen groß. Die Dis-

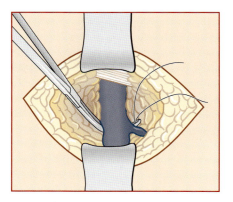 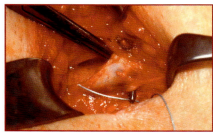 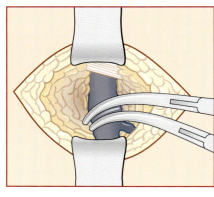

Abb. 9-64 Operationssitus zur präfemoralen Saphenastumpfligatur am rechten Bein. Hautschnitt oberhalb der Leistenfalte. Präparation des Leistenbandes (oben im Bild gelb) und eines schmalen Streifens auf der Vorderwand der V. femoralis communis. Darstellung des Saphenastumpfes; Unterfahrung mit der Overholt-Klemme; doppelte Ligaturen.

Abb. 9-65 Intraoperatives Bild. Der Stumpf wurde mit der Overholt-Klemme umfahren. Linke Bildseite mit Richtung auf Leistenband.

Abb. 9-66 Operationssitus I zu präfemoralen Saphenastumpfdissektion. Abklemmung des kurzen Saphenastumpfes und Durchtrennung mit dem Skalpell.

sektion (Hach 1981) erscheint hier sicherer. Der Chirurg richtet sich ganz nach dem Phlebogramm.
(1) Der **Zugang** erfolgt in der vorgegebenen Weise.
(2) Nach der Abklemmung des Stumpfes mit zwei Overholt-Klemmen wird das Gefäß zwischen den beiden Klemmen mit dem spitzen Skalpell durchtrennt (Abb. 9-66). Die Gefäßlumina können jetzt bequem und sicher durch eine **fortlaufende Gefäßnaht** verschlossen werden (Abb. 9-67).

Cave Verletzung der V. femoralis und ihrer Seitenäste bei der Unterfahrung des Stumpfes. Im Zweifelsfall ist immer die Stumpfdissektion mit dem geringeren Risiko vorzuziehen.

■ **Rezidivoperation nach Li**
(1) Der Zugang zur Operation nach Li (1975) erfolgt **von der lateralen Seite** und erscheint etwas weiter. Der Operateur legt von einem Hautschnitt oberhalb der alten Narbe die Vorderwand der **A. femoralis** in Höhe des Leistenbandes frei und präpariert von hier aus 2 cm nach distal. Über die V. femoralis hinweg kommt die Saphenamündung zur Darstellung. Manchmal ist die Suche etwas schwierig.
(2) Die Ligatur oder Dissektion des Stumpfes werden in der vorgegebenen Weise durchgeführt.

■ **Rezidivoperation nach Halliday**
Dieser **von medial** erfolgende Zugang (Halliday 1970) hat sich nicht allgemein durchsetzen können. Die Krampfaderkonvolute sind innenseits oft besonders stark ausgeprägt, und bei der Präparation kommt es zu lästigen kleinen Blutungen. Außerdem besteht die erhöhte Gefahr der Verletzung von Lymphbahnen.

Komplikationen der Rezidivoperation
Das hauptsächliche Risiko liegt in der **Verletzung der V. femoralis communis** beim Unterfahrungsmanöver des Stumpfes. Die Overholt-Klemme sollte deshalb eine stumpfe Spitze haben und bei der Manipulation etwas nach medial ausgerichtet werden, um aus der Gefahrenzone der Hinterwand der V. femoralis herauszukommen. Eine Perforation der tiefen Vene führt sofort zu einer **massiven Blutung**. Das Gefäß wird digital abgedrückt, um vorsichtig die Verletzungsstelle darzustellen. Zum Verschluss sind atraumatische Knopfnähte geeignet. Wir haben die Komplikation unter ca. 400 Operationen einmal erlebt, mit glücklichem Ausgang.

Cave Auf keinen Fall sind bei der Verletzungsblutung blinde Abklemmversuche oder Umstechungen und Blockligaturen erlaubt. Sie können durch die Einbeziehung großer Arterien zum Verlust der Extremität führen. Allein die gefäßchirurgische Rekonstruktion ist berechtigt.

Bei den medialen und lateralen Zugängen wird eine Berührung mit den Lymphbahnen vermieden. Entsteht postoperativ doch einmal eine **Lymphzyste**, so führen wiederholte Punktionen unter sterilen Bedingungen und ein Kompressionsverband in der Regel zur Heilung. Die Koagulation eines Lymphgefäßes im inguinalen Bereich haben wir niemals vornehmen müssen (S. 105, 155).

Inguinales Varizenbeet ($C_1 E_p A_{S1} P_R$)
Nicht selten werden bald nach einer Krossektomie bei der Duplexsonographie diffuse Refluxe über dem Stumpf beobachtet (Abb. 9-68 a und b), auch wenn der Eingriff korrekt

9.6 Stammvarikose der V. saphena magna

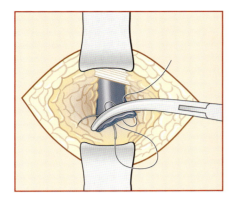

Abb. 9-67 Operationssitus II zur präfemoralen Saphenastumpfdissektion. Gefäßchirurgische Versorgung der beiden kurzen Stumpfenden durch fortlaufende Mäander-Naht.

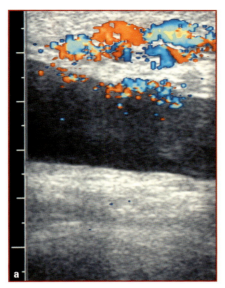
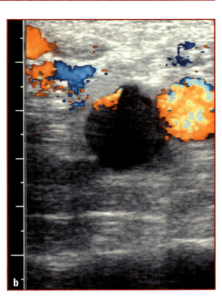

Abb. 9-68 Inguinales Varizenbeet. Aspekt der farbkodierten Duplexsonographie unter dem Valsalva-Test. Die kleinen Varizen können nicht mit einem belassenen Stumpf in Verbindung gebracht werden, sie füllen sich von den Seiten her auf. a Längsschnitt. b Querschnitt. A. femoralis rot kodiert.

durchgeführt worden war. Sie entsprechen dem phlebographischen Aspekt des **inguinalen Varizenbeets** (Abb. 9-69). Nach der Ligatur der Seitenäste jeweils hinter ihren ersten Aufzweigungen bleibt das dahinter befindliche varikös veränderte Venennetz bestehen und wird von einem kleinen Gefäß aus der näheren oder weiteren Umgebung gespeist. Oft stehen diese kleinen Venen auch direkt mit den tiefen Leitvenen in Verbindung. Bei einer schweren Stammvarikose mit dekompensiertem Rezirkulationskreis sind entsprechende Veränderungen häufiger zu beobachten (Abb. 9-70).

Studie. Frings et al. (1999) in der Mosel-Eifel-Klinik fanden bei 81 duplexsonographischen Untersuchungen 4–5 Jahre nach der Erstoperation in 33,3% der Fälle Rezidive. In 25,9% der Fälle wurde ein kleiner Femoralisast dafür verantwortlich gemacht, obgleich bei der ersten Krossektomie die V. femoralis communis 1 cm um die saphenofemorale Mündung herum danach abgesucht wurde. In 7,4% lag ein starker Reflux vor, und bei der „äußerst schwierigen Nachoperation" zeigte sich eine größere Rezidivvene, die aus der Vorderwand der V. femoralis entsprang und in einen dichten Lymphknotenstrang eingebettet war.

Das inguinale Varizenbeet hat weder eine medizinische noch eine ästhetische Bedeutung. Der Rezirkulationskreis wurde bereits operativ ausgeschaltet und äußerlich sind keine Krampfadern zu sehen (Hach 1998). Die Entstehung von retikulären Varizen nach Krossektomie ließ sich von Bräumer (2004) durch die Verwendung eines nicht resorbierbaren Fadens reduzieren.

Cave Das „Absuchen" der V. femoralis communis nach möglichen kleinen Ästen verhindert die Entstehung des inguinalen Varizenbeets nicht, schädigt aber den Aufhängeapparat der Vene und vergrößert den Eingriff.

Für das inguinale Varizenbeet gibt es keine chirurgische Lösung, die mit dem Prinzip einer **angemessenen** Invasivität zu vereinbaren wäre. Seine Existenz hängt mit dem anatomischen Aufbau des Venensystems als Netzwerk zusammen.

Neoangiogenese ($C_1 E_p A_{S1} P_R$)

Die Konzeption einer **Neubildung** winziger Gefäße **aus dem Endothel** des abgebundenen Saphenatrichters beruht auf duplexsonographischen Untersuchungen (Abb. 9-71). Daraus

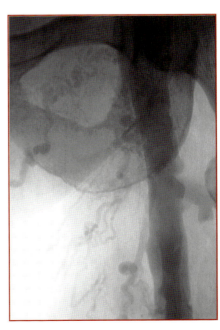

Abb. 9-69 Inguinales Varizenbeet. Phlebographischer Aspekt. Unzählige kleine und kleinste Varikositäten in der Leistenregion ohne nachweisbaren belassenen Stumpf. Keine therapeutische Konsequenz.

9 Die primäre Varikose

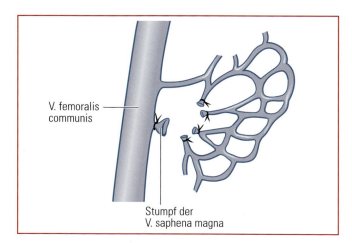

Abb. 9-70 Schematische Vorstellung über die Entstehung des inguinalen Varizenbeets. Nach der Krossektomie bleiben die varikös veränderten Nebenäste hinter ihrer Ligatur miteinander in netzförmigen Verbindungen und füllen sich beim Valsalva-Test von irgendwoher auf.

resultiert aber – jedenfalls nach dem bisherigen Wissensstand – keinerlei klinische Bedeutung für den Patienten. Die Kenntnis dieser Art des Krossefluxes erscheint jedoch wichtig, um Fehldiagnosen zu vermeiden.
Wenn der abgeschnittene **Trichter** hinter der Ligatur **relativ lang belassen** wird, verkleben die Innenseiten der Gefäßwand des Stumpfes miteinander, und das Refluxphänomen tritt weniger häufig in Erscheinung als bei einem kurz abgeschnittenen und blütenartig gespreizten Trichter. Es wurde deshalb auch empfohlen, den Trichter durch eine Naht oder einen Patch zu verschließen (Frings et al. 1999, 2004).

Studie. Die Schweizer Autoren **Fischer et al.** (2000) führten eine duplexsonographische Nachuntersuchung bei 77 Patienten mit 125 Krossektomien durch, die 34 Jahre zuvor von demselben Chirurgen operiert worden waren. Rezidive lagen in 60 % der Fälle vor, und zwar in 17 % mit diffusen kleinkalibrigen Gefäßen aus dem Stumpf, in 24,8 % mit einläufiger kleiner Varize aus dem Stumpf und in 17,6 % mit kleinlumigen Gefäßen aus der Umgebung (Varizenbeet).

Rezidivvarikose des Saphenastamms
($C_2 E_p A_{S2-3} P_R$)

Die V. saphena magna verläuft manchmal teilweise gedoppelt. Bei der Stripping-Operation wird in der Regel nur ein Stamm entfernt. Die Duplikation kann später varikös entarten und zu einem **echten Rezidiv** führen.
Schließlich kann auch der im Rahmen der partiellen Saphenaresektion belassene **periphere Abschnitt am Unterschenkel** später varikös entarten. Das ist nach unserer Erfahrung eher selten der Fall. Dieses Argument wird aber gern für die generelle Befürwortung des Babcock-Prinzips verwendet (S. 99).
Sobald ein relevantes Krosserezidiv ausgeschlossen ist, haben alle Formen des Stammrezidivs eines gemeinsam, nämlich dass sie über eine **neu aufgetretene insuffiziente V. perforans** gespeist werden. Nach einem solchen Gefäß ist demnach zu suchen (Abb. 9-72 a und b). Sehr oft handelt es sich um eine Dodd-Perforans, seltener um eine Hunter-Vene. Der Grund für die Perforansvarikose liegt oft in der sekundären Leitveneninsuffizienz. Eine erneute Operation bietet in der Regel keine besonderen Probleme.

 Vor der Erstoperation sollte mit einer hinreichenden Sicherheit feststehen, ob der Patient bereits eine tiefe Leitveneninsuffizienz hat. In diesem Fall besteht die erhöhte Wahrscheinlichkeit einer Rezidivvarikose im chirurgischen Sinne, insbesondere der Perforansvarikose.

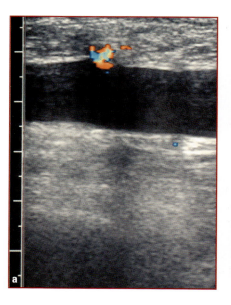
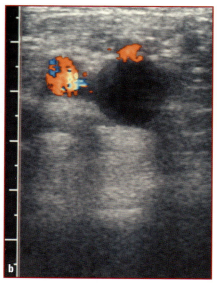

Abb. 9-71 Neoangiogenese. Aspekt der farbkodierten Duplexsonographie. Aus dem Endothel des abgetrennten Saphenastumpfes bilden sich kleinste Gefäße, die vielleicht später einmal weitere Anschlüsse finden. Keine klinische Konsequenz.
a Längsschnitt.
b Querschnitt. Arterie rot kodiert.

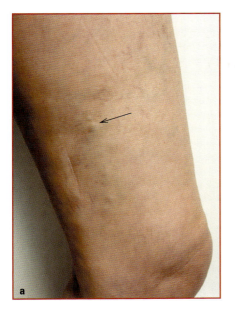
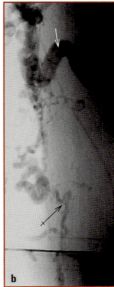
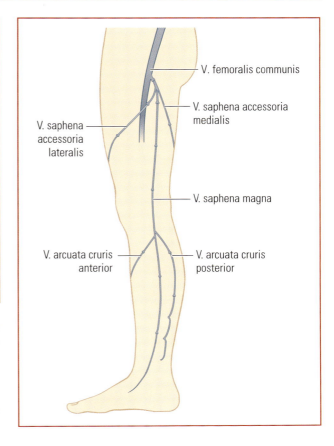

Abb. 9-72 (oben) Rezidivvarikose über eine insuffiziente Dodd-Perforans (⟶) nach partieller Saphenaresektion. Bei der Erstoperation wurde die V. perforans offenbar nicht gefunden. Operation ohne Phlebographie.
a Klinisches Bild mit der alten Operationsnarbe. Beschwerden.
b Anschluss des Rezidivs an einen distalen Saphenastamm (⟶). Darstellung durch aszendierende Pressphlebographie.

Abb. 9-73 (rechts) Schematische Darstellung der Seitenäste der V. saphena magna.

Rezidivvarikose vom retikulären Typ
($C_1 E_p A_{S5} P_R$)

Die retikuläre Varikose und bestimmte Arten der Seitenastvarikose haben mit den insuffizienten transfaszialen Kommunikationen und mit vorausgegangen chirurgischen Interventionen nichts zu tun. Sie entstehen immer wieder erneut, mit Therapie und ohne.

> Um die **chirurgische Rezidivvarikose** kümmert sich der Venenchirurg und stellt die Indikation zur Zweitoperation. Die **phlebologische Rezidivvarikose** ist schicksalsbedingt und erfordert die lebenslange Betreuung des Patienten durch seinen Phlebologen.

9.7 Seitenastvarikose

Die Seitenäste der beiden Stammvenen haben als Zubringer eine übergeordnete Transportfunktion nur im extrafaszialen Bereich. Sie sind in der Längsachse des Körpers ausgerichtet (Abb. 9-73). Es handelt sich um zarte Gefäße. Sie entspringen aus kleinen retikulären Venen in der Peripherie und lassen sich deshalb unter normalen Bedingungen nicht erkennen.

Erst bei variköser Entartung fallen sie klinisch auf und sind dann auch duplexsonographisch oder phlebographisch darzustellen.
Der Begriff „Seitenäste" hat sich in der Praxis eingebürgert, obgleich er unlogisch ist. Venen nehmen Zuflüsse auf und geben keine Äste ab wie die Arterien. Allerdings drehen sich die Verhältnisse bei der varikösen Degeneration mit pathologischen Refluxen um.

> **Definition.** Bei der Seitenastvarikose handelt es sich um ein eigenständiges Krankheitsbild oder um einen Abschnitt des pathologischen Rezirkulationskreises. Als Ursachen kommen einerseits insuffiziente Kommunikationen zum tiefen Venensystem (**transfasziale Varikose**) und andererseits eine primäre Wandschädigung (**extrafasziale Form**) in Betracht.

Die genaue Abklärung der Beziehung zum tiefen Venensystem (Tab. 9-5) erfolgt durch die Duplexsonographie in Verbindung mit dem klinischen Status und gegebenenfalls durch die aszendierende Pressphlebographie. Bei den transfaszialen Formen der Varikose ist die operative Therapie indiziert. Zur extrafaszialen Form gehört die variköse Degeneration der vorderen Bogenvene, und hier werden hauptsächlich minichirurgische Eingriffe oder die Sklerosierung angewendet.

Tab. 9-5 Formen der Seitenastvarikose und ihre Beziehungen zum tiefen Venensystem.

Form der Seitenastvarikose	Beziehung zum tiefen Venensystem
V. saphena accessoria lateralis	Pathologischer Saphena-Mündungstrichter
V. saphena accessoria medialis	Inkomplette Stammvarikose vom dorsalen Typ
V. arcuata cruris posterior	Insuffiziente Cockett-Perforantes
V. arcuata cruris anterior	Keine

9.7.1 Varikose der V. saphena accessoria lateralis ($C_2\ E_p\ A_{S5}\ P_R$)

Diese Form der Krampfaderkrankheit wird häufig beobachtet. In einem durchschnittlichen venenchirurgischen Krankengut macht sie ⅓ der Fälle mit Stammvarikose aus.

Anatomie und Topographie

Die V. saphena accessoria lateralis, früher auch *V. subcutanea femoris lateralis* genannt, ist der wichtigste Seitenast am Oberschenkel. Sie entspringt an der Außenseite des Beins etwa in Höhe des Knies aus retikulären Gefäßen, zieht in einem großen Bogen vorn über den Oberschenkels hinweg und mündet normalerweise unterhalb der Schleusenklappe in die V. saphena magna ein. Zum tiefen Venensystem besteht also keine direkte Kommunikation. Dagegen liegt dem häufigen Krankheitsbild der Seitenastvarikose der V. saphena accessoria lateralis eine wichtige **Anomalie des Mündungstrichters** der V. saphena magna und demzufolge eine direkte Verbindung zur V. femoralis communis zugrunde (s. u.).

 Der Venenchirurg muss sich die besonderen Mündungsverhältnisse der V. saphena accessoria lateralis unter physiologischen **und** pathologischen Bedingungen einmal klar machen, dann wird er sie nie wieder vergessen.

Zwischen dem femoralen und dem inguinalen Abschnitt der V. saphena magna existiert zuweilen eine bogenförmige Parallelverbindung, die über die V. saphena accessoria lateralis und die Akzessoria-Anastomose zustande kommt (Abb. 9-74).

 Bei der varikösen Entartung entsteht über die distale Akzessoria-Anastomose eine **inkomplette Stammvarikose der V. saphena magna vom Seitenasttyp**, ein häufiger und wichtiger Befund in der Venenchirurgie.

Pathomorphologie und Pathophysiologie

Die Seitenastvarikose der V. saphena accessoria lateralis entspricht theoretisch dem **Stadium I** einer Stammvarikose der V. saphena magna. Der proximale und der distale Insuffizienzpunkt liegen zusammen in der Leistenregion, und zwar an der Spitze eines pathologisch verlängerten und erweiterten Saphena-Mündungstrichters. Die Mündungsklappe der V. saphena magna sitzt also anormal tief, und der variköse Seitenast entspringt nicht distal, sondern *proximal* davon (Abb. 9-75 a und b). Diese morphologische Situation ist angeboren und prädisponiert im 3. oder 4. Lebensjahrzehnt zur klinischen Manifestation im Sinne des pathologischen Rezirkulationskreises I (s. S. 92). Die Operation muss deshalb mit einer Krossektomie verbunden werden.

Studie. Trautner untersuchte in ihrer Inauguraldissertation (1985) die Röntgenanatomie des Saphenatrichters an einem Kollektiv gesunder Probanden (n = 29), Patienten mit Stammvarikose im Stadium II (n = 29) und mit einer Seitenastvarikose der V. saphena accessoria lateralis. Die queren Durchmesser der Trichter betrugen in den Kollektiven $^-/x = 7{,}07$ mm, $^-/x = 8{,}07$ mm bzw. $^-/x = 8{,}36$ mm, die Längsdurchmesser $^-/x = 7{,}55$ mm, $^-/x = 9{,}21$ mm bzw. $^-/x = 10{,}36$ mm. Die statische Signifikanz lag bei $p = 0{,}00003$.

Klinik

Die Krankheit erlaubt eine Blickdiagnose (Abb 9-76). Die stark geschlängelte Krampfader zieht von der Leiste an der Außenseite des Beins distalwärts und ist in ausgeprägten Fäl-

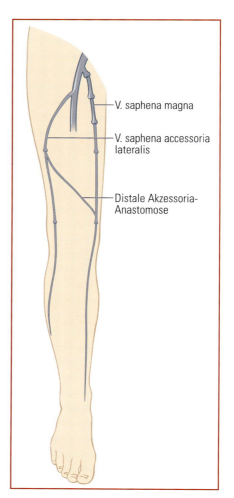

Abb. 9-74 Bogenförmige Parallelverbindung der V. saphena accessoria lateralis zur V. saphena magna hin, mit distaler Akzessoria-Anastomose.

len bis über das Knie hinweg zu verfolgen. Aneurysmen gibt es bei einer Seitenastvarikose nicht, jedoch erreichen die Windungen und Ausbuchtungen manchmal ein erhebliches Ausmaß, in denen sich das Blut anstaut. Das kann leicht zu Thrombophlebitiden oder ekzematösen Hautveränderungen führen. Eine chronische venöse Insuffizienz tritt in der Regel nicht auf.

Diagnostik und Therapie

Die Diagnose lässt sich durch die Duplexsonographie objektivieren, allerdings überlagern sich die Refluxe beträchtlich und verwirren das Bild (Abb. 9-77 a–d). Es kommt auf die Darstellung des rückfließenden Seitenastes an der Spitze des Saphena-Mündungstrichters an. Wichtig erscheint die Abgrenzung gegenüber der inkompletten Stammvarikose vom Seitenasttyp (S. 113). Dazu erscheint die Phlebographie am besten geeignet (vgl. Abb. 9-55 a–c, S. 114).

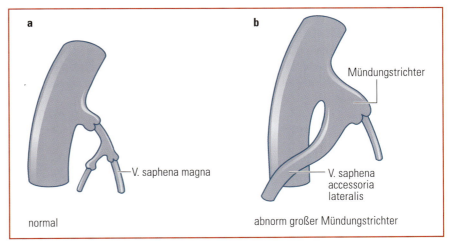

Abb. 9-75 Pathologisch-anatomische Verhältnisse der Mündungsregion der V. saphena accessoria lateralis.
a Normale Verhältnisse mit Einmündung distal der Mündungsklappe der V. saphena magna.
b Kongenitale Vergrößerung des Mündungstrichters bzw. anormal tiefer Sitz der Mündungsklappe und Einmündung der Seitenastvarikose proximal davon.

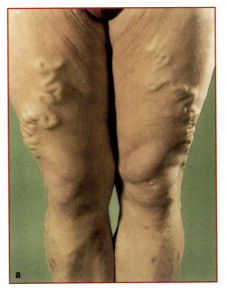

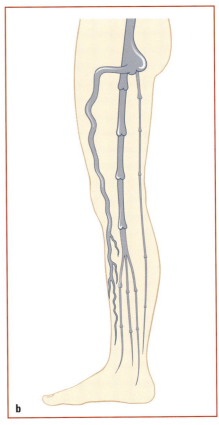

Abb. 9-76 Seitenastvarikose der V. saphena accessoria lateralis bei einem 60-jährigen Mann. Anamnese seit ca. 30 Jahren. Keine chronische venöse Insuffizienz, keine Beschwerden. Nur geringe Volumenbelastung der Peripherie.
a Klinisches Bild.
b Schematische Darstellung.

126 9 Die primäre Varikose

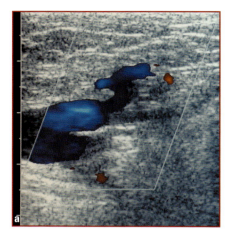
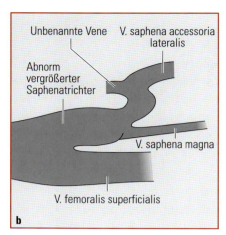
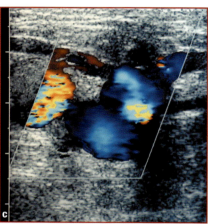
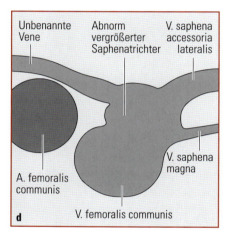

Abb. 9-77 Seitenastvarikose der V. saphena accessoria lateralis. Darstellung mit farbkodierter Duplexsonographie und Skizze.
a und b Längsschnitt.
c und d Querschnitt.

■ **Operation**
Das Prinzip der Operation besteht in der **erweiterten Krossektomie** mit anschließender Miniphlebektomie.
(1) Der große **Saphena-Mündungstrichter** mit der einmündenden V. saphena accessoria lateralis wird in üblicher Weise präpariert und bündig an der V. femoralis communis doppelt ligiert. Die V. saphena magna ist zwar unterhalb der Spitze des Mündungstrichters suffizient, die hier in ihren Bogen einmündenden kleinen Venen werden aber trotzdem bis hinter der ersten Aufzweigung verfolgt und abgetragen, um der Entstehung eines inguinalen Varizenbeets entgegenzuwirken. Das resezierte Segment beträgt demnach 5–8 cm (Abb. 9-78).
(2) Die **V. saphena accessoria lateralis** lässt sich von der Krosse aus noch eine gewisse Strecke distalwärts sondieren und gegebenenfalls auch strippen. Wegen der unmittelbaren subkutanen Lage ist das **Stripping-Manöver** mit dem kleinsten Kopf und sehr behutsam durchzuführen. Weiter distal kommt die **Miniphlebektomie** in Betracht.

Cave Bei einer **Traumatisierung** der Haut durch die operative Manipulation entstehen später Besenreiser und das Matting, die fast noch unschöner aussehen als die ursprüngliche Krampfader.

Die **Miniphlebektomie allein** reicht zur erfolgreichen Behandlung der Varikose der V. saphena accessoria lateralis *nicht* aus, die Krossektomie ist erforderlich. Sonst ist ein Rezidiv gewiss.

Die **Krossektomie allein** bleibt auch unbefriedigend. Der Patient versteht nicht, warum der Chirurg seine Arbeit nicht zu Ende geführt hat und anschließend noch zeitaufwändig sklerosiert werden muss.

Die Entfernung der Seitenastvarikose ist auch mit der **Kryomethode** möglich. Für die Seitenäste stehen kurze Sonden mit Durchmessern von 1,5–2,5 cm zur Verfügung, die durch eine Stichinzision eingeführt werden. Nach der Kälteapplikation friert die Venenwand an der Sondenspitze an. Es sind sowohl die endovasale Anwendung mit invaginierender Extraktion als auch ein extraluminaler Einsatz möglich (S. 100).
Ein neues Verfahren ist die **transilluminierte Phlebektomie** mit dem TriVex-System®. Der Eingriff wird in Blutleere mit einer Rollmanschette oder in Trendelenburg-Lagerung vorgenommen. Die Visualisierung der Krampfader erfolgt durch eine subkutan eingeführte Lichtsonde. Durch eine zweite Arbeitssonde wird die Varize mittels eines Rotators mobilisiert

9.7 Seitenastvarikose

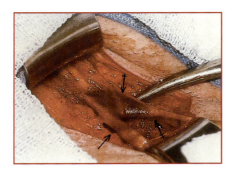

Abb. 9-78 Seitenastvarikose der V. saphena accessoria lateralis. Operationssitus in der Leiste. ⟶ Variköser Seitenast. ⟼ Stark vergrößerter Mündungstrichter der V. saphena magna, an dessen Spitze die Mündungsklappe gut erkennbar ist (⊢⊢➤).

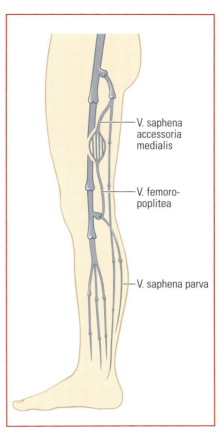

Abb. 9-79 Schematische Darstellung der Giacomini-Anastomose zwischen V. femoropoplitea und V. saphena accessoria medialis.

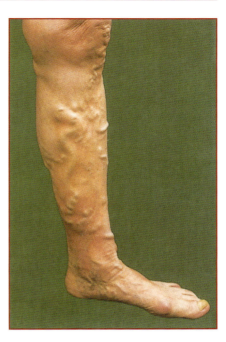

Abb. 9-80 Schwere variköse Degeneration der hinteren Bogenvene bei Insuffizienz der mittleren Cockett-Perforans und Stammvarikose der V. saphena magna im Stadium IV. Dekompensierter Rezirkulationskreis. 55-jährige Frau mit Krankheitsdauer seit dem 25. Lebensjahr.

und dann abgesaugt. Auf diese Weise lassen sich handflächengroße Bezirke erreichen. Zur Auflockerung der Gewebe wird die vorgesehene Region mit Tumeszenzlösung umspritzt.
Die **Sklerosierung** des gesamten Seitenastes nach der Krossektomie erscheint für den Patienten schmerzhafter und umständlicher als die Miniphlebektomie. Sie nimmt auch mehr Zeit in Anspruch. Außerdem sind die ästhetischen Aspekte bei der Sklerosierung größerer Krampfadern (wie Pigmentierungen und das Matting) zu beachten.

9.7.2 Varikose der V. saphena accessoria medialis ($C_2 E_p A_{S5} P_R$)

Die Krankheit kommt nur im Rahmen einer inkompletten Stammvarikose der V. saphena magna vom dorsalen Typ vor (S. 117). In isolierter Form ist sie nicht bekannt.

Anatomie und Topographie
Die V. saphena accessoria medialis geht aus retikulären Gefäßen an der inneren und dorsalen Seite des Oberschenkels hervor, läuft an der Innenseite herum und mündet am unteren Rand des Hiatus saphenus in die V. saphena magna ein. In der Regel ist sie kleiner als die V. saphena accessoria lateralis (vgl. Abb. 9-73, S. 123).

Pathomorphologie und Pathophysiologie
Von praktischer Bedeutung ist eine Verbindung zwischen der V. femoropoplitea und der V. saphena accessoria medialis, die schon 1873 von Giacomini beschrieben wurde (Abb. 9-79). Über diese **Giacomini-Anastomose** kommunizieren demnach auch die V. saphena parva und die V. saphena magna miteinander. Bei einer varikösen Degeneration des Mündungstrichters der V. saphena parva bildet sich die inkomplette Stammvarikose der V. saphena magna vom dorsalen Typ aus. In den genannten Gefäßen lassen sich dann pathologische Refluxe nachweisen (Abb. 9-59, S. 116).

Klinik
Die variköse V. saphena accessoria medialis fällt im Unterhautfettgewebe an der dorsalen Innenseite des Oberschenkels kaum auf. Das klinische Bild entspricht als inkomplette Form vom dorsalen Typ einer Stammvarikose der V. saphena magna mit geringer Ausprägung, allerdings erscheint die Leistenregion bei der Untersuchung im Stehen unauffällig. Gelegentlich ist die insuffiziente V. femoropoplitea, von der die Varikose der V. saphena accessoria medialis ausgeht, in der Kniekehle zu tasten.

9 Die primäre Varikose

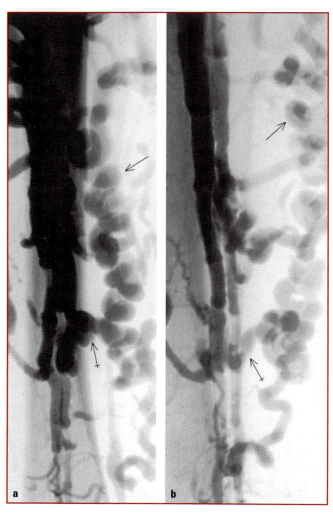

Abb. 9-81 Variköse Degeneration der V. arcuata cruris posterior (→) bei Insuffizienz der mittleren Cockett-Perforans (↦). Darstellung durch aszendierende Pressphlebographie bei
a Innenrotation und b seitlich.

Diagnostik und Therapie
Die Diagnose kann nur durch die **Duplexsonographie** gestellt werden. In Anbetracht der vielen möglichen Variationen wird im Fall der Operation zur Phlebographie geraten.

■ **Operation**
Die chirurgische Behandlung erfolgt im Rahmen der inkompletten Stammvarikose vom dorsalen Typ (S. 117).

9.7.3 Varikose der V. arcuata cruris posterior ($C_2 E_p A_{S5} P_R$)

Die variköse Degeneration der **hinteren Bogenvene** hat eine große praktische Bedeutung. Sie kommt im Rahmen eines dekompensierten Rezirkulationskreises, beim postthrombotischen Syndrom oder anderen Krankheiten der tiefen Venen vor (Abb. 9-80).

Anatomie und Topographie
Die V. arcuata cruris posterior ist ein zartes Gefäß und verbindet arkadenförmig die drei Cockett-Vv.-perforantes in der imaginären **Linton-Linie**, die in der Mitte zwischen der dorsalen Schienbeinkante und der Achillessehne zu denken ist. Distal des Knies mündet die hintere Bogenvene in die V. saphena magna ein (vgl. Abb. 9-73, S. 123).

Pathomorphologie und Pathophysiologie
Die Varikose entsteht unmittelbar durch die **Insuffizienz der mittleren oder oberen Cockett-Perforans**. Der Blutstrom wird unter hohem Druck aus der V. tibialis posterior in die hintere Bogenvene gepresst **(Blow-out)**. Im Lauf der Zeit formt sich die hintere Bogenvene zu einer stark gewundenen Krampfader um (Abb. 9-81). Dann kann das Blut aus den Plexus der oberflächlichen Gewebe nicht mehr in genügendem Maße abgeschöpft werden, und es kommt zu den dermatologischen Komplikationen des chronischen venösen Stauungssyndroms.

Klinik
Die Krankheit lässt sich aufgrund ihres typischen klinischen Aspekts diagnostizieren: Die stark geschlängelte Krampfader zieht an der Innenseite des Unterschenkels von der Cockett-Perforans bis zur Knieregion. Sie tritt hauptsächlich im Rahmen von dekompensierten Rezirkulationskreisen oder Kollateralkreisläufen auf.

Diagnostik und Therapie
Die Perforansinsuffizienz zeichnet sich bei der **Duplexsonographie** ab. Bei der **Phlebographie** sind technische Besonderheiten zu beachten: Gleich zu Beginn der Untersuchung füllt sich die variköse hintere Bogenvene über die Cockett-Perforans antegrad auf. Bei schwerem Befund fließt so viel Kontrastmittel in das extrafasziale Venensystem ab, dass die tiefen Venen überlagert werden und nicht mehr zu beurteilen sind. Die Röntgenbilder zeigen ein unentwirrbares Durcheinander von Gefäßen. Deshalb ist die straffe Anlage des Kompressionsschlauchs *immer distal* eines Blow-outs oder eines Krampfadergeschwürs wichtig. Zur besseren Darstellung der tiefen Leitvenen wird auch die Anlage eines **Kompressionsverbandes vor der Kontrastmittelinjektion** empfohlen.

■ **Operation**
Das therapeutische Konzept besteht im Rahmen einer **kompletten Sanierung des extrafaszialen Venensystems**, um den Rezirkulationskreis oder Kollateralkreislauf auszuschalten.
(1) Die **insuffiziente V. perforans** wird subfaszial nach der May- oder Hauer-Methode disseziert (S. 152).
(2) Die **hintere Bogenvene** lässt sich durch die Miniphlebektomie oder durch die nachfolgende Sklerosierung ausschalten.

9.8 Stammvarikose der V. saphena parva

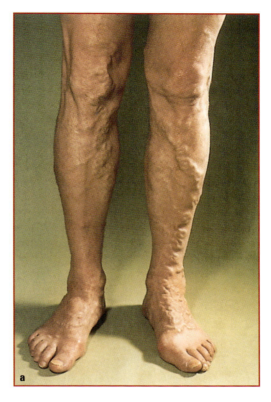
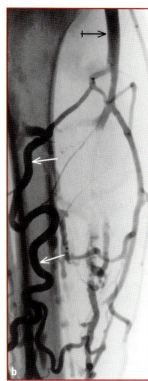

Abb. 9-82 Varikose der vorderen Bogenvene am linken Bein.
a Klinisches Bild.
b Darstellung durch die Varikographie mit Injektion des Kontrastmittels direkt in die Krampfader (→). Einmündung des Gefäßes in die V. saphena magna (↔).

> **Cave** Verletzung der Lymphgefäße und des N. saphenus mit seinen kleinen Ästen.

9.7.4 Varikose der V. arcuata cruris anterior ($C_2\ E_p\ A_{S5}\ P_R$)

Die Krankheit spielt eher in der Phlebologie als in der Venenchirurgie eine Rolle.
Die **vordere Bogenvene** zieht am Unterschenkel 2 Querfinger seitwärts und parallel zur vorderen Schienbeinkante nach proximal. Das Gefäß ist sehr zart. Handbreit unterhalb des Kniegelenkspalts mündet es in die V. saphena magna ein (vgl. Abb. 9-73, S. 123).
Bei der varikösen Degeneration besteht zu den tiefen Leitvenen keine unmittelbare Beziehung. Deshalb bleibt die hämodynamische Bedeutung gering. Die Diagnose wird nach dem typischen klinischen Aspekt gestellt (Abb. 9-82). Die **Sonographie** dient nur zum Ausschluss weiterer Veränderungen am Venensystem. Die Behandlung erfolgt durch die Miniphlebektomie oder durch die Sklerosierung.

9.8 Stammvarikose der V. saphena parva ($C_2\ E_P\ A_{s4}\ P_R$)

Die Stammvarikose der kleinen Rosenvene kommt zwar seltener vor als die der Vena saphena magna, hat aber keineswegs eine geringere Bedeutung. Bei jedem zehnten Patienten führt sie zu den ernsthaften Komplikationen der chronischen venösen Insuffizienz (Hach 1979).

> **Definition.** Bei der Stammvarikose der V. saphena parva handelt es sich um die erworbene variköse Degeneration eines Teils der Vene oder des ganzen Gefäßes, die sich bevorzugt im jüngeren Lebensalter manifestiert.

9.8.1 Spezielle Aspekte

Anatomie und Topographie

Die kleine Rosenvene geht aus dem lateralen Schenkel des Venenbogens am Fußrücken, der V. marginalis fibularis, hervor. Sie zieht hinter dem Außenknöchel herum und an der Dorsalseite des Unterschenkels nach proximal. In der Regel mündet sie 5–7 cm oberhalb des Kniegelenkspalts mit einer dis-

9 Die primäre Varikose

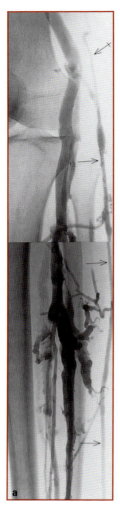

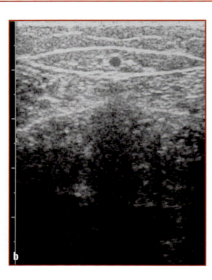

Abb. 9-83 Normale V. saphena parva.
a ⇢ V. saphena parva. ⇠⇢ V. poplitea. Darstellung durch aszendierende Pressphlebographie bei Innenrotation am linken Bein.
b Sonographie im Querschnitt am stehenden Patienten. Subfaszialer Verlauf der V. saphena parva, Fascia saphena mit dem Aspekt des ägyptischen Auges.

! Die Unkenntnis der Faszientopographie führt in der phlebologischen Praxis immer wieder zu Fehldiagnosen. Bisweilen ist unter der straffen Fascia cruris selbst eine schwere Stammvarikose der V. saphena parva nur schwer zu tasten, sodass die Indikation zur operativen Behandlung übersehen wird.

Von der V. saphena parva oder einem Nebenast zieht die **May-Perforans** zu den Gastroknemiusvenen hin. Sie ist in der Mitte des Unterschenkels, etwa in Höhe des muskulären Ansatzes der Achillessehne, lokalisiert und erlangt bei Insuffizienz eine klinische Bedeutung (Abb. 9-116, S. 160). Auch zur distalen V. saphena magna gibt es eine zarte Verbindung.

Es gibt zahlreiche **Variationen** der V. saphena parva, über die der Chirurg informiert sein muss (Hach und Hach-Wunderle 1994, May 1973; Abb. 9-85 a–f):
Low termination: Einmündung der V. saphena parva in eine der drei tiefen Unterschenkelvenen, meistens in die V. fibularis. Vorkommen der Anomalie in **9,7 %** der Fälle.
Wichtig: Operation der Stammvarikose. Gefahr der Verwechslung mit der V. poplitea bei der Krossektomie!
Distale Mündungsanomalie: Einmündung der V saphena parva in die V. poplitea in Höhe oder unterhalb des Kniegelenkspalts in **14 %** der Fälle.
Wichtig: Operation der Stammvarikose.
Proximale Mündungsanomalie: Einmündung der V. saphena parva in die V. femoralis superficialis in **7,35 %** der Fälle.
Wichtig: Operation der Stammvarikose. Besondere Schnittführung erforderlich!
Direkte Verbindung zur V. iliaca interna: Die V saphena parva geht bei meist intrafaszialem Verlauf direkt in die V. femoropoplitea über, die ihrerseits in eine der Vv. gluteae und damit in das Stromgebiet der V. iliaca interna einmündet. Es handelt sich um die phylogenetisch älteste Kommunikation mit den Körpervenen. Die Frequenz der Anomalie beträgt maximal **17,4 %**. Der extrafasziale Verlaufstyp kommt gelegentlich im Rahmen von kongenitalen Fehlbildungen vor.
Atypische Einmündung in die V. profunda femoris: Weit offene Verbindung mit der tiefen Oberschenkelvene ohne Kommunikation mit den popliteofemoralen Leitvenen. Die Anomalie war in **16,6 %** der Fälle bei der systematischen intraoperativen Phlebographie nachweisbar.
Hohe Saphena-magna-Verbindung: Direkter Übergang der V. saphena parva in die V. femoropoplitea, die dann weit proximal am Oberschenkel mit der V. saphena accessoria medialis kommuniziert und in die V. saphena magna einmündet. Das Gefäß verläuft epifaszial und ist demnach von der Giacomini-Anastomose, die intrafaszial von der V. femoropoplitea und der (extrafaszialen) V. saphena accessoria medialis gebildet wird, zu unterscheiden. Die Anomalie findet sich in **2,3 %** bis **4,2 %** bis **12 %** der Fälle.
Wichtig: Operation der Stammvarikose.
Diese hohen Mündungsanomalien werden mit der Duplexsonographie gestellt, bei der aszendierenden Pressphlebographie auf den ersten Blick aber leicht übersehen.

kreten Schleife von lateral-dorsal her in die V. poplitea ein. Kurz zuvor nimmt sie noch einen vom Oberschenkel kommenden kleinen Seitenast, die V. femoropoplitea, auf (vgl. Abb. 9-79, S. 127).
Normalerweise ist die V. saphena parva ein zartes, stricknadeldickes Gefäß. Im Durchschnitt enthält sie acht Venenklappen etwa im Abstand von 4 cm. Die Mündungsklappe sitzt kurz vor der Kommunikation mit der V. poplitea und schließt einen kleinen Mündungstrichter gegen das schmale Lumen der Stammvene ab (Abb. 9-83 a). Die Mündungsklappe hat – ähnlich wie bei der V. saphena magna – die Funktion einer Schleuse. Die Dokumentation der unterschiedlichen Gefäßlumina ober- und unterhalb der Klappenebene wird Teleskopzeichen genannt und gilt als sicherer Hinweis auf die Funktionstüchtigkeit der Klappe.
Im Gegensatz zu den anderen Gefäßen des oberflächlichen Venensystems verläuft die V. saphena parva zum Teil im **subfaszialen Raum**. Meistens tritt sie erst im mittleren oder proximalen Drittel des Unterschenkels, selten in Knöchelhöhe oder in der Kniekehle, durch die Fascia cruris in den **subkutanen Bereich** ein (Abb. 9-84).

9.8 Stammvarikose der V. saphena parva **131**

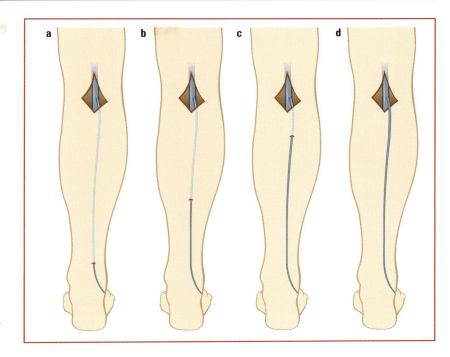

Abb. 9-84 Topographie der V. saphena parva zur Fascia cruris. Erläuterung im Text.

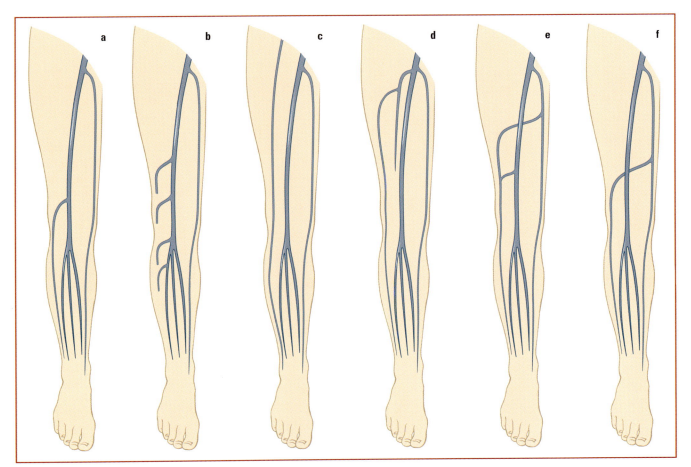

Abb. 9-85 Schematische Darstellung der Mündungsvariationen der V. saphena parva (rechtes Bein).
a Normaler Verlauf.
b Distale und proximale Mündungsanomalien.
c Gluteale bzw. iliakale Mündung.
d Einmündung in die V. profunda femoris.
e Giacomini-Variation.
f Hohe Verbindung mit der V. saphena magna.

Chirurgische Zugangswege zur V. saphena parva

Ausnahmsweise wird die V. saphena parva in der arteriellen Gefäßchirurgie als Bypass verwendet. Die Vene ist durch Längsinzisionen leicht aufzufinden. Am besten beginnt die Präparation distal hinter dem Außenknöchel und setzt sich nach proximal fort. Dabei ist sorgfältig auf die **Schonung des N. suralis** zu achten. In der Regel wird die Krossektomie bei dieser Indikation nicht einbezogen.

Spezielle chirurgische Aspekte der topographischen Anatomie

Ähnlich wie für die V. saphena magna wird auch für die V. saphena parva eine zusätzliche Faszienduplikatur über den gesamten Verlauf angenommen, die in der CHIVA-Strategie von Bedeutung ist.

In der Chirurgie der V. saphena parva spielen die **iatrogenen Nervenverletzungen** eine wichtige Rolle, wenn sie auch relativ selten sind. Der Verlauf der Nerven an der Rückseite des Beins muss dem Chirurgen deshalb bekannt sein (S. 140).

Epidemiologie

Infolge der zahlreichen Anomalien wird die Krankheit oftmals erst spät erkannt. Die klinische Manifestation liegt in der Statistik etwas später als bei der V. saphena magna, durchschnittlich im 29. Lebensjahr. Die Häufigkeit der Stammvarikose der V. saphena parva beträgt im Vergleich zur Stammvarikose der V. saphena magna 1 : 6. Frauen sind doppelt so häufig betroffen wie Männer: 70,3% versus 29,7%. Die linke Seite ist mit 53,1% gegenüber der rechten mit 46,9% leicht bevorzugt (Hach 1979).

Pathomorphologie und Pathophysiologie

Die Grundlagen der Pathogenese lassen sich aus dem entsprechenden Kapitel der V. saphena magna nachvollziehen (S. 78). Auch hier beruht die Krankheit auf einer angeborenen Schwäche der Mündungsklappe. Sobald ihre Segel nicht mehr vollständig schließen, entstehen retrograde Refluxe, die in den Venenstamm und am distalen Insuffizienzpunkt in die konjugierende Seitenastvarikose übertreten. Der distale Insuffizienzpunkt ist anatomisch präformiert. Ein prinzipieller Unterschied zur Stammvarikose der V. saphena magna besteht darin, dass bei der V. saphena parva oberhalb der poplitealen Region, also in der V. femoralis superficialis, noch **funktionsfähige Klappen vorgeschaltet** sind. Die pathologischen Refluxe enthalten deshalb ein kleineres Blutvolumen, das anfangs nur aus dem Bereich der V. poplitea stammt. Infolgedessen ist die **Progredienz** der Krankheit zu Beginn wesentlich geringer ausgeprägt als bei einer Stammvarikose der V. saphena magna.

Ganz anders verhält es sich aber bei den **hohen Mündungsanomalien**. Hier liegen keine vorgeschalteten Venenklappen vor, und die Hämodynamik ähnelt sehr einer schweren Stammvarikose der V. saphena magna mit voluminösen Refluxen.

> ! Der Chirurg muss zur Beurteilung der Prognose und zur operativen Indikationsstellung die genaue hämodynamische Situation einer Stammvarikose der V. saphena parva kennen. Das ist mit der notwendigen Sicherheit oft nur durch die Kombination von Duplexsonographie und Phlebographie möglich.

Als **röntgenmorphologisches Korrelat** der Klappeninsuffizienz gelten der Verlust des Teleskopzeichens im Bereich der Krosse und die Ausbildung von infravalvulären Dilatationen. Der Venenstamm verläuft am Unterschenkel in der Regel subfaszial, und die Venenwand wird durch die Fascia cruris gestützt. Deshalb sind die infravalvulären Dilatationen weniger stark ausgeprägt als bei einer Stammvarikose der V. saphena magna, und sackförmige Aneurysmen unterhalb der Klappenebenen gibt es kaum.

Klinik

Es werden die komplette und mehrere inkomplette Formen differenziert. Von sehr großer praktischer Bedeutung sind außerdem die verschiedenen Mündungsanomalien.

Bei der **klinischen Untersuchung** im Stehen mit leicht angebeugtem Knie, der „Haltung der Venus von Milo", ist der verdickte Venenstamm in der Mitte der Kniekehle oder etwas lateral davon gut tastbar. An der Wade verläuft das Gefäß im subfaszialen Raum geradlinig bis zum Faszienaustritt. Distal-

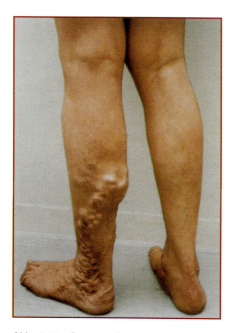

Abb. 9-86 Stammvarikose der V. saphena parva mit dekompensiertem Rezirkulationskreis II. Schwere Seitenastvarikose. Lokalisation des chronisch-venösen Stauungssyndroms am Außenknöchel. 60-jährige Patientin mit einem Krankheitsverlauf von über 35 Jahren.

9.8 Stammvarikose der V. saphena parva

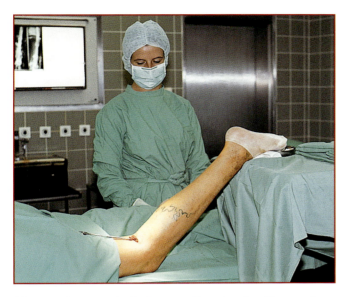

Abb. 9-91 Lagerung des Patienten zur Operation einer Stammvarikose der V. saphena parva.

trocnemius sind mit einem selbsthaltenden Wundspreizer oder mit Langenbeck-Haken auseinanderzuhalten. Es ist auf den kreuzenden **N. tibialis** und seine Äste zu achten.

> **Cave** Wundspreizende Haken dürfen nicht kontinuierlich auf das Wadenbeinköpfchen drücken, es könnte zu einer Schädigung des **N. peroneus** kommen. Auch wenn der N. peroneus nicht in das Operationsfeld gelangt, wäre der Operateur für die Folgen verantwortlich.

(4) Die **doppelten Ligaturen** der V. saphena parva werden bündig an der V. poplitea oberhalb der von proximal kommenden V. femoropoplitea mit einem nicht resorbierbaren Faden (2-0) vorgenommen. Wenn die Muskelvenen zusammen mit der V. saphena parva als gemeinsamer Stamm in die V. poplitea einmünden, dann nehmen wir ihre Unterbindung vor, sonst aber nicht. Dann erfolgt nur die Abtragung der V. saphena parva (Abb. 9-93).

> **Cave** Die meisten Parvastümpfe bleiben stehen, weil der Operateur von seiner Assistenz das Knie des Patienten nicht in genügendem Maße beugen lässt.

(5) Wenn die Krosse **zu hoch** liegt und im Operationsfeld nicht dargestellt werden kann, verfolgt der Operateur die Stammvene subfaszial mit seinem Finger so weit nach proximal, bis er die **Einmündung fühlt**. Hier, also handbreit oberhalb der Kniekehle, wird ein weiterer querer Hautschnitt von 3 cm angelegt, um die Krossektomie zu beenden. Noch höher gelegene Anomalien müssen individuell versorgt werden.

(6) Bei der seltenen **tiefen** Mündungsanomalie der V. saphena parva in Höhe des Kniegelenkspalts besteht ein **erhöhtes Risiko** zur Verwechselung mit der V. poplitea. Der Chirurg sollte darüber schon vor der Operation durch die bildgebende Diagnostik informiert sein (Abb. 9-94 a und b).

Intraoperative Komplikationen bei der Parva-Krossektomie

In der Literatur wird nur selten über Nebenverletzungen berichtet. Hagmüller (1992) beobachtete bei 3300 Varizenoperationen keine intraoperativen Komplikationen. Wir sahen in 25 Jahren zwei passagere Peroneuslähmungen (S. 142) und eine Unterbindung der V. poplitea.

Kasuistik. Es handelte sich um eine **tiefe Mündungsvariation der V. saphena parva**, die aus dem Phlebogramm zwar ersichtlich, vom Operateur aber nicht beachtet wurde. Der Chirurg fand die V. saphena parva nicht, präparierte in die Tiefe und nahm versehentlich die Unterbindung und Durchtrennung der V. poplitea vor. Eine retrograde Sondierung war wegen des Klappenbesatzes natürlich nicht möglich. Am Abend schwoll das Bein an. Die aktuelle Diagnose ergab sich dann aus der sofort durchgeführten Phlebographie. Bei der Nachoperation ließ sich die Strombahn direkt rekonstruieren, sodass der Fall gut ausging. Die Antikoagulation mit Marcumar® wurde nach einem Jahr beendet.

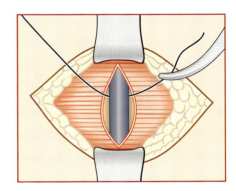

Abb. 9-92 Operationssitus I zur Parva-Krossektomie. Anschlingung der V. saphena parva bei Beugung im Kniegelenk.

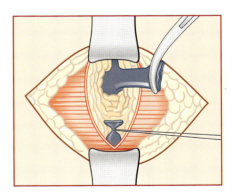

Abb. 9-93 Operationssitus II zur Parva-Krossektomie. Durchtrennung der V. saphena parva, um die Präparation bis unmittelbar an die Einmündungsstelle in die V. poplitea zu erleichtern. Ligatur der V. femoropoplitea (oben im Bild). Dann proximale Unterbindung und Abtrennung der Stammvene (im Bild noch nicht vollzogen).

> **Notfalltherapie**
> **Verletzung der A. poplitea.** Kaum möglich, weil das Gefäß *unter* der V. poplitea liegt.
> **Fehlerhafte Ligatur der V. poplitea.** Zusätzliche Assistenz besorgen. Vorsichtige Lösung der Ligatur. Blutungskontrolle. 5000 E unfraktioniertes Heparin en bloc über den intravenösen Zugang. Eingriff *sofort* beenden. Wundverschluss. Verlegung in eine gefäßchirurgische Klinik zur Überwachung wegen großer Thrombosegefahr. Abschließend Dokumentation des gesamten Vorgangs und Information des Patienten.
> **Einriss oder fehlerhafter Einschnitt in die V. poplitea.** Digitales Abdrücken der großen Blutungsquelle. Keine blinden Abklemmmanöver, keine blinden Umstechungen! Zusätzliche Assistenz besorgen. Einsetzen von Gefäßklemmen nur bei guter Übersicht und nur dann, wenn Erfahrungen in der großen Gefäßchirurgie vorliegen, ansonsten vorsichtiger Wechsel der unmittelbaren digitalen Kompression gegen die digitale Kompression mit einer Schicht Wundkompressen. Wunde offen lassen, steril abdecken. **Blutungskontrolle geht über Infektionsprophylaxe!** Den Patienten mit Rettungswagen in gefäßchirurgische Klinik fahren lassen und selbst mit einer Schwester begleiten. Intravenösen Zugang erhalten. Abschließend Dokumentation des gesamten Vorgangs und Information des Patienten.
> **Nachblutung in der Kniekehle.** Kann schon wenige Stunden nach Beendigung des Eingriffs bei der Verbandskontrolle an der prall elastischen und schmerzhaften Auftreibung festgestellt werden. Sofortige Revision in einer allgemein- oder gefäßchirurgischen Klinik.

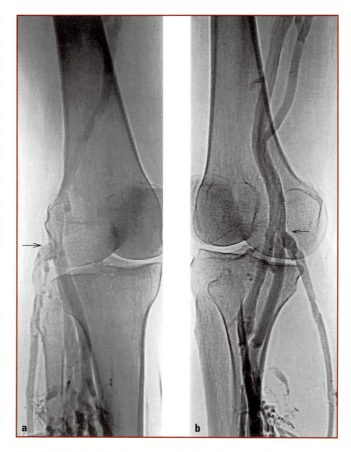

Abb. 9-94 Tiefe Mündungsanomalie einer Stammvarikose der V. saphena parva (⟶). Bei der Operation besteht große Gefahr der Verwechslung mit der V. poplitea.
a Darstellung durch aszendierende Pressphlebographie am rechten Bein bei Innenrotation und
b im seitlichen Strahlengang.

Partielle Resektion des Saphenastamms

In einem pathologischen Rezirkulationskreis muss das variköse Segment des Saphenastamms nach der Krossektomie konsequent ausgeschaltet werden, um nicht eine sekundäre Leitveneninsuffizienz zu riskieren. Diese Gefahr besteht in erhöhtem Maße, wenn die Stammvarikose der V. saphena parva mehrere Jahre nach der Operation einer Stammvarikose der V. saphena magna auftritt und eine sekundäre Leitveneninsuffizienz bereits anzunehmen ist.

> **Definition.** Unter dem Stripping-Manöver wird die Entfernung des varikös erkrankten Segments der V. saphena parva verstanden. Dafür gibt es heute verschiedene Methoden.

In der Chirurgie der V. saphena parva spielt die **Erhaltung gesunder Gefäßabschnitte** für die Transplantationschirurgie eine geringe Rolle. Doch wird aus ethischen Gründen am Prinzip der partiellen Saphenaresektion festgehalten. Wichtig erscheinen auch die Begrenzung des Umfangs der Invasivität und der potenziellen Nebenwirkungen sowie die Berücksichtigung von Belangen der Ästhetik. Über die operativen Ergebnisse in den einzelnen Stadien gibt es keine vergleichenden Untersuchungen.

■ Operation
(1) Für das Stripping-Manöver stehen das Nabatoff-Besteck® oder der zum Einmalgebrauch bestimmte Vasostrip® zur Verfügung. Die Sonde wird nach der Krossektomie **retrograd in den Venenstamm** eingeführt. Die Führungsspitze des Instruments bleibt dann an der suffizienten Venenklappe des distalen Insuffizienzpunktes hängen.
(2) Diese Stelle entspricht oft dem **Faszienaustrittspunkt** der Vene in der Mitte der Wade. Hier wird die Sonde durch eine Hautinzision von 2 cm herausgeleitet. Da auch der N. suralis durch die Faszienöffnung hindurch tritt, ist die Gefahr einer Schädigung besonders groß. Die Extraktion soll langsam und gefühlvoll stattfinden. So gut wie immer reicht der kleinste Stripperkopf aus.

> **Cave** Bei der Ausleitung der Sonde muss der Hautschnitt so groß sein, dass die Sondenspitze gut erkennbar ist und dass sich alle blinden und traumatisierenden Manipulationen vermeiden lassen.

(3) Um den **distalen Hautschnitt** auf ein Minimum zu reduzieren, werden der Stripperkopf bis kurz vor die Wunde gezogen und nur die aufgekräuselte Vene durch die Stichwunde herausgezogen. Der Kopf lässt sich dann wieder an einem langen Faden nach oben zurückziehen.

Invaginationsmethode nach van der Stricht

Wie bei der V. saphena magna ist auch bei einer Stammvarikose der V. saphena parva die Extraktion nach der Invaginationsmethode sehr **gewebeschonend**. Es ist mit geringeren postoperativen Hämatomen und Schmerzen zu rechnen. Verletzungen des N. suralis treten seltener auf. Dabei werden höchste Ansprüche an die Ästhetik erfüllt (S. 99). Der **PIN-Stripper** von Oesch (1998) erscheint besonders geeignet.

■ Operation
(1) Der **Draht** wird von der Krosse durch die Stammvene geschoben und distal so weit herausgeführt, bis sich sein oberes Ende mit dem Stumpf der V. saphena parva verknoten lässt.
(2) Dann wird die Vene wie ein **umgestülpter Strumpf** nach distal herausgezogen. Auch dabei muss behutsam vorgegangen werden. Wenn sich größere Seitenäste durch die Einziehung der Haut ankündigen, werden sie durch die Miniphlebektomie selektiv abgetrennt.
(3) Zur Sicherheit empfiehlt es sich, bei der Extraktion einen **langen Faden** durch den Wundkanal nachzuziehen. Wenn die Vene wirklich einmal abreißt, kann das Manöver mit diesem Faden wiederholt werden (vgl. Abb. 9-45, S. 100).

Kryomethode

Die Kryomethode ist mit ihren modernen Sonden für die Extraktion des Stamms der V. saphena parva gut geeignet. Auch hierbei handelt es sich um eine Invaginationstechnik.

■ Operation
(1) Die Kryosonde wird nach der Krossektomie vorsichtig bis zum distalen Insuffizienzpunkt vorgeschoben. Die richtige Lage im oberflächlichen Venensystem wird manuell kontrolliert.
(2) Nach der **Kälteapplikation** mittels eines Fußschalters friert die Venenwand innerhalb von drei Sekunden an die Sondenspitze an. Das angefrorene Gefäß bricht durch einen kurzen Ruck ab und wird mit einer Geschwindigkeit von 2 cm/s invaginierend mit der Sonde herausgezogen. Unterwegs werden ggf. kurze Pausen mit erneuter Abkühlung eingelegt, um das vorzeitige Auftauen zu verhindern.
(3) Der letzte Rest der Vene wird **in einem Zug entfernt**, sodass keine frostige Anhaftung an das umgebende Gewebe erfolgt. Der Vorteil gegenüber dem invaginierenden Stripping in konventioneller Technik besteht darin, dass sich eine abgerissene Vene mit der Kühlsonde von oben her immer wieder leicht auffinden und erneut anfrieren lässt. Weiterhin ist eine Operation auch dann möglich, wenn distal schwere Hautveränderungen vorliegen, in deren Bereich keine Inzisionen erfolgen dürfen. Auf die Gefahr einer Nervenschädigung wurde bereits hingewiesen.

Nachbehandlung

Die Kompressionstherapie wird wie nach der Operation einer Stammvarikose der V. saphena magna durchgeführt (S. 101). Dem Patienten wurde sein Strumpf der Kompressionsklasse II schon vor der Operation angemessen. Ein **Schenkelstrumpf A–G** ist zu bevorzugen, damit es in der Kniekehle keine Abschnürungen oder Stauungen durch den Strumpfrand gibt. Die Befestigung in der Leiste kann mit seitlichem Hüftansatz, mit Haftband oder Klebestift erfolgen. Eine **Anziehhilfe** erscheint vorteilhaft. Mitunter empfindet es der Patient als angenehm, sich in die Kniekehle bzw. hinter den Außenknöchel vorübergehend ein Polster aus Schaumgummi oder Watte unter dem Strumpf einzulegen, um Druckstellen zu vermeiden. Selbst ein Taschentuch reicht dafür aus. Gegebenenfalls wird über einer Cockett- oder lateralen Perforansinzision *auf* dem Strumpf noch eine **elastische Kurzzugbinde** 10 cm angelegt. Nach einer Woche ist nachts keine Kompressionsbehandlung mehr notwendig. Die Fäden werden am 8. Tag entfernt.
Sportliche Aktivitäten kommen nach 4–6 Wochen in Betracht, ebenso sind dann auch wieder Fernreisen erlaubt. Die Dauer der Arbeitsunfähigkeit liegt zwischen wenigen Tagen bei einem leichten Befund und 4 Wochen.

Komplikationen in der Nachbehandlungszeit
Eine **Wundinfektion** in der Kniekehle kann noch nach Wochen auftreten und rezidivieren. Bei der Intrakutannaht ist möglicherweise die Haut angestochen worden. Dann empfiehlt es sich, den Faden in der kleinen Wunde mit einer Splitterpinzette aufzusuchen und vorsichtig herauszuziehen.
Als typische Komplikation gilt die Ausbildung einer **Faszienhernie** in der Kniekehle. Die manchmal mandarinengroße Vorwölbung fällt besonders beim Stehen auf (Abb. 9-95). Die Ursache liegt meistens in der Operationstechnik begründet. Wenn die Inzision der Faszie beim Zugang zur Krosse in Faserrichtung erfolgte, also quer zur Kniekehle, reißen die Nähte beim Verschluss die Faserzüge auseinander, und zwischen den Bruchpforten dringt Fettgewebe hindurch. Oft ist die Faszie aber auch minderwertig angelegt.

Babcock-Operation

Das Stripping einer Stammvarikose der V. saphena parva nach Babcock im Stadium III weist einige Besonderheiten

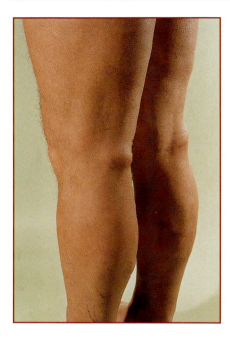

Abb. 9-95 Faszienhernien in beiden Kniekehlen ein Jahr nach auswärtiger Operation einer Stammvarikose der V. saphena parva. 30-jähriger sportlicher Mann.

auf. Das Gefäß tritt meistens im mittleren Drittel der Wade aus dem intrafaszialen in den extrafaszialen Raum ein und liegt hier nahe beim N. suralis. Nervenverletzungen treten deshalb häufiger auf als bei der partiellen Stammresektion. Das muss dem Chirurgen bekannt sein und dem Patienten mitgeteilt werden.

■ **Operation**
(1) Nach der Krossektomie wird die Strippingsonde retrograd eingeführt. Ihre Spitze kann sich am Fasziendurchtritt verhaken und eine Venenklappe vortäuschen. Mit einigem Geschick gelingt dann aber die Sondierung zur Peripherie hin.
(2) Die **periphere Ausleitung** erfolgt hinter dem Außenknöchel in der Bisgaard-Grube. Im postoperativen Verlauf kann dort ein länger andauerndes Ödem entstehen. Das wird vermieden, wenn der Hautschnitt 2 Querfinger oberhalb der Knöchelspitze zu liegen kommt.
(3) Beim **Stripping bis zum Knöchel** fährt der Stripperkopf insbesondere bei schlanken Beinen unmittelbar unter der Haut entlang und muss deshalb sehr behutsam geführt werden.

 Die Traumatisierung der inneren Hautschichten am distalen Unterschenkel durch ein robustes Stripping-Manöver hat später oft ein Matting oder störende Besenreiser zur Folge.

(4) Auf die Diskussion, ob das Stripping besser in zentrifugaler oder in zentripetaler **Richtung** vorzunehmen ist, wurde bereits eingegangen (S. 99). Bei antegradem Vorschieben kann die Strippingsonde über eine V. perforans unbemerkt in die tiefen Leitvenen gelangen und die **Gefahr von Verletzungen** heraufbeschwören. Besonders bei einer tiefen Mündungsanomalie liegen diese Bedingungen vor.

Die alleinige Extraktion der V. saphena parva von einem Hautschnitt in der Bisgaard-Grube aus wird immer wieder als Alternative genommen, um die Krossektomie zu umgehen. Die Spitze der Strippingsonde lässt sich nach ihrem Vorschieben in der Kniekehle unter der Haut ertasten. Die Ausleitung erfolgt dann hier von einem kleinen Einschnitt aus. Gegen diese Methode bleibt einzuwenden, dass von Anfang an das Rezidiv im Krossebereich in Kauf genommen wird.

Endovasale Operationsverfahren

Sowohl die Radiowellenablation als auch die Laserkoagulation werden auch zur Operation einer Stammvarikose der V. saphena parva eingesetzt (S. 108). Hier ist besonders darauf zu achten, dass extravasale Strukturen nicht geschädigt werden. Dies trifft im Besonderen auf den N. suralis und die Haut zu. Die Tumeszenz- oder Lokalanästhesie verringert das Risiko durch das Auseinanderdrängen der Gewebe.

Studie. Proebstle et al. (2003) an der Universität Mainz haben bei 41 behandelten Stammvarikosen der V. saphena parva den 940-nm-Diodenlaser mit gepulster und kontinuierlicher Rückzugstechnik der Sonde angewandt. Kontrolluntersuchungen nach durchschnittlich 6 Monaten ergaben einen vollständigen Verschluss in 95% der Fälle (n = 39). Bei einem Patienten mit Polycythaemia vera entstand eine Thrombose der V. poplitea.

9.8.3 Nervenschäden durch die Operationen an der V. saphena parva

Bei der Parva-Krossektomie ist an Verletzungen des N. tibialis und des N. peroneus zu denken, wenn sie auch sehr selten vorkommen. Die Traumatisierung des N. suralis durch das Stripping-Verfahren wird dagegen häufiger beobachtet. Der Chirurg muss um diese Gefahren wissen (Hach und Hach-Wunderle 2002).

Verletzung des N. tibialis

In der Literatur sind keine Kasuistiken einer Verletzung bei der Operation einer Stammvarikose der V. saphena parva beschrieben. Das bedeutet aber nicht, dass sie nicht vorkommen.

Topographische Anatomie
Der **N. ischiadicus** teilt sich in der Mitte des Oberschenkels in den N. tibialis und den N. peroneus communis auf (Abb. 9-96). Der kräftige N. tibialis verläuft in der Mitte des Kniekehlenrhombus subfaszial und liegt bei der Parva-Krossektomie mitten im Operationsfeld. Er ist in das Fettbindegewebe der Kniekehle eingebettet. Zwischen den beiden Köpfen des M. gastrocnemius senkt er sich in die Tiefe. Die V. saphena

parva liegt in 54,5% der Fälle lateral und in 40,9% medial des N. tibialis (Lange und Wachsmuth 1975).

Klinisches Bild der Nervenschädigung
Durch die Lähmung der Flexoren bekommen die Extensoren der Unterschenkel- und Fußmuskulatur ein Übergewicht, und es entsteht der **Krallenfuß**. Der Patient kann nicht auf den Zehen stehen und beim Gehen den Fuß nicht abrollen. Es wird vom „**Bügeleisengang**" gesprochen (Poeck 1996). Die Sensibilitätsstörungen umfassen die Fußsohle und den lateralen Fußrand. Sie überschneiden sich in den Areae collaterales mit der Innervation durch den N. saphenus und den N. suralis.

Verletzungsmechanismus
Die Schädigung des Nerven ist während der Krossektomie der V. saphena parva möglich. Besondere Gefahren können sich bei der präpoplitealen Stumpfligatur sowie bei der endoskopischen Perforansdissektion ergeben.

Therapie
Bei einer Durchtrennung des N. tibialis ist die **neurochirurgische Nervennaht** erforderlich.

Verletzung des N. peroneus communis und seiner Äste

Die Traumatisierung des N. peroneus mit nachfolgender Lähmung gehört zu den Majorkomplikationen in der Chirurgie der primären Varikose. Sie kommt als vorübergehender und als bleibender Schaden selten vor. In dem Krankengut von Helmig (1983) mit 1094 Eingriffen an der V. saphena parva wurden drei passagere Peroneusparesen beobachtet. Das entspricht auch der eigenen Erfahrung, jedoch ist unseren Fällen immer die Operation einer Stammvarikose der V. saphena magna vorausgegangen.

Topographische Anatomie
Der N. peroneus communis entsteht zusammen mit dem N. tibialis am oberen Winkel der Kniekehlenraute aus der Aufteilung des N. ischiadicus (Abb. 9-96). Hier liegen diese beiden Nerven auch relativ nahe an der V. saphena parva, nach distal entfernen sie sich voneinander. Der **N. peroneus communis** begleitet das Caput longum musculi bicipitis bis zum Wadenbeinköpfchen, wo er bandförmig verbreitert und durch bindegewebige Fasern an die Faszie und an das Periost fixiert ist. Er liegt im Bereich des Wadenbeinköpfchens direkt unter der Faszie und ist damit leicht einer Traumatisierung ausgesetzt. Am Wadenbeinköpfchen teilt er sich in den N. peroneus superficialis und den N. peroneus profundus auf. Eine Schädigung an dieser Stelle kann sich also auf den gemeinsamen Stamm oder die einzelnen Nerven auswirken. Der **N. peroneus superficialis** hat größere sensible Anteile für den Fußrücken und motorische für die Mm. peronei longus und brevis. Vom **N. peroneus profundus** werden ein kleines Hautareal

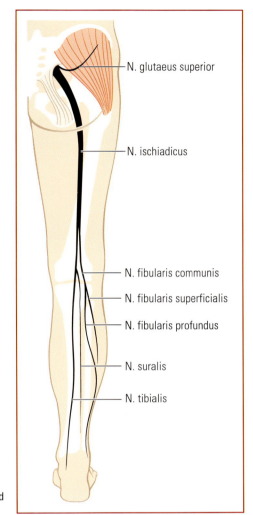

Abb. 9-96
N. ischiadicus und seine Äste.

über den Zehengrundgelenken I und II sensibel versorgt und die wichtigen Fußheber motorisch innerviert. Eine normale Funktion des **M. tibialis anterior** ist daran zu erkennen, dass der Muskel bei Anspannung neben dem proximalen Abschnitt der Tibia deutlich hervortritt. Bei der Prüfung der Zehenextensoren, Mm. extensores digitorum longus et brevis, springen die Strecksehnen II–IV auf dem Fußrücken hervor, und beim M. extensor hallucis longus die Sehne über dem Großzehengrundgelenk.

Klinisches Bild der Nervenschädigung
Eine Läsion des **N. peroneus superficialis** ist schon am liegenden Patienten zu erkennen. Durch die Lähmung der lateralen Muskelgruppe des Unterschenkels befindet sich der Fuß in Supinationsstellung. Der äußere Fußrand kann nicht angehoben werden, er kippt bei der Plantarbewegung nach innen ab. Die sensible Störung umfasst die Außenseite des Unterschenkels und den proximalen Abschnitt vom Fußrücken. Eine Lähmung der Fußheber durch die Verletzung des **N. peroneus profundus** ist durch den herabhängenden *Spitzfuß* ge-

kennzeichnet. Der Patient ist nicht in der Lage, auf den Fersen zu gehen, er zeigt den *Steppergang* oder *Hahnentritt*. Beim Gehen wird das Bein im Knie stärker gebeugt und nach vorn geschwungen, um den Ausfall der Streckmuskulatur auszugleichen. Das sensible Versorgungsgebiet ist nur klein, Ausfälle betreffen einen dreieckigen Hautbezirk vor den Zehen I und II. Bei der Lähmung des **N. peroneus communis** entsteht ein kombiniertes Ausfallmuster.

Verletzungsmechanismus

Der N. peroneus communis befindet sich relativ weit von der V. saphena parva entfernt und gelangt nicht in das Operationsfeld. Beim Spreizen der Wundränder mit Wundhaken ist aber ausnahmsweise eine **Druckschädigung** möglich. Durch seine unmittelbare Lage auf dem Köpfchen des Wadenbeins kann er einem äußeren Druck nicht ausweichen. Das trifft auch für den **Lagerungsschaden** oder für zu straff angelegte **Verbandstouren** am Knie zu. Der häufigste Lagerungsschaden kommt dadurch zustande, dass bei einer Operation in der Leiste bei Rückenlage des Patienten das Bein nach außen rotiert und an der Auflage des Knies nicht abgepolstert ist. Schäden durch eine falsche Lagerung, strangulierende Verbandstouren oder den Druck von Instrumenten müssen dem Chirurgen zur Verantwortung gegeben werden. In der Regel zeigt die Druckschädigung des N. peroneus eine **gute Besserungstendenz**, die aber Wochen bis Monate in Anspruch nehmen kann. Ein durchtrennter Nerv ist nicht regenerationsfähig.

Kasuistik. Die 48-jährige Patientin wurde an einer Stammvarikose der V. saphena magna und der V. saphena parva desselben Beins operiert. Sie hatte sehr schlanke Extremitäten. Am Abend des Operationstages wurde ein Taubheitsgefühl an der Außenseite des distalen Unterschenkels angegeben und es bestand eine partielle Parese des Fußes bei der Dorsalflexion. Die Diagnose einer Schädigung des N. peroneus superficialis ließ sich am nächsten Tage durch den Neurologen bestätigen. Es erfolgte eine Behandlung mit Antiphlogistika, Krankengymnastik und Elektrostimulation. Die Ausdehnung der Sensibilitätsstörung wurde auf Pauspapier aufgezeichnet. Der Befund bildete sich langsam wie eine Irisblende zurück, und mit dieser Dokumentation war die Patientin auch hinsichtlich einer günstigen Prognose zu vertrösten. Die Ursache der Lähmung bestand in einem Lagerungsschaden bei der Operation der V. saphena magna, das Knie war bei der Auswärtspositionierung nicht genügend abgepolstert worden.

Therapie

Die Behandlung der Druckschädigung des N. peroneus communis oder seiner Äste ist aussichtsreich. In erster Linie kommen **physikalische Maßnahmen** in Betracht. Die Sprung- und Fußgelenke müssen mehrmals täglich passiv bewegt werden, um sekundäre Gelenkversteifungen zu verhindern. Sonst würde sich die Besserung um lange Zeit verzögern. Wichtig sind passive Muskelmassagen. Größte Bedeutung haben **aktive Innervationsübungen**, die der Patient täglich mehrmals vornehmen soll. Dabei erscheint es zweckmäßig, die Bewegungen gleichzeitig an beiden Beinen als **Cross Education** durchzuführen. Die **orthopädische Versorgung** erfolgt mit entsprechendem Schuhwerk und einer federnden Fibularisschiene, die eine Überdehnung von Muskeln und Sehnen verhindert. Einen günstigen Einfluss haben auch die verschiedenen Stimulationsverfahren. Dagegen ist die Wirksamkeit von Vitamin-B-Präparaten umstritten. Eine operative Therapie der Peroneuslähmung im Sinne der Sekundärnaht kommt nur bei der Durchtrennung des Nerven in Betracht und spielt demnach in der Venenchirurgie keine Rolle.

Die Anwendung des **Hoffmann-Klopfzeichens** im Bereich des Wadenbeinköpfchens erlaubt in manchen Fällen die Beurteilung des Heilverlaufs. Der regenerierte Achsenzylinder des lädierten Nervens ist äußerst empfindlich gegen Druck und Beklopfen und reagiert mit Kribbelparästhesien im Bereich des Fußrückens. Unter günstigen Bedingungen gehen diese Symptome langsam zurück.

Es ist von einer **Regenerationsgeschwindigkeit** des Nervs von 1 mm pro Tag auszugehen. Für eine Strecke von 20 cm werden daher ca. 7 Monate gebraucht. Es empfiehlt sich, die hyposensiblen Hautzonen auf einem durchsichtigen Pauspapier festzulegen und bei den Konsultationen des Patienten miteinander zu vergleichen. So lassen sich auch geringfügige Besserungen objektivieren.

Verletzung des N. suralis

Die Läsion des N. suralis wird in der Chirurgie der primären Varikose seltener gesehen als die des N. saphenus. Feuerstein (1993) berichtete über eine Frequenz von 1,7%. Negus (1993) sah sie in seinem Krankengut in 3% der Fälle.

Topographische Anatomie

Der N. suralis begleitet die V. saphena parva in ihrem ganzen Verlauf. Er entspringt am oberen Rand der Kniekehle aus dem N. tibialis und zieht in der Gastrocnemiusrinne subfaszial nach distal, um in der Mitte der Wade neben der V. saphena parva durch das Faszienloch in den extrafasialen Raum herauszutreten. Der N. suralis verläuft dann um den Außenknöchel herum und erreicht den lateralen Fußrand. Hier geht er in den N. cutaneus dorsalis über, der zum Fußrücken gelangt. Die **sensible Versorgung** der Haut erstreckt sich auf den mittleren und äußeren Bereich der Wade sowie auf den lateralen Fußrand und den Fußrücken.

Klinisches Bild der Nervenschädigung

Die anästhetische oder parästhetische Zone nach Verletzung des N. suralis reicht in der Regel von der distalen Drittelgrenze des Unterschenkels dorsal bis zum Außenknöchel oder weiter bis zum lateralen Fußrand und Fußrücken hin.

Diagnostik

Zur Dokumentation empfiehlt sich die Aufzeichnung auf Pauspapier. Weitere diagnostische Informationen über die Nervenschädigung sind durch neurophysiologische Untersuchungen und durch die bildgebende Sonographie mit hochfrequenten Schallköpfen möglich.

Verletzungsmechanismus

Die Ursache der Nervenschädigung ist meistens das **Stripping-Manöver**, vor allem **im distalen Bereich**. Der subkutane Raum in der Bisgaard-Grube hinter dem Außenknöchel ist eng und wenig dehnbar, sodass hier der Stripperkopf beim Durchzug den Nerven lädiert. Bei der Babcock-Operation ist demnach mit einer höheren Verletzungsquote zu rechnen als bei der partiellen Saphenaresektion. Manchmal sind Nervenanteile bei der Betrachtung des Präparates makroskopisch zu erkennen. Im proximalen subfaszialen Abschnitt liegen Vene und Nerv nur locker beieinander. Eine Engstelle mit erhöhter Verletzungsgefahr beim Stripping-Manöver ist das Loch des Fasziendurchtritts in der Mitte der Wade.

Therapie

Meistens darf mit einer spontanen Besserung der Sensibilitätsstörung gerechnet werden, wenn auch erst nach Monaten. Die äußere Anwendung von Wärme und eine adäquate Hautpflege sind ebenso wichtig wie die Auswahl des geeigneten Schuhwerks.

Verletzung des N. cutaneus surae lateralis

Der N. cutaneus surae lateralis zweigt vom N. peroneus communis ab und ist **rein sensibel**. Oft tritt er schon in der Mitte der Kniekehle durch die Faszie hindurch und teilt sich in kleinere Hautnerven auf. Bei einer iatrogenen Verletzung kommt es zu diskreten Sensibilitätsstörungen im seitlichen Bereich der Wade, die mit der Zeit vom N. suralis kompensiert werden.

9.8.4 Inkomplette Formen (C_2 E_P A_{S4} P_R)

Im Bereich der V. saphena parva sind verschiedene Typen der inkompletten Stammvarikose bekannt, deren Kenntnis für den Venenchirurgen wichtig ist. In einem durchschnittlichen chirurgischen Krankengut macht ihr Verhältnis zur kompletten Stammvarikose der V. saphena parva etwa 1 : 10 und zur Stammvarikose der V. saphena magna etwa 1 : 100 aus (Hach 1979).

> **Definition.** Bei der inkompletten Stammvarikose der V. saphena parva handelt es sich um die erworbene variköse Degeneration eines Teils der Stammvene, die sich vorrangig im jüngeren Lebensalter manifestiert, und die ohne angemessene operative Behandlung zu lokalen und systemischen Komplikationen führen kann. Der proximale Insuffizienzpunkt befindet sich dabei **außerhalb** der Krosse.

Der Verdacht besteht, wenn die klinischen und die duplexsonographischen Befunde nicht übereinstimmen. Die sichere Diagnose ergibt sich in der Regel erst durch die aszendierende Pressphlebographie.

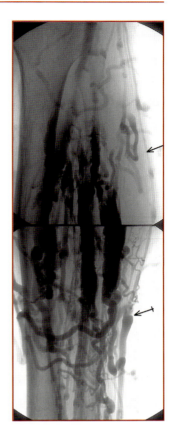

Abb. 9-97 Inkomplette Stammvarikose der V. saphena parva vom Perforanstyp am linken Bein. Proximaler Abschnitt der Stammvene suffizient (⟶). Variköse Degeneration unterhalb der Einmündung einer inkompetenten May-Perforans (⟵⟶). Darstellung durch aszendierende Pressphlebographie.

 Die Phlebogramme müssen für die einwandfreie Beurteilbarkeit hinsichtlich der inkompletten Stammvarikose streng in den Standardpositionen des Beins angefertigt sein und unbedingt die Spätphasen enthalten.

Inkomplette Stammvarikose vom Perforanstyp

Der Perforanstyp entsteht über die insuffiziente May-Perforans oder laterale V. perforans. Die Krankheit wird in der venenchirurgischen Praxis hin und wieder gesehen (Abb. 9-97).

Indikation zur Operation

Die hämodynamischen Auswirkungen können beträchtlich sein, weil die genannten Vv. perforantes **direkt aus den Muskelvenen** kommen und der Blow-out durch die Arbeit der Muskelpumpe recht kräftig ist. Die Operation wird deshalb empfohlen.

Klinik

Der **proximale Insuffizienzpunkt** befindet sich bei der May-Vene in der Mitte der Wade und bei der lateralen Perforansvene 1–2 Querfinger weiter seitlich und etwas höher. Von hier aus schreitet die variköse Degeneration der V. saphena parva nach distal fort. Die meistens sehr kräftig ausgebildete variköse V. perforans ist bei der Untersuchung im Liegen an

144 9 Die primäre Varikose

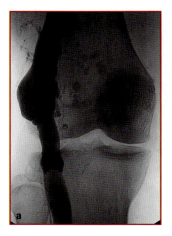
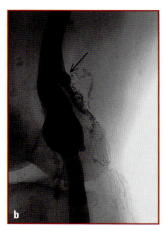

Abb. 9-98 Kurzer belassener Parvastumpf (→) mit geringen Varizen ohne hämodynamische Bedeutung. Bild eines „poplitealen Varizenbeets". Keine therapeutische Konsequenz. Im Nebenbefund kongenitale Fehlbildung der poplitealen Venenklappe mit asymmetrischem Ansatz der Klappensegel (keine klinische Relevanz). a Darstellung durch aszendierende Pressphlebographie bei Innenrotation und b im seitlichen Strahlengang.

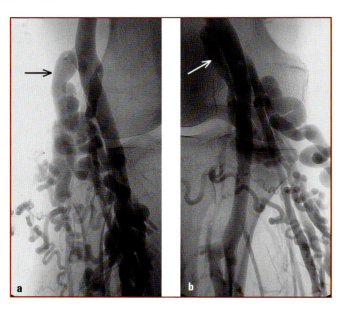

Abb. 9-99 Kurzer belassener Parvastumpf (→), von dem große Varizenkonvolute ausgehen. Keine sekundäre Leitveneninsuffizienz, deshalb sorgfältige Abwägung der Indikation zur Rezidivoperation. a Darstellung durch aszendierende Pressphlebographie bei Innenrotation und b im seitlichen Strahlengang.

der tiefen Faszienlücke gut zu tasten und im Stehen am deutlichen Blow-out zu erkennen.

Diagnostik und Therapie

Die Diagnose wird durch die Duplexsonographie objektiviert. Manche Chirurgen benötigen darüber hinaus für die Beurteilung noch ein Phlebogramm.

■ Operation

(1) Auf die Parva-Krossektomie wird verzichtet. Zu Beginn erfolgt die **selektive Peroransdissektion** nach der May-Methode (S. 153). Dazu ist ein Hautschnitt von ausreichender Länge in senkrechter Richtung über der so genannten Faszienlücke notwendig. Die Faszienlücke wird durch eine Z-Naht verschlossen.

> **Cave** Bei der Dissektion einer V. perforans, die den oberen Insuffizienzpunkt der inkompletten Stammvarikose bildet, besteht eine erhöhte **Verletzungsgefahr des N. suralis**.

(2) Das Stripping des varikösen Abschnitts der V. saphena parva nach distal hin erfolgt in der Regel bis zum Außenknöchel. Das **Invaginationsverfahren** hat sich hier bewährt, weil der subkutane Raum hinter dem Außenknöchel recht eng ist.

Inkomplette Stammvarikose vom Seitenasttyp

Bei dieser Variation geht eine (namenlose) Seitenastvarize von dem auffallend großen Mündungstrichter der V. saphena parva ab, die weiter distal wieder in die Stammvene einmündet und hier den zweiten proximalen Insuffizienzpunkt bildet. Die Krankheit wird selten beobachtet. Die Operation besteht in der klassischen Krossektomie. Der Seitenast wird durch die Miniphlebektomie entfernt.

Inkomplette Stammvarikose der V. saphena magna vom dorsalen Typ

Der dorsale Typ einer Stammvarikose der V. saphena magna beginnt ebenfalls mit einem pathologischen Mündungstrichter der V. saphena parva, er verläuft aber nach proximal über die V. femoropoplitea, die Giacomini-Anastomose und die V. saphena accessoria medialis zum Magna-System hin und nicht nach distal zum Parva-System (S. 117).

9.8.5 Rezidivvarikose der V. saphena parva (C_2 E_P $A_{S4,5}$ P_R)

Bei stadiengerechter Operation der Stammvarikose kann es eine **echte** Rezidivvarikose nicht geben, denn die Vene wächst in dieser Form nicht mehr nach. Und doch müssen entsprechende Krankheitsbilder keineswegs selten noch einmal operiert werden.

> **Definition.** Das Rezidiv einer Stammvarikose setzt voraus, dass in dem betroffenen Bereich bereits eine entsprechende Voroperation stattgefunden hat. Demnach sind Rezidive der Krosse und des Saphenastamms zu unterscheiden.

9.8 Stammvarikose der V. saphena parva

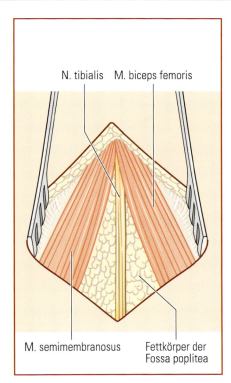
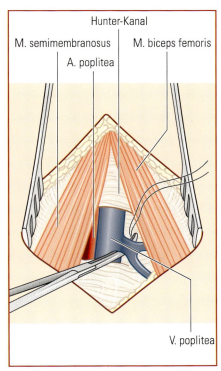

Abb. 9-100 (links) Operationssitus I beim Zugang zur V. poplitea und zum Parvastumpf. Hier Darstellung mit Längsinzision der Haut bei besonderen Situationen (rechtes Bein).

Abb. 9-101 (rechts) Operationssitus II. Die V. poplitea liegt auf der dem Operateur zugewandten Seite, also im Operationsfeld vor der Arterie. Anders als hier (zur Demonstration) gezeichnet, wird die Wand des Gefäßes für seine Identifikation nur an einem schmalen Streifen freigelegt. Der Parvastumpf befindet sich etwas weiter oben und lateral. Größere Varizen werden lediglich unterbunden, aber präparatorisch nicht weiter verfolgt.

Rezidiv der Krosse

Klinisch und sonographisch stellt sich das Rezidiv der Parva-Krosse in der Regel als Krampfaderkonvolut dar, das sich aus der Kniekehle auf den Unterschenkel erstreckt. Aus chirurgischer Sicht kommt nur dem **kurzen belassenen Parvastumpf** eine praktische Bedeutung zu, wenn durch ihn ein pathologischer Rezirkulationskreis unterhalten wird. Das ist anhand des Phlebogramms zu entscheiden (Abb. 9-98 a und b, Abb. 9-99 a und b). Das Problem besteht darin, außerhalb der damaligen Operationsnarben einen übersichtlichen Zugang zum Stumpf zu finden.

! Bei der Indikationsstellung für die Operation des Krosserezidivs müssen einerseits das Risiko des persistierenden Rezirkulationskreises und andererseits das Risiko des Eingriffs gegeneinander abgewogen werden. Alle anderen Fragestellungen sind zu relativieren.

Operationsverfahren

Retropopliteale Stumpfligatur nach Hach

„Retro-" steht bei diesen Eingriffen (Hach 1979) für die Ausrichtung des Eingriffs von der **Rückseite** der V. poplitea, von der Kniekehle her. Der Zugang ist aus der Arterienchirurgie bekannt und auf das mittlere Poplitealsegment gerichtet. Vom Operateur werden Erfahrungen in der allgemeinen Gefäßchirurgie vorausgesetzt.

■ Operation

(1) Der Patient befindet sich in **Bauchlage** mit leicht angebeugtem Knie. Der Hautschnitt erfolgt in querer Richtung und liegt 1 cm oberhalb der alten Operationsnarbe. Bei schwierigen Bedingungen wie Adipositas oder stark ausgeprägtem Befund ist der **Längsschnitt** zu bevorzugen. Die Durchtrennung der Faszie erfolgt in Längsrichtung des Beins bis zum oberen Winkel der Kniegelenksraute. Jetzt ist auf den **N. tibialis** zu achten. Die beiden Köpfe des M. gastrocnemius werden mit Langenbeck-Haken auseinander gehalten (Abb. 9-100).

(2) In der Tiefe kommt die **V. poplitea** ins Gesichtsfeld. Sie wird an ihrer Rückseite identifiziert, ohne sie aus der bindegewebigen Verankerung zu lösen. Es reicht aus, einen Streifen des Gefäßes freizulegen. Die Präparation verläuft nach proximal.

(3) Etwas weiter oben und eine Idee nach lateral stellt sich der Stumpf der **V. saphena parva** dar. Er wird mit der Overholt-Klemme umfahren, mit nicht resorbierbarem Faden (2-0) doppelt ligiert und durchtrennt (Abb. 9-101).

(4) In dieser Region liegt auch die **Einmündung der Gastroknemiusvenen**. Früher wurde ihre Ligatur angestrebt. Wir unterbinden sie nur, wenn sie zusammen mit der V. saphena parva als gemeinsamer Stamm einmünden.

(5) Nach der Ligatur ist das Ziel der Operation erreicht. In der Tiefe der Kniekehle sollten alle weiteren Präparationen von Varizen wegen der Gefahr von Nebenverletzungen an den Nerven, Lymphgefäßen und Arterien unterbleiben. Allenfalls Krampfadern, die ganz oberflächlich im Operationsfeld liegen, dürfen abgebunden werden.

Retropopliteale Stumpfdissektion nach Hach

Wenn der Stumpf so kurz ist, dass er sich nicht ohne größeres Risiko mit der Overholt-Klemme unterfahren lässt, erscheint die Dissektion des Stumpfes indiziert. Manche Chirurgen wählen diese Methode auch als Methode der ersten Wahl.

■ **Operation**
(1) Zugang zur V. poplitea wie oben beschrieben.
(2) Der freipräparierte Stumpf wird zwischen zwei Gefäßklemmen abgeklemmt und dazwischen mit dem 11er-Skalpell disseziert. Die beiden Stumpflumina werden mit fortlaufenden atraumatischen Gefäßnähten (5-0) verschlossen.

> **Cave** Der Chirurg muss auf die Möglichkeit einer großen Gefäßverletzung vorbereitet sein, das heißt, über Erfahrungen in der rekonstruktiven Gefäßchirurgie, eine qualifizierte Assistenz sowie über das entsprechende Instrumentarium verfügen.

Komplikationen der Rezidivoperation

Der „gefäßchirurgische Zugang" zur V. poplitea und zum Parvastumpf gewährleistet eine gute Übersicht der anatomischen Verhältnisse. Trotzdem kann die Topographie durch die vorausgegangene Operation und die Rezidivvarikose verändert sein. Daraus resultieren **Verletzungsrisiken der tiefen Venen und Nerven**. Obgleich auch Lymphgefäße und Lymphknoten in der Kniekehle liegen, wurde über entsprechende Spätschäden nicht berichtet. Die A. poplitea liegt ventral der Vene und wird deshalb nicht tangiert.

Notfalltherapie der großen Blutung
Digitale Abdrückung. Gegebenenfalls zusätzliche Assistenz besorgen. Größe und Übersichtlichkeit des Operationsfeldes überprüfen und adaptieren. Die Blutungsquelle ist wahrscheinlich an der **dorsalen Wand der V. poplitea** oder eines dort einmündenden Astes lokalisiert, also auf der dem Operateur zugewandten Seite. Am besten wird die V. poplitea zwischen zwei Stieltupfern abgedrückt. Verschluss der Wandverletzung durch atraumatische Knopfnähte. Entscheidung, ob der Eingriff fortgesetzt werden soll. Den Vorgang dokumentieren und den Patienten informieren.

> **Cave** Auf keinen Fall sind bei der Verletzungsblutung blinde Abklemmversuche, Umstechungen oder Blockligaturen erlaubt. Sie können durch die Einbeziehung großer Arterien zu ernsthaften Komplikationen führen. Allein die gefäßchirurgische Rekonstruktion ist berechtigt.

Rezidiv des Saphenastamms

Ein nachgewiesener variköser Stamm der V. saphena parva nach vorausgegangener Operation muss auf Besonderheiten beim ersten Eingriff zurückgeführt werden, denn Mehrfachteilungen wie bei der V. saphena magna sind bei der V. saphena parva kaum bekannt. Sicherlich kann nach der partiellen Resektion das belassene distale Segment über eine Perforansinsuffizienz später noch sekundär degenerieren. Derartige Zweitoperationen spielen in der Praxis aber keine nennenswerte Rolle.

9.9 Insuffizienz der Vv. perforantes (C_2 E_P $A_{P17,18}$ P_R)

Die oberflächlichen Venen werden von den tiefen Venen durch die großen Faszien des Beins, die Fasciae lata, cruris und pedis, getrennt. Die Vv. perforantes stellen Verbindungen zwischen den Gefäßsystemen her. Sie haben infolge dieser Schlüsselstellung bei allen Venenkrankheiten eine wichtige Bedeutung.

Zur Identifizierung einer bestimmten V. perforans konnte sich in der phlebologischen Praxis der Gebrauch von Eigennamen durchsetzen. Für wissenschaftliche Belange steht die Nomenklatur nach van Limborgh (1965) zur Verfügung. Von den zahlreichen Vv. perforantes am Ober- und Unterschenkel kommt nur wenigen eine klinische Bedeutung zu (Abb. 9-102 a und b).

9.9.1 Anatomie und Physiologie

Die Zahl der Vv. perforantes wird auf bis zu 150 Gefäße an jedem Bein geschätzt. Davon befinden sich 55 im Bereich des Unterschenkels und 28 am Fuß (Schäfer 1982). Sie bieten zahlreiche **Variationen** ihrer Lokalisation und ihres Verlaufs. Die meisten finden sich an bindegewebigen Septen oder an den Ansatzstellen der Faszien am Knochen (Linß und Fröber 2003). Das sonographische und das phlebographische Bild der *suffizienten* V. perforans erscheint einheitlich.

Durch die Anordnung ihrer Klappen und durch den intravasalen Druckunterschied bei der Arbeit der Muskelpumpen erlauben die Vv. perforantes nur eine **Blutströmung** zu den tiefen Venen hin. Im Bereich des Fußes sind die Gefäße klappenlos und weisen deshalb auch eine gegensinnige Flussrichtung auf.

Nach **Röntgenbefunden** und anatomischen Präparationen (Schäfer 1982) sind die Gefäße am Unterschenkel normalerweise *paarig* angelegt (Abb. 9-103). Zuweilen ist die Zwillingsvene aber schwer zu finden. Oftmals sind die Verbindungsvenen vollständig abgebildet und lassen ihre beiden Venenklappen, die sich im intrafaszialen Raum befinden, dif-

9.9 Insuffizienz der Vv. perforantes

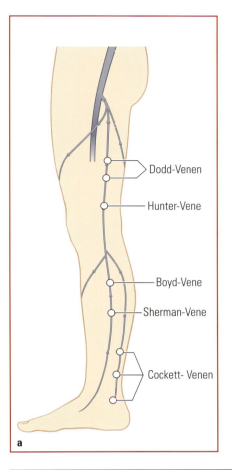
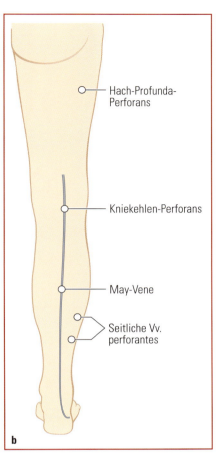

Abb. 9-102 Schematische Darstellung der wichtigsten Vv. perforantes
a an der Innenseite und
b an der Rückseite des Beins.

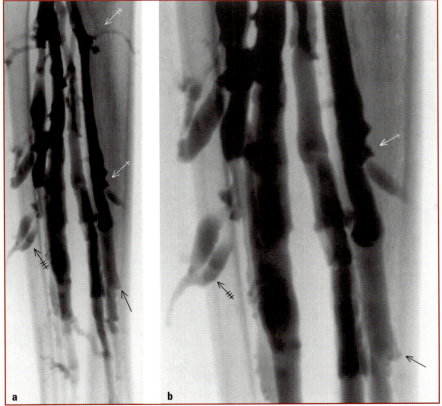

Abb. 9-103 Suffiziente Vv. perforantes am rechten Unterschenkel. ⟶ Obere Cockett-Venen; ⊢⟶ Sherman-Vene; ⊬⟶ Boyd-Venen; ⊯⟶ laterale Perforansvenen.
a Zufällige Darstellung durch aszendierende Pressphlebographie bei Innenrotation.
b Ausschnitt.

Tab. 9-7 Spezielle Formen der Varikose infolge insuffizienter Vv. perforantes.

Kuster-Venen	Varikose am Fuß
Cockett-Venen	Insuffizienz der V. arcuata cruris posterior
Sherman-Vene	Varizenkonvolut
Boyd-Vene	Varizenkonvolut
Laterale Perforans	Inkomplete Stammvarikose der V. saphena parva
May-Vene	Inkomplete Stammvarikose der V. saphena parva
Kniekehlen-Perforans	Krampfaderkonvolut
Dodd-Vene	Inkomplete Stammvarikose der V. saphena magna
Hach-Vene	Krampfaderkonvolut

ferenzieren. Zwischen den Klappen weisen die Venen am Unterschenkel eine *spindelförmige Erweiterung* mit einem maximalen Durchmesser bis zu 9 mm und glatte Randkonturen auf. Die zarten Gefäße ziehen in schräger Richtung von distal-außen nach proximal-innen. Der *Mündungswinkel* beträgt im Durchschnitt 29° und liegt immer unter 60° (Hach 1981). Die Eintrittspforte durch die Faszie liegt oft an einem intramuskulären Septum, seltener direkt über der Muskulatur.
Vor dem Durchtritt durch die Faszie beschreiben die Vv. perforantes mitunter eine kleine S-förmige Schleife. Sie soll eine Knickung oder Überdehnung der Vene verhindern, wenn sich Haut und Subkutangewebe bei der körperlichen Bewegung gegen die Faszie verschieben.
Das **sonographische Zeichen** der Insuffizienz ist der *Reflux*. Die Untersuchung des Unterschenkels erfolgt am besten beim sitzenden Patienten mit herabhängendem Bein. Bei der Phlebographie ist bisweilen eine diskrete retrograde, also nach außen gerichtete Blutströmung in der V. perforans nachweisbar. Dies darf beim Nachweis aller anderen Kriterien der Funktionstüchtigkeit nicht im Sinne der Insuffizienz gedeutet werden. Erst die **regelmäßige Umkehr der Blutströmung** verursacht einen morphologischen Umbau des Gefäßes, der sich phlebographisch dann an typischen Merkmalen erkennen lässt (s. u.).

9.9.2 Varikose der Vv. perforantes am Fuß (C_2 E_P A_{P18} P_R)

Manchmal stellen die Kuster-Perforantes (Kuster et al. 1981) ein ästhetisches Problem dar und werden dann chirurgisch beseitigt. Zu den speziellen Varikoseformen infolge insuffizienter Vv. perforantes siehe Tabelle 9-7.

Anatomie und Topographie
Die meisten Vv. perforantes des Fußes sind klappenlos. Der Blutstrom kann deshalb sowohl in das tiefe als auch in das oberflächliche Venensystem gelenkt werden. Durch die Verlaufsrichtung der Gefäße wird letzterer Weg bevorzugt. Die Kuster-Perforantes liegen in der Umgebung des Innen- und Außenknöchels. Sie stammen aus oberflächlichen Venennetzen, die zu den Ursprungsgebieten der V. saphena magna und parva gehören.

Klinik
Für die Klinik hat die Insuffizienz der Kuster-Venen kaum eine Bedeutung. Ihr Blow-out befindet sich oft am Beginn einer hervortretenden oberflächlichen Vene. Das wird als kosmetisch störend empfunden.

Diagnostik und Therapie
Die Diagnose ergibt sich aus dem typischen klinischen Aspekt (Abb. 9-104).

■ **Operation**
Die Entfernung erfolgt im Sinne der Miniphlebektomie. Die kleine Vene kann ligiert oder extrahiert werden. Die Blutung kommt durch digitale Kompression zum Stehen.

Komplikationen
An den zuführenden kleinen Gefäßen der Marginalvenen befinden sich die Ausläufer des **N. saphenus bzw des N. suralis**. Verletzungen sensibler Nervenästchen sind leicht möglich, bil-

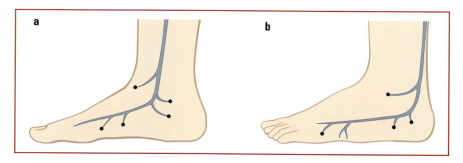

Abb. 9-104 Schematische Darstellung der Kuster-Perforantes.
a Innenseite des Fußes.
b Außenseite.

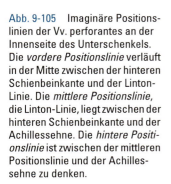

Abb. 9-105 Imaginäre Positionslinien der Vv. perforantes an der Innenseite des Unterschenkels. Die *vordere Positionslinie* verläuft in der Mitte zwischen der hinteren Schienbeinkante und der Linton-Linie. Die *mittlere Positionslinie*, die Linton-Linie, liegt zwischen der hinteren Schienbeinkante und der Achillessehne. Die *hintere Positionslinie* ist zwischen der mittleren Positionslinie und der Achillessehne zu denken.

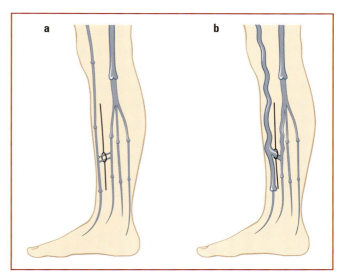

Abb. 9-106 Schematische Darstellung der Entwicklung einer Perforansvarikose am Unterschenkel.
a Physiologische Verhältnisse. Doppelte Anlage. Perforanspaar mit suffizienten Klappen und spitzem Mündungswinkel an der Kommunikation zur tiefen Vene.
b Verlust der Zwilingsvene. Umgekehrte Verlaufsrichtung der V. perforans; Veränderungen an der tiefen Vene im Sinne einer sekundären Insuffizienz.

den sich aber in der Regel vollständig zurück. Am Fuß gibt es auch viele Lymphgefäße mit der Gefahr einer lokalen Traumatisierung und der Ausbildung einer iatrogenen **Lymphfistel**.

9.9.3 Varikose der Cockett-Perforantes
(C_2 E_P A_{P18} P_R)

Die Cockett-Venen (Cockett 1953) haben in der Venenchirurgie eine große Bedeutung. Sie kommen im Rahmen verschiedener Krankheitsbilder vor und sind dann als unmittelbare Ursache für die Entwicklung der chronischen venösen Insuffizienz mit allen Komplikationen bis zum arthrogenen Stauungssyndrom und zum chronischen venösen Kompartmentsyndrom hin anzusehen. Seltener stellt die Cockett-Perforansinsuffizienz ein eigenständiges Krankheitsbild dar.

Abflussstörungen in den tiefen Leitvenen als Ursache der Cockett-Perforansinsuffizienz kommen bei folgenden Krankheitsbildern vor:
▶ Sekundäre Leitveneninsuffizienz bei Stammvarikose
▶ Postthrombotisches Syndrom
▶ Primäre Leitveneninsuffizienz
▶ Angiodysplasie der tiefen Leitvenen

Anatomie und Topographie
Bei den Cockett-Venen handelt es sich um drei Gruppen von Gefäßen an der Innenseite des distalen Unterschenkels: die unteren, mittleren und oberen Vv. perforantes. Sie verbinden die V. arcuata cruris posterior mit den Vv. tibiales posteriores. Manchmal geht die Verbindung aber auch von der V. saphena magna direkt aus. Die Projektion der so genannten Faszienlücken auf die Haut liegt in den imaginären Positionslinien nach Hach (Abb. 9-105).
Die **untere Cockett-Vene** befindet sich neben dem Innenknöchel. Der Sammelbegriff **mittlere Cockett-Vene** entspricht einer **Gruppe von drei Venenpaaren**: den anterioren, medialen und posterioren Gefäßen. Die Differenzierung ist nur klinisch und intraoperativ, nicht aber sonographisch oder phlebographisch möglich. Sie bezieht sich auf die Topographie der Muskelsepten. Das anteriore Gefäß liegt unmittelbar dem Periost der hinteren Schienbeinfläche auf. Die mediale Vene verläuft neben dem Septum intermusculare. Das hintere Gefäß zieht schräg durch die Muskulatur. Die Anatomie der **oberen Cockett-Venengruppe** zeigt entsprechende Verhältnisse, jedoch gibt es kein posteriores Gefäß.

Pathomorphologie und Pathophysiologie
Am häufigsten werden die Gefäße aus der mittleren und oberen Gruppe insuffizient. Jeweils die **medialen und die anterioren Venen** besitzen die größere klinische Bedeutung, weil sie auf kurzem Wege senkrecht die Faszie perforieren und deshalb unter pathologischen Bedingungen eine hohe Strömungsdynamik entfalten (Abb. 9-106 a und b und Abb. 9-107). Das posteriore Gefäß der mittleren Cockett-Gruppe ist relativ lang, verläuft gewunden durch die Muskulatur hindurch und wird von außen her eingeengt. Dadurch bremst es Jeteffekte unter Betätigung der Wadenmuskelpumpe ab.

 Die pathologischen Veränderungen im tiefen Venensystem *und* die Insuffizienz der mittleren oder oberen Cockett-Venen sind gemeinsam für die **Entstehung des chronischen venösen Stauungssyndroms** verantwortlich.

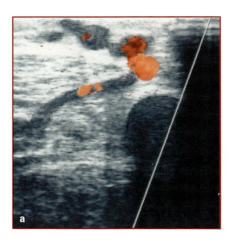 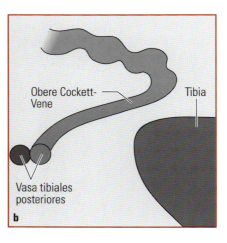

Abb. 9-107 Insuffizienz der oberen Cockett-Perforans aus der mittleren Gruppe. Geradliniger Verlauf mit hoher Strömungsdynamik. Farbkodierte Duplexsonographie im Querschnitt (a) und Skizze (b).

Die Klappeninsuffizienz in einer Cockett-Perforans ergibt sich in den meisten Fällen durch den *Anstieg des dynamischen Venendrucks* bei der Muskelarbeit und durch die *Erhöhung der Strömungsvolumina* im Rahmen von verschiedenen Venenkrankheiten. Seltener kommt die spontane isolierte Perforansinsuffizienz vor. Die Vene erweitert sich, und bei der Muskelarbeit tritt eine *Pendelströmung* bzw. eine Umkehr der Blutströmung von innen nach außen ein. Ihre Venenklappen schließen nicht mehr. Diese Funktionsstörungen lassen sich durch die **Duplexsonographie** erkennen.

Aus dem **Phlebogramm** sind die Einzelheiten der pathomorphologischen Veränderungen abzulesen. Die *Zwillingsvene* wird in der gemeinsamen Faszienlücke abgedrückt. Die normale Spindelform, die durch die stärkere Dehnbarkeit des Gefäßsegments zwischen den zwei Venenklappen zustande kommt, wandelt sich in eine *zylindrische Gestalt* um. Zarte Unregelmäßigkeiten der Wandkonturen weisen auf eine strukturelle Schädigung der Gefäßwand infolge der varikösen Degeneration und vielleicht auch entzündlicher Veränderungen hin. Die Venenklappen sind auf dem Röntgenbild nicht mehr abgrenzbar (Abb. 9-108 a und b; Tab. 9-8).

Jedes Verbindungsgefäß passt sich im Rahmen der gegebenen topographischen Beziehungen an die Strömungsrichtung an. Normalerweise fließt das Blut von distal-außen nach proximal-innen. Dieser Verlauf ist unmittelbar an der spitzwinkeligen Einmündung in die tiefen Leitvenen zu erkennen. Im Durchschnitt beträgt der Mündungswinkel 29 Grad, immer aber weniger als 60 Grad. Mit der Umkehr der Blutströmung vergrößert sich der *Mündungswinkel* und erscheint in ausgeprägten Fällen *rechtwinklig oder sogar stumpf*. Der durchschnittliche Wert liegt jetzt bei 81 Grad, regelmäßig aber über 60 Grad (Hach 1979).

Die *Weite des Lumens* der V. perforans darf allein nicht als diagnostisches Kriterium verwendet werden. Nur in Verbindung mit anderen Zeichen der

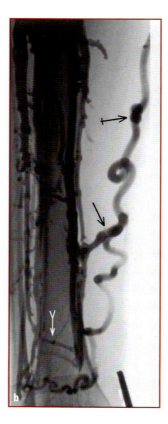

Abb. 9-108 Insuffizienz der oberen Cockett-Perforans am rechten Bein.
a Farbkodierte Duplexsonographie im Längsschnitt. Retrograde Blutströmung (von innen nach außen) beim Fußkompressionstest (Rot-Kodierung). Erweiterung und Schlängelung der V. perforans. Unten die längs verlaufende V. tibialis posterior. Rechte Bildseite nach proximal gerichtet.
b Aszendierende Pressphlebographie bei Innenrotation. Cockett-Perforans (⟶). Unpaarigkeit, stumpfer Mündungswinkel und umgekehrte Verlaufsrichtung des Gefäßes, zylindrische Form mit leicht unregelmäßigen Randkonturen. Variköse Degeneration der hinteren Bogenvene (⟼). Brückenvenen (≫).

Tab. 9-8 Röntgenologische Kriterien der Insuffizienz von Vv. perforantes am Unterschenkel.

Röntgenzeichen	Sensibilität (n = 77)
Verlust der Paarigkeit	96 %
Abgestumpfter Mündungswinkel	95 %
Verlust der Klappen	100 %
Retrograde Blutströmung	100 %
Zylindrische Form	100 %
Unregelmäßige Wandkonturen	36 %

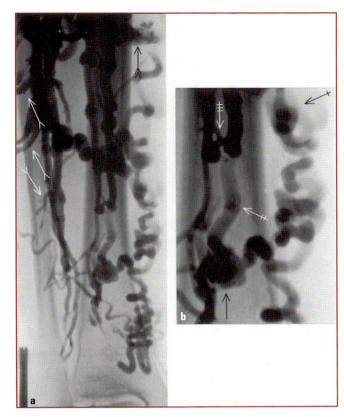

Abb. 9-109 Insuffizienz der mittleren Cockett-Perforans mit aneurysmatischer Ausbuchtung (→) an der inneren Kommunikation. Variköse Degeneration der hinteren Bogenvene (↦). Sekundäre Insuffizienz der Vv. tibiales posteriores (⇒) oberhalb der Perforationsverbindung. ⇉ Sprossenvenen; ⇾ Suffiziente Vv. perforantes; ⟹ Insuffizienz der Boyd-Perforans. Darstellung durch aszendierende Pressphlebographie am rechten Bein. **a** Übersichtsaufnahme bei Innenrotation. **b** Detailaufnahme.

Insuffizienz hat es eine pathologische Bedeutung, insbesondere mit dem Nachweis der Zylinderform. Unter physiologischen Bedingungen schwankt der größte Durchmesser zwischen 0,5 und 9 mm.

Aus der Pathophysiologie lassen sich auch die Rückwirkungen einer schweren Perforansinsuffizienz auf die zugehörige Gruppe der **tiefen Leitvenen** erklären, die mit einer manchmal recht ausgeprägten Dilatation und Schlängelung reagiert. Diese Veränderungen sind immer **proximal** des subfaszialen Perforansabgangs ausgebildet und weisen damit auf erhöhte Blutvolumina innerhalb der Verbindungsvene hin, die in antegrader Richtung fließen. Diese **sekundäre Tibialveneninsuffizienz** entspricht der sekundären Popliteal- und Femoralveneninsuffizienz bei der schweren Stammvarikose (vgl. Abb. 9-106 b, Abb. 9-109). Nach dem Thoma-Gesetz (1893) reagiert ein Blutgefäß auf die Zunahme der Blutstromgeschwindigkeit mit einer Erweiterung des Lumens. Offenbar lässt sich dieser Mechanismus, der für Arterien gilt, auch auf das Venensystem übertragen. Ob diese Anpassungsvorgänge nach Beseitigung der Perforansinsuffizienz rückbildungsfähig sind, ist nicht bekannt.

Von Cockett und Jones (1953) wurde das **Blow-out-Syndrom** beschrieben und auf einen Rammeffekt des retrograden Blutjets bei der Muskelarbeit zurückgeführt. Der Nettofluss dieser nach auswärts gerichteten Strömung bei digitaler Kompression der varikösen Stammvene im Stehen beträgt bis zu 40 ml/min. Beim postthrombotischen Syndrom ist der retrograde Ausstrom wesentlich größer.

In klinischer Hinsicht gehen die Folgen der Perforansinsuffizienz von dem Rammeffekt aus. Die subkutanen Venenplexus werden nicht mehr in ausreichendem Maße entleert. Hinzu kommt eine zusätzliche Belastung durch den erhöhten dynamischen Venendruck und durch die retrograd einströmenden Blutvolumina bei jedem Schritt des Patienten. Das führt zu schweren **Störungen der Mikrozirkulation**, zu einer „Versumpfung" der Gewebe (Abb. 13-9, S. 287). Auf dieser Basis entstehen dann die entzündlichen, allergischen und toxischen Reaktionen in der umgebenden Haut und Subkutis.

> Lokalisierte chronische Hautveränderungen oberhalb des Innenknöchels im Rahmen einer Erkrankung der tiefen Venen mit dynamischer venöser Hypertonie sind ein sicherer Hinweis auf die Cockett-Perforansinsuffizienz. Als Ursache kommen ein dekompensierter Rezirkulationskreis, das postthrombotische Syndrom, die Angiodysplasie und andere Krankheiten in Betracht. Eine Cockett-Perforansinsuffizienz mit chronischem venösen Stauungssyndrom bei *gesundem* tiefen Venensystem gibt es nicht.

Klinik

Bei der Betrachtung des Beins im Stehen wölbt sich über einer inkompetenten V. perforans der Blow-out hervor, das **Dow-Zeichen** (Abb. 9-110). In der Umgebung finden sich oftmals Phlebektasien, Pigmentstörungen, Gewebsindurationen, Narbenfelder, Ekzeme oder sogar Ulzerationen.

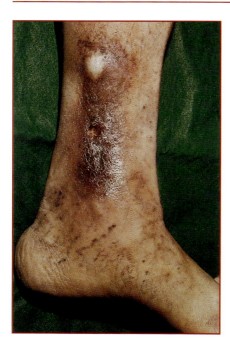

Abb. 9-110
Varikose der oberen Cockett-Perforans mit chronischem venösem Stauungssyndrom. Stammvarikose der V. saphena magna mit dekompensiertem Rezirkulationskreis III.

Diagnostik

Die **palpatorische Untersuchung** auf insuffiziente Cockett-Perforansvenen erfolgt am liegenden Patienten mit Außenrotation des Beins. Über der betroffenen V. perforans wird eine Delle getastet. Es handelt sich dabei aber nicht um die Faszienlücke selbst, sondern um den Canyoneffekt im subkutanen Gewebe.
Die *sliding palpation* mit dem Zeigefinger fährt am liegenden Patienten die Positionslinien ab. In der Regel gibt der Patient über der so genannten Faszienlücke einen leichten Druckschmerz an. Auch während der Operation orientiert sich der Chirurg an diesem Symptom.
Besonders deutlich können die klinischen Symptome der Cockett-Perforansinsuffizienz bei der **Dermatoliposklerose** in Erscheinung treten. Andererseits werden sie aber auch durch Indurationen oder von einem Ulcus cruris verdeckt. Das macht die klinische Untersuchung hinsichtlich der Lokalisation unsicher. Beim Vergleich mit der intraoperativen endoskopischen Befunderhebung lassen sich klinisch im einzelnen Fall weniger als die tatsächlich vorhandenen Perforansinsuffizienzen erkennen (s. u.).

! Trotz vieler typischer Merkmale bleibt die **alleinige klinische Diagnostik** der Cockett-Perforansvarikose hinsichtlich der genauen Lokalisation unsicher und sollte gegebenenfalls vor der Operation durch ein bildgebendes Verfahren ergänzt werden.

Die **farbkodierte Duplexsonographie** gehört zur routinemäßigen Perforansdiagnostik. Sie wird am sitzenden Patienten mit herabhängendem Bein durchgeführt. Die supramalleoläre Region lässt sich schnell überblicken. Zum Nachweis einer Strömungsumkehr oder Pendelströmung, dem Zeichen der Klappeninsuffizienz, sind Kompressions- und Dekompressionstests des Fußes geeignet. Das Blut fließt dann vom tiefen zum oberflächlichen Venensystem oder umgekehrt ab. Aber auch die Aufrichtung der V. perforans aus der schrägen in die quere Verlaufsrichtung sowie die Erweiterung des Gefäßes sind in der Regel gut zu erkennen. Die Trefferquote der Untersuchung wird mit 95% im Vergleich mit der extrafaszialen Sanierungsoperation angegeben (Hauer 1985).

Bei der **aszendierenden Pressphlebographie** ist eine Perforansvarikose leicht erkennbar, wenn sie eine hämodynamische Aktivität aufweist, d. h. klinisch relevant ist. In einer eigenen, 1979 abgeschlossenen prospektiven Studie betrug die Sensibilität aber nur 70%, gemessen am (nicht endoskopischen) Operationssitus als Referenzmethode. Die Röntgenuntersuchung hat danach *keine* strenge Indikation, wenn es *allein* um das Erkennen inkompetenter Verbindungsvenen geht. Andererseits dürfen radiologische Zeichen in jedem Fall als objektives Merkmal einer klinisch bedeutsamen Krankheit gelten, was einer 100%igen Spezifität entspricht.
Unter einem chronischen **Ulcus cruris varicosum** mündet die insuffiziente V. perforans in ein dichtes Netzwerk kleiner und kleinster Varizen ein. Das charakteristische phlebographische Bild wird als **Ulkuspolster** bezeichnet.

Medizingeschichte. Der zeitgenössische Chirurg **Frank Bernard Cockett** war am St. Thomas's Hospital in London tätig. In seiner 1953 veröffentlichten Arbeit „*The Pathology and Treatment of Venous Ulcers of the Leg*" beschrieb Cockett seine Tätigkeit in zwei Kliniken, in einer *Varicose Vein Clinic*, wo hauptsächlich Krampfadern behandelt wurden, und in einer *Varicose Ulcer Clinic* mit postthrombotischen Krankheitsbildern.

Cockett unterschied aufgrund seiner klinischen, phlebographischen und anatomischen Studien den *upper, middle* und *lower internal ankle perforator* sowie den *lateral ankle perforator* (s. auch S. 283). Bei der entsprechenden lokalen Symptomatik, dem *ankle flare*, wurde nach allen diesen Vv. perforantes gesucht. *Flare* bedeutet (Leucht-)signal, und Cockett bezeichnete damit die vermehrte Gefäßzeichnung und Dermatoliposklerose des chronischen venösen Stauungssyndroms. Der Hautschnitt reichte von der Mitte des Unterschenkels bis hinter den Innenknöchel. Cockett warnte bereits vor einer ausgedehnten Ablösung der Haut wegen der Gefahr von Nekrosen. Er ließ die Faszie geschlossen und nahm die Ligatur der V. perforans direkt am Fasziendurchtritt vor. Die Inkompetenz einer V. perforans wurde intraoperativ durch den Turner-Warwick-Test nachgewiesen: Eine normale V. perforans blutet bei ihrem Anschnitt nicht, die insuffiziente aber stark.

Als Ursache eines Ulcus cruris venosum kam Cockett in 96 Fällen zu dem in Tabelle 9-9 aufgeführten Ergebnis.

Therapie

■ Operationsmethoden

In Anbetracht der transfaszialen Kommunikation einer insuffizienten Cockett-Perforans mit dem tiefen Venensystem, dem großen retrograd abgeleiteten Strömungsvolumen und der hohen Strömungsgeschwindigkeit mit Jeteffekt gilt die

9.9 Insuffizienz der Vv. perforantes

Tab. 9-9 Ergebnisse der Arbeit von Cockett.

Ursache der Ulzeration	n = 96
Upper internal ankle perforator incompetent only	24
Middle internal ankle perforator incompetent only	55
Both internal ankle perforator incompetent	4
Lower internal ankle perforator incompetent only	0
Lateral ankle perforator incompetent only	12
Small saphenous perforating low down	1

Tab. 9-10 Methoden der Cockett-Perforansdissektion.

	Zugang	
	Extrafaszial	**Intrafaszial**
Selektiv	May	Hauer
	Bassi	
	Feuerstein	
Nicht-selektiv	Klapp	Hach

Operation als **Behandlungsmethode der Wahl**. Mit konservativen Methoden ist im Prinzip keine haltbare Okklusion herbeizuführen. Die chirurgische Therapie ist indiziert, sobald die regionalen Symptome des chronischen venösen Stauungssyndroms auftreten.

! Die Perforansdissektion muss in der Regel als Teil der Sanierung des gesamten Rezirkulationskreises gesehen werden. Seltener ist eine isolierte Perforansvarikose vorhanden.

Von den verschiedenen Operationsmethoden der Cockett-Perforansinsuffizienz kommen heute nur noch die **selektiven Verfahren** zur Anwendung. Dazu gehören die subfasziale Dissektion nach May mit extrafaszialem Zugang und das endoskopische Verfahren nach Hauer.
Zu den Methoden der Cockett-Perforansdissektion siehe Tabelle 9-10.

Subfasziale Perforansdissektion nach May

Die Erfahrungen mit der Phlebographie und der klassischen May-Methode haben gezeigt, dass auch bei schwersten klinischen Veränderungen *immer nur eine* V. perforans der mittleren oder der oberen Cockett-Gruppe *wirklich* varikös verändert ist, und zwar ein Gefäß jeweils in der vorderen *oder* mittleren Positionslinie. Im Gegensatz dazu stehen die Erkenntnisse aus der endoskopischen Operation. Dort werden oft mehrere Vv. perforantes gesehen, die zumindest den morphologischen Eindruck der Insuffizienz erwecken.
Die May-Methode (1974) wird in den **Stadien I und II des Sklerose-Faszien-Scores** der chronischen venösen Insuffizienz empfohlen, also wenn sich noch keine lokalen Veränderungen im Sinne der Dermatolipofasziosklerose eingestellt haben (S. 284).

Definition. Bei der Cockett-Perforansdissektion nach May handelt es sich um die gezielte Durchtrennung einer bestimmten Verbindungsvene unterhalb der Fascia cruris bei extrafaszialem Zugang.

■ **Operation**
(1) Der Patient befindet sich in Rückenlage mit leichter Beugung im Kniegelenk und Außenrotation des Beins. Wenn es sich um einen solitären Eingriff handelt, reicht die **Lokalanästhesie** aus.
(2) Die so genannte Faszienlücke wird durch die *sliding palpation* lokalisiert. Der Hautschnitt von 3–4 cm Länge erfolgt in Längsrichtung. Die Präparation geht scharf und direkt auf die Faszie zu. Erst **auf der Faszie** wird das Operationsfeld entweder digital oder instrumentell mit dem kleinen Stieltupfer vergrößert. Retikuläre Venen lassen sich ligieren und durchtrennen, sonst sind im subkutanen Bereich keine Manipulationen erwünscht.
(3) Unmittelbar auf der Faszie werden die Lücke und damit auch die V. perforans schnell aufgefunden (Abb. 9-111). Das Gefäß lässt sich etwas hervorziehen, unterbinden und durchtrennen. Der Stumpf schlüpft unter die Faszie zurück.
(4) Von den meisten Operateuren wird die Lücke durch eine Z-Naht verschlossen. Die Inspektion auf andere insuffiziente Vv. perforantes darf unterbleiben, wenn das abgetragene Gefäß den klinischen Befund erklärt. Der Wundverschluss erfolgt allenfalls durch eine *lockere* subkutane Adaptation, intrakutane Hautnaht oder Einzelnähte. Wichtig ist der Kompressionsverband mit einer **Kurzzugbinde**, der gegebenenfalls über einem Kompressionsstrumpf angelegt wird.

Komplikationen der Perforansdissektion nach May

Es sind mehrere typische Komplikationen im Rahmen der May-Operation zu beachten.

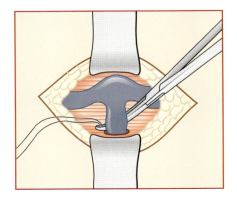

Abb. 9-111
Selektive Dissektion einer insuffizienten V. perforans von einem 3–4 cm langen Hautschnitt aus.

9 Die primäre Varikose

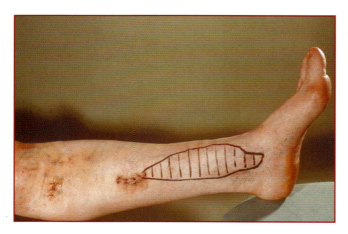

Abb. 9-112 Sensibilitätsstörung durch Verletzung des N. saphenus nach May-Perforansdissektion (Operation 1979).

Ein **Kompressionsstrumpf allein** reicht für die spezielle Nachbehandlung der May-Perforansdissektion nicht aus. Es ist mit Schmerzen und Wundheilungsstörungen zu rechnen. Auf dem Kompressionsstrumpf muss in Höhe der Perforanswunde eine **10-cm-Kurzzugbinde** über einen Zeitraum von 3–4 Wochen angelegt werden. Die Anlage soll keineswegs mit einem größeren Andruck erfolgen, denn das Ziel besteht nicht in der Ausübung eines Kompressionseffektes, sondern in der Ausschaltung der elastischen Eigenschaft des Kompressionsstrumpfes.

Studie. Wir haben von 1978 bis 1980 die Sekundärheilungen der Cockett-Wunden auf mögliche Ursachen überprüft. Die Komplikation trat in unserem Krankengut damals mit einer Häufigkeit von etwa 5 % auf. Alle Variationen der Operationstechnik und des Nahtmaterials konnten keine Verbesserung erreichen. Erst nach Einführung einer zusätzlichen Kurzzugbandage reduzierte sich die Häufigkeit der unangenehmen Komplikation auf etwa 0,5 %.

Störung der Wundheilung

Die Wundinfektion steht in der Bedeutung an erster Stelle der Komplikationen. Es wird geraten, die Hautnaht für eine offene Wundbehandlung frühzeitig zu öffnen. Die Antibiose wird heute immer systemisch angewandt. Nach der Überwindung des Infektes erfolgt ein sekundärer Wundverschluss durch Einzelnähte oder Steristrip®-Pflaster.

> **Cave** Wundheilungsstörungen lassen sich bei der May-Operation durch drei Grundsätze weitgehend vermeiden:
> 1. Keine Inzisionen in indurierte oder infizierte Hautregionen!
> 2. Keine Präparationen im subkutanen Bereich!
> 3. Beachtung der speziellen Kompressionstherapie mit Kurzzugbinden!

Verletzungen des N. saphenus

Unangenehm für Patient und Arzt sind die postoperativen Sensibilitätsstörungen durch die Verletzung des N. saphenus oder eines seiner kleineren Äste (s. Abb. 9-112). Eine operative Korrektur ist nicht möglich. Meistens bilden sich die Empfindungsstörungen im Laufe von Monaten irisblendenartig zurück (S. 103).

> **Cave** Verletzungen des N. saphenus sind bei der May-Operation durch drei Prinzipien weitgehend zu vermeiden:
> 1. Keine Operation innerhalb indurierter Gewebsveränderungen!
> 2. Keine Präparationen im subkutanen Raum auf dem Weg zur Faszie!
> 3. Keine „Blockligaturen" anstelle einer lockeren Subkutannaht, wenn überhaupt!

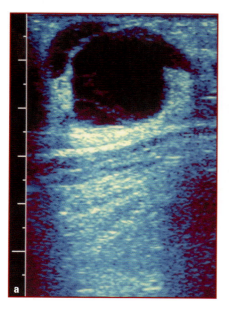
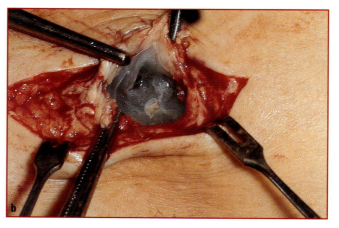

Abb. 9-113 Lymphzyste nach May-Perforansdissektion.
a Sonographie.
b Anfärbung durch Methylenblau. Spaltung der Pseudokapsel.

Lymphzysten

Bei der Operation besteht ein erhöhtes Risiko der Verletzung von Gefäßen des ventromedialen Lymphbündels. Die postoperative Lymphzyste wird insgesamt jedoch selten gesehen (Abb. 9-113 a und b). Die Behandlung erfolgt durch **Punktionen** unter aseptischen Bedingungen und sollte so früh wie möglich beginnen, damit sich um die Zyste keine Pseudokapsel ausbildet. Meistens verschwindet die Lymphansammlung nach mehrmaliger Punktion und Anlage eines exzentrischen gepolsterten Kompressionsverbands. Die körperliche Aktivität des Patienten sollte während der Behandlungszeit reduziert werden. Die **chirurgische Behandlung** einer Lymphzyste ist indiziert, wenn es nicht zum spontanen Verschluss des fistelnden Lymphgefäßes kommt.

■ Operation der Lymphzyste

Die Operation sollte unter stationären Bedingungen stattfinden.

(1) Die Lymphgefäße werden durch **die subkutane Injektion** von 0,5%igem Methylenblau zwischen die Zehen 1/2 sowie 2/3 angefärbt. Der Patient muss über die Möglichkeit einer allergischen Reaktion und über die vorübergehende bläuliche Verfärbung der Gesichtshaut durch das Methylenblau aufgeklärt werden. Die Bildung von Methämoglobin überschreitet das Redox-Gleichgewicht von 8% nicht und ist nicht lebensgefährlich. Methämoglobin wird spontan abgebaut.

(2) Nach Exzision der alten Operationsnarbe wird die Zyste eröffnet. Das Lumen des **sezernierenden Lymphgefäßes** ist leicht zu erkennen und wird durch Elektrokoagulation verschlossen. Gelegentlich sind mehrere Lymphkapillaren offen.

(3) Eine bindegewebige Kapsel liegt bei der Lymphzyste nicht vor. Bei der **Naht** ist darauf zu achten, dass keine benachbarten Strukturen mit erfasst werden. Anschließend erhält der Patient eine Bandage aus Kurzzugbinden.

Endoskopische subfasziale Perforansdissektion (ESDP) nach Hauer

Nach ihrer Erfindung (Hauer 1985) hat sich die endoskopische Operationstechnik der Perforansvarikose bei schweren peripheren Hautveränderungen schnell durchgesetzt und die bis dahin übliche nicht selektive subfasziale Dissektion nach Hach abgelöst. Mit der Entwicklung leistungsfähiger Endoskope findet das Verfahren heute weltweite Anerkennung (Abb. 9-114).

> **Definition.** Die subfasziale Perforansdissektion nach Hauer erlaubt auf endoskopischem Wege die Ausschaltung insuffizienter Vv. perforantes im Bereich des medialen Unterschenkels, ohne durch Schnittführungen im vorgeschädigten Gewebe der chronischen venösen Insuffizienz eine langwierige Heilungsstörung zu riskieren.

Nomenklatur. Die aktuellen Änderungen der Nomenklatur haben Fischer et al. 2004 erklärt. Die *Arbeitsgemeinschaft für Fasziotomie und Endoskopie in der Venenchirurgie* verwendete den Terminus „EPS" (endoskopische **P**erforanssanierung). In den USA hat sich der Begriff „SEPS" (*subfascial endoscopic perforator vein surgery*) eingebürgert, und die Pragmatiker sprechen vom „SEPSing" als operative Maßnahme.

Indikationen und Kontraindikationen

Wenn sich in der supramalleolären Region die Veränderungen des chronischen venösen Stauungssyndroms eingestellt haben, wird anstelle der May-Methode das endoskopische Verfahren angewandt (S. 298). Die chronische venöse Insuffizienz geht so gut wie immer mit einer Cockett-Perforansvarikose einher. Die Operation ist auch bei einem chronischen, therapieresistenten Ulcus cruris sowie anderen schweren Dermatosen möglich. Sie wird entweder im Rahmen einer kom-

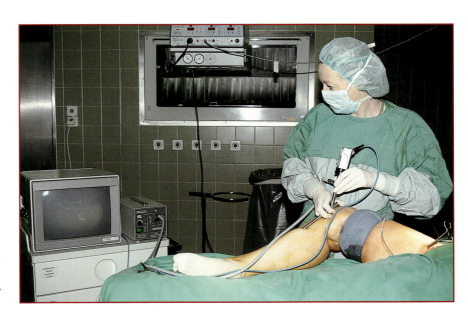

Abb. 9-114 Operationsszene der endoskopischen Hauer-Perforansdissektion (Operateurin Dr. Christine Schwahn-Schreiber). Eingriff in Blutleere mit der Löfqvist-Rollmanschette. Die Krossektomie wurde bereits durchgeführt, die Nabatoff-Sonde liegt.

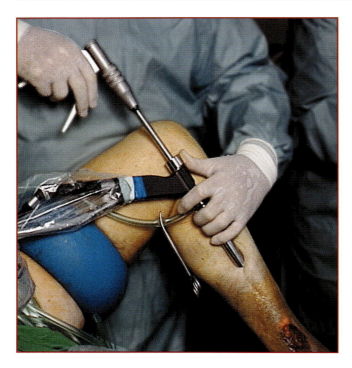
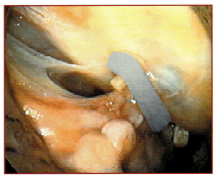

Abb. 9-115 Endoskopische Darstellung einer insuffizienten mittleren Cockett-Perforans (Operateur Prof. Hauer). Operation in Löfqvist-Blutleere.
a Anlage des LaproClips mit dem Endoskop XION medical. Die Verursachung des Ulcus cruris durch die schwere Perforansinsuffizienz ist deutlich zu erkennen.
b LaproClip in Position.

binierten chirurgischen Sanierung oder als solitärer Eingriff vorgenommen. Beim dekompensierten Rezirkulationskreis der Stammvarikose entspricht die Perforansinsuffizienz dem Abschnitt 3 (Abb. 9-39, S. 93).

Bei allen **akuten Komplikationen** der chronischen Venenkrankheit wie Thrombophlebitis, Phlebothrombose oder Erysipel wird die Operation zurückgestellt.

■ **Operation Prof. Dr. Hauer, Weilheim**
Der Eingriff entspricht dem minimalchirurgischen Konzept. Der Umgang mit dem speziellen Instrumentarium wird in Operationskursen erlernt. Hauer verwendet das von ihm entwickelte Instrument der Fa. XION *medical*. Es folgt seine Operationstechnik mit seinen eigenen Worten:

(1) Die insuffiziente V. perforans wird bei der Voruntersuchung am liegenden oder sitzenden Patienten angezeichnet (z. B. mit permanent marker edding 3000®). Dann erfolgt die sterile Abdeckung des ganzen Beins. Der Eingriff erfolgt in Blutleere mit der Löfqvist®-Manschette (S. 37), allerdings **ohne Gummikeil**. Die Sicherung gegen das Zurückrollen geschieht durch einen speziell geformten Metallhaken, wobei Hautkontakt durch Umwickeln mit einer Kompresse vermieden wird, um eine Schädigung der Haut durch Druck auszuschließen.

> **Cave** Es wurde mehrfach über Verbrennungen mit dem Gummikeil der Löfqvist®-Manschette berichtet, wenn nach der Sterilisation keine ausreichende Abkühlung erfolgt ist.

(2) Handbreit unterhalb des Knies und 2 cm hinter der Linton-Linie werden Haut, Subkutangewebe und Faszie mit einem 3 cm langen Schnitt durchtrennt. An dieser Stelle lässt sich eine Verletzung des N. saphenus mit hinreichender Sicherheit vermeiden. Das Endoskop wird am besten bei **leichter Beugung im Kniegelenk** subfaszial eingesetzt.

> **Cave** Wenn der Einsatz des Endoskops zu weit proximal am Unterschenkel erfolgt, wird die Operation in der Peripherie besonders schwierig.

(3) Der Operationsbereich bietet in der Regel eine ausreichende **Übersicht**. Wir verzichten so gut wie immer auf die Insufflation von CO_2, das ist nicht nötig (Druckbegrenzung bis 8 mmHg).

> **Cave** Das Hochziehen der Haut durch spezielle Klemmen oder durch eine äußere Haltenaht ist bei schwerer trophischer Schädigung der Haut gefährlich.

(4) Wir beginnen mit der **Fasziotomie** und spalten die Faszie von proximal nach distal mit der endoskopischen Schere. Dabei werden weniger die Schneidebewegungen ausgenutzt, was bei extremer Faszienindurierung problematisch ist, als vielmehr der Einsatz der Schere vergleichbar mit einem Fasziotom, d. h. mit leicht geöffneten Branchen nach distal geschoben.

Andere Chirurgen führen die Fasziotomie *nach* der Perforansdissektion durch und verwenden dafür das **Hach-Fasziotom** außerhalb des endoskopischen Arbeitskanals. Das hängt auch von der Auswahl des Instrumentariums ab. Die Effektivität kann dabei sehr eindrucksvoll durch das Endoskop beobachtet werden.

(5) Wenn das Endoskop distal in der Nähe des Innenknöchels angekommen ist, wird die Schere durch den LaproClip-Applikator ersetzt, um im Rückzug die Ausschaltung der Vv. perforantes vorzunehmen. Am wichtigsten sind die **mittleren und die oberen Cockett-Gefäße** (Abb. 9-115). Der Peroransverschluss erfolgt durch den LaproClip, eventuell ergänzt durch bipolaren Strom und nur in ausgewählten Fällen mittels LigaSure®. Negative Folgen durch den Ausfall der kleinen Begleitarterien oder Hautnerven haben wir nicht gesehen.

> **Cave** Übermäßige Anwendung der Elektrokoagulation!

(6) Einer besonderen Beachtung bedürfen die **anterioren Gefäße** der mittleren und oberen Gruppe, die in einer Duplikatur des Periost der Tibia verlaufen. Sie werden im Einzelnen aufgesucht, mobilisiert und disseziert.

> **Cave** Diese paratibialen Cockett-Vv.-perforantes werden wegen ihres versteckten Verlaufes leicht übersehen.

(7) Die **unteren Cockett-Venen** spielen im Krankheitsgeschehen kaum eine Rolle. Der operative Raum wird nach distal immer enger, deshalb darf gegebenenfalls auf ihre Dissektion verzichtet werden.

> **Cave** Operation bei schlechter Übersicht. Die Verletzung der A. tibialis posterior oder des N. tibialis ist möglich, wenn das Endoskop mit zu starkem Druck in den engen subfaszialen Bereich der Peripherie vorgeschoben wird. Dieses Risiko ist nicht unbedingt gerechtfertigt.

(8) Anschließend drehen wir das Endoskop um, damit auch die Region zum Knie hin in entsprechender Weise versorgt wird.

(9) Bei **Kombination** der ESDP **mit der partiellen Saphenaresektion** gibt es verschiedene Varianten.

> **!** Wir **trennen** die Sanierung des extrafaszialen Venensystems zeitlich von der ESDP. Es gibt Patienten mit chronischer venöser Insuffizienz, bei denen allein durch den endoskopischen Eingriff das Behandlungsziel erreicht wird.

Viele Operateure führen die Krossektomie am Anfang durch und schieben den Stripper bis zum distalen Insuffizienzpunkt vor. Dann werden die Blutleere angelegt und die ESDP vorgenommen. Schließlich erfolgen das Stripping-Manöver von proximal nach distal (oder umgekehrt) und die Phlebektomien.

(10) Bei sorgfältiger Präparation mit Vermeidung einer störenden Blutung verzichten wir grundsätzlich auf eine **Redon-Drainage**. Andere Operateure wenden sie regelmäßig an (s. u.). Zuletzt werden der **Kompressionsverband** angelegt und dabei die Blutleere entfernt.

Instrumentarium

XION medical, Berlin
Kaltlicht und Kamera am Ende des Handgriffs, dadurch einfache Handhabung. Gebrauch von endoskopischen Standardinstrumenten bis 7,5 mm Durchmesser möglich. Relativ großes Endoskop. Fernseh-Monitoring.

Storz, Tuttlingen
Begleitende Nerven und Arterien nicht immer sicher abzugrenzen.

Storz, Tuttlingen
Relativ langes Endoskop, das den gesamten intrafaszialen Raum erreicht. Direkte monofokale Sicht, deshalb einfache und schnelle Bedienung. Arbeitskanal 5,5 mm. Fernseh-Monitoring. Preiswertes Instrumentarium.

Wolf, Knittlingen
Relativ kurzes Endoskop mit guter Handhabung durch günstige Position des Handgriffs. Arbeitskanal 5 mm. Für Laserinstrumente geeignet. Fernseh-Monitoring.

Olympus
Abgewinkeltes Endoskop. Aufwärts blickende Optik mit oben liegendem Arbeitskanal. Geeignet für Instrumente bis 5 mm Durchmesser. Fernseh-Monitoring. Zwei Größen: 16- und 22-mm-Schaft. Handinstrumente sind Metzenbaumschere und Bipolarzange.

Ethicon (Laparoscopy Instruments)
Erfordert 2 oder 3 Ports, dadurch größere Invasivität. Hoher Insufflationsdruck bis 40 mmHg, auch dadurch weite endoskopische Arbeitsfläche. Wird mit endoskopischen Standardinstrumenten bedient. Fernseh-Monitoring.

Komplikationen der Hauer-Perforansdissektion

Hautnekrosen und andere **thermische Schäden** sind nach Einführung der bipolaren Koagulation kaum noch beobachtet worden.

Mit Nachblutungen und **Hämatomen** muss gerechnet werden. Deshalb erscheinen die Einlage der Redon-Drainage und ihre engmaschige Überwachung in den ersten postoperativen Stunden empfehlenswert. Hauer verzichtet darauf in der Regel.

Wundinfektionen werden in bis zu 4% der Operationen beobachtet. Bei einer Gefährdung erscheint deshalb die Infektionsprophylaxe angezeigt (S. 136).

Mit **Sensibilitätsstörungen** im Bereich des N. saphenus ist in einem Prozentsatz bis zu 9% zu rechnen (Fischer et al 1997). Sie werden in der Hauptsache durch die Koagulation bei Blutungen verursacht. Weit distal liegt der N. tibialis ohne muskuläre Abdeckung frei im Operationsbereich und kann leicht durch operative Manipulationen verletzt werden.

Studie. Gloviczki et al. (1999) aus der Mayo-Clinic in Rochester beurteilten in einer multizentrischen Studie die Ergebnisse der endoskopischen Perforansdissektion (ohne Fasziotomie) mit Ausschaltung der extrafaszialen Refluxstrecke. Von 146 Patienten hatten 64% eine primäre Varikose und 36% ein postthrombotisches Syndrom. Bei 69% bestand ein florides und bei 11% ein abgeheiltes Ulcus cruris. Die kumulative Ulkusheilung belief sich nach der Operation auf 88%. Jedoch betrug die kumulative Rezidivquote des Ulkus nach einem Jahr

16% und nach zwei Jahren 28%. Dabei war die postthrombotische Krankheit doppelt so häufig betroffen wie die primäre Varikose. In der Diskussion wurde vermerkt, dass innerhalb von 16 Monaten bereits bei 37% der Patienten neue oder persistierende Vv. perforantes nachzuweisen waren.

Rezidivvarikose der Cockett-Venen
(C_2 E_P A_{P18} P_R)

Prospektive Untersuchungen zur Rezidivrate der Krankheit nach der Operation liegen nicht vor. Es ist anzunehmen, dass sich eine regelrecht dissezierte variköse V. perforans nicht regeneriert. Es gibt aber andere Gefäße aus der Cockett-Gruppe, von denen sich die eine oder andere Vene im Laufe der Zeit zu einer neuen Krampfader umbilden kann. Die Bedingungen dazu sind insbesondere dann gegeben, wenn eine sekundäre Leitveneninsuffizienz, ein postthrombotisches Syndrom oder andere Krankheiten des tiefen Venensystems vorliegen. Die Operation erscheint in der gleichen Weise wie bei der Erstbehandlung indiziert.

Historische Operationsverfahren

In der Vergangenheit wurden eine Reihe von Operationsmethoden angegeben, um die Perforansdissektion *ohne einen größeren Hautschnitt* vorzunehmen und damit die Gefahr der Wundheilungsstörung beim chronischen venösen Stauungssyndrom zu umgehen. Sie sind zugunsten der endoskopischen Operationstechnik verlassen worden.

Beim **Klapp-Diszisionsverfahren** (1923) wurden nach der Krossektomie multiple subkutane Durchschneidungen der Krampfadern mit einem sichelförmigen *Saphenotom* durchgeführt. Die Dissektion der Vv. perforantes wird auch heute noch vereinzelt angewandt.

Die **Häkchenmethode nach Bassi** (1981) erfreute sich in der phlebologischen Praxis einer großen Beliebtheit. Die erste Mitteilung erfolgte 1965. Der spiralförmige Haken wurde durch eine kleine Inzision über der V. perforans gedreht, sodass sich die Vene daran aufkräuselte und herausgezogen werden konnte.

Die **Perforantendiszision nach Feuerstein** (1973). Von einem kleinen Hautschnitt aus wird die insuffiziente V. perforans mit kleinen Klemmen gefasst, herausgezogen und exstirpiert. Die Blutung kommt durch digitale Kompression zum Stehen.

Die **subfasziale nicht selektive Perforansdissektion nach Hach und Ziogara** (1981) wurde in Verbindung mit der paratibialen Fasziotomie durchgeführt. Von einer 4 cm langen Inzision innenseitig unterhalb des Knies wurde ein breiter Spatel subfaszial eingeführt und nach distal vorgeschoben. Die Vv. perforantes reißen dabei ab. Die schwallartige Blutung kommt durch manuelle Kompression zum Stehen. Das Verfahren wurde mit der paratibialen Fasziotomie kombiniert, die im Rahmen der ESPD weiter ihre Bedeutung erhalten hat (S. 291).

9.9.4 Varikose der Sherman-Perforans
(C_2 E_P A_{P18} P_R)

Die Sherman-Perforans befindet sich etwa in der Mitte des Unterschenkels auf der Linton-Linie (vgl. Abb. 9-102, 9-103, S. 147). Die klinische Bedeutung ihrer varikösen Degeneration ist gering. Meistens findet sich nur ein kleines Krampfaderkonvolut. Die Diagnose wird durch die Duplexsonographie gestellt. Gegebenenfalls kommt die selektive subfasziale Perforansdissektion nach May in Betracht.

Medizingeschichte. R. Stanton **Sherman** war als Chirurg an der Universität von San Francisco tätig. In seiner Arbeit über die *Anatomie und Chirurgie der Vv. perforantes* (1944) hat er sich in der Hauptsache mit der Region des Hunter-Kanals befasst und hier in jedem Fall die ausgiebige Freilegung aller Verbindungsvenen bis direkt zur Einmündung in die V. femoralis superficialis gefordert. Das war nur von einem 8 cm langen Hautschnitt aus möglich. Die nach ihm benannte V. perforans lokalisierte er mit dem Multiple Tourniquet Test und beschrieb sie quasi in einem Nebensatz als „deficient perforator from 18 to 22 cm above the sole of the foot".

Bemerkenswert war Sherman's *Operationstechnik*. Vor dem Eingriff wurden erst alle Krampfadern am Unterschenkel sklerosiert. Dann legte Sherman die V. saphena magna in der Krosse frei und injizierte retrograd 4 ml eines Sklerosierungsmittels. Nach 10 bis 15 Min. war die V. saphena magna thrombosiert. Während dieser Zeit erfolgte die Krossektomie. Dann wurde die Exstirpation der Stammvene mit dem (extravasalen) Mayo-Stripper vorgenommen und die anderen thrombosierten Krampfadern durch lokale Exzisionen entfernt. Die Operation verlief so ohne Blutungen.

9.9.5 Varikose der Boyd-Perforans
(C_2 E_P A_{P18} P_R)

Die Boyd-Perforansinsuffizienz ist handbreit unterhalb des Knies an der Innenseite des Unterschenkels lokalisiert (vgl. Abb. 9-102, S. 147; Tab. 9-7, S. 148). Sie wird nur selten gesehen. In unserem Krankengut mit ca 20 000 Phlebographien ließ sie sich in 12 Fällen eindeutig nachweisen. Entsprechend ihrem anatomischen Verlauf zwischen der V. tibialis posterior und der V. saphena magna kann sie ausnahmsweise einmal das Krankheitsbild der inkompletten Stammvarikose verursachen. Die klinische Symptomatik ist gering ausgeprägt. Gegebenenfalls wird zur chirurgischen Therapie im Sinne der May-Operation geraten.

In klinischen Statistiken wird die Inzidenz der Boyd-Perforansvarikose wesentlich höher angegeben. Sehr wahrscheinlich liegt hier eine Verwechslung mit dem distalen Insuffizienzpunkt einer Stammvarikose der V. saphena magna im Stadium III und dem Konvolut der konjugierenden Seitenastvarikose vor.

Medizingeschichte. **A. M. Boyd** und **D. J. Robertson** untersuchten 1947 das extrafasziale Venensystem durch regionäre Injektionen eines Röntgenkontrastmittels. Die Operation einer Stammvarikose bestand in der Venendissektion mit retrograden Sklerosierungen. Dazu wurden die V. saphena magna in der Leiste und unmittelbar unterhalb des Tibiakondylus, insuffiziente Perforantes nur am unteren Drittel des Oberschenkels und eine Verbindung zur V. saphena parva (wenn vorhanden) unterbunden. Das später als **Boyd-Vene** bezeichnete Gefäß ist folgendermaßen beschrieben: *„Perforating veins linking the superficial with the deep veins occur regularly below the knee. One large perforater is often present about 1 inch (25,4 mm) below the articular margin of the tibia."*

9.9.6 Varikose der Dodd-Perforans
(C_2 E_P A_{P17} P_R)

Die Dodd-Perforansvarikose (Dodd 1964) hat für die Venenchirurgie eine wesentliche Bedeutung. Sie kommt als Ursache der inkompletten Stammvarikose und als Rezidivvarikose relativ häufig in Betracht (Abb. 9-53 und 9-54, S. 112 f.).

Anatomie und Topographie
Die Dodd-Gruppe besteht aus 2–4 Gefäßen im mittleren Drittel des Oberschenkels. Es sind relativ lange und zarte Verbindungen zwischen der V. saphena magna oder ihren Seitenästen und der V. femoralis superficialis.

Pathomorphologie und Pathophysiologie
Bei der Dodd-Perforansvarikose ist immer **nur ein einzelnes Gefäß** degeneriert, das eine Länge von etwa 4 cm hat und sich bis auf Fingerdicke erweitern und aneurysmatisch ausbuchten kann. Durch den retrograden Blutstrom entsteht an der Einmündung in die V. saphena magna der proximale Insuffizienzpunkt (S. 113). Von hier aus schreitet die variköse Degeneration der Stammvene dann nach distal im Sinne der **inkompletten Stammvarikose** fort. Es bildet sich ein **Rezirkulationskreis** aus. Ein chronisches venöses Stauungssyndrom entsteht aber seltener.

Klinik
Die richtige Diagnose ist manchmal aufgrund eines ausgeprägten Blow-outs, dem **Dow-Zeichen**, zu vermuten. Eine so genannte Faszienlücke lässt sich am Oberschenkel nicht tasten.

Diagnostik
Nach dem klinischen Befund allein bleiben immer differenzialdiagnostische Schwierigkeiten gegenüber der Abgrenzung zur kompletten Stammvarikose bestehen. Nur die bildgebenden Verfahren erlauben eine verlässliche Dokumentation der hämodynamischen Bedingungen. Die **Duplexsonographie** führt in der Regel zur richtigen Diagnose. Trotzdem wird bei allen Formen der inkompletten Stammvarikose zur **Phlebographie** geraten, da sich der Chirurg bezüglich der Auffindung des Gefäßes und seines genauen Verlaufs auch während der Operation genau orientieren muss.

Therapie
■ **Operation**
Die **selektive subfasziale Dissektion** gilt als Behandlungsmethode der Wahl. Der Ablauf des Eingriffs wurde im Rahmen der inkompletten Stammvarikose ausführlich beschrieben (S. 113).

9.9.7 Varikose der May-Perforans
(C_2 E_P A_{P18} P_R)

In der Mitte der Wade befindet sich die May-Perforans (May 1974), die von der V. saphena parva zu den Gastroknemiusgefäßen zieht. Ihre Insuffizienz führt in der Regel zu einem deutlichen Blow-out, denn jede Kontraktion der Wadenmuskulatur wirkt sich als Jet unmittelbar auf das extrafasziale Kommunikationsgefäß aus. In der Umgebung dieses „insuffizienten Gastroknemius-Punktes" liegt in der Regel ein umschriebenes Krampfaderkonvolut (Abb. 9-116). Die Krankheit verursacht Schmerzen, aber kaum jemals lokale Hautveränderungen. Die Therapie besteht in der **selektiven subfaszialen Peroransdissektion**.

Seltener führt die insuffiziente May-Perforans zu einer **inkompletten Stammvarikose** der V. saphena parva (vgl. Abb. 9-97, S. 143). Die Stammvene erscheint dabei in ihrem proximalen Anteil suffizient, distal der Einmündung der May-Vene (dem proximalen Insuffizienzpunkt) aber varikös degeneriert.

9.9.8 Varikose der lateralen V. perforans (C_2 E_P A_{P18} P_R)

Die laterale V. perforans zieht von einem seitlichen kleinen Ast der V. saphena parva zu den Vv. tibiales anteriores, zu den Venen des M. gastrocnemius oder des M. soleus. Ihre Varikose spielt eine größere praktische Rolle (Dodd und Cockett 1956; s. Abb. 9-117). Sie kann solitär auftreten, bei Angiodysplasien oder bei der Kombination mit einer kompletten oder inkompletten Stammvarikose der V. saphena parva einmal die Ursache des chronischen venösen Stauungssyndroms sein. Der Blow-Out und die so genannte Faszienlücke sind lateral-hinten an der distalen Drittelgrenze des Unterschenkels zu beobachten (S. 143, 337).

> **Cave** Eine Verwechslung mit einer lateralen Muskelhernie ist eigentlich nicht möglich, denn diese ist seitlich-*vorn* und immer *an beiden Beinen* in symmetrischer Position zu finden.

■ **Operation**
(1) Die selektive Dissektion der lateralen V. perforans kann in Rückenlage des Patienten, leichter aber in Bauchlage vorgenommen werden. Der **Zugang** ist über einen Längsschnitt von 3 cm möglich.

9 Die primäre Varikose

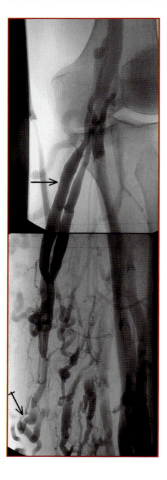

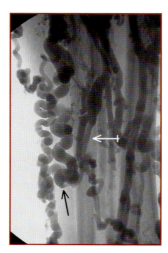

Abb. 9-116 (links) May-Perforansvarikose (⊢→). Krampfaderkonvolut, das von den Gastroknemiusvenen ausgeht (—→). Darstellung durch aszendierende Pressphlebographie links im seitlichen Strahlengang.

Abb. 9-117 (oben) Laterale Perforansvarikose (—→). Retrograde Auffüllung des Krampfaderkonvoluts über die Soleusvenen (⊢→). Darstellung durch aszendierende Pressphlebographie bei Innenrotation.

Klinik

Das klinische Bild ist pathognomonisch. Die stark geschlängelt verlaufende Krampfader zieht von der lateralen Seit der Kniekehle zum Unterschenkel (Abb. 9-118 a–c).

Diagnostik

Die Diagnose lässt sich durch die **Duplexsonographie** bestätigen. Bei der aszendierenden **Pressphlebographie** stellt sich das Gefäß unter dem Valsalva-Versuch von der V. poplitea aus dar. Es kommt vor allem auf die Abgrenzung gegenüber der Stammvarikose der V. saphena parva an. Beide Gefäße münden etwa auf gleicher Höhe in die V. poplitea ein.

> ! Wie bei allen Operationen in der Kniekehle vermittelt die Vorlage des Phlebogramms dem Chirurgen während des Eingriffs eine größere Sicherheit.

Therapie

■ **Operation**

(1) Der Eingriff wird in **Bauchlage** des Patienten mit leichter Anbeugung im Kniegelenk durchgeführt. Der Zugang entspricht dem zur V. saphena parva. Meistens verläuft die V. perforans aber nicht mitten durch die Kniekehle, sondern weiter lateral, zwischen dem Caput fibulare musculi gastrocnemii und dem M. plantaris, in die Tiefe.
(2) Die Vene wird an einem Faden angeschlungen und durch vorsichtige Präparation bis zur **Einmündung in die V. poplitea** verfolgt. Dort erfolgen die Ligatur und Abtragung. Es gehen keine Äste ab. Durch die Anbeugung im Kniegelenk wird der Vorgang erleichtert.

> **Cave** Die Kniekehlen-Perforans ist geschlängelt, zartwandig und bei der Präparation sehr vulnerabel. Sie kann bei zu starkem Zug leicht abreißen. Im diesem Fall sollte das Aufsuchen des zentralen Stumpfes wegen des Risikos von Nebenverletzungen besser unterbleiben.

(3) Beim Abriss sind alle blinden Manipulationen gefährlich, weil das Operationsgebiet viel tiefer und enger ist als bei der Parva-Krossektomie durch die Mitte der Kniekehle. Unter **Streckung des Kniegelenks** und leichter digitaler Kompression kommt die Blutung aus der V. perforans von selbst zum Stehen. So lange wird abgewartet.
(4) Kleine Varizen werden durch die **Miniphlebektomie** entfernt.
(5) Es ist darauf zu achten, dass der Kompressionsverband nicht zu fest angelegt wird, um eine **Druckschädigung des N. peroneus** zu vermeiden. Nach Abklingen der Anästhesie sollte der Kompressionsverband überprüft werden.

(2) Nach der Dissektion wird die Faszienlücke von den meisten Operateuren durch die Z-Naht verschlossen.

> ! Trotz des typischen Befundes lässt sich die laterale Perforansvarikose leicht übersehen, wenn nicht bei der klinischen Untersuchung und bei der Duplexsonographie speziell nach ihr gesucht wird. Sie verschlechtert sich meistens schnell, sobald sie nach der Operation einer Stammvarikose erhalten bleibt.

9.9.9 Varikose der Kniekehlen-Perforans ($C_2\ E_P\ A_{P18}\ P_R$)

Die V. perforans der Kniekehle, die **Popliteal-Area-Vein** von Dodd (Dodd 1959), ist zwischen oberflächlichen Gefäßen und der V. poplitea angelegt.

Indikationen zur Operation

Die Anzeige zur Operation ergibt sich in der Hauptsache durch die erhebliche ästhetische Beeinträchtigung. Eine chronische venöse Insuffizienz entwickelt sich daraus nicht. Die Größe des Eingriffs und seine Umstände sind etwa mit der Parva-Krossektomie zu vergleichen.

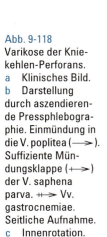
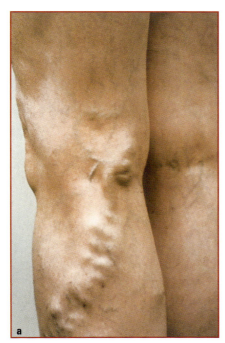
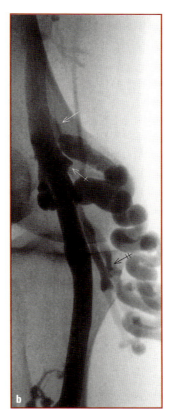
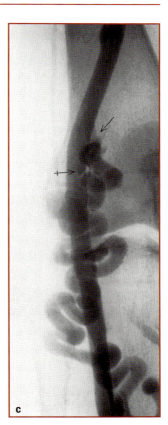

Abb. 9-118
Varikose der Kniekehlen-Perforans.
a Klinisches Bild.
b Darstellung durch aszendierende Pressphlebographie. Einmündung in die V. poplitea (→). Suffiziente Mündungsklappe (↦) der V. saphena parva. ⇸ Vv. gastrocnemiae. Seitliche Aufnahme.
c Innenrotation.

9.9.10 Varikose der Hach-Profunda-Perforans (C_2 E_P A_{P17} P_R)

Wir konnten die hämodynamischen Bedingungen der Profunda-Perforans-Varikose durch die Varikographie abklären (Hach 1985). Es besteht eine breitlumige klappenlose Verbindung zur V. profunda femoris.

Indikation zur Operation

Die Krankheit führt zur ästhetischen Beeinträchtigung durch die auffälligen Krampfadern. In Anbetracht der insuffizienten transfaszialen Kommunikation ist die chirurgische Therapie angezeigt.

Klinik

Die Profunda-Perforans-Varikose verursacht ein charakteristisches klinisches Bild, das eine **Blickdiagnose** erlaubt. Die Krampfader tritt aus einer deutlich tastbaren Faszienlücke an der Außenseite des proximalen Oberschenkels hervor und zieht in engen Windungen distalwärts. Manchmal verursacht sie Schmerzen. Es bestehen keine Verbindungen mit einem Rezirkulationskreis (Abb. 9-119 a und b).

Diagnostik und Therapie

Die Diagnose wird durch die Palpation der so genannten Faszienlücke und die **Duplexsonographie** gestellt. Bei der aszendierenden Pressphlebographie stellt sich die insuffiziente V. perforans infolge der Venenklappen im Profundasystem *nicht* dar, nur durch die **Varikographie**.

■ Operation

Das Prinzip der Operation besteht in der **selektiven subfaszialen Dissektion**. In der Regel genügt dazu die Lokalanästhesie.
(1) Über der Faszienlücke werden ein 2 cm langer querer **Hautschnitt** angelegt und die V. perforans vorsichtig herauspräpariert. Unterhalb der Faszie erfolgt die Abtragung.
(2) Die kleine Faszienlücke wird verschlossen. Die Krampfadern am Oberschenkel lassen sich durch die **Miniphlebektomie** entfernen. In der Regel reicht ein Klebeverband am Oberschenkel aus.

9.10 Retikuläre Varikose (C_1 E_P A_{S1} P_R)

In unserem Kulturkreis kommen retikuläre Krampfadern und Besenreiservarizen außerordentlich häufig vor. Fast jeder zweite Erwachsene ist mehr oder weniger davon betroffen. Entweder treten sie isoliert oder in Kombination mit jeder anderen Form der primären Varikose auf. Oft finden sie sich in größeren Narben. Die Lokalisation ist an allen Stellen des Beins möglich.

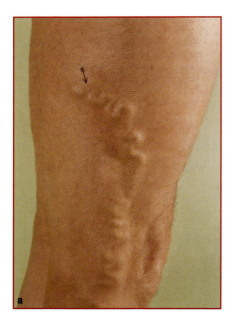 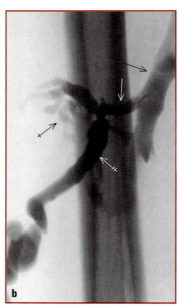

Abb. 9-119 Hach-Profunda-Perforans.
a Klinisches Bild mit Blow-out (↔).
b Darstellung durch Varikographie. → V. profunda femoris; ⊢→ Einmündende Muskeläste; ⊬→ Profunda-Perforans.

Definition. Retikuläre Krampfadern liegen im Subkutangewebe und haben keine hämodynamische Beziehung zum tiefen Venensystem. Die nosologische Bedeutung ist gering, die ästhetische dafür umso größer. Besenreiser befinden sich in der Haut.

Im Gegensatz zur Stamm- und Seitenastvarikose bildet sich die retikuläre Varikose in den mittleren und vor allem späteren Lebensjahren aus. Sie hat eine große Neigung zur **Rezidivierung**, und zwar unabhängig von den vorausgegangenen Behandlungsarten.

Pathogenese

Bei der Entstehung der retikulären Varikose spielen vielfältige Faktoren eine Rolle. Hervorzuheben ist eine hohe genetische Determinierung. Bei der Erkrankung eines Elternteils beträgt das Risiko der Ausbildung 44 %, sind beide Elternteile erkrankt, schon 88 %. Hinzu kommen wichtige hormonelle Einflüsse bei der Frau, insbesondere in der Schwangerschaft. Weiterhin sind die Einwirkungen von Übergewicht und Ernährung, körperlicher Aktivität und Inaktivität, der Temperatur, der Umwelt und anderer Faktoren bekannt. Eine große Bedeutung hat die retikuläre Varikose auch im Rahmen des postthrombotischen Syndroms.

Klinik

Die Blickdiagnose ist ohne Weiteres möglich. Größere retikuläre Krampfadern verursachen manchmal juckende Sensationen und bei Hitze ein lokales Stauungsgefühl. Gelegentlich läuft auch eine Thrombophlebitis ab. Die **symptomatische Varikose** ist im Sinne der RVO als Krankheit anzusehen und bedarf der Behandlung: Dem Chirurgen und dem konservativen Phlebologen stehen die Miniphlebektomie und die Sklerosierung zur Verfügung.

Diagnostik

Das Problem der Untersuchung besteht hauptsächlich darin, eine andere Form der Varikose nicht zu übersehen. Daher sollte immer ein kompletter phlebologischer Status einschließlich der Duplexsonographie erhoben werden.
Problematisch an der retikulären Varikose und Besenreisern ist, dass im Verständnis vieler Patienten alle Formen der Krampfadern in einen Topf geworfen werden. Es bedarf einer **zeitaufwändigen Erklärung**, um den lebenslang anhaltenden Erfolg der Operation einer Stammvarikose gegenüber der jährlich an anderer Stelle wiederkommenden retikulären Varizen abzugrenzen.

9.10.1 Operationsverfahren

Miniphlebektomie

Diese Operation steht in Konkurrenz zur Sklerosierungstherapie und nicht zu den anderen chirurgischen Verfahren. Jedoch müssen die Prinzipien der Chirurgie streng eingehalten werden. Heute lassen sich auch kleine und kleinste Krampfadern bis zu den Besenreisern damit behandeln (Ramelet 1993).

Definition. Die Miniphlebektomie ist eine Operation zur Entfernung retikulärer Krampfadern mit höchstem Anspruch an die Ästhetik. Sie wird vom Operateur in einem Operationsraum durchgeführt. Der Patient erhält die notwendigen Aufklärungen über die Risiken der Lokalanästhesie sowie über die Gefahren von Nebenverletzungen an Nerven- und Lymphgefäßen sowie Infektionen.

9.10 Retikuläre Varikose

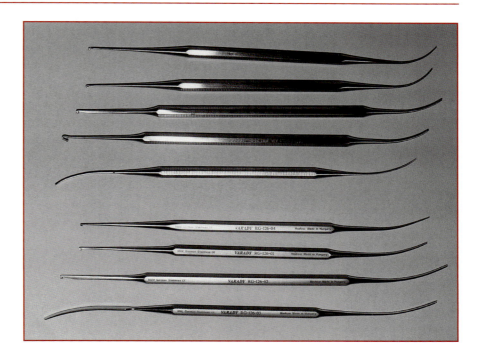

Abb. 9-120 Varizen-Chirurgie-Set nach VARADY (Aesculap Tuttlingen).

■ Operation

Es stehen verschiedene Sets von Instrumenten zur Verfügung, z. B. von Varady (Abb. 9-120), von Ramelet und anderen. Am besten übt sich der Chirurg mit einem bestimmten Besteck ein. Die Methode geht auf den Schweizer Phlebologen Muller (1966) in Neuchatell zurück.

(1) Nach vorheriger Rasur und Markierung der Krampfadern im Stehen mit einem Stift (z. B. permanent marker edding 3000®) wird das Operationsgebiet steril abgedeckt. Die Lokalanästhesie reicht in der Regel aus.

(2) Über den markierten Stellen werden die **Stichinzisionen** mit einem spitzen Skalpell Nr. 11 oder einem feinen sichelförmigen Messer angelegt und die Varize mit speziellen hakenförmigen Instrumenten oder Moskitoklemmen aufgesucht, präpariert, hervorgezogen und extrahiert. Kleine Blutungen kommen spontan zum Stehen. Der Eingriff kann 60 Minuten und länger dauern.

(3) Alle Präparationen sollen *unmittelbar* am Gefäß erfolgen. Regionen, in denen die Lymphbahnen und viele kleine Hautnerven verlaufen, sind mit Vorsicht zu betrachten. Das trifft besonders auf die Innenseite des Unterschenkels zu. Am besten ist es, eine **„Regio nole me tangere"** entlang dem Verlauf des N. saphenus und des medialen Lymphbündels einzuräumen. Als Alternative würde sich in diesem Bereich auch die Sklerosierung anbieten (Abb. 9-121).

Cave Nach ausgedehnter Miniphlebektomie an der Innenseite des Unterschenkels ist mit sekundären Lymphödemen, Lymphfisteln und unangenehmen Sensibilitätsstörungen zu rechnen, die neben den unangenehmen Folgen für den Patienten auch einmal ein juristisches Nachspiel haben können.

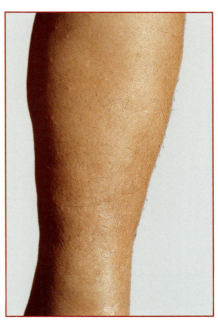

Abb. 9-121 Sekundäres Lymphödem bei einer schlanken 60-jährigen Arztfrau nach Miniphlebektomie („Schnittfreie Methode"). Beide Unterschenkel auch an den Innenseiten übersät mit winzigen Narben, zusammen mehr als 300. Seit der Operation vor 4 Jahren prätibiale teigige Ödeme, die auch über Nacht nicht abklingen. Ausgedehnte Sensibilitätsstörungen. Juristische Auseinandersetzung.

(4) Anschließend werden die Stichwunden durch einen Pflasterverband (Steristrip®) oder durch Hautkleber (Dermabond®) verschlossen (S. 38). Über Druckröllchen aus Watte erhält der Patient einen Kompressionsverband oder einen Kompressionsstrumpf und darf sich frei bewegen. Der nächste Verbandswechsel erfolgt am 2. bis 4. Tag.

Sklerosierung

Die Sklerosierung wird bei der retikulären Varikose von vielen Phlebologen als *Behandlungsmethode der Wahl* angesehen (S. 43). Sie lässt sich in regelmäßigen größeren Abständen wiederholen, dann sind jeweils auch nur wenige Sitzungen erforderlich. Wir bestellen die Patienten dazu ein- bis zweimal im Jahr ein.

Die Sklerosierungstherapie kann auch schon wenige Tage nach der Operation einer Stammvarikose beginnen, jedoch in genügend großer Entfernung zu den frischen Narben. Es ist zu beachten, dass sich der Patient dann vielleicht noch in einer labilen Kreislaufsituation befindet und besonders schmerzempfindlich reagiert. Aus diesem Grunde haben wir bereits vor 30 Jahren die **Sklerosierungstechnik im Liegen** eingeführt. Wichtig erscheint, dass der Patient nicht bettlägerig ist und nach der Behandlung einen flotten kleinen Spaziergang machen kann.

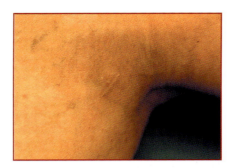

Abb. 9-122 Matting bei einer 38-jährigen Frau sechs Monate nach der Operation einer Stammvarikose der V. saphena magna. Belassung einer Dodd-Perforansvarikose und von dort aus erneute Entwicklung der Stammvarikose über einen ursprünglich gedoppelten Ast der V. saphena magna. Erhebliche Beschwerden. Erneute Operation.

9.11 Besenreiser, Teleangiektasien, Pinselfiguren, Matting (C_1 E_P A_{S1} P_R)

Bei den hohen Ansprüchen an die Ästhetik des modernen Lebens spielen Besenreiser und ähnliche Erscheinungsbilder heute eine große Rolle. Sie sind für den Venenchirurgen in mehrfacher Hinsicht bedeutungsvoll. Im Rahmen der operativen Behandlung seiner Krampfadern wünscht der Patient natürlich auch die Beseitigung dieses Problems. Gelegentlich treten sie als Folge von Operationen am Venensystem oder nach Sklerosierungen auf (Abb. 9-122). Manchmal müssen sie als ein Symptom der chronischen venösen Insuffizienz betrachtet werden (Abb. 13-6, S. 287).

> **Definition.** Bei **Besenreisern** handelt es sich um die variköse Dilatation sehr feiner intradermaler Venen, die sich jeweils einzeln wie ein Blumenstrauß oder ein „Besen" verzweigen. **Teleangiektasien** sehen blau-rot aus, werden von einem zentralen zuführenden Gefäß gespeist und sind auch nach dem Wegdrücken noch zu erkennen. **Pinselfiguren** bestehen aus sehr feinen, dichten, rötlichen Gefäßerweiterungen in der Haut, die sich wegdrücken lassen. Als **Matting** bezeichnet man winzigste intradermale Varikositäten von einem flächenartigen Aspekt, in dem sich keine einzelnen Gefäße mehr erkennen lassen.

Die internationale Literatur verfügt über eine ganze Reihe von **Begriffen**, die teilweise besondere Formen oder Lokalisationen berücksichtigen. Besenreiser: *sunbursts, spider webs, hyphen webs, brindilles de balai de bouleau (b. b. b.)*. Pinselfiguren: *Pinceaux*. Vielfach überschneiden sich diese Formulierungen oder werden als Synonyma verwendet.

> ❗ Besenreiser und vor allem das Matting können durch invasive Behandlungsmethoden oder andere traumatische Einwirkungen entstehen. Das ist beispielsweise am Oberschenkel durch das Stripping-Manöver der Fall oder nach der Überspritzung von Varizen bei der Sklerosierung. Eine **behutsame Behandlungsweise** ist der beste Schutz dagegen, doch lässt sich diese Komplikation nicht immer verhüten.

Die *Schweizerische Gesellschaft für Phlebologie* empfiehlt, Besenreiser und Matting, die kurze Zeit nach einer Operation auftreten, als **postoperative Komplikation** anzusehen. Damit besteht für den Patienten der Anspruch auf die Erstattung der Behandlungskosten durch die Krankenkasse.

Für die Therapie der intradermalen Gefäßveränderungen steht die Sklerosierung mit 0,25 bis 0,5%igem Äthoxysklerol® zur Verfügung. Bei **Teleangiektasien** kann das zentrale Gefäß auch durch die Varady-Phlebektomie extrahiert werden. Das **Matting** wird heute am besten durch die Lasertechnik behandelt. Hierfür sind der Nd YAG KTP 532 nm oder der gepulste Farblaser Candela® 585 nm geeignet. Je feiner die Gefäßstrukturen sind, um so besser werden die Ergebnisse und umgekehrt. In entsprechender Weise verhält es sich mit der Diathermiekoagulation durch das System Varex®.

> **Gefahr der Hyperpigmentierung bei der Sklerosierung von Besenreisern:**
> Zu hohe Konzentration des Sklerosierungsmittels
> Zu großes Volumen des Sklerosierungsmittels
> Zu hoher Injektionsdruck (kleine Spritze <1ml verwenden!)
> Erhöhte Sensibilität des Patienten (dunkler Hauttyp)

Eine besondere Bedeutung kommt der **Corona phlebectatica paraplantaris** zu. Der Begriff wurde 1957 von Van der Molen geprägt und gilt als Symptom der chronischen venösen Insuffizienz. An der Innenseite des Fußes sind kleine Kölbchenvenen, Besenreiser und Stauungsflecken angesiedelt, die sich bei Hochlagerung des Beins größtenteils entleeren (Abb. 13-6, S. 279). Der Symptomenkomplex lässt sich bei der Schmerzempfindlichkeit dieser Region und der sehr hohen Rezidivquote praktisch kaum behandeln. Wenn es aus einzelnen Kölbchenvenen wiederholt zu spontanen Blutungen kommt, ist hier die **selektive Sklerosierung** angezeigt.

9.12 Lebensregeln

Robert May (1980) hat die Lebensregeln für Patienten mit postthrombotischem Syndrom geprägt. Entsprechende Empfehlungen möchten wir auch für die **primäre Varikose** aufstellen. Sie dürfen auch als „ganzheitlicher Ansatz" eines Gesamttherapieplans der Naturheilkunde gesehen werden (Schlenzka 2003).

Bei einem dekompensierten Rezirkulationskreis können Beschwerden über Jahre und Jahrzehnte andauern, auch wenn die Behandlung der Varikose unter optimalen Bedingungen vorgenommen worden ist. Der Patient sollte deshalb in Form des Arztgespräches und zusätzlich durch eine schriftliche Unterweisung über nützliche Verhaltensregeln zur Anpassung seiner Lebensweise aufgeklärt werden.

1. Bewegungsübungen

Die Betätigung der Beinmuskulatur wirkt sich günstig auf die peripheren Venenpumpen aus. Die Beine werden dadurch entstaut. **Gehübungen** sollten so flott wie möglich auf einem naturgewachsenen, elastischen Boden vorgenommen werden. Am besten sind Gehwege in Parks und Waldwege dazu geeignet.

2. Sport

Optimale Sportarten sind **Schwimmen und Fahrradfahren**. Dabei werden die Extremitäten kräftig bewegt, und zwar unter der Entlastung des Körpergewichts. Das Wasser übt zusätzlich noch einen milden Druck auf die Haut und die äußeren Venen aus. Auch gegen Joggen ist nichts einzuwenden. Bergsteigen in größerer Höhe entlastet die periphere Strombahn ebenfalls. Bei Bergvölkern gibt es keine Varikose. In jedem Fall sollte eine ärztliche Untersuchung über die Sporttauglichkeit befinden.

3. Geeignete Schuhe

Jede Frau weiß heute, dass hohe Absätze nicht gesund sind. Durch die extreme Plantarbeugung der Füße werden die peripheren Venenpumpen praktisch außer Funktion gesetzt, und Anschwellungen sind die Folge. Als nicht gerade hübsch aber gut müssen die modernen **Sportschuhe** beurteilt werden, beispielsweise Joggingschuhe. Sie verfügen über eine luftgepolsterte elastische Sohle und ein eingearbeitetes Fußbett. Einen ähnlichen Aufbau der Sohle bieten auch so genannte Stadtschuhe.

4. Kein Barfußgehen

Barfußgehen ist sehr gesund, jedoch nur am Meeresstrand und auf Waldboden. Wir leben aber in einer **asphaltierten Welt**, auch wenn ein Teppichboden darüber gespannt ist. Besonders belastend für die Füße erscheint beispielsweise Küchenarbeit auf harten Fliesen. In der Wohnung werden bequeme medizinische Hausschuhe empfohlen.

5. Hochlagern der Beine

Eine Schwellneigung verursacht tagsüber zunehmende Schmerzen und das Gefühl der Ermüdung. Mittags sollten die Beine für ca. 20 Minuten hochgelagert werden. Neben der Abschwellung wird dadurch auch bewirkt, dass ein zu langer **Tag in zwei kleinere Teile** zerfällt, die so leichter zu bewältigen sind. Das trifft auch besonders für Personen zu, die eine Tätigkeit im Stehen ausüben müssen oder anspruchsvolle Hausarbeiten zu bewältigen haben.

6. Keine beengenden Kleidungsstücke

Die heutige Mode mit eng anliegenden Jeans führt zu einer Überwärmung der Beine. Dadurch werden Stauungen begünstigt. Stattdessen empfehlen wir eine **luftige Oberkleidung**, die überwiegend aus natürlicher Baumwolle hergestellt sein sollte.

7. Natürliche, schlackenreiche Kost

Die Ernährung hat einen erheblichen Einfluss auf die venöse Zirkulation der unteren Extremität, nicht nur in Form des Körpergewichts. Insbesondere wirken sich **chronische Obstipation** und Pressen bei der Stuhlentleerung nachteilig auf den Abfluss des Blutes in den Beckenvenen aus. Der englische Chirurg Harald Dodd (1964) stellte durch seine Untersuchungen in verschiedenen Ländern fest, dass die „1000-year-old-diet" der Einwohner des Zulu-Reservats in Südafrika offensichtlich die Entstehung von Krampfadern verhindert. Diese Kost besteht in der Hauptsache aus der vernünftigen Zusammensetzung natürlicher Nahrungsmittel wie Fleisch, Fisch, Geflügel, frischen Eiern und Käse, Vollkornbrot, frischen Früchten, Nüssen, Rosinen, Salaten und Gemüsen. Insbesondere müssen nach Dodd die Kohlenhydrate in ihrem ursprünglichen Zustand verbleiben. In unseren Regionen ist Kleie eine günstige Nahrungsergänzung.

8. Abendliche Abduschungen

Anwendungen mit **kaltem Wasser** haben einen nachgewiesenen günstigen Effekt auf das periphere Venensystem. Sie regen die Gefäße zur Kontraktion an und vermindern auf diese Weise die venöse Kapazität. Am besten werden die Abduschungen abends durchgeführt – morgens sind die Beine ohnehin noch nicht belastet.

9. Konfektionelle Stützstrümpfe

Bei Stauungsbeschwerden bringen Stützstrümpfe A–D oder Stützstrumpfhosen tagsüber eine **deutliche Erleichterung**. Sie sind in allen modischen Farben in Strumpfgeschäften oder im orthopädischen Fachgeschäft erhältlich und fallen in kosmetischer Hinsicht überhaupt nicht auf. Auch können derartige Strümpfe bei lang dauernden Gefäßoperationen für den Chirurgen von Vorteil sein.

10. Naturarzneimittel empfehlenswert

Die Wirksamkeit bestimmter Phytopharmaka wurde in prospektiven Studien bewiesen. Dazu gehören die Samen von **Rosskastanien, Mäusedorn, Steinklee** u. a. An eine sinnvolle Therapie knüpfen sich zwei Voraussetzungen: Die Behandlung muss lange genug (mindestens 3 Wochen) durchgeführt werden, und sie muss sich später durch einen Auslassversuch als gerechtfertigt erweisen. Venenpharmaka helfen mit, Befindlichkeitsstörungen des Patienten zu mildern oder zu beseitigen. Die Kosten werden von vielen Krankenkassen nicht rückerstattet.

11. Vorsicht bei Langstreckenreisen und bei tropischer Hitze

Im Prinzip wird nicht von Reisen in ferne Länder abgeraten. Vielleicht ist aber die Schwellneigung bei venösen Durchblutungsstörungen größer als bei gesunden Personen. Das trifft für **Busreisen** noch in stärkerem Maße zu als für Flugreisen. Die Beachtung der entsprechenden Maßnahmen ist deshalb wichtig.

Sonnenbestrahlung selbst schadet den Venen nichts, aber wohl eine starke Hitzeeinwirkung. Deshalb sind Sonnenbäder nicht zu übertreiben und die Beine im Anschluss daran kalt abzuduschen.

Beim **Badeurlaub** in südlichen Gefilden sollte man sich an das Go-and-stop auf der deutschen Autobahn erinnern: „Go" heißt, gehe abwechselnd immer einmal ins Meer, um dann das „stop" am Strand fortzusetzen.

12. Hormonbehandlungen der Frau möglich

Durch die hormonelle Antikonzeption und den Hormonersatz in der Menopause können Befindlichkeitsstörungen durch die venöse Blutstauung betont werden. Auch die Neubildung von Krampfadern ist eventuell in verstärktem Maße möglich. Die primäre Varikose stellt aber **keine Kontraindikation zur Hormonbehandlung** dar. Die Entscheidung darüber liegt bei der Patientin und ihrem Gynäkologen.

Literatur

Babcock WW. A new operation for the exstirpation of varicose veins. New York Med J 1907; 23: 153–6.

Bassi G. Perforantesdiszision mit der Hakenmethode: Technik, Indikationen, Ergebnisse. In: May R, Partsch H, Staubesand J. Venae perforantes. München, Wien, Baltimore: Urban und Schwarzenberg 1981; 250–6.

Bell JB. Zit. n. Marschall J 1875.

Boyd AM, Robertson DJ. Treatment of varicose veins. Possible danger of injection of sclerosing fluids. Brit Med J 1947; 452–4.

Bräumer HJ. Postoperative Magnakrossen-Rezidivinsuffizienz nach Versorgung mit resorbierbarem oder nicht resorbierbarem Faden. Vasomed 2004; 16: 134.

Braune W. Die Oberschenkelvene des Menschen. Leipzig: Veit 1873.

Breuninger H. Cryostripping of the long saphenous vein with a percutaneous guidable probe. J Dermatol Surg 2001; 27: 545–8.

Brunner U (Hrsg). Breitner Chirurgische Operationslehre Band XIII. Gefäßchirurgie. Urban & Schwarzenberg 1996.

Butler CM, Scurr JH, Coloridge Smith PD. Prospective randomised trial comparing conventional (Babcock) stripping with inverting (pin) stripping of the long saphenous vein. Phlebology 2002; 17: 59–63.

Capelli M, Molino Lova R, Ermini S, Turchi A, Bono G et al. Ambulatory conservative hemodynamic management of varicose veins: Critical analysis of results at 3 years. Ann Vasc Surg 2000; 14: 376–84.

Cecca R. Contributo clinico alla cura delle varici. Clinica chirurgica 1908; 16: 1427. Zbl Chir 1909; 7: 227–31.

Cockett FB. The pathology and treatment of venous ulcers of the leg. Br J Surg 1953; 43: 260–78.

Cockett FB, Jones DEE. The ancle blow-out-syndrome. A new approach to the varicose ulcer problem. Lancet 1953; 264: 17–23

Corcos L, Procacci T, Peruzzi G, Macchi C, De Anna D. External valvuloplasty of the sapheno-femoral junction versus high ligation or disconnection. Phlebol 1996; 25: 2–10.

Delbet P. Traitement des varices par l'anastomose saphénofemorale. Bull Acad Med 1906; 18: 12–19

Denck H, Hugeneck J, Garaguly G. Folgenschwere Fehler bei Varizenoperationen speziell in der Leiste. In: Brunner U. Die Leiste. Bern, Stuttgart, Wien: Huber 1979; 148–59.

Dinkel R. Venenerkrankungen, ein kostenintensives Krankheitsgeschehen. Die Entwicklung der Krankheitskosten zwischen 1980 und 1990. Phlebol 1997; 26: 164–8.

Dodd H. The cause, prevention, and arrest of varicose veins. Lancet 1964: 809–11.

Dodd H. Varicosity of the external and pseudovaricosity of the short (external) saphenous vein. Brit J Surg 1959; 46: 520–30

Dodd H, Cockett FB. The pathology and surgery of veins of the lower limb. Edinburgh: Livingstone 1956.

Faisst O. Ueber die Unterbindung der Vena saphena magna nach Trendelenburg bei Unterschenkelvarizen. Bruns Beitr Klin Chir 1895; 14: 153–71.

Feuerstein W. Optimale Varizentherapie. Vasa 1973; 2: 275–9.

Feuerstein W. Zur Behandlung der Vena-saphena-parva-Varizen. Phlebol 1993; 22: 230–5.

Fischer H. Venenleiden – Eine repräsentative Untersuchung in der Bundesrepublik Deutschland (Tübinger Studie). München: Urban und Schwarzenberg 1981.

Fischer R. Die chirurgische Behandlung der Varizen. Aktuelle Probleme in der Angiologie: 29. Bern, Stuttgart, Wien: Huber 1976; 153.

Fischer R, Schwahn-Schreiber C, Sattler G. Ergebnisse der Konsenskonferenz über die subfasziale Endoskopie der Vv. perforantes des medialen Unterschenkels. Phlebol 1997; 26: 60–5.

Fischer R, Linde N, Duff C, Jeanneret C, Seeber P. Das Krosserezidiv – eine Nachkontrolle nach 34 Jahren. Phlebol 2000; 29: 17–22.

Fischer R, Schwahn-Schreiber Ch, Sattler G, Duff C. Die Indikation zur subfaszialen endoskopischen Perforanssanierung hat sich geändert. Phlebologie 2004; 33: 145–8.

Flessenkämper I. Iatrogener Verschluss der Arteria femoralis communis nach Krossektomie der Vena saphena magna. Phlebologie 2003; 32: 127–30.

Franceschi C. Théorie et pratique der la cure conservatrice et hémodynamique de l'insuffisance veineuse en ambulatoire. Précy-sous-Thil: Armoncon 1988.

Frings N, Tran VTP, Nelle A, Glowacki P. Krossenrezidiv der Vena saphena magna trotz korrekter Krossektomie: Neoangiogenese. Phlebol 1999; 28: 144–8.

Frings N, Nelle A, Tran P et al. Reduction of Neoreflux after correctly performed ligation of the saphenofemoral junction. A randomized trial. Eur J Endovasc Surg 2004; 28: 246–52.

Gasser G, Pohl P, Mildner A. Läsionen des Nervus saphenus in Abhängigkeit von der Technik des Strippings. Phlebol 1995; 24: 76–7.

Geier B, Barbera L, Stücker M, El Gamma S, Mumme A. Venenerhaltende Therapie der V. saphena magna: Erfahrungen mit der extraluminalen Valvulotomie. Vasomed 2002; 14: 240–6.

Giacomini C. Osservazioni anatomiche per servire allo studio della circulazione venosa dell estremita inferiore Parte I-III. Giornale R Acad Med (Torino) 1873; 1: 109–21

Gloviczki P, Bergan JJ, Rhodes JM, Canton LG, Harmsen S et al. Med-term results of endoscopic interruption for chronic venous insufficieny: Lessons learned from the North Americna Subfascial Endoscopic Perforator Surgery registry. Vasc Surg 1999; 29: 489–502.

Graefe von CF. Zit. n. Marshall J 1875.

Hach W. Spezielle Diagnostik der primären Varikose. Untersuchungen des extrafaszialen Venensystems unter normalen und pathologischen Bedingungen mit der aszendierenden Preßphlebographie. Gräfelfing: Demeter 1979.

Hach W. Die Varikose der Profunda-Perforans, ein typisches phlebologisches Krankheitsbild. VASA 1985; 14: 155–7.

Hach W. Die Rezirkulationskreise der primären Stammvarikose. Ein neues theoretisches Konzept, basierend auf dem Trendelenburg'schen Gedanken. Chir Praxis 1993; 47: 319–22.

Hach W. Zugangswege für die präfemorale Ligatur und Dissektion des kurzen Saphenastumpfes bei der Operation einer Rezidivvarikose. Gefäßchirurgie 1996; 1: 56–7.

Hach W. Was ist CHIVA. Gefäßchirurgie 2002; 7: 244–50.

Hach W, Girth E, Lechner W. Einteilung der Stammvarikose in 4 Stadien. Phlebol Proktol 1977; 6: 116–23.

Hach W, Hach-Wunderle V. Phlebographie der Bein- und Beckenvenen. Konstanz: Schnetztor 1994; 3–10.

Hach W, Hach-Wunderle V. Die Rezirkulationskreise der primären Varikose. Berlin, Heidelberg, New York: Springer 1994; 26–54.

Hach W, Hach-Wunderle V. Die Aufklärung zur Thromboseprophylaxe mit Heparin in der Venenchirurgie. Gefäßchirurgie 2001; 6: 219–26.

Hach W, Hach-Wunderle V. Das theoretische Verständnis der Rezidivvarikose nach Operation. Gefäßchirurgie 1998; 3: 42–6.

Hach W, Hach-Wunderle V. Nervenläsionen in der Chirurgie der primären Varikose. Gefäßchirurgie 2002; 7: 97–102.

Hach W, Schirmers U, Becker L. Veränderungen der tiefen Leitvenen bei einer Stammvarikose der V. saphena magna. In: Müller-Wiefel H (Hrsg). Mikrozirkulation und Blutrheologie. Baden-Baden, Köln, New York: Witzstrock 1980; 468–70.

Hach W, Vanderpuy R. Operationstechnik der paratibialen Fasziotomie zur Behandlung des chronisch-venösen Stauungssyndroms bei schwerer Varikose und beim postthrombotischen Syndrom. Med Welt 1985; 36: 1616–8.

Hach-Wunderle V, Fink M, Blees N, Scharrer I. Tissue fibrinolytic activity in different types of varicose veins. Angiology 1986; 37: 718–24.

Hagmüller GW. Komplikationen bei der Chirurgie der Varikose. Kongressbericht der Deutschen Gesellschaft für Chirurgie. Langenbecks Arch Klin Chir (Suppl) 1992; 470–4.

Halliday P. Repeat high ligation of the saphenous vein. Aust NZ J Surg 1970; 39: 354.

Hardy JG, Whalley DR, Makin GS, Perkins AC. The duration of bleeding following varicose vein stripping. Clin Phys Physiol Meas 1983; 4: 85–7.

Hauer G. Die endoskopische subfasziale Diszision der Perforansvenen – vorläufige Mitteilung. VASA 1985; 14: 59–61.

Hauser M, Brunner U. Neue pathophysiologische und funktionelle Gesichtspunkte zur Insuffizienz der Vena saphena parva. VASA 1993; 22: 338–41.

Helmig L. Häufigkeit von Frühkomplikationen bei 13 024 Krampfaderoperationen. Phlebol u Proctol 1983; 12: 184–95.

Jecht EW. Crosse oder Krosse; zur Etymologie des Wortes. Phlebol Proktol 1983; 12: 64–6.

Jessup G, Lane RJ. Repair of incompetent venous valves: a new technique. J Vasc Surg 1988; 8: 569–75.

Karewski. Zur operativen Behandlung der Varicen und der variköse Phlebitis. Berliner Klin Wochenschr 1901; 38: 309–11.

Katzenstein M. Demonstration über die functionelle Heilung der Varicen durch Operation. Verh D Ges Chir 1911; 40: 264–5.

Kistner RL, Straub Foundation. Classification and grading of chronic venous disease in the lower limb: A consensus statement. Phlebology 1995; 10: 42–5.

Klapp R. Experimentelle und klinische Studie über Varizen. Arch Klin Chir 1923; 127: 500–13.

Klyss HG, Noppeney T, Gerlach H, Braunbeck W, Ehresmann U et al. Leitlinie zur Diagnostik und Therapie des Krampfaderleidens. Entwicklungsstufe S2. Phlebol 2004; 33: 211–21.

Kubik S, May R. Das Verspannungssystem der Venen in der Subinguinalregion. In: Brunner U. Die Leiste. Bern, Stuttgart, Wien: Huber 1979; 51–65.

Kuster G, Lofgren EF, Hollinshead WH. Anatomy of the veins of the foot. Surg Gynec Obstet 1981; 127: 817–23.

Lang J, Wachsmuth W. Bein und Statik. Praktische Anatomie Bd. I Teil 4. Berlin, Heidelberg, New York: Springer 1972; 54–6; 73–91; 226–30.

Largiadèr J, Brunner U. Grossvaskuläre Komplikationen der Krossektomie. In: Brunner U. Die Leiste. Bern, Stuttgart, Wien: Huber 1979; 160–6.

Li AKC. A technique for reexploration of the saphenofemoral junction for varicose veins. Brit J Surg 1975; 62: 745–

Linß W, Fröber R. Bemerkungen zur Anatomie der Beinvenen. Phlebologie 2003; 32: 65–7.

Limborgh van J. Anatomie der Venae communicantes. Zbl Phlebol 1965; 4: 268–71.

Lurie F, Creton D, Eklof B, Kabnick LS, Kistner RL et al. Prospective randomized study of endovenous radiofrequency obliteration (Closure procedure) versus ligation and stripping in a selected patient population (EVOLVEeS Study). J Vasc Surg 2003; 38: 207–14.

Madelung O. Ueber die Ausschälung circoider Varicen an der unteren Extremität. Verh Dtsch Ges Chir 1884; 13: 114–7.

Maeso E, Juan J, Escribano JM, Allegue N, Di Matteo A et al. Comparison of clinical outcome of stripping and CHIVA for treatment of varicose veins in the lower extremities. Ann Vasc Surg 2001; 15: 601–5.

Marshall J. A new method of treating bad cases of varicose veins of the leg. Brit Med J 1875; 104.

May R. Chirurgie der Bein- und Beckenvenen. Stuttgart: Thieme 1974; 155–8.

May R. Die Lebensregeln nach R May beim propterthrombotischen Zustandbild. In: May R (Hrsg). Alltagsprobleme und Alltagskomplikation bei Venenerkrankungen. Stuttgart, New York: 1980.

May R, Nissl R. Die Phlebographie der unteren Extremität. Stuttgart: Thieme 1973.

Mayo CH. Treatment of varicose veins. Surg Gynec Obstet 1906; 2: 383–8

Mendoza E. Chiva Handbuch. Wunstdorf: Arrien 2002.

Min RJ, Khilnani N, Zimmet SE. Endogenous laser treatment of saphenous vein reflux: long-term results. J Vasc Interv Radiol 2003; 14: 991–6.

Moro G. Ueber die Pathogenese und die zweckmäßigste Behandlung der Krampfadern der unteren Expremitäten. Beitr Klin Chir 1910; 71: 420–35.

Muller R. Traitement des varices par la phlébectomie ambulatoire. Bull Soc Fr Phléb 1966; 19: 277–9.

Nabatoff RA. A complete stripping of varicose veins under local anaesthesia. New York State J Med 1953; 53: 1445–8.

Negus D. Complications de la chirurgie veineuse superficielle lésions nerveuses dans la jambe et dans la fosse poplitée. Phlébologie 1993; 46: 601–2.

Oesch A. Der Pin-Stripper und der Retriever. Technik und Resultate. Vasomed 1998; 10: 292–6.

Perthes G. Ueber die Operation der Unterschenkelvaricen nach Trendelenburg. Dtsch Med Wochenschr 1895; 21: 253–7.

Poeck K. Neurologie. Berlin, Heidelberg, New York: Springer 1996; 426–32.

Präve F, Hach-Wunderle V, Hach W. Duplexsonographische Beurteilung des belassenen Segments nach partieller Resektion der Vena saphena magna wegen Stammvarikose; Betrachtungen zur Verwendbarkeit als Transplantat. Vasa 2002; 31 (Suppl 61): 65.

Proebstle TM, Lehr HA, Kargl A, Espinola-Klein C, Rother W. Endovenous treatment of the greater saphenous vein with a 940-nm diode laser; Thrombotic occlusion after endoluminal thermal damage by laser-generated seam bubbles. J Vasc Surg 2002; 35: 29–36.

Proebstle TM, Gul D, Kargl A, Knop J. Endovenous laser treatment of lesser saphenous vein with a 940-nm diode laser: early results. Dermatol Surg 2003; 29: 357–61.

Rabe E, Pannier-Fischer F, Bromen K, Schuldt K, Stang A et al. Bonner Venenstudie der Deutschen Gesellschaft für Phlebologie. Phlebol 2003; 32: 1–28.

Rabe E, Pannier-Fischer F, Gerlach H, Breu FX, Guggenbichler S et al. Leitlinien zur Sklerosierungsbehandlung der Varikose. Phlebologie 2003; 101–6.

Ramelet AA. Die Behandlung der Besenreiservarizen: Indikationen der Phlebektomie nach Müller. Phlebol 1993; 22: 163–7.

Ricci S, Caggiati A. Echoanatomical patterns of the long saphenous vein in patients with primary varices in healthy subjects. Phlebology 1999; 14: 54–8.

Rodrigus I, Bleyn J. For how long do we have to advise elastic support after varicose vein surgery. A prospective randomized study. Phlebology 1991; 6: 95–8.

Sagoo KS, Vari R, Helmdach M, Salfeld K. Chirurgie der Vena Giacomini. Phlebologie 2004; 33: 1–7.

Schadeck M. Duplex-kontrollierte Sklerosierungsbehandlung der Vena saphena magna. Phlebol 1996; 25: 78–82.

Schäfer K. Verlauf, Fasziendurchtritte und Einbau der Vv. perforantes. In: May R, Partsch H, Staubesand J. Venae perforantes. München, Wien, Baltimore: Urban und Schwarzenberg 1982; 37–45.

Schlenzka K. Naturheilverfahren in der Phlebologie. Phlebologie 2003; 32: 60–4.

Schuller-Petrovic S, Kern T, Reischle S, Weiss EC. VNUS Closure Multizenterstudiengruppe. Mittelfristige Ergebnisse (3 und 4 Jahre) nach endovaskulärer Varizenobliteration mittels Radiowellenenergie – eine prospektive, randomisierte Multizenterstudie. Phlebol 2003; 32: A21.

Sherman RS. Varicose veins. Anatomic findings and an operative procedure based upon them. Ann Surg 1944; 120: 772–84.

Staubesand J. Matrix-Vesikel und Mediadysplasie, ein neues Konzept zur formalen Genese der Varikose. Phlebol Proktol 1978; 7: 109–14.

Stranzenbach W, Hach W. Phlebographische Verlaufsbeobachtungen der sekundären Popliteal- und Femoralveneninsuffizienz bei Stammvarikose. Phlebol 1991; 20: 25–9.

van der Stricht J. Saphenectomie par invagination sur fil. Presse Méd 1963; 71: 1081.

Tiedt N, Hach W, Pflug JJ. Störungen des venösen Systems. In: Zwiener U. Allgemeine und klinische Pathophysiologie. Jena, Stuttgart: Fischer 1993; 475–512.

Trautner B. Röntgenmorphometrische Untersuchungen des Saphenatrichters anhand von Phlebogrammen. Inaugural-Dissertation. Justus-Liebig-Universität Gießen 1985.

Trendelenburg F. Ueber die Unterbindung der Vena saphena magna bei Unterschenkelvaricen. Beitr Klin Chir 1890; 7: 195–210.

Weber J, May R. Funktionelle Phlebologie. Stuttgart, New York: Thieme 1990.

Widmer LK, Stähelin HB, Nissen C, da Silva A. Venen-, Arterien-Krankheiten, koronare Herzkrankheit bei Berufstätigen. Prospektiv-epidemiologische Untersuchung. Basler Studie I–III 1959–1978. Bern, Stuttgart, Wien: Huber 1981; 57–136.

Wienert V, Willer H. Epidemiologie der Venenerkrankungen. Stuttgart, New York: Schattauer 1992.

10 Die Bein- und Beckenvenenthrombose

Die tiefe Bein- und Beckenvenenthrombose gibt es nur beim Menschen. Zu früheren Zeiten, als nach Operationen und Unfällen noch die langfristige Bettruhe angeordnet wurde, rief sie durch die „*Lungenembolie aus heiterem Himmel*" große Befürchtungen hervor. Auch heute ist diese Gefahr nicht vollständig gebannt, jedoch haben wir gelernt, besser damit umzugehen.

> **Definition.** Bei der thromboembolischen Krankheit handelt es sich um den vollständigen oder teilweisen Verschluss der tiefen Bein- und Beckenvenen durch Blutgerinnsel. Ohne entsprechende Therapie ist die Thrombose bis zu einer Selbstlimitierung progredient. Der Abriss von Thromben und ihre Abschwemmung in den Lungenkreislauf führen zur Lungenembolie. Über ein offenes Foramen ovale des Herzens können auch Embolien im großen Kreislauf auftreten.

Die thromboembolische Krankheit spielt in der gesamten Medizin eine wichtige Rolle, ganz besonders aber in der Venenchirurgie (Abb. 10-1). Die übersehene Diagnose bringt den Patienten in eine Risikosituation von Mortalität, akuter Morbidität und langfristigem Leiden. Andererseits belastet die falsche Annahme einer Thrombose den Patienten in emotionaler Hinsicht und verursacht Gefahren und beträchtliche Kosten durch eine unnötige Behandlung. Deshalb ist dieser Krankheitskomplex wie kein anderer auch mit forensischen Aspekten belastet.

10.1 Medizingeschichte der Thrombose

In der medizinischen Literatur des Altertums hat sich das Krankheitsbild der tiefen Bein- und Beckenvenenthrombose wohl hinter dem Begriff der *Oedemata* verborgen. Eine mit wassersüchtigen Schwellungen einhergehende Krankheit passte als *Kalter Schleim* gut in die **Säftelehre** der alten Philosophen und Ärzte (vgl. Abb. 1-1, S. 1).

Zu Beginn des 18. Jahrhunderts war die Beziehung der *Ödemkrankheit* zum Venensystem zwar bekannt, man wusste aber nicht viel damit anzufangen. Der berühmte Wundarzt **Matthäus Gothofried Purmann** (1648–1727) lebte noch ganz in der antiken Lehre des Galen von den Körpersäften und ordnete die *Ödemkrankheit* dem Phlegmatischen Temperament zu.

Purmann war in mehreren ostdeutschen Städten tätig, zuletzt in Breslau. In seiner *Chirurgia curiosa* (1694, 1716) beschrieb er auch die Thrombose: „Es ist eine Sache, davon man nicht viel reden kann, und daran dem Wundartzte nicht wenig gelegen. Bey alten Personen findet man diese Geschwulst am meisten, bey jungen nach grossen ausgestandenen Kranckheiten. Die materia peccans (peccare = sündigen, freveln) ist nur ein zäher Schleim und gelinde Gelatin, die in den Gefässen eingeschlossen (ist) und dardurch dieselben nach und nach so ausgedehnet, daß sie zerreissen möchten."

Die erste ausführliche Beschreibung der Thrombose und der Lungenembolie trug **John Hunter** (1728–1793) in einem Vortrag am 6. Februar 1784 vor der *Londoner Society for the Improvement of Medical and Chirurgical Knowledge* vor. Er beschrieb eine Entzündung, die sich bei der Sektion teilweise als wandadhärentes Gerinnsel und teilweise als koagulierte Lymphe darstelle. Bald gehe der Prozess in eine Erweichung, in die *suppuration* über. Hunter kannte auch die Lungenembolie als Todesursache bei der Thrombose. Zur Behandlung erfand er einen Kompressionsverband aus Leinen.

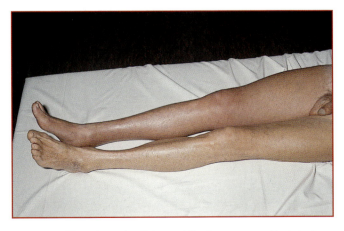

Abb. 10-1 Thrombose der Bein- und Beckenvenen rechts bei einem 63-jährigen Mann.

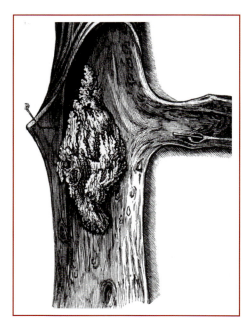

Abb. 10-2 Zeichnung aus Virchows berühmter Arbeit „*Phlogose und Thrombose im Gefäßsystem*": „Fortgesetzter, etwas zerklüfteter Pfropf der Vena cava inferior, aus der V. renalis dextra hervorgehend, während die sinistra zum grossen Theil durch einen alten, schon organisirten Thrombus verstopft ist und nur, wo die Sonde steckt, eine partielle Erhaltung der Lichtung stattgefunden hat."

Der große Weitblick von John Hunter kann nicht hoch genug eingeschätzt werden. Seinerzeit wurde die Phlegmasia alba im Wochenbett von **Mauriceau** 1688 und von **Mesnard** 1743 als ein Reflux der Lochien in das betroffene Bein angesehen. Im Jahre 1759 beschrieb **Puzos** die Phlegmasia alba des Puerperiums als *depots de lait*. Eine dritte Theorie wurde von **Wight** 1784 in Manchester als Obstruktion der Lymphbahnen aufgestellt.

Um die Wende zum 19. Jahrhundert herrschten über die Natur der Thrombose weiterhin recht unklare Vorstellungen, wie 1818 in Puchelts Monographie über *Das Venensystem in seinen krankhaften Verhältnissen* nachzulesen ist. **Friedrich August Benjamin Puchelt** (1784–1856) war Professor der Medizin an der Universität Leipzig. Sein Begriff der Venosität war noch eng mit der alten Säftelehre verbunden und entsprach dem Phlegmatischen Temperament. Er verstand darunter venöse Entzündungen in allen Organen, besonders aber in den großen Venen und im rechten Herzen. Zum Venismus gehörten auch Krankheiten wie die Gicht, der Krupp oder das Puerperalfieber. In mehreren Kasuistiken wurde der frequente Puls (Mahler-Zeichen) als dominierendes klinisches Symptom hervorgehoben. Das große Verdienst von Puchelt ist, die klinische Symptomatik der Thrombose anhand von Kasuistiken mit den pathologisch-anatomischen Befunden koordiniert zu haben.

Im 19. Jahrhundert entwickelte sich die pathologische Anatomie als eigenständiges Fachgebiet. Die intravasale Blutgerinnung ließ sich jetzt als Krankheitsentität abgrenzen. **Jean Cruveilhier** (1791–1874, Pathologe in Paris) führte die Bezeichnung Phlebitis ein und wollte damit auf die entzündliche Ursache der Krankheit hinweisen. Er hielt die zentrale Erweichung des Thrombus – wie schon Hunter 1793 – fälschlicherweise für Eiter, stellte aber bereits fest, „dass eine primär eitrige Venenentzündung nicht vorkomme, sondern dass im Anfang immer ein Blutgerinnsel vorhanden sei".

Rudolf Virchow (1821–1902, Pathologe in Berlin) klärte die morphologischen Verhältnisse am Mikroskop auf und veröffentlichte seine Forschungsergebnisse in der Zehnten Vorlesung am 17. März 1858 unter dem Titel *Metastasirende Dyscrasie*. Auf ihn gehen die heutigen Begriffe *Thrombus* und *Thrombose*, *Embolus* und *Embolie* zurück (Abb. 10-2).

Die **Formen der Thrombose** nach Virchow 1856 sind:
▶ Marantische Thrombose
▶ Compressions-Thrombose
▶ Dilatations-Thrombose
▶ Traumatische Thrombose
  – Aderlass-Thrombose
  – Amputations-Thrombose
▶ Thrombose der Neugeborenen
▶ Puerperale Thrombose
▶ Secundäre Thrombose nach Entzündungen der Gefäßwand

Virchow unterschied also sieben Formen der Thrombose: „Die marantische Thrombose ist diejenige Form, welche nicht bloss wegen ihrer Häufigkeit, sondern auch wegen ihrer Folgezustände, namentlich wegen der partiellen, schmerzhaften Oedeme (Phlegmasia alba dolens) von grosser praktischer Wichtigkeit ist. Diese Form findet sich im Gefolge der mannichfaltigsten Krankheiten, welche mit Siechthum (Marasmus) verbunden sind. Sie ist insbesondere sehr gewöhnlich im Laufe der chronischen Kachexien, der Phthisen, der Krebse, bei Leuten mit langem Krankenlager, daher namentlich bei chirurgischen Fällen und bei Lähmungen, aber ebenso in der Reconvalescenz der schweren fieberhaften Krankheiten, insbesondere der Typhen, der protrahirten Puerperalerkrankungen."

Virchow äußerte sich auch zur Lokalisation und zur Ursache der Thrombose. „In den Muskelästen beginnen die Thrombuskerne sehr gewöhnlich hinter Klappen. Andere Male freilich wird die eigentliche Phlebitis die Bedingung für Thrombose, indem sich auf der inneren Wand Unebenheiten, Höcker, Vertiefungen und selbst Ulcerationen bilden, welche für die Entstehung des Thrombus Anhaltspunkte bieten."

Schon wenige Jahre später, 1865, beschrieb der französische Internist **Armand T. Trousseau** (1801–1867) das klinische Bild der Phlegmasia alba dolens und der Lungenembolie ausführlich in seinem Standardwerk *Clinique médicale de l'Hôtel Dieu de Paris*. Er wies präzise darauf hin, dass Veränderungen in der Zusammensetzung des Blutes „by allen Cachexieen,

namentlich bei der tuberkulösen und krebsigen" eine entscheidende Rolle spielen.
Trousseau war es, der die pathologische Zusammensetzung des Blutes als Ursache der Phlegmasia alba erkannte, sodass eine **Virchow-Trias** dem Inhalt nach hier erstmalig genannt wird. Ein großes Verdienst von Trousseau besteht darin, dass er durch vergleichende pathologisch-anatomische Untersuchungen die hohe Koinzidenz der Phlegmasie mit der Krebskrankheit festgestellt hat, was als **Trousseau-Syndrom** in die Literatur eingegangen ist. Am häufigsten sah Trousseau die Phlegmasia alba dolens beim Magenkarzinom.
Auch die Tragik seiner eigenen Krankheit und sein Tod waren mit dem Magenkarzinom verknüpft. Am Neujahrstag 1867 teilte Trousseau seinem Freund und Kollegen Dr. Peter mit, dass er bald sterben würde. In der Nacht sei eine Phlebitis am linken Arm aufgetreten, und die lasse ihm keinen Zweifel an der Natur seiner Krankheit, einem Magenkarzinom. Trousseau starb am 27. Juni 1867. Er hatte den Krebs bei sich selbst an der Thrombose erkannt und nur sechs Monate überlebt.

Im deutschen Sprachraum wurden bald Kapitel über die Thrombose und die Embolie in die großen Lehrbücher aufgenommen. Den Begriff Phlebothrombose wandte erstmals **von Bardeleben** in seinem *Lehrbuch der Chirurgie und Operationslehre* 1859 an. Er unterschied dabei aber nicht zwischen den Krankheiten der oberflächlichen und der tiefen Venen im Sinne der heute gültigen Lehre.
Heinrich von Bardeleben (1819–1895) war Ordinarius für Chirurgie in Greifswald und an der Berliner Charité (vgl. S. 247). Er kannte die Vorgänge der Progredienz und der Rekanalisation eines Thrombus bereits recht genau: „Obturirende Gerinnsel werden zuweilen in der Art resorbirt, dass sie in der Mitte durchgängig werden und somit einen Canal darstellen, der das obere Stück des Venenrohrs wieder mit dem unteren in Verbindung setzt."
Aus gerinnungsphysiologischer Sicht wurde die Pathogenese der Thrombose durch die Entdeckung von Fibrin 1862 durch **Alexander Schmidt** in Dorpat und die definitive Beschreibung der Blutplättchen 1882 durch **Giulio Bizzozero** in Turin aufgeklärt. Die mikrozirkulatorischen Untersuchungen von **Carl J. Eberth**, Professor in Halle, und seinem Assistenten **Curt Schimmelbusch** 1885 vermitteln eine Vorstellung von der Thrombogenese in einer heute noch überzeugenden Weise. Die Verlangsamung der Blutströmung im Gefäß führt dazu, dass sich der wandständige Blutplättchenthrombus ausbilden kann.
Felix Mendel im Krankenhaus Essen an der Ruhr führte 1909 den Begriff der *Thrombophilie* ein und meinte damit eine „Disposition zur Thrombenbildung – ob erworben oder angeboren".
Aufgrund der Beobachtung an Patienten mit rezidivierenden Thrombosen nahm Mendel „entweder einen Mangel an Antithrombinen oder einen Überschuss an Thrombokinasen oder beides gleichzeitig" an. Allerdings konnte er sich aus der vorherrschenden Infektionstheorie nicht lösen, denn „in den weit überwiegenden Fällen von Thrombose wird irgendeine vorausgegangene Infektion als die eigentliche Ursache der Gerinnung" festzustellen sein, die zu einer Endothelschädigung geführt hat. Eine erbliche Disposition wurde von Mendel abgelehnt.
Viola Hach-Wunderle hat in den achtziger Jahren des vergangenen Jahrhunderts an der Universität Frankfurt eine der ersten großen Sammelstatistiken über die relative Häufigkeit der kongenitalen Formen einer Thrombophilie erstellt und im Rahmen ihrer Habilitationsarbeit veröffentlicht. Seitdem wurden auf der ganzen Welt unzählige Daten über die Pathophysiologie der Thrombose bis in die Molekularbiologie hinein zusammengetragen.

10.2 Chirurgische Anatomie und Physiologie der tiefen Bein- und Beckenvenen

Es wurde bereits dargestellt, dass der Aufbau des peripheren Venensystems einem Netzwerk entspricht (S. 5). Durch die großen Faszien des Beins werden die tiefen Leitvenen und die Muskelvenen von den oberflächlichen Gefäßen getrennt und durch die Vv. perforantes wieder miteinander verbunden. Deshalb hat ein thrombotischer Verschluss der tiefen Venen immer auch Rückwirkungen auf das extrafasziale System. Für den Abfluss des Blutes aus der Gliedmaße kommt den intrafaszialen Leitvenen die vorherrschende Bedeutung zu. Die peripheren Venenpumpen wirken in der Hauptsache über die Fußvenen und über die Muskelvenen des Beins.

Genaue Kenntnisse der Anatomie und der speziellen Strömungsbedingungen in den Bein- und Beckenvenen gelten als Voraussetzung, um die adäquate Untersuchungsmethode für eine differenzierte Diagnostik bestimmter Venenkrankheiten auszuwählen und um pathologische Zusammenhänge richtig zu deuten. Sie sind die Grundlage der großen Venenchirurgie.

10.2.1 Tiefe Fußvenen

Die **V. plantaris** verläuft parallel zur gleichnamigen Arterie. Sie bildet einen nach außen konvexen Bogen, in den zahlreiche kleine Gefäße aus den umliegenden Muskeln und Knochen, aber auch Vv. perforantes einmünden (Abb. 10-3). Oft ist sie doppelt angelegt und etwas spindelförmig gestaltet. Die V. plantaris enthält nur wenige, mitunter auch keine Klappen. Proximal vom oberen Sprunggelenk geht sie in die Vv. tibiales posteriores über, die den größten Teil des venösen Blutes aus dem Fuß ableiten. Die Gefäße lassen sich mithilfe der Duplexsonographie gut beurteilen.

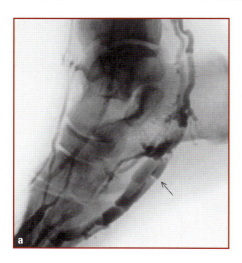 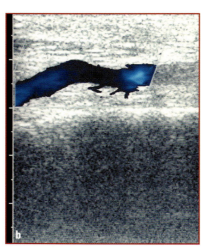

Abb. 10-3 Fußvenen.
a Darstellung durch aszendierende Phlebographie, seitliche Aufnahme. Doppelung der V. plantaris (→) und der Vv. tibiales posteriores.
b Farbkodierte Duplexsonographie der V. plantaris.

10.2.2 Tiefe Unterschenkelvenen

In der Thrombosediagnostik spielen die Vv. crurales eine große Rolle, in der Venenchirurgie nur ausnahmsweise.

Anatomie und Physiologie

Die Vv. tibiales anteriores, die Vv. tibiales posteriores und die Vv. fibulares verlaufen mit der zugehörigen Arterie jeweils in einer Gefäßscheide. Jede der drei **Venengruppen** besteht aus einem oder zwei, selten auch aus drei Gefäßen (Abb. 10-4 a und b). Sie nehmen zahlreiche Muskelvenen und Vv. perforantes auf.
Zwischen den Gruppen der drei tiefen Leitvenen verlaufen die zarten **Brückenvenen** in querer oder schräger Richtung. Sie spielen bei der Ausbildung des tiefen Kollateralkreislaufs eine gewisse Rolle. Die Brückenvenen konnten von uns bei 28% der Probanden mit gesundem Venensystem phlebographisch nachgewiesen werden (Abb. 10-4 a).
Die **Vv. tibiales posteriores** gehen aus der V. plantaris des Fußes hervor. Sie ziehen bogenförmig hinter dem Innenknöchel herum. Am Unterschenkel verlaufen sie zwischen den tiefen und oberflächlichen Plantarflexoren, die als Stell- und Fortbewegungsmuskeln bei jeder Gelegenheit aktiviert werden. Daraus erklärt sich ihre große Bedeutung für die Wadenmuskelpumpe und den Rücktransport des Blutes zum Herzen.
Untereinander stehen die Venen *einer* Gruppe durch schräg verlaufende Anastomosen miteinander in Verbindung, sodass sich auf dem Phlebogramm das Bild einer Sprossenleiter ergibt. Dementsprechend wird von **Sprossenvenen** gesprochen. Die zarten Gefäße können für die Ausbildung des Kollateralkreislaufs beim thrombotischen Verschluss (S. 257) oder für die Ausprägung der sekundären Tibialveneninsuffizienz (S. 89, 151) eine gewisse Bedeutung erlangen (Abb. 10-4 b).
Die **Vv. tibiales anteriores** stammen aus den Vv. dorsales pedis. Proximal vereinigen sie sich oft zu einem solitären Gefäß, das an seinem bogenförmigen Verlauf bei der Durchkreuzung der Membrana interossea zu identifizieren ist.
Die **V. fibularis** kommt aus der äußeren Region der Ferse. Meistens ist sie einstämmig angelegt und mündet proximal in eine der Vv. tibiales posteriores oder anteriores ein. Die V. fibularis weist in ihrem mittleren Bereich eine mehr oder minder ausgeprägte **regionäre Phlebektasie** auf, die proximal und distal von suffizienten Venenklappen begrenzt wird. Diese physiologische Gefäßerweiterung darf nicht mit pathologischen Veränderungen verwechselt werden. Sie ist so typisch, dass sie sich zur Unterscheidung des Gefäßes gegenüber anderen Venen eignet (Abb. 10-5 a und b). Im Laufe des Lebens kann die Phlebektasie zunehmen und in regressive Veränderungen übergehen.
Die **Klappen** sind in den Vasa cruris in relativ kurzen Abständen von 3–5 cm angelegt. Dadurch gelingt bei der Phlebographie die Unterscheidung gegenüber den oberflächlichen Venen, die einen geringeren Klappenbesatz haben. Bei den Stämmen einer Venengruppe liegen die Klappen mitunter auf gleicher Höhe, was ihre Identifizierung erleichtert.
Die Vasa cruris lassen sich mit der **Duplexsonographie** gut beurteilen. Die Untersuchung erfolgt am sitzenden Patienten mit entspannt herabhängenden Bein (Abb. 10-6). Das anteriore Gefäßbündel ist durch das vordere Kompartment hindurch anzuschallen, die fibulare Venengruppe hinter der Fibula und die posteriore Gruppe zwischen Wadenmitte und Hinterkante der Tibia. Einzelheiten der Morphologie sind nur bei schlanken Beinen zu erfassen. Die Thrombosediagnostik hat eine hohe Sensitivität, die jedoch durch schwere Hautveränderungen und vor allem durch Ödeme beeinträchtigt wird.
In besonderen Fällen der Thrombosediagnostik kommt die **aszendierende Phlebographie** in Betracht. Bei der üblichen Aufnahmetechnik mit **Innenrotation von 30 Grad** liegen die Vv. tibiales posteriores über dem Schienbein und die Vv. tibiales anteriores unmittelbar medial oder über dem Wadenbein. Im **seitlichen Strahlengang** bilden sich die Vv. tibiales anteriores über der Tibia und die Vv. tibiales posteriores am

10.2 Chirurgische Anatomie und Physiologie der tiefen Bein- und Beckenvenen

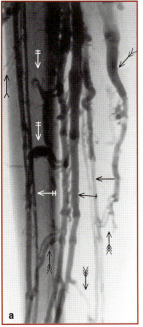
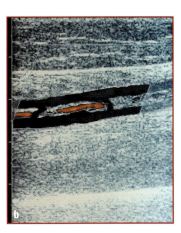
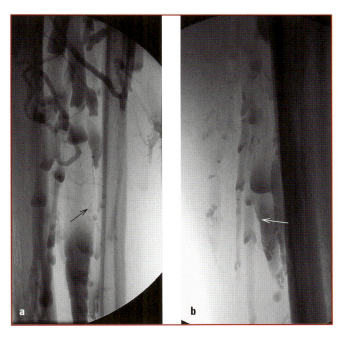

Abb. 10-4 Vasa cruris.
a Darstellung durch aszendierende Pressphlebographie im seitlichen Strahlengang. Vv. tibiales posteriores (→); jeweils zwei Vv. fibulares (↔) und Vv. tibiales anteriores (↦). Einmündende Vv. perforantes (⇒); Muskelvenen (⇛); Brückenvenen (⇶).
b Farbkodierte Duplexsonographie der Vasa tibiales posteriores mit kreuzenden Sprossenvenen. Venen blau kodiert, dazwischen die rot kodierte A. tibialis posterior. Untersuchung am sitzenden Patienten.

Abb. 10-5 Regionäre Phlebektasie der V. fibularis (→) mit suffizienten Venenklappen. Aszendierende Pressphlebographie in der Entleerungsphase. Aufnahmen am linken Bein bei
a Innenrotation und b im seitlichen Strahlengang.

weitesten dorsal in den Weichteilen ab (Abb. 10-4 a). Die V. fibularis projiziert sich immer zwischen die beiden anderen Venengruppen. Die Kenntnis dieser topographischen Beziehungen erlaubt schon die schnelle Orientierung bei der Durchleuchtung am Monitor. Nicht immer stellen sich aber alle Venengruppen bei der Phlebographie spontan dar. Dann ist in der entspannten Hängelage des Patienten der Überlaufeffekt abzuwarten. Sowohl die Leitvenen als auch die Muskelvenen füllen sich dabei retrograd auf (vgl. Abb. 3-10, S. 18).

Spezielle chirurgische Aspekte der topographischen Anatomie

Die schwere Phlebothrombose, insbesondere die Phlegmasia coerulea dolens, geht wahrscheinlich mit einem Kompartmentsyndrom einher. Deshalb ist die Topographie der Faszien am Unterschenkel wichtig. Die Vv. tibiales anteriores verlaufen im anterioren Kompartment, die beiden anderen Venengruppen in der tiefen dorsalen Faszienloge (Abb. 10-7). Alle Kompartments sind chirurgisch zu erreichen (S. 206).

Chirurgischer Zugangsweg zu den Vv. tibiales posteriores im distalen Bereich

Eine chirurgische Intervention kommt ausnahmsweise nur an den Vv. tibiales posteriores in Betracht, beispielsweise zur Anlage einer therapeutischen arteriovenösen Fistel (S. 271). Bei

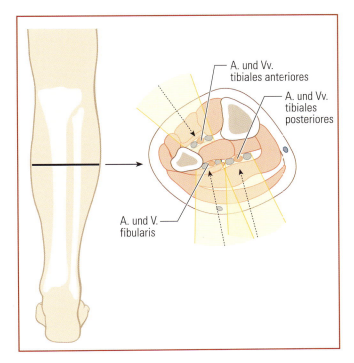

Abb. 10-6 Anschallung der Leitvenen des Unterschenkels in sitzender Position des Patienten mit herabhängendem Bein.

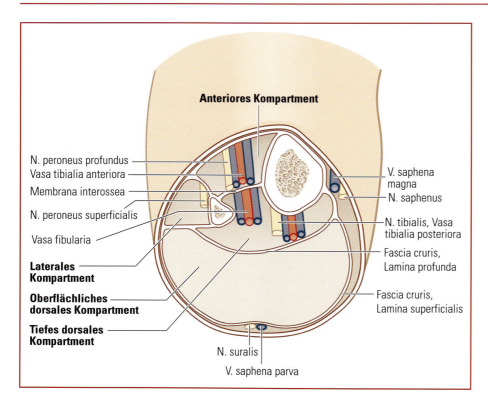

Abb. 10-7 Kompartments des rechten Unterschenkels.

der paratibialen Fasziotomie und bei der endoskopischen Perforansdissektion ist oberhalb der Knöchelregion eine Verletzung der posterioren tibialen Gefäßgruppe möglich, die aber nur für die Arterie eine direkte Rekonstruktion erfordert.

■ **Operation**

(1) Der Patient befindet sich in Rückenlage mit nach außen rotiertem Bein und einer Abpolsterung unter dem Wadenbeinköpfchen. Der Längsschnitt erfolgt in der Linton-Linie oberhalb des Innenknöchels.

(2) Nach Durchtrennung der Faszie liegt das Gefäßbündel zwischen der Sehne des M. flexor digitorum longus und dem M. flexor hallucis longus, bzw der Achillessehne (Abb. 10-8). Hier ist auch gegebenenfalls der Ort für die Anlage einer therapeutischen arteriovenösen Fistel.

10.2.3 V. poplitea

Die Thrombose der tiefen Kniekehlenvene spielt eine große Rolle, jedoch wird die Thrombektomie von der V. poplitea aus heute nicht mehr durchgeführt. Auch für die May-Husni-Operation gibt es kaum noch eine Indikation. Dagegen kommen gelegentlich rekonstruktive Eingriffe vor, z. B. bei einem großen Aneurysma der V. poplitea oder bei Komplikationen in der Chirurgie der V. saphena parva.

Anatomie und Physiologie

Die V. poplitea entsteht aus der Vereinigung der Vv. tibiales anteriores und posteriores am distalen Rand des M. popliteus etwa handbreit unterhalb des Kniegelenkspalts. Sie zieht hinter der Arterie durch die Kniekehle. Zu beiden Seiten liegen die Köpfe des M. gastrocnemius, die das Gefäß bei ihrer Kontraktion auf einen schmalen Spalt einengen und dadurch als Kniekehlenpumpe den zentripedalen Blutstrom beschleunigen (S. 9). Proximal vom Adduktorenschlitz geht die V. poplitea in die V. femoralis superficialis über (Abb. 10-9 a–c).

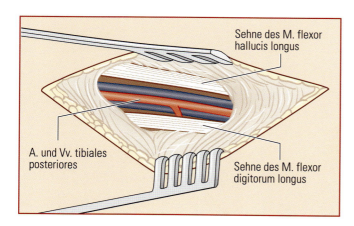

Abb. 10-8 Operativer Zugang zu den Vasa tibiales posteriores.

10.2 Chirurgische Anatomie und Physiologie der tiefen Bein- und Beckenvenen

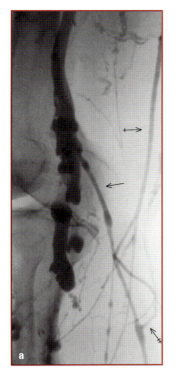
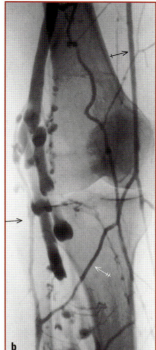
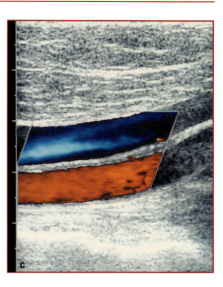

Abb. 10-9 Anatomie der Gefäße im Bereich der rechten Kniekehle. V. saphena parva ⟶. V. saphena magna ⟼. Verbindungsgefäß zwischen den Stammvenen ⟷. Darstellung durch aszendierende Pressphlebographie
a im seitlichen Strahlengang und
b bei Innenrotation. V. poplitea gedoppelt.
c Farbkodierte Duplexsonographie. V. poplitea blau kodiert, oben bzw. dorsal. A. poplitea rot, ventral von der Vene. Beschaffenheit der Gefäßwände gut beurteilbar.

Die V. poplitea nimmt an Zubringern die V. saphena parva, mehrere Vv. perforantes und Gefäße aus der benachbarten Muskulatur auf. Die Mündung der Vv. gastrocnemiae liegt in der Regel 2–3 cm oberhalb des Kniegelenkspalts knapp unterhalb der V. saphena parva oder mit dieser zusammen weiter proximal als gemeinsamer Stamm. Wenn zwei oder drei der tiefen Unterschenkelvenen erst in Höhe des Gelenkspalts oder oberhalb davon zusammentreffen, wird von einer **Doppelung** (36 % nach May und Nißl 1973) beziehungsweise **Dreiteilung** der V. poplitea (2 %) gesprochen. Diese Variationen spielen bei der Diagnostik und chirurgischen Therapie der Phlebothrombose eine Rolle. Die Venenverschlussplethysmographie ergibt erst beim *kompletten* Verschluss aller Teilungsäste einen pathologischen Befund. Die Erkennung der isolierten Thrombose in *einem* Ast des gedoppelten Gefäßes bedarf auch bei den bildgebenden Verfahren der Sorgfalt.

Mit der **Duplexsonographie** ist die V. poplitea sehr gut zu beurteilen. Die Untersuchung findet in Bauch- oder Seitenlage des Patienten unter völliger Entspannung der Beinmuskulatur statt. Für die Beurteilung der Leitvenen im Adduktorenkanal wird die Ultraschallsonde zwar wie üblich aufgesetzt, jedoch werden umgekehrt die Weichteile manuell gegen den Sondenkopf gedrückt.

Spezielle chirurgische Aspekte der topographischen Anatomie

Der Gefäßnervenstrang zeigt in der Kniekehle von dorsal her gesehen eine Staffelung: N. tibialis → V. poplitea → A. poplitea. Außerdem laufen die Vasa lymphatica profunda mit.

Der N. tibialis ist in das Fettbindegewebe der Kniekehle eingebettet. Er senkt sich zwischen den beiden Köpfen des M. gastrocnemius in die Tiefe. Der N. peroneus communis hat sich schon am oberen Winkel der Kniekehlenraute aus dem N. ischiadicus abgezweigt und gelangt meistens nicht in das Operationsfeld (S. 141).

Chirurgische Zugangswege zur V. poplitea

Wie bei der A. poplitea lassen sich auch an der Vene **drei Segmente** abteilen (Leitz 1981). Das 1. (obere) Segment reicht vom Ende des Adduktorentunnels bis zum Gastroknemiustunnel. Das 2. (mittlere) Poplitealsegment umfasst den Gastroknemiustunnel, liegt also über dem Kniegelenkspalt. Das 3. (untere) Segment reicht vom Ausgang des Gastroknemiustunnels bis zum Soleusbogen.

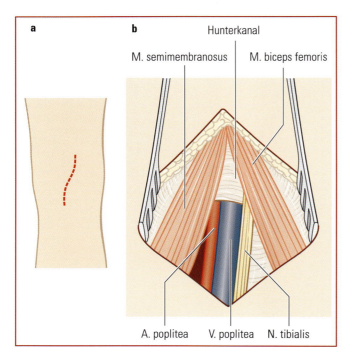

Abb. 10-10 Operativer Zugang zum mittleren Segment der V. poplitea von dorsal her. a Hautschnitt. b Mittleres Segment freipräpariert.

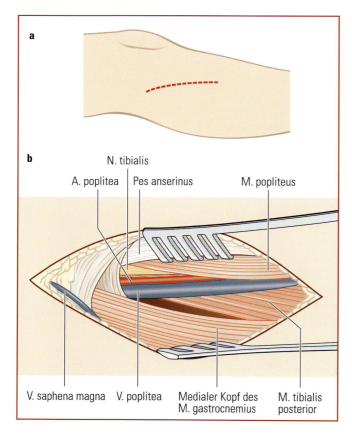

Abb. 10-11 Operativer Zugang zum unteren Segment der V. poplitea von der tibialen Seite her.
a Hautschnitt. b Unteres Segment ist freipräpariert.

■ Operation zum zweiten (mittleren) Segment

(1) Der dorsale Zugang erlaubt die Übersicht des Operationsfelds bis zum Adduktorenkanal hin. Der Patient liegt auf dem Bauch. Durch eine Unterstützung im Sprunggelenk wird das Knie leicht gebeugt. Zur Vermeidung von Narbenkontrakturen empfiehlt sich eine leicht S-förmige **Anlage des Hautschnitts** von 7–9 cm Länge in der Mitte der Kniekehlenraute, wobei die Schnittführung außen am Oberschenkel beginnt und an der Innenseite des Unterschenkels endet (Abb. 10-10 a und b).

(2) Nach Durchtrennung der Fascia poplitea in Längsrichtung des Beins gelangen zunächst die V. saphena parva mit dem begleitenden N. suralis in Sicht. Weit lateral liegt der N. peroneus communis. Die Präparation geht dann durch den Fettkörper in die Tiefe. Dabei werden die beiden Gastroknemiusköpfe mit einem breiten Spreizer auseinandergedrängt. Mitunter ist es für die Mobilisation notwendig, kleine Muskelvenen zu ligieren und zu durchtrennen. In der Tiefe und etwas lateral befindet sich der **N. tibialis**, der sich weiter oben aus dem N. ischiadicus mit dem N. peroneus communis aufgeteilt hat. Er wird zur Seite hin angezügelt.

(3) Dann gelangt die Hinterwand der **V. poplitea** ins Gesichtsfeld. Die Arterie befindet sich darunter.

■ Operation zum dritten (distalen) Segment

Hier ist die Freilegung der V. poplitea zum femorofemoralen Venenbypass nach Husni und May (S. 269) angezigt.

(1) Der Zugang erfolgt von der **Innenseite** des Beins her. Der Patient befindet sich in Rückenlage. Das Bein ist nach außen rotiert und das Knie leicht gebeugt. Am Fibulaköpfchen wird unterpolstert.

(2) Der **Hautschnitt** verläuft entlang der hinteren Tibiakante (Abb. 10-11). Sofort liegt die V. saphena magna im Operationsfeld. Nach Inzision der tiefen Faszie 1 cm hinter der Tibia wird der mediale Kopf des M. gastrocnemius nach dorsal weggehalten. Manchmal ist es nötig, den Pes anserinus einzukerben. Sogleich kommt das Gefäßnervenbündel zwischen dem Gastroknemiuskopf hinten und dem M. popliteus vorn zur Darstellung.

10.2.4 Tiefe Oberschenkelvenen

Die tiefen Leitvenen des Oberschenkels sind im Rahmen der proximalen Beinvenenthrombose und der rekonstruktiven Venenchirurgie von größter Bedeutung.

Anatomie und Physiologie

Die **V. femoralis superficialis** entsteht aus der V. poplitea in Höhe des Adduktorenkanals. Sie nimmt kleine Gefäße aus den benachbarten Muskeln sowie mehrere Vv. perforantes der Dodd-Gruppe auf. Im Durchschnitt enthält sie ein bis drei,

10.2 Chirurgische Anatomie und Physiologie der tiefen Bein- und Beckenvenen

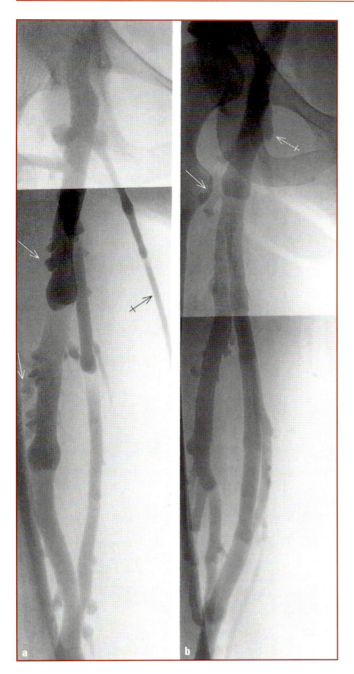

Abb. 10-12 Zwei Variationen der V. femoralis superficialis. ⟶ Einmündung von Muskelvenen; ↔ V. saphena magna mit Teleskopzeichen. Darstellung durch aszendierende Pressphlebographie.
a Doppelung des Gefäßes; b Mehrfachteilung.

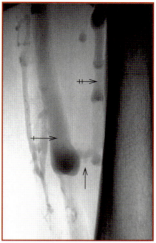

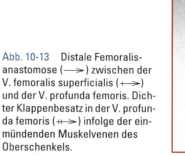

Abb. 10-13 Distale Femoralisanastomose (⟶) zwischen der V. femoralis superficialis (↔) und der V. profunda femoris. Dichter Klappenbesatz in der V. profunda femoris (↦) infolge der einmündenden Muskelvenen des Oberschenkels.

maximal acht Venenklappen, deren Segel in rotierender Weise angeordnet sind.
Eine Doppelung liegt in 21,2% und die Mehrfachteilung in 13,8% der Fälle vor. In 2,78% geht die doppelläufige V. femoralis superficialis aus einer gedoppelten V. poplitea hervor (May u. Nißl 1973; Abb. 10-12).
In Höhe des Adduktorenkanals befindet sich häufig eine direkte Kommunikation zwischen der V. femoralis superficialis und der V. profunda femoris, die **distale Femoralisanastomose** (Abb. 10-13). Ihre Existenz gilt als Voraussetzung dafür, dass die V. femoralis superficialis für eine Transplantation entnommen werden darf.

Die distale Femoralisanastomose kann als solitäres Gefäß oder kammartig mit mehreren Verbindungsvenen auftreten (Abb. 10-14). Die V. profunda femoris ist von einer gedoppelten V. femoralis superficialis daran zu unterscheiden, dass sie nach proximal hin dicker wird, einen dichteren Klappenbesatz und zahlreiche Gefäßeinmündungen aufweist. Bei einer Thrombose und beim postthrombotischen Syndrom kann sich ein suffizienter Kollateralkreislauf über die distale Femoralisanastomose und die V. profunda femoris ausbilden. Nach unseren Untersuchungen ist die distale Femoralisanastomose bei 1,1% der gesunden Probanden und in 18% der Fälle mit postthrombotischem Syndrom phlebographisch nachweisbar.

Die **V. profunda femoris** gehört zu den Muskelvenen. Demzufolge hat sie einen dichten Klappenbesatz und ein schnell zunehmendes Lumen durch zahlreiche Zuflüsse. Sie leitet das Blut aus den Adduktoren und Flexoren sowie aus einem Teil der Streckmuskulatur ab. In Höhe des Canalis adductorius lässt sich phlebographisch die distale Femoralisanastomose zur V. femoralis superficialis nachweisen.
Aus der Vereinigung der V. femoralis superficialis und der V. femoris profunda entsteht handbreit unterhalb des Leistenbandes die **V. femoralis communis** (Abb. 10-15). Sie liegt an der medialen Seite der gleichnamigen Arterie und enthält meistens keine, manchmal eine oder zwei Venenklappen. Im Hiatus saphenus nimmt sie die V. saphena magna auf. Oberhalb des Ligamentum inguinale beginnen die Beckenvenen mit der V. iliaca externa.
In physiologischer Hinsicht sind die **Lüftungseinrichtungen** der V. femoralis communis von großer Bedeutung. Darunter werden anatomische Strukturen verstanden, die der Offenhaltung des Gefäßlumens dienen. Die V. femoralis und die A. femoralis liegen in einer gemeinsamen Gefäßscheide, die durch bindegewebige Faserzüge mit den umgebenden Faszien verwachsen ist (Kubik und May 1979). Innerhalb der Gefäßscheide wird die Vene dann durch ein dichtes Netz von Fa-

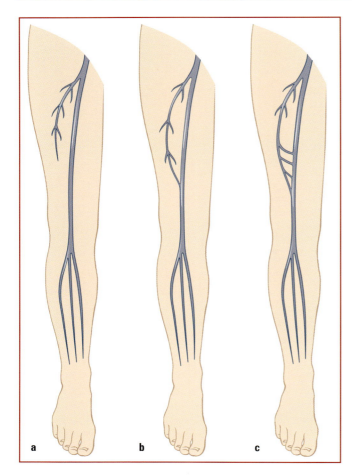

sern, die in die Tunica adventitia einstrahlen, aufgespannt. Auf diese Weise ist der venöse Rückstrom in jeder Stellung des Hüftgelenks garantiert (S. 9, 78).

Cave Die bindegewebigen Verankerungen und Verspannungen der Venenwände sind makroskopisch nicht zu erkennen. Deshalb müssen zirkuläre Präparationen der Femoralvenen so weit wie möglich vermieden werden.

Sonographisch lassen sich die V. femoralis superficialis und die V. femoralis communis gut beurteilen (Abb. 10-15 b und c). Die Untersuchung wird am entspannt liegenden Patienten oder im Stehen vorgenommen. Die V. femoris profunda ist sonographisch in der Leiste einzusehen. Die distale Femoralisanastomose kann sonographisch nicht im Detail dargestellt werden.

Spezielle chirurgische Aspekte der topographischen Anatomie

Am Oberschenkel verläuft die V. femoralis superficialis im Gefäßnervenstrang, der außer der A. femoralis superficialis noch den sensiblen N. saphenus und die Vasa lymphatica femoris profunda enthält. Der **M. sartorius** gilt als Leitmuskel für die Freilegung: Im distalen Bereich befindet sich der Gefäßnervenstrang unter dem lateralen Rand und proximal unter dem medialen Rand des Muskels.

In der Leiste liegen die anatomischen Strukturen von lateral nach medial in der Reihenfolge: N. femoralis → A. femoralis communis → V. femoralis communis → V. saphena magna → Lymphgefäße und Lymphknoten. Der N. femoralis teilt sich in Höhe des Leistenbandes in mehrere kleine Äste auf, einer davon ist der N. saphenus.

Abb. 10-14 Schematische Darstellung verschiedener Formen der distalen Femoralisanastomose. a keine erkennbare Verbindung, b solitäre Anastomose, c mehrfache Anastomosen.

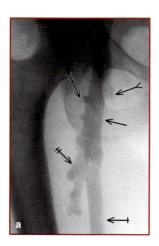
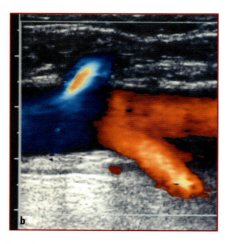
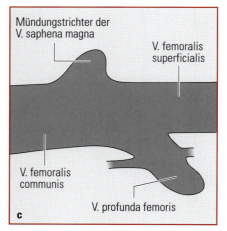

Abb. 10-15 V. femoralis communis und einmündende Venen.
a V. femoralis communis (→) und Confluens venosus subinguinalis. ↦ V. femoralis superficialis; ↦ V. profunda femoris; ⇥ Mündungsklappe der V. saphena magna; ⇥ V. circumflexa ilium superficialis. Darstellung durch aszendierende Pressphlebographie.
b Farbkodierte Duplexsonographie. Rote Kodierung: Blutfluss auf die Sonde zu, blau: Blutfluss von der Sonde weg. c Skizze.

10.2 Chirurgische Anatomie und Physiologie der tiefen Bein- und Beckenvenen

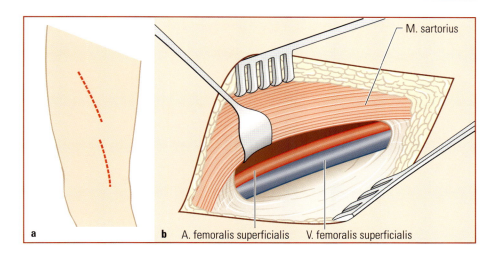

Abb. 10-16 Operativer Zugang zur V. femoralis superficialis.
a Hautschnitt. b Freilegung.

Chirurgische Zugangswege zu den Vv. femorales

Die V. femoralis superficialis wird aus verschiedenen Gründen operativ angegangen. Bei einer existenten distalen Femoralisanastomose kann sie als Transplantat für die Arterienchirurgie entnommen werden. Andere **Indikationen** sind die Venenklappenrekonstruktion oder die Ausschaltung eines venösen Aneurysmas. Eingriffe an der V. femoralis communis sind bei Verletzungen des Gefäßes im Rahmen der Krampfaderchirurgie oder von interventionellen Katheteruntersuchungen keinesfalls selten. Ein anderer Anlass ist die venöse Thrombektomie.

■ **Operation**
(1) Im Bereich des **Oberschenkels** erfolgt die Operation in Rückenlage des Patienten bei leicht angebeugtem Knie und geringer Außenrotation in der Hüfte. Der Operateur steht auf der gegenüberliegenden (medialen) oder auf derselben Seite.
(2) Der **Hautschnitt** von zunächst 10–12 cm liegt über dem M. sartorius (Abb. 10-16). Der Muskel wird in seiner Faszie belassen und nach lateral gezogen. Darunter liegt die V. femoralis superficialis unterhalb des tiefen Blatts der Oberschenkelfaszie. Die V. saphena magna wird sorgfältig geschont. Im distalen Bereich des Oberschenkels wird der **Leitmuskel**, der M. sartorius, nach medial gezogen.
(3) Für die Operation in der **Leiste** steht der Operateur auf derselben Seite. Die Inzision beträgt 6–8 cm und zieht in einem leicht nach außen konvexen Bogen von der Leistenfalte über den Puls der A. femoralis nach distal (Abb. 10-17). Der Gefäßnervenstrang liegt unter dem medialen Rand des M. sartorius.
(4) Zunächst wird das gesamte **Lymphknotenpaket** nach medial und ventral verlagert und durch einen Wundspreizer gehalten. Die A. femoralis communis befindet sich 1 cm neben dem medialen Rand des **M. sartorius**, und die V. femoralis communis wiederum medial und hinter der Arterie.
(5) Die **V. profunda femoris** mündet von lateral und dorsal her ein, die V. saphena magna von medial und ventral. Bei unzureichender Übersicht nach proximal darf das Leistenband eingekerbt werden.

10.2.5 Muskelvenen

Die Muskelvenen sind wegen ihrer speziellen **hämodynamischen Funktion**, die sich aus der Muskelarbeit ergibt, als eigene Venengruppe zu betrachten. Die größte Bedeutung kommt den kruralen Gefäßen zu. Hier findet sich oft der Beginn einer tiefen Beinvenenthrombose.

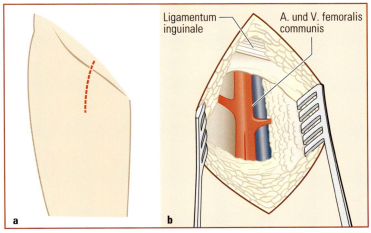

Abb. 10-17 Operativer Zugang zur V. femoralis communis.
a Hautschnitt. b Freilegung.

10 Die Bein- und Beckenvenenthrombose

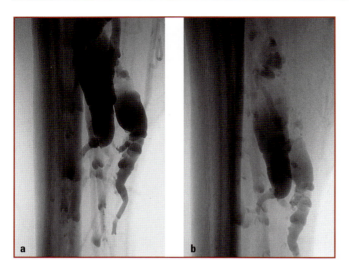

Abb. 10-18 Regressive Veränderungen in beiden Soleusvenen bei einer 57-jährigen Frau. Zufallsbefund. Darstellung durch aszendierende Pressphlebographie im seitlichen Strahlengang.
a Sackförmige Erweiterung der Lumina. Füllungsphase im Überlaufeffekt.
b Darstellung der suffizienten Klappen in der Entleerungsphase.

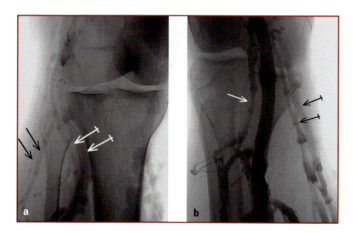

Abb. 10-19 Gastroknemiusvenen am rechten Bein. Beiderseits befinden sich je 2 Muskelvenen im fibularen (—→) und tibialen Kopf (⊢→) des M. gastrocnemius. Darstellung durch aszendierende Pressphlebographie.
a Bei Innenrotation und
b im seitlichen Strahlengang. Entleerungsphase zur subtilen Beurteilung der Venenklappen.

Von anderen Venen unterscheiden sich die Muskelvenen durch den dichten Klappenbesatz und die schnelle Erweiterung des Gefäßstamms nach proximal hin infolge der zahlreichen kleinen Zuflüsse. Die **Soleusvenen** münden im mittleren Drittel des Unterschenkels mit einem oder zwei bis drei Stämmen in die V. fibularis ein (vgl. Abb. 3-12, S. 20).
Schon nach dem 25. Lebensjahr können **regressive Veränderungen** mit unregelmäßiger Erweiterung und Schlängelung der Gefäße sowie Rarefizierung und Insuffizienz der Klappen auftreten. Ausgeprägte spindelförmige Dilatationen sehen wie Varizen aus („Muskelvarizen") und sind manchmal für Stauungsbeschwerden verantwortlich (Abb. 10-18 a und b). Früher wurden dann Unterbindungen vorgenommen, heute aber nicht mehr.
Die **Vv. gastrocnemiae** münden 2–3 cm oberhalb des Kniegelenkspalts mit einem gemeinsamen Stamm in die V. poplitea ein. Meistens liegen zwei, mitunter aber auch mehrere Gefäße in den beiden Muskelköpfen vor (Abb. 10-19 a und b). Durch die **B-Bild-Sonographie** sind normale Soleusvenen in groben Zügen zu beurteilen. Schwere regressive Veränderungen mit deutlicher Erweiterung der Lumina werden am besten am sitzenden Patienten erkannt. Die Muskelvenen lassen sich heute durch die **phasengerechte Phlebographie** bis in ihre feinsten Einzelheiten abbilden (Abb. 3-12, S. 20).
Im Bereich des distalen Oberschenkels kommen mitunter die **Venen des M. vastus medialis** bei der aszendierenden Pressphlebographie zur Darstellung. Sie sehen büschelförmig aus und münden direkt in die tiefen Leitvenen ein.

10.2.6 Beckenvenen

Zur umfassenden Beurteilung der venösen Hämodynamik an der unteren Extremität gehört die Untersuchung der Venensysteme im Bereich des Beckens und des retroperitonealen Raums (Abb. 10-20).

Anatomie und Physiologie

Die **V. iliaca externa** geht aus der V. femoralis communis hervor und liegt zunächst medial von der gleichnamigen Arterie. Sie nimmt als wichtiges Gefäß die **V. circumflexa ilium profunda** auf, die am Darmbeinkamm entlang zieht und mit den Lumbalvenen anastomosiert.
Durch die Vereinigung der Vv. iliacae externa und interna entsteht die **V. iliaca communis**. Sie verläuft *hinter* der A. iliaca communis. In Höhe des 5. Lendenwirbelkörpers trifft sie mit dem gegenseitigem Gefäß zur V. cava inferior zusammen. Kurz vorher mündet noch die von kranial kommende **V. lumbalis ascendens** ein, die bereits zu den klappenlosen Gefäßen des paravertebralen Systems gehört.
Die **V. iliaca interna** führt das Blut aus den mächtigen venösen Plexus der Beckenorgane ab. Außerdem bestehen zahlreiche Verbindungen zur Gegenseite hin, insbesondere über die Sakralvenen. Diese Anastomosen sind für die Ausbildung von Kollateralkreisläufen beim Verschluss der V. iliaca communis und der unteren Hohlvene wichtig.
Sonographisch sind die Vv. iliacae externae und communes bei schlanken Menschen gut zu beurteilen. Meistens lässt sich auch die Mündungsregion der V. iliaca interna einsehen. Durch Adipositas und starken Meteorismus werden die Untersuchungsbedingungen limitiert. Bei der **Phlebographie** wegen einer Thrombose oder ihrer Folgen werden die Beckenvenen routinemäßig mit dargestellt.

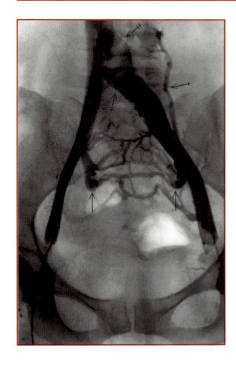
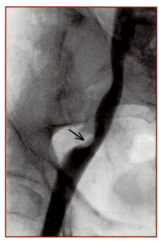
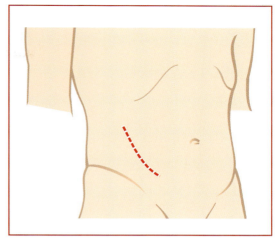

Abb. 10-20 (links)   Beckenvenen; Darstellung durch Beckenvenenphlebographie mit Seldinger-Technik. → V. iliaca interna und präsakraler Plexus; ↔ V. lumbalis ascendens; ⇉ Kompressionseffekt durch die A. iliaca communis dextra.

Abb. 10-21 (Mitte)   Kompressionseffekt der V. iliaca externa dextra durch die kreuzende Arterie (→).

Abb. 10-22 (rechts)   Hautschnitt für den retroperitonealen Zugang zu den rechten Beckenvenen.

Spezielle chirurgische Aspekte der topographischen Anatomie

Auf der rechten Seite wird die V. iliaca externa handbreit oberhalb des Ligamentum inguinale von der gleichnamigen Schlagader überkreuzt. Dadurch entsteht zuweilen eine leichte Impression auf dem Phlebogramm, ein physiologischer Kompressionseffekt (Abb. 10-21).

Die linke V. iliaca communis zeigt unmittelbar vor der Bifurkation der V. cava im Phlebogramm eine bandförmige Aufhellung („unsichtbare Zone", S. 317), die durch die Impression der A. iliaca communis dextra verursacht wird. An dieser Stelle befindet sich häufig ein intravasaler Sporn oder gelegentlich eine Atresie, der **May-Turner-Beckenvenensporn**.

Die wichtigste benachbarte Struktur ist der Ureter, der das Gefäßbündel von distal-medial nach proximal-lateral überkreuzt. Auf dem M. psoas verlaufen der N. genitofemoralis sowie beim Mann die zarte A. und V. spermatica. Neben den Beckenarterien und -venen befinden sich die paravasalen Lymphbahnen und Lymphknoten.

Chirurgische Zugangswege zu den Beckenvenen

Der Zugang wird hauptsächlich von **retroperitoneal** gewählt, er ist aber auch transperitoneal möglich.

■ **Operation**
(1) Der Patient liegt auf dem Rücken und wird durch ein Kissen leicht zur Gegenseite hin gekippt. Der **Flankenschnitt** zieht distal vom medialen Rektusrand bis zur Mitte zwischen Spina iliaca ventralis und Rippenbogen (Abb. 10-22). Dann erfolgt die **Durchtrennung der Aponeurose** des M. obliquus externus abdominis in Faserrichtung. Anschließend werden der M. obliquus internus abdominis durchschnitten und die Fasern des M. transversus abdominis gespalten oder auch durchtrennt (Abb. 10-23 a und b). Die Rektusscheide bleibt intakt.

(2) Das **Abschieben des Peritonealsacks** beginnt von kaudal her. Der Ureter bleibt am Peritoneum hängen und muss auf jeden Fall identifiziert werden. Die Beckengefäße liegen dann bis zur Bifurkation frei (Abb. 10-24).

(3) Gleich **oberhalb des Leistenbandes** sind die großen Bauchmuskeln in ihre Aponeurosen übergegangen, sodass hier keine Muskeldurchtrennungen erfolgen müssen. Der Zugang reicht für die V. iliaca externa aus.

10.2.7 V. cava inferior

Die Eingriffe an der unteren Hohlvene kommen in der großen Gefäßchirurgie und Tumorchirurgie sowie bei Verletzungen vor. Früher, vor der Zeit der Antikoagulation und der Cavaschirme, spielten die Ligaturen zur Verhütung der Lungenembolie eine wichtige Rolle.

Anatomie und Physiologie

Die untere Hohlvene zieht rechts unmittelbar vor der Wirbelsäule zum Foramen venae cavae des Zwerchfells. Sie nimmt die Venen der Nieren und Nebennieren, die V. ovarica dex-

182 10 Die Bein- und Beckenvenenthrombose

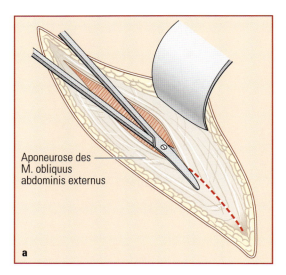
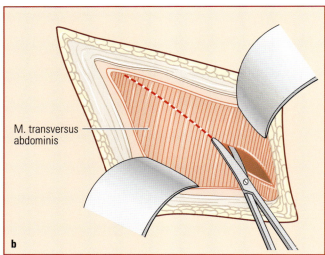

Abb. 10-23　Zugang in den retroperitonealen Raum.
a　Durchtrennung der Aponeurose des M. obliquus abdominis externus. Darunter liegt der M. obliquus abdominis internus.
b　M. obliquus abdominis internus durchtrennt. Schere im Ansatz zur Durchschneidung des M. transversus abdominis oder zur Spaltung seiner Fasern in Längsrichtung. Darunter liegt das Peritoneum.

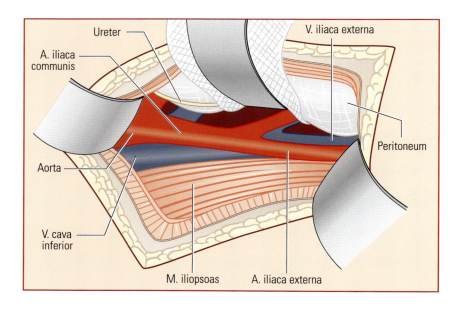

Abb. 10-24　Die rechten Beckengefäße liegen im retroperitonealen Raum frei. Der Peritonealsack wird mit Langenbeck-Haken nach medial weggehalten. An ihm befindet sich der Ureter.

tra, die Lebervenen und mehrere parietale Gefäße auf. Über die segmentär angeordneten Vv. lumbales steht sie mit den Wirbelsäulenplexus in enger Verbindung. Die V. cava inferior ist klappenlos.

Die **Sonographie** erlaubt bei schlanken Menschen eine gute Beurteilung sowohl in morphologischer wie in funktioneller Hinsicht. Das Gefäß ist in voller Länge zu verfolgen. Aus dem typischen Doppelschlagphänomen lässt sich auf eine normale Strömungsdynamik schließen. Andere **bildgebende Verfahren** sind die Beckenvenenphlebographie, die Computertomographie und die Kernspintomographie.

Spezielle chirurgische Aspekte der topographischen Anatomie

Die **ontogenetische Entwicklung** aus paarig angelegten Gefäßen erklärt die relativ große Zahl anatomischer Variationen und Fehlbildungen. In der dritten Embryonalwoche werden die paarigen Kardialvenen und kurze Zeit später die Subkardialvenen angelegt. Aus der Verschmelzung verschiedener Segmente entsteht dann die unpaare Hohlvene. Die meisten Anomalien lassen sich aus einer isolierten Wachstumshem-

10.2 Chirurgische Anatomie und Physiologie der tiefen Bein- und Beckenvenen

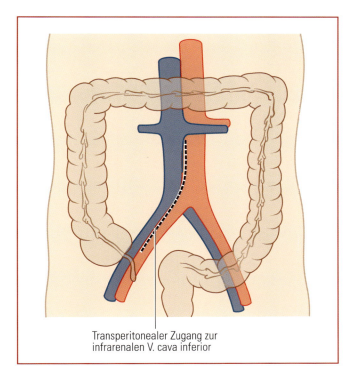

Abb. 10-25 Transperitonealer Zugang zur infrarenalen V. cava inferior. Das Colon transversum wird nach oben geschlagen, der Dünndarm nach rechts eventriert. Inzision des Retroperitoneums am rechten Rand der Aorta.

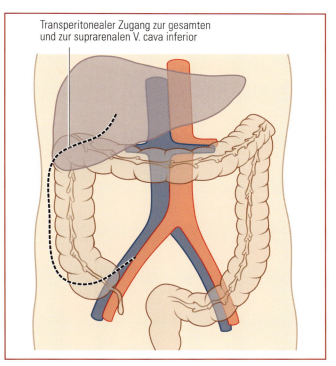

Abb. 10-26 Transperitonealer Zugang zur gesamten und zur suprarenalen V. cava inferior. Das Colon ascendens wird durch eine laterale Längsinzision abgelöst und nach links geschlagen.

mung erklären. Relativ am häufigsten finden sich die Doppelung des infrarenalen Cavasegments und die Linkslage (Weber und May 1990).

Chirurgische Zugangswege zur V. cava inferior

Es werden der retroperitoneale und der transperitoneale Zugang verwendet. Eine spezielle Beschreibung der Operationstechniken findet sich bei Leitz (1981).

■ Retroperitonealer Zugang
(1) Diese Operation wurde im Prinzip bei den Beckenvenen beschrieben (S. 181). Die **Schnittführung** erfolgt rechts von der Spitze der 12. Rippe bis 2 Querfinger unterhalb des Nabels. Gegebenenfalls lässt sich die Rektusscheide einkerben, um den Platzbedarf zu vergrößern. Bei den Sperroperationen der V. cava inferior war diese Version üblich (Abb. 10-24).
(2) Im Retroperitoneum gelangt die **Niere** zur Darstellung. Auf den Ureter ist explizit zu achten, er befindet sich meistens hinten am abgeschobenen Peritonealsack und kreuzt oben das Operationsfeld.
(3) Bei der **Präparation der V. cava** sind die Lumbalgefäße sehr vorsichtig zu behandeln, denn sie lösen beim Einriss äußerst störende Blutungen aus.

■ Direkter transperitonealer Zugang
Der transperitoneale Zugang über eine mediane Laparotomie ist leichter und übersichtlicher (Abb. 10-25). Diese Exposition reicht für die Präparation unterhalb der Nierenvenen aus und erfolgt wie bei der Aortenoperation. Das Colon transversum wird mit dem Omentum majus nach oben geschlagen, der Dünndarm nach rechts eventriert. Nach der Eröffnung des hinteren Peritoneums liegt zunächst die **V. mesenterica inferior** im Gesichtsfeld. Sie kann gegebenenfalls in Höhe ihrer Aortenkreuzung durchtrennt werden.

■ Retrokolischer transperitonealer Zugang
(1) Bei der kompletten oder der suprarenalen Darstellung der V. cava inferior bietet sich ein besserer Zugang an, wenn zunächst das Colon ascendens im rechten Unterbauch abgelöst und nach medial und oben geschlagen wird (Abb. 10-26). Dazu erfolgt an der lateralen Seite des Dickdarms die **Eröffnung des Retroperitoneums** in genügendem Abstand zum Darm einschließlich der Durchtrennung des Ligamentum phrenicocolicum (Abb. 10-27).
(2) Eventuell müssen auch das Ligamentum duodenocolicum und das Ligamentum gastrocolicum inzidiert werden.
(3) Die rechte **Hälfte des Dickdarms** lässt sich jetzt mobilisieren und nach der linken Seite umschlagen. Die retroperitonealen Leitstrukturen wie der rechte Ureter oder die Vasa ovaricae bzw. spermaticae bleiben in situ.

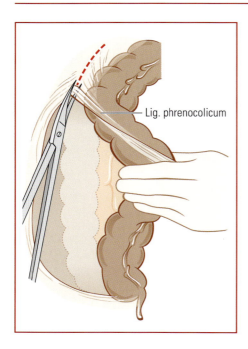

Abb. 10-27 Eröffnung des Retroperitoneums lateral entlang des Colon ascendens und Durchtrennung des Ligamentum phrenocolicum.

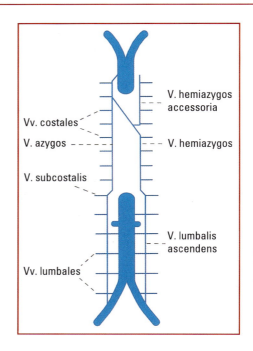

Abb. 10-28 Schematische Darstellung der Hohlvenen und der paravertebralen Venensysteme.

10.2.8 Vertebrale und paravertebrale Venensysteme

Die Venensysteme in der Umgebung der Wirbelsäule spielen in der Gefäßchirurgie zwar keine unmittelbare Rolle, sind aber zum Verständnis vieler pathologischer Abläufe von größter Bedeutung.

Im Bereich der Wirbelsäule werden die **Plexus venosi externi et interni** unterschieden. Der mächtige innere Plexus ist vorwiegend in Längsrichtung an der ventralen und dorsalen Seite innerhalb des Wirbelkanals entwickelt. Über die segmentär angeordneten Vv. lumbales in der Lendenregion und über die Vv. intercostales im thorakalen Bereich bilden die Venengeflechte mit dem paravertebralen System eine funktionelle Einheit (Abb. 10-28).

Zum paravertebralen System gehören auch die beiden **Vv. lumbales ascendentes**, die neben der Wirbelsäule auf den Querfortsätzen liegen. Sie münden kaudal in die Vv. iliacae communes ein. Weiterhin unterhalten die Lumbalvenen auch Kommunikationen mit dem Plexus venosus sacralis, mit der Pfortader und den Organplexus. Kranial setzt sich die V. lumbalis ascendens dextra als **V. azygos** und links als **V. hemiazygos** fort, die ihrerseits mit der V. cava superior in Verbindung stehen.

! Früher, vor dem Zeitalter der Schnittbildverfahren, spielte die Röntgendiagnostik über die Vv. lumbales ascendentes bei retroperitonealen Krankheitsprozessen eine wichtige Rolle. Heute liegt ihre Bedeutung in der Verletzungsmöglichkeit bei einer retrograden Katheterisierung der iliokavalen Strombahn, wenn sich die Katheterspitze in ihrer Mündung verfängt.

Die vertebralen Geflechte und die paravertebralen Gefäße sind klappenlos und erlauben eine Blutströmung in alle Richtungen. Beim Verschluss sowohl der unteren als auch der oberen Hohlvene stehen sie als **wichtige Kollateralkreisläufe** zur Verfügung. Sie reichen von den Beckenvenenplexus bis zu den Schädelvenen (Abb. 12-18, S. 259). Darüber hinaus haben sie als Blutreservoir, zur Druckregulation und bei der hämatogenen Ausbreitung von Metastasen eine große Bedeutung.

10.3 Epidemiologie

In der Epidemiologie müssen zwei Begriffe beachtet werden. Bei der **Prävalenz** handelt es sich um die Häufigkeit der bereits *abgelaufenen* Thrombosen zu einem bestimmten Zeitpunkt in einer definierten Gesamteinheit. Sie beträgt in einem nicht selektionierten Obduktionsgut 37%, wobei die über 70-Jährigen dreimal so häufig betroffen sind wie die 30- bis 40-Jährigen (Biland et al 1987).

Die **Inzidenz** gibt Auskunft über die Häufigkeit *neu aufgetretener* Bein- und Beckenvenenthrombosen in einem festlegten Zeitraum. Bei der unselektionierten Bevölkerung wurden 1 bis 2 Erkrankungen pro 1000 Einwohner und Jahr ermittelt (van Beek et al 1996). Wichtiger ist hier die Definition bestimmter **Risikogruppen**, in denen die Inzidenzen wesentlich höher liegen (Tab. 10-1). Die Thromboseprophylaxe hat sich aber mit einem allgemeinen Konsensus so weit durchgesetzt, dass epidemiologische Untersuchungen über *spontane* Krankheitsverläufe in dieser Hinsicht heute nicht mehr möglich sind.

10.4 Pathomorphologie und Pathophysiologie

Tab. 10-1 Häufigkeiten von postoperativen tiefen Beinvenenthrombosen *vor* der routinemäßigen Prophylaxe. Bei Knie- und Hüftoperationen Nachweis durch Phlebographie, bei den anderen durch Radiofibrinogen-Test (Bergqvist et al 1994).

Kniegelenksersatz	75%
Hüftfrakturen	60%
Elektiver Hüftgelenksersatz	55%
Transvesikale Prostatektomie	40%
Allgemeinchirurgie	30%
Thoraxchirurgie	30%
Gynäkologische Operationen	25%
Neurochirurgie	25%

10.4 Pathomorphologie und Pathophysiologie

Die Thrombose der tiefen Bein- und Beckenvenen zeigt verschiedene Aspekte, die hinsichtlich des Blutkreislaufs bis in die Mikrozirkulation und bezüglich der Blutgerinnung bis in die molekulare Ebene hineinreichen.

10.4.1 Thrombogenese

Nach wie vor bietet die **Virchow-Trias** eine gute und schnelle Übersicht, wenn die einzelnen pathogenetischen Faktoren heute auch sehr differenziert betrachtet werden.

Venöse Stase

Eine Stase allein reicht nicht aus, um die Thrombose zu verursachen. Die Unterbindung großer Gefäße wie der V. cava inferior oder der V. femoralis superficialis wird in der Regel ohne Folgen toleriert, und die historischen Operationen der Bauer- oder der Linton-Ligaturen (S. 248) sprechen ebenfalls in diesem Sinne. Zur Verlangsamung der Blutströmung kommt es auch bei Bettlägerigkeit, im Gipsverband oder bei längerer beengter Sitzhaltung, z. B. auf Langstreckenflügen.

Schädigung der Gefäßwand

Auch das lokale Trauma der Venenwand vermag für sich allein keine fortschreitende Thrombose zu verursachen. Jedoch wirken instrumentelle Klemmungen, ungünstige Nähte und andere unzweckmäßige Manipulationen bei einer Risikosituation prädestinierend. Hier sind auch Entzündungen der Gefäßwand, die Tumorinfiltration oder die postthrombotische Vernarbung zu nennen.

Tab. 10-2 Komponenten der Virchow-Trias (in Anlehnung an Theiss 1998).

Reduktion der venösen Rückflussgeschwindigkeit	Venenwandschädigungen	Veränderungen der zellulären oder plasmatischen Blutbeschaffenheit
▶ Bettlägerigkeit oder totale Ruhigstellung einer Extremität (Gips). Schlaganfall	▶ Stumpfe oder scharfe Traumen, auch vom Patienten nicht realisierte Bagatelltraumen (Joggen)	▶ Myeloproliferative Syndrome (Polyzythämie, Thrombozytose, Hyperviskositätssyndrom)
▶ Raumforderung im venösen Abstrombereich mit Kompression	▶ Lange Fußmärsche, ungewohnte körperliche Belastung	▶ Aktivitätssteigerung gerinnungsfördernder plasmatischer Faktoren (Fibrinogen, Antiphospholipide u. a.)
▶ Lange Flug- oder Autoreise	▶ Bestrahlungstherapie	▶ Aktivitätsminderung gerinnungshemmender plasmatischer Faktoren (Mangelzustände an Antithrombin, Protein S, Protein C, Thrombomodulin, APC-Resistenz)
▶ Lokale oder allgemeine Wärmeexposition	▶ Entzündliche oder immunpathologische Intimaschädigungen (Infektionen, Sepsis)	▶ Hemmung der körpereigenen endothelabhängigen Fibrinolyse
▶ Herzinsuffizienz	▶ Phlebographie	▶ Malignome (Wirkung über Thrombozytose, Hyperfibrinogenämie, thromboplastische Substanzen)
▶ Früher abgelaufene tiefe Venenthrombose		▶ Medikamente (Kontrazeptiva, Kortikosteroide)
		▶ Hyperhomozysteinämie

Pathologische Zusammensetzung des Blutes und Hyperkoagulabilität

Dazu gehören die myeloproliferativen Blutkrankheiten und andere Tumorkrankheiten oder der Einfluss von Medikamenten. Ein isolierter Mangel an bestimmten Gerinnungs- oder Fibrinolysefaktoren senkt die Inzidenzschwelle für die Thrombusbildung, löst sie aber allein nicht aus.

> Die drei Komponenten der Virchow-Trias wirken in quantitativ unterschiedlichen Anteilen zusammen (Tab. 10-2), um das Risiko der tiefen Bein-Beckenvenenthrombose von minimal bis maximal zu bestimmen.

10.4.2 Dispositionelle und expositionelle Risikokonstellation nach Vogel

Eine gute theoretische Vorstellung zur individuellen Risikosituation vermittelt das Vogel-Modell (1984). Danach kommt es zur Manifestation einer Thrombose durch das Zusammenspiel von Exposition und Disposition. **Exposition** bedeutet ein meist von außen kommendes, relativ kurz dauerndes Ereignis, wie ein Operationstrauma oder eine Fraktur. Den Expositionsfaktoren ist gemeinsam, dass sie die Blutströmung quantitativ oder qualitativ verändern, die Integrität der Gefäßwand beeinträchtigen oder zur Einschwemmung von Gewebsflüssigkeit in die Blutbahn führen. Es handelt sich also um die bekannten Faktoren der Virchow-Trias.

Demgegenüber sind die Faktoren der **Disposition** in der Regel endogener Natur und bestehen über längere Zeit, zuweilen auch lebenslang. Oft gehören Veränderungen in der Zusammensetzung des Blutes oder der Blutgerinnung dazu, es können jedoch auch Schäden der Gefäßwand oder Behinderungen der Blutströmung sein. Ihre Wirkung besteht darin, dass sie die Abwehr gegen eine Gerinnselbildung vermindern oder den Ablauf der Gerinnselbildung beschleunigen. Zur **Manifestation** einer Thrombose kommt es, wenn die Summe von Expositions- und Dispositionsfaktoren einen gewissen Schwellenwert überschreitet (s. u.).

> Die **Exposition** des Patienten gegenüber der eingetretenen Risikosituation „Thrombose" ist bekannt oder lässt sich erfragen. Die Faktoren der **Disposition** müssen gesucht werden, vor oder nach dem Eintritt der Thrombose (Tab. 10-3).

10.4.3 Angeborene und erworbene Gerinnungsdefekte als Thromboserisiko

Eine thrombophile Situation wird heute als Risikofaktor für viele Thrombosen mit verantwortlich gemacht, auch wenn die Krankheit nach Operationen, Unfällen, Schwangerschaften oder bei anderen typischen Anlässen auftritt. Nicht jeder Mensch muss sich auf eine erhöhte Thrombosegefährdung untersuchen lassen, das gebietet allein schon das Kosten-Nutzen-Verhältnis. Es gibt aber Anhaltspunkte für die Empfehlung.

> Ein Verdacht auf Thrombophilie liegt vor, wenn thromboembolische Krankheiten *abnorm früh* (vor dem 45. Lebensjahr), *abnorm leicht* (Spontanthrombosen), *abnorm häufig* oder an *abnormer Stelle* vorkommen. Davon können der einzelne Patient sporadisch – zuweilen schon im Säuglingsalter – oder auch mehrere Mitglieder einer Familie betroffen sein.

Klinischer Verdacht auf Thrombophilie besteht bei Auftreten einer thromboembolischen Krankheit und:
- Lebensalter < 45 Jahre
- Familiäre Disposition
- Rezidivierende Ereignisse
- Ungewöhnliche Lokalisation
- Manifestation unter wirksamer Antikoagulation
- Neigung zu Fehl- und Totgeburten

Tab. 10-3 Dispositionelle Risikofaktoren der Thrombose (nach Haas und Haas 2000).

Erworbene dispositionelle Risikofaktoren	Angeborene dispositionelle Risikofaktoren
▶ Nephrotisches Syndrom	▶ APC-Resistenz (Faktor-V-Leiden-Mutation)
▶ Lupusantikoagulans	▶ Antithrombin-Mangel
▶ Paroxysmale nächtliche Hämoglobinurie (vermehrt anfallendes thromboplastisches Material)	▶ Protein-C- und Protein-S-Mangel
▶ Maligne Erkrankung	▶ Prothrombin-Mutation
▶ Orale Kontrazeptiva (östrogenbedingte Verminderung von Antithrombin)	▶ Hyperhomocysteinämie
▶ Sepsis (überschießende Aktivierung der Blutgerinnung)	▶ Dysfibrinogenämie
▶ Höheres Lebensalter	▶ Störungen der Fibrinolyseaktivierung
▶ Immobilisierung, Schlaganfall	
▶ Polycythaemia rubra vera	
▶ Abgelaufene Thrombosen, Varikose	
▶ Schwere Herzkrankheiten	
▶ Adipositas	

Tab. 10-4 Angeborene Gerinnungsdefekte und Thromboserisiko. (Wir danken Herrn Prof. R. Zimmermann, Heidelberg, für die Überlassung der Daten.)

Art der Störung	Prävalenz	Risiko
Antithrombin-Mangel, heterozygot	Sehr selten	> 10fach
Protein-C-Mangel, heterozygot	Relativ häufig	Ca. 10fach
Protein-S-Mangel, heterozygot	Relativ häufig	Ca. 10fach
Faktor-V-Mutation, heterozygot	Relativ häufig	6- bis 10fach
Faktor-V-Mutation, homozygot	Sehr selten	50- bis 100fach
Prothrombin-Polymorphismus, heterozygot	Selten	2- bis 4fach
Prothrombin-Polymorphismus, homozygot	Sehr selten	Ca. 50fach
Faktor-VIII-Erhöhung	Selten	Ca. 6fach

Zu den angeborenen Gerinnungsdefekten und dem Thromboserisiko siehe Tabelle 10-4.

Die **Diagnose des Hämostasedefekts** wird in speziellen Laboratorien gestellt. Entweder erfolgt die Blutentnahme dafür vor dem Beginn der Antikoagulation oder – üblicherweise – vier Wochen nach ihrer Beendigung. Anschließend wird dem Patienten eine individuelle hämaseologische Beratung angeboten. Dabei kommt es auf die **Einschätzungen der Risiken** im täglichen Leben und die Möglichkeiten der **Thromboseprophylaxe** an. Frauen müssen über die besondere Situation in der Schwangerschaft und bei Hormonbehandlungen informiert werden. Wichtig sind die Ausstellung eines Notfallpasses und gegebenenfalls die Überprüfung der nächsten Verwandten.

Die Diagnostik einer thrombophilen Situation und die medikamentöse Thromboseprophylaxe sind zwar teuer, sie stehen aber in überhaupt keinem Verhältnis zu den Kosten und Folgekosten einer Thrombose.

Das **Untersuchungsprogramm auf Thrombophilie** (nach den Interdisziplinären S2-Leitlinien der AWMF „Diagnostik und Therapie der Bein- und Beckenvenenthrombose und Lungenembolie", Hach-Wunderle et al. 2005) beinhaltet folgende Laborbestimmungen:

Globale Testverfahren:
▶ Thromboplastinzeit
▶ Aktivierte partielle Thromboplastinzeit (APTT)
▶ Fibrinogen
▶ Thrombozytenzahl

Nachweis von molekularen Defekten:
▶ Mutation von Faktor V (APC-Resistenz)
▶ Mutation von Prothrombin (Faktor II)

Bestimmung der Gerinnungsinhibitoren:
▶ Antithrombin
▶ Protein C
▶ Protein S

Ausschluss von Antiphospholipid-Antikörpern

In Diskussion:
▶ Faktoren der Fibrinolyse
▶ Faktor VIII/von-Willebrand-Faktor
▶ Homozystein

10.4.4 Kollateralkreisläufe

Der Einschluss eines bestimmten Gefäßes wie der V. saphena magna in den Kollateralkreislauf ist duplexsonographisch zu erkennen (Abb. 10-29 a–d). In ihrer Gesamtheit lassen sich die Umgehungskreisläufe beim akuten und chronischen Verschluss der tiefen Leitvenen durch die Phlebographie besser beurteilen. Daraus sind prognostische Schlüsse zu ziehen, die sich im Einzelfall auch einmal auf die therapeutische Entscheidung auswirken können. Es sind **präformierte** und **spontane Kollateralen** zu unterscheiden. Sie spielen auch im Retroperitoneum und im Beckenbereich eine wichtige Rolle (vgl. S. 257).

10.5 Klinik

Die Venenthrombose geht mit **unsicheren klinischen Symptomen** einher und bietet ein großes Spektrum an Differenzialdiagnosen. Daraus ergibt sich, dass die Krankheit ohne Hilfsmittel nicht mit der erforderlichen Sicherheit festgestellt oder ausgeschlossen werden kann. Bei entsprechendem Verdacht empfiehlt es sich, einem diagnostischen Algorithmus zu folgen (S. 199).

10.5.1 Symptomatik der Phlebothrombose

Die Symptomatik einer Thrombose der tiefen Bein- und Beckenvenen hängt ganz davon ab, ob sie einen Patienten unter ambulanten Verhältnissen bei voller **Mobilität** oder unter klinischen Bedingungen mit absoluter **Immobilisation** betrifft. Die *Ausdehnung* der Thrombose hat bezüglich ihres Erscheinungsbildes nur eine zweitrangige Bedeutung.
Der typische **Thromboseschmerz** wird beim Gehen und Stehen als *berstend* beschrieben, sodass der Patient schließlich kaum mehr auftreten kann. Der Schmerz ist hauptsächlich unter der Fußsohle und in der Wade lokalisiert und kann

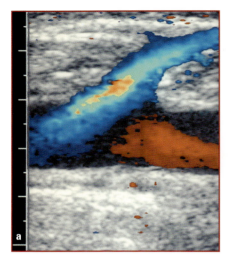 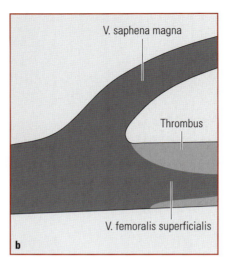 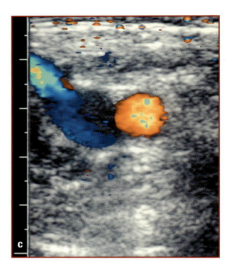

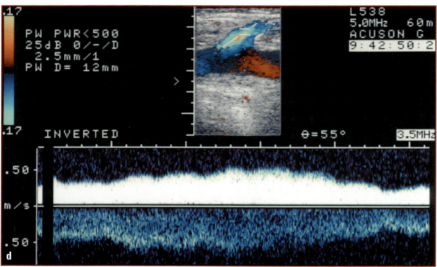

Abb. 10-29 Einschaltung der V. saphena magna als Kollaterale bei thrombotischem Verschluss der popliteofemoralen Achse.
a Randständige Thromben in der V. femoralis superficialis. Restliches Lumen rot kodiert. V. saphena magna blau kodiert mit beschleunigtem Flussphänomen (gelb). Die breite schwarze Zone zwischen den roten und blauen Kodierungen besagt nicht, dass der Blutstrom hier stagniert, sondern wird durch den Schallwinkel des Dopplerstrahls verursacht. Farbkodierte Duplexsonographie im Längsschnitt.
b Skizze.
c Querschnitt.
d Gepulste Dopplerkurve aus dem Sample Volume über der V. saphena magna unter vertiefter Atmung. Hoher kontinuierlicher, nicht mehr atemmodulierter Flow als Hinweis auf die Kollateralfunktion des Gefäßes.

nach proximal ausstrahlen. Dumpfe Beschwerden in der Lumbalregion weisen auf die Beteiligung der Beckenvenen hin. Im Liegen klingen die Schmerzen bald bis auf ein leichtes bohrendes Ziehen ab. Bei dem Versuch der erneuten Belastung erscheint die Symptomatik dann wieder unvermittelt in voller Heftigkeit.

Die Schmerzsymptomatik kann sich einige Tage zuvor schleichend hinziehen und dann sehr rasch verschlimmern. Manchmal tritt sie aber auch recht plötzlich auf, sodass sie eher an einen Muskelfaserriss denken lässt. Gelegentlich hängt sie mit einer anstrengenden sportlichen Tätigkeit zusammen.

Bei heftigen Schmerzen einer lokalen Grundkrankheit, also nach Operationen, bei Verletzungen oder bei schweren Allgemeinkrankheiten wie Herzinfarkt, Schlaganfall oder Koliken wird die örtliche Symptomatik oft vollkommen überdeckt.

Die **Thrombose des ersten Ferientages** wird bei Bergwanderern ohne körperliches Training gesehen. Es handelt sich um eine Thrombose der V. poplitea, die auf traumatische Endothelschäden zurückgeführt wird. Sie kommt naturgemäß besonders häufig in den Urlaubsorten der Bergregionen vor.

Eine **Thrombose par effort** kann es auch bei anderen Sportarten wie Tennis, Skifahren oder Jogging im Bereich der distalen Beinvenen geben, selten in Verbindung mit einem Kompartmentsyndrom. Bekannt ist diese Thrombose auch an der oberen Extremität als **Paget-Schroetter-Syndrom**.

Die **Reise-Thrombose** bei Langstreckenflügen oder Busfahrten besagt, dass stundenlanges Sitzen als Risikofaktor gilt. Auch hier entsteht wohl primär ein Endothelschaden in der V. poplitea. Ausserdem wirkt die nach distal hin zunehmende Hämokonzentration in den Unterschenkelvenen infolge der Orthostase mit. Die äußeren Bedingungen in der Flugkabine wie verminderter Luftdruck, milde Hypoxie und Lufttrockenheit mit erhöhtem Flüssigkeitsverlust des Körpers sollen für die Entstehung der Reise-Thrombose ebenfalls eine Rolle spielen.

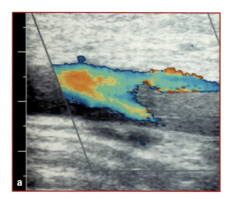
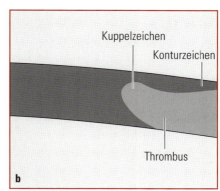

Abb. 10-30 Aszendierende Thrombose im Bereich der V. poplitea. May-Kuppelzeichen und Konturzeichen. Verdickung der Venenwände. Farbkodierte Duplexsonographie (a) und Skizze (b).

Studie. In der **Lonflit-1-Study** von **Belcaro** et al. (2001) aus Pescara, London und Melbourne wurden 355 Flugreisende einer Low-risk-Gruppe mit 389 Probanden einer High-risk-Gruppe nach einem Flug von durchschnittlich 12,4 Stunden verglichen. Im ersten Kollektiv wurden duplexsonographisch keine Thrombosen festgestellt, im zweiten jedoch bei 19 Personen (4,9%), davon waren 13 Thrombosen tief und 6 oberflächlich. – Aus einer zweiten Studie, der randomisierten prospektiven **Lonflit-2-Study** (n = 422 versus 411), ging hervor, dass sich die Frequenz der Thrombosen in der High-risk-Gruppe durch das Tragen von Kompressionsstrümpfen von 4,5% auf 0,24% senken ließ.

Studie. Über die Häufigkeit der **schweren Lungenembolie** bei Flugreisen berichteten Lapostolle et al. 2001 aufgrund der Konsultation des Rettungsdienstes auf dem Flughafen Charles de Gaulle in den Jahren 1993 bis 2000. Insgesamt kamen 135 290 000 Fluggäste an. Es bestand eine lineare Beziehung zwischen der Flugdistanz und der Häufigkeit der Lungenembolien. Unter einer Flugstrecke von 2000 km kamen keine Lungenembolien vor, bei einer Distanz von 2500–4999 km gab es 0,11 Ereignisse, bei 5000–7499 km 0,4 Ereignisse, bei 7500–9999 km 2,66 Ereignisse und über 10 000 km 4,77 Lungenembolien (jeweils pro einer Million Passagiere).

Medizingeschichte. Die ersten Beobachtungen über den Zusammenhang zwischen langem Sitzen und dem Auftreten einer Thrombose gehen auf **John Homans** (1954) zurück, die er – schon als Emeritus – aus dem Peter Bent Brigham Hospital in Boston mitgeteilt hat. In zwei Fällen handelte es sich um Langzeitflüge, es gab zwei lange Autotouren und einen Theaterbesuch. Bei zwei Patienten hatte Homans noch die Interruption der V. femoralis mit einem guten Ergebnis durchgeführt. Homans beruft sich auf entsprechende Beobachtungen von spontanen Lungenembolien in den Londoner Luftschutzkellern während des Zweiten Weltkriegs (Simpson 1940).

Beim **ambulatorischen Patienten** stehen die Schwellungsneigung und ein Spannungsgefühl bis hin zum heftigen Berstungsschmerz an Fuß und Wade im Vordergrund. Dagegen verursacht die Beinvenenthrombose unter den Bedingungen der **Bettruhe** fast überhaupt keine Beschwerden. Die Beckenvenenthrombose geht manchmal mit ziehenden Schmerzen in der Lumbalregion einher, die zunächst an eine Nierenerkrankung denken lassen, zumal auch leichte Miktionsbeschwerden und eine erhöhte Sensibilität bei der rektalen und gynäkologischen Untersuchung vorhanden sein können.

Tab. 10-5 Relative Häufigkeit der Verlaufsformen der Phlebothrombose an der unteren Extremität in einem klinischen Krankengut (Hach und Hach-Wunderle 1994).

Verlaufsform	Relative Häufigkeit (%)
Aszendierende Thrombose	85
Deszendierende Thrombose	10
Polytope Thrombose	5
Transfaszial progrediente Thrombose	<1

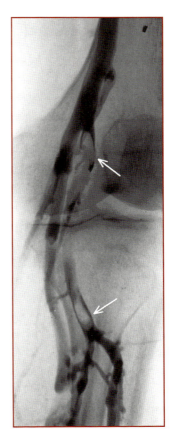

Abb. 10-31 Aszendierende Thrombose (→) im Bereich eines Astes der gedoppelten V. poplitea. May-Kuppelzeichen. 64-jähriger Mann ohne ersichtliche Ursache für die Thrombose. Darstellung durch aszendierende Pressphlebographie bei seitlicher Projektion am linken Bein.

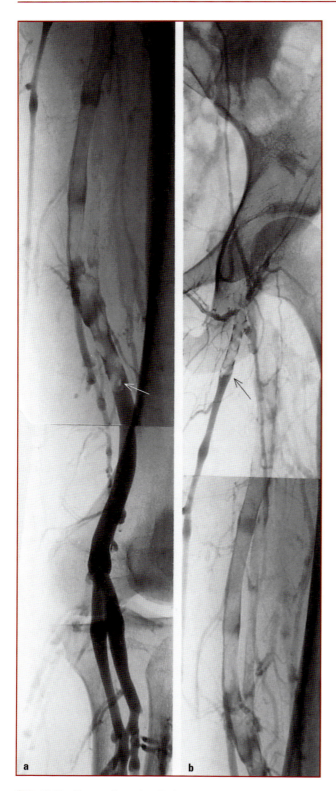

Abb. 10-32 Deszendierende Iliofemoralvenenthrombose links bei einer 20-jährigen Frau, wahrscheinlich infolge Beckenvenensporns. Aszendierende Phlebographie zwei Tage nach Krankheitsbeginn ohne erkennbare Ursache. Typisches Lokalisationsmuster mit Verschluss der proximalen Strombahn und regelrechter Darstellung der Peripherie; Stalaktitenzeichen (⟶). a periphere Strombahn, b Iliofemoralvenen.

Allgemeine klinische Thrombosezeichen sind:
▶ Anstieg der Pulsfrequenz (Mahler-Zeichen)
▶ Subfebrile Temperaturen (Michaelis-Zeichen)

Die **Häufigkeit der klinischen Kardinalsymptome** beim ambulatorischen Patienten beträgt:
▶ Ödem: 88%
▶ Berstungsschmerz: 56%
▶ Zyanose: 34%

10.5.2 Verlaufsformen der Phlebothrombose

Die Phlebothrombose zeigt sich in verschiedenen Krankheitsbildern mit unterschiedlicher therapeutischer Konsequenz. Diese Verlaufsformen sind durch die Duplexsonographie und die Phlebographie voneinander abzugrenzen. Die relative Häufigkeit wechselt sehr stark in Abhängigkeit vom Krankengut (Tab. 10-5).

Aszendierende Phlebothrombose

Der aszendierende Typ einer Phlebothrombose beginnt meistens in der kruralen oder popliteofemoralen Strombahn. Das May-Kuppelzeichen ist nach proximal gerichtet. Diese Form wird am häufigsten beobachtet und heute überwiegend konservativ behandelt (Abb. 10-30 und 10-31).

Deszendierende Phlebothrombose

Von erheblicher Bedeutung für die Venenchirurgie ist die Erkennung der deszendierenden Verlaufsform. Sie beruht meistens auf einem intra- oder extravasalen Abflusshindernis in der iliofemoralen Strombahn. Als häufigste Ursache für die **intravasale Obturation** kommt der Beckenvenensporn in Betracht. Ein Gefäßverschluss durch Druck von außen her führt zum **extravasalen venösen Kompressionssyndrom**. Diese Krankheitsbilder haben die verschiedensten Ursachen und sind in allen Etagen der unteren Extremität und des retroperitonealen Raums zu beobachten (S. 321).
Die deszendierende Iliofemoralvenenthrombose geht mit charakteristischen phlebographischen Symptomen einher. Als pathognomonisches Merkmal ist das **Hach-Stalaktitenzeichen** zu bewerten. Im Gegensatz zur aszendierenden Thrombose ist der Thrombusschwanz nach distal gerichtet. Das **Hach-Positionszeichen** besagt, dass die Thrombose in der iliofemoralen Strombahn angesiedelt ist und die Unterschenkelvenen ausspart (Abb. 10-32).

! Die deszendierende Phlebothrombose erfordert in bestimmten Fällen die operative Gefäßrekonstruktion. Für die Beurteilung des extravasalen Tumors bringt die Duplexsonographie ihre Vorteile in die differenzierte Diagnostik ein. Darüber hinaus liefern die Phlebographie und die Schnittbildverfahren spezielle Informationen.

Kasuistik. Die 22-jährige Patientin unterzog sich der Operation einer Stammvarikose der V. saphena magna. Eine postoperative Heparinprophylaxe wurde am 4. Tag beendet. Am 9. Tag zeigte sich eine Schwellung des Oberschenkels. Die Duplexsonographie bestätigte den klinischen Verdacht einer tiefen Venenthrombose. Auf dem Phlebogramm wurde eine deszendierende Verlaufsform diagnostiziert, was den Ausschlag zur chirurgischen Intervention gab. Bei der operativen Freilegung wurde eine fehlerhafte Unterbindung der V. femoralis communis festgestellt. Die Revaskularisation war nicht mehr möglich. Bei der Begutachtung nach einem Jahr zeigte sich klinisch am operierten Bein kein pathologischer Befund. Die Duplexsonographie ließ erwartungsgemäß den Femoralisverschluss und postthrombotische Veränderungen in der Beckenstrombahn erkennen. Die Kontrollphlebographie deckte darüber hinaus kräftige Umgehungskreisläufe mit Einbeziehung der uterinen und ovariellen Venenplexus auf, die die Lebensqualität einer jungen Frau in mehrfacher Hinsicht beeinträchtigen und gutachterlich zu würdigen waren (Abb. 10-33).

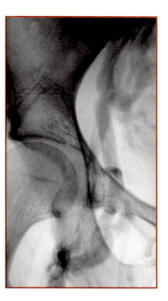

Abb. 10-33 Verschluss der V. femoralis communis durch fehlerhafte Unterbindung anlässlich einer Varizenoperation. Kollateralkreisläufe über die V. ovarica und den Plexus ovaricus (sowie über uterine Plexus, hier nicht abgebildet). Gutachterliche Kasuistik bei einer 22-jährigen Patientin.

Polytope Phlebothrombose

Von einer polytopen Thrombose wird gesprochen, wenn winzige Thromben in den Klappentaschen verschiedener Gefäßregionen simultan entstehen. Diese Verlaufsform ist für **schwere Gerinnungsstörungen** typisch, wie sie sich beispielsweise beim metastasierenden Malignom finden (Abb. 10-34). Die kleinen Thromben können bei der Phlebographie überall am Bein gefunden werden, der sonographischen Diagnostik entgehen sie aber leicht. Die Behandlung richtet sich nach der Grundkrankheit.

Transfaszial progrediente Varikophlebitis

Von einer Varikophlebitis der V. saphena magna oder parva aus kann der Thrombus über die Mündung hinaus in die V. femoralis communis bzw. in die V. poplitea einwachsen. Die thrombosierte Stammvene ist sonographisch sehr gut zu erkennen, auf dem Phlebogramm oft aber *nicht direkt* zu sehen. Das **May-Kuppelzeichen** ragt jedoch aus der V. saphena magna oder parva in die tiefe Leitvene hinein (Abb. 10-35, 10-36). Die Behandlung erfolgt am besten durch die retrograde Extraktion des Thrombusschwanzes nach dem Kulenkampff-Prinzip im Rahmen der Krossektomie (S. 212). Bei einer Thrombose der Cockett-Perforans mit Einbeziehung der V. tibialis posterior wird von der **Kragenknopfthrombose** gesprochen (S. 244).

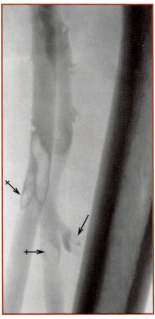

Abb. 10-34 Polytope Thrombose bei einem 81-jährigen Mann mit metastasierendem Pankreaskopfkarzinom. Multiple Thromben in den Klappentaschen. → Monokelzeichen; ⟶ Ins Lumen hineinwachsende Thromben. Phlebographie des linken Beins.

! Für den sicheren Ausschluss einer operativen Indikation bei der Phlebothrombose ist nach der Duplexsonographie die Phlebographie erforderlich, denn hierdurch sind die Verlaufstypen zu differenzieren.

Cave Bei den transfaszial progredienten Thrombosen handelt es sich um **tiefe** Beinvenenthrombosen, die vor und nach der chirurgischen Therapie eine angemessene Antikoagulation erfordern. Jedoch sind Art, Dosis und Dauer der Antikoagulation durch Studien bisher nicht belegt.

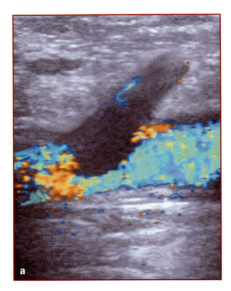
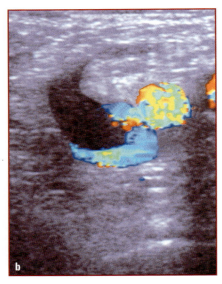

Abb. 10-35 Transfaszial progrediente Thrombose aus einer Varikophlebitis der V. saphena magna. Der Thrombus wächst aus der Saphenamündung kuppelförmig weit in das Lumen der V. femoralis communis ein. Farbkodierte Duplexsonographie.
a Längsschnitt.
b Querschnitt. A. femoralis gelb-rot kodiert.

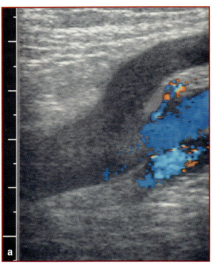
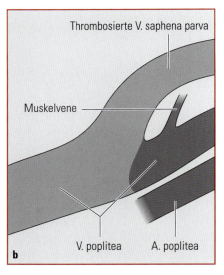

Abb. 10-36 Transfaszial progrediente Thrombose aus einer Varikophlebitis der V. saphena parva. Der Thrombus wächst aus dem Venenstamm in das Lumen der V. poplitea hinein und verschließt das Gefäß nach proximal. Unterhalb der Einmündung wird der distale Anteil der V. poplitea durch eine Muskelvene vaskularisiert. Das Lumen des thrombosierten Abschnitts der V. poplitea ist erheblich größer als das des offenen Abschnitts. A. poplitea blau kodiert. Farbkodierte Duplexsonographie im Längsschnitt (a) und Skizze (b).

10.6 Diagnostik

Zum Untersuchungsprogramm gehören die klinischen Erhebungen, Labortests, apparative Messungen und die Anwendung klinischer Verfahren.

10.6.1 Anamnese

Am Anfang steht natürlich die Schilderung der Symptome durch den Patienten (vgl. vorheriger Abschnitt).
Vom Arzt ist nach den aktuellen **Risikosituationen** der Phlebothrombose, also nach auslösenden Ereignissen zu fahnden (S. 185), den Komponenten der Virchow-Trias. Es sind weiterhin Auskünfte einzuholen über frühere Thrombosen, begleitende Krankheiten und Medikamente.

Eine **familiäre Häufung** der thromboembolischen Krankheit sowie die Manifestation vor dem 45. Lebensjahr erwecken den Verdacht auf eine angeborene Störung der Blutgerinnung oder des körpereigenen fibrinolytischen Systems. Das gilt insbesondere dann, wenn sonst nur wenig überzeugende Risikofaktoren der Thrombose vorliegen.

 Je jünger der Patient mit einer Thrombose ist, um so eher muss mit einer angeborenen Thrombophilie gerechnet werden.

Im Speziellen wird der Patient nach den Symptomen einer abgelaufenen **Lungenembolie** befragt. Da er die Zusammenhänge nicht kennt, bleiben sie ihm auch nicht in unmittelbarer Erinnerung. Eine flüchtige Embolie kann schon Tage vorher eingetreten sein. Sie äußert sich durch einen atemabhängigen Brustschmerz, der mit Luftnot und Beschleunigung der Herzfrequenz einhergeht.

10.6.2 Körperliche Untersuchung

Die **Beinschwellung** ist am stehenden Patienten in der Bisgaard-Kulisse zu beiden Seiten der Achillessehne am besten zu sehen. Sie tritt bei allen Lokalisationen auf, aber bei der Beteiligung der Unterschenkelvenen am stärksten. Die Beckenvenenthrombose lässt ein Ödem über die Leistenfalte hinaus erkennen (Abb. 10-37).

Am stehenden Patienten und am entspannt herabhängenden Bein im Sitzen ist im Vergleich zur gesunden Seite eine zarte livide Verfärbung der Haut zu beobachten, und die normale oberflächliche Venenzeichnung erscheint betont. Diese **Pratt-Warnvenen** zeigen mitunter die obere Begrenzung der Thrombose an. Im Hüft- und Bauchbereich sind sie für die Erkrankung der Beckenvenen und der unteren Hohlvene charakteristisch.

> **Cave** Auch nach der Entfernung von Kompressionsverband oder Kompressionsstrumpf tritt eine reaktive Hyperämie auf und das Bein verfärbt sich leicht bläulich.

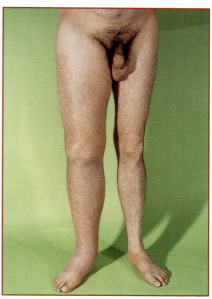

Abb. 10-37 Bein- und Beckenvenenthrombose bei einem 44-jährigen Mann. Die Schwellung und livide Verfärbung reichen bis in den Beckenbereich hinauf. Klinische Symptomatik seit zwei Tagen. Ursache nicht erkennbar.

Dann erfolgt die Untersuchung **im Liegen**. Bei angebeugtem Knie wird die Wade abgetastet. Der Erfahrene palpiert einen Seitenunterschied der Konsistenz (**Tschmarke-Zeichen**). Es wurde eine Reihe von **Druck- und Dehnungsschmerzzeichen** angegeben, die am ambulatorischen Patienten eine Sensitivität zwischen 30 und 95%, aber nur eine geringe Spezifität aufweisen. Beim immobilisierten Patienten sinkt die Treffsicherheit sogar unter 30% ab.

Lokale klinische Thrombosezeichen sind:
- Leisten-Druckschmerz (Rielander)
- Kniekehlen-Druckschmerz (Sigg)
- Druckschmerz an der Innenseite des Fußes (Payr)
- Fußsohlenschmerz durch Druck auf den Kalkaneus innenseits (Denecke)
- Warnvenen (Pratt)
- Druckschmerz über dem Adduktorenkanal
- Mayer-Druckpunkte an der Innenseite der Tibiakante
- Hustenschmerz (Louvel)
- Schmerzhafte Wadenpalpation (Tschmarke)
- Ballotement der Wade (Ducuing)
- Dorsalflexion im Sprunggelenk schmerzhaft (Hohmann)
- Lowenberg-Test (Schmerzen beim Aufpumpen der Blutdruckmanschette an der Wade)

> ! Die Unsicherheit der klinischen Symptomatik hat zur Folge, dass beim Verdacht auf eine Thrombose der Bein- und Beckenvenen aufgrund der Klinischen Wahrscheinlichkeit (s. u.) das gesamte Venensystem vom Unterschenkel bis zur Beckenregion mit der Kompressions- oder Duplexsonographie abgesucht werden muss, gegebenenfalls auch mit der aszendierenden Pressphlebographie.

Phlegmasia alba

Bei einer starken Schwellung der Extremität im Rahmen einer Beteiligung der Beckenetage kann der Gewebedruck den Kapillardruck übersteigen, und das Bein sieht auffallend weiß aus. Die arteriellen Pulse sind deutlich abgeschwächt tastbar. Es wird von der Phlegmasia alba gesprochen *(Milchbein, milk leg)*. Die Blickdiagnose ist möglich (Abb. 10-38).

Vielleicht liegt hier ein **Kompartmentsyndrom** im Bereich des Oberschenkels bzw. des Unterschenkels vor. Auch innerhalb der Faszienlogen entstehen ja Thromben, zum Beispiel in den Muskelvenen. Die Veränderungen der Mikrozirkulation führen zu einem vermehrten Austritt von Plasmaflüssigkeit und Plasmaproteinen in den intrakompartimentären Raum. Die Erhöhung des Gewebedrucks hat eine Verminderung des arteriovenösen Druckgradienten und einen Zusammenbruch

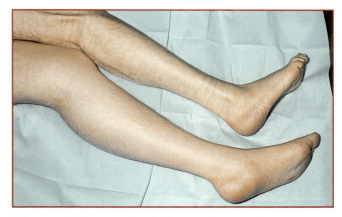

Abb. 10-38 Phlegmasia alba. Auffallende Blässe des Beins und abgeschwächte arterielle Fußpulse.

Tab. 10-6 Klinische Befunde eines posttraumatischen Kompartmentsyndroms (Ultsch und Gunsilius 1998).

Befund	Patienten (n = 14)
Schmerzen	13
Gestörte arterielle Durchblutung	9
Schwellung	7
Motorische Nervenstörung	7
Sensorische Nervenstörung	8

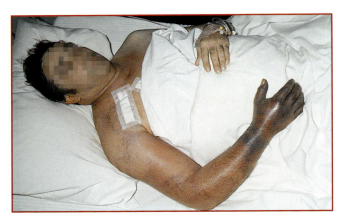

Abb. 10-39 Phlegmasia coerulea dolens bei einem 58-jährigen Mann mit metastasierendem Bronchialkarzinom. Thrombektomie ohne Effekt auf die periphere Durchblutung (Operateur Dr. Salzmann, Bad Nauheim). Exitus letalis nach 2 Tagen an der Grundkrankheit.

des Abtransports der Lymphe zur Folge. Einige Symptome der Phlegmasia alba stimmen mit dem Kompartmentsyndrom überein (Tab. 10-6). Die metabolischen Auswirkungen sind aber geringer ausgeprägt als in der Traumatologie.

Medizinhistorische Kasuistik. In seiner 15. Vorlesung anno 1868 zur *Phlegmasia alba und Embolie* berichtete der berühmte **Prof. Albert Trousseau** (1801–1867) in der *Medicinischen Klinik des Hôtel-Dieu in Paris* über den Krankheitsverlauf „einer 33-jährigen Frau mit allen Zeichen der Lungenphthise im dritten Stadium. Sechs Wochen nach der Aufnahme constatirten wir eine ödematöse Anschwellung beider oberen Extremitäten. Die Kranke hatte keinerlei Schmerzen anzugeben. Am 12. Februar wurden beide Beine der Sitz eines Ödems bis hinauf zu den Hüften, namentlich am linken Beine. Die V. saphena interna war von flüssigem Blute ausgedehnt und die Untersuchung der V. femoralis im oberen Drittheil ließ eine knotige, harte und schmerzhafte Geschwulst erkennen. Dann constantirte man sehr bald eine vollständige Obliteration der V. saphena interna. Vorerst sind also die tiefen Venen ergriffen und die Saphenae helfen aus, dann werden auch diese obliterirt. Am 18. Tage nehmen die Ödeme zu und das linke Bein und namentlich der Fuss zeigen eine bedeutend blaue Färbung und die größte Empfindlichkeit gegen die geringste Berührung. Am 22. Tage bekommt die Kranke Durchfall und stirbt. Die Sektion ergab, die Venen des Unterschenkels, die femorales und die iliaca externa waren durch Faserstoff-Pfropfen obliterirt. In der Tat war auch eine Phlegmasie der oberen Extremitäten vorhanden".

Phlegmasia coerulea dolens

Das Krankheitsbild ist selten. Der thrombotische Prozess ist nicht wie bei der klassischen Thrombose selbstlimitierend, er schreitet vielmehr bis zu einer kompletten venösen Querschnittsblockade fort. Die ausgedehnte thrombotische Verlegung der gesamten Ausflussbahn bewirkt auch eine bedeutende Verminderung des arteriellen Einstroms. Die Arterien sind spastisch verengt. Das Bein erscheint erheblich angeschwollen, manchmal entstehen Spannungsblasen der Haut. Der Flüssigkeitsverlust aus den Gefäßen in den extrazellulären Raum kann einen hypovolämischen Schock auslösen. In der Peripherie nimmt das Bein eine blauschwarze Verfärbung an und eine akrale Gangrän entsteht. Die herabgesetzte Sensibilität und Motorik weisen auf ein Kompartmentsyndrom hin (Abb. 10-39; S. 206).

 Bei der Phlegmasia coerulea dolens besteht höchster Verdacht auf einen metastasierenden malignen Prozess.

10.6.3 Klinische Wahrscheinlichkeit

Aus dem Ergebnis der klinischen Erhebungen lässt sich eine *Klinische Wahrscheinlichkeit* (Vortestwahrscheinlichkeit, Voraussagewert) ableiten, die heute im Rahmen der diagnostischen Maßnahmen eine führende Rolle spielt. Der **klinische Score** nach Wells et al. (2003) ist am besten erprobt. Hieraus ergibt sich dann der Eingang in den diagnostischen Algorithmus (vgl. Abb. 10-46a, S. 199). Als Ergebnis folgen aber weder eine Diagnose noch eine Ja-Nein-Antwort, sondern die Überlegungen zu einem **sinnvollen Einsatz weiterer Untersuchungsmethoden**. Im Prinzip hängt die Auswahl einer bestimmten Vorgehensweise von den örtlichen Möglichkeiten und den Voraussetzungen beim Patienten ab, aber auch von der Kosteneffektivität. Nach Forderung der interdisziplinären S2-Leitlinie soll das Ergebnis des Scores auf jeden Fall dokumentiert werden (Tab. 10-7).

Der Umgang mit dem diagnostischen Score muss zu einer **sofortigen therapeutischen Entscheidung** führen. Wenn sich ausnahmsweise bei einer hohen Klinischen Wahrscheinlichkeit ein negativer Befund der Kompressionssonographie an den proximalen Venen ergibt und keine Phlebographie zur Verfügung steht, sind eine Antikoagulation und Kompressionstherapie zu verantworten, bis die endgültige Diagnose so schnell wie möglich feststeht. Diese Situation ergibt sich hin und wieder in der täglichen Praxis.

Kasuistik. Eine 45-jährige Frau suchte am Vorabend ihrer Reise nach Mallorca vorsichtshalber den Internisten auf, weil sie seit 2 Tagen eine schmerzhafte Schwellung des rechten Unterschenkels bemerkt hatte. Es war eine fieberhafte Grippe ohne Immobilisation vorausgegangen. Der Internist fand bei der Kompressionssonographie keinen Hinweis

Tab. 10-7 Bestimmung der Klinischen Wahrscheinlichkeit einer tiefen Bein- und Beckenvenenthrombose (Interdisziplinäre S2-Leitlinie der AWMF, Hach-Wunderle et al. 2005).

Klinische Charakteristik	Score
Aktive Krebserkrankung	1,0
Lähmungen oder kürzliche Immobilisation der Beine	1,0
Bettruhe (>3 Tage); große Chirurgie (<12 Wochen)	1,0
Schmerz/Verhärtung entlang der tiefen Venen	1,0
Schwellung des ganzen Beins	1,0
Unterschenkelschwellung >3 cm gegenüber der Gegenseite	1,0
Eindrückbares Ödem am symptomatischen Bein	1,0
Kollateralvenen	1,0
Früher dokumentierte tiefe Venenthrombose	1,0
Alternative Diagnose mindestens ebenso wahrscheinlich wie tiefe Venenthrombose	−2,0

Score > 2,0: Wahrscheinlichkeit für tiefe Venenthrombose hoch
Score < 2,0: Wahrscheinlichkeit für tiefe Venenthrombose nicht hoch

Tab. 10-8 Ursachen erhöhter D-Dimer-Antigenspiegel (nach Dempfle 2005).

Dauerhafte Erhöhung	▶ Aneurysmen
	▶ Hämangiome, Kasabach-Merritt-Syndrom, andere Gefäßmissbildungen
	▶ Portokavaler Shunt, Leberzirrhose
	▶ Disseminierte Malignome (v. a. Adenokarzinom, hämatologische Malignome)
Akute Erhöhung	▶ Venöse Thrombose, Thrombophlebitis, Lungenembolie
	▶ Arterielle Thrombose und Embolie
	▶ Trauma, Operation, Verbrennung < 4 Wochen
	▶ Große Hämatome
	▶ Aortendissektion
	▶ Sepsis, schwere Infektionen, Erysipel
	▶ Schwangerschaft, HELLP-Syndrom der Schwangeren
	▶ Hämolyse
	▶ Gerinnungshemmende Therapie > 24 Stunden
	▶ Heparin-induzierte Thrombozytopenie (HIT II)

auf eine proximale Thrombose und entließ die Patientin „beruhigt" in den Urlaub. Die Symptomatik bestand auf der Sonneninsel fort. Auf dem Rückflug kam es zu einer symptomatischen Lungenembolie. Die Krankheitssituation nahm einen günstigen Ausgang, es kam aber zu einer juristischen Auseinandersetzung. Da eine Thrombose nicht nachgewiesen war, bestand keine Handhabe für die Reiserücktrittsversicherung. Bei einer hohen Klinischen Wahrscheinlichkeit wären die einmalige Heparinprophylaxe und Kompressionstherapie für den Flug sowie der unbedingte Rat zur Konsultation eines Arztes auf Mallorca angezeigt gewesen.

10.6.4 D-Dimer-Test

D-Dimere entstehen als Endprodukte bei der Proteolyse von Fibrin, das durch Faktor XIII quervernetzt ist. Durch die Immunisierung von Mäusen mit diesem Fibrinabbauprodukt werden **fibrinspezifische Antikörper** erzeugt, die zum Nachweis von Fibrin im Plasma geeignet sind und in verschiedenen immunologischen Testverfahren zum Einsatz kommen.

Am weitesten verbreitet sind latexverstärkte photometrische Immunassays, bei denen es in Gegenwart von D-Dimer-Antigen zur Agglutination der mit Antikörpern beschichteten Latexpartikel kommt (Dempfle 2005). Eingeführt sind auch die Enzymimmunassays auf Mikrotiterplatte oder an automatisierten Systemen. Die Ergebnisse verschiedener Tests sind nicht direkt miteinander vergleichbar. Eine relativ hohe Sicherheit und einfache Handhabung zeigt ein Vollblutassay (SimpliRed®).

Die latexverstärkten Immunassays und die ELISA-Tests haben eine **Sensitivität** um 95 %. Jedoch erscheinen sie nicht spezifisch für venöse Thromboembolien. Auch bei nicht-thrombotischen Krankheiten und Situationen werden erhöhte D-Dimer-Spiegel nachgewiesen (Tab. 10-8). Daraus resultiert die geringe **Spezifität**. Das Verfahren eignet sich demnach weniger für den Nachweis als *für den Ausschluss* der thromboembolischen Krankheit.

Die *routinemäßige* Anwendung eines D-Dimer-Tests bei **hospitalisierten Patienten** ist nicht empfehlenswert. Krankheitsassoziierte Begleitumstände gehen mit einer hohen Rate an falsch-positiven Befunden einher und würden eine weiterführende kostenträchtige Thrombosediagnostik anregen. Sinnvoll erscheint vielmehr die Beachtung der *Klinischen Wahrscheinlichkeit* (s. u.).

Bei der Diagnostik der **Lungenembolie** spielt der D-Dimer-Test eine wichtige Rolle (s. u.). Wenn die Embolie in einem frühen Stadium der venösen Thrombose auftritt, werden häufig sehr hohe D-Dimer-Spiegel gemessen. Zu einem späteren Zeitpunkt sind die Werte deutlich niedriger, da die systemische Hyperkoagulabilität dann nicht mehr fortbesteht. Die Höhe des D-Dimer-Antigens korreliert deshalb nicht unbedingt mit dem klinischen Schweregrad der Lungenembolie

(Dempfle 2005). Die Sensitivität ist hoch, die Spezifität wie bei der Thrombose aber nur begrenzt.

10.6.5 Physikalische Diagnostik

Die **Doppleruntersuchung** für sich allein hat in Anbetracht der verbreiteten Duplexsonographie ihre Bedeutung verloren. Bei der Oberschenkel- und Beckenvenenthrombose finden sich in der Leiste hochfrequente kontinuierliche **S-Sounds**, weil das Blut über kleine Kollateralen mit einer erhöhten Geschwindigkeit abfließt. A-Sounds sind beim Wadenkompressionstest oder durch die Atemmodulation nicht provozierbar (S. 16).
Bei der **Venenverschlussplethysmographie** sind die venöse Kapazität und Drainage je nach Ausdehnung der Thrombose vermindert.
Die **Photoplethysmographie (LRR)** liefert zwar stark verkürzte Wiederauffüllzeiten, ist aber für die Thrombosediagnostik wegen der geringen Spezifität nicht geeignet (S. 14).

10.6.6 Bildgebende Diagnostik

Unter den bildgebenden Untersuchungsmethoden kommt der B-Bild- und der Duplexsonographie eine herausragende Bedeutung zu. Das trifft sowohl auf die primäre Diagnostik einer Thrombose als auch auf die Verlaufskontrollen zu. Von der Phlebographie müssen darüber hinaus spezielle Informationen zu erwarten sein, wenn es um die Entscheidung zu einer invasiven Therapie geht, insbesondere zu einer Operation.

Kompressions- und Duplexsonographie

Ultraschalluntersuchungen gelten bei der Abklärung eines Thromboseverdachts als die Methoden der ersten Wahl. Sie weisen sowohl bei der proximalen (V. poplitea und Vv. femorales) als auch bei der distalen Thrombose (Unterschenkelvenen) eine Sensitivität und Spezifität zwischen 95 und 100% auf. Voraussetzungen sind die Verwendung hoch auflösender Geräte der aktuellen Generation und die entsprechende Erfahrung des Untersuchers. Trotzdem müssen Einschränkungen der **Aussagekraft** hingenommen werden. Bei adipösen Patienten und bei starken Ödemen lassen sich bestimmte Gefäßregionen im Becken, über dem Adduktorenkanal und am Unterschenkel nur unsicher beurteilen. Die speziellen Verlaufsformen der Thrombose, die zum Teil auf phlebographischen Kriterien beruhen, sind nicht vollständig nachzuvollziehen. Dagegen zeigen sich wichtige differenzialdiagnostische Hinweise: Die Baker-Zyste, der Muskelfaserriss, Aneurysmen oder Tumoren werden auf den ersten Blick erkannt.

Studie. In einer prospektiven Studie an 1646 konsekutiven Patienten (28% stationäre und 72% ambulante) mit dem klinischen Verdacht auf eine tiefe Thrombose der Bein- und Beckenvenen wandten **Schellong et al.** (2003) von der Universität Dresden allein die Kompressionssonographie an. Dem Untersucher war der Wert der Klinischen Wahrscheinlichkeit nach Wells nicht bekannt. Nach einem festen

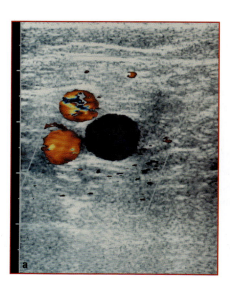
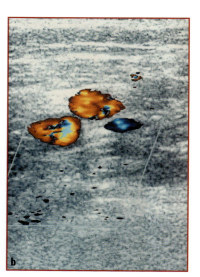
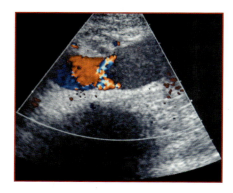

Abb. 10-41 Aufsteigende Thrombose der V. cava inferior bei einer 58-jährigen Frau mit metastasierendem Ovarialkarzinom. Klinische Symptomatik seit 6 Tagen. Deutliche Auftreibung des thrombosierten Lumens (rechts im Bild).

Abb. 10-40 Kompressibilität der V. femoralis communis unter physiologischen Bedingungen.
a Gleichmäßiger Blutstrom in der V. femoralis superficialis direkt unterhalb der Femoralisgabel (blau kodiert). A. femoralis superficialis (oben) und A. femoris profunda (unten) rot kodiert.
b Kompression aller Gefäße mit der Ultraschallsonde. Beschleunigung des Blutstroms im Zentrum der Vene (helle Zone) und vermehrte Turbulenzen in den Arterien.

10.6 Diagnostik

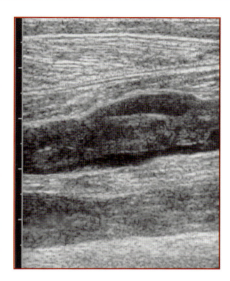

Abb. 10-42 Thrombus verschiedener Altersstufen in einer Soleusvene. Klinische Anamnese seit 4 Tagen. Ältere echoreiche Anteile innen, jüngere außen. Unregelmäßige Auftreibung des Gefäßes. Fehlende Komprimierbarkeit. Betonung der Gefäßwände durch die entzündliche Begleitreaktion. Unten im Bild befindet sich eine weitere thrombosierte Vene.

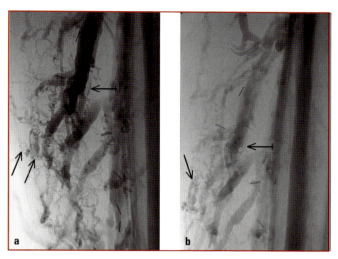

Abb. 10-43 Wirrnetze als indirektes Zeichen der Thrombose und des postthrombotischen Syndroms. Die Muskelvenen sind klappenlos. Winzige Thromben in oberflächlichen Venen (→) und in einer Soleusvene (↔). Mehrere Clips nach Operation.
a Aszendierende Pressphlebographie, Füllungsphase.
b Entleerungsphase.

Schema wurden 5 bestimmte Punkte am Oberschenkel des liegenden Probanden und 15 definierte Stellen an Knie und herabhängendem Unterschenkel beurteilt. Bei 366 Patienten (22%) bestätigte sich die Diagnose. Nach 3 Monaten ließ sich nur bei 3 von 1023 Patienten (0,3%), bei denen die Erstuntersuchung ein negatives Ergebnis erbracht hatte, dann doch eine symptomatische thromboembolische Krankheit nachweisen.

Eine normale Extremitätenvene lässt sich durch den Andruck der Ultraschallsonde völlig komprimieren (Abb. 10-40 a und b). Die **fehlende Komprimierbarkeit** der Vene im Querschnitt gilt als wichtigstes Symptom einer Thrombose. Auf die Beckenvenen ist der Test naturgemäß nicht anwendbar.
Ein frischer Thrombus führt zur **Aufweitung des Gefäßlumens**. Der Befund ist bei seitenvergleichender Betrachtung gut zu verwerten. Sobald die Vv. crurales und die Muskelvenensinus sonographisch sichtbar sind und sich nicht komprimieren lassen, muss eine Thrombose angenommen werden. Die Thrombosierung der V. cava inferior und der Beckenvenen ist durch die pralle und starre Auftreibung der Lumina zu erkennen (Abb. 10-41).
Mit dem Gefäßverschluss entfallen die **Atemmodulationen** in den großen Leitvenen. Beim Valsalva-Versuch weitet sich das Gefäß nicht auf. In der V. cava inferior geht das **Doppelschlagphänomen** verloren.
Bei der B-Bild-Sonographie unterscheidet sich ein frischer Thrombus in seiner Echogenität nicht vom fließenden Blut, er ist also nicht *direkt* zu erkennen. Schon nach wenigen Tagen treten im Thrombus akustische **Impedanzen** auf, die eine direkte Differenzierung erlauben. Zonen unterschiedlicher Echogenität sprechen für verschiedene Altersstufen (Abb. 10-42).
Die Thrombose verursacht regelmäßig eine **entzündliche Reaktion** an der Gefäßwand und im perivaskulären Gewebe. Die Venenwand erscheint deutlich verdickt und echoreich. Durch die farbkodierte Duplexsonographie und durch die Registrierbarkeit **langsamer Blutströmungen** lässt sich heute die Grenze zwischen obturierendem Gerinnsel und freiem Gefäßlumen genau festlegen. Das erscheint für die Beurteilung von Appositionsthromben wichtig.
Ein Charakteristikum der Sonographie besteht in der Beurteilung **perivaskulärer Strukturen** und der **Gefäßwand** selbst. Deshalb lassen sich auch die extravasalen Kompressionssyndrome schnell identifizieren (S. 318, 321).

Charakteristika der Duplexsonographie bei der Thrombose sind:
▶ Erkennung früher *indirekter* Thrombuszeichen (fehlende Gefäßkompressibilität)
▶ Erkennung älterer *direkter* Thrombuszeichen (Echogenität)
▶ Beurteilung hämodynamischer Parameter
▶ Beurteilung der Venenwand
▶ Beurteilung der perivaskulären Strukturen

Nachteile der Duplexsonographie bei der Thrombose sind:
▶ Relativ hoher Zeitaufwand des Untersuchers
▶ Eingeschränkte Aussage bei Adipositas und Ödemen
▶ Unsichere Information zu den Verlaufsformen

Aszendierende Phlebographie

Die Phlebographie steht in der Reihenfolge der bildgebenden diagnostischen Verfahren heute *hinter* der Duplexsonographie. An ihre Qualität werden höchste Ansprüche gestellt. Artspezifische **Vorteile der Phlebographie** bei der Thrombosediagnostik sind:
▶ Differenzierung der Thromboseformen
▶ Erkennung kleinster Gerinnsel in Klappentaschen

10 Die Bein- und Beckenvenenthrombose

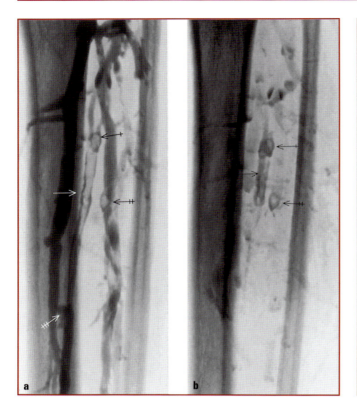

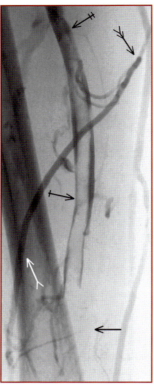

Abb. 10-45 Thrombose der V. poplitea und der V. femoralis superficialis bei einem 62-jährigen Mann am rechten Bein. Fehlende Darstellung der V. poplitea als Radiergummizeichen (→). Der Thrombuskopf befindet sich distal, der Schwanz proximal mit Konturzeichen (⊢→) und Kuppelzeichen (⊬→). Kollateralkreislauf über die V. femoropoplitea (≫→) zur Giacomini-Anastomose (≫→).

Abb. 10-44 Umschriebene Thrombose der Unterschenkelvenen links bei einem 52-jährigen Mann. Beginn der klinischen Symptomatik 24 Stunden vor Phlebographie. 10 cm langer Thrombus in einem Stamm der Vv. tibiales posteriores mit Konturzeichen (→). Thromben in Klappentaschen als Brillenzeichen (⊢→) und in der V. fibularis als Monokelzeichen (⊬→). Fehlende Abbildung der Vv. tibiales anteriores. Sprossenvene mit Kollateralfunktion (⊬→). Darstellung durch aszendierende Pressphlebographie bei Innenrotation.
a Füllungsphase.
b Entleerungsphase.

▶ Sichere Beurteilung der Wadenmuskelvenen
▶ Differenzierung transfaszialer Thrombosen
▶ Beurteilung von Kollateralkreisläufen
▶ Vollständige Dokumentation

Bei einem Verschluss der Vene wird vom **Radiergummiphänomen** gesprochen. Die Verteilung des Kontrastmittels über oberflächliche und tiefe Kollateralen führt zur Abbildung des Thrombusschwanzes mit dem **May-Kuppelzeichen** und dem **Konturzeichen**. In den großen Leitvenen bleiben diese Symptome 2 bis 4 bis 6 Wochen erhalten und gehen dann kontinuierlich in die Strukturen des postthrombotischen Syndroms über.

Manchmal sieht ein Thrombus auf dem Röntgenbild so aus, als ob er sich im Blutstrom wie eine Papierschlange im Wind bewegt, was das englische Wort „*free-floating*" zum Ausdruck bringt (Abb. 10-45). Aber der Thrombus *flottiert* nicht, er ist nur unter dem Einfluss hämodynamischer Faktoren so gewachsen. Bei einer Kontrollphlebographie nach wenigen Tagen oder Wochen hat er seine Form nicht verändert. Die Meinungen über die Indikation zur Operation allein aufgrund des **Free-floating-Phänomens** gehen auseinander. Wir glauben nicht daran.

Studie. In einer retrospektiven Untersuchung stellten **Norris et al.** (1985) vom Department of Surgery der Universität Massachusetts fest, dass flottierende Thromben mit einer statistischen Signifikanz von $p < 0{,}05$ häufiger embolisieren als okkludierende Thromben. Von 7 Lungenembolien kamen 3 aus der Gruppe der flottierenden Thromben (n = 5), während nur 4 aus dem anderen Kollektiv (n = 73) stammten.

> ! Das „Flottieren" eines Thrombus im Bereich der Bein- und Beckenvenen ist ein Trugbild, das es nur bei der Phlebographie gibt. Es hat *für sich allein* keine spezielle operative Konsequenz, jedoch wird ein Kompressionsverband oder -strumpf empfohlen.

Bei subtiler phasengerechter Technik lassen sich kleinste Thromben bis zu Hirsekorngröße diagnostizieren. Sie liegen in den Taschen der Venenklappen und geben sich durch eine konstante Kontrastmittelaussparung zu erkennen. Bei der Lokalisation in *einer* Klappentasche wird vom **Hach-Monokelzeichen**, bei doppelseitiger vom **Brillenzeichen** gesprochen. Kleine Thromben in den Wadenmuskelvenen können als Ursache subklinischer rezidivierender Lungenembolien eine Bedeutung erlangen (Abb. 10-44 a und b).

Als indirekte Zeichen der Thrombose sind die **Kollateralkreisläufe** zu beachten: Bei ausgedehnten Venenverschlüssen fließt das Kontrastmittel ausschließlich über die extrafaszialen

Gefäße ab, insbesondere über die **V. saphena magna**. Bei einer Begrenzung der Krankheit auf den Unterschenkel bietet sich auch die V. saphena parva als Umgehungsgefäß an.
Ein wichtiger Kollateralkreislauf bei der obturierten V. femoralis superficialis ist über die **V. profunda femoris** möglich. Die Kommunikation erfolgt dann über die distale Femoralisanastomose.
Im Bereich des Unterschenkels stellen sich schon 1 bis 2 Tage nach Krankheitsbeginn ungeordnete Geflechte zarter intrafaszialer Gefäße dar, die **Hach-Wirrnetze**. Als Umgehungskreislauf haben sie keinen Sinn. Sie finden sich aber selbst bei sehr umschriebenen Thrombosen und bleiben über Monate und Jahre nachweisbar. Für die Diagnostik haben sie deshalb eine große Bedeutung (Abb. 10-43, S. 197).

> Heute darf vorausgesetzt werden, dass die Diagnose der tiefen Bein- und Beckenvenenthrombose durch die Duplexsonographie mit einer hohen Sicherheitsquote diagnostiziert wird. Das Phlebogramm muss deshalb den Anspruch erheben, *darüber hinaus* wichtige Informationen zu liefern, die für bestimmte therapeutische und prognostische Entscheidungen wichtig sind. Beide Verfahren ergänzen sich in einer *"golden partnership"*.

Computertomographie

Die Computertomographie wird als Mehrzeilen-Spiral-CT vor allem für die **abdominelle und pelvine Venendiagnostik** eingesetzt. Damit lässt sich in der Zeiteinheit ein ausreichend großes Untersuchungsfeld abbilden, sodass mit einer einzigen Kontrastmittelapplikation die Gefäßdarstellung gelingt. Für die Venenchirurgie ist die Untersuchung wichtig, um das obere Ende eines Thrombus festzustellen, zum Beispiel in der V. cava inferior. In Vergleichsuntersuchungen zur Duplexsonographie und zur Phlebographie ist eine Übereinstimmung der Befunde in über 90% dokumentiert (Kanne 2004). Der Vorteil besteht darin, dass die periphere venöse und Beckenstrombahn mit dem pulmonalen Arteriensystem in *einem* Untersuchungsgang zu beurteilen sind.

Magnetresonanztomographie

Die MR-Venographie ist weniger aufwändig als die MR-Arteriographie, weil die venösen Strömungsprofile relativ uniform erscheinen, die Gefäßlumina größer als bei den Arterien sind und der Blutfluss langsamer ist. Die Darstellung erfolgt ohne Kontrastmittel (Time-of-Flight-Technik, Phasenkontrast-Technik) oder bei den neueren Verfahren unter Verwendung von Gadolinium zur Verstärkung der Signale. Der **Vorteil** gegenüber der Sonographie liegt darin, dass eine venöse Kompression zur Diagnostik der Venenthrombose nicht erforderlich ist. Deshalb lassen sich die peripheren Gefäße auch in Gipsverbänden oder unter entsprechenden Bedingungen beurteilen, ebenso die venöse Beckenstrombahn und die V. cava inferior. Sensitivität und Spezifität erreichen fast 100%.

Studie. In einer prospektiven Studie untersuchten **Dupas et al.** (1995) an der Röntgenabteilung der Universität Nantes/Frankreich 25 Patienten mit einer tiefen Venenthrombose. Die MR-Tomographie zeigte auf allen anatomischen Ebenen eine Sensitivität von 100% und eine Spezifität von 98,5%. Auf den Phlebogrammen waren in 8,8% der Fälle nicht alle Segmente eindeutig zu beurteilen. Die farbkodierte Duplexsonographie erwies sich in der Beckenregion „oft als technisch begrenzt". Eine Indikation zur MR-Venographie besteht auch bei der Unverträglichkeit von Röntgenkontrastmitteln.

10.6.7 Diagnostische Algorithmen der Venenthrombose und der Lungenembolie

Algorithmus der tiefen Bein- und Beckenvenenthrombose

In einem Algorithmus werden die einzelnen Stufen der Diagnostik oder Therapie in einer logischen Abfolge miteinander verbunden. Die Anwendbarkeit in der Praxis ergibt sich aus entsprechenden prospektiven Studien. Am Anfang der Thrombosediagnostik steht das Ergebnis der Klinischen Wahrscheinlichkeit (Abb. 10-46). Ist diese gering, richten sich die weiteren Maßnahmen nach dem Ergebnis des D-Dimer-Tests: bei negativem Befund gilt die Thrombose als ausgeschlossen. Bei niedriger Klinischer Wahrscheinlichkeit und positivem D-Dimer-Test erfolgt die Kompressionssonographie, die bei hoher Klinischer Wahrscheinlichkeit direkt angeschlossen wird. Wird die Thrombose nachgewiesen, ist die Einleitung der Therapie gerechtfertigt. In einer unklaren Situation folgt die Phlebographie.

Studie. In einer multizentrischen, prospektiven, randomisierten Studie untersuchten **Wells et al.** 2003 an der Universität Ottawa und 4 anderen Zentren in Kanada insgesamt 1 082 Patienten, die mit Verdacht auf Thrombose in die Ambulanz und nach einer Woche und erneut nach drei Monaten zur Kontrolle kamen. Bei allen Teilnehmern der Studie wurde zunächst die Klinische Wahrscheinlichkeit von einem Arzt ermittelt. In der **Kontrollgruppe** mit 520 Probanden erfolgte dann sofort die Sonographie. Darunter waren 279 Patienten mit geringer Klinischer Wahrscheinlichkeit und einer Thromboserate von 5,7%, sowie 241 mit einer hohen Wahrscheinlichkeit und einer Thromboserate von 27,8%.

Die **D-Dimer-Gruppe** (SimpliRED®-Test, IL-Test®) umfasste 562 Patienten. Von diesem Kollektiv hatten 218 ein negatives D-Dimer-Testergebnis bei einer geringen Klinischen Wahrscheinlichkeit, und die Rate der Thromboembolien betrug im weiteren Verlauf 0,9%.

Von 97 Patienten mit geringer Klinischer Wahrscheinlichkeit und positiven D-Dimer-Test ergab sich innerhalb von 3 Monaten eine Thrombose in 14 Fällen – in 83 Fällen nicht.

10 Die Bein- und Beckenvenenthrombose

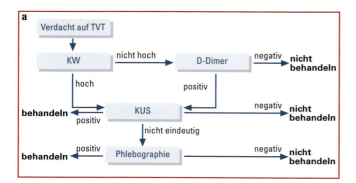

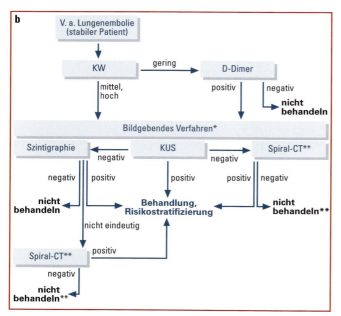

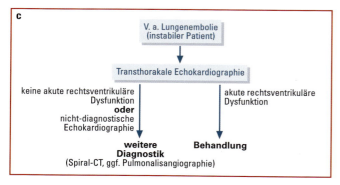

Abb. 10-46 Diagnostische Algorithmen der thromboembolischen Krankheit (AWMF; Hach-Wunderle et al. 2005).
a Diagnostischer Algorithmus bei Verdacht auf Venenthrombose (TVT). KW = Klinische Wahrscheinlichkeit. KUS = Kompressionssonographie der Beinvenen.
b Diagnostischer Algorithmus bei Verdacht auf Lungenembolie (stabiler Patient). KW = Klinische Wahrscheinlichkeit; KUS = Kompressionssonographie der Beinvenen. * Die Wahl des bildgebenden Verfahrens hängt von der lokalen Verfügbarkeit und Expertise ab. ** Setzt Mehrzeilen-Technik und hohe technische Qualität voraus. Bei negativer oder nicht eindeutiger Einzeilen-CT kann zur definitiven Klärung eine Pulmonalisangiographie erforderlich sein.
c Diagnostischer Algorithmus bei Verdacht auf Lungenembolie (instabiler Patient).

Bei den Patienten mit hoher Klinischer Wahrscheinlichkeit (n = 247) und positivem D-Dimer-Test (davon 68) lag der negative prädiktive Wert des D-Dimer-Tests bei 89% und der positive bei 38,6%.

Erklärung. Die grundlegenden Effizienzmaße eines diagnostischen Tests sind Sensitivität und Spezifität. Die **Sensitivität** ist definiert als Anteil der positiven Tests unter den Kranken und die **Spezifität** als Anteil der negativen Tests unter den Gesunden. Sensitivität und Spezifität beschreiben die allgemeine Güte eines diagnostischen Tests. In der klinischen Anwendung beantworten diese Maße aber *nicht* die Frage nach der Wahrscheinlichkeit für das Vorliegen der Krankheit nach Durchführung des Tests. Für die diagnostische Situation in der klinischen Praxis sind daher die prädiktiven Werte wichtiger. Der **positive prädiktive Wert** ist definiert als Anteil der Kranken unter allen Test-Positiven und der **negative prädiktive Wert** als Anteil der Gesunden unter den Test-Negativen (Bender und Lange 2001).

Algorithmen der Lungenembolie

Eine entsprechende Vorgehensweise wurde für die Lungenembolie erarbeitet. Um die Frühletalität zu senken und Spätfolgen zu verhindern, kommt es auf die **Frühdiagnose** an.

> Bei der Lungenembolie eine frühe Verdachtsdiagnose zu stellen heißt mit anderen Worten, so oft wie möglich **daran denken**. Nur dann erfolgt der erste Schritt in die richtige Richtung, nämlich zur Abschätzung der Klinischen Wahrscheinlichkeit (Tab. 10-9; S. 225).

Sobald der Verdacht auf eine Lungenembolie vorliegt, sollte mit der Bestimmung der Klinischen Wahrscheinlichkeit auch der D-Dimer-Test durchgeführt werden. Bei geringer Wahrscheinlichkeit und negativem D-Dimer-Test gilt die Lungenembolie als ausgeschlossen. Bei der mittleren und hohen Wahrscheinlichkeit eines Patienten mit **stabilen Kreislaufverhältnissen** sowie bei positivem D-Dimer-Test schließen sich die bildgebenden Verfahren an, ebenso bei geringer Klinischer Wahrscheinlichkeit und positivem D-Dimer-Test. Im Fall der **instabilen Kreislaufsituation** steht die Echokardiographie im Zentrum der weiteren Entscheidungen. Bei einer akuten rechtsventrikulären Dysfunktion gilt die Lungenembolie als wahrscheinlich, und spezielle therapeutische Maßnahmen werden sofort eingeleitet (Abb. 10-46).

10.6.8 Weitere Untersuchungen

Jede Thrombose kann das erste Symptom einer internistischen Systemkrankheit sein. Vor allem kommt es auf den Ausschluss einer Tumorkrankheit an. Die Thrombose im Rahmen einer Tumorkrankheit ist als **Trousseau-Syndrom** bekannt (S. 170). Besonders muss an ein Neoplasma von Pankreas, Lunge, Ovarien, Testes, Nieren, Mammae oder Magen gedacht werden. Deshalb sind die altersgemäßen Vorsorgeprogramme vorzunehmen.

Tab. 10-9 Klinische Wahrscheinlichkeit der Lungenembolie (Interdisziplinäre S2-Leitlinie der AWMF, Hach-Wunderle et al. 2005).

Klinische Charakteristik	Score
Klinische Zeichen einer Venenthrombose	3,0
Lungenembolie wahrscheinlicher als eine andere Diagnose	3,0
Herzfrequenz >100/Min.	1,5
Immobilisation oder Operation in den vergangenen 4 Wochen	1,5
Frühere tiefe Venenthrombose oder Lungenembolie	1,5
Hämoptyse	1,0
Krebserkrankung aktiv oder in den vergangenen sechs Monaten	1,0
Wahrscheinlichkeit	
Gering	<2,0
Mittel	2,0–6,0
Hoch	>6,0

> ! Jede Thrombose, und sei sie noch so klein, kann der Hinweis auf eine Tumorkrankheit sein. Das trifft auch auf Thrombosen in den oberflächlichen Venen oder in anderen Körpervenen zu.

10.7 Chirurgische Therapie

In den Jahren der aufstrebenden Gefäßchirurgie nach dem Zweiten Weltkrieg bestand die Hoffnung, durch eine Thrombektomie nicht nur die Gefahr der Lungenembolie, sondern vor allem die des postthrombotischen Syndroms abzuwenden. Langzeituntersuchungen haben hinsichtlich des Auftretens der chronischen venösen Insuffizienz aber gezeigt, dass weder die Thrombolyse noch die operative Behandlung signifikant bessere Ergebnisse bringen als die Antikoagulation allein. Heute ist bei der Indikationsstellung zur Thrombektomie eine gewisse Zurückhaltung eingetreten.

10.7.1 Geschichte der chirurgischen Thrombosetherapie

Die Chirurgie der venösen Thrombose begann mit der 61. Jahrestagung der *Deutschen Gesellschaft für Chirurgie* 1938 im Berliner Langenbeck-Virchow-Haus. **Läwen** hielt das Hauptreferat zum Thema „Weitere Erfahrung über die operative Thrombenentfernung bei der Venenthrombose" und berichtete über 5 Eingriffe.

Artur Läwen (*1876) war Ordinarius für Chirurgie an der Universität in Königsberg. In seiner wissenschaftlichen Arbeit hat er sich in der Hauptsache mit der Kriegschirurgie und der Schmerzbekämpfung befasst. Zur Thrombektomie legte er die V. iliaca externa frei, drückte sie mit einem Tupfer ab und entfernte die Thromben von der V. femoralis aus. Er konstruierte dafür ein stumpfes harkenförmiges Instrument, den *Thrombuskratzer*. Alle Operationen verliefen zunächst glücklich, darunter auch der Fall einer Thrombose der V. subclavia. Zwei Patienten verstarben später. Läwen sagte: „Es kann noch keine Rede davon sein, die blande Venenthrombose allgemein operativ zu behandeln."

In der Diskussion des Kongresses berichteten aber schon mehrere Chirurgen über ihre Erfolge mit der Thrombektomie. **Kulenkampff** im Heinrich-Braun-Krankenhaus Zwickau/Saale lehnte den großen Eingriff nach der Vorgabe Läwens bei schwerkranken Patienten ab. Er empfahl als Alternative, die Thrombektomie von der V. saphena magna aus vorzunehmen (S. 212) und berichtete über fünf Operationen. Als erster Chirurg hat wohl **Fründ** die Thrombektomie 1934 gewagt.

Prof. Dr. **Heinrich Fründ** (persönliche Daten nicht bekannt) war Chefarzt der chirurgischen Abteilung im Stadtkrankenhaus Osnabrück. Wegen seiner ärztlichen Hilfsbereitschaft an schwerverletzten jüdischen Patienten zur Zeit der Judenverfolgungen im Dritten Reich musste er 1939 seine Stellung aufgeben. Zu seiner Operation schrieb er: „Als die Thrombose der V. saphena magna die Mitte des Oberschenkels erreicht zu haben schien, legte ich die Einmündungsstelle der Saphena frei. Ich wurde überrascht durch die Feststellung, daß die Thrombose bereits bis in die Femoralis hineinreichte. Ich entschloß mich, die prall gefüllte Saphena zu schlitzen. Die Ränder klafften sofort weit auseinander, und als ich weiter nach oben schlitzte, quoll plötzlich mit einem kräftigen Blutschwall das daumendicke Ende des Saphenathrombus aus der Femoralis heraus. Die Femoralis wurde genäht, die Saphena reseziert. Die Patientin wurde nach 10 Tagen geheilt entlassen." Bei zwei späteren Operationen nahm Fründ die Unterbindung der V. femoralis zur Embolieprophylaxe vor.

Erst nach dem Zweiten Weltkrieg konnte der französische Chirurg **Fontaine** die Thrombektomie zu einem standardisierten Eingriff entwickeln.

René Fontaine (1899–1979) war Ordinarius für Chirurgie an der Universität Strasbourg. Wie sein Lehrer René Leriche, der Begründer der französischen Gefäßchirurgie in Paris, hat er sich hauptsächlich mit der Gefäßchirurgie befasst und selbst mit 2800 rekonstruktiven Operationen über eine außerordentliche Erfahrung verfügt. Als einer der ersten nahm er nach dem Zweiten Weltkrieg wieder aktiv an deutschen Kongressen teil.

Mit der Einführung der atraumatischen Operationstechnik und der Erfindung des **Fogarty-Katheters** war die Entwicklung einer Chirurgie der Bein- und Beckenvenenthrombose zunächst abgeschlossen.

10.7.2 Allgemeines zur venösen Thrombektomie

Die chirurgische Therapie hat zum Ziel, die venöse Strombahn unter Erhalt der zarten Venenklappen wiederherzustellen, die Progredienz der Thrombose und Lungenembolien zu verhindern sowie eine Rezidivprophylaxe zu bewirken. Als Voraussetzungen gelten Erfahrungen des Operateurs in der Gefäßchirurgie und die Konzentration der Behandlungen auf Zentren mit besonderen Kenntnissen in der großen Venenchirurgie.

 Die operative Behandlung der tiefen Venenthrombose will ohne Kompromisse eine **Restitutio ad integrum** erreichen.

Wenn die Forderung bezüglich einer kompletten Gefäßrekonstruktion nicht zur Diskussion steht, dann lassen sich die anderen Ansprüche auch durch die Antikoagulation erreichen, und zwar auf einem risikoärmeren Wege. Deshalb sind heute die Indikationen kritisch in einer sorgfältigen Risiko-Nutzen-Analyse abzuwägen.

Studie. Juhan et al. (1997) in Marseille fanden postoperative Offenheitsraten bei der Iliofemoralvenenthrombose von 84 % nach 5 und nach 13 Jahren, jedoch eine chronische venöse Insuffizienz von 20 % nach 5 Jahren und von 44 % nach 13 Jahren (n = 77). Dabei waren die Spätergebnisse nicht von der ursprünglichen Ausdehnung der Thrombose abhängig, sondern nur von dem Primärergebnis der Operation. Die Autoren sprachen sich prinzipiell für die Operation aus.

Studie. Aus den USA (Hawaii) befürworteten **Eklof und Kistner** (1996) die Thrombektomie mit arteriovenöser Fistel aufgrund ihrer Erfahrungen an mehr als 300 Patienten mit Iliofemoralvenenthrombose. Zwei der Operierten verstarben. Die Langzeituntersuchung an 77 Patienten nach 4 Jahren zeigten in 86 % der Fälle exzellente klinische Ergebnisse und eine Offenheitsrate von 75 %.

Studie. In dem Krankengut der **Denck-Klinik** in Wien (n = 158) hatten in der Nachbeobachtungszeit von 1 bis 4 Jahren 63 % der antikoagulierten Patienten eine chronische venöse Insuffizienz, ebenso 72 % der lysierten sowie 58 % der thrombektomierten Patienten (Hold et al. 1992). Die Autoren sprachen sich deshalb gegen die operative Behandlung der Thrombose aus.

10.7.3 Thrombektomie bei der aszendierenden Bein- und Beckenvenenthrombose

Die wesentlichen Gefahren während der Operation sind die Lungenembolie und der Blutverlust. Deshalb sind Absprachen mit dem Anästhesisten notwendig. Gegebenenfalls muss auf die PEEP-Beatmung mit 10–20–30 mmHg zurückgegriffen werden (**p**ositive **e**ndexpiratory **p**ressure). Die Vorkehrungen für intravenöse Infusionen, Bluttransfusionen und Cell-Saving sowie für die intraarterielle Druckmessung sind zu treffen.

Allgemeine Bedingungen für die venöse Thrombektomie sind:
- Enges Zeitfenster von 7 Tagen
- Ersterkrankung an der Thrombose
- Junges Lebensalter
- Keine schweren Allgemeinkrankheiten
- Keine schwere thrombophile Situation
- Möglichkeit zum Cell-Saving
- Möglichkeit der intraoperativen Phlebographie oder Angioskopie

Generelle Indikationen zur Thrombektomie, die auf der Basis von randomisierten Studien beruhen, gibt es nicht. Der Chirurg muss deshalb bei seiner Entscheidung zur Operation die besondere individuelle Situation ganz in den Vordergrund stellen.

Als **Indikationen zur Thrombektomie** kommen in Betracht:
- Vier-Etagen-Thrombose
- Progression in die V. cava inferior
- Septische Thrombose

Kontraindikationen der Thrombektomie sind u. a.:
- Hohes Lebensalter
- Kurze Lebenserwartung
- Schwere Allgemeinkrankheit
- Früher stattgefundene Venenthrombose

Um die Feinheiten und Variationen der Operationstechnik zum Ausdruck zu bringen, wurden drei erfahrene Gefäßchirurgen gebeten, ihre eigene Vorgehensweise persönlich mitzuteilen.

Operationstechnik nach Gruß, Kassel

Definition. Die Thrombektomie der Bein- und Beckenvenen erfolgt innerhalb des Zeitfensters von 7 Tagen mit dem Fogarty-Manöver und unterstützend mit dem Ringstripper. Bei Überdruckbeatmung wird auf den kontralateralen Okklusivkatheter verzichtet. Eine temporäre arteriovenöse Fistel kommt zur speziellen Thromboseprophylaxe nur unter besonderen Umständen in Betracht. Dagegen wird regelmäßig die lokale Heparinberieselung der Phlebotomieregion vorgenommen.

■ **Operation**

(1) „Der Patient erhält präoperativ 5000 IE UF-Heparin i.v. Der Eingriff erfolgt in Anti-Trendelenburg-Lagerung von etwa 30°. Die Abdeckung muss einen Noteingriff im Bereich des Abdomens berücksichtigen. Die Intubationsnarkose er-

10.7 Chirurgische Therapie

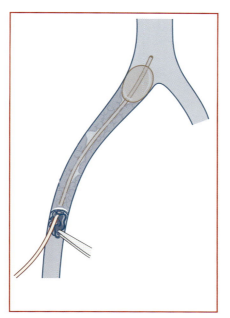
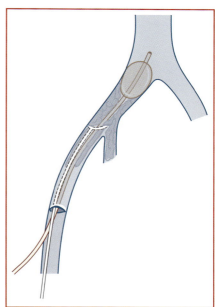

Abb. 10-47 (links)   Thrombektomie der Vv. iliacae externa und communis. Einführung des Fogarty-Katheters durch den Thrombus bis in die V. cava inferior und Zurückzug mit geblocktem Ballon. Verminderung des Füllungsdrucks, sobald sich durch den Kalibersprung der passierten Venenabschnitte ein Widerstand ergibt.

Abb. 10-48 (rechts)   Entfernung von wandständig adhärenten Thromben durch die kombinierte Anwendung von Fogarty-Katheter und Ringstripper. Nach der Blockierung des Katheters in der V. cava inferior wird der Ringstripper mit drehender Bewegung bis zum Ballon vorgeschoben, dann werden beide Instrumente gleichzeitig zurückgezogen und die Thromben entleeren sich aus der Phlebotomie.

laubt die Überdruckbeatmung vom Augenblick der Venenfreilegung an.

(2) Wir verzichten auf einen Blockadekatheter von der Gegenseite her. Die **Exposition der Vene** erfolgt durch einen hohen Inguinalschnitt mehr lateral, um die medial gelegenen Lymphbahnen zu schonen. Die Vv. femorales communis, superficialis und profunda sowie die Anfangsstrecke der V. saphena magna werden freigelegt und mit angefeuchteten Gummizügeln angeschlungen. Eine ausgedehnte zirkuläre Denudierung der Gefäße wird – mit Ausnahme der V. saphena magna – vermieden.

(3) Die **Eröffnung der V. femoralis communis** geschieht durch eine *quere* Phlebotomie unmittelbar oberhalb der Profundamündung. Zuerst wird die Beckenvene mit einem braunen Fogarty-Katheter desobliteriert (Abb. 10-47).

Cave   Wenn sich der Fogarty-Katheter nicht mehr ganz leicht vorschieben lässt, dann ist er möglicherweise mit der Spitze in die V. iliaca interna oder – noch wahrscheinlicher – in die V. lumbalis ascendens abgeglitten. Das ist auf der linken Seite leichter möglich als rechts. Es besteht höchste Gefahr der Gefäßverletzung und der unkontrollierten retroperitonealen Blutung. Ein anderer Grund für die Behinderung des Fogarty-Manövers kann ein May-Beckenvenensporn links sein.

(4) Während des **Rückzugs des Katheters** bestehen hinter der Bifurkation der V. cava inferior und hinter der Iliakagabel fühlbare Verkleinerungen der Gefäßlumina, sodass die Füllung des Katheterballons verringert werden muss. Bei fest an der Wand haftenden Gerinnseln hat sich der vorsichtige Einsatz eines großen **Ringstrippers** bewährt, der über dem Schlauch des Fogarty-Katheters bis zu dessen aufgeblasenem Ballon eingeführt wird. Beide Instrumente lassen sich unter kreisenden Bewegungen gleichzeitig zurückziehen (Abb. 10-48).

(5) Nach einem kräftigen schwallartigen Reflux von Blut unter Überdruckbeatmung wird die Beckenvene mit Heparin-Kochsalzlösung aufgefüllt und mit einer Hydragrippklemme verschlossen.

Cave   Bei plötzlichem Blutdruckabfall kann es sich um eine Perforation der Beckenvenen handeln. Durch die entsprechende Abdeckung des Operationsfeldes zur Laparotomie ist der Operateur auf eine derartige Notfallsituation vorbereitet.

(6) Die Thrombektomie wird dann **nach distal** fortgesetzt. Wir versuchen, einen braunen oder blauen Fogarty-Katheter retrograd in die V. femoralis superficialis und – bei thrombotischem Verschluss – auch in die V. profunda femoris nach peripher vorzuschieben. Vor einer Venenklappe wird der zarte Ballon etwas aufgeblasen. Dadurch lässt sich die Katheterspitze zentral in der Vene platzieren und, ohne Schaden anzurichten, über die Venenklappe nach peripher vorschieben. Dieses Manöver darf nicht forciert werden (Abb. 10-49).

(7) Beim **Zurückziehen des Ballonkatheters** entleeren sich kohärente dunkelrote Gerinnsel mit deutlich erkennbaren Ausgüssen der Venenklappen. Anschließend wird die Extremität mit einer Esmarch-Gummibinde **ausgewickelt** und manuell ausgewalkt. Oft lässt sich bei *liegender* Esmarch-Binde ein blauer oder weißer Fogartykatheter spielend leicht bis zum Unterschenkelniveau vorschieben.

(8) Es folgt noch einmal die **Revision der Beckenstrombahn**. Bei endoskopischer Lumenkontrolle wird das Endoskop über die Phlebotomieöffnung in die Beckenvene ein-

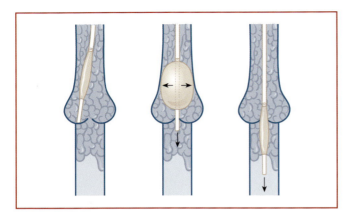

Abb. 10-49 Passieren einer Venenklappe bei der Sondierung mit dem Fogarty-Katheter in distaler Richtung. Vor dem Widerstand der Klappe erfolgt das unvollständige Aufblasen des Ballons zur Zentralisierung der Katheterspitze im Gefäßlumen, dann das Passieren der Klappe bei entleertem Ballon.

geführt. Wegen der erforderlichen großen Mengen von Spülflüssigkeit hat sich bei uns in den letzten Jahren allerdings mehr und mehr die intraoperative Kontroll-DSA bewährt. Dabei wurde zuvor die Phlebotomie durch eine fortlaufende überwendliche 6-0-Gefäßnaht verschlossen und der venöse Rückstrom wieder freigegeben.

(9) Eine **temporäre arteriovenöse Fistel** legen wir nur bei fest der Beckenvenenwand anhaftenden Gerinnseln oder bei phlebographisch bzw. endoskopisch nachgewiesenen Restthromben an. Dafür benutzen wir einen hohen Ast der V. saphena magna. Wir lassen die Fistelvene 5–8 cm lang und markieren sie mit einem Osteosynthesedraht, der dreimal mit sich selbst verdreht wird. Das Drahtende verlagern wir so in das Subkutangewebe, dass es nach Abschluss der Wundheilung perkutan tastbar ist. Durch die lange Schlinge, die **Drahtmarkierung** und den Tastbefund lässt sich der Fistelverschluss nach 8–12 Wochen erheblich vereinfachen.

(10) Über einen kleinen Ast der Fistelvene führen wir abschließend einen gelben Venenkatheter in die V. femoralis communis ein, sodass die Katheterspitze gegenüber der vernähten Phlebotomieregion liegt. Der Katheter wird perkutan zur Außenseite des Oberschenkels hinausgeleitet. Darüber erfolgt die **kontinuierliche Berieselung** der abführenden Strombahn während der nächsten postoperativen Tage mit UF-Heparin in steigender Dosierung (15 000, 25 000 und 35 000 IE/Tag) unter Kontrolle der APTT (Richtwert 55–70 Sek.). Später besteht die Möglichkeit, die Beckenven über diesen Katheter noch einmal phlebographisch zu überprüfen.

(11) Sobald die primäre Wundheilung erkennbar ist, beginnen wir überlappend mit der **oralen Antikoagulation**. Bei einer INR von > 2,0 wird der intravenöse Katheter entfernt.

(12) Die Durchgängigkeit der Unter- und Oberschenkelvenen überprüfen wir schon am ersten postoperativen Tag durch die aszendierende **Phlebographie**. Nach dem Eingriff werden ein Kompressionsverband mit Kurzzugbinden angelegt und die Extremität hochgelagert. Nach vollständiger Abheilung erhält der Patient einen Kompressionsstrumpf A–G der Klasse III.

(13) Der arterielle Einstrom über die **arteriovenöse Fistel** in die V. femoralis communis wirkt sich sowohl nach proximal als auch nach distal aus. Eine zunehmende Beinschwellung nach 6 bis 8 Wochen weist darauf hin, dass die oberste Klappe der V. femoralis superficialis insuffizient wird. Dann ist für uns die Indikation zum **Fistelverschluss** gegeben.

(14) Die Anlage der temporären arteriovenösen Fistel mit einen Ast der A. poplitea im Niveau des ersten Popliteasegments nach Brunner wurde wegen der Schwierigkeiten beim späteren Fistelverschluss wieder aufgegeben. Auch die Fistel zwischen der A. tibialis posterior und einer V. tibialis posterior hinter dem Innenknöchel hat sich nicht bewährt, zum einen wegen der hohen Rate an Spontanverschlüssen, zum anderen wegen des Verbots der postoperativen Kompressionsbehandlung (S. 271)."

Operationstechnik nach Husfeld, Karlsruhe

Definition. Die Thrombektomie erfolgt von einer Längsinzision der V. femoralis communis aus mit dem Fogarty-Manöver. Die intraoperative Phlebographie kommt bei einer veralteten Thrombose und beim Verdacht auf Beckenvenensporn zur Anwendung.

■ Operation

(1) „Die thrombosierte V. femoralis communis wird freigelegt und angeschlungen. Die Eröffnung des Gefäßes empfiehlt sich in **Längsrichtung**, da es bei den Fogarty-Manövern sonst zu einem Ein- bzw. Abreißen der Vene kommen kann. Am besten ist die Region an der Einmündung der V. saphena magna geeignet. Hier findet sich eine physiologische Erweiterung der V. femoralis communis. Außerdem kann man von dort aus die V. saphena magna ebenfalls thrombektomieren und hat einen guten Zugang zur V. profunda femoris.

(2) Die Thromben aus der Becken- und proximalen Oberschenkeletage werden mit einem **Fogarty-Venenkatheter** entfernt. Einen Okklusionskatheter von der kontralateralen Seite aus benutzen wir nur noch sehr selten. Thromben aus dem distalen Oberschenkel bzw. Kniekehlen- und Unterschenkelbereich werden durch **bimanuelles Auspressen**, Auswalken und Auswickeln gelöst und dann extrahiert. Wir sehen eine Indikation für die Anlage einer passageren **arteriovenösen Fistel** bei einer veralteten Beckenvenenthrombose und bei Fortbestehen der Kompression, wie bei der Schwangerschaft. Die Mobilisation erfolgt noch am Operationstag."

Cave Fehlplatzierung des Katheters in die V. profunda femoris statt V. femoralis superficialis

- Verletzung der Venenwand (besonders bei frischen Thrombosen)
- Einengung der längsverlaufenden Phlebotomienaht
- Unzureichende postoperative Antikoagulation
- Fehlende Frühmobilisation
- Falsche Indikation zur Operation wegen veralteter Thrombose
- Fortbestehen der Thromboseursache (Tumor, Gerinnungsstörung, Schwangerschaft, Hormonstörung, Immobilisation, nicht versorgter Beckenvenensporn)

Ergebnisse. Von 1979 bis 1999 wurden etwa 1500 Thrombektomien auf diese Weise durchgeführt. Die jüngste Patientin war 19, die älteste 94 Jahre alt. Das Durchschnittsalter lag bei 60 Jahren. Intraoperativ fanden sich bei 31 % der Patienten frische, bei 52 % teils frische, teils alte und bei 17 % alte Thromben. Die postoperative Letalität betrug 2,4 %. Postoperative Lungenembolien traten in 8 % der Fälle auf, 1 % verlief tödlich.

Nachuntersuchung nach 46 Monaten (n = 323): Sehr gute bis gute Ergebnisse in 70,6 %, befriedigende in 24,5 % und schlechte in 5 % der Fälle. Ein schweres postthrombotisches Syndrom entwickelte sich in 2,5 % der Fälle.

Nachuntersuchung nach >10 Jahren (n = 50): Beschwerdefrei blieben 20 Patienten. Die Duplexsonographie zeigte folgende Ergebnisse: 10 Patienten blieben ohne Befund, leichte Wandveränderungen zeigten sich bei 15 und deutliche bei 19 Patienten. Partielle Verschlüsse waren bei sechs Patienten vorhanden (Husfeldt und Müller-Reinartz 2001).

Operationstechnik nach Largiardèr, Zürich

Definition. Vor der Thrombektomie werden die Thromben innerhalb des betroffenen Beins durch eine kurze lokoregionale Lyse an der Gefäßwand gelockert, damit sie sich unter Erhaltung des kompletten Klappenapparats atraumatisch und vollständig entfernen lassen. Die Thrombektomie wird in mehreren Schritten durchgeführt.

■ Operation
(1) „Der Eingriff erfolgt in Allgemeinanästhesie. Nach der Einführung einer Infusionskanüle am Fuß wird die **Esmarch-Blutleere** so weit proximal wie möglich am Oberschenkel angelegt. Dann erhält der Patient eine **Infusion** mit 3 Mill. IE Urokinase, 5000 IE UF-Heparin und 100 ml Fresh Frozen Plasma in 500 ml Ringer-Laktat in die vom Kreislauf ausgeschalteten Beinvenen über 30 Minuten.

Cave Vorzeitiges Lösen des Tourniquets.

(2) Während der Einwirkungszeit der Fibrinolyse erfolgen die Freilegung der V. femoralis communis in der Leiste und die **Thrombektomie** der Beckenachse. Auf die proximale Blockierung von der Gegenseite her wird in Anbetracht der Überdruckbeatmung verzichtet.

(3) Nach 30 Minuten werden die venöse Beinachse abgeklemmt und das Tourniquet entfernt. Es kommt zur reaktiven Hyperämie des Beins. Die **anlysierten Thromben** schwemmen von selbst in das inguinale Operationsfeld aus und werden zusätzlich ausgewalkt. Das austretende Blut wird mit dem Cell-Saver aufgenommen und gewaschen, sodass bei der Retransfusion keine systemische Wirkung der Urokinase mehr vorhanden ist.

(4) Wir verzichten auf die Anlage einer temporären arteriovenösen Fistel. Intraoperativ erfolgt die **Kontrollphlebographie** über die am Fußrücken liegende Kanüle. Perioperativ wird die Antikoagulation mit Heparin und dann mit einem Kumarinpräparat durchgeführt. Die Mobilisation des Patienten beginnt am ersten postoperativen Tag."

Ergebnisse. In einer retrospektiven Studie (2002) mit 56 Patienten lag die Latenz bis zur Operation zwischen 3 Tagen und 3 Wochen. Nach einer mittleren Beobachtungszeit von 34 Monaten betrug die Restitutio ad integrum 80 %.

Möglichkeiten der lokalen sekundären Thromboseprophylaxe

Nach der Thrombektomie besteht die größte Gefahr in der Abscheidung von **Gerinnseln auf der Phlebotomienaht**, und zwar trotz der allgemeinen Antikoagulation. Davon geht auch ein erhöhtes Embolierisiko aus, zumal sich der Operationsbereich im Bewegungssegment der Extremität befindet. Möglichkeiten der **lokalen sekundären Thromboseprophylaxe** sind:

- Arteriovenöse Fistel
- Lokale Heparinberieselung
- Intermittierende pneumatische Kompression

Als die Thrombektomie in den 80-er Jahren noch zur Standardtherapie der Phlebothrombose gehörte und häufiger durchgeführt wurde, hat Hach die **intermittierende Kompression** regelmäßig angewandt (vgl. Abb. 7-11, S. 57). Dafür wurde auf eine *routinemäßige* Anlage der arteriovenösen Fistel verzichtet. Gleich nach dem Verschluss der Phlebotomie nimmt ein Assistent den rhythmischen manuellen Wadendruck vor, und sofort nach Beendigung des Eingriffs wird das Kompressionsgerät angeschlossen. Wegen der Geräuschbelästigung wird der Patient in ein Einzelzimmer verlegt. Nur beim Aufstehen wird die Druckbehandlung unterbrochen, sonst bleibt sie bis zur völligen Mobilisation am 2. oder 3. Operationstag Tag und Nacht in Betrieb. Die Ergebnisse wurden nicht in einer prospektiven Studie erfasst, es besteht aber die Erfahrung einer entscheidenden Erhöhung der Offenheitsraten.

10.7.4 Thrombektomie und Fasziotomie bei Phlegmasia coerulea dolens

Eine Indikation zur dringlichen Operation besteht bei der Phlegmasia coerulea dolens. Hier kommt es darauf an, die venöse Gangrän zu vermeiden und die Extremität zu erhalten. Infolge einer Querschnittsblockade der venösen Strombahn ist auch die arterielle Durchblutung schwer beeinträchtigt. Das Krankheitsbild entsteht oft im Rahmen des paraneoplastischen Syndroms (Abb. 10-39, S. 194).

Hach hat im Verlauf seiner gefäßchirurgischen Tätigkeit insgesamt 11 Fälle von Phlegmasia coerulea dolens gesehen, und 9 von ihnen wurden thrombektomiert. Es handelte sich in allen Fällen um Patienten mit einem metastasierenden Malignom. Die Grundkrankheit führte innerhalb weniger Wochen oder Monate zum Tode. In drei Fällen ließ sich die große Amputation nicht vermeiden.

■ **Operation**

(1) Bei der Lagerung ist auf die sorgfältige **Polsterung des Fußes** mit Wiener Watte zu achten, und eine Abkühlung muss vermieden werden. Infolge der arteriellen Minderdurchblutung verbietet sich die Anlage der Blutleere.

(2) Die **Thrombektomie** erfolgt in Allgemeinnarkose mit Überdruckbeatmung und Cell-Saving in der gängigen Weise. Es wird versucht, auch die kruralen Venen so weit wie möglich mit dem Fogarty-Katheter zu eröffnen.

> **!** Für viele Fälle der Phlegmasia coerulea dolens, vielleicht für alle, ist ein **Kompartmentsyndrom** im Bereich des Unterschenkels anzunehmen. Damit lassen sich einige der klinischen Symptome und die ungünstige Prognose erklären.

Über die Notwendigkeit der **Fasziotomie** gehen die Meinungen auseinander. Eklof und Kistner (1996) führten die Fasziotomie immer vor der Thrombektomie durch. In einer extremen Situation kann dazu geraten werden (S. 327).

■ **Operation**

(1) Die **parafibulare Dekompression** erlaubt die Entlastung aller vier Kompartments durch eine Hautinzision von 5 cm Länge gut handbreit unterhalb des Caput fibulare. Der Längsschnitt liegt über dem Septum intermusculare, welches das **laterale und das anteriore Kompartment** voneinander trennt. Es empfiehlt sich, zunächst eine *quere* Inzision der Faszien über den beiden Logen anzulegen, um den N. peroneus superficialis, der oberflächlich im lateralen Kompartment verläuft, zu identifizieren (Abb. 10-50). Ggf. wird die Fibula teilweise reseziert.

(2) Die Beurteilung der Muskulatur erfolgt nach den 4 K's: **K**ontraktilität, **K**onsistenz, **K**olorit und **K**apillarblutung.

(3) Dann erfolgt die **Fasziotomie** der beiden anterolateralen Kompartments mit dem Fasziotom, möglichst bis zur unteren Drittelgrenze des Unterschenkels.

(4) Am hinteren Rand der Fibula vereinigen sich die beiden **dorsalen Kompartments**. Sie werden identifiziert und nach proximal und nach distal gespalten. Das kann bei einem starken Ödem extrem schwierig sein, zumal gleich unter der tiefen Faszie das fibulare Gefäßbündel liegt (Murabak 1998).

(5) Eine einfachere Möglichkeit für die Eröffnung der beiden dorsalen Kompartments bietet der **posteromediale Zugang**. Dabei wird ein 5 cm langer Hautschnitt 2 cm dorsal der hinteren Schienbeinkante etwa im mittleren Drittel des Unterschenkels angelegt. Es ist auf die V. saphena magna und den N. saphenus zu achten (Echtermeyer und Horst 1998). Wir raten zunächst zu einer queren Inzision der Faszie, um die Identifikation die beiden Logen vorzunehmen.

(6) Wenn die **Hautwunden** wegen der großen Spannung nicht zu adaptieren und zu nähen sind, empfiehlt sich die Verwendung von Kunsthaut.

(7) **Postoperativ** ist eine mäßige Hochlagerung der Extremität angezeigt, aber nicht über die Höhe des linken Herzvorhofs hinaus. Auf die Nierenfunktion muss geachtet werden.

> **Cave** Bei der Phlegmasia coerulea dolens sind wegen der schweren Beeinträchtigung der Mikrozirkulation jede Kompressionstherapie und die Anlage einer arteriovenösen Fistel kontraindiziert.

10.7.5 Thrombektomie der V. cava inferior

Die progrediente Thrombose in die untere Hohlvene ist ein seltenes Ereignis. Von einer Beckenvene aus wächst der Thrombus zungenförmig oder wandadhärent in die V. cava inferior hinein. Die Diagnose wird durch die Beckenvenenphlebographie und durch die Computertomographie oder

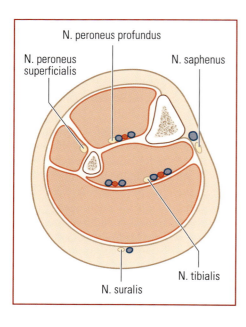

Abb. 10-50
Topographische Beziehungen der Unterschenkelfaszien zu Nerven und Gefäßen.

Kernspintomographie gesichert. Die Indikation zur Operation ergibt sich aus der individuellen Beurteilung.

■ **Operation**

(1) Zunächst erfolgt die **Freilegung** der betroffenen V. femoralis communis in der Leiste.

(2) Der retroperitoneale Zugang zur V. cava inferior wird von einem rechten Flankenschnitt aus durchgeführt (Abb. 10-23, S. 182). Nach Anzügelung der gegenseitigen V. iliaca communis und der Hohlvene oberhalb des Thrombusschwanzes erfolgt die Eröffnung durch eine **quere Phlebotomie**. Dann wird die Thrombektomie der Beckenachse in üblicher Weise mit dem Fogarty-Katheter und gegebenenfalls dem Ringstripper vorgenommen (Abb. 10-51).

(3) Nach dem **Verschluss** der Phlebotomie sind Kontrollen durch die Phlebographie oder die Angioskopie notwendig.

(4) Bei einer langstreckigen Thrombosierung der V. cava inferior wird die mediane Laparotomie mit **retrokolischem Zugang** von rechts her empfohlen (Brunner 1996, Ekloff und Kistner 1996, Kniemeyer et al. 1997). Hierbei ist eine Übersicht bis zum subhepatischen Bereich möglich. Nach Anzügelung der Hohlvene und der Nierenvenen erfolgt die Längsinzision der Vorderwand etwa 2 cm unterhalb der Nierenvenen. Zur Entfernung der Thromben sind die manuelle Expression und Fogarty-Manöver geeignet. Die Phlebotomie wird mit fortlaufender Naht (5.0) verschlossen.

Studie. Kniemeyer et al. (1997) berichteten aus der Chirurgischen Universitätsklinik Düsseldorf über ihre Erfahrung an 70 Patienten. Das Durchschnittsalter betrug 36 ± 17,2 Jahre. Häufigste Ursachen waren Immobilisation, Schwangerschaft und Entbindung. Ein Cava-Schirm gelangte nicht zur Anwendung, regelmäßig aber die arteriovenöse Fistel, meist beidseits in der Leistenregion. Die kumulative Offenheitsrate nach 73 Monaten lag bei 79%. Ein postthrombotisches Syndrom hatten 82,6% der Patienten entwickelt, dabei in 11,6% der Fälle mit schwerer Ausprägung. Die Hauptindikation zur Operation wurde in der Verhinderung der Lungenembolie gesehen, vorzüglich infolge flottierender Thromben.

Anmerkung. Heute werden die Indikationen restriktiver gesehen.

10.7.6 Sperroperationen und Sperrfilter der V. cava inferior

Bis zur Einführung der intravasalen Cava-Filter spielten die Sperroperationen an der unteren Hohlvene als Prophylaxe der Lungenembolie eine große Rolle, heute gehören sie der Vergangenheit an. Die meisten Kranken befanden sich nach schweren Lungenembolien in einem kritischen Zustand, sodass sich ein Embolierezidiv fatal auswirken musste. Daraus erklärt sich die durchgehend hohe Mortalität dieser Operationsmethoden. Die Antikoagulation war seinerzeit nicht mit der heutigen Sicherheit möglich.

Ligatur der V. cava inferior

Die prophylaktische Unterbindung der unteren Hohlvene mit einem Dacron-Nabelbändchen unterhalb der Nierenvenen war in Amerika aufgrund des ursprünglichen Homans-Konzepts (1934) in den fünfziger und sechziger Jahren des vergangenen Jahrhunderts weit verbreitet. Es gab aber auch damals Gegenstimmen. In der Regel wurde die V. cava inferior extraperitoneal freigelegt. Heute kommt der Eingriff ausnahmsweise bei einer unkontrollierten septischen Thrombophlebitis und bei Verletzungen, aber nicht mehr im Rahmen der Thromboembolieprophylaxe in Betracht.

Historische Studie. Bei **McNamara et al.** (1978) vom Northwestern University Medical Center in Chicago wurden in einer Serie von 60 Ligaturen der unteren Hohlvene acht Todesfälle beobachtet, davon vier infolge kardiopulmonaler Insuffizienz durch Hypotension in der postoperativen Phase. In drei Fällen kam es zu rezidivierenden Lungenembolien, in einem Fall noch 1 Jahr nach der Operation, mit tödlichem Ausgang. Die Emboli stammten aus Kollateralen oder aus neuen Thrombosen oberhalb der Ligatur. In der Hälfte der Fälle trat im Lauf der Zeit eine schwere chronische venöse Insuffizienz auf, bei drei Patienten mit extremen Ulzerationen. – Insgesamt war die Zahl von 129 operierten Patienten an der Northwestern University mit 2000 Betten innerhalb des Zeitraums von 1958 bis 1976 eher klein.

Medizingeschichte. Auf dem Jahreskongress der *New England Surgical Society* am 28. September 1934 in Burlinton berichtete **John Homans** über vier Patienten mit Wadenvenenthrombosen, von denen zwei an einer Lungenembolie verstarben. Bei einer 45-jährigen Frau nahm Homans die Ligatur der V. femoralis unterhalb der Einmündung der V. saphena magna als präventive Maßnahme vor, und es trat Genesung ein. In der anschließenden Diskussion wurde über zwei weitere entsprechende Operationen gesprochen.

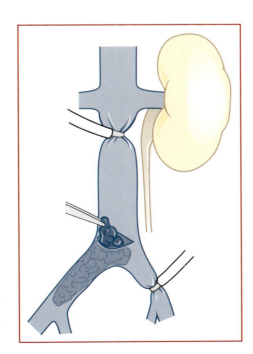

Abb. 10-51
Thrombektomie der V. cava inferior. Freilegung des Gefäßes extraperitoneal unterhalb der Nierenvenen. Anzügelung der Hohlvene oberhalb des Thrombusschwanzes. Anzügelung der gegenseitigen V. iliaca communis. Thrombektomie der femorokavalen Achse lokal von einer queren Phlebotomie und von der V. femoralis communis aus.

Historische Plication und Nahtfilter

Die **Fältelung nach Spencer** (1962) war in den USA weit verbreitet. Dabei wurde das Lumen der Hohlvene durch 4 bis 5 Seidennähte in kleine Kanäle unterteilt. Für die Operation hat Spencer eine spezielle Klemme mit einer gefensterten Branche entwickelt. Das noch durchfließende Blutvolumens wurde auf 75–80 % geschätzt. Spencer et al. (1965) vom Johns Hopkins Hospital in Baltimore und der University of Lexington in Kentucky berichteten über die Plication an insgesamt 39 Patienten.

Beim **Gitterfilter von DeWeese und Hunter** (1963) wurden 5-0-Seidenfäden *tangential* durch das Lumen der V. cava inferior gespannt, sodass der intravasale Anblick wie ein Harfenfeld *(harp-string grid)* erschien. Der Abstand zwischen den Fäden betrug 2 mm. Wenn sich Thromben verfingen, dann sammelten sie sich nur in der einen Ecke des schrägen Filters an, sodass die Durchgängigkeit erhalten blieb. Die Autoren veröffentlichten ihre Erfahrung an 24 Patienten.

Extravasale Cava-Clips

Verschiedene Clips zur partiellen Okklusion der V. cava inferior gibt es schon seit der Mitte des vergangenen Jahrhunderts. Am bekanntesten wurde der **Clip von Adams und DeWeese** (1966), der an der Oberseite gezähnt war und sich bequemer als beidseitig gezähnte Modelle unter der Vene durchschieben und verschließen ließ. Bei Frauen wurde gleichzeitig die linke V. ovarica zur Verhinderung einer Lungenembolie aus dem Kollateralkreislauf ligiert (Abb. 10-52). Heute haben diese Clips keine Bedeutung mehr.

Historische Studie. Im Jahre 1978 berichteten **McNamara et al.** über 31 Patienten mit drei postoperativen Todesfällen, je einer an kardiopulmonaler Insuffizienz, Herzinfarkt und Lungenödem. In zwei Fällen kam es zu rezidivierenden Lungenembolien. Bei 60 % der Nachuntersuchten (n = 16 von 29) wurde später eine chronische venöse Insuffizienz festgestellt.

Endovasale Cava-Filter

Es sind permanent verbleibende und passagere Filter zu unterscheiden. Die Vor- und Nachteile werden unterschiedlich interpretiert.

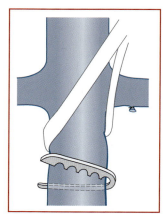

Abb. 10-52 Cava-Clip nach Adams und DeWeese. Die glatte dorsale Branche lässt sich besser hinter der V. cava inferior einschieben als Clips mit beidseitiger Zähnelung. Ligatur der linken V. ovarica zur Vermeidung von Lungenembolien.

Permanente Filter

In der **Prophylaxe** der Lungenembolie bei Patienten mit proximaler Venenthrombose werden permanente Cava-Filter heute nur noch bei strenger Indikation eingesetzt. Eine Beschreibung der einzelnen Filter-Modelle findet sich bei Winkler und Slany (1999). Die Indikation ist vor allem nach einer stattgehabten **massiven Lungenembolie** gegeben. Probleme mit der Antikoagulation lassen die Angiologen bei fachgerechter Behandlung als Indikation kaum mehr gelten. Gegenüber der alleinigen Anwendung von niedermolekularem Heparin bieten die Cava-Filter keinen Vorteil.

Studie. Decousus et al. (1998) verglichen in einer prospektiven multizentrischen Studie bei Patienten mit proximaler Phlebothrombose die Inzidenz einer Lungenembolie nach dem 12. Tag und nach 2 Jahren anhand der Ventilationsszintigraphie oder Pulmonalisangiographie. In der Gruppe mit Filter und Heparin traten in 38 % der Fälle (n = 77 von 200) symptomatische und in 12 % (n = 25 von 200) asymptomatische Lungenembolien auf, in dem Kollektiv mit Antikoagulation, aber ohne Filter in 34 % (n = 68 von 200) symptomatische und in 14 % (n = 27 von 200) asymptomatische Ereignisse.

Komplikationen nach schwerer Lungenembolie sind:
▶ Kardiale Arrhythmien
▶ Niedrige Auswurfleistung des Herzens („low output")
▶ Erneute Lungenembolien
▶ Pleuropneumonien

Im individuellen Sonderfall kann an die Möglichkeit des permanenten Cava-Filters gedacht werden. Es dürfte sich heute um seltene Situationen handeln.

Verbleibende **Indikationen** für die Implantation eines **permanenten Cava-Filters** (nach Winkler und Slany 1999) können sein:
▶ Kontraindikationen für Antikoagulanzien
  – Frische oder kürzlich abgelaufene schwere Blutung
  – Deutlich erhöhtes Blutungsrisiko (Magengeschwür)
  – Schweres Trauma oder Polytrauma
  – Atypische eingreifende Operation
  – Ausgeprägte hämorrhagische Diathese (Thrombozytopenie <50 000/mm^3)
  – Korrekte länger dauernde Antikoagulation nicht möglich (z. B. psychiatrische Krankheit)
▶ Komplikationen nach Antikoagulanzien oder Thrombolyse (schwere Blutungskomplikationen)
▶ Rezidivierende Pulmonalembolie trotz adäquater Antikoagulation
▶ Vor bzw. nach pulmonaler Embolektomie (bedingt)
▶ Schwere kardiopulmonale Erkrankung mit erhöhtem Risiko bei rezidivierender Lungenembolie

■ Implantation

(1) Die örtlichen Verhältnisse werden durch eine **Phlebographie** der Beckenvenen und der V. cava inferior abgeklärt. Dabei kommt es gegebenenfalls auf die Darstellung der Cava-Bifurkation, auf die Einmündungstelle der Nierenvenen und die Lokalisation der Spitze des Thrombusschwanzes an. Auch der

Durchmesser der V. cava inferior muss bekannt sein, denn davon hängt die Auswahl des Filters ab.
(2) Der **Zugang** ist je nach Modell über die rechte V. jugularis oder die rechte V. femoralis communis möglich, ausnahmsweise auch über die linken Seiten. Der Simon Nitinol Filter® kann auch über die V. cubitalis eingeführt werden.
(3) Prinzipiell erfolgt die **Lokalisation** des Filters mittels seines Applikators unterhalb der Einmündung der Nierenvenen. Bei hochreichenden Thromben wird er suprarenal positioniert. Das gilt auch für Schwangere, um eine mechanische Irritation durch den graviden Uterus zu vermeiden.
Die permanenten Filter bleiben lebenslang im Körper und sollten deshalb regelmäßig auf ihre **Position kontrolliert** werden, anfangs in Abständen von 3 Monaten, dann jährlich. Dazu reichen die Duplexsonographie oder die Röntgennativaufnahme aus. Bei einer Kippung des Filters nimmt die paraaxiale Strömung, die normalerweise auch neben abgefangenen Thromben erhalten bleibt, signifikant ab. Neu auftretende Beinödeme weisen auf einen **Verschluss der V. cava** hin, der auf Filterhöhe in bis zu 5% der Fälle vorkommt. Im Filter aufgefangene Gerinnsel können häufiger festgestellt werden. Eine plötzliche Atemnot weist auf erneute Lungenembolien hin, über die bei allen Filtertypen berichtet wurde. Als Ursache kommen verschiedene Komplikationen am Filter selbst in Betracht, es gibt aber auch Embolien über die Kollateralgefäße. Von tödlichen Ereignissen wird heute nur noch in einzelnen Kasuistiken berichtet. Eine Aufstellung der möglichen Komplikationen von Cava-Filtern zeigt Tabelle 10-10.

Medizingeschichte. Der erste routinemäßig verwendbare Filter, der **Umbrella-Filter** von Mobin-Uddin (1969), hatte einen Durchmesser von 28 mm (kleine Variante: 23 mm) und wurde in Lokalanästhesie mit einem Applikator über eine Venotomie der rechten V. jugularis interna eingeführt. Heute kommt er nicht mehr zum Einsatz.

Historische Studie. Mobbin-Udin (1978) in der Universität des Miami-Hospitals und des Kentucky Medical Center in Lexington übersah eine *eigene Serie* von 168 Filterimplantationen in den Jahren 1968–1976. Es wurden fünf Todesfälle registriert, einer durch retroperitoneale Blutung und vier durch rezidivierende Embolien, davon zwei nach falscher Positionierung des Filters in einer Beckenvene und zwei über die Kollateralwege. Die Migration von Filtern kam im eigenen Krankengut nicht vor. Bei 16 Patienten wurde sechs Wochen nach dem Eingriff eine Angiographie durchgeführt. Nur fünf Filter waren offen, die anderen 11 verschlossen. – *Insgesamt* wurden von 1970 bis 1976 in den USA 4699 Filter eingesetzt. In 33 Fällen kam es zur Migration und in 38 Fällen zu einer Verlagerung. Bei 46 Probanden wurde der Filter primär falsch eingesetzt. Bedeutsam ist die Zahl von 106 rezidivierenden Embolien, davon waren 26 fatal.

Am häufigsten wurde wahrscheinlich der **Greenfield-Filter** verwendet und bezüglich seiner Effektivität untersucht. Die erste Ausführung mit *stainless steel* war so voluminös, dass sie nur intraoperativ oder über eine Venotomie zum Einsatz kam. Aus diesem Modell ergab sich die Entwicklung des **Titanium-Greenfield-Filters** und der anderen modernen Filtertypen (Helmberger et al. 1998). Der heutige Titanium-Greenfield-Filter wurde 1989 für den perkutanen Einsatz mit einer 12-F-

Tab. 10-10 Komplikationen von Cava-Filtern (nach Helmberger et al. 1998).

Iatrogen	▸ Thrombose im Bereich des venösen Zugangs
	▸ Arteriovenöse Fistel am venösen Zugang
	▸ Fehlplatzierung (Nierenvenen, Lebervenen, Herz)
	▸ Schräglage des Filters
Filterinduziert (primär)	▸ Migration (rechter Vorhof, Ventrikel, Pulmonalarterie)
	▸ Filterperforation (Duodenum, Aorta)
	▸ Filterfraktur mit dislozierten Anteilen
Filterinduziert (sekundär)	▸ Cava-Thrombose
	▸ Appositionsthromben mit Nierenvenenverschluss
	▸ Sekundärembolie aus Filter
	▸ Infektion der Schleuse bei temporären Filtern

Schleuse zugelassen. Er kommt in der femoralen oder jugularen Version in den Handel (Abb. 10-53).

Studie. In einer Metaanalyse untersuchte **Streiff** (2000) von der Johns Hopkins University School in Baltimore die Wirksamkeit verschiedener Filtertypen. Für den Titanium-Greenfield-Filter standen 10 Publikationen mit 511 Patienten zur Verfügung. Thrombosen am Insertionsort traten bei 13,1% (n = 35 von 267) der Patienten, in einem Kollektiv mit routinemäßiger Ultraschallüberwachung sogar bei 28% (n = 23 von 82) der Patienten auf. In 6,5% der Fälle (n = 15 von 230) kam es zur Thrombose der V. cava inferior. Weiterhin ergaben sich Migrationen des Filters in 12,8% (n = 33 von 258), ein Abkippen des Filters in 12,4% (n=11 von 89) und die Penetration der V. cava in 3,5% (n = 10 von 258). Keine der Komplikationen hatte klinische Konsequenzen zur Folge.

Passagere Filter

Die passageren Filter kommen zum Einsatz, wenn sich der Patient nur vorübergehend in einer besonders großen Gefahr der fulminanten Lungenembolie befindet. Diese Situationen sind heute bei den Möglichkeiten der Antikoagulation die Ausnahme. Es werden zwei Gruppen unterschieden, die temporären und die retrievablen Filter.

Temporäre Filter

Die meisten Modelle bestehen aus einem körbchenförmigen Filter, der an einem aus der Haut herausgeleiteten Katheter befestigt ist. Die Fixierung des Katheters erfolgt durch eine kutane Haltenaht. Komplikationen ergeben sich durch die Möglichkeit der **perkutanen Infektion**. Wenn sich größere **Thromben im Körbchen** verfangen haben, ist die Entfernung des Filters schwierig, und es müssen die lokale Lyse oder die mechanische Zertrümmerung der Thromben unter dem Schutz eines permanenten Filters vorgenommen werden.

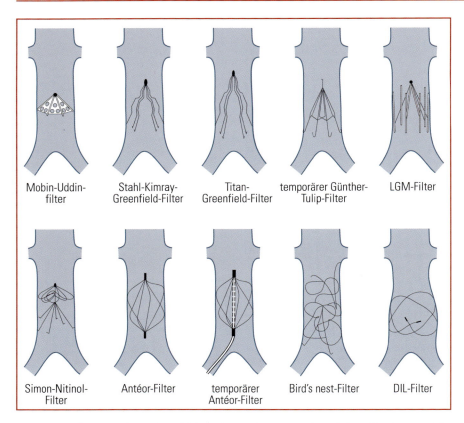

Abb. 10-53 Übersicht der gebräuchlichen V.-cava-Filter. Der Mobin-Uddin-Filter kommt nicht mehr zur Anwendung.

Als **verbleibende Indikationen** für temporäre oder retrievable Cavafilter kommen heute noch in Betracht:
▶ Emboliesschutz während der Lysetherapie (vor allem bei der Beckenvenenlyse)
▶ Kurzfristiger Emboliesschutz bei Kontraindikationen zur Antikoagulation (Tab. 10-18, S. 222)
▶ High-risk-Patienten mit Cor pulmonale, nach erfolgreicher Embolektomie
▶ High-risk-Patienten der Traumatologie (Hirn- und Spinaltrauma, Becken- und Oberschenkelfrakturen, multiple Frakturen)

Retrievable Filter

Am günstigsten erweisen sich heute Filter, die nach ihrer Lokalisation vom Introducer abgekoppelt und dann nach etwa 14 Tagen in einer zweiten Sitzung wieder entfernt werden (*to be retrievable* = zu bergen sein). Der **Günther-Tulip-Filter** (*tulip* = Tulpe) wurde 1993 entwickelt (Neuerburg et al.). In Europa kommt er sowohl vorübergehend als auch permanent zur Anwendung. In den USA gilt die Zulassung bisher nur für den permanenten Gebrauch. Die Entfernung erfolgt über ein spezielles Introducer-System an einem Häkchen, das sich an der Spitze des Körbchens befindet und an dem der Filter nach seiner Entspannung herausgezogen wird. Die Positionierung ist sowohl über den femoralen als auch über den jugularen Zugang möglich, die Entfernung nur jugular.

Studie. In einer multizentrischen Studie wurden die klinischen Erfahrungen aus den Jahren 1991 bis 1995 anhand von 83 Fällen durch **Neuerburg et al.** (1997) veröffentlicht. In der Hauptsache handelte sich um Patienten mit rezidivierenden Lungenembolien trotz optimaler Antikoagulation (n = 25), Kontraindikationen der Antikoagulation (n = 8), um flottierende Thromben (n = 32) oder um eine prophylaktische Maßnahme bei High-risk-Patienten (n = 9). Die durchschnittliche Nachbeobachtungszeit betrug 136 Tage. Bei drei Patienten kam es 3 Tage nach dem Filtereinsatz zu Rezidivembolien, davon eine mit tödlichem Ausgang. An Komplikationen gab es Probleme der Insertion (n = 3), die Filtermigration nach distal (n = 3), Kippen des Filters (n = 4), stumme Cava-Perforation (n = 3), permanenter Verschluss (n = 5 von 75) und partielle Okklusion (n = 3). Bei fünf Patienten wurde der Filter entfernt, viermal über den perkutanen Zugang und einmal durch Venotomie.

Bei den schweren Traumen des Zentralnervensystems sowie multiplen Becken- und Knochenfrakturen sind die Antikoagulation oft kontraindiziert und die pneumatische Kompressionstherapie nicht anwendbar. Hier spielen die retrievablen Filter zur Überbrückung der ersten 14 Tage eine wichtige Rolle.

Studie. Aus dem St Anthony Central Hospital in Denver, Colorado, berichteten **Offner et al.** 2003 über die Anwendung des Günther-Tulip-Filters bei 44 Patienten mit **kritischen Traumen**, in der Hauptsache nach schweren Verkehrsunfällen. Der Filter wurde innerhalb von 72 Stunden implantiert und nach durchschnittlich 14 Tagen entfernt. Bei neun Patienten musste eine Relokalisation vorgenommen werden, um die Protektionszeit auf bis zu 30 Tage zu verlängern. Zwei Filter ließen sich wegen aufgefangener Thrombusmassen und einer wegen Abwinkelung nicht entfernen. In vier Fällen war primär die Belassung vorgesehen. Lungenembolien traten nicht auf.

10.7.7 Thrombektomie der deszendierenden Thrombose

Bei der deszendierenden Thrombose kommt es auf die Ursache der Abflussstörung an. Die Lokalisation und die Art der Obliteration sind durch die Duplexsonographie und die Phlebographie festzustellen, gegebenenfalls auch durch die Computer- oder Kernspintomographie. Es sind endovasale und extravasale Hindernisse zu unterscheiden (Tab. 10-11).

10.7 Chirurgische Therapie

Tab. 10-11 Ursachen der deszendierenden Thrombose.

Endovasales Hindernis	▸ Beckenvenensporn
	▸ Postthrombotische Stenose
Erkrankung der Venenwand	▸ Gefäßverletzung
	▸ Zystische Adventitiadegeneration (sehr selten)
Extravasales Hindernis	▸ Venöse Kompressionssyndrome
	▸ Arterielles Aneurysma
	▸ Tumor
	▸ Retroperitoneale Fibrose Ormond (selten)
	▸ Postoperatives und posttraumatisches Hämatom
	▸ Iatrogene Venenligatur (selten)

Kombinierte Thrombektomie und interventionelle Therapie bei Beckenvenensporn

Nach einer erfolgreichen Eröffnung der Beckenstrombahn stellt sich in einem Drittel der Fälle ein zentrales Abflusshindernis heraus, das natürlich die Prognose verschlechtert. Die Diagnose ergibt sich nach dem Tastgefühl beim Fogarty-Manöver, durch die Gefäßendoskopie und durch die intraoperative Phlebographie. Weitaus am häufigsten wird als Ursache der Beckenvenensporn nach May und Thurner (1956) gefunden (S. 317).

■ Operation
(1) Die Aussichten der simultanen endovaskulären Rekonstruktion des Beckenvenensporns durch einen Stent sind günstig. Es haben sich die Stenttypen Memotherm®, Palmaz XXL® sowie Wallstent® bewährt.

 In einem Zentrum der großen Venenchirurgie ist davon auszugehen, dass die intraoperative Angiographie möglich und entsprechende Stents vorrätig sind.

(2) Die Thrombektomie erfolgt in der gängigen Technik.
(3) Nach der Positionierung des Führungsdrahts über die **Phlebotomie** wird der Stent unter Röntgenkontrolle platziert. Viele Chirurgen beenden den Eingriff in diesem Fall mit der Anlage einer arteriovenösen Fistel für 3 Monate. Die Antikoagulation wird mindestens über 6 Monate fortgeführt.
(4) Wenn es nicht gelingt, das proximale Strömungshindernis zu beseitigen, stellen die passagere arteriovenöse Fistel und die langzeitige Antikoagulation eine **zweitrangige Alternative** dar.

Studie. Binkert et al. (1998) aus dem Kantonsspital Winterthur haben bei acht Patienten mit Beckenvenensporn (sieben Frauen, ein Mann, Durchschnittsalter 42 Jahre) einen Wallstent® (14–16 mm Durchmesser) in die linke V. iliaca communis eingesetzt. Bei vier Patienten ging die Thrombektomie voraus, die anderen hatten ein postthrombotisches Syndrom mit Schwellungsneigung der Extremität. Die primäre Durchgängigkeitsrate betrug 100% bei einer Nachbeobachtungszeit von 10–121 Monaten (durchschnittlich 3 Jahre).

Medizingeschichte. Vor der Einführung der Stenttechnik gab es verschiedene Verfahren, den Beckenvenensporn durch eine direkte Gefäßplastik zu beseitigen. **Hach und Salzmann** haben an Stelle dessen primär einen alloplastischen Cross-over-Bypass angelegt. Es handelte sich um sieben Frauen im Alter von 19 bis 45 Jahren. Alle Bypässe blieben langfristig offen und die Patienten waren absolut beschwerdefrei. Die Methode wurde jedoch wegen ihrer Invasivität aufgegeben.

Thrombektomie beim extravasalen venösen Kompressionssysndrom

Wenn ein arterielles Aneurysma oder ein Tumor zum Venenverschluss mit nachfolgender Thrombose führt, dann liegen in der Regel schon regionäre chronische Veränderungen der Venenwand vor. Möglicherweise werden dadurch die Aussichten einer erfolgreichen Thrombektomie eingeschränkt. Nach Entfernung der komprimierenden Formation muss deshalb über die Rekonstruktion der Vene individuell entschieden werden (Abb. 14-7, S. 322).

Thrombektomie bei iatrogener Venenligatur

Im Rahmen der Chirurgie einer Stammvarikose kommt es selten einmal zu einer fehlerhaften Ligatur der V. femoralis communis oder der V. poplitea mit nachfolgender Thrombose. Innerhalb eines Zeitfensters von maximal 3 Tagen sollte sofort reinterveniert werden, um doch noch zu versuchen, die Restitutio ad integrum zu erzielen (S. 191). Durch die Ligatur tritt eine schwere Schädigung des Endothels auf.

■ Operation der V. femoralis communis
(1) Bei der Schnittführung zur Zweitoperation stehen kosmetische Aspekte *nicht* im Vordergrund. Gegebenenfalls wird die alte Operationsnarbe verwendet und erweitert.
(2) Durch die Anzügelung der A. femoralis communis und die Einkerbung des Leistenbandes lässt sich das **Operationsfeld** erweitern. Die Eröffnung der Vene zur Thrombektomie erfolgt oberhalb der falschen Ligatur. Nach der Phlebotomie werden der falsche Ligaturfaden entfernt und die Thrombektomie aus der zentralen und peripheren Strombahn vorgenommen.
(3) Die Anlage einer **arteriovenösen Fistel** ist nur sinnvoll, wenn sie unterhalb der falschen Ligaturstelle zu liegen kommt. Das ist aber oft nicht möglich. Auf die Probleme der Brunner-Fistel im Adduktorenkanal und der Tibialis-poste-

rior-Fistel wurde bereits hingewiesen (S. 271). Jedoch gelingt es nach dem Vorschlag von Gruß, über einen kleinen Seitenast einen dünnen Katheter zur kontinuierlichen **Heparinberieselung** der verletzten Venenwand zu positionieren (S. 204). Weiterhin erscheint die intermittierende Kompression für die sekundäre Thromboseprophylaxe geeignet.

(4) Bei einer **Durchtrennung** der Vene ist zu überprüfen, ob die spannungslose Vereinigung der Stümpfe durch eine End-zu-End-Naht technisch überhaupt durchführbar ist. Wenn die deszendierende Thrombose länger als 12 Stunden besteht, verschlechtern sich die Aussichten auf Erfolg. Die Venenwand wird leicht zerreißlich und die Lumina der Stümpfe schrumpfen infolge der Denudierung zusammen. Der Eingriff muss abgebrochen werden.

> ! Aus der Medizingeschichte ist zu lernen, dass die Zweitoperation bei allen Bemühungen um Schadensbegrenzung den Patienten nicht in eine größere Gefahr bringen darf, als es die Folgen der falschen Ligatur täten. Die Indikation ist deshalb sorgfältig abzuwägen.

Medizingeschichte. Im Jahre 1934 wurde erstmals die Unterbindung der V. femoralis communis als Prophylaxe der Lungenembolie bei der schweren Venenthrombose von **Heinrich Fründ** in Osnabrück durchgeführt. Die Ligaturen der Femoral- oder Iliakalvenen sowie später auch der V. cava inferior haben sich besonders in den USA nach einem Vortrag von **John Homans** (1941) auf dem Jahreskongress der *New England Surgical Society* in Poland Spring, Maine, am 28. September 1940 weit verbreitet: „This will always do good, and never harm." **E. V. Allen** berichte 1953 aus dem Massachusetts General Hospital über 3022 Eingriffe dieser Art in den Jahren 1937 bis 1952, von denen ⅓ rein prophylaktisch und ⅔ in Kombination mit der Thrombektomie erfolgten (Eklof und Kistner 1996). Erst **Howard R. Mahorner** stoppte 1954 das Prinzip der tiefen Venenligaturen in Amerika.

■ Operation der V. poplitea

(1) Auch hier ist der klassische Zugang zum mittleren Segment der V. poplitea über die alte Operationsnarbe möglich. Wenn aber von Anfang an feststeht, dass sich die Thrombose aufgepfropft hat und weit in die V. femoralis superficialis nach proximal fortgeschritten ist, wird die S-förmige **Schnittführung** vorgeschlagen, um eine gute Übersicht zu erlangen (S. 137).

(2) Die falsche Ligatur wird vorsichtig gelöst. Danach erfolgt die Thrombektomie von einer **Phlebotomie** oberhalb der Ligatur aus. Zuerst wird die proximale Strombahn mit dem Fogarty-Katheter gesäubert, was leichter gelingt als retrograd von der Leiste aus. Die Auswalkung der Venen des Unterschenkels geschieht in der bekannten Weise.

(3) Zur sekundären **Thromboseprophylaxe** ist außer der systemischen Antikoagulation die intermittierende Überdruckmassage geeignet (Abb. 7-11, S. 57).

10.7.8 Thrombektomie bei transfaszial progredienter Varikophlebitis

Die Varikophlebitis einer Stammvarikose der V. saphena magna und parva wird relativ häufig beobachtet. In der Regel steht die Diagnose durch die **farbkodierte Duplexsonographie** fest. Ein in die tiefe Leitvene hineinragender Thrombusschwanz lässt sich gut erkennen. Trotzdem wird die **aszendierende Pressphlebographie** empfohlen, um den Chirurgen bei der Operation vor Überraschungen zu bewahren. Vor allem sind auch kleine Thromben an anderen Stellen des tiefen Venensystems auszuschließen. So berichteten Prountjos et al. 1991 in einer phlebographischen Studie über eine Beteiligung der tiefen Venen bei extrafaszialer Thrombophlebitis in 19,6 % der Fälle (S. 191).

Krossektomie und Narath-Operation

Der Eingriff erfolgt nach dem **Kulenkampff-Prinzip**, das heißt, die Entfernung von Thromben in den tiefen Venen über eine Phlebotomie in der V. saphena magna (Hach und Hach-Wunderle 1996).

■ Operation

(1) Durch einen ausreichend großen Schnitt in der Leistenfalte wird die **V. saphena magna** freigelegt und bis zu ihrer Einmündung in die V. femoralis communis präpariert. Nach der lockeren doppelten Anschlingung mit einem angefeuchteten Gummiband erfolgt die Längsinzision.

(2) In Trendelenburg-Lagerung und unter Überdruckbeatmung (PEEP) wird der **Fogarty-Katheter** vorsichtig in die tiefe Vene eingeschoben und mit aufgeblasenem Ballon zurückgezogen. Manchmal lässt sich der Thrombus auch mit der Pinzette herausziehen. Sofort entleert sich ein Blutschwall.

(3) Die entzündete Wand der V. saphena magna ist leicht zerreißbar. Die bündigen Ligaturen sollten deshalb mit nicht resorbierbaren 1.0-Fäden erfolgen oder es ist stattdessen eine atraumatische **Gefäßnaht** vorzunehmen. Anschließend erfolgt die Krossektomie in der üblichen Technik.

(4) Die Operation einer Varikophlebitis der **V. saphena parva** erfolgt in entsprechender Weise.

> **Cave** Alle Gefäßwände sind bei der Varikophlebitis entzündet und überaus leicht zerreißbar. Deshalb dürfen, wenn überhaupt, nur weiche Gefäßklemmen verwendet werden. Der Chirurg muss auf Komplikationen vorbereitet sein.

Medizingeschichte. Mit die ersten Operationen zur Verhütung der tödlichen Lungenembolien führte **Diedrich Kulenkampff** (1880–1967) am Heinrich-Braun-Krankenhaus in Zwickau seit 1934 aus und berichtete darüber 1938 auf dem Chirurgenkongress in Berlin. Kulenkampff war der Schwiegersohn von Heinrich Braun, dem Erfinder der Lokalanästhesie in Halle. Er zog die Thromben bei einer Varikophlebitis der V. saphena magna mit einer Pinzette oder Kornzange aus der V. femoralis communis und V. iliaca heraus. Seine Kasuistik: „Eine Patientin zeigte die typische Kreislaufalteration (der Lungenembolie). Ich legte sofort die Vena saphena in örtlicher Betäubung frei. Sie wurde durchtrennt, der Thrombus nach Schlitzung der Saphena vorsichtig mobilisiert und herausgezogen. Weit in die Iliaca hineinreichend hing eine 7 cm langes, weiches Blutgerinnsel. Ich glaube, durch den kleinen Eingriff ist die Patientin wahrscheinlich von einer tödlichen Embolie bewahrt worden. Erlebt man so etwas, so kommt man sich vor wie der Reiter über dem Bodensee: Wie oft mögen wir harmlos an einem solchen Zustande vorbeigegangen sein."

> **Cave** Die klinische Situation der transfaszial progredienten Varikophlebitis wird von Arzt und Patient sehr oft unterschätzt. Der in die Tiefe hineinragende Thrombus befindet sich in den wichtigen Bewegungssegmenten der Leiste oder der Kniekehle und kann hier leichter als irgendwo anders im Körper abreißen.

(5) Um die **schnelle Abheilung** der Varikophlebitis zu erreichen und eine Progredienz der Thrombose über Vv. perforantes in das tiefe Venensystem zu verhindern, wird der thrombosierte Stamm der V. saphena magna oder parva in derselben Sitzung entfernt. Dazu ist die Narath-Operation geeignet.

> **Definition.** Bei der Narath-Operation wird die thrombosierte Stammvene nach der Krossektomie durch mehrere Einschnitte der Haut lokal freigelegt und Stück für Stück herausgezogen.

Albert Narath (1864–1924) war zunächst Anatom und Chirurg in Wien und erhielt dann das Ordinariat für Chirurgie an der Universität Utrecht und zuletzt Heidelberg. Er hat das Operationsverfahren ursprünglich als Konkurrenz zur Madelung-Methode entwickelt, um weniger aggressiv zu sein. Der Eingriff ist nie ganz in Vergessenheit geraten, heute aber nur noch bei der Varikophlebitis einer Stammvarikose indiziert. Die Narath-Operation hatte schon im Mittelalter mehrere Vorläufer (S. 67).

(6) In Abständen von jeweils 10 bis 15 cm werden über dem entzündeten und thrombosierten Venenstrang **quere Hautschnitte** von 2 cm Länge angelegt und der erreichbare Anteil des Gefäßes herauspräpariert. Der letzte Schnitt liegt über dem Insuffizienzpunkt III handbreit unterhalb vom Knie. Bis hierher sind keine Nervenverletzungen zu befürchten.
(7) Im Bereich der V. saphena parva ist sorgfältig auf den begleitenden **N. suralis** zu achten. Die Hautschnitte dürfen also nicht allzu klein sein.
(8) Thromben in den Varizen weiter distal lassen sich durch eine **Stichinzision** herausdrücken.
(9) Anschließend erhält der Patient einen **fixierten Kompressionsverband** bis zur Leiste. Darunter ist er sofort beschwerdefrei und soll herumgehen. Die perivaskulären Gewebsentzündungen klingen innerhalb weniger Stunden ab. Ohne Exstirpation des Saphenastamms wären die Mobilität wegen der Schmerzen weiterhin über Tage und Wochen erheblich

eingeschränkt und die Thrombosegefahr erhöht. Postoperativ erfolgt die **Antikoagulation** über 3 bis 6 Monate wie bei jeder anderen tiefen Venenthrombose.

> **Cave** Beim Strippingmanöver einer thrombosierten Stammvene besteht die Gefahr, dass Thromben mit Gewalt über die Vv. perforantes in das tiefe Venensystem hineingepresst werden und eine intraoperative Lungenembolie verursachen. **Das Stripping sollte deshalb durch die Narath-Operation ersetzt werden.** Wenn es um die Ausschaltung eines lebensbedrohlichen Risikos geht, sind kosmetische Aspekte absolut zweitrangig.

Kasuistik. Stationäre Aufnahme des 65-jährigen adipösen Patienten zur operativen Behandlung einer ausgeprägten Varikophlebitis der V. saphena magna links. Die **schwere Stammvarikose** beiderseits mit sekundärer Leitveneninsuffizienz besteht seit 30 Jahren. Vier Wochen zuvor erfolgte auswärts die Operation einer großen Leistenhernie links. Palpatorisch reichte der schmerzhafte Venenstrang bis in die Leistenfalte. Bei der Sonographie war keine Progredienz in das tiefe Venensystem nachweisbar. Wegen der heftigen entzündlichen Reaktion und des Risikos der Lungenembolie bei mündungsnaher Thrombosierung bestand die Indikation zur chirurgischen Behandlung mit aufgeschobener Dringlichkeit.

Bei der Operation in Intubationsnarkose war die Stammvene auf Daumendicke erweitert und bis direkt an den Eingang in die V. femoralis communis thrombosiert. Etwa 5 cm unterhalb ihrer Mündung lag ein hühnereigroßes thrombosiertes Aneurysma vor. Die V. saphena magna wurde 3 cm distal der Mündung eröffnet. Überraschend zeigte sich, dass der **Thrombus** trotz der Heparintherapie über Nacht weiter gewachsen war und 2 cm tief in die V. femoralis communis hineinreichte. Wiederholtes Fogarty-Manöver unter Überdruckbeatmung bis zum freien Blutrückstrom. Dann Abtragung der Stammvene und Verschluss durch fortlaufende Gefäßnaht.

Nach der Einführung der Nabatoff-Sonde mit großem Kopf durch die Thromben hindurch und nach der Ausleitung am distalen Insuffizienzpunkt unterhalb des Knies erfolgte das **retrograde Strippingmanöver**. Sofort meldete der Anästhesist eine grau-zyanotische Verfärbung des Patienten, Blutdruckabfall und Tachykardie. Durch das Strippingmanöver wurden offensichtlich Thromben über Vv. perforantes in das tiefe Venensystem abgepresst und verursachten eine **Lungenembolie**. Schocktherapie. Steriles Abdecken des Operationsfeldes. Transport auf der Operationstisch-Lafette in die Röntgenabteilung. Transkutane Einführung eines Pigtail-Katheters über die rechte Leiste und DSA der pulmonalen Strombahn. Es zeigten sich ein embolischer Verschluss der linken Oberlappenarterie und periphere Lungenembolien. Lokale Lyse mit rt-PA 10 mg als Bolus und dann 90 mg über 2 Stunden. Intensivtherapie. Nach 5 Stunden Extubation bei guter Respiration und normaler Sauerstoffsättigung sowie stabilen Kreislaufverhältnissen. Bei der Röntgenkontrolle nach 2 Tagen bestanden keine pulmonalen Infiltrate; bei der Phlebographie kein Nachweis von Thromben.

 Die Varikophlebitis der Stammvarikose kann in das tiefe Venensystem fortschreiten. Deshalb ist die Operation mit verzögerter Dringlichkeit angezeigt.

Operation nach Steckmeier

Der Münchener Gefäßchirurg Steckmeier (1999) teilt die Varikophlebitis der Stammvarikose nach ihrer Ausdehnung in 4 Typen ein: **Typ I** beschränkt sich auf den Unter- und Oberschenkel. Beim **Typ II** reicht die Thrombophlebitis bis an die Grenze zur Einmündung in das tiefe Venensystem. **Typ III** entspricht bereits der Migration in das tiefe Venensystem. Beim **Typ IV** handelt es sich um die transfaszial fortschreitende Thrombose über eine Perforansvarikose. Nach der Krossektomie erfolgt die Entfernung des thrombosierten Venenstamms durch längere Schnitte direkt über dem Gefäß.

Studie. Verrel (1999) aus der Münchener Gefäßchirurgie berichtete über 10 Operationen, davon acht der Typen II und III. Als Komplikation trat in einem Fall ein tiefer Wundinfekt mit einer Lymphfistel auf. Postoperativ erhielten die Patienten NM-Heparin, aber keine Langzeitantikoagulation.

Hohe Saphenaligatur

Zur Ausschaltung der Gefahr einer Lungenembolie wird von einigen Zentren bei fortschreitender und transfaszial progredienter Thrombophlebitis der V. saphena magna oder parva die **selektive Krossektomie** propagiert (Kock et al. 1997). Postoperativ erfolgen die Kompressionstherapie, die Mobilisation und die Heparinisierung wie unter primär konservativen Bedingungen.

Studie. Krause et al. (1998) sowie **Kock et al.** (1997), beide vom Universitätsklinikum Essen, untersuchten von 1991–1996 duplexsonographisch 370 Patienten mit einer oberflächlichen Thrombophlebitis der V. saphena magna und 28 Patienten mit oberflächlicher Thrombophlebitis der V. saphena parva. In 55 Fällen wurde die klassische Krossektomie als dringliche Operation innerhalb von 24 Stunden durchgeführt. **Ergebnisse:** transfasziale flottierende Thromben (n = 6), Thromben bis an oder kurz vor die Mündung (n = 43), keine aufgefundenen Thromben (n = 6). An postoperativen Komplikationen traten drei Phlebothrombosen auf, eine nicht fatale Lungenembolie bei schwerer Adipositas, eine tiefe Wundinfektion bei Immunsuppression und ein Serom. Zwei Patienten wurden an einem persistierenden Stumpf nachoperiert, weil sich dort erneut Thromben abgesetzt hatten (davon einer mit symptomatischer Embolie).

Anmerkung der Autoren. Der Nachteil gegenüber der Narath-Operation besteht darin, dass die schmerzhafte thrombosierte Stammvene und damit auch der Krankenstand des Patienten erhalten bleiben, dass die Gefahr von progredienten Seitenastthrombosen und kragenknopfartigen Perforansthrombosen fortbesteht und die Voraussetzungen für eine Rekanalisation der Stammvarikose mit Persistenz der Grundkrankheit sowie erneuten Thrombophlebitiden gegeben sind.

10.7.9 Septische Thrombose

Vor der antibiotischen Ära spielte die septische Thrombose eine sehr große Rolle. Heute wird sie als lebensgefährliche Komplikation relativ selten beobachtet, meistens in Zusammenhang mit einem intravenösen **Dauerkatheter** oder mit intravenösem **Drogenabusus**. In der Regel lässt sich die Sepsis durch eine gezielte Antibiose beherrschen. Bei einer fortschreitenden septischen Thrombose erscheint jedoch die operative Behandlung aus vitaler Indikation indiziert.

 Sobald Zeichen des SIRS oder der Sepsis in der Intensivpflege eines Patienten auftreten, ist an die Infektion des intravenösen Dauerkatheters zu denken. Der Katheter wird *sofort* entfernt, und die Katheterspitze muss unter sterilen Bedingungen zur bakteriellen Untersuchung und Resistenzprüfung gelangen.

Das **S**ystemic **I**nflammatory **R**esponse **S**yndrome (SIRS) ist die systemische Reaktion auf verschiedene Krankheitszustände und manifestiert sich durch Erhöhung von Temperatur, Herz- und Atemfrequenz sowie Leukozyten. Beim zusätzlichen Nachweis einer bakteriellen Infektion wird von der Sepsis gesprochen (Janssens 2003).

Das Prinzip der chirurgischen Behandlung besteht in der **Thrombektomie unter gezielter Antibiose**. In der Regel geht die Bedrohung von der iliokavalen Etage aus. Auf die Ligatur großer Körpervenen zur Verhinderung der septischen Embolisation nach dem Zaufal-Prinzip (s. u.) wird nur ausnahmsweise zurückgegriffen.

Studie. Aus der Düsseldorfer Universitätsklinik berichteten **Kniemeyer et al.** (1995) über die Operation innerhalb von sieben Jahren bei fünf Patienten mit septischen Abszedierungen. Es handelte sich durchgehend um junge Menschen, darunter eine 36-jährige Frau mit Kindbettfieber. Bei zwei Patienten erfolgte die Thrombektomie der V. cava inferior. In je einem Fall wurden die rechte V. iliaca und die rechte V. femoralis superficialis ligiert, und in drei Fällen kam es zu schweren pulmonalen Komplikationen. Immer erfolgte die Anlage einer passageren arteriovenösen Fistel. Alle Eingriffe verliefen erfolgreich.

Medizingeschichte. Vor dem Zeitalter der Antikoagulation spielte die Venenligatur eine wichtige Rolle, um Embolien, insbesondere septische, zu verhüten. Als einer der ersten wies Zaufal schon 1880 auf dieses Konzept hin. **Emanuel Zaufal** war Otologe in Prag. Er empfahl die Unterbindung der V. jugularis interna zur Verhütung der Lungenembolie bei einer Thrombose der Hirnvenensinus. **Trendelenburg** hat es 1902 gewagt, die septischen Embolien beim Kindbettfieber durch eine Unterbindung der V. ovarica und der V. iliaca interna zu verhindern. Aber nur eine seiner fünf Patientinnen überlebte den Eingriff.

Später wurden entsprechende Operationen auch bei anderen septischen Krankheiten und bei infizierten Kriegswunden vorgenommen. **Von Winniwarter**, ein Schüler von Theodor Billroth (1829–1894), teilte 1919 aus dem K.u.K-Festungsspital in Trient die folgende Kasuistik aus dem Ersten Weltkrieg 1914/18 mit:

Kasuistik. „Fall 8 K V., 22 Jahre, wurde am 31.1. durch Granate verwundet, am 3.2. aufgenommen. Durchschuß an der Innenseite des linken Kniegelenkes mit Verletzung desselben und Bruch des inneren Oberschenkelknorrens. Hohes Fieber, Schwellung des Gelenkes. 4.2. Spaltung des Schußkanals und Entfernung des größten Teiles des gebrochenen Condylus des Oberschenkels. 6.2. Wegen Fieber bis 40 Grad wird die Wunde breit eröffnet. Unterbindung der Vena femoralis. Der Kranke wird ins Wasserbett gelegt. Vom 2.5. an ist er fieberfrei. Am 23.5. mit mäßig eiternden Wunden in bestem Wohlbefinden ins Hinterland abgeschoben." – „Nach der Unterbindung der Vena femoralis trat sofort eine mächtige Stauung in der ganzen unteren Extremität auf. Das Bein wurde blauschwarz und schwoll in kurzer Zeit stark an. Merkwürdig schnell aber, ich möchte fast sagen unerwünscht schnell, kam ein voll funktionierender Kollateralkreislauf zustande. Sofort nach der Operation war das infizierte Kniegelenk schmerzfrei. Kranke, die den ganzen Tag gejammert hatten und abends sehnsüchtig auf das erlösende Morphin warteten, konnten schon am ersten Tag ohne Injektion schlafen."

10.7.10 Temporäre arteriovenöse Fistel

Auf den Gedanken, die thrombektomierten Venenabschnitte durch eine Beschleunigung der Blutströmung vor der Rethrombose zu schützen, kam als erster der französische Gefäßchirurg Kunlin 1953. Gruß und Laubach in Heidelberg setzten die Idee 1971 in die Tat um, seinerzeit noch mit der V. saphena magna als Transplantat. Seitdem sind die Diskussionen um das Für und Wider nicht verstummt.

> **Definition.** Bei der therapeutischen arteriovenösen Fistel handelt es sich um einen vorübergehenden Kurzschluss zwischen der peripheren arteriellen und der venösen Strombahn, damit die proximal davon liegenden Venen mit arteriellem Druck durchströmt werden.

Studie. Loeprecht et al. (1976) aus der Chirurgischen Universitätsklinik Ulm untersuchten in einer tierexperimentellen Studie die Auswirkung der temporären arteriovenösen Fistel an künstlich gesetzten Thrombosen an Hunden. Bei 8 von 10 Tieren kam es nach der Thrombektomie ohne Fistel zu einem Rezidivverschluss, dagegen von 10 Tieren mit Fistel nur bei 2.

Studie. Die Erfolgsrate der Thrombektomie betrug in einer retrospektiven Untersuchung von **Hutschenreiter et al.** (1982) von der Chirurgischen Universitätsklinik Ulm ohne Fistel 51,1 %, mit Fistel dagegen 80,2 %.

Die hämodynamischen Auswirkungen der arteriovenösen Fistel fallen hauptsächlich in die Zeitspanne des postthrombotischen Frühsyndroms. Das trifft auch für den Zeitpunkt des Verschlusses der Fistel zu. Außerdem liegen andere wichtige Indikationen bei den rekonstruktiven Operationen des postthrombotischen Syndroms vor. Deshalb ist das Thema dort ausführlich abgehandelt (vgl. S. 269, 331).

Medizingeschichte. Kunlin hatte den Gedanken der arteriovenösen Fistel seit 1950 in Tierexperimenten verfolgt und wollte ihn 1953 anlässlich einer saphenoiliakalen Bypassoperation verwirklichen. Aber die A. femoralis war bei dem Patienten verschlossen. Mit der Fistel sollte ursprünglich eine Stenosierung der venösen Anastomosennaht verhindert und das Transplantat besser mit sauerstoffreichem Blut versorgt werden. Erst später wurde die hämodynamische Wirksamkeit durch die Beschleunigung des venösen Blutstroms erklärt.

10.8 Konservative Therapie

Das akute Krankheitsstadium einer Thrombose dauert 3 bis 4 Wochen, dann ist der kontinuierliche Übergang in das postthrombotische Frühsyndrom anzunehmen. Bezüglich der Therapie wird die akute Phase in drei Abschnitte unterteilt: Der **initiale Abschnitt** dauert von der Diagnose bis zur Festlegung der weiteren Strategie höchstens einige Stunden. Die **therapeutische Phase** bedeutet die Zeit der strengen Antikoagulation, Thrombektomie oder Thrombolyse. Zuletzt stellt die **sekundäre Prävention** bereits den Übergang zum postthrombotischen Frühsyndrom dar (S. 248).

Bei allen Behandlungsoptionen haben die modernen Antikoagulanzien, vor allem die niedermolekularen Heparine (NM-Heparine) und die Vitamin-K-Antagonisten, eine vorherrschende Bedeutung erlangt. Der Venenchirurg muss deshalb mit ihnen umgehen können und über den Nutzen und die Gefahren der Antikoagulation bestens informiert sein. Diese Überlegungen sollten auch dem Patienten vermittelt werden. Das Outcome der primär konservativen Behandlung ist gegenüber den positiven und negativen Aussichten der anderen therapeutischen Möglichkeiten abzuwägen.

Aussichten der primären Antikoagulation einer tiefen Bein- und Beckenvenenthrombose mit NM-Heparin und Vitamin-K-Antagonisten (Blättler 2003, pers. Angaben) sind:
▶ Verhinderung von Progression und Lungenembolie: ca. 100 % (außer bei Tumorkrankheit)
▶ Verhinderung von Rezidiven: 0,4 % Episoden/Monat
▶ Blutungskomplikationen: 0,2 % größere Blutungen/Monat
▶ Rezidive nach Absetzen: 20 % im ersten Jahr bei idiopathischer Thrombose oder Thrombophilie
▶ Postthrombotisches Syndrom: leicht- bis mittelgradig 47 %, schwer 23 %

Heute wird der behandelnde Arzt mit einer ganzen Reihe verschiedener antikoagulatorisch wirkender Medikamente konfrontiert (Tab. 10-12). Es gibt zunächst die **direkten Thrombininhibitoren**. Dabei handelt es sich um Substanzen, die mit einem speziellen Rezeptor unmittelbar an das Thrombinmolekül andocken. Diese Pharmaka haben den Vorteil, dass sie auch das bereits fibringebundene Thrombin erreichen. Dagegen wirken die **indirekten Thrombininhibitoren** über eine Zwischenreaktion mit Faktor Xa oder Antithrom-

Tab. 10-12 Pharmakologie der Gerinnungsinhibitoren.

Direkte Thrombinhemmer	Indirekte Thrombinhemmer	Direkte Prothrombinhemmer
▶ Hirudin	▶ Heparine	▶ Vitamin-K-Antagonisten
▶ Ximelagatran	▶ Danaparoid	
	▶ Fondaparinux	

bin, und der hierbei gebildete Komplex greift dann an Thrombin an. Im Gegensatz dazu handelt es sich bei den Vitamin-K-Antagonisten nicht um Thrombin-, sondern um **Prothrombininhibitoren**.

10.8.1 Blutegel als Vorläufer der Antikoagulation

Bis zum Anfang des 19. Jahrhunderts wurde die tiefe Bein- und Beckenvenenthrombose klinisch nur selten diagnostiziert, und es gab keine generellen Empfehlungen zur Behandlung. Vor der Einführung der Antikoagulanzien vor 50 Jahren war das Ansetzen von Blutegeln überall in Europa üblich. Die Tiere wurden hauptsächlich in Griechenland gefangen und über die Apotheken verkauft. Noch um 1950 hatten viele Krankenstationen in ihrem Badezimmer auf dem Fenstersims ein Wasserglas mit Blutegeln stehen, die nach dem Gebrauch ausgedrückt und dann bei verschiedenen Patienten immer wieder verwendet wurden.

Medizingeschichte. Im Jahre 1822 erkannte der berühmte Londoner Frauenarzt und Geburtshelfer **David D. Davis** (1777–1841) bei vier Sektionen von Schwangeren den Zusammenhang zwischen der Phlegmasia alba und einer violenten Entzündung der Beckenvenen. Aus dem Blutstau leitete Davis seine therapeutischen Konsequenzen ab: "that the speedy resolution of the inflammation in the iliac veins, is to be secured in almost every case by early and decisive local treatment. The blood to be abstracted should, accordingly, be all taken from the immediate neighbourhood of the part primarily affected. Leeches (Blutegel) are the only operators to be depended upon in these cases. Of these a dozen or a dozen and a half should be forthwith applied to the groin, to the affected iliac region, and to the interior and superior part of the thigh." Weiterhin wurden blasenziehendes Pflaster und kalte Umschläge in der Leiste sowie alle zwei Stunden die Einnahme von Digitalis in hohen Dosen empfohlen.

10.8.2 Heparin: Initiale und Langzeitantikoagulation

Sobald die Diagnose der tiefen Bein- und Beckenvenenthrombose feststeht, muss die Behandlung *unmittelbar* einsetzen. Dazu eignet sich Heparin (Tab. 10-13).

Tab. 10-13 Therapeutische Abschnitte der Thrombose.

Initiale Phase	Heparin oder Analoga
Behandlungsphase	Antikoagulation, Kompressionsverband
	In speziellen Fällen Thrombektomie, Thrombolyse
Sekundäre Prävention	Antikoagulation, Kompressionsstrumpf

Die Therapie mit Heparin wird fortgesetzt, bis alle notwendigen Untersuchungen durchgeführt sind und das endgültige Behandlungskonzept feststeht. Aber auch in der Folgezeit gehört Heparin bis zum Übergang auf orale Antikoagulanzien zu jeder therapeutischen Strategie.

> **Definition.** Bei der Antikoagulation mit Heparin handelt es sich um die kurzzeitige Herabsetzung der Gerinnungsfähigkeit des Blutes. Sie ist der therapeutische Mittelpunkt bei jeder Phlebothrombose, und zwar sowohl in der Therapie wie auch in der Sekundärprophylaxe, die Dauer der Antikoagulation reicht von vorübergehend bis ausnahmsweise auch lebenslang.

Cave Jede Zeitverzögerung des Einsatzes von Heparin nach der Diagnose bringt den Patienten in Gefahr, denn die Thrombose kann inzwischen fortschreiten und zu einer Lungenembolie führen.

Charakteristika von Heparin

Heparin gehört zur chemischen Gruppe der Glykosaminoglykane und wird im Körper von den Endothel- und den Mastzellen gebildet. Die **biologischen Wirkungen** sind vielschichtig. Im anaphylaktischen Schock wird es zusammen mit Histamin aus den Mastzellen ins Blut abgegeben. Bei der durch den Schock verursachten Stase soll die Gerinnungsfähigkeit des Blutes sinnvollerweise herabgesetzt werden. Heparin hat auch eine Klärwirkung auf lipämisches Plasma, indem es eine Lipoproteinlipase aktiviert. Dadurch schützt es die Gefäßendothelien vor der Arteriosklerose.

Das pharmakologische Produkt stammt aus Schweinedarm. Rinderlunge wird nach der BSE-Epidemie nicht mehr verwendet. Heparin agiert als **Kofaktor von Antithrombin**. Bei einem Mangelzustand an Antithrombin ist der Effekt von Heparin demnach abgeschwächt. Der Heparin-Antithrombin-Komplex wirkt sowohl auf Thrombin als auch auf Faktor Xa ein und setzt deren gerinnungsfördernde Wirkung außer Kraft. Bei niedrigen Dosen ist die Affinität zu Faktor Xa um ein Vielfaches stärker (Thromboseprophylaxe). Erst bei hoher Dosierung tritt die Inaktivierung von Thrombin ein (Thrombosetherapie). Die Ausscheidung erfolgt hauptsächlich über die Nieren. Für die Therapie werden **unfraktioniertes Heparin** (UF-Heparin) mit einem Molekulargewicht von 10 000 bis 14 000 Dalton und **niedermolekulares Heparin** (NM-Heparin) mit 4000 bis 6000 Dalton unterschieden.

Studie. Dolovich et al. (2000) verglichen UF-Heparin und NM-Heparin in einer Metaanalyse von 13 Studien, die von zwei unabhängigen Gutachtern aus insgesamt 775 Veröffentlichungen ausgewählt wurden. Es ergaben sich keine Unterschiede bezüglich Rezidivthrombosen, Pulmonalembolien, großen und kleinen Blutungen sowie Thrombozytopenien. Hinsichtlich der Gesamtmortalität war NM-Heparin günstiger einzuschätzen. Zwischen der ein- und der zweimaligen Injektion täglich bestanden bei adäquater Dosierung keine Unterschiede.

Tab. 10-14 Thromboembolische Komplikationen bei HIT II (Greinacher 1999).

Venöse Thrombosen	77 %
Lungenembolien	52 %
Arterielle Embolien	12 %

Mit **Protamin** steht ein Antidot zur Verfügung. Bei versehentlicher Überdosierung von Heparin antagonisiert Protamin die Wirkung von UF-Heparin vollständig, von NM-Heparin aber nur zur Hälfte.

Nebenwirkungen von Heparin

Bei der Behandlung mit Heparin sind eine Reihe von Nebenwirkungen zu beachten, über die der Patient aufgeklärt werden muss. Ohne die Einwilligung durch ein verständliches Gespräch darf die Behandlung nicht erfolgen. Wenn der Arzt eine sorgfältige Überwachung garantiert, wird es kaum zur Ablehnung durch den Patienten kommen. Nebenwirkungen sind bei allen Heparinen möglich, beim UF-Heparin aber wesentlich häufiger und auch schwerer ausgeprägt als beim NM-Heparin.

> **Cave** Die unzureichende Information des Patienten vor einer gerinnungsaktiven Therapie ist häufig (!) der Anlass juristischer Auseinandersetzungen.

Eine stärkere **Blutungsneigung** kann insbesondere bei der Überdosierung von UF-Heparin in Betracht kommen. Die Therapie mit UF-Heparin muss deshalb durch die APTT (aktivierte partielle Thromboplastinzeit) überwacht werden. Das Auftreten kleinerer Hämatome hängt mit dem Behandlungskonzept zusammen.

Überempfindlichkeitsreaktionen können systemisch auftreten und reichen von Kopfschmerzen, Juckreiz und Übelkeit bis zu dem seltenen anaphylaktischen Schock.
Lokale allergische Phänomene zeigen sich durch Rötungen, Papeln oder kleine Nekrosen an der subkutanen Injektionsstelle.
Weiterhin müssen die Möglichkeit eines reversiblen **Haarausfalls** und die Gefahr der **Osteoporose** nach längerer Therapie angesprochen werden. Eine geringe Erhöhung der **Transaminasen** hat dagegen keine klinische Relevanz. Bei **Paraproteinämie** können sich schwerlösliche Aggregate bilden, die zu Veränderungen der Blutviskosität führen.
Die **Heparin-induzierte Thrombozytopenie vom Typ I (HIT I)** wird häufig gesehen. Sie beruht auf der plättchenaggregierenden Wirkung von Heparin. In der Regel tritt sie schon gleich nach dem Beginn der Therapie auf und bildet sich spontan wieder zurück.
Lebensgefährlich ist die **Heparin-induzierte Thrombozytopenie vom Typ II (HIT II)**. Dabei bildet der Organismus zirkulierende Antikörper gegen Heparin, die zu einer ausgeprägten Aggregation der Thrombozyten führen. Die Folgen sind ein Absturz der Blutplättchen um mehr als die Hälfte des Ausgangswertes mit konsekutiver Thrombose und Blutungsneigung (Tab. 10-14). Die Gefahr lässt sich rechtzeitig erkennen, wenn die Thrombozyten in den ersten 3 Wochen der Behandlung regelmäßig bestimmt werden, z. B. zweimal wöchentlich. Die HIT II tritt gegebenenfalls *nach* dem 5. Tag vom Behandlungsbeginn an auf (Tab. 10-15). Bei Vorbehandlungen mit Heparin, zum Beispiel im Rahmen der Thromboseprophylaxe bei Operationen, kann das aber schon früher, sogar schon nach Stunden, sein, bei UF-Heparin eher als bei NM-Heparin. Besonders wichtig ist deshalb die Frage an den Patienten nach vorausgehenden Heparinapplikationen und ihrer Verträglichkeit. Zur Sicherung der Diagnose gibt es mehrere Testverfahren, u. a. den **Heparin-induzierten Plättchenaggregationstest (HIPA-Test)**. In jeder Hinsicht entscheidend ist aber das klinische Bild mit rezidivierenden Thromben unter Heparin.

Tab. 10-15 Unterschiede zwischen HIT I und HIT II (Greinacher 1999).

	HIT I	HIT II
Ursache	Direkte Heparin-Thrombozyten-Interaktion	Antikörperinduzierte Thrombozytenaktivierung
Auftreten	Zu Beginn der Heparintherapie	5–21 Tage nach Beginn der Heparintherapie, bei Reexposition früher
Heparindosierung	Meist systemisch	Unabhängig
Thrombozytenwerte	Selten < 100 000 mm^3	Abfall um <50% ab Tag 5 (oft 30–60 000 mm^3)
Komplikationen	Keine	Thromboembolische Gefäßverschlüsse
Inzidenz	10–20 %	0,5–3 % bei Heparingabe von mehr als 5 Tagen
Nachweis	Ausschlussdiagnose	HIPA-Test, PF4-Heparin-Elisa, u. a.

> **Cave** Die Bestimmung der Thrombozyten zu Beginn einer jeden Heparinbehandlung darf nicht vergessen werden. Das gilt auch für die APTT, hier aber nur, wenn eine Behandlung mit UF-Heparin vorgesehen ist.

> **Cave** Der Verdacht auf HIT II ist so gut wie gesichert, wenn die Thrombozyten auf mehr als die Hälfte des Ausgangswerts absinken und eine thromboembolische Komplikation eintritt. Jetzt darf nicht mehr auf das Ergebnis eines Labortests wie des HIPA-Tests gewartet werden, die Therapie mit Heparin ist *sofort* zu ersetzen.

Kasuistik. Die 53-jährige Frau kommt im Jahr 1992 mit einer tiefen Beinvenenthrombose links zur stationären Aufnahme (Thrombozyten $189 \times 10^3/\mu l$). Die Heparintherapie wird vom 1. bis 16. Tag mit UF-Heparin und vom 17. bis 25. Tag mit NM-Heparin, dann 3 Tage mit Lomoparan (heute Danaparoid) und schließlich überlappend mit Phenprocoumon durchgeführt. An zusätzlichen Behandlungen erfolgt zunächst über 5 Tage die Thrombolyse mit Urokinase und strenger Bettruhe. Am 6. Tag tritt ein großes Hämatom im M. quadriceps links auf (Thrombozyten 233 000). Am 13. Tag kommt es zu einer inkompletten und am 14. Tag zu einer kompletten Ischämie des rechten Unterarms (Thrombozyten 56 000), daraufhin zweimal Thrombektomie, am 15. Tag erneut zwei Reverschlüsse, Thrombektomie und Carotis-Subclavia-Bypass (Thrombozyten 63 000), am 16. Tag zwei Verschlüsse, Thrombektomie und Subclavia-Brachialis-Bypass (Thrombozyten 54 000). Wegen der kompletten Ischämie muss am 22. Tag die Amputation des rechten Unterarms durchgeführt werden (Thrombozyten 214 000 unter NM-Heparin). Am 23. Tag tritt eine Thrombose der gesamten Beinvenenachse rechts und der V. cava inferior auf (Thrombozyten 326 000 unter NM-Heparin). Das positive Ergebnis des HIPA-Tests trifft am 25. Tag ein (Thrombozyten 443 000). Die Entlassung ist am 46. Tag möglich. Trotz des positiven HIPA-Tests sind die Thrombozyten unter NM-Heparin wieder auf hohe Werte gestiegen. Heparin hätte beim Abfall der Thrombozyten *sofort* abgesetzt werden müssen.

Kontraindikationen

Zu den Kontraindikationen gehört vor allem die aus der Vorgeschichte bekannte HIT II. Im Falle der Notwendigkeit einer weiteren Antikoagulation erfolgt die Behandlung dann mit Lepirudin (Refludan®) oder bei fehlender Kreuzallergie alternativ mit Danaparoid (Orgaran®). Fondaparinux (Arixtra®) ist zur Thromboseprophylaxe in der orthopädischen Chirurgie sowie zur Therapie der tiefen Beinvenenthrombose und der Lungenembolie zugelassen. Als synthetisches Pentasaccharid verursacht es keine HIT II.

Kontraindikationen der Behandlung mit Heparin sind:
▸ Anamnestische Hinweise auf HIT II
▸ Systemische Heparinallergie
▸ Hämorrhagische Diathesen
▸ Thrombozytopenie
▸ Vorsicht bei Kombination mit anderen Antikoagulanzien (Azetylsalizylsäure, Clopidogrel, Cumarine)

Unfraktioniertes Heparin (UF-Heparin)

Beim Einsatz von UF-Heparin zum **Therapiebeginn** ist ein intravenöser Bolus von 5000 IE Heparin (z. B. Heparin-Calcium-ratiopharm® 5000, Amp.) erforderlich. Anschließend erfolgt die **intravenöse Behandlung** entsprechend einer initialen Richtdosis von 15–20 IE/kg Körpergewicht pro Stunde. Die APTT soll gegenüber dem Ausgangswert auf das 1,5- bis 2,5fache verlängert sein. Die **subkutane Applikation** von UF-Heparin ist ebenso wirksam wie die intravenöse. Die Halbwertszeit fällt schon nach 50–60 Minuten ab. In der Regel wird eine intravenöse Infusion mit der Infusionspumpe angelegt (z. B. Heparin-Calcium-ratiopharm® 20 000, Amp.). Die Laborbestimmungen und die Anpassungen der Dosierung erfolgen mind. 1- oder 2-mal am Tag. Allerdings wird in der praktischen Anwendung nur bei weniger als der Hälfte der Patienten der therapeutische Bereich *wirklich* erreicht, die Fehlerquote ist also hoch. Gegebenenfalls kann die entsprechende Dosis auch subkutan in zwei Portionen verabreicht werden.

Studie. Die wichtigste Komplikation unter UF-Heparin ist die Blutung. Nach einer internationalen Metaanalyse von **Landefeld et al.** (1993) werden in 0,05 % der Behandlungen pro Tag tödliche, in 0,8 % große und in 2 % kleine Hämorrhagien gesehen.

Niedermolekulares Heparin (NM-Heparin)

Für die **Therapie** der Venenthrombose ist NM-Heparin genauso sicher wie UF-Heparin. In Deutschland sind *für diese Indikation* verschiedene Präparate zugelassen (Tab. 10-16). Die Dosierung ist körpergewichtsbezogen, und es muss die jeweilige Dosierungsvorschrift beachtet werden. Ein initialer intravenöser Bolus ist bei der Therapie mit NM-Heparin nicht erforderlich. Auf Gerinnungsuntersuchungen kann in der Routine verzichtet werden, abgesehen von der Bestimmung der Thrombozyten zu Beginn der Therapie. Nur in bestimmten Situationen kommen einzelne Laborkontrollen in Betracht. Der Zielbereich für den Anti-Faktor-Xa-Spiegel liegt bei zweimaliger täglicher Anwendung zwischen 0,4 und 0,8 IE/ml (ca. 3 Stunden nach der Injektion) und nach einmaliger täglicher Anwendung zwischen 0,6 und 1,3 IE/ml. Die Fachinformationen sind zu beachten. Mono-Embolex® bleibt bei einem Körpergewicht zwischen 60 und 120 kg in seiner Dosierung gewichtsunabhängig und steht auch als Injektion mit einem Pen zur Verfügung.

Indikationen zur Bestimmung von Anti-Faktor-Xa unter Therapie mit NM-Heparin sind:
▸ Eingeschränkte Nierenfunktion (Kreatinin > 1,5 mg/dl)
▸ Langzeittherapie > 14 Tage
▸ Sehr geringes Körpergewicht < 50 kg
▸ Sehr hohes Körpergewicht > 100 kg
▸ Im Verlauf der Schwangerschaft
▸ Überprüfung der Compliance

10.8 Konservative Therapie

Tab. 10-16 Therapie der Bein- und Beckenvenenthrombose mit Antikoagulanzien (Interdisziplinäre S2-Leitlinie der AWMF „Diagnostik und Therapie der Bein- und Beckenvenenthrombose und Lungenembolie" [Hach-Wunderle et al. 2005]).

Wirkstoff	Präparat	Hersteller	Dosierung/Intervall	
NM-Heparine				
Certoparin	Mono-Embolex THERAPIE®	Novartis	8000 I. E. s. c.	2-mal tgl.
Dalteparin[1]	Fragmin®	Pfizer	100 I. E./kg KG s. c.	2-mal tgl.
	Fragmin®	Pfizer	200 I. E./kg KG s. c.	1-mal tgl.
Enoxaparin[2]	Clexane®	Sanofi-Aventis	1,0 mg/kg KG s. c.	2-mal tgl.
	Clexane®[3]	Sanofi-Aventis	1,5 mg/kg KG s. c.	1-mal tgl.
Nadroparin	Fraxiparin®	GSK	0,1 ml/10 kg KG s. c.	2-mal tgl.
	Fraxodi®	GSK	0,1 ml/10 kg KG s. c.	1-mal tgl.
	Fraxiforte® (CH)	GSK	0,1 ml/10 kg KG s. c.	1-mal tgl.
Tinzaparin	innohep®	LEO	175 I. E./kg KG s. c.	1-mal tgl.
Pentasaccharid				
Fondaparinux	Arixtra®	GSK	7,5 mg s. c.	1-mal tgl.
		Körpergewicht < 50 kg:	5,0 mg s. c.	
		> 100 kg:	10,0 mg s. c.	
Thrombininhibitor[4]				
Ximelagatran	Exanta®	AstraZeneca	36 mg p. o.	2-mal tgl.
		Langfristige Sekundärprophylaxe	24 mg p. o.	2-mal tgl.

Zum Zeitpunkt der Leitlinienerstellung (Dezember 2004): [1] in Deutschland nicht zur Therapie der Thrombose zugelassen, jedoch in der Schweiz und in Österreich; [2] in Österreich als Lovenox® im Handel; [3] in dieser Dosierung in Deutschland und in der Schweiz nicht zugelassen, jedoch in Österreich; [4] für diese Indikation nicht zugelassen.

Schon bei der ersten klinischen Anwendung von NM-Heparin bei Patienten, die unter anderen Antikoagulanzien schwere Blutungen zu verzeichnen hatten, wurde auf das geringere Blutungsrisiko hingewiesen.

Studie. Harenberg et al. (1987) an der Universität Heidelberg teilten die ersten Erfahrungen der Behandlung mit NM-Heparin (Tedelparin) unter ambulanten Bedingungen bei 30 Patienten mit. Über den Zeitraum von durchschnittlich 4,2 Monaten wurden schwere Blutungen nicht beobachtet, leichte bei zwei Patienten. Im Gegenteil: Hämatome, die unter UF-Heparin entstanden waren, bildeten sich unter NM-Heparin zurück.

Studie. Merli et al. (2001) verglichen in einer multizentrischen, randomisierten, kontrollierten und partiell verblindeten Studie an insgesamt 900 Patienten mit symptomatischer tiefer Beinvenenthrombose (darunter 287 [32%] mit bestätigter Lungenembolie) drei Kollektive miteinander innerhalb einer 3-monatigen Follow-up-Periode. Eine Gruppe erhielt UF-Heparin, die beiden anderen Enoxaparin (Clexane®) subkutan entweder in der fixen Dosierung zweimal 1,0 mg/kg Körpergewicht täglich oder einmal 1,5 mg/kg Körpergewicht. Rezidivierende thromboembolische Ereignisse traten in 12 von 290 (4,1%), 13 von 298 (4,4%) bzw. 9 von 312 (2,9%) Fällen auf. Zu großen Hämorrhagien kam es in 2,1%, 1,7% bzw 1,3% der Kollektive. Aufgrund dieser Ergebnisse wurde Clexane® zur Thrombosetherapie in den USA mit der einmaligen Injektion von 1,5 mg/kg Körpergewicht zugelassen, in Deutschland aber mit 1,0 mg/kg Körpergewicht als zweimalige tägliche Dosis.

Im Falle der Kontraindikation von Antikoagulanzien des Cumarintyps kann NM-Heparin auch längerfristig verabreicht werden. Eindeutige Dosisempfehlungen gibt es bisher aber nicht.

Studie. Lopaciuk et al. (1999) vom Institut für Hämatologie und Bluttransfusion in Warschau untersuchten in einer phlebographisch dokumentierten, prospektiven, multizentrischen Studie 98 Patienten nach tiefer Venenthrombose 12 Monate lang mit Nadroparin in halbtherapeutischer Dosis im Vergleich zu einem Kollektiv von 95 Patienten mit Acenocoumarol. Rezidivthrombosen traten bei 7 (7,1%) bzw. bei 9 (9,5%) der Behandelten auf und Blutungskomplikationen bei 4 (4,1%) bzw. 7 (7,4%) Patienten.

10.8.3 Heparinanaloga und Hirudin

Diese Pharmaka kommen als Ersatz bei einer bekannten oder vermuteten HIT II zur Anwendung.

Danaparoid

Seit 1983 wird bei Patienten mit HIT II, die weiter antikoaguliert werden müssen, Danaparoid (Orgaran®) eingesetzt, das wie die Heparine zur Familie der Glykosaminoglykane ge-

hört. Es wird aus der Schweinedarmmukosa gewonnen. Die Wirkung erfolgt wie bei Heparin über die Inaktivierung von Faktor Xa und von Thrombin vermittels Antithrombin.
Danaparoid kann **Kreuzreaktionen** zu Heparin auslösen. Die In-vitro-Untersuchung darauf sollte deshalb so schnell wie möglich durchgeführt werden. Das Blut muss vor Beginn der Behandlung mit Danaparoid abgenommen worden sein. Bei ausreichendem klinischen Verdacht auf eine HIT II sollte auf jeden Fall schon *vor* dem Vorliegen des Laborergebnisses mit der Therapie begonnen werden, denn bei einer manifesten Kreuzreaktionsrate von < 10% profitieren wesentlich mehr Patienten von der Therapie als dadurch gefährdet wären (Greinacher 1999). Die Steuerung der Dosierung erfolgt mit der Anti-Faktor-Xa-Aktivität.

r-Hirudin

Im Speichel des Blutegels *Hirudo medicinalis* ist eine gerinnungshemmende Substanz enthalten: Hirudin. Es handelt sich um einen direkten Inhibitor von Thrombin. Die Herstellung von Lepirudin (Refludan®) sowie Desirudin (Revasc®) erfolgt auf gentechnischem Wege. Lepirudin ist für HIT II und Desirudin für die Thromboseprophylaxe zugelassen.
Die Indikation für r-Hirudin ist vor allem als **Alternative für Heparin** bei Patienten mit HIT II gegeben, in der antithrombotischen Behandlung ebenso wie in der Prophylaxe bei Hochrisikopatienten. Hirudin ist dem Heparin in der Effektivität der Thromboseprophylaxe überlegen. Probleme gibt es noch beim Drug-Monitoring, dadurch erscheint die Gefahr von Überdosierungen und Blutungskomplikationen erhöht. Ein Antidot ist nicht bekannt. Die Dosierung wird nach der **Ecarin-Zeit (ECT)** bzw. nach der APTT, mit angestrebter 2-facher Verlängerung des präoperativen Ausgangswerts, gesteuert.

10.8.4 Fondaparinux

Das synthetische Pentasaccharid Fondaparinux (Arixtra®) stand bis vor kurzem in der Dosierung von 2,5 mg für die Thromboseprophylaxe im orthopädischen Hochrisikobereich zur Verfügung (s. u.), jetzt wurde es als Arixtra® 7,5 mg auch zur Therapie der Phlebothrombose und der Lungenembolie zugelassen. Es steht als subkutane Injektion zur Verfügung. Fondaparinux **hemmt hochselektiv den Faktor Xa**. Die Mehrzahl der Patienten kann von Anfang an mit einer **fixen Dosis** behandelt werden. Eine Dosisanpassung ist nur bei Untergewicht < 50 kg KG und bei Übergewicht > 100 kg KG erforderlich. Dafür stehen Ampullen mit 5 mg bzw 10 mg bereit.
Gegenüber Heparin zeichnen sich bei Fondaparinux eine Reihe von **Vorteilen** ab. Rezidivierende Thromboembolien treten eher seltener auf, wenn auch im Vergleich zu Heparin statistisch nicht signifikant. Blutungskomplikationen sind nicht erhöht. Gerinnungsstörungen im Sinne von HIT II sind nicht zu erwarten, deshalb entfallen auch die bei Heparin notwendigen Kontrollen der Thrombozyten.

Studie. Die **Matisse Investigators** führten eine randomisierte offene Studie an 2 213 Patienten mit einer akuten symptomatischen Lungenembolie durch, um die Wirkung und Sicherheit von Fondaparinux (n = 1103) mit unfraktioniertem Heparin (n = 1110) zu vergleichen. Die Dauer der Behandlung betrug wenigstens 5 Tage bis zum Übergang auf Vitamin-K-Antagonisten. Endpunkte waren das Auftreten rezidivierender Lungenembolien (fatal oder nicht fatal) oder neuer bzw. rezidivierender tiefer Venenthrombosen. In der Fondaparinux-Gruppe traten 3,8% embolische Ereignisse (n = 42) und 3,9% Thrombosen auf im Vergleich zu 5,0% (n = 56) Embolien und 4,1% Thrombosen in der Heparin-Gruppe. Große Blutungen wurden in 1,3% bzw 1,1% gesehen. Die Mortalitätsraten innerhalb von 3 Monaten unterschieden sich nicht. Von den Patienten, die Fondaparinux erhielten, erfolgte die Behandlung in 14,5% unter ambulanten Bedingungen. Die Ergebnisse waren statistisch nicht signifikant. Die Autoren sprachen sich dafür aus, dass Fondaparinux in der Therapie der thromboembolischen Krankheit genauso effektiv und sicher ist wie unfraktioniertes Heparin.

10.8.5 Orale Antikoagulanzien vom Cumarintyp: Sekundäre Thromboseprophylaxe

Die oralen Antikoagulanzien sind synthetisch hergestellte Derivate des natürlichen Cumarins und zählen zu den am häufigsten angewandten Medikamenten in der antithrombotischen Therapie.

> **Definition.** Bei der oralen Antikoagulation handelt es sich um die langzeitige therapeutische Herabsetzung der Gerinnungsfähigkeit des Blutes durch Pharmaka vom Cumarintyp. Der Einsatz erfolgt im Rahmen der sekundären Prophylaxe bei der Thrombose und beim postthrombotischen Syndrom.

Pharmaziegeschichte. Im Jahre 1922 wurde erstmals über ein großes Viehsterben in Nordamerika berichtet, das durch starke Blutungen der Tiere zustande kam. Bei der Suche nach den Ursachen stieß man im verdorbenen Süßklee auf ein Abbauprokt von Cumarin als gerinnungshemmendes Prinzip. Das Glykosid Cumarin findet sich in vielen Pflanzen. Nach der Mahd wird Cumarin enzymatisch gespalten, und sein Derivat **Dicumarol** verbleibt im faulenden Süßklee als gerinnungsaktives Gift enthalten.

Antikoagulanzien vom Cumarintyp sind:
- Phenprocoumon (Marcumar®, Falithrom®, Marcuphen von CT®)
- Warfarin (Coumadin®)
- Acenocoumarol (Sintrom®: in Deutschland nicht mehr im Handel)

Wirkungsmechanismus

Die Cumarinderivate sind in ihrem chemischen Aufbau den Vitamin-K-Molekülen sehr ähnlich. Die Leberzelle besitzt Rezeptoren für Vitamin K, das an die Vorstufen der Gerinnungsfaktoren II, VII, IX und X eine –COOH-Gruppe anknüpft, die für die Ca^{2+}-vermittelte Bindung an Phospholipide nötig ist. Cumarinderivate besetzen diese **Rezeptoren**, sodass die Vitamin-K-abhängigen Gerinnungsfaktoren nicht mehr gebildet werden. Die Konzentration von Prothrombin im Blut, dem Gerinnungsfaktor II, lässt sich leicht bestimmen und als INR und Quick-Wert zur Kontrolle der therapeutischen Antikoagulation verwenden.

Behandlung mit Phenprocoumon und Warfarin

Es gibt eine Reihe von Präparaten, von denen Warfarin auf der Welt am weitesten verbreitet ist. In Deutschland wird Phenprocoumon (Marcumar®, Falithrom®) am häufigsten verordnet. Entscheidend für Wirkung und Nebenwirkung ist die konsequente Laborüberwachung des Patienten. In der sekundären Prophylaxe wird auf eine INR von 2 bis 3 eingestellt. Bei hohem Thromboserisiko ist individuell über eine stärkere Antikoagulation zu entscheiden.

> Der **Quick-Wert** ist nur in Deutschland bekannt und bindet den Patienten an ein bestimmtes Labor. Deshalb sollte besser die **I**nternational **N**ormalized **R**atio (INR) ermittelt werden.

Die Bestimmung des Prothrombinspiegels erfolgt mit dem **Quick-Wert**. Für die Laboruntersuchung stehen aber kommerzielle Thromboplastine von verschiedenen Tierarten und aus verschiedenen Organen zur Verfügung, die bei demselben Blut zu unterschiedlichen Ergebnissen führen. Die Umrechnung anhand eines Standard-Thromboplastins auf den **INR-Wert** erlaubt eine von der Laboruntersuchung unabhängige Beurteilung und Standardisierung. Der INR-Wert entspricht der Formel

$$INR = \left(\frac{\text{Thromboplastinzeit des Patientenplasmas (Sek.)}}{\text{Thromboplastinzeit eines Normalplasmapools (Sek.)}}\right)^{ISI}.$$

ISI steht für *international sensitivity index* und wird durch Kalibrierung des jeweiligen kommerziellen Thromboplastinreagenz am WHO-Referenzthromboplastin (ISI = 1) ermittelt. Jeder Hersteller gibt den ISI für seine Charge und die verwendeten Koagulometer an. Das Messinstrument CoaguCheck® (Roche Diagnostics) zeigt die beiden Parameter simultan an. Der INR 1 entspricht etwa einem Quick-Wert von > 70 %, der INR 3,5 etwa einem Quickwert von 15 %.

> Zu Beginn der oralen Antikoagulation wird der Patient eingehend über Nutzen und Gefahren der Behandlung durch ein persönliches Gespräch und entsprechende Informationsschriften aufgeklärt. Seinen Gerinnungspass muss er von jetzt an stets bei sich tragen.

Die Einstellung des Patienten auf **Phenprocoumon** erfolgt überlappend mit Heparin sogleich am nächsten oder übernächsten Tag. Sobald die INR für 1–2 Tage > 2,0 ist, wird Heparin ersatzlos abgesetzt. Wegen der langen Halbwertszeit erhält der Patient in der Regel am ersten Tag die Verordnung von 2 bis 3 Tabletten, die alle zusammen abends nach dem Essen einzunehmen sind, von 2 Tabletten am zweiten Tag (wieder abends) und von 2 Tabletten am dritten Tag. Dann erfolgt am nächsten Morgen die **Laborkontrolle**. Das Ergebnis liegt mittags vor, sodass am Abend die Dosierung sofort angepasst werden kann. Die nächsten 1 bis 2 Laborkontrollen sind in 3- bis 4-tägigen Abständen notwendig, dann reichen wöchentliche Untersuchungen aus. Bei stabiler Einstellung braucht der Patient nur alle 3 Wochen zur Kontrolle zu erscheinen. Die **Dosierungsrichtlinien** umfassen immer eine Woche und heißen dann beispielsweise 5-mal ½, 2-mal 1 Tablette regelmäßig auf die Woche verteilt.

> **Cave** Bei einer zu hohen Anfangsdosierung besteht die Gefahr der **Cumarinnekrose**. Mehr als 3 Tabletten sollten deshalb nicht auf einmal verordnet werden.

Bei **Warfarin** wird gleich mit der vermuteten Erhaltungsdosis begonnen, also 2,5 bis 5 mg (½ bis 1 Tabl.) pro Tag.
In der **sekundären Thromboseprophylaxe** wird eine INR von 2,0 bis 3,0 angestrebt. Schwankungen der INR-Werte außerhalb dieses definierten Intensitätsbereiches gelten als komplikationssteigernd. Jeder Patient sollte unter Berücksichtigung seines individuellen thromboembolischen Risikos auf den niedrigsten möglichen INR-Wert eingestellt werden.
Die **Dauer** der oralen Antikoagulation ist für jeden Patienten individuell festzulegen. Es gibt keine festen Richtlinien. Im Durchschnitt werden für die Thrombose der Unterschenkelvenen 3 Monate, für die popliteofemorale Lokalisation 6 Monate und für den ausgedehnten Prozess 12 Monate veranschlagt. Es gibt aber viele Ausnahmen mit der Empfehlung zur Langzeitbehandlung im therapeutischen Bereich, auch wenn bisher nicht alle durch prospektive Studien belegt sind: Die Vorschläge von Büller et al. (2004) richten sich in der Hauptsache nach dem Risikoprofil (Tab. 10-17).

Studie. Auf der *7. ACCP-Conference on antithrombotic and thrombolytic therapy* (American College of Chest Physicians) berichteten **Büller et al.** (2004) aufgrund evidenzbasierter Richtlinien über verschiedene Aspekte zur Behandlung der thromboembolischen Krankheit. Es wurde Übereinkunft erreicht, dass die Antikoagulation der ersten Episode einer Phlebothrombose mit *transientem* Risikofaktor über 3 Monate gegenüber einer kürzeren Behandlungszeit zu bevorzugen ist. Bei einer ersten *idiopathischen* Thrombose (ohne erkennbaren Risikofaktor) wird zur Antikoagulation über 6–12 Monate geraten. Dabei soll die INR zwischen 2,0 und 3,0 liegen, nicht darunter oder darüber. Das

Tab. 10-17 Dauer der Sekundärprophylaxe mit Vitamin-K-Antagonisten nach venöser Thromboembolie (Interdisziplinäre S2-Leitlinie der AWMF „Diagnostik und Therapie der Bein- und Beckenvenenthrombose und Lungenembolie" [Hach-Wunderle et al. 2005]) (nach Büller et al. 2004).

Erste Thromboembolie	Dauer der Sekundärprophylaxe
▸ bei transientem Risikofaktor (TVT proximal und distal, LE)	≥ 3 Monate
▸ bei idiopathischer Genese oder einfacher Thrombophilie	6–12 Monate
▸ bei kombinierter Thrombophilie oder Antiphospholipid-AK-Syndrom	≥ 12 Monate
Rezidivierende Thromboembolie oder aktive Krebserkrankung	zeitlich unbegrenzt

Tab. 10-18 Indikationen und Kontraindikationen für eine langfristige Antikoagulation (über 12 Monate hinaus) im therapeutischen Bereich.

Indikationen	Potenzielle Kontraindikationen
▸ Rezidivierende Thrombosen	▸ Hohes Lebensalter nach individueller Beurteilung
▸ Homozygote Faktor-V-Leiden-Mutation	▸ Zustand nach zerebraler Apoplexie
▸ Schwere thrombophile Defekte (Antithrombin-Mangel)	▸ Zerebrales Anfallsleiden
▸ Lupus-Antikoagulanzien	▸ Zustand nach gastrointestinaler Blutung
▸ Kombination mehrerer thrombophiler Gerinnungsstörungen	▸ Schwere Begleitkrankheiten
▸ Aktive Krebskrankheit	▸ Schwierige Steuerung der Einstellung
▸ Schweres postthrombotisches Syndrom	

trifft auch auf die nicht massive Lungenembolie zu. Bei zwei oder mehr dokumentierten Episoden wird die zeitlich unbegrenzte Therapie empfohlen, allerdings sollte die Indikation in bestimmten Intervallen immer wieder überprüft werden.

Zu den **Indikationen und Kontraindikationen** für eine langfristige Antikoagulation (über 12 Monate hinaus) im therapeutischen Bereich siehe Tabelle 10-18.

Die **Beendigung** der Antikoagulation erfolgt nach unserer Erfahrung ausschleichend, indem die Dosis in der ersten Woche um die Hälfte und in der folgenden Woche noch einmal um die Hälfte reduziert wird. Für den Patienten ist dann aber die Rezidivgefahr *nicht in jedem* Fall ausgeschlossen, sie besteht mit einer Wahrscheinlichkeit von bis zu 9% fort. Über den positiven Wert einer langfristigen **niedrigdosierten Therapie** mit Warfarin liegen jetzt relevante Daten vor. Mit einer INR von 1,5–2,0 wird man diesen Überlegungen gerecht.

Studie. In der multizentrischen, prospektiven, randomisierten PREVENT-Studie an 508 Patienten untersuchten **Ridker et al.** (2003) die Wirkung von niedrig dosiertem Warfarin (n = 255) gegenüber Placebo (n = 253). Bei einer Ziel-INR von 1,5 bis 2,0 unter Warfarin vermindert sich das Risiko der Rezidivthrombose gegenüber Plazebo von 7,2 venösen Thromboembolien pro 100 Patientenjahre auf 2,6, also um 64% (p < 0,001). Die Gefahr der großen Blutung erwies sich als statistisch nicht erhöht (n = 5 versus 2). Der Einfluss auf die Subgruppen mit Thrombophilie (Faktor-V-Leiden oder mit Prothrombinpolymorphismus) ist nicht gesichert.

Wichtige Ratschläge für den Patienten während der oralen Antikoagulation sind:
▸ Information jedes neu konsultierten Arztes über die Behandlung
▸ Erneuter Hinweis an jeden Arzt vor diagnostischen oder therapeutischen Eingriffen
▸ Keine intramuskulären oder intraartikulären Injektionen
▸ Vorsicht bei der Einnahme anderer Arzneimittel wegen erhöhter Blutungsgefahr (NSAR, Plättchenfunktionshemmer, Lipidsenker)
▸ Vorsicht bei der Einnahme anderer Arzneimittel wegen Abschwächung der Wirkung (Barbiturate, Tranquilizer, Glukokortikoide)
▸ Keine grundlegenden Änderungen der Ernährungsgewohnheiten
▸ Regelmäßige internistische Untersuchungen in halbjährlichen Abständen
▸ Laborkontrollen der INR mindestens alle 4 Wochen bei stabiler Einstellung
▸ Keine Abenteuerreisen ohne Möglichkeit der schnellen ärztlichen Hilfe
▸ Sichere Schwangerschaftsverhütung

Es gibt auch Ratschläge an den Patienten, auf die der Arzt lieber verzichten sollte. Die Angst vor dem Verbluten bei leichten Verletzungen ist bei richtiger Einstellung der INR nicht begründet, allerdings bluten **kleine Wunden**, z. B. nach der Rasur oder Blutentnahme, etwas länger. Zuweilen wird eine **Ampulle Vitamin K** auf den Notfallausweis geklebt. Dies macht natürlich keinen Sinn, denn die Wirkung von Vitamin K wäre erst nach Stunden oder sogar Tagen zu erwarten. Bis dahin wird zumindest in Deutschland längst ein Krankenhaus erreicht sein, das PPSB, den Faktorenersatz in lebensbedrohlicher Situation, vorrätig hat. Vitamin K als Trinkampulle ist nur dann angezeigt, wenn die Normalisierung des Gerinnungspotenzials nicht sofort erforderlich ist. Mancher Patient erhält auch die Empfehlung, keinen **Kohl** mehr zu essen. Bei gemischter Kost sind aber keine Auswirkungen zu erwarten.

Die **Selbstbestimmung der INR** durch den Patienten mit dem CoaguCheck® ist nach einer entsprechenden Einweisung möglich. Der regelmäßige Kontakt mit dem behandelnden Arzt hat aber seine Vorteile und lässt sich sicherlich mit einem minimalen Zeitaufwand erreichen.

Nebenwirkungen der oralen Antikoagulanzien vom Cumarintyp

Die Pharmakotherapie mit Cumarinderivaten bedeutet einen wesentlichen Eingriff in die biologische Integrität. Gesundheitliche Schäden durch die Einnahme über einen langen Zeitraum sind dennoch nicht zu erwarten. Akute Nebenwirkungen können aber immer auftreten, wenn auch im zeitlichen Lauf der Therapie zunehmend seltener.

Studie. Zur Häufigkeit von Blutungen unter Warfarin® veröffentlichten **Landefeld und Beyth** (1993) aus dem Cleveland University-Hospital eine Metaanalyse. Die durchschnittliche Häufigkeit von Warfarin-Blutungen innerhalb eines Jahres bei einer INR > 3,0 betrug 0,6 % für letale (meist zerebrale) Blutungen, 3,0 % für schwere sowie 9,6 % für leichte Blutungen. In den ersten vier Wochen ist das Risiko 10-mal so groß wie bei der Behandlung nach einem Jahr. Bei einer INR von 2–3 sind Blutungen seltener. In der Hauptsache kommt es auf die Art und die Kombination der individuellen Risikofaktoren an.

Individuelle Risikofaktoren für Blutungen unter Warfarin® (nach Landefeld und Beyth 1993) sind:
- Unzureichende Compliance
- Lebensalter (umstritten)
- Hypertonie (umstritten)
- Schwere Herzkrankheiten und infektiöse Endokarditis
- Niereninsuffizienz
- Krankheiten der Leber
- Malignome
- Anämie
- Kombination mit anderen Arzneimitteln (NSAR, Plättchenfunktionshemmer, Lipidsenker, Diuretika)

Zu den **Lokalisationen von Blutungen unter Warfarin®** vergleiche Tabelle 10-19.

Tab. 10-19 Lokalisationen von Blutungen unter Warfarin® (nach Landefeld und Beyth 1993).

Lokalisation	Häufigkeit
Nase und Pharynx	35 %
Weichteile inklusive Wunden	21 %
Gastrointestinaltrakt	15 %
Nieren und ableitende Harnwege	15 %
Intrakranielle Blutungen	4 %
Thorax	3 %
Inneres Auge	2 %
Retroperitoneum	1 %
Gelenke	0,5 %
Andere	4 %

Cave Jede innere Blutung unter der Therapie mit Cumarinen sollte sofort als Notfall ins Krankenhaus eingewiesen werden. Dort ist abzuwägen, wie das Risiko der Blutung im Verhältnis zum Risiko eines abrupten Abbruchs der Antikoagulation steht.

> **Notfalltherapie**
> Bei schwerer Blutung sofort venösen Zugang sichern. Blutersatzstoffe geben. Bluttransfusion vorbereiten. Intravenöse Substitution von Faktorenkonzentrat PPSB®. Der Quick-Wert wird durch 1 E PPSB/kg Körpergewicht um 1 % angehoben.

 Auch Blutungen, die unter Cumarinen auftreten, müssen bezüglich ihrer Ursache abgeklärt werden! Hier steht der Ausschluss eines Malignoms im Vordergrund.

Cumarinnekrose. Es handelt sich um eine akute mikrovaskuläre Durchblutungsstörung, die meistens am 2. bis 5. Tag nach Beginn der Antikoagulation auftritt. Am häufigsten sind die Mammae, Bauchdecken, Gesäß oder Oberschenkel betroffen. Wahrscheinlich besteht ein Zusammenhang mit einem Mangel an Protein C, das infolge seiner kurzen Halbwertszeit zu Beginn der Behandlung sehr rasch abfällt und zu einer Hyperkoagulabilität führt. Durch eine niedrige Startdosis von Phenprocoumon wird das Risiko der Nekrose wahrscheinlich verringert. Die gerinnungsaktive **Therapie** besteht im Übergang auf Heparin. Bei entsprechender Indikation könnte Phenprocoumon später wohl wieder gegeben werden, doch erst nach Rücksprache mit einem hämostaseologisch versiertem Arzt. In chirurgischer Hinsicht kommen später plastische Operationen in Betracht (Hach-Wunderle und Hach 1996).

Haarausfall und Urtikaria führen manchmal zum Abbruch der Therapie. Der leichte Anstieg der **Transaminasen** hat keine nachhaltige Bedeutung.

Embryopathie. Phenprocoumon ist plazentagängig und sollte in der Gravidität nicht gegeben werden. Im ersten Trimenon können teratogene Missbildungen, im dritten hauptsächlich Blutungskomplikationen beim Embryo auftreten. Auch in die Muttermilch gelangen geringe Mengen (Hach-Wunderle 2003). Warfarin ist aber in der Stillperiode einsetzbar.

10.8.6 Kompressionstherapie

Die Behandlung der tiefen Bein- und Beckenvenenthrombose mit dem Kompressionsverband hat in der Hauptsache die Verhütung der Lungenembolie und des postthrombotischen Syndroms zum Ziel.

Heinrich Fischer hat 1910 den Kompressionsverband erfunden, um bei seinen schwangeren Patientinnen die fulminante Lungenembolie zu verhindern (S. 51). Wir konnten die Wirkung des Kompressionsverbandes phlebographisch dokumen-

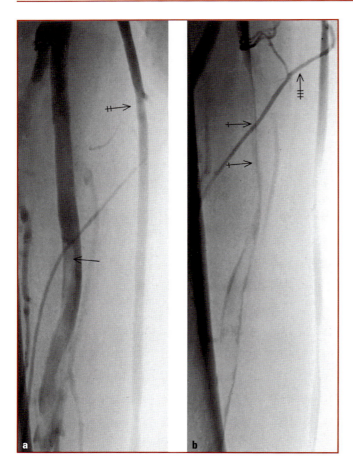

Abb. 10-54 Wirkung des Kompressionsverbandes auf die venöse Hämodynamik. Darstellung durch aszendierende Pressphlebographie.
a Flottierender Thrombus in der V. femoralis superficialis (→); Phlebektasie der V. saphena magna (⊢→).
b Aufnahme unter Kompressionsverband. Einengung des Lumens der V. femoralis superficialis (⊢→) mit Verminderung der Gefahr einer Lungenembolie; deutliche Beschleunigung des Blutstroms. Giacomini-Anastomose (⊢⊢→) zur V. saphena magna hin. Rechtes Bein.

tieren. Die Leitvenen werden dadurch von allen Seiten her eingeengt, der Blutstrom beschleunigt und das Gerinnsel an die Gefäßwand gepresst (Abb. 10-54).
Wir legen den Kompressionsverband dem Patienten mit tiefer Venenthrombose sofort an und kontrollieren anfangs jeden zweiten oder dritten Tag zusammen mit der Duplexsonographie. Nach der Abschwellung des Beins gehen wir möglichst schnell auf einen Strumpf der Klasse II, A–G über. Andere Phlebologen belassen zwischen den Verbänden längere Zeiträume.

Studie. Bezüglich der Inzidenz des postthrombotischen Syndroms hat die Kompressionstherapie einen überlegenen Effekt. **Brandjes et al.** (1997) vom Centre of Haemostasis in Amsterdam untersuchten 194 Patienten 76 Monate (60–96 Monate) nach einer stattgefundenen proximalen Venenthrombose. In dem Kollektiv mit Kompressionsstrumpf (n = 96) trat ein mildes postthrombotisches Syndrom bei 20% (n = 19) und ein schweres bei 11% der Fälle (n = 11) auf. Das Kollektiv ohne Kompressionstherapie zeigte dagegen leichte Veränderungen bei 47% (n = 46) und schwere bei 23% der Patienten (n = 23). Die Unterschiede waren mit $p < 0{,}001$ statistisch signifikant.

10.8.7 Mobilisation und aktive Bewegungstherapie

Die **strenge Bettruhe** gilt als wichtigster Risikofaktor für die Entstehung und die Progredienz der Thrombose. Gerade die frischen thrombotischen Auflagerungen sind noch nicht wandadhärent und können beim ersten Schritt eine Embolie „aus heiterem Himmel" verursachen.

> ! Bei einem Patienten nach längerer Bettruhe und mit zusätzlich anderen Risikosituationen kann *vor* der Mobilisation eine prophylaktische Duplexsonographie zum Ausschluss einer asymptomatischen Thrombose erwogen werden.

Auch die **täglichen Verrichtungen** zur Hygiene im Bett führen zu Anstrengungen, die sich gegenüber der Mobilisation in keiner Weise unterscheiden müssen. Die Bettruhe bedingt Umstellungen des gesamten Kreislaufs mit Verminderung des zirkulierenden Blutvolumens und Anstieg des Hämatokrits. Das hat einen fördernden Einfluss auf die Thromboneogenese.

Studie. Schulman et al. (1985) nahmen phlebographische Untersuchungen zur Auswirkung der Immobilisation auf den Verlauf der Thrombose unter Heparinbehandlung vor. Bei Einhaltung der Bettruhe über 5 Tage war bei 26% der Patienten (n = 92 von 357) eine Progredienz der Thrombose im Phlebogramm nachweisbar. Demgegenüber wiesen bei einer bis zu zwei Tage andauernden Immobilisierung nur 1% der Patienten (n = 3 von 357) ein appositionelles Thrombuswachstum auf.

> ! In Deutschland besteht hier und da noch eine tradierte Lehrmeinung zur strengen Immobilisation des Patienten mit Phlebothrombose für mindestens eine Woche und länger.

Vor 50 Jahren betrug die Häufigkeit der **tödlichen Lungenembolie** bei der Phlebothrombose 10% (Zilliacus 1946). Heute stehen aber Antikoagulanzien und die Kompressionstherapie zur Verfügung, sodass die **alten Behandlungsregeln keine Gültigkeit** mehr besitzen. In den internationalen Studien zur Thrombosebehandlung ist die frühe Mobilisation so selbstverständlich, dass sie kaum noch erwähnt wird.

Studie. In der Universitätsklinik Dresden untersuchten **Schellong et al.** (1999) in einer prospektiven randomisierten Studie an Patienten mit proximaler Venenthrombose die Zusammenhänge zwischen Immobilisation und Lungenembolie. Neben der Antikoagulation und der Kompressionstherapie wurde die eine Gruppe mobilisiert (Kontrollkollektiv: n = 64), während die andere (Behandlungskollektiv: n = 62) eine strikte Bettruhe über 8 Tage einhalten musste. Am 1. sowie am 8.–10. Tag wurde eine Lungenszintigraphie durchgeführt. Neue Perfusionsdefekte ergaben sich in der Kontrollgruppe bei 14, in der immobilisierten Gruppe bei 10 Patienten (p = 0,25). Demnach ist Bettruhe nicht imstande, die Frequenz der Lungenembolie zu reduzieren.

Die **aktive Bewegungstherapie** unter Kompressionstherapie und Antikoagulation wirkt sich günstig sowohl auf die Schmerzen als auch auf die Schwellungsneigung aus. Der Patient erhält die Anweisung, täglich mehrmals zu ebener Erde seine Gehübungen bis zur Schmerzgrenze durchzuführen. Schon nach zwei Tagen erweitert sich das **Leistungsspektrum** schnell, und zwar unabhängig von der Ausdehnung der Thrombose.

Es gibt aber natürlich viele Situationen, die nach wie vor eine Immobilisation erfordern. Dazu gehören die Unfallverletzungen, der postoperative Status und schwere Krankheiten im Allgemeinen. Hier ist neben der medikamentösen Prophylaxe die **Frühmobilisation im Bett** mit Atemübungen, aktiver Krankengymnastik, Bettfahrrad usw. angezeigt.

10.8.8 Ambulante Therapie der tiefen Bein- und Beckenvenenthrombose

Der Patient hat das Anliegen, so schnell wie möglich von seinen Beschwerden befreit und wieder in sein normales soziales Umfeld eingegliedert zu werden. Als erster hat sich der Internist Werner Blättler in Zürich seit 1985 mit dem Gedanken einer ambulatorischen Therapie der Thrombose befasst und seine Ergebnisse 1991 publiziert. Aber erst 1996, nach der Veröffentlichung der großen kanadischen (Levine et al.) und holländischen Studien (Koopman et al.), konnte sich das Konzept auf einer breiten Basis durchsetzen. Heute werden etwa 80% der akuten Thrombosen ambulant behandelt.

> **Definition.** Die ambulante und die ambulatorische Behandlung der tiefen Bein- und Beckenvenenthrombose unterscheiden sich dadurch voneinander, dass sich der Patient bei einer aktiven Bewegungstherapie entweder außerhalb (**ambulant**) oder innerhalb (**ambulatorisch**) der Klinik befindet. Beide Prinzipien umfassen heute außerdem die Antikoagulation und die Kompressionstherapie.

Studie. Die kanadische Arbeitsgruppe **Levine et al.** (1996) führte von 1992 bis 1995 eine multizentrische, nicht verblindete, randomisierte, prospektive Untersuchung an 500 Patienten mit einer proximalen tiefen Venenthrombose durch. Das klinische Kollektiv (n = 253) erhielt UF-Heparin intravenös unter stationären Bedingungen, das ambulante Kollektiv (n = 247) NM-Heparin. Während der Beobachtungszeit über 90 Tage traten im klinischen Kollektiv 15 Rethrombosen und 2 fatale Lungenembolien auf, in der ambulanten Gruppe 11 Thrombosen und eine Embolie. Große Blutungen wurden in 3 versus 5 Fällen festgestellt (p = 0,50), kleine in beiden Kollektiven mit je 6 Episoden.

Bei allen Diskussionen, die heute um das ambulante Behandlungskonzept geführt werden, steht die **Frage nach der Lun-**

Tab. 10-20   Symptome der Lungenembolie (nach Heinrich 1981).

Symptom	Vorkommen in %
Thoraxschmerz	89
Dyspnoe	86
Angstgefühl, Beklemmung	59
Husten	53
Fieber	44
Schweißausbruch	28
Hämoptysen	26
Wadenkrämpfe	21
Herzklopfen	13
Synkopen	13
Übelkeit	13
Erbrechen	7

genembolie an erster Stelle. Es sind asymptomatische und symptomatische Embolien zu unterscheiden. Der Patient kennt die Krankheitszeichen nicht und muss im Einzelnen danach befragt werden (Tab. 10-20). Das gilt für die erste Konsultation ebenso wie für die Kontrolluntersuchungen (S. 200).

Studie. Bezüglich der Frequenz von Lungenembolien unter ambulatorischen Bedingungen veröffentlichte **Partsch** (2001) aus dem Wilhelminenspital in Wien die Daten der von 1992 bis 1999 laufenden prospektiven Studie an 1289 konsekutiven Patienten. Eine initiale Lungenembolie, also eine Lungenembolie *vor* Beginn der Behandlung, wurde szintigraphisch bei 53,4% der Iliofemoralvenenthrombosen (n = 190 von 356), bei 52,6% der femoropoplitealen Thrombosen (n = 355 von 675) und bei 35,1% der isolierten Unterschenkelvenenthrombosen (n = 84 von 239) nachgewiesen. Zwei Drittel dieser Lungenembolien waren asymptomatisch. Unter der ambulatorischen Therapie mit NM-Heparin und Kompressionsverband traten innerhalb von 10 Tagen neue Embolien in 7,4%, 6,4 % und 3,4% der Fälle auf. Drei über 76 Jahre alte Patienten mit schweren Begleitkrankheiten verstarben an einer fatalen Lungenembolie. Bei 18% der Patienten (n = 232) lag eine maligne Krankheit vor, wovon ein Drittel neu diagnostiziert worden war.

 Lungenembolien werden unter der Antikoagulation mit NM-Heparin seltener beobachtet, *kommen aber dennoch vor*, und das muss der Patient wissen. Auch die tödliche Embolie ist möglich, jedoch sehr selten. Wenn sich der Patient aus diesem oder einem anderen Grund im Krankenhaus sicherer fühlt, dann ist seinem Wunsch nachzukommen. Aber auch der ambulante Patient muss sich gewiss sein, von seinem Arzt Tag und Nacht betreut zu werden.

Richtlinien für die ambulante Behandlung einer tiefen Bein- und Beckenvenenthrombose sind:
- Strenge Antikoagulation
- Optimale Kompressionstherapie (zwei- bis dreitägige Kontrollen)
- Mobilisation und aktive Bewegungstherapie
- Sonographische Kontrolluntersuchungen initial zwei- bis dreitägig
- Abfragen der Symptome einer Lungenembolie
- Schnelle Verfügbarkeit der ärztlichen Hilfe im Notfall

Vorteile der ambulanten Behandlung der Phlebothrombose sind:
- Keine Lösung aus dem häuslichen Milieu
- Kein Krankenhausstress
- Optimale Bedingungen zur Mobilisation und Bewegungstherapie
- Geringere Behandlungskosten

Gegenanzeigen zur ambulanten Behandlung der Phlebothrombose sind:
- Kontraindikationen der Antikoagulation (S. 208)
- Indikation zur Operation oder Thrombolyse
- Symptomatische Lungenembolie
- Progredienz der Thrombose
- Schwere Allgemeinkrankheiten, z. B. Niereninsuffizienz
- Abgelegener Wohnort
- Alleinstehender Haushalt
- Ängstlichkeit und Unsicherheit für den Fall der Notfallversorgung

10.8.9 Systemische Thrombolyse

Durch die Antikoagulation wird verhindert, dass sich neue Thromben bilden. So kann die **körpereigene Fibrinolyse** einsetzen, um die Blutgerinnsel mit der Zeit abzubauen. Die fibrinolytische Aktivität ist im Kindesalter sehr hoch und lässt im Laufe des Lebens nach.
Schon beim Erwachsenen ist die physiologische Thrombolyse nur noch in einem mehr oder minder ausreichendem Maße möglich. Es resultiert das postthrombotische Syndrom. Die Spätschäden sind um so schwerer, je älter der Patient und je ausgedehnter die Thrombose sind.

Durch die therapeutische systemische Thrombolyse ist eine Beseitigung der Blutgerinnsel möglich. Das Verfahren erscheint aber nicht nur aufwändig und mit einem längeren Krankenhausaufenthalt verbunden, es nimmt auch eine beträchtliche behandlungsspezifische **Morbidität und Mortalität** in Kauf (Tab. 10-21). Das muss dem Patienten bei seiner Entscheidung klar sein.

> **Definition.** Bei der Thrombolyse wird durch Infusion von Fermenten wie Streptokinase oder Urokinase die unwirksame Vorstufe Plasminogen in Plasmin umgewandelt, das seinerseits Fibrin innerhalb eines Thrombus in Spaltprodukte auflöst.

Voraussetzungen zur Thrombolyse sind:
- Thrombusalter < 7 Tage
- Jüngeres Lebensalter
- Erhebliche Ausdehnung der Thrombose
- Keine Kontraindikationen

Die wichtigsten Präparate für die Thrombolyse sind Streptokinase und Urokinase. Es gibt verschiedene Dosierungsschemata. Bei der **konventionellen Schema-Lyse** erfolgt nach der Initialdosis von 250 000–750 000 IE Streptokinase eine Dauerinfusion mit 100 000 IE/h über 5 Tage. Durch die Bildung von Antikörpern treten erhebliche Allgemeinsymptome mit hohem Fieber auf. Bei der **ultrahohen Lyse** erhalten die Patienten eine Intervalltherapie mit 9 Mill. IE über 6 Stunden, die bei unzureichendem Erfolg in täglichen Abständen bis zu 5 Zyklen wiederholt werden kann. Dazwischen erhält der Patient Heparin. Urokinase wird nach der Initialdosis meistens als Dauerinfusion mit 100 000 IE/h über 10–14 Tage gegeben.

Studie. Eichlisberger et al. in Basel veröffentlichten 1994 eine Follow-up-Studie an 223 Patienten, die 13 Jahre nach einer phlebographisch dokumentierten tiefen Venenthrombose kontrolliert wurden. Bei 144 Kranken erfolgte die Lyse mit anschließender Antikoagulation. Nur in 17,4 % (n = 25) wurde eine komplette Wiedereröffnung erreicht, in 52 % (n = 75) noch ein partieller Erfolg. In einem zweiten Kollektiv mit 79 Patienten erfolgte die Antikoagulation allein. Von den erfolglos lysierten (n = 44) und den antikoagulierten Patienten (n = 79) entwickelten 39 % ein postthrombotisches Syndrom, an dem die Thrombosen der Unterschenkelvenen mit 3,7 % und die der Iliofemoralvenen mit 55,2 % beteiligt waren. Nach erfolgreicher Lyse wurde das postthrombotische Syndrom signifikant seltener beobachtet, 33,3 % versus 58,3 % für die Drei-Etagen- und 33,3 % versus 55,2 % für die Vier-Etagen-Thrombose in der Antikoagulationsgruppe (p = 0,01). Aber auch nach partiell erfolgreicher Lyse einer Iliofemoralvenenthrombose trat die postthrombotische Krankheit in 33,3 % der Fälle (n = 33 von 100) auf, also fast so häufig wie ohne oder nach erfolgloser Lyse (n = 29 von 123). Das spricht einerseits für die außerordentliche Gefahr der Iliofemoralvenenthrombose hinsichtlich des Spätschadens und andererseits für die geringe Effektivität der Thrombolyse bezüglich einer Verhütung desselben.

Tab. 10-21 Komplikationen der Streptokinase-Lyse (nach Theiss 1998).

Mortalität	1,9 % (Lungenembolien, Blutungen)
Schwere Blutungen	9,4 % (Haut, Gelenke, Muskeln, Retroperitoneum)
Hirnblutungen	2 % (unter dem 50. Lebensjahr: 0,4 %)
Lungenembolien	6,4 % (mit fatalen Embolien 0,9 %)

10.8.10 Lokoregionale Thrombolyse

Durch die Applikation des Thrombolytikums direkt an den Thrombus kann die systemische Wirkung weitgehend ausgeschaltet werden. Es gibt zwei Formen der lokoregionalen Lyse.

Flussgerichtete lokoregionale Thrombolyse

Hierbei erfolgt die Infusion des Thrombolytikums in eine Vene am Fußrücken. Die lokale Wirkung auf den Thrombus wird durch die Anlage eines supramalleolären Staus oder eines straffen Kompressionsverbandes erhöht. Als Substanz hat sich rt-PA bewährt, etwa in der Dosierung 20 mg/6h. Nach einer Pause von mehreren Stunden unter Heparinschutz wird der nächste Zyklus begonnen.

Studie. Neuhauser et al. (2002) von der Universitätsklinik Innsbruck nahmen von 1997 bis 2001 bei 45 Patienten mit Beinvenenthrombose die lokoregionale Lyse vor. An Major-Komplikationen wurden drei periphere Lungenembolien (7%) beobachtet. Bei der Kontrolluntersuchung nach 12 Monaten zeigten 27% der Patienten (n = 10 von 37) eine Schwellneigung in der Knöchelregion, und duplexsonographisch ergab sich bei 21% (n = 8 von 37) ein Schaden der Venenklappen.

Kathetergerichtete lokoregionale Thrombolyse

Von der V. poplitea oder einer anderen Vene aus wird unter Sonographie-Kontrolle der spezielle Katheter mit vielen seitlichen Löchern und Röntgenmarkierungen (Cragg-McNamara-Katheter) durch den Thrombus hindurchgeschoben. Der Austritt des Thrombolytikums gelangt so direkt in das Gerinnsel hinein (Sharafuddin et al. 2003).

10.9 Primäre Thromboseprophylaxe

Über die Notwendigkeit der physikalischen und medikamentösen Thromboseprophylaxe besteht in der operativen Medizin ein **allgemeiner Konsens**. Selbstverständlich muss sich auch die Venchirurgie mit diesem Problem befassen. Hier geht es um die primäre Prävention der thromboembolischen Krankheit bei Eingriffen am Venensystem. Die sekundäre Thromboseprophylaxe wurde im Rahmen der oralen Antikoagulanzien bereits abgehandelt (S. 220).
Von Toulemonde und Doutremepuich (1991) stammt ein eindrucksvolles Bild vom Ablauf des postoperativen **Geschehens in früherer Zeit**, als der Thromboseprophylaxe noch nicht die heutige Bedeutung beigemessen wurde:

Outcome nach Operationen **vor** der Heparin-Ära: 1000 operierte Patienten → 30% positiver Fibrinogentest → 6–8% Thrombuswachstum → 2–3% Lungenembolien → 0,3–0,5% tödlicher Ausgang.

Eine optimale Thromboseprophylaxe soll alle drei Komponenten der **Virchow-Trias** einbeziehen. Letztendlich ist diese Erkenntnis schon über 100 Jahre alt.

Prinzipien der primären Thromboseprophylaxe sind:
▶ Schädigung der Gefäßwand → atraumatische Operationsweise.
▶ Veränderung der Blutströmung → physikalische Maßnahmen.
▶ Veränderungen in der Zusammensetzung des Blutes → niedermolekulare Heparine.

10.9.1 Geschichte der Thromboseprophylaxe

Die erste konsequente Thromboseprophylaxe führte der schwedische Chirurg **Lennander** 1899 an seiner Klinik ein und hatte damit überzeugende Erfolge. Er teilte die nachfolgende Kasuistik mit.

Historische Kasuistik. „Eine ältere Frau war wegen einer oberflächlichen Eiterung vor einem Kniegelenk operirt worden. Nach einigen Tagen sollte sie mit einem Verband nach Hause entlassen werden. Sie bekam die Erlaubnis, aus dem Bett aufzustehen, um sich an einer an der anderen Seite des Saales befindlichen Waschstelle zu waschen. Das war das erste Mal, dass sie nach der Operation auf ihren Beinen stand. Sie hatte indessen kaum die Hälfte des Weges zurückgelegt, als sie umfiel; nach einigen Minuten war sie todt. Wie man erwartete, zeigte die Sektion frische Thromben in den erweiterten Venen unterhalb des Kniegelenks und einen Embolus in der A. pulmonalis."

Lennanders Thromboseprophylaxe hört sich sehr modern an: Bei jedem Patienten wurden die Beine gleich nach dem Eingriff mit einer Flanellbinde bandagiert, die passive und aktive Bewegungstherapie im Bett begonnen und die Frühmobilisation eingesetzt. Eine adäquate Ernährung sollte den Meteorismus vermeiden. Aber auch schon während der Operation setzte die Prophylaxe ein. Wenn möglich, erfolgte die Laparotomie in Beckenhochlagerung, damit das Blut aus den Beinen leichter in den Kreislauf zurückfließt. Lennander ließ die Kochsalzlösung zur Spülung der Bauchhöhle teilweise zurück. Die Flüssigkeit „sammelte sich unter dem Zwerchfell an, und von hier war es dann nur noch ein kurzer Weg bis zum Herzen, um die Zirkulation anzuregen".

10.9.2 Physikalische Thromboseprophylaxe

Die vollständige Immobilisation während der allgemeinen oder regionalen Anästhesie führt zu einer Stase im Bereich der Muskelvenen, dem venösen Pooling, und zu einer Strömungsverlangsamung in den Leitvenen. Außerdem ist schon lange bekannt, dass es auch noch in einiger Entfernung vom Operationsgebiet zu einer intraoperativen Dilatation der Venen kommt. Diesen pathophysiologischen Faktoren soll die physikalische Thromboseprophylaxe in der perioperativen Zeit entgegenwirken.

Frühmobilisation

In der Vermeidung der Bettlägerigkeit und der aktiven Bewegungstherapie besteht das älteste Prinzip der Thromboseprophylaxe. Durch die Aktivierung der Muskelpumpen wird das Blut aus den tiefen Venen vollständig entleert. Der Patient soll beim Gehen den Fuß abrollen. Gegebenenfalls kann ihm das durch einen Gehwagen erleichtert werden. Ansonsten ist mit gymnastischen Übungen im Bett zu beginnen, insbesondere mit Streckungen der Füße gegen Widerstand.

Basismaßnahmen (nach AWMF-Leitlinien-Register 003/001):
- Frühmobilisation
- Kritische Indikationsstellung der Immobilisation
- Anleitung des Patienten zu Eigenübungen
- Verkürzung des Immobilisationszeitraums
- Frühzeitiges Operieren, insbesondere bei Verletzungen
- Kreislauf- und Atemtherapie

Medizinischer Thromboseprophylaxestrumpf

Die Wirksamkeit wurde in zahlreichen Studien belegt (Wienert 1999). Es resultiert eine Abnahme des Blutvolumens, ein Abfall des dynamischen Venendrucks und eine Induktion der venösen Blutstromgeschwindigkeit. Die Anwendung ist während der Operation und für die Zeit der Bettlägerigkeit vorgesehen, also am liegenden, nicht mobilisierten Patienten. Bei Bewusstlosigkeit oder Desorientierung muss auf Nebenwirkungen besonders geachtet werden (S. 57).

Anforderungen an den medizinischen Thromboseprophylaxestrumpf (nach Wienert 1999):
- Offene Zehenspitzen (zur Inspektion der Zehen)
- Berücksichtigung der Beinmaße (2–3 Messstellen der Umfänge, Längenmaß)
- Keine Überschreitung des maximalen Andrucks von 21 mmHg
- Zweizugqualität (besserer Sitz)

Studie. In einer Literaturübersicht anhand von 11 Studien stellten **Jefferey und Nicolaides** (1990) fest, dass sich das Risiko der postoperativen Thrombose allein durch einen Prophylaxestrumpf um fast 60% senken lässt. Bei der Kombination mit anderen Maßnahmen wie Heparinprophylaxe (3 Studien) oder intermittierender Kompression (1 Studie) erhöht sich die prophylaktische Wirkung auf 85%.

Tab. 10-22 Geräte zur intermittierenden pneumatischen Kompression (Wienert 1999).

Hersteller	Anzahl der Druckkammern
Bösl (Aachen)	3–12
FTM (Bamberg)	1–6
HNE (Hilden)	1
Jobst (Emmerich)	3
Villa Sana (Rehlingen)	4–12

Nebenwirkungen des medizinischen Thromboseprophylaxestrumpfes sind:
- Venöser Aufstau (durch Aufrollen des oberen Strumpfrandes)
- Schnürfurchen (durch fehlendes Glattziehen)
- Blasenbildung (bei Ödemen)
- Hautnekrosen über Knöchelspitzen und Ferse (arterielle Minderdurchblutung, Auflagedruck)

Intermittierende pneumatische Kompression

Diese Behandlung ist seit 40 Jahren bekannt und hat sich in zahlreichen Studien sowohl allein als auch in der Kombination mit der Pharmakotherapie bei Patienten mit hohem Thromboserisiko bewährt. Hach hat sie unmittelbar nach der venösen Thrombektomie mit Erfolg angewandt (S. 57).

Studie. Fisher et al. (1995) untersuchten in einer prospektiven randomisierten Studie bei 304 Patienten mit hüftgelenksnahen Operationen und Traumen die Wirkung einer intermittierenden pneumatischen Kompression zusätzlich zur üblichen Heparinprophylaxe. Die Zahl der thromboembolischen Komplikationen fiel von 11% auf 4%. In der Subgruppe der Oberschenkelfrakturen war der Unterschied allerdings nicht signifikant.

In Deutschland werden von fünf Firmen entsprechende Geräte hergestellt (Tab. 7-9, Tab. 10-22), die sich durch die Anzahl ihrer Druckkammern unterscheiden. Je nach Gerätetyp sind **intermittierende und sequenzielle Kompressionen** durchführbar, die letzteren sind effizienter. Der individuelle Druck sollte nicht höher als 100 mmHg ansteigen.
Die apparative Druckbehandlung wirkt sich sowohl in physikalischer als auch in biochemischer Hinsicht auf die venöse Zirkulation aus. Für die Thromboseprophylaxe bestehen Kontraindikationen bei lokalen entzündlichen Prozessen, bei der Thrombose und Thrombophlebitis sowie bei systemischen Ödemen.

Auswirkungen der intermittierenden pneumatischen Kompression sind:
- Entleerung der Venenpools
- Beschleunigung des venösen Blutstroms

- Erhöhung der fibrinolytischen Aktivität
- Verbesserung der Durchblutung von Haut und Muskulatur
- Erhöhung des Prostaglandinspiegels im Blut

10.9.3 Medikamentöse Thromboseprophylaxe

Es hat sich als sinnvoll erwiesen, Patientengruppen mit einem hohen, mittleren und niedrigen **Gefährdungspotenzial** zu differenzieren, in die sowohl alle Besonderheiten des chirurgischen Eingriffs als auch individuelle Faktoren und prädisponierende Begleitkrankheiten einfließen. Die Leitlinien dazu wurden 2003 nach der gemeinsamen Zusammenstellung einer Arbeitsgemeinschaft der verschiedenen wissenschaftlichen Gesellschaften herausgegeben. Sie basieren auf einer Bewertung der individuellen Risikofaktoren und der Einteilung der Patienten in verschiedene Risikogruppen.

Tab. 10-23 Risikogruppen und Thrombosehäufigkeit (ohne Prophylaxe) (nach AWMF-Leitlinien-Register 003/001, 2003).

Thromboembolische Komplikationen	Niedriges Thromboembolierisiko	Mittleres Thromboembolierisiko	Hohes Thromboembolierisiko
Distale Beinvenenthrombose	<10 %	10–40 %	40–80 %
Proximale Beinvenenthrombose	>1 %	1–10 %	10–30 %
Tödliche Lungenembolie	>0,1 %	0,1–1 %	>1 %

Dispositionelle Risikofaktoren für eine venöse Thromboembolie (nach AWMF-Leitlinien-Register 003/001, 2003) sind:
- Thrombophilie
  - Venöse Thromboembolie in der Anamnese
  - Angeborene oder erworbene thrombophile Gerinnungsdefekte (Antiphospholipidsyndrom, Antithrombin-, Protein-C-, Protein-S-Mangel, APC-Resistenz/Faktor-V-Leiden-Mutation, Prothrombin-Mutation u. a.)
- Malignome
- Schwangerschaft und Postpartalperiode
- Höheres Alter (>50 Jahre, Risikozunahme mit dem Alter)
- Therapie oder Blockade von Sexualhormonen, einschließlich Kontrazeptiva und Hormonersatztherapie
- Chronische venöse Insuffizienz
- Schwere systemisch wirksame Infektion
- Starkes Übergewicht (Body Mass Index > 30)
- Herzinsuffizienz NYHA III oder IV
- Nephrotisches Syndrom

In die einzelnen Risikogruppen gehen sowohl die individuellen Dispositionen als auch alle anderen Umstände ein, die mit der Art des operierten Organs und mit dem Eingriff selbst einschließlich der Nachversorgung zusammenhängen (Tab. 10-23; S. 186).
Zu den beispielhaften Risikogruppen vgl. Tabelle 10-24.

Primäre Varikose

Die Operation einer Stammvarikose mit Krossektomie und Strippingmanöver ist in den meisten Fällen dem **mittleren Risikobereich** zuzuordnen, auch die entsprechende Operation der Seitenastvarikose mit Perforansdissektion nach der May-Methode oder nach dem endoskopischen Verfahren von

Tab. 10-24 Beispielhafte Risikogruppen (nach AWMF-Leitlinien-Register 003/001, 2003).

Niedriges Risiko	Mittleres Risiko	Hohes Risiko
▶ Kleinere oder mittlere operative Eingriffe mit geringer Traumatisierung ▶ Verletzungen ohne oder mit geringem Weichteilschaden ▶ Kein zusätzliches bzw. nur geringes dispositionelles Risiko	▶ Länger dauernde Operationen >30 Min. (nach Encke 2000) ▶ Gelenkübergreifende Immobilisation der unteren Extremität im Hartverband ▶ Niedriges operationsbedingtes Thromboserisiko und zusätzlich dispositionelles Thromboembolierisiko	▶ Größere Eingriffe in der Bauch- und Beckenregion bei malignen Tumoren oder entzündlichen Erkrankungen ▶ Polytrauma, schwerere Verletzungen der Wirbelsäule, des Beckens und/oder der unteren Extremität ▶ Größere Eingriffe an Wirbelsäule, Becken, Hüft- und Kniegelenk ▶ Größere operative Eingriffe in den Körperhöhlen der Brust-, Bauch- und/oder Beckenregion ▶ Mittleres operations- bzw. verletzungsbedingtes Risiko und zusätzliches dispositionelles Risiko ▶ Patienten mit Thrombosen oder Lungenembolien in der Eigenanamnese

Hauer. Unsere Ansicht lässt sich damit begründen, dass bei diesen Eingriffen die tiefen Leitvenen berührt werden, und dass sich der Patient anschließend weniger bewegt. Des Weiteren steht ein Teil der jüngeren Patientinnen unter der hormonellen Antikonzeption. Auch das ansteigende Lebensalter gilt als Risikosituation, die willkürliche Grenze liegt im 45. Lebensjahr. Vielfach wird eine längere Operationszeit benötigt, insbesondere bei kombinierten und beidseitigen Eingriffen. Zur Einordung der einzelnen Venenoperationen in Risikobereiche siehe Tabelle 10-25.

Es gibt aber auch Stimmen, sie sich gegen eine Heparinprophylaxe in der Chirurgie der primären Varikose unter ambulanten Bedingungen aussprechen.

Studie. Nüllen und Noppeney (2002) werteten im Rahmen eines Qualitätssicherungsprojekts die Daten von 16713 Patienten, die an primärer Varikose operiert worden waren, bezüglich der Wirksamkeit einer postoperativen Heparinprophylaxe aus. Davon hatten 10764 Personen (64,3%) keine Heparinprophylaxe erhalten und es wurden 10 tiefe Venenthrombosen (0,072%) beobachtet. In der Gruppe mit Heparinprophylaxe (n = 5967, 35,7%) traten bei zwei der Operierten (0,034%) tiefe Venenthrombosen auf. Diese Unterschiede sind statistisch nicht signifikant.

Tab. 10-25 Einordnung der Venenoperationen in Risikobereiche ohne Berücksichtigung von Kombinationen, Begleitkrankheiten, Medikamenten und besonderen Umständen (Hach und Hach-Wunderle 2001).

Krankheit	Operation	Risikobereich
Stammvarikose	Partielle Resektion Hach	Mittel
	Babcock	Mittel
Perforansvarikose	Klapp, Bassi Feuerstein	Niedrig
	May	Niedrig bis mittel
Endoskopische Operation	Hauer	Mittel
Seitenastvarikose	Müller	Niedrig
Retikuläre Varikose	Varady	Niedrig
Chronische venöse Insuffizienz	Nekrosektomie Schmeller	Niedrig
Paratibiale Fasziotomie	Hach	Mittel
Chronisches Kompartmentsyndrom	Homans	Mittel
	Muskeltransplantationsplastik Hach	Mittel
	Krurale Fasziektomie Hach	Hoch

Postthrombotisches Syndrom und chronische venöse Insuffizienz

Bei der postthrombotischen Krankheit und bei den Komplikationen der chronischen venösen Insuffizienz wie dem arthrogenen Stauungssyndrom oder dem chronischen venösen Kompartmentsyndrom ist der venöse Abfluss beeinträchtigt und das Risiko erscheint erhöht. Gegebenenfalls muss bei den entsprechenden Eingriffen an der Fascia cruris wie der kruralen Fasziektomie sogar eine **hohe Risikokategorie** angenommen werden.

Thromboseprophylaxe mit Heparin

Die medikamentöse Thromboseprophylaxe erfolgt heute in der Regel mit NM-Heparin. Die Wirksamkeit wurde in unzähligen Studien weltweit bewiesen. Das Konzept hat sich so weit in alle Disziplinen der klinischen Medizin integriert, dass seine Nichtinanspruchnahme einer besonderen Begründung bedarf.

Studie. Eine heute schon fast historische Metaanalyse von 71 randomisierten Arbeiten wurde von **Collins et al.** 1988 aus England mitgeteilt. Darin standen Kollektive mit 8112 Patienten aus verschiedenen chirurgischen Disziplinen mit niedermolekularem Heparin den Kontrollkollektiven mit 7486 Probanden ohne medikamentöse Prophylaxe gegenüber. Die Untersuchungen erfolgten mit dem Radiofibrinogentest. Tiefe Venenthrombosen traten in 524 versus 1107 und Lungenembolien in 105 versus 147 Fällen auf, davon 19 versus 55 fatale. Die Zahl der Blutungen wurde mit 419 versus 244 und darunter der tödlichen mit 8 versus 6 angegeben.

Die Heparinprophylaxe beginnt in der Regel am Abend *vor* der Operation oder am Morgen des Operationstages. Der Patient muss über das Risiko der Nebenwirkungen von Heparin aufgeklärt werden, auch über die Möglichkeit einer HIT II (S. 29). Die **Dauer der Prophylaxe** richtet sich nach der klinischen Situation und nach dem Ende der Risikoeinflüsse. Bei der primären Varikose reichen vielleicht 1 bis 2 Tage bis zur völligen Mobilisation aus, bei der kruralen Fasziektomie sind mitunter 3 Wochen erforderlich. Sobald die Prophylaxe länger als zwei Tage andauert, erscheint eine Überwachung der Thrombozyten erforderlich.

> Mit der Heparinprophylaxe vermindert der Patient das Risiko der thromboembolischen Krankheit auf Kosten der potenziellen Nebenwirkungen von Heparin. Er wird sich vom Arzt beraten lassen und sich *dafür* oder *dagegen* entscheiden. Diese Begründungen sollten dokumentiert werden.

Die im Handel befindlichen Präparate enthalten jeweils verschiedene Substanzen und lassen sich deshalb in ihrer Wirksamkeit nicht miteinander vergleichen. Daraus ergeben sich für jedes Medikament **spezielle Zulassungsbedingungen** hinsichtlich der Risikogruppe, die durch klinisch-experimentelle

10.9 Primäre Thromboseprophylaxe

Tab. 10-26 Zulassung von NM-Heparin-Präparaten für die Thromboseprophylaxe.

Präparat	Heparinfraktion	Risikobereich
Clexane (Enoxaparin) 20 mg®	12 mg	Mittel
40 mg®	24 mg	**Hoch**
Clivarin® (Reviparin)	10,4 mg	Niedrig, mittel
Fragmin (Dalteparin) P®	15 mg	Niedrig, mittel
P Forte®	30 mg	**Hoch**
Fraxiparin® (Nadroparin)	36 mg	Niedrig, mittel, **hoch**
Innohep® (Tinzaparin)	20,8 mg	Niedrig, mittel
Mono-Embolex NM® (Certoparin)	18 mg	Niedrig, mittel, **hoch**

Untersuchungen belegt sind. Die meisten Handelspräparate beziehen sich auf das niedrige und auf das mittlere Thromboserisiko. Für den Hochrisikobereich sind derzeit vier Präparate zugelassen. Der anwendende Arzt hat eine kritische Auswahl zu treffen, welches Präparat für das vorliegende Risikoprofil seines Patienten geeignet erscheint (Tab. 10-26).

Thromboseprophylaxe mit Fondaparinux

Seit kurzem steht für die Thromboseprophylaxe **im orthopädischen Hochrisikobereich** ein synthetisches Pentasaccharid zur Verfügung, Fondaparinux (Aristra®). Gegenüber NM-Heparin zeichnen sich eine Reihe von Vorteilen ab, ohne dass sich die Zahl der Blutungskomplikationen erhöht. Das Präparat wird erst 6 Stunden postoperativ als subkutane Injektion verabreicht. Dadurch erscheint es auch für die Prophylaxe bei rückenmarksnahen Eingriffen und Anästhesien verwendbar.

Vorteile von Fondaparinux gegenüber NM-Heparin sind:
▶ Kein Auftreten von HIT II
▶ Keine Kreuzreaktivitäten mit Plasma von Patienten mit HIT-II-Antikörpern
▶ Keine Kontrollen der Thrombozyten erforderlich
▶ Dosierung unabhängig von Alter und Körpergewicht
▶ Einmalige Injektion am Tag

Studie. Turpie et al. (2002) veröffentlichten eine Metaanalyse über 4 randomisierte doppelblinde Studien, in denen von 1998 bis 2000 bei insgesamt 5385 Patienten mit großen orthopädischen Operationen ein Kollektiv mit Fondaparinux-Prophylaxe (n = 2682) und eines mit Enoxaparin-Prophylaxe (n = 2703) miteinander verglichen wurden. Thromboembolische Komplikationen traten am 11. postoperativen Tag bei 6,8 versus 13,7% auf (p = 0,001). Blutungen wurden in der Fondaparinux-Gruppe zwar häufiger gesehen (2,7 versus 1,7% [p = 0,008]), führten aber nicht zu tödlichen Komplikationen oder zu einer erhöhten Rate von Zweitoperationen (0,3 versus 0,2%).

Thromboseprophylaxe mit Ximelagatran

In Deutschland wurde 2004 der direkte Thrombinhemmer Exanta® zur kurzzeitigen Thromboseprophylaxe (bis 11 Tage) nach elektivem Knie- und Hüftgelenksersatz europaweit außer in Großbritannien und in Irland im Verfahren der gegenseitigen Anerkennung zugelassen (AstraZeneca Deutschland). Bei dem Wirkstoff **Ximelagatran** handelt sich um ein Prodrug, das erst im Körper in den eigentlichen Wirkstoff Melagatran umgewandelt wird. Ximelagatran ist ein modifiziertes Dipeptid, das reversibel am aktiven Zentrum des Thrombinmoleküls bindet und dessen Funktionen blockiert. Dadurch wird die katalytische Spaltung von Fibrinogen zu Fibrin verhindert. Die Substanz wird zu 80% über die Nieren ausgeschieden. Deshalb besteht bei schwerer Niereninsuffizienz eine Kontraindikation. Unter der Therapie kann es zu einem reversiblen Anstieg der Alanin-Aminotransferase kommen. Die Anwendung erfolgt als subkutane Injektion oder peroral als Filmtablette. Es liegen zwar auch Untersuchungen für die Behandlung der tiefen Beinvenenthrombose und für die sekundäre Thromboseprophylaxe vor, doch gibt es für diese Indikationen in Deutschland noch keine Zulassung.

Vorteile von Ximelagatran (Exanta® 24 mg) sind:
▶ Relativ großes therapeutisches Fenster
▶ Dosierung unabhängig vom (durchschnittlichen) Körpergewicht
▶ Beschränkung auf zwei Tagesdosen (2-mal 24 mg)
▶ Schnelles Einsetzen und Abklingen der Wirkung
▶ Keine signifikanten Nahrungsmittel- und Arzneimittelinteraktionen
▶ Keine Verstoffwechselung in der Leber (jedoch manchmal Anstieg der Leberenzyme)
▶ Kein routinemäßiges Monitoring der Wirkung
▶ Kein Risiko der Thrombozytopenie

Studie. Die prospektive randomisierte Doppelblindstudie von **Eriksson et al.** (2003) aus dem Sahlgrenska Universitätshospital Ostra in Schweden wurde an 2788 Patienten mit totalem Hüft- oder Kniegelenksersatz vorgenommen. Das eine Kollektiv erhielt 3 mg Ximelagatran subkutan innerhalb von 4–12 Stunden nach der Operation und dann über 8–11 Tage 2-mal 24 mg peroral, das Kontrollkollektiv 40 mg Enoxaparin (Clexane®) 2-mal täglich mit Beginn 12 Stunden vor dem Eingriff. Phlebographisch dokumentierte venöse Thromboembolien traten in der Ximelagatran-Gruppe bei 31% (n = 355 von 1146) und in der Enoxaparin-Gruppe bei 27,3% (n = 306 von 1122) auf (p = 0,0). Die Blutungskomplikationen waren vergleichbar.

Studie. In der prospektiven, randomisierten, multizentrischen, doppelblinden THRIVE-Treatment-Study verglichen **Fiessinger et al.** 2005 aus dem Hôpital Europeen Georges Pompidou in Paris die Wirksamkeit von Ximelagatran (n = 1240) versus Enoxaparin gefolgt von Warfarin (n = 1249) an Patienten mit einer symptomatischen tiefen Beinvenenthrombose, die nicht älter als 14 Tage war. Die Behandlung bestand aus 2-mal 36 mg Ximelagatran bzw. 2-mal 1 mg Enoxaparin am Tag und Einstellung der INR zwischen 2,0 und 3,0 über 6 Monate. Die Anzahl der Rezidivthrombosen betrug 26 (2,1%) versus 24 (2,0%). Schwere Blutungskomplikationen traten bei 14 (1,3%) versus 25 (2,2%) Patienten auf, und die Mortalität lag bei n = 28

(2,3%) bzw. 42 (3,4%). Damit war der Beweis erbracht, dass Ximelagatran in der Therapie und Sekundärprophylaxe der tiefen Beinvenenthrombose der Kombination Enoxaparin/Warfarin nicht unterlegen ist. Es wurden eine asymptomatische Erhöhung der Alanin-Aminotransferase bei 119 Patienten (9,6%) versus 25 (2,0%), aber schwere koronare Ereignisse bei 10 versus 1 Patienten beobachtet.

Thromboseprophylaxe bei HIT II

Patienten mit einem hohen Thromboserisiko bedürfen auch der primären Thromboembolieprophylaxe, wenn eine HIT II bekannt ist. In erster Linie kommt dafür **Danaparoid** (Orgaran®) in Betracht (S. 219). Die Dosierung beträgt 2-mal 750 Anti-Faktor-Xa-E/Tag mit dem Beginn 1–4 Stunden vor der Operation bzw. der Regionalanästhesie.

> **Cave** Vor dem Einsatz von Danaparoid in der primären Prophylaxe bei bekannter HIT II in der Anamnese sollte der In-vitro-Test auf HIT-II-Kreuzreaktionen durchgeführt werden.

Wenn Danaparoid nicht zur Verfügung steht, liegt bei hoher Thrombosegefährdung eine Indikation für das r-Hirudin-Präparat **Lepirudin** (Refludan®) vor. Für die Anwendung sind spezielle Kenntnisse der Hämostaseologie von Vorteil. Bei erneutem Gebrauch sollten wegen der Gefahr einer anaphylaktischen Reaktion andere therapeutische Alternativen in Erwägung gezogen werden.

Fondaparinux ist zwar für die HIT II nicht speziell zugelassen, aber einsetzbar, weil es selbst keine HIT II induziert. Der Umgang in der Praxis erscheint einfacher und risikoärmer als mit Heparinoiden und mit r-Hirudin.

Literatur

Adams JT, DeWeese JA. Partial interruption of the inferior vena cava with a new plastic clip. Surg Gynec Obstet 1966; 123: 1087–8.

AWMF-Leitlinienregister 003/001, Entwicklungsstufe 2+IDA. Stationäre und ambulante Thromboembolie-Prophylaxe in der Chirurgie und der perioperativen Medizin. Beilage Mitteilungen Dtsch Ges Chir 2003; G97.

Bardeleben v. A. Lehrbuch der Chirurgie und Operationslehre Bd II. Berlin: Reimer 1859; 240–5.

Beek van E, Büller HR, Tencate J. Epidemiology of venous thromboembolism. In: Tooke JE, Lowe GDO (Hrsg). Vascular Medicine 1996; 472–88.

Belcaro G, Geroulakos G, Nicolaides AN, Myers KA, Winford M. Venous Thromboembolism from air travel. The lonflit study. Angiology 2001; 52: 369–74.

Bender R, Lange St. Die Vierfeldertafel. Dtsch Med Wschr 2001; 126: T36–T38.

Bergvist D, Lindblad B. Incidence of venous thromboembolism in medical and surgical patients. In: Bergvist D, Comerota AJ, Nicolaides AN, Scurr JH (Hrsg). Prevention of venous thromboembolism. London: Med-Orion Publ 1994; zit. nach Haas S, Hass P 2000.

Biland L, Zemp E, Widmer LK. Zur Epidemiologie der venösen Thromboembolie. Internist 1987; 28: 210–5.

Binkert CA, Schoch E, Stuckmann G, Largiadèr J, Wigger P et al. Treatment of pelvic spur (May-Thurner-syndrome) with self-expanding metallic endoprothesis. Cardiovasc Intervent Radiol 1998; 21: 22–6.

Bizzozaro J. Ueber einen neuen Formbestandtheil des Blutes und dessen Rolle bei der Thrombose und der Blutgerinnung. Arch Path Anat Physiol u Klin Med 1882; 90: 261–332.

Blättler W. Ambulatory care for ambulant patients with deep venous thrombosis. J Malad Vasc (Paris) 1991; 16:137–41.

Brandjes DPM, Büller HR, Heijboer H, Huisman MV, de Rijk M et al. Randomised trial of effect of compression stockings in patients with symptomatic proximal-vein thrombosis. Lancet 1997; 349: 759–62.

Büller HR, Agnelli G, Hull DR et al. Antithrombotic therapy for venous thromboembolic disease. The seventh ACCP-Conference on antithrombotic and thrombolytiac therapy. Chest 2004; 126: 401 S–28S.

Brunner U (Hrsg). Breitner Chirurgische Operationslehre Band XIII. Gefäßchirurgie. Urban & Schwarzenberg 1996.

Collins R, Scrimgeour A, Yusuf S, Peto R. Reduction in fatal pulmonary embolism and venous thrombosis by perioperative administration of subcutaneous heparin. N Engl J Med 1988; 318: 1162–73.

Cruveilhier JC. Zit. nach Virchow R, Die Cellularpathologie. 1858.

Davis DD. The proximate cause of phlegmasia dolens. Medico-chirurgical Transactions 1822; 12: 419–24.

Decousus H, Leizorovicz A, Parent F, Page Y, Tardy B et al. A clinical trial of vena caval filters in the prevention of pulmonary embolism in patients with proximal deep-vein thrombosis. N Engl J Med 1998; 338: 409–15.

Dempfle CW. Bestimmung des D-Dimer-Antigens in der klinischen Routine. Deutsches Ärzteblatt 2005; 102: A428-32

DeWeese MS, Hunter DC. Vena cava filter for prevention of pulmonary embolism. Arch Surg 1963; 86: 852–63.

Dolovich LR, Ginsberg JS, Douketis JD Holbrook AM, Cheah G. A meta-analysis comparing low-molecular-weight heparins with unfractionated heparin in the treatment of venous thromboembolism. Arch Intern Med 2000; 160: 181–8.

Dupas B, el Kouri D, Curtet C, Peltier P, de Faucal P et al. Angiomagnetic resonance imaging of iliofemorocaval venous thrombosis. Lancet 1995; 346: 17–9.

Eberth JC, Schimmelbusch C. Experimentelle Untersuchungen über Thrombose. Fortschr Med 1885; 3: 379–89.

Echtermeyer V, Horst P. Die Technik der Fasziotomie. In: Willy C, Sterk J, Gerngroß H. Das Kompartment-Syndrom. Berlin, Heidelberg, New York: Springer 1998; 164–73.

Eichlisberger R, Frauchiger B, Widmer MT, Widmer LK, Jäger K. Spätfolgen der tiefen Venenthrombose: ein 13-Jahres Follow-up von 223 Patienten. VASA 1994; 23: 234–43.

Eklof B, Kistner RL. Is there a role for thrombectomy in iliofemoral venous thrombosis? Sem Vasc Surg 1996; 9: 34–45.

Encke A. Thromboembolieprophylaxe. Allgemein- und Visceralchirurgie. In: Encke A, Breddin HK. Die venöse Thrombose. Stuttgart, New York: Schattauer 2000; 76–92.

Eriksson BI, Agnelli G, Cohen AT, Dahl OE, Mouret P et al. Metro III Study Group. Direct thrombin inhibitor melagatran followed by oral ximelagatran in comparison with enoxaparin for prevention of venous thromboembolism after total hip or knee replacement. Thromb Haemostas 2003; 89: 288–96.

Fiessinger JN, Huisman MV, Davidson BL, Bounameaux H, Francis CW et al., THRIVE treatment study investigators. Ximelagatran vs low-molecular-weight heparin and warfarin for the treatment of deep vein thrombosis: a randomized trial. JAMA 2005; 293: 681–9.

Fischer H. Eine neue Therapie der Phlebitis. Med Klin 1910; 30: 1172–5.

Fisher CG, Blachut PA, Salvian AJ, Meek RN, O'Brien PJ. Effectiveness of pneumatic leg compression devices for the prevention of thromboembolic disease in orthopaedic trauma patients: a prospective, randomized study of compression alone versus no prophylaxis. J Orthop Trauma 1995; 9: 1–7.

Fontaine R, Mandel P, Apprill G. Contribution à l'étude bio-chimique des phlébites et à leur traitement chirurgical. Med Acad Chir 1947; 73: 663–70.

Fründ H. Operative Prophylaxe gegen die Lungenembolie. Centralbl Chir 1937; 26: 1555.

Greenfield LJ, Proctor MC, Cho KJ, Cutler BS, Ferris EJ et al. Extended evaluation of the titanium Greenfield vena caval filter. J Vasc Surg 1994; 20: 458–65.

Greinacher A. Heparin-induzierte Thrombozytopenie. In: Müller-Berghaus G, Pötzsch B (Hrsg). Berlin, Heidelberg, New York: Springer 1999; 83–94.

Gruß JD, Laubach K. Modifikation der Operationstechnik bei tiefer Becken- und Oberschenkel-Venenthrombose. Thoraxchirurgie 1971; 19: 509–14.

Haas S, Hass P. Zur Abschätzung des Thromboserisikos in der Chirurgie und Traumatologie. In: Encke A, Breddin HK. Die venöse Thrombose. Stuttgart, New York: Schattauer 2000; 19–29.

Hach W, Hach-Wunderle V. Phlebographie der Bein- und Beckenvenen. Konstanz: Schnetztor 1994.

Hach W, Hach-Wunderle V. Chirurgische und konservative Behandlung einer transfaszial progredierenden Varikophlebitis der Stammvenen und der Perforansvenen. Gefäßchirurgie 1996; 1: 172–6.

Hach W, Hach-Wunderle V. Die Aufklärung zur Thromboseprophylaxe mit Heparin in der Venenchirurgie. Gefäßchirurgie 2001; 6: 219–26.

Hach-Wunderle V. et al. Interdisziplinäre S2-Leitlinie: Diagnostik und Therapie der Bein- und Beckenvenenthrombose und der Lungenembolie. Stand Januar 2005. Deutsche Gesellschaft für Angiologie und andere wissenschaftliche Gesellschaften. VASA 2005; 34: Suppl. 66.

Hach-Wunderle V. Die Venenthrombose in der Schwangerschaft. VASA 2003; 32: 61–8.

Hach-Wunderle V, Hach W. Die Konsultation des Chirurgen bei der Kumarinnekrose. Gefäßchirurgie 1996; 1: 241–6.

Harenberg J, Leber G, Augustin J, Raedsch R, Schwarz F, Stiehl A, Zimmermann R. Ambulante Langzeitprophylaxe der Thromboembolie mit niedermolekularem Heparin. Klin Wochenschr 1987; 65: 331–7.

Heinrich F, Klink K. Lungenembolie. Berlin, Heidelberg, New York: Springer 1981; 23.

Helmberger T, Helmberger R, Holzknecht N, Waggershauser T, Stäbler A et al. Vena-cava-Filter. Indikationen, Komplikationen, klinische Wertigkeit. Radiologe 1998; 38: 614–23.

Hold M, Bull PG, Raynoschek H, Denck H. Deep venous thrombosis: Results of thrombectomy versus medical therapy. Vasa 1992; 21: 181–7.

Homans J. Thrombosis of the deep veins of the lower leg causing pulmonary embolism. N Engl J Med 1934; 211: 993–7.

Homans J. Exploration and division of the femoral and iliac veins in the treatment of thrombophlebitis of the leg. JAMA 1941; 224: 179–86.

Homans J. Thrombosis of the deep leg veins due to prolonged sitting. N Engl J Med 1954; 250: 148–9.

Hunter J. Observations on the inflammation of the internal coats of veins. Transactions of the Society for the Improvement of Medical-Chirurgical Knowledge 1793; 1: 18–26.

Husfeldt KJ, Müller-Reinartz U. Komplikationen und Ergebnisse nach venöser Thrombektomie. In: Schönleben K. Umdenken in der Chirurgie. München: Marseille 2001; 141–50.

Hutschenreiter S, Vollmar JF, Loeprecht H, Voss EU. Die Bedeutung der temporären a.v.-Fistel in der rekonstruktiven Gefäßchirurgie. Angio 1982; 4: 237–40.

Janssens U. Die septische Kreislauferkrankung. Dtsch Med Wochenschr 2003; 128: 803–9.

Jeffery PC, Nicolaides AN. Graduated compression stockings in the prevention of postoperative deep vein thrombosis. Br J Surg 1990; 77: 380–3.

Juhan CM, Alimi YS, Barthelemy PJ, Fabre DF, Reviere CS. Late results of ileofemoral venous thrombectomy. J Vasc Surg 1997; 25: 417–22.

Kanne JP, Tasneem A, Lalani MD. Role of computed tomography and magnetic resonance imagin for deep venous thrombosis and pulmonary embolism. Circulation 2004; 109: I-15–I-21.

Kniemeyer HW, Grabitz K, Buhl R, Wüst HJ, Sandmann W. Surgical treatment of septic deep venous thrombosis. Surgery 1995; 118: 49–53.

Kniemeyer HW, Abbara M, Luther B, Torsello G, Grabitz K, Sandmann W. Chirurgische Behandlung der V.-cava-inferior-Thrombose. Gefäßchirurgie 1997; 2: 69–77.

Kock HJ, Krause U, Albrecht KH, van der Laan E, Rudofsky G. Die Crossektomie bei aszendierender oberflächlicher Thrombophlebitis der Beinvenen. Zentralbl Chir 1997; 122: 795–800.

Koopman MMW, Prandoni P, Piovella F Ockelford PA, Brandjes DPM et al. Treatment of venous thrombosis with intravenous unfractionated heparin administered in the hospital as compared with subcutaneous low molecular-weight heparin administered at home. N Engl J Med 1996; 334: 682–8.

Krause U, Kock HJ, Kröger K, Albrecht K, Rudofsky G. Prevention of deep venous thrombosis associated with superficial thrombophlebitis of the leg by early saphenous vein ligatur. Vasa 1998; 27: 34–8.

Kubik S, May R. Das Verspannungssystem der Venen in der Subinguinalregion. In: Brunner U. Die Leiste. Bern, Stuttgart, Wien: Huber 1979; 51–65.

Kulenkampff D. Die Verhütung schwerer und tödlicher Embolien durch Ausräumung der Vena iliaca. Arch Klin Chir 1938; 193: 723–36.

Kunlin J. Le rétablissement de la circulation véneuse par greffe en cas d'oblitération traumatique ou thrombophlébitique. Greffe de 18 cm entre la veine saphene interne et la veine iliaque externe. Thrombose après trois semaines de perméabilité. Présenté par R. Leriche. Mém Acad Chir 1953; 79: 109–10.

Läwen A. Weitere Erfahrungen über die operative Thrombenentfernung bei der Venenthrombose. Arch Klin Chir 1938; 193: 723–6.

Landefeld CS, Beyth RJ. Anticoagulant-related bleeding: Clinical epidemiology, prediction, and prevention. Am J Med 1993; 95: 315–28.

Lang J, Wachsmuth W. Bein und Statik. 2. Auflage. Berlin, Heidelberg, New York: Springer 1972.

Lapostolle F, Surget V, Borron SW, Desmaizières M, Sordelet D et al. Severe pulmonary embolism associated with air travel. N Engl J Med 2001; 345: 779–83.

Largiadér J, Blättler W, Gloor B. Kombinationstherapie der venösen Thrombose mit lokaler Thrombolyse und chirurgischer Thrombektomie. Kongressbd Dtsch Ge Chir Kongr 2001; 118: 479–81.

Leitz KH. Zugangswege in der Gefäßchirurgie. Berlin, Heidelberg, New York: Springer 1981.

Lennander KG. Über die Möglichkeit, Thrombose in den Venen der unteren Extremitäten nach Operation zu verhüten, nach denen längeres Still-Liegen nöthig ist. Centralbl Chir 1899; 19: 553–60.

Levine M, Gent M, Hirsh J, Leclerc J, Anderson D. A comparison of low-molecular-weight heparin administered primarely at home with unfractionated heparin administered in the hospital for proximal deep-vein thrombosis. N Engl J Med 1996; 334: 677–81.

Loeprecht H. Tiefes Venensystem: akute und chronische Verschlüsse der Bein- und Beckenvenen, Venenverletzungen. In: Brunner U. Gefäßchirurgie. Chirurgische Operationslehre Bd XIII. München, Wien, Baltimore: Urban und Fischer 1996; 293–319.

Loeprecht H, Vollmar J, Heyes H, Paulini K, Spohn B. Beeinflussung des Spontanverlaufs der Phlebothrombose und ihrer operativen Behandlungsergebnisse durch Änderung der Hämodynamik. Vasa 1976; 5: 135–41.

Lopaciuk S, Bielska-Falda H, Noszcyk W, Bielawiec M, Witkiewicz W et al. Low molekular weight heparin versus acenocoumarol in the secondary prophylaxis of deep vein thrombosis. Thromb Haemost 1999; 81: 26–31.

Mahorner H. New management for thrombosis of deep veins of extremities. Am Surg 1954; 20: 487–98.

Mariceau F. Des maladies des femmes grosses et de accouchées. Paris 1688.

May R, Nißl R. Phlebographie der unteren Extremität. Stuttgart: Thieme 1973.

May R, Thurner J. Ein Gefäßsporn in der V. iliaca com. sin. als wahrscheinliche Ursache der überwiegend linksseitigen Beckenvenenthrombose. Z Kreisl-Forsch 1956; 45: 912–7.

McNamara MF, Creasy JK, Takati H, Conn J, Yao JST, Bergan JJ. Vena caval surgery to prevent recurrent pulmonary embolism. In: Bergan JJ, Yao JST. Venous problems. Chicago, London: Year Book Medical Publishers 1978; 319–32.

Mendel F. Ueber „Thrombophilie" und das Frühaufstehen der Wöchnerinnen und Laparotomierten. Münch Med Wochenschr 1909; 51: 2149–55.

Merli G, Spiro TE, Olsson CG, Abildgaard U, Davidson BL. Subcutaneous enoxaparin once or twice daily compared with intravenous unfractionated heparin for treatment of venous thromboembolic disease. Ann Intern Med 2001; 134: 191–202.

Mesnard. Guide des Accoucheurs. Paris 1783. Zit. nach Davis DD. The proximate cause of phlegmasia dolens. 1822.

Mobin-Uddin K. The intracaval umbrella in prevention of pulmonary embolism. In: Bergan JJ, Yao JST. Venous problems. Chicago, London: Year Book Medical Publishers 1978; 333–46.

Mobin-Uddin K, McClean R, Jude JR. A new catheter technique of interruption of the inferior vena cva for prevention of pulmonary embolism. Am Surg 1969; 35: 889–94.

Murabak SJ. Treatment of acute compartment syndromes. In: Willy C, Sterk J, Gerngroß H. Das Kompartment-Syndrom. Berlin, Heidelberg, New York: Springer 1998; 127–40.

Narath A. Über die subkutane Exstirpation ektatischer Venen der unteren Extrmität. Dt Zeitschr Chir 1906; 83: 104–10.

Netzer CO. Anatomie. In: Ehringer H, Fischer H, Netzer CO, Schmutzler R, Zeitler E (Hrsg). Venöse Abflußstörungen. Stuttgart: Enke 1979.

Neuerburg J, Günther RW, Rassmussen E, Vorwerk D, Tonn K et al. New retrievable percutaneous vena cava filter: Experimental in vitro and in vivo evaluation. Cardiovasc Intervent Radiol 1993; 16: 70–82.

Neuerburg JM, Günther RW, Vorwerk D, Dondelinger RF, Jäger H et al. Results of a multicenter study of the retrievable tulip vena cava filter: Early clinical experience. Cardiovasc Intervent Radiol 1997; 20: 10–6.

Neuhauser B, Bodner G, Greiner A, Perkmann R. 12-Monatsergebnisse nach lokoregionaler Lysetherapie bei tiefer Beinvenenthrombose. Phlebologie 2002; 31: 137–40.

Norris CS, Greenfield LJ, Herrmann JB. Free-floating iliofemoral thrombus. A risk of pulmonary embolism. Arch Surg 1985; 120: 806–8.

Nüllen H, Noppeney T. Thromboembolieprophylaxe in der Varizenchirurgie. Phlebologie 2002; 31: A46.

Offner PJ, Hawkes A, Madayag R, Seale F, Meines C. The role of temporary inferior vena cava filters in critically ill surgical patients. Arch Surg 2003; 138: 591–5.

Partsch H. Therapy of deep vein thrombosis with low molecular weight heparin, leg compression and immediate ambulation. Vasa 2001; 30: 195–204.

Prountjos P, Bastounis E, Hadjinikolaou L, Felekuras E, Balas P. Superficial venous thrombosis of the lower extremities co-existing with deep venous thrombosis. A phlebographic study on 57 cases. Internat Ang 1991; 10: 63–5.

Puchelt DFAB. Das Venensystem in seinen krankhaften Verhältnissen. Leipzig: Brockhaus 1818; 9–10; 25.

Purmann MG. Chirurgica curiosa. Liegnitz: Rohrlachs 1716; 558–70.

Puzos. Zit. nach Davis DD. The proximate cause of phlegmasia dolens. 1822.

Ridker PM, Goldhaber SZ, Danielson E, Rosenberg Y, Eby CS et al. Long-term, low-intensity Warfarin therapy for the prevention of recurrent venous thromboembolism. N Engl J Med 2003; 348: 1425–34.

Rieger H, Theiss W. Tiefe Bein- und Beckenvenenthrombose. In: Rieger H, Schoop W (Hrsg). Klinische Angiologie. Berlin, Heidelberg, NewYork: Springer 1998; 1037–73.

Schellong SM, Schwarz T, Kropp J, Prescher Y, Beuthien-Baumann B et al. Bed rest in deep vein thrombosis and the incidence of scintigraphic pulmonary embolism. Thromb Haemostas 1999; 82 (Suppl): 127–9.

Schellong SM, Schwarz T, Halbritter K, Beyer J, Siegert G et al. Complete compression ultrasonography of the leg veins as a single test for the diagnosis of deep vein thrombosis. Thromb Haemostas 2003; 89: 228–34.

Schmidt AG. Die Lehre von den fermentativen Gerinnungserscheinungen in den eiweissartigen thierischen Körperflüssigkeiten. Dorpat: Matthiesen 1877.

Schulman S. Studies on the medical treatment of deep venous thrombosis. Acta Med Scand 1985; Suppl 704: 46–7.

Sharafuddin M, Sun S, Hoballah JJ, Youness FM, Sharp WJ. Endovascular management of venous thrombotic and occlusive diseases of the lower extremities. J Vasc Intervent Radiol 2003; 14: 405–23.

Simpson K. Shelter deaths from pulmonary embolism. Lancet 1940; 2: 744–6.

Spencer FC, Jude J, Rienhoff WF, Stonesifer G. Plication of the inferior vena cava for pulmonary embolism: Long-term results in 39 cases. Ann Surg 1965; 161: 788–96.

Streiff MB. Vena caval filters: a comprehensive review. Blood 2000; 95: 3669–77.

Theiss W. Systemische Thrombolyse. Tiefe Bein- und Beckenvenenthrombose. In: Rieger H, Schoop W (Hrsg). Klinische Angiologie. Berlin, Heidelberg, New York: Springer 1998; 984–1064.

Toulemonde F, Doutremepuich C. Is pulmonary embolism a suitable evaluation criterion of the efficacy of prophylactic treatment in surgery? Sem Thromb Hemost 1991; 17: 326–31.

Trendelenburg F. Über die chirurgische Behandlung der puerperalen Pyämie. Ref Centralbl Chir 1902; 27: 738.

Trousseau AT. Clinique médicale de l'Hotel-Dieu de Paris. 2. Auflage. Übersetzung von Niemeyer P (1868), Bd III. Würzburg: Stahelsche Buch- und Kunsthandlung 1865; 490–515.

Turpie AG, Bauer KH, Eriksson BI, Lassen MR for the Steering Committees of the Pentasaccharide. Fondaparinux vs Enoxaprin for the prevention of venous thromboembolism in major orthopedic surgery: A meta-analysis of 4 randomized double-blind studies. Arch Intern Med 2002; 162: 1833–40.

Ultsch B, Gunsilius H. Klinik des Unterschenkelkompartmentsyndroms. Ein Erfahrungsbericht der Jahre 1986-1996 aus einem Krankenhaus der Regelversorgung. In: Willy C, Sterk J, Gerngroß H. Das Kompartment-Syndrom., Berlin, Heidelberg, New York: Springer 1998; 8–13.

Verrel F, Steckmeier B, Parzhuber A, Spengel FA, Rauh G, Reininger CB. Die aszendierende Varikophlebitis. Klassifikation und Therapie. Gefäßchirurgie 1999; 4: 13–9.

Virchow R. Phlogose und Thrombose im Gefäßsystem. Gesammelte Abhandlungen zur wissenschaftlichen Medicin. Berlin: von Meininger 1856: III; 458–635.

Virchow R. Die Cellularpathologie. Zehnte Vorlesung vom 17. März. Berlin: Hirschwald 1858; 176–87.

Vogel G. Thrombophilie als klinisches Problem. Fol Hämatol Leipzig 1984; 4: 392–406.

Weber J, May R. Funktionelle Phlebologie. Stuttgart, New York: Thieme 1990.

Wells PS, Hirsh J, Anderson DR, Lensing AWA, Foster G et al. Accuracy of clinical assessment of deep vein thrombosis. Lancet 1995; 345: 1326–30.

Wells PS, Anderson DR, Rodger M et al. Evaluation of D-Dimer in the diagnosis of suspected deep-vein thrombosis. N Engl J Med 2003; 349: 1227–35.

Wienert V. Die intermittierende pneumatische Kompression. In: Wienert V. Die medizinische Kompressionstherapie. Berlin, Wien: Blackwell 1999; 155–64.

Wight Ch 1784. Zit. nach Davis DD. The proximate cause of phlegmasia dolens. 1822.

Winiwarter J Ritter v. Die Unterbindung der Vena femoralis in der Behandlung der infizierten Kniegelenksverletzungen. Dtsch Zeitschr Chir 1919; 148: 333–45.

Winkler WB, Slany J. Cavafilter zur Prophylaxe von Pulmonalembolien. VASA 1999; 28: 250–8.

Zaufal E. Zit nach Bergmann E. Die chirurgische Behandlung von Hirnkrankheiten. 3. Auflage. Berlin: Hirschwald 1884.

Zilliacus H. On specific treatment of thrombosis and pulmonary embolism with anticoagulants, with particular reference to postthrombotic sequelae: results of 5 years treatment of thrombosis and pulmonary embolism at a series of Swedish hospitals during 1940-45. Acta Med Scand 1946; Suppl 71.

11 Spezielle thrombotische Krankheitsbilder

Thrombosen können in allen Venen des großen Körperkreislaufs auftreten. Die Erkrankungen der Organvenen sollen hier nicht behandelt werden, sie gehören in die speziellen Fachgebiete. Wichtig ist die Thrombose der tiefen Arm-Schulter-Venen.

11.1 Paget-von-Schroetter-Syndrom

Die Thrombose der Arm-Schulter-Venen wird im Vergleich zu den Bein- und Beckenvenenthrombosen seltener beobachtet. Insgesamt betreffen 2% aller Thrombosen die Venen der oberen Extremität.

> **Definition.** Beim Paget-von-Schroetter-Syndrom handelt es sich um den thrombotischen Verschluss der V. subclavia und der V. axillaris (Abb. 11-1).

11.1.1 Grundlagen, Klinik und Diagnostik

Anatomie der Arm-Schulter-Venen

Die V. axillaris reicht vom kaudalen Rand des M. pectoralis major bis zur ersten Rippe und setzt sich dann in die V. subclavia fort. Nahe an ihrem Anfang nimmt sie die oberflächliche V. cephalica und im weiteren Verlauf kleinere Nebenäste auf. Die V. subclavia reicht bis zum Manubrium sterni und bildet dort mit der V. jugularis die V. brachiocephalica.

Topographie der kostoklavikulären Lücke

In seinem Verlauf zwischen Arm und Thorax muss das Gefäßnervenbündel drei Engstellen passieren. Für die Venenthrombose ist die kostoklavikuläre Enge entscheidend.
Der kostoklavikuläre Engpass wird nach **oben** durch die Clavicula begrenzt, unter der sich der M. subclavius befindet. **Medial** setzt der myotendinöse Anteil des M. subclavius am Knochen-Knorpelübergang der 1. Rippe an. Kaudal liegt die 1 Rippe, und die Hinterwand wird vom M. scalenus anterior gebildet (Abb. 11-2). Der M. scalenus anterior trennt gleichzeitig die A. subclavia und den Plexus brachialis nach dorsal ab.

Engstellen bei neurovaskulärem Schulter-Arm-Syndrom sind:
▶ Skalenuslücke (Vene verläuft *vor* dem M. scalenus anterior)
▶ Enge zwischen Clavicula und 1. Rippe
▶ Enge unterhalb des Ansatzes des M. pectoralis minor am Processus coracoides

Pathogenese

Die Symptomatik wird nicht, wie bei der chronischen venösen Insuffizienz, in der Hauptsache durch einen pathologischen zentrifugalen Rückstrom, sondern durch einen behinderten Abstrom des venösen Blutes verursacht.
Meistens wird die Thrombose durch eine ungewöhnliche Anstrengung ausgelöst. Die Ursache liegt in einem **Schultergürtel-Kompressionssyndrom (Thoracic-inlet-Syndrom)** begründet. Durch die chronische Reizung der Venenwand an der Engstelle zwischen Schlüsselbein und Rippe bildet sich eine Intimaschwiele aus, auf die sich dann eine akute Thrombose aufpfropft. Vielleicht spielt hierbei die Endothelschädigung in-

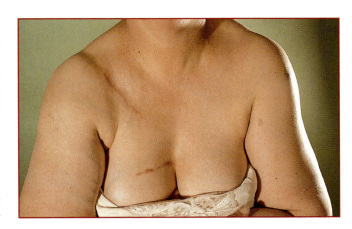

Abb. 11-1 Paget-von-Schroetter-Syndrom bei einer 55-jährigen Patientin 2 Wochen nach Einsatz eines Schrittmachers. Schmerzhafte Schwellung des Arms und der Schulterregion. Deutliches Hervortreten der Pratt-Warnvenen an der Innenseite des Oberarms.

11 Spezielle thrombotische Krankheitsbilder

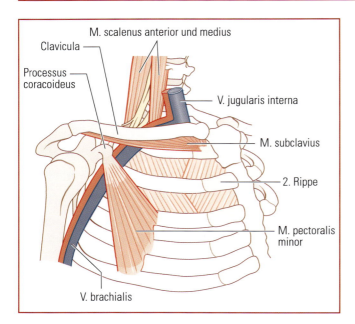

Abb. 11-2 Topographie der kostoklavikulären Enge.

folge einer ungewöhnlichen Kraftanstrengung die ausschlaggebende Rolle (**„Thrombose par effort"**). Andere Ursachen sind selten, z. B. die Thrombose, wenn der Partner beim Schlafen seinen Kopf auf die Schulter des Patienten legt („Kuschelthrombose" oder **„Thrombose des jeunes mariés"**).

Ursachen der Arm-Schultervenen-Thrombose sind:
- Thoracic-inlet-Syndrom (Thrombose par effort)
- Druckeinwirkung von außen (Thrombose des jeunes mariés)
- Verletzung durch Venenkatheter und Herzschrittmacher
- Intravenöse Injektionen
- Tumorkrankheit
- Paraneoplastisches Syndrom, Thrombophilie

Klinik

Im Rahmen der **Intensivmedizin** hat die Thrombose der Arm-Schultervenen ganz erheblich zugenommen. Vor allem die Verweilsonden und die transvenösen Schrittmacher spielen hier eine wichtige Rolle. Oft wird die Thrombose infolge der schweren Grundkrankheit nicht oder erst später entdeckt. Von der „Thrombose par effort" sind meistens **jüngere Männer** betroffen, und zwar dreimal häufiger als Frauen. Der Patient kann oftmals das auslösende Ereignis angeben. Es handelt sich um eine einmalige, ungewöhnlich kräftige, reißende Bewegung oder um eine Dauerarbeit in ungewohnter Körperhaltung, z. B. über dem Kopf. Der Arm schwillt an und zeigt eine livide Verfärbung, er schmerzt, insbesondere bei der Arbeit. Die Venenzeichnung im Schulterbereich und am Hals tritt deutlich hervor. Mit Lungenembolien ist bei 10% der Patienten zu rechnen, jedoch sind dadurch bedingte Todesfälle extrem selten (Bollinger 1979).

Typische **Anlässe** für eine „Thrombose par effort" sind:
- Aus dem Gepäcknetz des Zuges herausgefallener und aufgefangener Koffer
- Ruckartiges Anheben einer schweren Last
- Anstreichen der Zimmerdecke über eine längere Zeit
- Umgraben im Garten
- Sportliche Übungen (Tennis, Schwimmen, Kraftsport, Skilanglauf, Surfen)

Diagnostik

Zur Diagnostik der Thrombose sind die Sonographie und die Armvenenphlebographie geeignet. Durch Röntgenaufnahmen des Thorax wird ein raumfordernder Prozess ausgeschlossen. Bei den meist jüngeren Menschen empfiehlt sich die Untersuchung des thrombophilen Risikoprofils. Rezidiv-

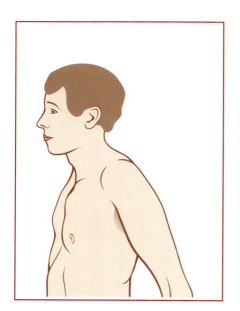
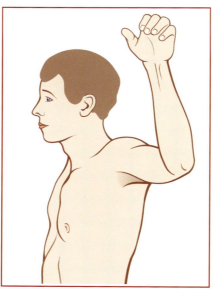

Abb. 11-3 (links) Kostoklavikulartest. Der Patient hält den Kopf gerade und zieht die Schultern nach hinten und unten.

Abb. 11-4 (rechts) Hyperabduktionstest. Der Patient hält den Kopf gerade, abduziert den Arm in der Horizontalen und führt ihn in der Außenrotation nach hinten.

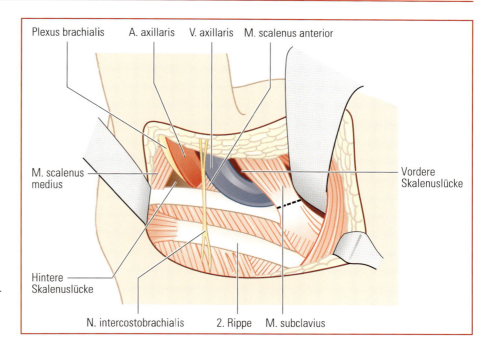

Abb. 11-5 Präparation der vorderen Skalenuslücke. Scharfe Durchtrennung des M. subclavius. Sorgfältige Schonung der V. subclavia.

thrombosen werden selten gesehen. Es ist darauf zu achten, ob nicht gleichzeitig eine **Beeinträchtigung der arteriellen Durchblutung** des Arms vorliegt (Thoracic-outlet-Syndrom). Dazu wird gegebenenfalls eine digitale Subtraktionsangiographie der A. subclavia im Sitzen durchgeführt. Außerdem erhält der Patient eine **neurologische Untersuchung** mit Messung der proximalen Ulnaris- und Medianusleitgeschwindigkeiten.

Um nach einer erfolgreichen Lyse das Schultervenenkompressionssyndrom nachzuweisen, sind entsprechende Expositionstests erforderlich, der **Kostoklavikulartest** und der **Hyperabduktionstest** (Abb. 11-3 und 11-4). Die Darstellung der Venen erfolgt dabei durch die Phlebographie am sitzenden Patienten vom Unterarm her in diesen Positionen. Schon physiologisch können sich Kompressionseffekte ergeben.

> Auch bei seiner *relativ* günstigen Prognose ist das Paget-von-Schroetter-Syndrom eine Thrombose und bedarf deshalb aller gründlichen Untersuchungen zum Ausschluss einer Systemkrankheit.

11.1.2 Therapie

Bei **natürlichem Verlauf** der Krankheit bleiben bei der Hälfte der betroffenen Patienten mäßige bis deutliche Beschwerden zurück. Deshalb sollen die Diagnostik und die Einleitung der Behandlung so früh wie möglich erfolgen.

Chirurgische Therapie

Eine direkte chirurgische Rekonstruktion im Sinne der Thrombektomie wird nicht mehr durchgeführt. Wenn der Patient gleich nach dem Beginn der Krankheit zur Behandlung kommt, ist die **Thrombolyse** in Erwägung zu ziehen, heute meistens als lokale Lyse mit Alteplase (Actilyse®) oder Katheterlyse mit Urokinase®. Deren Wirksamkeit wird durch die DSA der V. subclavia im Sitzen dokumentiert, wobei Aufnahmen in normaler Position und in den genannten Expositionsstellungen angefertigt werden müssen. Im Falle der vollständigen Wiedereröffnung ist innerhalb der folgenden 2 bis 3 Tage die **operative Dekompression** durch die transaxilläre Exartikulation der 1. Rippe in Betracht zu ziehen. Wegen der Gefahr einer intraoperativen Nebenverletzung, insbesondere der Nervenschädigung, sollte der Operateur über besondere Erfahrungen verfügen (Gruß 1996). Der Patient muss in jeder Hinsicht sorgfältig aufgeklärt werden.

Indikationen zur Exartikulation der 1. Rippe sind:
▶ Erfolgreich lysierte Subclaviathrombose mit radiologischem Nachweis der Kompression
▶ Filiforme Kompression der V. subclavia in Elevations- und Abduktionsstellung mit entsprechender Klinik
▶ Postthrombotisches Syndrom der oberen Extremität, wenn phlebographisch bei Elevation und Abduktion sowohl die rekanalisierte Vene als auch sämtliche Kollateralen komprimiert werden

■ **Operation** (Prof. Gruß, Kassel)
(1) Der Patient liegt auf der kontralateralen Seite. Der betroffene Arm ist vollständig mobil abgedeckt und wird vom dritten Assistenten gehalten.

(2) Die Inzision läuft bogenförmig an der unteren Achselhaargrenze zwischen dem M. latissimus dorsi und dem M. pectoralis major. Der axilläre Fettdrüsenkörper wird nach kranial abgeschoben (Abb. 11-5). Die **vordere Skalenuslücke** lässt sich jetzt übersichtlich präparieren. Sie wird vorn von der Subclaviussehne, unten von der 1. Rippe und hinten vom M. scalenus anterior begrenzt. Meistens muss die schwielig verwachsene Vene scharf von der Subclaviussehne, vom oberen Rippenrand und vom Skalenusmuskel abgelöst werden. Unter sorgfältiger Schonung der Vene wird die **Subclaviussehne** mit einem langstieligen Skalpell am Oberrand der 1. Rippe durchtrennt.

(3) Es folgt die **Durchschneidung des M. scalenus anterior**, wobei die Pleura zu beachten ist. Dorsal des M. scalenus anterior verlaufen die A. subclavia und der Plexus brachialis durch die hintere Skalenuslücke, die dorsal durch den M. scalenus medius begrenzt wird (Abb. 11-6).

(4) In den nächsten Schritten werden der **M. scalenus medius** von der vorderen Rippenzirkumferenz und vom Oberrand der 1. Rippe sowie die **Interkostalmuskulatur** am Unterrand der 1. Rippe zwischen Manubrium sterni und Wirbelsäule scharf abgetrennt. Danach lässt sich die Pleurakuppel abschieben (Abb. 11-7).

(5) Die **Gibson-Faszie** wird perforiert und am Oberrand der 1. Rippe nach ventral und dorsal eingekerbt. Danach kann dann die Rippe ventral und dorsal mit den entsprechenden Rippenscheren nach Roos durchtrennt und entfernt werden. Ventral sollte die **Resektion im knorpeligen Bereich**, d. h. dicht am Manubrium sterni erfolgen. Die **Exartikulation** des dorsalen Rippenstumpfes erfolgt schrittweise aus dem Kostotransversal- und dem Intervertebralgelenk.

(6) Bei einer überwiegend venösen Kompression bzw. nach einer erfolgreich lysierten V.-subclavia-Thrombose finden sich meistens **derbe Verwachsungen** um die Vene herum, die im Sinne einer Phlebolyse reseziert werden. In vielen Fällen lässt sich dadurch eine deutliche Aufweitung der Vene erzielen, und es sind wieder atemabhängige Bewegungen der Venenwand zu sehen.

(8) Bei einer **ringförmigen Stenose**, die an ihrer weißlichen Farbe erkannt wird, ist ohne technische Schwierigkeiten eine Erweiterungsplastik mit einem kleinen autologen Venenpatch möglich. Das Venenstreifentransplantat kann am einfachsten vom unten liegenden Fuß entnommen werden.

(9) Postoperativ werden die Antikoagulation und die Kompressionstherapie des Arms für 6 Monate fortgesetzt.

> **Cave**
> - Verletzung der **V. subclavia**, es kommt zu einer lebensbedrohlichen Blutung. Bei den engen räumlichen Verhältnissen lassen sich keine Gefäßklemmen anlegen, und eine Gefäßnaht wird schwierig.
> - Schädigung der **N. thoracicus longus** und des **N. thoracodorsalis** durch Zug- oder Hakendruck. Es können sehr unangenehme Neuralgien entstehen.
> - Scapula alata bei Lähmung des **M. serratus anterior**.
> - Belassung langer **ventraler und dorsaler Rippenstümpfe**, eine Zweitoperation wäre außerordentlich anspruchsvoll und komplikationsträchtig.
> - Verwechselung der 1. mit der 2. Rippe.

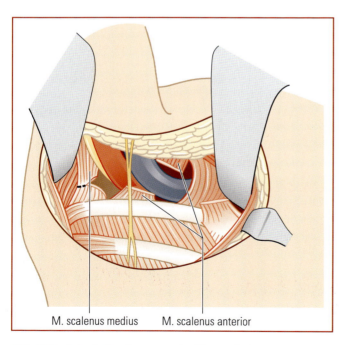

Abb. 11-6 Scharfe Durchtrennung der Mm. scaleni anterior und medius an ihren Ansätzen der 1. Rippe.

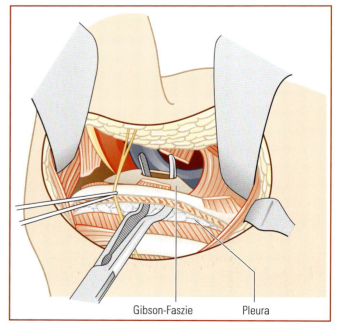

Abb. 11-7 Die Interkostalmuskulatur ist am unteren Rand der 1. Rippe abgetrennt und die Pleura abgeschoben. Durchstoßung der Gibson-Faszie hinter der 1. Rippe herum mit einer Nierenstielklemme. Die Rippe liegt jetzt frei.

11.1 Paget-von-Schroetter-Syndrom

! Bei einem Drittel der transaxillären Rippenresektionen ist eine Eröffnung der Pleura unvermeidbar. Beim geringsten Verdacht sollte lieber eine Bülau-Drainage zu viel als zu wenig eingelegt werden.

Ergebnisse. Von 1975 bis 2002 berichtet **Gruß** über 1093 Operationen zur Dekompression des neurovaskulären Bündels. In 121 Fällen handelte es sich um eine akute Thrombose der V. subclavia, die durch Katheterlyse und nachfolgende transaxilläre Exartikulation der ersten Rippe behandelt wurde (Abb. 11-8). Bei 82% dieser Patienten (n = 99) wurde eine dauerhafte Wiedereröffnung der V. subclavia mit völliger Beschwerdefreiheit erreicht.

Studie. Urschel und Patel (2003) untersuchten die Auswirkung von perkutaner Dilatation und Stent-Implantation bei 22 Patienten mit thrombotischem Verschluss der V. subclavia innerhalb von 6 Wochen ohne vorausgegangene Resektion der 1. Rippe. Es handelte sich um von auswärts zugewiesene Kranke bis zu 6 Wochen nach der Thrombose. In jedem Fall war es nach der Therapie zu einem abermaligen thrombotischen Verschluss gekommen. Nach erneuter Thrombolyse und Rippenresektion bei 17 dieser Patienten konnte in 10 Fällen ein bleibender Erfolg verzeichnet werden, in 7 Fällen blieb der Verschluss bestehen. Im Vergleich dazu war die Behandlung des „eigenen" Kollektivs von 384 Patienten durch Thrombolyse und sofort angeschlossener transaxillärer Resektion der 1. Rippe ohne Stent effektiv. Bei der Kontrolluntersuchung nach 1 bis 20 Jahren (Durchschnitt: 7 Jahre) fanden sich bei 380 Patienten ein gutes Resultat mit Durchgängigkeit der Vene und in 4 Fällen eine Verbesserung der Symptomatik.

Konservative Therapie

Die primär konservative Behandlung der Subclaviathrombose erfolgt in ähnlicher Weise wie bei der tiefen Bein- und Beckenvenenthrombose. Im Vordergrund steht die **Antikoagulation**, initial mit NM-Heparin und dann mit einem Kumarinpräparat über 6 Monate (S. 215). Der Patient erhält einen Kompressions-Armstrumpf der Klasse II, eventuell mit Schulterkappe und Fingeransätzen. Oft tritt innerhalb von Wochen und Monaten eine ausreichende Kollateralisation ein.

Mitunter bleiben nach der spontanen Rekanalisation oder nach der Fibrinolyse noch intravasale Septen und Venenstenosen bestehen. Der Einsatz von **Stents** ist beim postthrombotischen Subclaviasyndrom umstritten. Bei der komprimierten und narbig verdickten Venenwand können die Metallgitterprothesen in dem Bewegungssegment leicht dislozieren und zerbröseln, sodass sich die Gefahr einer Rezidivthrombose ergibt.

Ratschläge für den Patienten mit Paget-von Schroetter-Syndrom:
▶ Keine schweren körperlichen Arbeiten mit dem betroffenen Arm ausführen
▶ Kein Anheben von schweren Koffern und Lasten
▶ Keine Überkopfarbeiten
▶ Keine provozierenden Sportarten (Tennis, Handball)
▶ Nachts keine Lagerung des Kopfes auf dem Arm

Medizingeschichte. Der Londoner Chirurg und Pathologe **Sir James Paget** (1814–1899) hat die Schulter-Arm-Venenthrombose 1875 beschrieben. Er gehörte zu den berühmtesten Ärzten des 19. Jahrhunderts und hat in England die pathologische Histologie eingeführt. Bekannt ist er auch durch die Charakterisierung der Osteitis deformans. Von dem Wiener Internisten **Leopold Schroetter, Ritter von Kristelli** (1837–1908), stammt die eingehende klinische Analyse der Krankheit. Schroetter war Primarius der 1. Medizinischen Klinik im Allgemeinen Krankenhaus Wien und befasste sich vor allem mit den Krankheiten des Kehlkopfes.

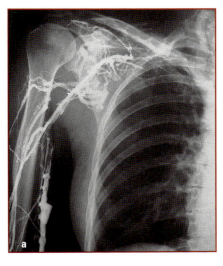
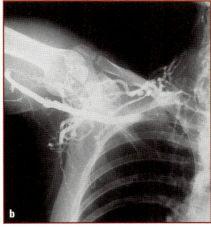
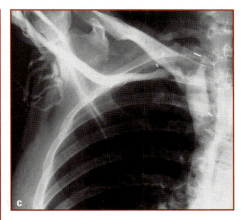

Abb. 11-8 Thrombotischer Verschluss der Vv. subclavia und axillaris rechts seit 3 Tagen nach Skilanglauf bei einer 34-jährigen Frau. Starke Schwellung des Arms.
a Kollateralkreislauf über die V. cephalica und Seitenäste.
b Wiedereröffnung der Venen durch Katheterlyse mit 600 000 I. E./5 Std. Vollständige Kompression der V. subclavia bei Elevation des Arms in der kostoklavikulären Enge.
c Zustand nach Resektion der ersten Rippe. In der Exposition jetzt freier Blutabstrom, auch bei Elevation des Arms.

11.2 Thrombose der V. jugularis interna

Die Thrombose der V. jugularis interna tritt vor allem infolge eines zentralen Venenkatheters im Rahmen der Intensivmedizin auf. Seltener kommt sie nach lokalen Traumen und entzündlichen Prozessen im HNO-Bereich vor.
Am einfachsten gelingt die Einführung des **zentralen Venenkatheters** über eine Kubitalvene. Das ist aber oftmals nicht möglich. Als weitere Zugangswege kommen die V. jugularis interna, die V. subclavia und die V. femoralis communis in Betracht. Die V. jugularis externa lässt sich zwar ebenfalls leicht punktieren, eine Fehllage des Katheters ist aber mit 30% relativ häufig.

11.2.1 Intensivmedizinische Punktion

Die V. jugularis interna weist eine konstante Topographie auf. Sie gilt deshalb als **bevorzugter Zugang** für den zentralen Venenkatheter. Es gibt drei Punktionstechniken: die mediale, die posteriore und die anteriore Methode.
▶ Beim **medialen Zugang** wird der Patient mit einem Kissen unter der Schulter in 30° Kopftieflage gebracht. Der Kopf ist leicht zur Gegenseite hin gerichtet. Die Vene liegt anterolateral von der A. carotis interna. Die Punktionsstelle befindet sich oben in dem Dreieck zwischen den beiden distalen Köpfen des M. sternocleidomastoideus und dem kranialen Rand der Clavicula.
▶ Nach der sterilen Abdeckung erfolgt die Lokalanästhesie mit 1%iger Lidocainlösung. Die Richtung der Punktionsnadel befindet sich in einem Winkel von 30° zur Haut und zeigt auf die ipsilaterale Mamille. Die V. jugularis liegt in 4–5 cm Tiefe. Sie lässt sich bereits mit der Nadel der Lokalanästhesie orten und dann mit dem Besteck des Zentralvenenkatheters punktieren.
▶ Beim **posterioren Zugang** liegt die Punktionsstelle höher, dort wo die V. jugularis externa den lateralen Rand des M. sternocleidomastoideus kreuzt.

Cave Die Komplikationsrate der Jugularispunktion beträgt 5%. Dazu gehören Fehlpunktionen der A. carotis communis, der Pneumothorax und Verletzungen der Trachea, des Ganglion stellatum oder anderer Nerven sowie – auf der linken Seite – des Ductus thoracicus.

11.2.2 Klinik, Diagnostik und Therapie

Der zentrale Venenkatheter kann sich trotz lokaler Antikoagulation und korrekter Antisepsis infizieren und zu einer **septischen Thrombophlebitis** führen. Der Patient hat in der Regel nur leichte Schmerzen im Punktionsbereich, und hier lässt sich eine entzündliche Weichteilreaktion feststellen (Abb. 11-9). Es treten Schüttelfrost und hohes Fieber sowie eine inflammatorische humorale Reaktion auf.
Die thrombosierte Vene ist sonographisch leicht zu erkennen. Der Thrombus reicht in proximaler Richtung meistens bis an die Einmündung der V. subclavia und in kranialer Richtung bis an die Schädelbasis. Zu gegebener Zeit wird die **Diagnostik** durch eine NMR oder CT des Kopfes vervollständigt.

Therapie: Der Katheter muss *sofort* entfernt werden. Die Katheterspitze wird bakteriologisch untersucht, um die Antibiose spezifizieren zu können. Nach der Therapie mit NM-Heparin empfehlen wir die **Antikoagulation** mit Marcumar®

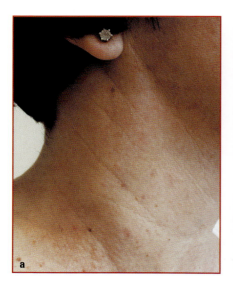
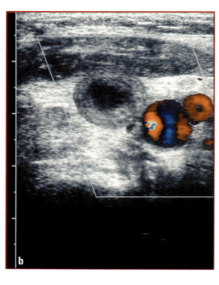

Abb. 11-9 Thrombose der V. jugularis nach Venenkatheter bei Anästhesie vor 8 Tagen. Seitdem Schwellung der rechten Halsseite und leichte Schmerzen. Keine Sepsis.
a Klinisches Bild mit teigiger Gewebebeschaffenheit.
b Farbkodierte Duplexsonographie. A. carotis interna (unten) und externa (oben) rot kodiert. In der Vene befinden sich Thromben unterschiedlicher Echogenität.

11.3 Thrombosen der oberflächlichen Venen

für 3 Monate. Der Zeitpunkt des Umsetzens richtet sich nach der allgemeinen klinischen Situation.

> Bei unklarem septischen Fieber im Rahmen einer Intensivtherapie ist an die Infektion des zentralen Venenkatheters und eine septische Thrombophlebitis der V. jugularis interna zu denken. Operative Maßnahmen kommen nicht in Betracht.

Medizingeschichte. Vor 100 Jahren wurde bei eitrigen Infektionen im HNO-Bereich die V. jugularis interna unterbunden und durchtrennt, um eine Progredienz der Entzündung in die Hirnsinus zu verhindern. Das Konzept geht auf **Emanuel Zaufal** (*1837) zurück, den Begründer der HNO-Klinik an der Universität Prag. Vor der antibiotischen Ära fand das Zaufal-Prinzip auch in anderen Körperregionen seine Anwendung, bei der Puerperalsepsis an den Ovarialvenen oder bei septischen Prozessen an der unteren Extremität an der V. femoralis communis (S. 214).

11.3 Thrombosen der oberflächlichen Venen

Die Thrombophlebitiden bilden eine kleine Gruppe von Krankheiten, die im Bereich des oberflächlichen Venensystems ablaufen. Sie haben in allgemeinmedizinischer Hinsicht und für die Venenchirurgie eine sehr große Bedeutung.

11.3.1 Varikophlebitis bei Stamm- und Seitenastvarikose

Die Abscheidung von Thromben in Krampfadern kommt außerordentlich häufig vor. Die Inzidenz der Varikophlebitis nimmt mit dem Lebensalter und der Ausprägung der Krampfaderkrankheit zu. Der Gipfel liegt zwischen dem 50. und 70. Lebensjahr. Oft führt der Hausarzt die Behandlung durch.

> **Definition.** Bei der Varikophlebitis handelt es sich um die entzündliche Reaktion einer Krampfader, die mit einer örtlich begrenzten Thrombose kombiniert ist.

Klinik und Diagnostik

Das klinische Bild erlaubt eine **Blickdiagnose**. Der betroffene Abschnitt der Krampfader ist gerötet, prall elastisch verhärtet und sehr schmerzhaft. In der Umgebung besteht ein entzündliches Ödem. Der Patient ist in seinem Gehvermögen eingeschränkt. Fieber tritt in der Regel nicht auf (Abb 11-10 a). Obgleich diese Form der Venenentzündung vom Arzt oftmals nicht als gefährlich angesehen wird, sind Komplikationen möglich. Die Thromben können in die tiefen Venen einwachsen und dann zu meist asymptomatischen **Lungenembolien** führen. Besonders die Beteiligung einer Stamm-

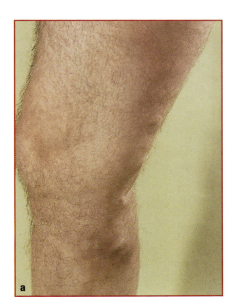
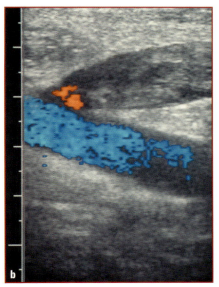
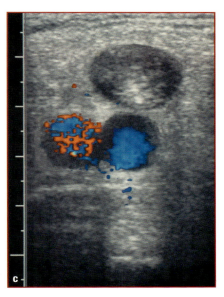

Abb. 11-10 Varikophlebitis bei schwerer Stammvarikose der V. saphena magna. 58-jähriger Mann mit 30 Jahre währendem Verlauf der Krampfaderkrankheit. Akute Symptomatik seit 3 Tagen.
a Gerötete, indurierte und stark druckdolente Zone entlang des Gefäßverlaufes. Prallelastische Konsistenz der hervorstehenden Varizenkonvolute. Druckschmerzhaftigkeit direkt in der Leistenbeuge. Indikation zur Operation mit aufgeschobener Dringlichkeit.
b Farbkodierte Duplexsonographie im Längsschnitt. Der Thrombus in der V. saphena magna reicht direkt an die Mündung zur V. femoralis communis heran. Die leicht erhöhte Echogenität spricht für eine mehrtägige Anamnese.
c Querschnitt. Thrombosierte V. saphena magna oben im Bild, A. und V. femoralis superficialis unten.

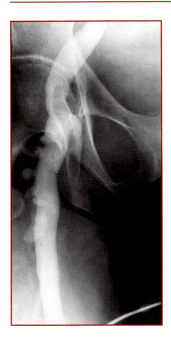

Abb. 11-11 Schon weit transfaszial in die Beckenvenen hinein reichender, flottierender, transfaszial wachsender Thrombus bei einer 51-jährigen Patientin mit ausgeprägter Stammvarikose seit Jahrzehnten. Akute Thrombose seit 3 Tagen. Hohe Emboliegefahr. Operation und Heilung.

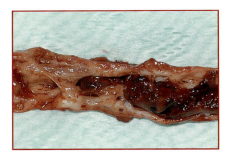

Abb. 11-12 Operationspräparat einer rezidivierenden Varikophlebitis der V. saphena magna. Gefäßlumen mit Septen und Narben durchsetzt, auf denen alte und frische Thromben abgeschieden sind.

varikose der V. saphena magna oder parva birgt diese Gefahr. Deshalb sollte die **B-Bild- oder Duplexsonographie** in die Diagnostik einbezogen werden (Abb. 11-10 b und c). Vor allem kommt es auf die Lokalisation des proximalen Thrombusschwanzes an. Wenn er bis in die Nähe der Krosse oder gar darüber hinaus in die tiefen Venen hineinreicht, sind die medikamentöse Thromboseprophylaxe und die Einweisung zur operativen Behandlung mit aufgeschobener Dringlichkeit angezeigt (Abb. 11-11).

Studie. Prountjos et al. (1991) von der 1. Chirurgischen Universitätsklinik Athen führten phlebographische Untersuchungen an 57 konsekutiven Patienten mit einer oberflächlichen Thrombophlebitis, die keinerlei klinische Zeichen einer Beteiligung des tiefen Venensystems boten, durch. Allgemeinkrankheiten mit einem besonderen Risiko der thromboembolischen Krankheit wurden ausgeschlossen. Ein Übertritt der Thrombose in das tiefe Venensystem wurde in 19,6% der Fälle (n = 11) festgestellt. Dabei ergaben sich keine Korrelationen zwischen der Lokalisation der oberflächlichen Thromben und dem Übertritt ins tiefe Venensystem oder mit ihrer Ausdehnung.

Therapie

Auf die Vorteile der chirurgischen Behandlung einer **Varikophlebitis der Stammvenen** wurde bereits eingegangen (S. 212). Methode der Wahl ist die Narath-Operation. Der Patient wird nach dem Eingriff sofort beschwerdefrei. Bei konservativem Vorgehen zieht sich die Behandlung mit Kompressionsverbänden und Antiphlogistika über mehrere Wochen hin, und in dieser Zeit bestehen die Schmerzen, die Beeinträchtigung der Arbeitsfähigkeit und eine geringe Gefahr der Lungenembolie weiterhin. Als Ergebnis erscheint die V. saphena magna zwar teilweise rekanalisiert, an den intravasalen Septen können sich aber immer wieder Thromben absetzen und embolisieren (Abb. 11-12). In seltenen Fällen tritt sogar eine Verschüttung der Lungenstrombahn mit nachfolgender pulmonaler Hypertonie ein.

Kasuistik. Ein 72-jähriger Kollege, Internist, kam wegen einer sehr schweren Stammvarikose der V. saphena magna beiderseits und immer wieder rezidivierenden, leichteren Varikophlebitiden zur Konsultation. Die Krankheit bestand seit dem 22. Lebensjahr. In den letzten Monaten trat eine Belastungsdyspnoe auf. Über Lungenembolien war nichts bekannt. Auswärts war die Diagnose der rechtsführenden Herzinsuffizienz gestellt worden. Die Phlebographie zeigte eine in viele Septen zerteilte variköse Stammvene beiderseits im Stadium III mit sekundärer Leitveneninsuffizienz. Bei der Lungenszintigraphie stellten sich multiple Embolien und bei der pulmonalen Angiographie eine völlige embolische Verschüttung der Strombahn heraus. Sogleich erfolgte die Antikoagulation. Der weitere Krankheitsverlauf ist nicht bekannt.

Im Bereich von **retikulären und Seitenastvarizen** bleibt die Therapie in der Regel konservativ. In Lokalanästhesie (Hautquaddel) erfolgt die Stichinzision mit einer Hämostilette. Sofort entleeren sich die Thromben. Der Patient erhält anschließend eine kühlende Auflage mit Heparinsalbe und einen Kompressionsverband. Zur Schmerzstillung und als Antiphlogistikum wird z. B. Diclofenac 50 (3-mal 1 Tablette täglich) verordnet. Die **Verbandswechsel** erfolgen anfangs in Abständen von 1 bis 3 Tagen. Die Mobilisation erscheint im Sinne der Thromboseprophylaxe wichtig. Ohne Beteiligung der tiefen Venen wird kein Heparin injiziert. Anschließend sollte die Sanierung der Krampfaderkrankheit in Angriff genommen werden.

11.3.2 Kragenknopfthrombose der varikösen V. perforans

So wie die Varikophlebitis einer Stammvarikose in das tiefe Venensystem progredieren kann, ist das auch bei einer relevanten Perforansvarikose möglich. Der Thrombus wächst in die zugehörige tiefe Leitvene ein.

Klinik und Diagnostik

Weitaus am häufigsten sind eine der mittleren oder oberen Cockett-Venen und die zugehörige V. tibialis posterior be-

11.3 Thrombosen der oberflächlichen Venen

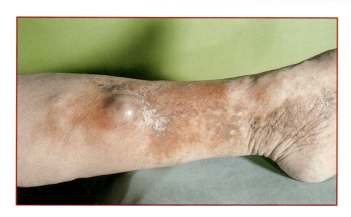

Abb. 11-13 Thrombophlebitis der varikösen oberen Cockett-Perforans bei einer 72-jährigen Frau. Krampfaderkrankheit seit der Jugendzeit ohne jegliche Therapie. Aktueller Befund seit 4 Wochen. Prallelastische Verhärtung und Druckschmerzhaftigkeit des „Blow-out", auch bei der Untersuchung im Liegen. Dekompensierter Rezirkulationskreis III mit Dermatoliposklerose (CVI Stadium II).

troffen. Die Thrombose kann im Rahmen eines meist dekompensierten Rezirkulationskreises oder des postthrombotischen Syndroms stattfinden. Die Diagnose ist auf den ersten Blick möglich (Abb. 11-13). Die V. perforans tritt auch im Liegen voluminös hervor, erscheint bei der Palpation prallelastisch und druckschmerzhaft.

Zur Beurteilung der tiefen Venen ist ein **bildgebendes Verfahren** notwendig. Es kommt auf die Feststellung an, wie weit die Thrombose in der V. tibialis fortgeschritten ist. Die Duplexsonographie liefert dafür ausreichende Informationen (Abb. 11-14 a–d). Kurzfristige Kontrollen sind zum Ausschluss einer Progredienz wichtig.

Therapie

Die Behandlung richtet sich nach dem Ausmaß der **Beteiligung des tiefen Venensystems**. Wenn die V. tibialis posterior über eine Strecke von weniger als 5 cm thrombosiert ist, verabreichen wir über 10 Tage ein NM-Heparin und außerdem ein nichtsteroidales Antiphlogistikum wie Diclofenac. Bei einer fortgeschrittenen Thrombose erfolgt das therapeutische Konzept wie bei der Phlebothrombose des Unterschenkels mit Antikoagulation über 3 bis 6 Monate. Wichtig sind die Kompressionsbehandlung und Mobilisation des Patienten sowie die Beurteilung des thrombophilen Risikoprofils.

11.3.3 Strangförmige Thrombophlebitis

Definition. Bei der strangförmigen Thrombophlebitis handelt es sich um die Entzündung einer vorher offensichtlich gesunden Vene.

Abb. 11-14 Kragenknopfthrombose bei einem 62-jährigen Mann mit postthrombotischem Syndrom. Einwachsen des Thrombus in einen Stamm der gedoppelten V. tibialis posterior. Erhebliche Aufweitung des Gefäßes im Vergleich zu der nicht betroffenen V. tibialis posterior. Länge des Gerinnsels etwa 2 cm. Darstellung mit der farbkodierten Duplexsonographie/Skizze
a und b im Längsschnitt und
c und d im Querschnitt.

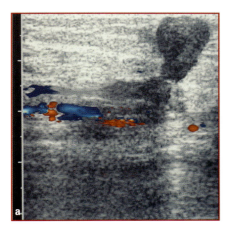
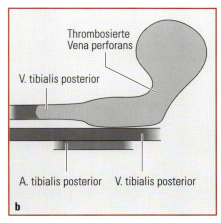
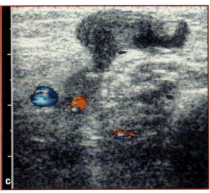
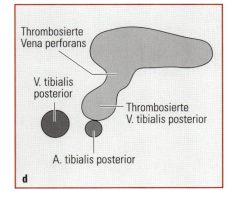

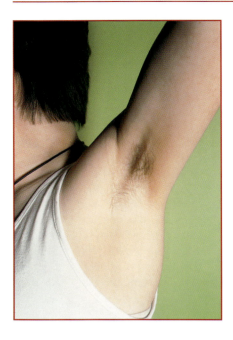

Abb. 11-15 Strangförmige Thrombophlebitis in der linken Achselhöhle bei einer 29-jährigen Patientin. Totgeburt vor 3 Monaten. Ursache nicht bekannt.

Die **Diagnose** ergibt sich aus dem typischen Tastbefund. Der betroffene Venenabschnitt ist verhärtet und druckschmerzhaft, die Haut darüber aber nur wenig oder gar nicht gerötet. In der Umgebung liegt kaum eine Schwellung vor (Abb. 11-15). Die Krankheit kann am Arm und am Bein vorkommen. Mitunter ist der distale Bereich der V. saphena magna betroffen. Als **Mondor-Krankheit** ist die Thrombophlebitis an der weiblichen Brust bekannt. Sie weist dort manchmal auf einen krankhaften Prozess hin. Am Penis wird sie selten gesehen. Bei der Kombination mit einem Malignom wird vom **Trousseau-Syndrom** gesprochen (S. 171).

Mögliche Grundkrankheiten bzw. zugrunde liegende Zustände bei strangförmiger Thrombophlebitis sind:
▶ Intravenöse Infusionstherapie, Dauerkatheter, Anästhesie
▶ Lokales mechanisches Trauma
▶ Autoimmunkrankheiten
▶ Infektionsallergische Prozesse
▶ Polyglobulie und Polycythaemia vera
▶ Erkrankungen der weiblichen Brust und Zustand nach Brustoperationen
▶ Maligne Krankheiten

 Die strangförmige Thrombophlebitis bedarf immer einer generellen internistischen Untersuchung zum Ausschluss einer Systemkrankheit.

Die **Therapie** bleibt konservativ durch lokale und systemische antiphlogistische Maßnahmen. Die Rückbildung des bindegewebig umgewandelten Stranges kann Monate dauern. Wenn dadurch Beschwerden verursacht werden, ist die Entfernung durch Stichinzisionen möglich.

11.3.4 Thrombophlebitis saltans

Definition. Bei der „springenden" Venenentzündung handelt es sich um eine Entzündung der kleinsten Hautvenen, ohne dass vorher pathologische Gefäßveränderungen festzustellen waren.

Die Krankheit wird hauptsächlich in der Sprechstunde des Dermatologen gesehen. Es besteht ein winziger roter Fleck mit einer umgebenden entzündlichen Reaktion von etwa Centgröße. Meistens finden sich **mehrere Lokalisationen** an den Beinen gleichzeitig, aber auch an anderen Körperstellen. Nach einigen Tagen klingt der schmerzhafte Prozess ab, und an anderen Orten schießen neue Herde hervor.
Die Thrombophlebitis saltans weist auf einen Autoimmunprozess oder auf eine systemische maligne Erkrankung hin. Hier liegt auch der Schlüssel zur Therapie.

Literatur

Bollinger A. Funktionelle Angiologie. Stuttgart: Thieme 1979; 137–42.
Gruß DJ. Neurovaskuläre Kompressionssyndrome an der oberen Thoraxapertur. In: Brunner U. Gefäßchirurgie. München, Wien, Baltimore: Urban und Schwarzenberg 1996; 104–6.
Prountjos P, Bastounis E, Hadjinikolaou L, Felekuras E, Balas P. Superficial venous thrombosis of the lower extremities co-existing with deep venous thrombosis. A phlebographic study on 57 cases. Internat Angiol 1991; 10: 63–5.
Urschel HC, Patel AN. Paget-Schroetter Syndrome therapy: Failure of intravenous stents. Ann Thorac Surg 2003; 75: 1693–6.

12 Das postthrombotische Syndrom

Das postthrombotische Syndrom ist als lebenslanges Leiden mit einer mehr oder minder ausgeprägten klinischen Symptomatik aufzufassen. Die Betreuung des Patienten erfolgt durch den in der Phlebologie ausgebildeten Hausarzt. Die Kompensation der Zirkulationsstörung ist einer ständigen Belastung ausgesetzt, sodass sich für den Venenchirurgen immer wieder einmal die Frage ergibt, ob sich eine drohende oder existente chronische venöse Insuffizienz durch einen operativen Eingriff verbessern lässt. Eine Heilung kann allerdings auch er nicht erreichen.

12.1 Historische Einführung

Im 19. Jahrhundert gehörte eine tiefe Bein- und Beckenvenenthrombose noch zu den seltenen Diagnosen. Demnach wurden auch die chronischen Folgekrankheiten nicht richtig gedeutet (Abb. 12-1). Die Erforscher der Phlegmasia alba, **John Hunter** (1728–1793), **Armand T. Trousseau** (1801–1867) und **Rudolf Virchow** (1821–1902) gingen nur auf die akuten Komplikationen, auf die Lungenembolie, aber nicht auf die Spätfolgen ein. Im deutschen Schrifttum befasste sich **Bardeleben** 1859 ausführlich mit der *Thrombosis* und *Phlebothrombosis* und beschrieb den Vorgang der Rekanalisation. Einen Zusammenhang mit dem Ulcus cruris venosum hat er wohl noch nicht erkannt (S. 171).

Adolf von Bardeleben (1819–1895) war zunächst Ordentlicher Professor der Chirurgie und Direktor der chirurgischen und augenärztlichen Klinik an der Universität zu Greifswald. Er galt als außerordentlich geschickter Operateur. 1868 wurde er an die Berliner Charité berufen. Als Zweiter Vorsitzender der *Berliner Medizinischen Gesellschaft* hatte er enge Kontakte mit Berlin. In seinem *Lehrbuch der Chirurgie und Operationslehre 1859* ging er ausführlich auf die Thrombose und die Lungenembolie ein, wahrscheinlich auch unter dem Eindruck der Arbeiten von Virchow im Pathologischen Institut der Charité: „Obturirende Gerinnsel werden zuweilen in *der* Art resorbirt, dass sie in der Mitte durchgängig werden und somit einen Canal darstellen, der das obere Stück des Venenrohrs mit dem unteren in Verbindung setzt."

In seiner Monographie zitiert Halse (s. u.) den französischen Dermatologen **T. Fournier**, der 1892 als einer der ersten die kausalen Beziehungen zwischen einer tiefen Venenthrombose und später auftretenden Ulzerationen bei einem Patienten mit Typhus erkannt haben soll. Fournier sprach von *Ulcère meta-typhique* bzw. von *Ulcère phlébitique*.

Der berühmte Bostoner Chirurg **John H. Homans** (1877–1954) befasste sich eingehend mit den Krankheitserscheinungen nach Thrombose und schrieb 1916 über die Bedeutung der sekundären Varikose für eine operative Behandlung: „A second and smaller group of cases arises from phlebitis. The „milk leg" after labor, the phlebitis of typhoid and of postoperative convalescence all give rise to varix which can generally be distinguished from that due primarily to engorgement."

Der Terminus *Postthrombotisches Syndrom* geht auf **Halse und Bätzner** 1951 zurück. Halse war Oberarzt an der Chirurgischen Universitätsklinik Freiburg/Breisgau. Seine Untersuchungsergebnisse wurden 1954 in einer Monographie veröffentlicht. Ihm kommt das Verdienst zu, das postthrombotische Syndrom als Krankheitsentität abgegrenzt zu haben.

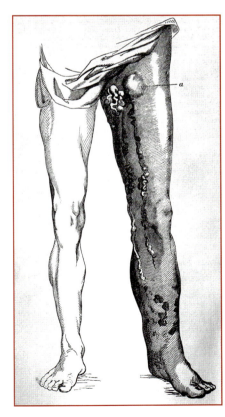

Abb. 12-1 „Bein eines Mannes mit Varicen und varicösen Geschwüren infolge einer Geschwulst in der Leistengegend (a)". Historische Abbildung eines postthrombotischen Syndroms. Bei der „Geschwulst" handelt es sich am ehesten um ein venöses Aneurysma oder um eine monströse Varize.

Halse schrieb: „Wir haben 354 früher stationär in der überlieferten Art (Hochlagerung der Extremität, Borsalbe-Alkohol-Umschläge usw.) behandelte Thrombosepatienten nachuntersucht. Wir möchten vorwegnehmend bemerken, daß in unserem Material bei ca. 20% der früheren Thrombosepatienten ein chronisches Ulcus cruris vorlag. Dies entspricht fast genau den Angaben von Zilliacus (1948): „Die nähere Beschäftigung mit diesem „postthrombotischen Syndrom" ergab nun, daß es sich hierbei tatsächlich um ein recht gut abgrenzbares Krankheitsbild handelt. Phlebographisch fand sich manchmal eine bindegewebige Obliteration der Venenstämme, häufiger jedoch ein rekanalisiertes Gefäßlumen mit Klappeninsuffizienz."

Zwei einänder ähnliche Operationsmethoden gingen im Jahr 1948 um die Welt, die Resektion der V. poplitea nach **Bauer** und die Ligatur der V. femoralis nach **Linton und Hardy**.

Gunnar Bauer war als Chirurg am General Hospital Mariestad in Schweden tätig. Bei Patienten mit fehlenden Venenklappen und schwerer chronischer venöser Insuffizienz resezierte er die V. poplitea unter der Vorstellung, dass das retrograde Blutvolumen vermindert wird und der venöse Abfluss aus dem Unterschenkel über Kollateralen erfolgt. Seine Untersuchungen hat er durch die retrograde Phlebographie belegt. Insgesamt wurden von ihm 650 Patienten operiert, davon 329 mit einer idiopathischen und 321 mit einer postthrombotischen Venenklappeninsuffizienz. In allen Fällen kam es sofort zu einer entscheidenden Besserung der Schmerzen, der Ödeme und zur Abheilung der Ulcera crurum. Nach 6 Jahren (n = 100) bestanden die günstigen Bedingungen bei 74% der Patienten fort, Rezidive hatten sich bei 26% eingestellt (Bauer 1955).

Linton und Hardy gehörten zu den ersten Gefäßchirurgen in den USA und arbeiteten im Massachusetts General Hospital in Boston. Sie ligierten die V. femoralis superficialis unterhalb der Einmündung der V. profunda femoris bei 49 Patienten mit postthrombotischem Syndrom und chronischer venöser Insuffizienz (n = 84 Extremitäten). Die Indikation wurde aufgrund des klinischen Befundes, des Trendelenburg-Tests und der intraoperativen Druckmessung vor und nach der Ligatur gestellt. Zur operativen Strategie gehörten das Stripping der Vv. saphenae magna und parva obligatorisch dazu. Es wurden Heilungsraten der Ulzera von 80% erreicht.

Die beiden Operationsverfahren wurden in allen großen Kliniken der Welt bei einem postthrombotischen Syndrom mit vollständiger Rekanalisation durchgeführt und blieben lange Jahre umstritten. Das theoretische Konzept, den venösen Blutstrom über klappenhaltige Kollateralen umzuleiten, ist auch heute noch nachvollziehbar. Ein postthrombotisches Syndrom mit unvollständiger Rekanalisation nimmt einen günstigeren klinischen Verlauf als die vollständige Wiedereröffnung der Strombahn mit großen Refluxen infolge einer völligen Zerstörung der Venenklappen. Beide Operationsmethoden wurden schließlich aber doch aufgegeben.

In der Geschichte der rekonstruktiven Chirurgie des postthrombotischen Syndroms hatte der suprapubische Bypass von **Palma und Esperon** 1958 beim einseitigen Verschluss der Beckenvenen eine richtungsweisende Bedeutung. Insbesondere in der Kombination mit der arteriovenösen Fistel nach **Dumanian et al.** 1968 ließen sich gute funktionelle Ergebnisse erzielen, sodass die postthrombotische Krankheit in der zweiten Hälfte des vergangenen Jahrhunderts auch aus chirurgischer Sicht eine breite Zuwendung erhielt.

12.2 Epidemiologie

Verbindliche Aussagen über die Prävalenz des postthrombotischen Syndroms in der Bevölkerung waren bis vor wenigen Jahren kaum möglich. Für die eindeutige Diagnostik stand nur die Phlebographie zur Verfügung. Unter diesen Einschränkungen wurde davon ausgegangen, dass die Häufigkeit der Krankheit in Deutschland bei 1% der erwachsenen Bevölkerung liegt (Schoop 1973). Das hat sich auch durch aktuelle Untersuchungen bestätigt.

Studie. Über die Prävalenz des postthrombotischen Syndroms in einer durchschnittlichen deutschen ländlichen und städtischen Bevölkerung gibt die **Bonner Venenstudie** Auskunft (Rabe et al. 2003) (S. 69). Die Methodik schloss die Befragung anhand eines standardisierten dreiteiligen Fragebogens, die ärztliche Untersuchung mit der Duplexsonographie und die Fotodokumentation ein. Die Bewertung erfolgte nach dem CEAP-Score. Bei 3072 Probanden lag die Häufigkeit des postthrombotischen Syndroms bei 1,1%, betroffen waren 0,9% der Männer und 1,2% der Frauen.

12.3 Einteilungsprinzipien

Das postthrombotische Syndrom geht ohne scharfen Übergang aus der akuten Thrombose hervor. Die Prinzipien der Einteilung überlagern sich mit dem Symptomenkomplex der chronischen venösen Insuffizienz.

12.3.1 Klinische Einteilung nach Hach und Hach-Wunderle

Der Krankheitsverlauf lässt drei Stadien gegeneinander abgrenzen: das **postthrombotische Frühsyndrom**, das **postthrombotische Syndrom** (im engeren Sinne) und das **postthrombotische Spätsyndrom**. Diese Terminologie nach Hach und Hach-Wunderle (1994) erlaubt zugleich Rückschlüsse auf bestimmte pathophysiologische und klinische Kriterien (S. 252).

12.3.2 Phlebographische Einteilung nach May und Nißl

May und Nißl haben 1959 aufgrund phlebographischer Merkmale die Unterteilung in vier Stadien vorgeschlagen, jedoch fehlt heute die Grundlage dafür. Immerhin hat sich der Begriff *wirre Rekanalisation* (Stadium 3) für eine besonders ungünstige hämodynamische Situation in der praktischen Phlebologie eingeprägt (Abb. 12-6, S. 252).

12.3.3 CEAP-Einteilung nach Kistner

Für wissenschaftliche Arbeiten erscheint die CEAP-Nomenklatur nach Kistner (1995) geeignet. Sie erlaubt die individuelle Charakterisierung jeden Krankheitsfalls (S. 72). Die speziellen Verhältnisse der chronischen venösen Insuffizienz werden aber durch den Sklerose-Faszien-Score besser erfasst (S. 284).

12.4 Klinik

Das Krankheitsbild ist vielgestaltig und reicht von der diskreten Schwellneigung bis zu schwersten trophischen Störungen beim arthrogenen Stauungssyndrom (Abb. 12-2) und beim chronischen venösen Faszienkompressionssyndrom. Daraus ergeben sich für den Patienten häufig einschneidende berufliche und soziale Probleme. Für den Chirurgen besteht die Verantwortung in zweifacher Hinsicht: Zum einen soll die Ausprägung der Krankheit nach einer abgelaufenen Phlebothrombose so weit wie möglich verhütet werden. Zum anderen bietet die moderne Chirurgie der Venen und der Fascia cruris eine Reihe neuer Operationsverfahren an, um die Symptomatik eines schweren Krankheitsverlaufs günstig zu beeinflussen.

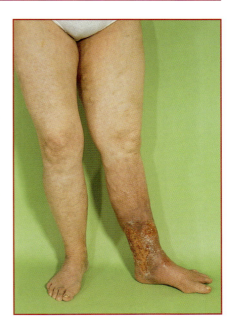

Abb. 12-2 Postthrombotisches Syndrom bei einer 56-jährigen Frau. Thrombose vor 33 Jahren. Seitdem wiederholte Ulzerationen. Persistierendes Ulcus cruris seit drei Jahren infolge eines fixierten Spitzfußes. Rekurvation im Kniegelenk (arthrogenes Stauungssyndrom). Die Patientin lebt mit zwei Verbandswechseln täglich. Erhebliche Behinderung.

> **Definition.** Beim postthrombotischen Syndrom handelt es sich um einen Symptomenkomplex an einem oder an beiden Beinen, gegebenenfalls mit Einbeziehung der Beckenregion, der sich im Lauf von Monaten oder Jahren nach einer tiefen Venenthrombose einstellt. Durch die chronischen venösen Durchblutungsstörungen werden praktisch alle Gewebe der Extremität beeinträchtigt. Bestimmte Krankheitszeichen sind durch konservative und chirurgische Maßnahmen besserbar, aber nicht heilbar.

12.4.1 Pathomorphologie und Pathophysiologie

Schon in den ersten Tagen und Wochen nach Beginn der akuten Thrombose setzen die Vorgänge der **Reparation und Kompensation** ein. Dabei spielt die Bewältigung des Blutvolumens, das sich durch den Verschluss der proximalen Ausstrombahn anstaut, zunächst die entscheidende Rolle. Dem Körper stehen hierfür zwei Möglichkeiten zur Verfügung, die Rekanalisation und die Kollateralisation. Beide ergänzen sich zur bestmöglichen Kompensation.

Rekanalisation

Die Rekanalisation beginnt mit der Ausbildung kleiner Hohlräume innerhalb des Thrombus durch die spontane oder therapeutische Fibrinolyse. Im günstigsten Falle wird der Thrombus völlig aufgelöst, und es bleibt keine Schädigung des Endothels oder der zarten Klappensegel zurück. Der Patient wurde geheilt. Dieser Verlauf ist aber eher die Ausnahme.

Bei einem Abbau des Thrombus und vollständiger Wiedereröffnung der Strombahn bleiben meistens Schäden an den zarten Venenklappen und am Endothel zurück, die sich im weiteren Leben des Patienten nachteilig auswirken. Es wird von der **kompletten Rekanalisation** gesprochen. Nach den klassischen Untersuchungen von Netzer (1968) kommt es dazu in 35,5% der Fälle (Abb. 12-3 a und b).

Meistens setzt zwei Wochen nach der Thrombose langsam die bindegewebige Umwandlung des Thrombus mit dem Einwachsen von Kapillaren und einem regressiven Schrumpfungsprozess ein. Die Spalten und Lichtungen innerhalb des Gerinnsels vergrößern sich, treten miteinander in Verbindung und kleiden sich mit Endothel aus. Dazwischen sucht sich der Blutstrom seinen neuen Weg. Die **partielle Rekanalisation** ist eingetreten. Dies trifft auf 53,4% der Fälle zu (Netzer 1968). Der Prozess dauert bis zu 12 Monate im Anschluss an die Thrombose (Abb. 12-4 a und b).

Eine **fehlende Rekanalisation** liegt in 11,1% der Fälle vor. Die weiteren Betrachtungen werden zeigen, dass es sich dabei aber keineswegs um den ungünstigsten Verlauf handelt (Abb. 12-5). Der umgeleitete Blutstrom passiert in diesem Fall klappentragende Segmente, die eine gute klinische Kompensation bewirken.

Das Ausmaß der postthrombotischen Gefäßschädigung ist natürlich zunächst von der Schwere und Ausdehnung der akuten Thrombose abhängig. Einen entscheidenden Einfluss auf die Rekanalisation haben die angewandten Behandlungsverfahren wie die frühzeitige Antikoagulation, die Fibrinolyse oder die Thrombektomie. **Thrombosen im Kindesalter** schließen auch bei spontanem Verlauf in der Regel mit einer vollständigen Rekanalisation, jedoch mit Zerstörung der Ve-

12 Das postthrombotische Syndrom

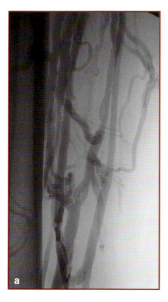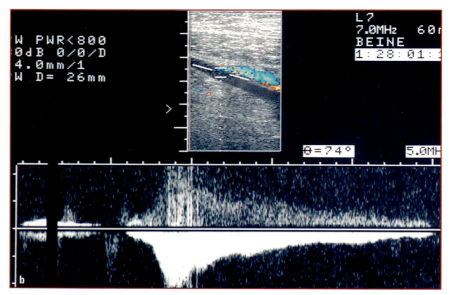

Abb. 12-3 Postthrombotisches Syndrom bei einer 22-jährigen Patientin nach deszendierender Thrombose am rechten Bein vor einem Jahr. Sehr gute klinische Kompensation. Weitgehende Rekanalisation der poplitealen und der femoralen Venen bei Mehrfachteilungen.

a Darstellung durch aszendierende Pressphlebographie. Zerstörung der Venenklappen. Keine intravasalen Septen.
b Farbkodierte Duplexsonographie mit gepulstem Doppler über der V. femoralis superficialis und Valsalva-Pressversuch im Liegen. Unerschöpfbares Rückstromsignal.

nenklappen ab, sodass die Diagnose des postthrombotischen Syndroms bei einer späteren Untersuchung leicht verkannt wird. Wahrscheinlich spielt in jungen Jahren die hohe fibrinolytische Aktivität der Venenwand für den Abbau der Thromben eine wesentliche Rolle. Mit zunehmendem Lebensalter gehen diese Anpassungsvorgänge weitgehend verloren. Ältere Menschen zeigen häufiger einen bleibenden Venenverschluss. Auch die unterschiedliche Tendenz zur Rekanalisation in verschiedenen Gefäßbereichen dürfte mit der unterschiedlichen fibrinolytischen Aktivität zusammenhängen, sie ist in der V. femoralis communis am größten.

! Wenn eine tiefe Bein- und Beckenvenenthrombose im frühen Kindesalter erfolgt ist, erscheint die Wiedereröffnung der Strombahn so vollständig, dass bei der bildgebenden Diagnostik leicht die **Fehldiagnose „Kongenitale Aplasie der tiefen Venenklappen"** gestellt wird.

Retrograde Strömungsinsuffizienz

Bei der vollständigen Rekanalisation einer Thrombose sind differenzierte Strukturen der Gefäßwand teilweise durch

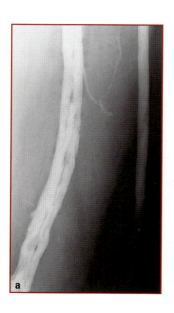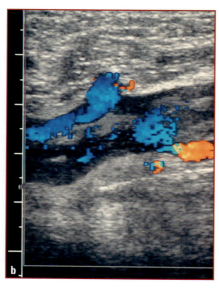

Abb. 12-4 Postthrombotisches Syndrom bei einem 50-jährigen Mann. Thrombose vor neun Monaten. Klinisch schlechte Kompensation.
a Aszendierende Pressphlebographie. Zahlreiche Septen und Inseln in der V. femoralis superficialis.
b Farbkodierte Duplexsonographie. Breite Septen, um die der Blutstrom herumfließt. Deutliche Verdickung der Venenwand. Oben Darstellung des Mündungstrichters der V. saphena magna.

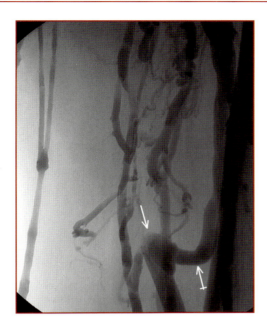

Abb. 12-5 Persistierender Verschluss der V. femoralis superficialis (→). Umleitung des Blutstroms über die distale Femoralisanastomose in die V. profunda femoris (↔) und andere (namenlose) Muskelvenen am Oberschenkel. Alle Kollateralvenen zeigen suffiziente Venenklappen. Klinisch und messtechnisch kein pathologischer Befund erkennbar.

funktionsloses Bindegewebe ersetzt. Dadurch entsteht eine retrograde Strömungsinsuffizienz. Das Blut fällt bei allen Druckbelastungen wie in einem starren Rohr aus der Beckenetage in die periphere Strombahn zurück. Das periphere Venensystem hat seinen Schutzmechanismus, den Klappenapparat, verloren. Die hämodynamischen Bedingungen sind hierbei besonders ungünstig (vgl. Abb. 9-33, S. 88).

Medizingeschichte. Aus diesen pathophysiologischen Betrachtungen heraus haben **Linton und Hardy** (1948) bei Patienten mit chronischer Ulzeration infolge einer vollständig rekanalisierten femoropoplitealen Achse die **Ligatur der V. femoralis superficialis** unterhalb der Profunda-Einmündung vorgenommen. In ähnlicher Weise führte der schwedische Chirurg **Gunnar Bauer** 1948 die **Resektion der V. poplitea** durch. Es wurden gute Erfolge gesehen. Trotzdem blieben beide Methoden lange Jahre umstritten und wurden schließlich aufgegeben (S. 248).

Antegrade Strömungsinsuffizienz

Von größter Bedeutung ist die antegrade Strömungsinsuffizienz bei allen Graden der Rekanalisation. Wenn die kruralen Venenklappen zerstört sind und als Richtungsventil ausfallen, verliert die **Wadenmuskelpumpe**, die wichtigste der peripheren Venenpumpen, ihre Effektivität. Das Blut wird nicht nur antegrad, sondern auch retrograd in die Leitgefäße gepresst. Eine ausgedehnte postthrombotische Destruktion der Venenklappen sowohl in den kruralen Leitvenen als auch in den Muskelvenen erweist sich immer als ungünstig und geht mit einer schweren klinischen Symptomatik einher. Über insuffiziente Vv. perforantes sucht sich der Blutstrom neue Wege zu den oberflächlichen Gefäßen, die sich dem ungewöhnlich hohen Strömungsvolumen eine Zeit lang anpassen, dann aber schließlich varikös degenerieren. Die **sekundäre Varikose** ist entstanden (vgl. Abb. 9-34, S. 88).

Kollateralisation

Bei der partiellen und der fehlenden Rekanalisation trifft der herzwärts gerichtete Blutstrom auf postthrombotische Septen und Obliterationen. Er kann also über die natürlichen Venen nicht mehr so gut oder überhaupt nicht mehr abfließen. Der periphere Venendruck steigt unter dem Belastungsversuch an und wirkt als Anreiz für die Kollateralisation.

Ein gut funktionierender Kollateralkreislauf hat auf das postthrombotische Syndrom eine optimal kompensierende Auswirkung. Das gesunde Umgehungsgefäß enthält funktionstüchtige Venenklappen, und diese tragen zur Verbesserung der Blutströmung in die antegrade Richtung wesentlich bei (Abb. 12-5). Eine zentrale Bedeutung kommt dabei der V. saphena magna zu. Ihre Anpassung an die Kollateralfunktion wird als **kompensatorische Phlebektasie** bezeichnet (s. u.).

> **Cave** Die Abgrenzung einer kompensatorischen Ektasie der V. saphena magna von einer sekundären Stammvarikose hat für die Chirurgie des postthrombotischen Syndroms eine grundsätzliche Bedeutung. Durch die Babcock-Operation kann dem Patienten im ersten Fall vielleicht geschadet, im zweiten Fall sehr geholfen werden. Zur Differenzialdiagnose erscheinen die Duplexsonographie, die aszendierende Pressphlebographie und die periphere Phlebodynamometrie geeignet.

Die **schweren Umbauvorgänge** der Gefäßwände mit Ersatz der differenzierten anatomischen Strukturen durch schrumpfendes Narbengewebe führen an Venen mit stärkerer Druck- und Volumenüberlastung zu Aussackungen und Dilatationen, in denen die Blutströmung stagniert. So entstehen Toträume in den Muskelvenen, in den kutanen und subkutanen Plexus, die neben der venösen Hypertonie als wesentliche Ursache für die dermatologischen Komplikationen des chronischen venösen Stauungssyndroms angesehen werden (Abb. 12-6 a–d).

Fischer sprach in anschaulicher Weise von einer **Versumpfung** der Gewebe (Schneider und Fischer 1969). Die Mikrozirkulationsstörungen spielen sich hauptsächlich in der medialen oder lateralen Knöchelregion ab und führen durch die Extravasation aggressiver Moleküle zum chronischen venösen Stauungssyndrom.

Wilhelm Schneider (1910–2003) hatte von 1961 bis 1977 das Ordinariat für Dermatologie an der Universität Tübingen inne. **Herbert Fischer** (*1919) war zunächst sein Oberarzt und dann Leiter einer speziellen Abteilung für Phlebologie. Beide haben die Phlebologie durch viele wissenschaftliche Arbeiten befruchtet, und beide wurden zu Ehrenpräsidenten der *Deutschen Gesellschaft für Phlebologie* ernannt.

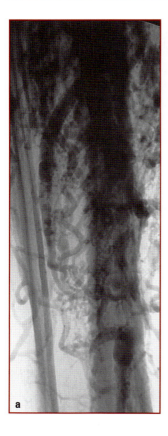
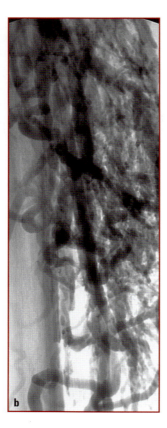
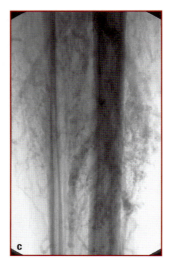
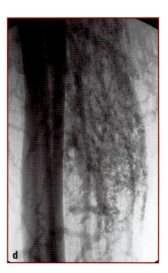

Abb. 12-6 Aszendierende Pressphlebographie am rechten Bein bei einer 60-jährigen Patientin mit schwerem postthrombotischen Syndrom. Antegrade und retrograde Strömungsinsuffizienz. Darstellung der Wadenmuskelvenen in der Dreiphasentechnik.
a und b Füllungsphase mit unregelmäßigen Aussackungen bei Klappenverlust. Bild der wirren Rekanalisation. Aufnahmen bei Innenrotation (a) und im seitlichen Strahlengang (b).
c und d Entleerungsphase. Kontrastmittelseen, Toträume, Stagnationen. Aufnahmen bei Innenrotation (c) und im seitlichen Strahlengang (d).

! Früher wurden Ektasien und Torquierungen an den tiefen Leitvenen als **tiefe Varizen** bezeichnet. Heute gehen wir in der Terminologie davon aus, dass sich variköse Veränderungen nur an extrafaszialen Venen ausbilden können.

12.4.2 Klinischer Verlauf

Das postthrombotische Syndrom läuft in **drei Stadien** mit einem ausgesprochen chronischen Charakter ab. In der Regel berichtet der Patient über die Thrombose anlässlich einer Operation oder Verletzung, während der Schwangerschaft oder im Verlauf einer schweren Allgemeinkrankheit. Gelegentlich wird das postthrombotische Syndrom aber auch erst nach Jahren diagnostiziert, wenn bereits Komplikationen eingetreten sind. Dann lassen sich in der Anamnese die zeitlichen Beziehungen zu einem entsprechenden Ereignis oft noch herstellen.

Postthrombotisches Frühsyndrom

Der Übergang von der akuten Thrombose zum postthrombotischen Syndrom kann bei spontanem Verlauf in die dritte bis vierte Woche nach Krankheitsbeginn datiert werden. Er ist am **ambulanten Patienten** durch eine persistierende Ödemneigung gekennzeichnet, die sich unter Belastung verstärkt. Das postthrombotische Frühsyndrom entspricht den fließenden pathophysiologischen Vorgängen der Rekanalisation und der Kollateralisation. Es ist etwa nach 12 Monaten abgeschlossen. Mit der zunehmenden Adaptation an die neue hämodynamische Situation verändert sich auch die klinische Symptomatik.

! Die **Belastungsabhängigkeit des Ödems** beim postthrombotischen Frühsyndrom spielt in der Unfallchirurgie eine wichtige Rolle. Der im Krankenhaus immobilisierte Patient merkt die Symptome einer tiefen Beinvenenthrombose durch die Überlagerung der Verletzungsfolgen nicht. Erst zu Hause, wenn er sich wieder körperlich belastet, fällt ihm die Schwellneigung auf. Zwischen Unfallereignis und Thrombose müssen dann kausale Zusammenhänge diskutiert werden.

Postthrombotisches Syndrom

Das postthrombotische Syndrom (im engeren Sinne) ist durch stabile hämodynamische Bedingungen charakterisiert. Die Kompensation hat ein Höchstmaß von Anpassungsvorgängen an die pathomorphologischen Gegebenheiten erreicht. Der Patient musste lernen, mit gewissen Befindlichkeitsstörungen zu leben. Im Vordergrund stehen die Schwellneigung und eine langsam zunehmende Varikose

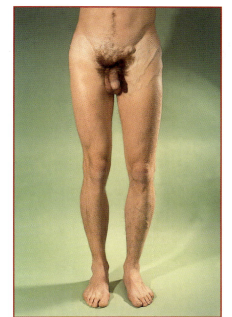
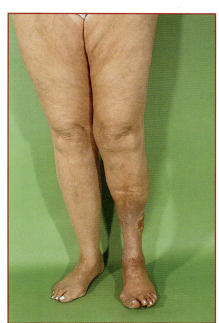

Abb. 12-7 (links) Postthrombotisches Syndrom (im engeren Sinne) der Bein- und Beckenvenen links bei einem 25-jährigen Mann. Thrombose vor 5 Jahren nach Beckenbruch mit Immobilisation. Schwellneigung und zunehmende Ausbildung von Krampfadern am Bein und Unterleib. Suprapubische Varikose.

Abb. 12-8 (rechts) Postthrombotisches Spätsyndrom bei einer 57-jährigen, sehr gepflegten Patientin. Schwangerschaftsthrombose im 24. Lebensjahr und Rezidive. Zunehmende Ausbildung der chronischen venösen Insuffizienz seit 10 Jahren. Laterales Ulcus cruris seit 6 Monaten. So genanntes Stöckelbein.

(Abb. 12-7). An den Kompressionsstrumpf hat er sich mehr oder minder gewöhnt.

In seltenen Fällen kommt es zu einer belastungsabhängigen **Claudicatio venosa**. Der Patient klagt über ein zunehmendes Schweregefühl und schließlich über einen Berstungsschmerz *im ganzen Bein*, der in Ruhe langsam wieder abklingt. Die **Claudicatio intermittens arteriosa** unterscheidet sich von der Claudicatio venosa durch die Lokalisation des krampfartigen Belastungsschmerzes *in bestimmten Muskelregionen*. Bei der Claudicatio venosa kann das zusätzliche Blutvolumen, das durch die reaktive arterielle Hyperämie in die Extremität gelangt, infolge der schlechten Ausstrombahn nicht abgeleitet werden und staut sich an. Hier ergibt sich gegebenenfalls die Indikation zu einer venösen Bypassoperation.

> ! Die Schaufensterkrankheit des Rauchers ist allzu gut bekannt. Die Schaufensterkrankheit des Patienten mit einer schweren venösen Durchblutungsstörung wird oft übersehen.

Die **Diagnose** der Claudicatio venosa lässt sich am Fahrradergometer objektivieren. Unter dem Arbeitsversuch nimmt die Extremität eine sich langsam intensivierende bläuliche Verfärbung an, und die Venen treten immer stärker hervor. Zur quantitativen Erfassung sind die periphere Phlebodynamometrie und die dynamische Dehnungsstreifenplethysmographie geeignet.

Postthrombotisches Spätsyndrom

Im Lauf der Zeit werden die Kollateralvenen durch das ungewohnt große Blutvolumen überlastet. Sie erweitern sich bis zur Schlussunfähigkeit ihrer Klappen. An den extrafaszialen Venen entstehen Krampfadern. Vor allem wirken sich eine **sekundäre Perforansvarikose** sowie eine **sekundäre Stammvarikose** der V. saphena magna ungünstig auf die Hämodynamik aus. Ein sekundärer Rezirkulationskreis ist immer dekompensiert. Das Blut kann aus den kleineren Zubringergefäßen nicht mehr abgeschöpft werden. Die venöse Hypertonie und die Störungen der Mikrozirkulation führen schließlich zum chronischen venösen Stauungssyndrom (Abb. 12-8).

Der **sekundäre Rezirkulationskreis** im Rahmen des postthrombotischen Syndroms weist gegenüber der primären Form einige Besonderheiten auf: Da die Veränderungen im Sinne der postthrombotischen adaptiven Phlebektasie immer die *ganze* V. saphena magna betreffen, entspricht der Rezirkulationskreis bei der sekundären Stammvarikose von Anfang an dem Typ IV. Die pathologischen Strömungsbedingungen an den tiefen Venen brauchen sich nicht erst *infolgedessen* auszubilden, sie sind bereits durch die Grundkrankheit geprägt. Wir sprechen darum von einem sekundären Rezirkulationskreis, den es dem Verständnis nach nur in der dekompensierten Form geben kann.

> ! Primäre und sekundäre Rezirkulationskreise sind sich in ihren ungünstigen Auswirkungen auf die Hämodynamik und die chirurgischen Konsequenzen sehr ähnlich, unterscheiden sich aber grundlegend in ihrer Pathogenese.

Der weitere Krankheitsverlauf zeigt eine unterschiedliche Progredienz. Zeiträume von 5–10–20 Jahren bis zur Entwicklung des postthrombotischen Spätsyndroms gelten als die Regel. Der Verlauf hängt von verschiedenen Faktoren ab.

Begünstigende Faktoren des postthrombotischen Spätsyndroms sind:
- Rezidivierende Thrombosen
- Ausdehnung über mehrere Etagen
- Einbeziehung der Muskelvenen
- Zunehmendes Lebensalter des Patienten
- Nicht optimale Therapie der Ersttrombose
- Ungenügende antikoagulatorische Sekundärprophylaxe
- Unzureichende Kompressionstherapie

Die Einbeziehung der Wadenmuskelvenen in den postthrombotischen Prozess und damit ein Ausfall der peripheren Venenpumpen wirken sich überaus nachteilig auf alle Funktionen der Hämodynamik aus. Ebenso haben rezidivierende Thrombosen einen äußerst ungünstigen Effekt, weil sie die kompensierenden Mechanismen ausschalten und damit am schnellsten zu einer Verschlechterung der venösen Hypertonie führen (s. S. 287).

 Die erste Thrombose ist schlimm genug, kann aber vom Körper meistens in ausreichender Weise kompensiert werden. Jede nachfolgende Thrombose bezieht die kompensierenden Gefäße mit ein und verursacht daher erhebliche Schäden. Deshalb ist die Antikoagulation so wichtig.

Vom Syndrom zur Diagnose

Alle Folgeerscheinungen der stattgefundenen Venenthrombose werden unter dem Überbegriff der chronischen venösen Insuffizienz zusammengefasst. Am Anfang entsteht das klinische Bild des **chronischen venösen Stauungssyndroms** in der supramalleolären Region. Hierzu gehören die Schwellneigung mit mehr oder minder ausgeprägten Indurationen der Haut und der subkutanen Gewebe. Es treten Pigmentierungen, Atrophie blanche, Stauungsekzeme, die Corona phlebectatica und schließlich Ulzerationen hinzu, die dann zum **arthrogenen Stauungssyndrom** oder ausnahmsweise zum **chronischen venösen Kompartmentsyndrom** führen können.

Das chronische venöse Stauungssyndrom und die anderen Symptomenkomplexe sind keineswegs für die postthrombotische Krankheit pathognomonisch. Sie können ebenso bei den dekompensierten Rezirkulationskreisen der Stammvarikose, bei der primären Femoralklappeninsuffizienz oder bei Missbildungen des Venensystems vorkommen. Aus diesem Grund sind weder die Bezeichnungen „chronische venöse Insuffizienz" noch „chronisches venöses Stauungssyndrom" im strengen Sinne als definitive Diagnose zu verwenden.

 Im Medizinlexikon heißt es: „ein Syndrom ist ein sich stets mit etwa den gleichen Krankheitszeichen manifestierendes Krankheitsbild mit ... durch vielfältige Ursachen bedingter Ätiogenese". Die vollständige Diagnose muss beispielsweise lauten: Postthrombotisches Syndrom **mit** chronischem venösen Stauungssyndrom.

12.4.3 Kollateralkreisläufe der Beinvenen

Für die Kompensation des postthrombotischen Syndroms mit unvollständiger oder fehlender Rekanalisation haben die Kollateralkreisläufe eine große Bedeutung. Sie können sich im extra- oder intrafaszialen Raum ausbilden. Der Venenchirurg muss sie beurteilen können.

 Mitunter sind es erst die ausgeprägten Umgehungskreisläufe am Bein oder am Bauch, die den Patienten zur fachärztlichen Konsultation führen.

Cockett-Perforansinsuffizienz ($C_2\ E_s\ A_{P18}\ P_R$)

Der **extrafasziale Kollateralkreislauf** am Bein ist besonders wichtig. Der fehlende Abfall des Venendrucks bei Aktivierung der Muskelpumpe verhindert, dass sich das Blutvolumen aus den extrafaszialen Gefäßen zum tiefen Venensystem hin entleeren kann. Es staut sich an. Sehr schnell werden die Perforansklappen insuffizient. Daraus entsteht dann die **aktivierte**

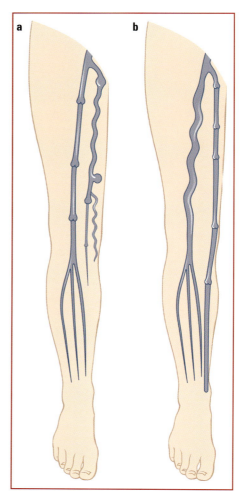

Abb. 12-9 Schematische Darstellung der wichtigsten Röntgenzeichen
a einer primären Stammvarikose und
b einer kompensatorischen Ektasie der V. saphena magna. Erklärung siehe Tabelle 12-1.

Tab. 12-1 Unterschiede zwischen kompensatorischer Ektasie und Stammvarikose der V. saphena magna.

Röntgenzeichen	Stamm-varikose	Phlebektasie
Darstellung	Retrograd	Antegrad
Kontrastmitteldichte	Geringer	Hoch
Venenklappen	Insuffizient	Suffizient
Teleskopzeichen	Fehlt	Vorhanden oder fehlt
Infravalvuläre Dilatationen	Typisch	Fehlen
Aneurysmen	Typisch	Fehlen
Insuffizienzpunkt	Typisch	Fehlt
Konjugierende Seitenastvarize	Vorhanden	Fehlt
Gürtelzeichen	Fehlt	Typisch
Gefäßwand	Umbau	Hypertrophie
Bewertung	Varize	Kollaterale

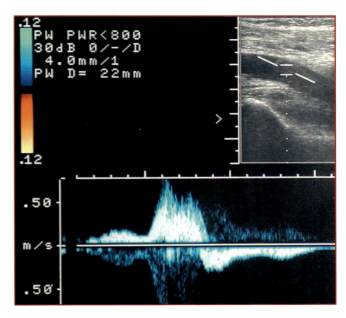

Abb. 12-10 Strömungscharakteristik in der V. saphena magna bei kompensatorischer Phlebektasie im Rahmen des postthrombotischen Syndroms. Beim Wadenkompressionstest am stehenden Patienten breiter, abgestumpfter, antegrader A-Sound, bei Dekompression erschöpfbarer Reflux durch verzögerten Klappenschluss. Ableitung in der Mitte des Oberschenkels.

Perforansvarikose. Über den Blow-out treffen die retrograden Strömungswellen bei jeder Kontraktion der Wadenmuskulatur mit einem heftigen Rammeffekt auf die Haut auf. In der supramalleolären Region entstehen die klinischen Symptome des chronischen venösen Stauungssyndroms und bereiten den Boden vor, auf dem später die Ulzeration beginnt.

! Jede stärkere variköse Degeneration im extrafaszialen Venensystem hat nachteilige Auswirkungen, ganz besonders aber die Cockett-Perforansvarikose. Sobald hier die allerersten dermatologischen Symptome auftreten, lassen sich durch die **frühzeitige selektive Perforansligatur** die Komplikationen des postthrombotischen Syndroms verhindern. Es liegt jedoch in der Natur der Krankheit, dass mit Rezidiven gerechnet werden muss.

Kollateralisation der V. saphena magna

Die V. saphena magna führt unter physiologischen Bedingungen etwa 10% des Blutvolumens aus der unteren Extremität ab. Bei Einschaltung in einen Umgehungskreislauf steigt diese Blutmenge auf ein Vielfaches an.

Kompensatorische Phlebektasie

Die Vene passt sich den veränderten hämodynamischen Verhältnissen an. Dabei handelt es sich um einen physiologischen Vorgang, um die Adaptation an eine ungewöhnliche Volumenbelastung. Das Gefäß erweitert sich, und zwar *am deutlichsten in der Peripherie* (Abb. 12-9). Zu den Unterschieden zwischen kompensatorischer Ektasie und Stammvarikose vergleiche Tabelle 12-1.

Die **Duplexsonographie** zeigt bei der kompensatorischen Ektasie eine gleichmäßige Erweiterung der Vene im gesamten Verlauf. Es tritt eine atemmodulierte Strömungsdynamik auf. Der Reflux ist kurz erschöpfbar (Abb. 12-10). Bei der **Phlebographie** fällt sofort die veränderte Hämodynamik auf. Die tiefen Gefäße stellen sich nur zögernd oder überhaupt nicht dar. Das Kontrastmittel fließt sofort in hoher Konzentration über die großlumige V. saphena magna ab. In der Mündungsregion geht das Teleskopzeichen verloren. Die Klappen bleiben aber nahezu funktionstüchtig (Abb. 12-11): Offenbar kann sich die allgemeine Dilatation an den festeren Klappenringen zunächst nicht auswirken. Auf dem Phlebogramm erscheint der Klappenansatz deshalb als zirkuläre Einengung, das **Hach-Gürtelzeichen** (Abb 12-11).

Bei der kompensatorischen Ektasie ist die V. saphena magna durch ein hohes *antegrades* Blutvolumen vom Knöchel bis zur Leiste gleichmäßig und geradlinig erweitert. Alle Symptome einer *retrograden* Blutströmung wie infravalvuläre Dilatationen oder Aneurysmen sowie meanderförmige Biegungen, die für die primäre Stammvarikose typisch sind, fehlen.

! Das Gürtelzeichen ist der Ausdruck einer *kompensatorischen Ektasie* und entspricht duplexsonographisch dem erschöpfbaren Reflux. Eine infravalvuläre Dilatation ist der Ausdruck einer *sekundären Stammvarikose* und entspricht duplexsonographisch dem unerschöpfbaren Reflux beim Dekompressionstest.

12 Das postthrombotische Syndrom

Sekundäre Stammvarikose (C₂ E_S A_{S2,3} P_{R,0})

Mit zunehmender Überlastung dehnt sich das Lumen der V. saphena magna aus, bis die Venenklappen ihre Schlussfähigkeit verlieren. Das Gefäß lässt jetzt in Orthostase und beim Pressen eine Umkehr der Blutströmung zu, die sekundäre Stammvarikose mit den typischen infravalvulären Dilatationen ist entstanden (Abb. 12-12). Der Kollateralkreislauf hat nicht nur seine Funktion verloren, im Gegenteil, er führt jetzt zu einer starken, zusätzlichen Volumenbelastung der peripheren Strombahn. Bei der Duplexsonographie ergibt sich über der V. saphena magna während des Valsalva-Tests im Stehen ein unerschöpfbarer Reflux (Abb. 12-13). Die pathophysiologische Situation entspricht dem **sekundären Rezirkulationskreis IV**, der von Anfang an dekompensiert ist und damit die größte hämodynamische Brisanz zeigt. Das klinische Bild des **postthrombotischen Spätsyndroms** wird eingeleitet. Bald kann sich ein Ulcus cruris ausbilden.

Zur Abschätzung des günstigen Effekts der Saphenektomie wird vielerorts die **dynamische Venendruckmessung** zunächst ohne und dann noch einmal **mit digitaler Kompression** der Stammvene oder nach Anlegung eines Tourniquets in der Leiste durchgeführt. Eine Verbesserung der Kurve oder zumindest eine ausbleibende Verschlechterung spricht für die richtige Operationsindikation.

> **Cave** Beim digitalen Kompressionsversuch der Phlebodynamometrie können sehr leicht wichtige Kollateralen abgedrückt werden. Daraus resultiert eine falsche Interpretation der Druckkurve. Wir räumen in diesem Fall der bildgebenden Diagnostik einen höheren Stellenwert ein.

Alle Krampfadern, die sich bei einem postthrombotischen Syndrom entwickeln, werden unter dem Begriff der „sekundären Varikose" zusammengefasst. Sie können ein erhebliches Ausmaß erreichen. Ob sie allein durch die volumenmäßige Überlastung induziert werden, erscheint heute eher unwahrscheinlich. Vielleicht liegen der primären und sekundären Varikose dieselben strukturellen Defekte im mikroskopischen (Benecke 1973) oder ultramikroskopischen Bereich (Staubesand 1977) zugrunde.

> ! Die *sekundäre* Stammvarikose entspricht immer gleich dem Stadium IV und weist von Anfang an ihre stärksten Veränderungen im peripheren Gefäßabschnitt auf. Deshalb ist sie für einen wesentlichen Teil der Symptome des chronischen venösen Stauungssyndroms verantwortlich. Durch ihre chirurgische Sanierung im Sinne der Babcock-Operation wird in der Regel eine wesentliche Besserung des Krankheitsbildes herbeigeführt (S. 102).

> **Cave** Durch eine unvollständige Diagnostik kann eine sekundäre Stammvarikose leicht vorgetäuscht werden und dann zu einer Operation mit ungewissem Ausgang führen. Deshalb sind neben der Duplexsonographie auch die Phlebographie und die periphere Phlebodynamometrie zu empfehlen.

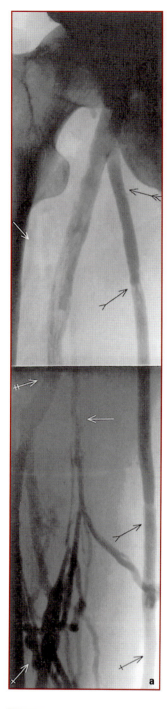
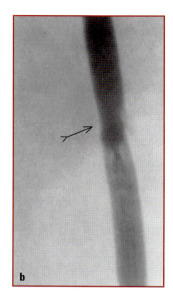

Abb. 12-11 Physiologische Phlebektasie der V. saphena magna. Aszendierende Pressphlebographie am rechten Bein bei einem 50-jährigen Mann.
a Postthrombotisches Syndrom. Geringe Rekanalisation der V. femoralis superficialis (→). Kollateralkreislauf über die distale Femoralisanastomose (⊢→) und V. profunda femoris (⊬→) sowie über die ektatische V. saphena magna; ⪢ Gürtelzeichen; ⪢⪢ fehlendes Teleskopzeichen.
b Detailaufnahme des Hach-Gürtelzeichens (⪢). Zirkuläre Einengung in Höhe der Klappenebene. Oberhalb davon leichte Aufweitung des Lumens durch einen einmündenden kleinen Seitenast (nicht dargestellt). Unterhalb der Klappenebene zwar leichte Weitstellung durch Phlebektasie, aber keine umschriebene infravalvuläre Dilatation. Verminderte Kontrastmittelführung unterhalb der Venenklappe infolge des funktionierenden (verzögerten) Klappenschlusses.

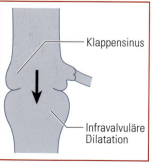

Abb. 12-12 Schematische Darstellung der beginnenden sekundären Stammvarikose. Das Gürtelzeichen geht in die infravalvuläre Dilatation über.

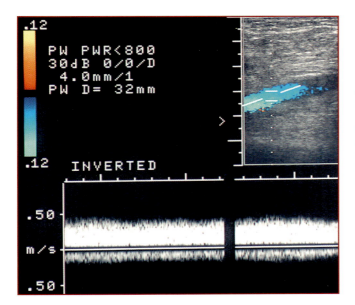

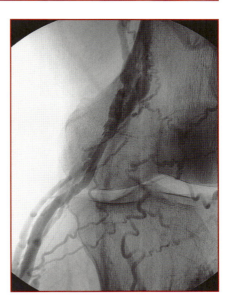

Abb. 12-14 Postthrombotischer Verschluss der V. poplitea. Kollateralisation durch die klappentragenden Vv. gastrocnemiae, die proximal einen Anschluss an das Stromgebiet der V. profunda femoris finden. Darstellung durch aszendierende Pressphlebographie im seitlichen Strahlengang.

Abb. 12-13 Strömungsdynamik in der V. saphena magna bei sekundärer Stammvarikose. Unerschöpfbare retrograde Blutströmung beim Valsalva-Versuch im Stehen. Ableitung in der Mitte des Oberschenkels.

Kollateralisation der V saphena parva
($C_2\ E_S\ A_{S4}\ P_{R,0}$)

Die V. saphena parva spielt für die Kollateralisation des postthrombotischen Syndroms eine untergeordnete Rolle. Beim Ausfall der V. saphena magna kann sich aber über sie und über die V. femoropoplitea ein potenter Umgehungskreislauf zum Hiatus saphenus oder zum Einstromgebiet der V. iliaca interna ausbilden.

Intrafasziale Kollateralkreisläufe
($C_3\ E_S\ A_{15}\ P_{R,0}$)

Den intrafaszialen Kollateralkreisläufen wurde bisher nur wenig Beachtung geschenkt. Einige Umgehungswege reichen für die Kompensation umschriebener Gefäßverschlüsse völlig aus, während andere eher eine theoretische als hämodynamische Bedeutung haben (Hach und Hach-Wunderle 1994; Abb. 12-14).

Distale Femoralisanastomose. Die wichtigste intrafasziale Kommunikation befindet sich zwischen der V. femoralis superficialis und der V. profunda femoris in Höhe des Adduktorenkanals. Sie kann den Verschluss der V. femoralis superficialis bei freier Ein- und Ausstrombahn völlig kompensieren (vgl. Abb. 12-5, S. 251).

 Die Möglichkeit zur Entnahme der V. femoralis superficialis für eine Transplantation beruht auf der Existenz der distalen Femoralisanastomose.

Muskelvenen. Ein Verschluss der V. poplitea kann mit Hilfe der Gastroknemiusvenen überbrückt werden (Abb. 12-14). Dagegen erscheint die Ausbildung zahlreicher Kollateralen innerhalb der Wadenmuskulatur stets als Ausdruck einer schweren Beeinträchtigung der Hämodynamik. May und Nißl (1959) gebrauchten den treffenden Terminus einer „wirren Kollateralisation". In der modernen Nomenklatur wird von **Wirrnetzen** gesprochen (Hach et al. 2002).

 Bei der phasengerechten Phlebographie gilt der Nachweis von Wirrnetzen als verlässliches Zeichen der abgelaufenen Beinvenenthrombose.

Brückenvenen. Die kleinen Verbindungsvenen zwischen den Vv. comitantes am Unterschenkel (S. 172) sind in den Umgehungskreislauf integriert, haben aber keine wesentliche Effektivität.

Sprossenvenen („Leiterphänomen"). Die zarten Gefäße spielen zur Kompensation partieller Verschlüsse der Vv. tibiales posteriores eine gewisse Rolle (S. 172). Das Blut fließt dann über die Sprossenvenen zickzackförmig von dem einen Stamm zum anderen hin und her. Ihre hämodynamische Bedeutung ist gering.

12.4.4 Kollateralkreisläufe beim einseitigen postthrombotischen Beckenvenensyndrom
($C_3\ E_S\ A_{6\text{-}10}\ P_{R,0}$)

Häufig betrifft das postthrombotische Syndrom die Leitvenen des Beckens auf einer Seite, entweder für sich allein oder zusammen mit den Beinvenen. Dann entstehen die pathognomonischen **suprapubischen Kollateralen**. Aber die zarten Gefäße halten der Belastung nicht lange stand, sie degenerieren varikös und haben dann keine Funktion mehr (Abb. 12-15).

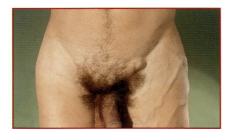

Abb. 12-15 Suprapubische Varizen und Phlebektasien am Oberschenkel als Symptome eines postthrombotischen Verschlusses der femoroiliakalen Strombahn links. Detailaufnahme aus Abbildung 12-7, S. 253.

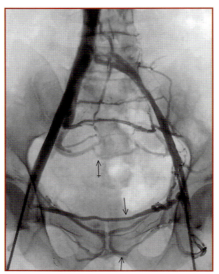

Abb. 12-16 Postthrombotisches Syndrom der Vv. iliacae externa und communis sinistrae bei einem 43-jährigen Mann. Partielle Rekanalisation mit Ausbildung von Septen. Perivaskuläre Verschwielung. May-Turner-Beckenvenensporn. Kollateralkreislauf über suprapubische Gefäße (→) und präsakrale Kollateralen (↦) zur Gegenseite hin. Darstellung durch Beckenvenenphlebographie.

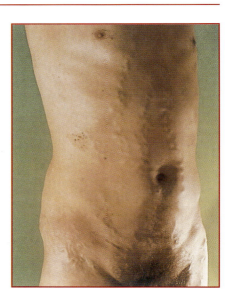

Abb. 12-17 Kollateralgefäße an der vorderen Bauchwand beim unteren Verschlusstyp der V. cava inferior.

Die Vv. iliacae externa und communis weisen dabei entsprechende Veränderungen wie die großen Gefäße am Oberschenkel auf. Nach der partiellen Rekanalisation sind Septen und Inseln im Gefäßlumen zu erkennen. Daneben gibt es noch ein weiteres charakteristisches Symptom, die **perivaskuläre Fibrosierung** (Abb. 12-16).

Die **Verschwielung** der Vv. iliacae externa und communis ist bei der Duplexsonographie und bei der Phlebographie an einer konzentrischen Einengung des Lumens zu diagnostizieren und findet sich außer bei der postthrombotischen Wandschädigung auch bei der Ormond-Krankheit, bei der Strahlenfibrose und bei bindegewebigen Indurationen infolge alter entzündlicher oder traumatischer Veränderungen. Vielleicht spielt bei sehr schlanken Frauen hier auch die Gravidität eine Rolle. Die Übergänge zum extravasalen Kompressionssyndrom sind fließend.

> **!** Bei der Ormond-Krankheit und bei der Strahlenfibrose können sich keine regionären Kollateralkreisläufe ausbilden. Dadurch unterscheiden sie sich vom postthrombotischen Syndrom.

Bei einem **persistierenden Verschluss** der pelvinen Ausstrombahn gibt es wichtige Kollateralkreisläufe, die bei Eingriffen der allgemeinen Chirurgie, in der Gynäkologie und Geburtshilfe sowie bei der Begutachtung eine Bedeutung erlangen können. Es sind auch spezielle Syndrome bekannt, die auf „variköse" Veränderungen an den ovariellen Plexus zurückgeführt werden.

Glutealvenen und Vv. pudendales. Von der Leistenregion sowie von der intrafaszialen Mündungsregion der V. saphena parva her besteht über die V. femoropoplitea eine Verbindung zu den Vv. pudendales und den Vv. gluteae, die zum Einstromgebiet der V. iliaca interna gehören.

Präsakrale Gefäße. Die Umgehungsbahnen vor dem Kreuzbein sind anatomisch präformiert und gehören zum Stromgebiet der beiden Vv. iliacae internae. Sie können sich zu kräftigen Kollateralen entwickeln. Beim Verschluss der V. iliaca communis stehen zwei bis fünf Gefäße zur Verfügung (vgl. Abb. 12-16).

Beckenvenenplexus. Die mächtigen Venengeflechte im kleinen Becken können sowohl bei der Frau als auch beim Mann eine weitgehende Kompensation des postthrombotischen Beckenvenensyndroms erreichen. Der Anschluss erfolgt bei Obliteration der V. iliaca externa über den Plexus pudendalis oder über die Vv. gluteae mit ihren Verbindungen in der Leistenregion. Der Umweg über die Vv. iliacae internae ist auch bei einem isolierten Verschluss der V. iliaca communis immer gewährleistet.

V. lumbalis ascendens. Bei Obliteration der V. iliaca communis durch einen May-Beckenvenensporn kann der venöse Abstrom über die V. lumbalis ascendens in die vertebralen und paravertebralen Venensysteme erfolgen, die zahlreiche Kommunikationen zur unteren und oberen Hohlvene aufweisen. Direkte Verbindungen bestehen zur V. azygos und zur V. hemiazygos hin. Der gesamte Bereich ist klappenlos.

V. pudenda externa. Die V. pudenda externa hat Anastomosen mit der V. pudenda interna, die dem Stromgebiet der V. iliaca interna zugehört. Bei einem Verschluss der V. iliaca externa erhält die Umgehungsbahn zuweilen eine hämodynamische Effizienz.

Suprapubische Kollateralen. Der Befund ist für den einseitigen Verschluss der Beckenvenen typisch. Meistens handelt es sich um ein kräftiges Gefäß von 3 bis 5 mm Durchmesser, manchmal auch um zwei kleinere Venen, die am oberen Rand des Schambeins entlang zur Krosse der Gegenseite ziehen. Gelegentlich geht die Kollaterale von einer V. saphena magna mit kompensatorischer Ektasie aus und ermöglicht auf diese Weise eine langstreckige Überbrückung der femoroiliakalen Strombahn. Das oder die Gefäße sind klappenlos. Im späteren Krankheitsstadium entwickeln sich daraus die suprapubischen Varizen (vgl. Abb. 12-15).

> Bei einer varikösen Degeneration haben die suprapubischen Kollateralen ihre hämodynamische Bedeutung vollständig verloren. Sie können auf Druck, z. B. von Kleidungsstücken, leicht mit einer sehr schmerzhaften Thrombophlebitis reagieren. Außerdem wirken sie in ästhetischer Hinsicht störend. Auf Wunsch des Patienten lassen sich suprapubische Varizen ohne Weiteres durch die Miniphlebektomie beseitigen.

12.4.5 Kollateralkreisläufe beim postthrombotischen Syndrom der Beckenvenen beiderseits und der V. cava inferior
($C_3\ E_S\ A_{6-10}\ P_{R,0}$)

Aufgrund der klinischen Symptomatik erscheint die Einteilung des Verschlusses der V. cava inferior in einen **unteren, mittleren und hohen Typ** zweckmäßig; es handelt sich dabei um eigenständige Krankheitsbilder. Allen gemeinsam ist eine mehr oder minder ausgeprägte venöse Stauung im Bereich des Rumpfes und der unteren Extremitäten. In entsprechender Weise äußert sich auch die beidseitige Obturation der Beckenvenen.

Für die diagnostische Abklärung des V.-cava-inferior-Verschlusssyndroms mit allen seinen Kollateralkreisläufen steht die **Beckenvenenphlebographie** im Vordergrund. Mit der Duplexsonographie, der Computer- und der Magnetresonanztomographie ist darüber hinaus eine differenzierte Beurteilung der umgebenden Gewebsstrukturen möglich.

Unterer Verschlusstyp

Der untere Verschlusstyp der V. cava inferior und das bilaterale postthrombotische Beckenvenensyndrom verursachen Beinödeme, sekundäre Varizen und in schweren Fällen ein chronisches venöses Stauungssyndrom (Abb. 12-17). Die Gefäßobliteration reicht kranialwärts bis zur Einmündung der Nierenvenen, die durch ihre hohe Blutströmung eine weitere Progredienz der Thrombose verhindern. In peripherer Richtung können die tiefen Beinvenen in die Zirkulationsstörung einbezogen sein. Hinsichtlich der **Ätiologie** muss immer an eine systemische Gefäßkrankheit im Sinne der Kollagenosen, an eine Beeinträchtigung der Homöostase oder an ein extravasales Kompressionssyndrom gedacht werden (S. 323).

Die **Rekanalisationsvorgänge** sind in den großen pelvinen und retroperitonealen Leitvenen weniger wirksam als in den peripheren Gefäßen. Dafür spielt die Kollateralisation infolge der zahlreichen anatomisch präformierten Gefäßverbindungen im retroperitonealen Raum eine wesentlich größere Rolle. Ihre röntgenologische Darstellung wird heute in der Regel durch die digitale Subtraktionsphlebographie vorgenommen. Beim unteren Verschlusstyp stehen fünf Umgehungsbahnen zur Verfügung, deren Kenntnis zum Verständnis der Pathophysiologie von Bedeutung ist (Abb. 12-18).

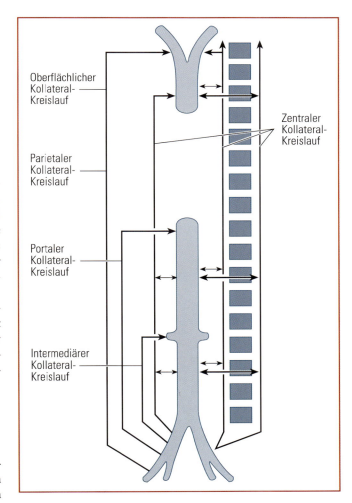

Abb. 12-18 Kollateralsysteme beim unteren Verschlusstyp der V. cava inferior.

Vertebrale Plexus und paravertebrale Leitvenen

Diese **zentrale Umgehungsbahn** ist als funktionelle Einheit anzusehen. Es bestehen enge anatomische Beziehungen zu den parietalen Gefäßen. Da die Venengeflechte keine Klappen enthalten, kann das Blut in alle Richtungen fließen. Die Kommunikation mit der V. cava inferior ist in jedem Segment möglich. Über die Anastomosen zwischen den Vv. lumbales ascendentes und der V. azygos rechts beziehungsweise der V. hemiazygos links existieren direkte Verbindungen zur oberen Hohlvene. Der zentrale Kollateralkreislauf hat die größte hämodynamische Bedeutung.

Parietale Umgehungsbahnen

Der **parietale Kollateralkreislauf** über die V. circumflexa ilium profunda zu den Vv. costales ist hämodynamisch weniger bedeutsam, weil die Gefäße nur kleine Durchmesser haben und relativ lange Wege überbrücken. Andere Kollateralen sind gelegentlich im Bereich des M. psoas und der lateralen Zwerchfellpfeiler nachzuweisen.

Vv. ovaricae und uretericae

Diese Gefäße gehören zum **intermediären Kollateralkreislauf**. Sie entspringen aus den pelvinen Plexus und können sich bei der Frau auf Daumendicke erweitern. Das kann sich z. B. im Rahmen von gynäkologischen Krankheiten auswirken. Die Vv. uretericae haben eine vergleichsweise geringere hämodynamische Bedeutung als die Vv. ovaricae (Abb. 10-32, S. 190).

Beziehungen zum Pfortadersystem

Das Blut fließt in der Beckenregion und an der Bauchwand über dieselben Gefäße ab wie bei portaler Hypertension, nur in umgekehrter Richtung. Die anatomisch präformierten Anastomosen (primäre Anastomosen) haben nur eine geringe hämodynamische Effizienz. Kleine Venen in der Umgebung des Nabels sind für die klinische Differenzialdiagnostik des Pfortaderhochdrucks wichtig. Dagegen können sekundär ausgebildete Anastomosen über peritoneale Verwachsungen eine erhebliche Bedeutung erlangen. Die Differenzierung ist klinisch durch den Nachweis der **Strömungsrichtung** des Blutes möglich. Beim manuellen Abdrücken der Vene und Ausstreichen nach der einen und nach der anderen Richtung erfolgt die Wiederauffüllung nur von der einen Seite her.

Kollateralen der Bauch- und Brustwand

Die zarten Gefäße spielen wegen ihres kleinen Lumens, der starken Schlängelung und der weiten Anschlussstrecke vom unteren zum oberen Hohlvenensystem als Umgehungskreislauf praktisch keine Rolle. Für die klinische Diagnostik sind sie um so wichtiger, denn sie erlauben die Erkennung der Krankheit auf den ersten Blick (Abb. 12-19).

Die erweiterten Venen an der Bauchwand sind viel zu lang und viel zu geschlängelt, als dass sie jemals eine effektive Kollateralfunktion erfüllen könnten. Sie stören in ästhetischer Hinsicht. Wenn es der Patient wünscht, lassen sie sich ohne Weiteres beseitigen, am besten durch die Miniphlebektomie.

Mittlerer Verschlusstyp

Der mittlere Verschlusstyp der unteren Hohlvene mit Einbeziehung der Nierengefäße kommt sehr selten vor. Meistens liegen auch Gefäßobliterationen in der Beckenetage und an den Beinen vor. Klinisch ist die Verdachtsdiagnose zu stellen, wenn eine **untere venöse Einflussstauung und ein nephrotisches Syndrom** gemeinsam auftreten. Die akute Nierenvenenthrombose verursacht starke Dauerschmerzen in der Lumbalregion, das postthrombotische Syndrom ein weniger eindrucksvolles Krankheitsbild. In kausaler Hinsicht sind beim mittleren Verschlusstyp systemische entzündliche Gefäßkrankheiten und vor allem tumoröse Prozesse wie das Hypernephrom anzuführen, die von der Umgebung her die V. cava inferior infiltrieren und komprimieren. Als Kollateral-

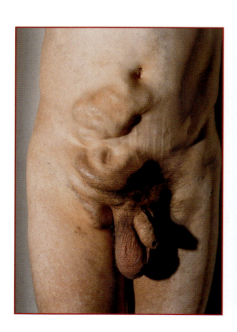
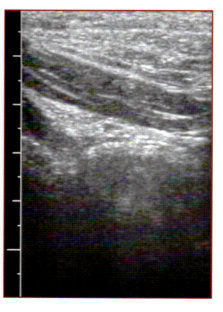

Abb. 12-19 (links) Extrem ausgebildete Varizen der vorderen Bauchwand beim postthrombotischen Verschluss der infrarenalen V. cava inferior bei einem 43-jährigen Mann. Bestimmend für die klinische Symptomatik ist eine schwere Insuffizienz der Mitral- und Trikuspidalklappe. Die lokale chirurgische Behandlung wäre möglich (Blutungsgefahr!).

Abb. 12-20 (rechts) Ultraschallbild der postthrombotisch rekanalisierten V. femoralis superficialis mit echoreichen Septen und Inseln. Verdickung der Venenwand.

kreisläufe treten dieselben Systeme wie beim tiefen Verschlusstyp in Funktion.

Hoher Verschlusstyp

Der hohe Verschlusstyp der unteren Hohlvene ist selten zu beobachten und durch die **Einbeziehung der Lebervenen** charakterisiert. Als Ursache kommen die Endophlebitis obliterans der Lebervenen, angeborene Septen in der unteren Hohlvene und das Tumorkompressionssyndrom in Betracht. Das klinische Bild entspricht der chronischen Verlaufsform des **Budd-Chiari-Syndroms** in Kombination mit einer chronischen venösen Stauungssymptomatik an den Beinen. Die Leber erscheint stark vergrößert und druckschmerzhaft. Ein Aszites wird nachweisbar. Da sich die Umgehungskreisläufe des Pfortadersystems und der venösen Kongestion im pelvinen Bereich synergistisch entwickeln, tritt die Venenzeichnung am Rumpf besonders stark hervor. Der zentralen Umgehungsbahn kommt die größte hämodynamische Effizienz zu.

12.5 Diagnostik

Zur diagnostischen Charakterisierung des postthrombotischen Syndroms gehören Aussagen über die **Lokalisation und Ausdehnung**, über den **Grad der Rekanalisation** und über die **Funktion** der Kollateralkreisläufe. Dazu müssen verschiedene Untersuchungsverfahren eingesetzt werden, die sich mit ihren Informationen ergänzen. Es empfiehlt sich, die erste Untersuchung des Patienten umfassend zu gestalten. Bei späteren Kontrollen reicht dann oft die Wiederholung einzelner Parameter aus. Es werden **selektive Untersuchungsmethoden** einzelner Gefäße und Gefäßregionen wie die Sonographie und die Phlebographie sowie **globale Messmethoden** zur Ermittlung bestimmter Parameter der Hämodynamik unterschieden.

Farbkodierte Duplexsonographie

Durch die Duplexsonographie wird heute ein postthrombotischer Prozess an den großen Venen einwandfrei festgestellt, und zwar einerseits durch den morphologischen Befund und andererseits durch Refluxdiagnostik. Beim **Frühsyndrom** erscheint das Gefäßlumen durch den persistierenden Thrombus erweitert und lässt sich nicht mit der Ultraschallsonde komprimieren. Es ist mit echoreichen Strukturen ausgefüllt. Die Venenwand zeigt eine unregelmäßige Verdickung und eine erhöhte Echogenität.

Beim **postthrombotischen Syndrom** (im engeren Sinne) wird die Rekanalisation mit echoreichen Septen und Inseln erkennbar (Abb. 12-20). Schallschatten weisen auf Kalkeinlagerungen hin. Ein Nachteil der Duplexsonographie besteht immer noch darin, dass der Umfang der Kollateralisation nicht so gut zu beurteilen ist, insbesondere auch in der Beckenregion und im retroperitonealen Raum. Wichtige Einzelheiten über die Morphologie der Wadenmuskelvenen lassen sich ebenfalls schlecht erkennen.

Unter **Provokation** treten die typischen **postthrombotischen Refluxe** auf, die länger als 0,5 s andauern und eine Flussgeschwindigkeit von mehr als 10 cm/s aufweisen. Die Refluxkurve nimmt eine typische Form an (Evers und Wuppermann 1997; Abb 12-21).

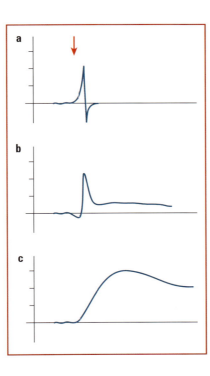

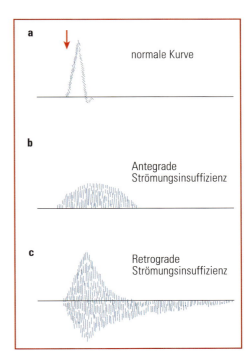

Abb. 12-21 (links)   Typische Refluxkurven über den tiefen Leitvenen.
a   Normaler Klappenschluss bei Refluxprovokation (—>).
b   Typ tiefe Leitveneninsuffizienz bei dekompensiertem Rezirkulationskreis.
c   Typ postthrombotisches Syndrom.

Abb. 12-22 (rechts)   Refluxtypen bezüglich der antegraden und retrograden Strömungsinsuffizienz (Hach).
a   Normale Kurve bei Wadenkompressionstest (—>) und Dekompressionstest am stehenden Patienten.
b   Antegrade Strömungsinsuffizienz.
c   Retrograde Strömungsinsuffizienz.

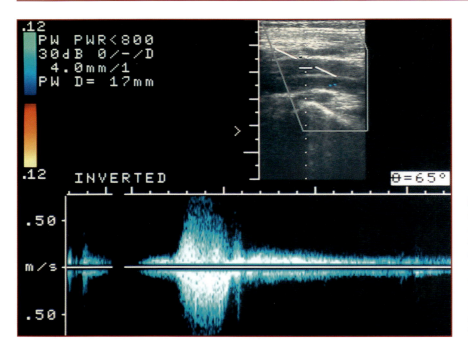

Abb. 12-23 Charakteristik des postthrombotischen Refluxes in der V. poplitea. Der breite, abgestumpfte A-Sound beim Wadenkompressionstest weist auf den kleineren Anteil der antegraden Strömungsinsuffizienz, der lange retrograde Reflux bei Wadendekompression auf den überwiegenden Anteil der retrograden Insuffizienz infolge der Zerstörung des Klappenapparates hin. Untersuchung am stehenden Patienten. Duplexsonographie mit gepulstem Doppler.

Aus der Strömungsdynamik lässt sich auch darauf schließen, ob die antegrade oder die retrograde Strömungsinsuffizienz überwiegt. Das Strömungsprofil ist mit Turbulenzen durchsetzt. Für die Refluxe ist der Verlust der Klappenfunktion verantwortlich. Je länger der Reflux anhält, um so ausgeprägter muss auch die retrograde Strömungsinsuffizienz sein. Daraus können beispielsweise Rückschlüsse auf die Indikation zur Venenklappenplastik gezogen werden (Abb. 12-22 und Abb. 12-23).

Von großer Bedeutung bezüglich der **Indikation zur chirurgischen Therapie** ist die Frage, ob die V. saphena magna noch den Charakter der kompensatorischen Ektasie trägt oder ob schon die Umwandlung in eine sekundäre Stammvarikose vorliegt. Prinzipiell wird die Indikation zu operativen Eingriffen erst einmal aufgrund der morphologischen Merkmale gestellt, jedoch geben die funktionellen Kriterien letztendlich den Ausschlag (Abb. 12-11 und 12-12, S. 256).

Studie. Markel et al. (1992) vom Department of Surgery, University of Washington, untersuchten den Zeitpunkt des Auftretens pathologischer Refluxe nach einer tiefen Venenthrombose an einem Kollektiv von 107 Patienten (123 Extremitäten) anhand der Duplexsonographie. Refluxe waren vorhanden: nach einer Woche bei 17%, nach einem Monat bei 37%, nach einem Jahr bei 69% und nach zwei Jahren bei 63% der Fälle. Die ehemals vollständig okkludierten Venen zeigten aber keineswegs immer pathologische Refluxe. In der V. saphena magna wurden nach einem Jahr bei 25% (n = 5 von 20 Extremitäten) Refluxe entdeckt.

 Wenn die Diagnose des postthrombotischen Syndroms und die konservative Behandlung im Vordergrund stehen, reicht die Duplexsonographie in der Regel aus. Vor operativen Maßnahmen wird ergänzend zur Phlebographie geraten.

Aszendierende Pressphlebographie

Die Strombahn wird von der Knöchelregion bis zur V. cava inferior komplett dargestellt. Dabei lassen sich auch diskrete postthrombotische Veränderungen an den Gefäßwänden sowie Septen und Inseln in den Lumina erkennen. Das Phlebogramm erlaubt Aussagen zur Morphologie einer jeden Venenklappe und über die Funktion der wichtigsten Kollateralkreisläufe. Eine genaue Beurteilung der Wadenmuskelvenen mit dem Nachweis der pathognomischen Wirrnetze ist überhaupt nur mit der modernen phasengerechten Phlebographie möglich. **Indikationen** zur aszendierenden Pressphlebographie beim postthrombotischen Syndrom sind:
▶ Vor chirurgischen Eingriffen am peripheren Venensystem
▶ Bei Verdacht auf Rezidivthrombose
▶ In der gutachterlichen Medizin

Periphere Phlebodynamometrie

In funktioneller Hinsicht kommt dem Verhalten des dynamischen Venendrucks die größte Aussagekraft zu. Die Verminderung des Druckabfalls Δp sowie die Verkürzung der Wiederauffüllzeit t_2 gelten als verlässlicher Anhalt für den Grad der Kompensation des postthrombotischen Syndroms (Abb. 12-24; S. 13, 289). Die **Indikation** für die invasive Untersuchung besteht deshalb zur Begründung aller chirurgischer Eingriffe im Rahmen der postthrombotischen Krankheit. Insbesondere in der Kombination mit einem Kompressionsversuch der V. saphena magna vermittelt das Verhalten des Venendrucks einen guten Einblick in das pathophysiologische Geschehen. Für die Begutachtung hat die Kombination von Phlebographie und Phlebodynamometrie in *einem* konsekutiven Untersuchungsgang eine Bedeutung (Weber und May 1990).

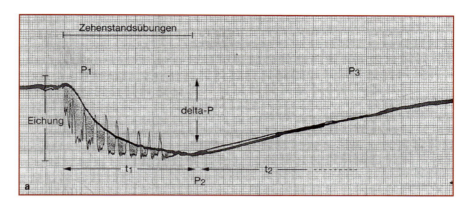

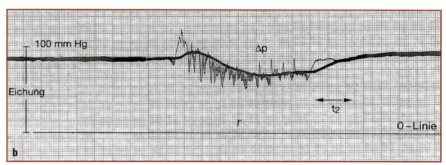

Abb. 12-24 Kurven der peripheren Phlebodynamometrie. Erläuterungen der Symbole auf S. 14.
a Normale Kurve. Bei Belastung mit Zehenstandsübungen tritt ein Druckabfall Δp über 55 mmHg ein. Anschließend lang anhaltende Druckausgleichszeit t_2 über 25 Sek.
b Befund bei schwerer CVI infolge eines postthrombotischen Syndroms. Zunächst kurzer Druckanstieg unter Belastung, dann verminderter Druckabfall von nur 20 mmHg und Verkürzung der Druckausgleichszeit auf 2 Sek.

Photoplethysmographie

Bei der Photoplethysmographie (Lichtreflexionsrheographie) werden relative Veränderungen der Blutfülle in der Haut und in den subkutanen Venenplexus am Unterschenkel registriert, aber keine absoluten Messgrößen. Die einfache, nicht invasive Methode erscheint in der Praxis trotz gewisser Nachteile gut zur Verlaufskontrolle der postthrombotischen Krankheit geeignet (Abb. 12-25).

Venenverschlussplethysmographie

Die Bestimmung der venösen Kapazität und der venösen Drainage vermitteln wichtige Informationen zur Kompensation des postthrombotischen Syndroms. Es ist damit ebenfalls eine globale Quantifizierung möglich. Die Methode hat deshalb auch für die Begutachtung eine große Bedeutung (Abb. 12-26). Die **Verminderung der venösen Kapazität** deutet auf eine unzureichende Rekanalisation hin. Eine Erhöhung der Kapazität stellt sich mit zunehmender sekundärer Varikose sowie bei Aussackungen in dekompensierten Kollateralkreisläufen des tiefen Venensystems ein.

Die **venöse Drainage** gilt als Parameter der Abflussgeschwindigkeit des Blutes aus dem Bein. Sie ist also die Summe von Rekanalisation und Kollateralisation als Ausdruck der kompensatorischen Bedingungen in der Ausflussbahn. Bei der **Untersuchung im Liegen** geht die Funktion der peripheren Muskelpumpen in den Messwert nicht ein. Während der Phase des postthrombotischen Frühsyndroms bleibt die Drainage noch deutlich vermindert, nimmt dann aber im Rahmen der Adaptation langsam zu.

Gruß führt die dynamische Venenverschlussplethysmographie **am stehenden Patienten** durch und misst die Volumenaustreibung **unter Belastung** mit zehn Zehenstandsübungen. Hierbei ist die Funktionsfähigkeit der Muskelvenen mit zu beurteilen. Die fehlende Austreibung des Blutes mit hohen Pendelvolumina um die Nulllinie herum stellt die ideale Indikation zur Venenklappenrekonstruktion dar.

12.6 Operative Therapie des postthrombotischen Beinvenensyndroms

Die Behandlung des postthrombotischen Syndroms ist im Prinzip konservativ ausgerichtet. In bestimmten Fällen lassen sich aber ungünstige hämodynamische Bedingungen durch eine rekonstruierende Operation verbessern. Die entsprechenden Eingriffe gehören in den Bereich der **speziellen Gefäßchirurgie**. Ihre Indikationen und Kontraindikationen werden von einem erfahrenen Venenchirurgen gestellt.

Die postthrombotische Abflussstörung und die Krankheitsbilder der schweren chronischen venösen Insuffizienz, also vor allem das Ulcus cruris, gehören natürlich zusammen. In der Praxis kommt es meistens darauf an, ein **chronisches Geschwür** dauerhaft zur Abheilung zu bringen. Dazu gibt es sehr verschiedene operative Strategien. In diesem Kapitel sollen nur die Eingriffe *am Venensystem selbst* abgehandelt werden, während die Chirurgie der Fascia cruris und die spezielle Ulkuschirurgie bei der chronischen venösen Insuffizienz nachzulesen sind.

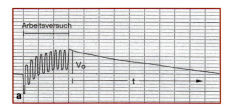
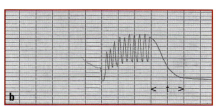

Abb. 12-25 Befunde der Photoplethysmographie beim postthrombotischen Syndrom.
a Normale Kurve.
b Verkürzung der Wiederauffüllzeit *t* auf 10 Sek. (normal >30 Sek.). Vgl. S. 14.

Abb. 12-26 Kurven der Venenverschlussplethysmographie. R: Normale Kurve des rechten Beins. Venöse Kapazität 4,5 ml Blut/100 ml Gewebe, Drainage (↓) 68,3 ml Blut/100 ml Gewebe/Min. L: Kurve beim schweren postthrombotischen Syndrom links. Kapazität 1,4 ml, Drainage (↓) 11,6 ml. Vgl. S. 14.

12.6.1 Cockett-Perforansdissektion

Die Sanierung einer insuffizienten Cockett-Perforans hat für den Verlauf des postthrombotischen Syndroms eine große Bedeutung. Durch den Blow-out mit seinem Rammeffekt auf die extrafaszialen Gewebe werden die Voraussetzungen für die Entstehung des chronischen venösen Stauungssyndroms geschaffen. Die operative Behandlung ist so früh wie möglich anzustreben. Die anzuwendende Methode richtet sich nach der lokalen Situation, also nach den Hautverhältnissen und somit nach der Gefahr von Heilungsstörungen. In jedem Fall ist die **subfasziale Dissektion** angezeigt (S. 153).

Subfasziale Perforansdissektion nach May

Die Operationsmethode nach May (1974) ist indiziert in den Stadien I und II der chronischen venösen Insuffizienz, also wenn noch keine regionale Gewebssklerose vorliegt (S. 153).

Endoskopische subfasziale Perforansdissektion nach Hauer

Wenn sich in der supramalleolären Region die Veränderungen des chronischen venösen Stauungssyndroms eingestellt haben, wird heute anstelle der May-Methode das endoskopische Verfahren nach Hauer (1985) angewandt (S. 155).

Babcock-Operation

Als hauptsächliche Indikation der Babcock-Operation (1907) zur kompletten Entfernung der V. saphena magna im Rahmen des postthrombotischen Syndroms gilt die sekundäre Stammvarikose. Sie entsteht aus der physiologischen Ektasie, wenn durch die volumenmäßige Überlastung oder aus anderen Gründen die Kollateralfunktion des Gefäßes verloren geht. Die retrograden Refluxe verursachen eine erhebliche hämodynamische Belastung der peripheren Strombahn. Im Gegensatz zur primären Stammvarikose sind bei der sekundären Erkrankung die stärksten morphologischen Veränderungen im peripheren Abschnitt der V. saphena magna zu finden (S. 256).

Oft liegt schon ein chronisches venöses Stauungssyndrom mit dermatologischen Komplikationen in der Knöchelregion vor. Dann empfehlen wir, die distale Inzision zur Freilegung der V. saphena magna unterhalb der Knöchelspitze auf den inneren Fußrand zu verlegen. Das Herausziehen der Vene mit dem Stripper sollte mit dem kleinstmöglichen Kopf und sehr behutsam erfolgen. Der Kopf des Strippers muss gegebenenfalls unterwegs gewechselt werden (S. 102). Die Invagination kann bei starken Verwachsungen des Gefäßes mit der Umgebung problematisch werden.

12.6.2 Miniphlebektomie

Im Rahmen des postthrombotischen Syndroms entstehen an Fuß, Unter- und Oberschenkel mitunter recht große Varizen vom retikulären Typ. Sie können durch rezidivierende entzündliche Veränderungen fest mit der Umgebung verwachsen sein. In der Regel haben die Venenentzündungen auch die Lymphgefäße in erheblicher Weise beeinträchtigt.

Studie. Hach führte 1967 bei 14 Patienten mit einem postthrombotischen und chronischen venösen Stauungssyndrom eine direkte Lymphographie durch, damals noch mit den seinerzeit üblichen öligen Kontrastmitteln vom Fuß her. In allen Fällen zeigten sich schwerste Veränderungen an allen Lymphgefäßen des Beins, die in ihrer Morphologie dem postthrombotischen Befund an den Venen entsprachen.

Auch die regionären Lymphknoten waren von entzündlichen Destruktionen betroffen (unveröffentlichte Studie).

Durch die Miniphlebektomie besteht die Gefahr der **Verletzung von Lymphgefäßen**. Die Patienten mit einem postthrombotischen Syndrom haben dafür ein größeres Risiko als die mit einer primären Varikose. Besonders gefährdet ist die **Innenseite** des Beins, wo das große ventromediale Lymphbündel verläuft.

> **Cave** Ausgedehnte Miniphlebektomien beim postthrombotischen Syndrom in einem indurierten Gewebe.

Das **iatrogene sekundäre Lymphödem** nach Miniphlebektomie ist eine unangenehme Komplikation. Es tritt gleich nach der Operation als schmerzhafte Induration auf. Im Gegensatz zum primären Lymphödem bleiben der Fuß und die Zehen frei, das Stemmer-Zeichen fehlt. Die Induration breitet sich flächenhaft um die winzigen Operationsnarben aus, vor allem über dem Bereich der Tibia. Die Symptomatik überlagert sich mit dem postthrombotischen Syndrom.

Postoperative **Lymphfisteln** am Unterschenkel und in der Knöchelgegend kommen selten vor. Aus der winzigen Phlebektomiewunde fließt ständig Lymphe ab, der Fluss lässt sich auch mit dem Kompressionsverband nicht stoppen. Gegebenenfalls erscheint die operative Koagulation angezeigt.

Wenn die Lymphe aus einem zerrissenen Gefäß nicht nach außen abfließen kann, entsteht eine **Lymphzyste**. Sie bildet um sich herum eine Pseudokapsel aus. In der Regel gelingt es, die Zyste durch regelmäßige Punktionen 2- bis 3-mal wöchentlich und einen lokalen Druckverband zu verschließen. Je früher die Therapie beginnt, um so schneller wird sie beendet. Manchmal zieht sie sich jedoch über mehrere Wochen hin. Auch die Operation ist möglich (S. 155).

12.6.3 Rekonstruktive Chirurgie der Venenklappen

In den letzten Jahren haben Operationen zur Wiederherstellung der Venenklappenfunktion eine zunehmende Bedeutung erlangt. Es handelt sich um Patienten mit einem postthrombotischen Syndrom oder mit einer primären idiopathischen Venenklappeninsuffizienz, eventuell auch im Rahmen der Malformation. Bisher befassen sich in Europa nur einzelne Zentren mit dieser Problematik, in den USA liegen größere Erfahrungen vor. Bei Beachtung aller Regeln sind heute in rund 70% der Fälle günstige Langzeitergebnisse zu erhalten.

> Die **Operationstechnik** der Venenklappenrekonstruktion hat eine beträchtliche individuelle Lernkurve, zumal der Eingriff ja nicht jeden Tag durchgeführt wird. Deshalb sollte eine ausreichend lange Hospitation in einem der internationalen Zentren absolviert werden.

Indikationen und Kontraindikationen

Die Operation kommt für Patienten mit einer fortgeschrittenen chronischen venösen Insuffizienz entsprechend dem Stadium $C_6 \, E_{C,\,P,\,S} \, A_{D11-14} \, P_R$ in Betracht. Vorherrschend sind also persistierende Ulzerationen trotz Sanierung des extrafaszialen Venensystems. Bei jüngeren Patienten, die in einem tropischen Klima wohnen, kann durch die Operation auf den sonst vielleicht lebenslang erforderlichen Kompressionsstrumpf verzichtet werden. In manchen Zentren werden die extrafasziale Sanierungsoperation und die Klappenrekonstruktion in derselben Sitzung vorgenommen.

Vorbedingungen für die rekonstruktive Venenklappenchirurgie sind:
- Schwerste chronische venöse Insuffizienz, meist mit persistierendem Ulcus cruris
- Erfolglosigkeit aller konservativen Maßnahmen
- Sanierung des extrafaszialen Venensystems
- Pathologische apparative Messwerte
- Unerschöpfbare Refluxe über den tiefen Leitvenen bei der Duplexsonographie
- Pathologischer Reflux bei der retrograden Pressphlebographie
- Weitestgehende Rekanalisation nach Phlebothrombose

Zu den **Kontraindikationen** gehören eine schwere Koagulopathie und die Insuffizienz der Wadenmuskelpumpe bei Gelenkversteifungen und Paresen.

Diagnostik

Für die präoperative Diagnostik sind die farbkodierte Duplexsonographie sowie die aszendierende und die retrograde Pressphlebographie obligatorisch. Der Abfall des dynamischen Venendrucks sollte weniger als 40% der Norm betragen.

Operationsmethoden

Die Chirurgie der Venenklappen steht trotz aller Erfolge in den angloamerikanischen Ländern erst am Beginn ihrer Entwicklung. Von den verschiedenen Methoden haben sich in Deutschland bisher die direkte extravasale Kistnerplastik für die primäre Femoralveneninsuffizienz und die Klappentransposition aus der V. axillaris beim postthrombotischen Syndrom bewährt (Gruß 2001).

Methoden der rekonstruktiven Venenklappenchirurgie sind:
- Direkte Venenklappenplastik
  - Endovasale Verfahren
  - Extravasale Verfahren
- Gefäßtransposition
- Venenklappentransplantation
- Künstliche Venenklappen

Studie. Aus dem Royal Perth Hospital in Australien berichteten **Tripathi et al.** 2004 über die mittelfristige Beobachtung von 137 Patienten (n = 169 Extremitäten) nach verschiedenen Methoden der Venenklappenrekonstruktion. Endpunkte der Studie waren die Abheilung von chronischen Ulzera über zwei Jahre sowie Offenheit und Kompetenz der rekonstruierten Venenklappen. Bei 96 Patienten (n = 118 Extremitäten) lag eine primäre Venenklappeninsuffizienz und bei 41 Patienten (n = 51 Extremitäten) eine sekundäre Insuffizienz vor. Die endovasale Valvuloplastie erfolgte an 90 Gliedmaßen (144 Klappen), die externe an 12 Extremitäten (19 Klappen), die Venentransplantation an 38 und die Gefäßtransposition an 4 Gliedmaßen. An 6 Patienten (n = 9 Extremitäten) wurde die femorale/popliteale Venenligatur vorgenommen. Weitere 16 Extremitäten wurden durch extrafasziale Maßnahmen versorgt. Nach zwei Jahren blieben 55,3% der Ulcera geheilt, 58% der operierten Klappen offen und 47% kompetent. Bei der primären Klappeninsuffizienz sind die Rekonstruktionen aussichtsreicher als beim postthrombotischen Syndrom, und Mehrfachrekonstruktionen erfolgreicher als die Wiederherstellung auf einer Ebene.

Direkte endovasale Venenklappenplastik nach Kistner

Die erste von Kistner (1968) angegebene Wiederherstellungsoperation am Klappenapparat betraf die **idiopathische Venenklappeninsuffizienz** *(floppy valves)*. Die Patienten haben in der Regel keine Thrombose durchgemacht. Die Venenklappen sind durch eine Elongation der Klappenränder nicht oder nicht mehr schlussfähig (Abb. 12-27).

> **Definition.** Bei der direkten Venenklappenplastik wird eine nicht schlussfähige Klappe in der V. femoralis superficialis so rekonstruiert, dass ihre Segel wieder schließen.

■ Operationstechnik nach Gruß

(1) Die **Freilegung** der V. femoralis superficialis erfolgt im mittleren Bereich des Oberschenkels über der phlebographisch bestimmten Venenklappe. Nach einfachen Anschlingungen des Gefäßes ober- und unterhalb der Klappe mit Gummizügeln wird mit der feinsten Pinzette eine **Denudierung** durchgeführt, um die Insertionslinie der Klappensegel von außen zu identifizieren. Die Verwendung einer Operationsbrille erscheint vorteilhaft.
(2) Nach systemischer Heparinisierung und Unterbrechung des Blutstroms durch das Anziehen der Zügel wird das Lumen exakt im Bereich der vorderen Kommissur durch eine **Längsphlebotomie** eröffnet. Die nach distal durchhängenden Klappenränder lassen sich in der Linie der beiden Kommissuren mit feinen 7-0-Nähten hochnähen. Die dorsalen Fäden werden sofort verknüpft, die vorderen nur angelegt und unmittelbar nach Verschluss der Phlebotomie geknotet.
(3) Anschließend ist die Klappenfunktion mit Hilfe des **Strip-Tests** auf ihre Funktionstüchtigkeit zu überprüfen: Die Vene wird distal manuell komprimiert und mit zwei Fingern nach proximal ausgestrichen. Bei Ablass der proximalen Kompression und Überdruckbeatmung durch den Anästhesisten darf es jetzt nicht mehr zu einem Reflux kommen.
(4) Der Patient erhält einen Kompressionsverband und dann einen Kompressionsstrumpf der Klasse III A–G, am besten mit Hosenansatz zur Fixierung. Die Antikoagulation ist für mindestens 6 Monate vorgesehen, gegebenenfalls auch länger.

> **Cave** Die Inzision der Vene muss akkurat in der Kommissur erfolgen, sonst wird das Klappensegel verletzt.

Studie. Kistner (1975) berichtete aus der Straub-Clinic in Honolulu über 19 Operationen bei 14 Patienten. In zwei Fällen kam es bei dem Eingriff zur Verletzung eines Segels, und die V. femoralis superficialis wurde ligiert. Weiterhin hatten 2 von 17 Patienten schon vorher Lymphödeme und damit eine unbefriedigende klinische Voraussetzung. In den anderen 15 operierten Fällen mit postthrombotischem Syndrom heilten die Ulzera ab, bis auf ein Ulkusrezidiv. Die Ergebnisse zeigten sich bei den Nachuntersuchungen 3 bis 7 Jahre später (durchschnittlich 5 Jahre) als stabil.

Direkte endovasale Venenklappenplastik nach Raju

Die Modifikation nach Raju et al. (1983) ist einfacher und sicherer als die Methode nach Kistner, weil sie nicht so leicht zu einer Verletzung der Klappensegel führen kann.
Operation. Oberhalb der insuffizienten Klappe wird eine quere Phlebotomie angelegt. Von hier aus gelingt das Hochnähen der Klappenränder in gleicher Weise wie bei dem Kistner-Verfahren.

Direkte endovasale Venenklappenplastik nach Sottiurai

Die Variante nach Sottiurai (1988) berücksichtigt eine weitere Vereinfachung (Abb. 12-28):

■ Operation

(1) Die Vene wird durch eine **quere Phlebotomie** oberhalb der Klappenebene und davon ausgehend dann genau in Längsrichtung nach distal bis an die Kommissur eröffnet. Sie lässt sich jetzt wie Türflügel aufklappen.
(2) Anschließend erfolgt die **Straffung** der Klappensegel durch transmurale Nähte. Hier besteht der Vorteil, dass die Schlussfähigkeit der Klappe noch bei offener Vene geprüft werden kann.

Direkte extravasale Venenklappenplastik nach Kistner

Die einfachste Modifikation der direkten Klappenplastiken wurde von Kistner et al. 1990 angegeben. Sie erscheint im Besonderen bei der **primären Femoralveneninsuffizienz** geeignet und findet zurzeit eine gute Resonanz.

■ Operation

(1) Nach der **Denudierung** schimmern die Ansätze der Segel durch die Wand hindurch.
(2) Im gefüllten Zustand erfolgt die Fixierung der Klappenränder von außen her an den beiden Kommissuren durch sog.

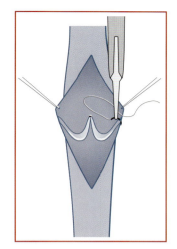
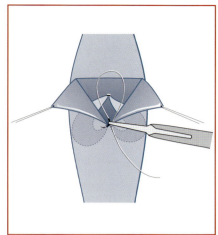

Abb. 12-27 (links) Direkte Venenklappenplastik nach Kistner. Eröffnung der Vene über der Klappe direkt in der vorderen Kommissur. Fixierung der Klappensegelränder durch feinste Nähte 1–2 mm neben der Kommissur.

Abb. 12-28 (rechts) Direkte endovasale Venenklappenplastik nach Sottiurai. Türflügelartiges Aufklappen der Vene durch Quer- und Längsphlebotomie. Transmurale Fixation der Klappensegelränder.

Snake-Sutures, also mit fortlaufendem Faden. Anschließend wird die Kontrolle der Klappenfunktion durch den Strip-Test vorgenommen.

 Cave Ungenauigkeit der Nähte durch unzureichende Denudierung.

Ergebnisse. **Gruß** (2003) in Kassel führte die externe Kistnerplastik an 17 Patienten durch. Bei den Nachuntersuchungen innerhalb von drei Jahren waren 11 Klappen voll funktionsfähig. Das Krankheitsbild und die physikalischen Parameter hatten sich entscheidend gebessert. Weitere vier Klappen erschienen refluxiv oder thrombotisch zerstört, zwei Patienten konnten nicht nachuntersucht werden (persönliche Mitteilung).

Studie. Über die Komplikationen der externen Kistnerplastik berichteten **Raju et al.** (2000) von der Universität in Mississippi anhand von 179 Operationen. Die Kontrolluntersuchungen erfolgten nach 1–42 Monaten an 141 Extremitäten. In 12 Fällen (9%) traten Komplikationen auf: Je eine oberflächliche und eine tiefe Wundinfektion, vier große Wundhämatome, ein Serom und fünf tiefe Venenthrombosen, davon eine mit Lungenembolie. Nach 30 Monaten betrugen die kumulative Kompetenzrate 63% und das kumulative ulkusfreie Intervall 92%.

Gefäßtransposition nach Johnson et al.

Die Transposition von großen Venen beim postthrombotischen Syndrom nach Johnson et al. (1981) kommt in Frage, wenn die V. profunda femoris nicht betroffen ist und ihre Mündungsklappe intakt erscheint. Es handelt sich um das Delbet-Prinzip (vgl. S. 67). Die umgekehrte Variation der Implantation hat sich nicht bewährt (Abb. 12-29).

■ Operation

(1) Die **Präparation** verläuft von der Gabel der V. femoralis communis aus nach distal zur V. profunda femoris, die 3–4 cm weiter distal mit einem zarten Gummiband einfach angezügelt wird. Kleinere einmündende Muskeläste sollten am besten unterbunden und durchtrennt werden.

(2) Die Präparation der insuffizienten V. femoralis superficialis erfolgt so weit, bis eine Verlagerung zur V. profunda femoris ohne Schwierigkeit möglich erscheint, also etwa auf eine Strecke von 4 cm. Nach der **Abtrennung von der Femoralisgabel** wird das proximale Lumen durch eine fortlaufende Naht verschlossen.

(3) Die **Längseröffnung** der V. profunda femoris soll etwas nach lateral hin liegen. Vier Haltenähte an den Ecken erleichtern die angeschrägte End-zu-Seit-Reimplantation der V. femoralis superficialis in die V. profunda femoris. Nach Freigabe des Blutstroms lässt sich die Klappenfunktion überprüfen.

Venenklappentransplantation nach Taheri

Der zurzeit in Deutschland am häufigsten durchgeführte Eingriff zur Venenrekonstruktion ist die freie Klappentransplan-

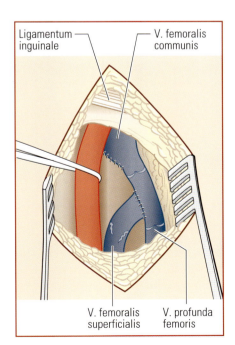

Abb. 12-29 Gefäßtransposition nach Johnson et al. Abtragung der V. femoralis superficialis an der Femoralisgabel und Insertation in die V. profunda femoris.

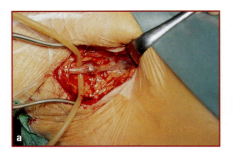 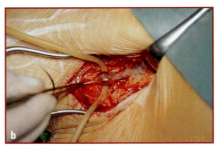 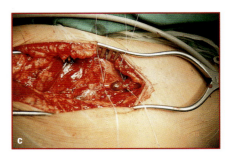

Abb. 12-30 Venenklappentransplantation nach Taheri (Operateur Prof. Gruß).
a Freilegung der Venenklappe in der rechten V. axillaris.
b Prüfung der Venenklappe auf Funktionsfähigkeit durch den Strip-Test.
c Einsatz des Transplantats in die V. femoralis superficialis in der Mitte des Oberschenkels nach Resektion eines 2 cm langen Segments.

tation nach Taheri (1982). Die Indikation erscheint beim postthrombotischen Syndrom mit weitgehender Rekanalisation und Zerstörung der Venenklappen gegeben. Persistierende Septen und Inseln stellen heute kein Hindernis mehr dar. Bei der primären Leitveneninsuffizienz bietet sich die Operation an, wenn auf dem Phlebogramm keine für die Rekonstruktion geeigneten Klappen erkennbar sind (Abb. 12-30).

Definition. Bei der freien Klappentransplantation wird ein Segment aus der V. axillaris, das eine funktionstüchtige Venenklappe trägt, in die V. femoralis superficialis transplantiert.

■ Operationstechnik nach Gruß

(1) Zunächst wird die **V. axillaris** von einem bogenförmigen Schnitt aus in der Axilla freigelegt, um nach einer geeigneten Venenklappe zu suchen. Etwa 40% der Klappen in der Axillarvene sind nach dem Strip-Test primär insuffizient und als Transplantat nicht geeignet. Manchmal ist es daher erforderlich, **beide Axillae** freizulegen. Darauf muss bei der Lagerung und Abdeckung des Patienten geachtet werden. Die V. axillaris kann ohne Nachteil zu beiden Seiten einfach ligiert werden. Postoperative Schwellungszustände oder andere Beschwerden wurden danach nicht beobachtet.

(2) Die **V. femoralis superficialis** wird entsprechend dem phlebographischen Befund in der Mitte des Oberschenkels freigelegt. Nach Heparinisierung und Unterbrechung des Blutstroms wird ein etwa 2 cm langes Segment reseziert und durch das klappentragende Transplantat ersetzt (Abb. 12-30 b).

(3) Die **zentrale Anastomose** wird zwischen vier 6-0-Haltenähten fortlaufend überwendlich angelegt. Die distale Anastomose entsteht in entsprechender Weise.

(4) **Intraluminale Septen** in der V. femoralis superficialis werden mit der Pott-Schere reseziert, sodass im Anastomosenbereich zu beiden Seiten ein einheitliches Lumen entsteht.

(5) Als **alternative Entnahmestellen** eines Transplantats kommen die V. saphena magna oder die V. femoralis superficialis der Gegenseite in Betracht.

(6) Auf die **Umhüllung** des Transplantats mit einer Dacron- oder Teflonmanschette wird verzichtet, weil hierdurch Störungen der Einheilung, eine Fibrosierung und Schrumpfung entstehen können.

(7) **Postoperativ** werden die Patienten zunächst mit UF-Heparin, später mit einem Kumarinpräparat antikoaguliert und mit einem Kompressionsstrumpf der Klasse III über insgesamt sechs Monate versorgt. Am ersten oder zweiten postoperativen Tag erfolgt eine *aszendierende* Phlebographie zur **Kontrolle** der Durchgängigkeit des Transplantats, danach wird der Patient mobilisiert. Vor der Klinikentlassung wird die Klappenfunktion durch eine *retrograde* Phlebographie objektiviert. Kontrolluntersuchungen erfolgen nach sechs Wochen, sechs Monaten und dann in jährlichen Abständen.

Ergebnisse. Gruß (2003) führte bei 25 Patienten mit postthrombotischem Syndrom die **Venenklappentransplantation** durch. Bei den Kontrolluntersuchungen nach bis zu 10 Jahren erwiesen sich 20 Klappen als vollständig funktionstüchtig, und das Krankheitsbild hatte sich entscheidend verbessert. In vier Fällen waren die transplantierten Klappen refluxiv oder thrombotisch zerstört, und ein Patient war unbekannt verzogen. In einem Fall trat nach Entnahme des Transplantats aus der kontralateralen V. femoralis superficialis eine deszendierende Thrombose auf, die zu einem schweren postthrombotischen Syndrom führte (persönliche Mitteilung).

Künstliche Venenklappen

Zurzeit befinden sich verschiedene **Xenografts** in der Entwicklung. Zur Anwendung am Menschen kamen bereits Einsegel-Venenklappen-Xenografts aus Rinder-Jugularvenen und klappentragende Stents aus bovinem Material oder aus Schweineperikard. Sie haben aber bisher nicht zu Erfolgen geführt. Im Tierversuch befindet sich das **Tissue-Engineering**, wobei eine dezellularisierte bovine Spendermatrix mit Myofibroblasten und Endothelzellen des späteren Empfängers besiedelt wird.

12.6.4 Femoralis-Bypass nach Husni und May

Husni in Cleveland (1970) und May in Innsbruck (1972) haben die Operationsmethode unabhängig voneinander beschrieben. May darf für sich in Anspruch nehmen, für die Verbreitung in den deutschsprachigen Ländern gesorgt zu haben. Heute wird der Bypass nach Husni und May nur noch in besonderen Situationen angelegt.

> **Definition.** Beim Femoralis-Bypass wird die V. saphena magna mit der V. poplitea in situ anastomosiert, sodass sie bei einem persistierenden Verschluss der V. femoralis superficialis als Kollaterale dienen kann.

■ Operation
(1) Die **Freilegung** der V. poplitea und die Anschlingungen erfolgen in Höhe des unteren Segments (S. 176).
(2) Die V. saphena magna liegt nach dem Hautschnitt sofort im Operationsfeld und wird durch Gummizügel mit einfacher Umschlingung weggehalten. Ihre **Durchtrennung** erfolgt etwa 8 cm weiter distal. Dann wird sie bis in Höhe des Tibiakopfes herauspräpariert.
(3) Nach **Eröffnung** der V. poplitea über die Strecke von 2 cm in Längsrichtung werden vier 6-0-Haltenähte angebracht und die angeschrägte End-zu-Seit-Anastomosierung mit der V. saphena magna vorgenommen. Dazu sind die überwendliche Naht oder die Einzelnahttechnik geeignet (Abb. 12-31). Die Faszie bleibt anschließend offen.

> **Cave** Die gefäßchirurgischen Prinzipien müssen bei der Anastomosierung streng eingehalten werden, dazu gehört die Bildung eines breiten Mauls an der Spitze des Transplantats.
> Der Bogen zur Anastomose darf weder zu lang sein (dann knickt er) noch zu eng (dann spannt er).

Studie. May veröffentlichte 1972 die Erfahrungen des saphenopoplitealen Bypasses an 16 Patienten mit einem schweren postthrombotischen Syndrom. In 14 Fällen ergab die periphere Phlebodynamometrie messbare Erfolge. Bei der Kontrolluntersuchung von 7 dieser Patienten nach 5 bis 7 Jahren (May 1979) war die Anastomose offen, und die V. saphena magna hatte sich leicht varikös erweitert. Alle Venendruckkurven zeigten jedoch eine zum Teil erhebliche Verschlechterung der hämodynamischen Bedingungen.

Beurteilung der Autoren. Die **Kollateralisation** einer wenig rekanalisierten tiefen Strombahn über die V. saphena magna erfolgt in der Regel **spontan** im Rahmen der physiologischen Ektasie. Der Bypass von Husni und May überbrückt nur die Oberschenkeletage, die durch den präexistenten Profundakreislauf ohnehin optimale Bedingungen zur Kompensation hat.

Medizingeschichte. Der in Innsbruck niedergelassene Chirurg **Robert May** (1912 bis 1984) beeinflusste die Venenchirurgie richtungsweisend und gilt im deutschen Sprachgebiet als Pionier der wissenschaftlichen Phlebologie. Er stellte neue Erkenntnisse auf eine reproduzierbare Grundlage, indem er für jede Diagnose eine Dokumentation durch die Phlebographie und den funktionellen Beweis durch die Phlebodynamometrie forderte.

May beherrschte mehrere Fremdsprachen fließend. Seine Patienten kamen von überall aus der Welt. Abends fuhr er die neu ankommenden Damen und Herren, die am nächsten Tag operiert werden sollten, aus seiner völlig überfüllten chirurgischen Sprechstunde *Am Bozener Platz* zur Röntgenuntersuchung in die kleine, etwas altmodische Röntgenpraxis von Dr. Nissl, und zwar alle zusammen in seinem VW-Käfer. Nach der Phlebographie brachte er sie dann auch persönlich ins Krankenhaus.

12.6.5 Temporäre arteriovenöse Fistel

Den Gedanken der Anlage einer arteriovenösen Fistel zum Schutz der thrombektomierten Vene vor der Rezidivthrombose oder eines Transplantats vor der Thrombosierung fasste Kunlin (1953). Kunlin war Oberarzt am Pariser *Collège de France* bei René Leriche (1879–1955), dem Begründer der Gefäßchirurgie in Frankreich. Dumanian et al. (1968) wandten die Methode dann erstmals bei einer Palma-Operation an.

> **Definition.** Bei der therapeutischen arteriovenösen Fistel handelt es sich um einen vorübergehenden Kurzschluss zwischen der peripheren arteriellen und der venösen Strombahn, damit die proximal davon liegenden Venen mit arteriellem Druck durchströmt werden.

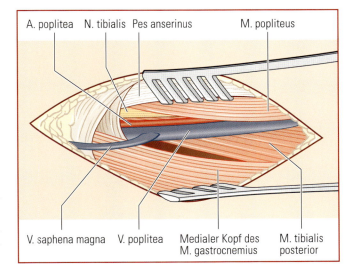

Abb. 12-31 Anastomose des Femoralis-Bypasses nach May-Husni. Die V. saphena magna wurde freigelegt und mit der V. poplitea infragenoidal anastomosiert.

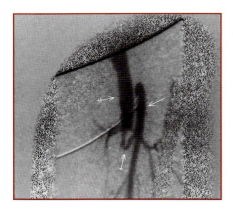
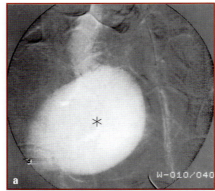
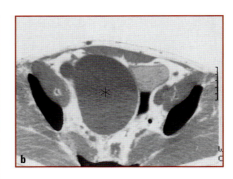

Abb. 12-32 Therapeutische arteriovenöse Fistel bei einer 19-jährigen Frau nach venöser Thrombektomie. Darstellung durch digitale Subtraktionsangiographie mit Punktion der A. femoralis communis (—→). Shuntvene in typischer Korbhenkelform (↔→) mit einem Ast der V. femoralis communis (⊢→).

Abb. 12-33 Persistierende großlumige therapeutische arteriovenöse Fistel in inguinaler Position nach Thrombektomie bei einem 39-jährigen Mann. Funktion der Fistel über 4 Jahre.
a Monströses Aneurysma der V. iliaca externa (*). Darstellung durch digitale Subtraktionsphlebographie.
b Computertomographie (*).

Pathomorphologie und Pathophysiologie

Die *therapeutische* Auswirkung der Fistel liegt immer in der davon **proximal** befindlichen Strombahn. In der Leistenregion beträgt das Volumen des Fisteldurchlaufs 300–600 ml pro Minute (Abb. 12-32). Mit der Zeit dilatieren und elongieren die zuführende Arterie, der transponierte Seitenast und die abführende Vene unter dem Einfluss der hohen Blutstromgeschwindigkeit. Dadurch nimmt das **Shuntvolumen** weiter zu, bis auf 1 000 ml/min und mehr.

Die therapeutische arteriovenöse Fistel stellt für die globale Durchblutung des Beins eine **pathologische Situation** dar. Durch den hohen Druckanstieg am venösen Schenkel **distal** der Fistel stagniert der Blutstrom in den peripheren tiefen Leitvenen völlig, bis in den kapillaren Bereich. Dadurch wird das Starling-System der Mikrozirkulation außer Funktion gebracht.

Klinik

Das Ausmaß der klinischen Symptomatik hängt vom Durchmesser des Shuntgefäßes und damit vom Shuntvolumen ab. Distal des Fistelkreislaufs bestehen weiche, verschiebliche periphere Ödeme, die auch über Nacht nicht zurückgehen. Symptome einer ungewöhnlichen **Herz- und Kreislaufbelastung** werden vom Patienten zunächst nicht angegeben, weil er sich wegen der Grundkrankheit nicht in stärkerem Maße belastet. Wenn aber der Fistelverschluss ausbleibt, muss damit gerechnet werden (S. 215, 331). Außerdem können extreme aneurysmatische Veränderungen im Bereich des Fistelkreislaufs entstehen (Abb. 12-33 a und b).

! Eine lang anhaltende Tachykardie und Belastungsdyspnoe weisen bei dem Patienten mit einer größeren Venenoperation in der Vorgeschichte eher auf die persistierende arteriovenöse Fistel als auf Lungenembolien hin.

Diagnostik

Die arteriovenöse Fistel ist palpatorisch an ihrem **Schwirren** zu erkennen. Bei der Auskultation und bei der Untersuchung mit dem Taschendoppler weist sie ein typisches kontinuierliches Maschinengeräusch auf, das in Richtung der Vene nach proximal fortgeleitet wird. Unterhalb davon ist das Bein geschwollen, bei einer großlumigen Fistel sogar erheblich. Infolgedessen lässt sich eine vermehrte Zeichnung der oberflächlichen Venen nicht erkennen.

Die Darstellung der Fistel gelingt in optimaler Weise durch die farbkodierte Duplexsonographie (Abb. 12-34). Die Untersuchung erlaubt auch eine **Bestimmung des Shuntvolumens** und damit der Kreislaufbelastung. Mit der direktionalen Doppler-Strömungsmessung lassen sich die arteriellen Pulsationen proximal des Shunts in der Vene nachweisen, natürlich mit umgekehrter Ausschlagsrichtung. Im Fistelgang selbst entstehen turbulente Strömungsgeräusche.

Die röntgenologische Darstellung erfolgt durch die **arterielle Angiographie**, gegebenenfalls in digitaler Subtraktionstechnik (vgl. Abb. 12-32). Der Einstrom des Blutes aus der Arterie unter einem hohen Druck direkt in die Vene hinein verhindert, dass das venöse Blut aus der Peripherie die Fistel passieren kann. Bei der **aszendierenden Phlebographie** ergibt sich dadurch eine Situation wie bei einem Venenverschluss. Das Kontrastmittel fließt seitlich über kleine Kollateralen an der arteriovenösen Verbindung vorbei und spart die be-

12.6 Operative Therapie des postthrombotischen Beinvenensyndroms

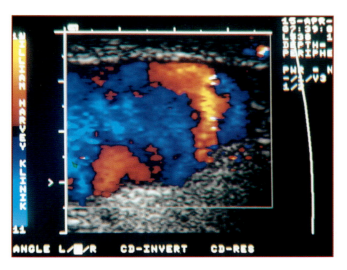

Abb. 12-34 Ausgeprägte Strömungsturbulenzen in einer arteriovenösen Fistel. Farbkodierte Duplexsonographie im Längsschnitt.

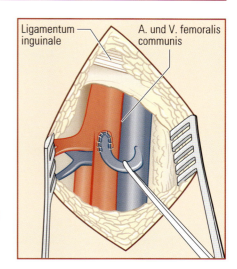

Abb. 12-35 Anlage der therapeutischen arteriovenösen Fistel in der rechten Leiste mit einem Ast der V. saphena magna.

troffene Gefäßregion weiträumig aus. Diese hämodynamische Situation wird allzu leicht mit einer Obliteration verwechselt.

> **Cave** Die aszendierende Phlebographie ist zur Beurteilung des Venensystems bei einer arteriovenösen Fistel absolut *nicht* geeignet. Der hohe arterielle Druck in den tiefen Venen des Fistelbereiches verhindert den Einstrom des Kontrastmittels und täuscht damit eine Thrombose vor.

Indikationen und Kontraindikationen

Manche Gefäßchirurgen legen die arteriovenöse Fistel nach jedem rekonstruktiven Eingriff am tiefen Venensystem an, andere von Fall zu Fall, wenn das primäre Operationsergebnis unsicher erscheint. Zahlenmäßig an erster Stelle steht immer noch die Thrombektomie. Eine echte Kontraindikation gibt es nicht. Der Shunt als endgültige Maßnahme zur Behandlung des postthrombotischen Syndroms der Beckenvenen ist dagegen heute verlassen worden (Loeprecht 1996).

■ Operationstechnik in der Leiste

(1) Als transponierbare Vene ist ein stärkerer Ast der V. saphena magna geeignet, beispielsweise die **V. saphena accessoria lateralis**. Das Gefäß wird etwa 6 cm weit freipräpariert, von seinen Verzweigungen abgebunden und durch heparinhaltige Kochsalzlösung aufgedehnt.

(2) Dann erfolgen die Darstellung der **A. femoralis communis** und die Ausklemmung eines Segments mit der Satinsky-Klemme. Mit einem nach distal geschlossenen Bogen wird dann die Anastomose End-zu-Seit und angeschrägt mit einer fortlaufenden 6-0-Naht angelegt (Abb. 12-35). Vor der Fertigstellung ist die **Flush-Probe** durchzuführen: Sofort nach der Freigabe des Blutstroms beginnt im gesamten venösen Fistelbereich das charakteristische Schwirren.

> **Cave** Der Bogen des Fistelgefäßes darf nicht zu lang sein, sonst kann er abknicken. Er wird im Operationsfeld „zurechtgerückt". Gegebenenfalls lässt er sich vorsichtig mit Fibrinkleber fixieren.

(3) Wenn kein adäquater Seitenast zur Verfügung steht, darf auch ein **alloplastisches Transplantat** mit einem Durchmesser von 5 mm zur Anwendung kommen. Die V. saphena magna wäre dafür zu schade.

(4) Der Operateur muss auch gleich an den **Verschluss** der Fistel denken. Er legt einen kräftigen 2-0-Faden oder einen Metallfaden mit einer offenen Knotenschlinge um den Schenkel und führt die Enden subkutan an den unteren Wundpol heran. Hier sind sie später leicht aufzufinden und die Schlinge lässt sich im günstigen Fall einfach zuziehen (S. 204).

■ Operationstechnik im Adduktorenkanal

Die Technik wurde von Brunner (1975) für die Thrombektomie ausgearbeitet, konnte sich aber nicht generell durchsetzen. Im poplitealen Bereich und im Adduktorenkanal stehen keine adäquaten Seitenäste der tiefen Leitvenen zur Verfügung. Ein arterieller Muskelast lässt oftmals kein ausreichendes Strömungsvolumen zu. Unter dem Terminus „**Interpositions-a.v.-Fistel**" wird ein 5 cm langes Segment aus der V. saphena magna in gleicher Höhe entnommen und transplantiert.

■ Operationstechnik am distalen Unterschenkel

Der Zugang eignet sich für die seltenen Fälle, bei denen das Venensystem des ganzen Beins von der Fistel profitieren soll. Die Anastomosierung erfolgt oberhalb des Innenknöchels zwischen der A. tibialis posterior und einer der Begleitvenen (S. 174, 204). Relativ häufig ist mit einem spontanen Fistelverschluss zu rechnen. Bei der chronischen venösen Insuffizienz besteht die Gefahr von Wundheilungsstörungen.

Verschluss der therapeutischen arteriovenösen Fistel

Die Fistel muss so bald wie möglich wieder verschlossen werden, im Durchschnitt nach 3 bis 6 Monaten. Das kann durchaus eine anspruchsvolle Operation sein. Bei einer kleinen Fistel lohnt sich der Versuch, durch manuelle Kompression von außen einen dauerhaften Verschluss zu erreichen. Natürlich sollte dafür das nötige Feingefühl vorhanden sein.

■ Operation

(1) Die alte Operationsnarbe wird exzidiert. Wenn bei der Erstoperation um das Shuntgefäß herum ein grüner **Markierungsfaden** mit losem Knoten vorbereitetet wurde, braucht nur vorsichtig daran entlang präpariert zu werden, bis sich der Knoten zuziehen lässt. Sofort hört das Schwirren auf.

> ! Gruß hält den Markierungsfaden für nicht praktikabel, „weil man bei der Präparation diesen Faden zu seinem ständigen Ärgernis immer wieder zerschneidet. Wirklich praktikabel ist nur die Drahtschlinge".

(2) Ohne Markierungsfaden muss das Fistelgefäß mühsam freigelegt werden. Die Präparation in dem narbigen Gewebe kann äußerst schwierig sein. Auch kleine Venen bluten bei der Verletzung durch den hohen arteriellen Druck ungewöhnlich stark. Bei einem **Einriss der Fistelschlinge** selbst entsteht eine heftige arterielle Blutung. Für diesen Fall ist zu überlegen, die Arterie schon vorher weiter oben freizulegen, um gegebenenfalls eine notfallmäßige Klemme ansetzen zu können.
(3) Loeprecht (1996) empfiehlt **bei starker Vernarbung**, die Präparation distal an der Arterie im gesunden Gewebe zu beginnen und dann entlang der Schlagader nach oben bis in den Fistelbereich fortzusetzen.
(4) Wenn möglich, wird das Fistelgefäß **am arteriellen und venösen Ansatz ligiert**, aber die einfache oder doppelte Ligatur an der präparierten Stelle reicht auch aus. Mit der Einlage einer Redon-Drainage wird der Eingriff beendet.

> **Cave** Für den Fistelverschluss müssen alle Vorkehrungen wie für eine große arterielle Operation getroffen werden.

(5) Beim **interventionellen Fistelverschluss** erfolgt die Sondierung des Fistelgefäßes von der gegenseitigen Leistenarterie her. Dann werden Drahtschlingen *(coils)* oder abkoppelbare kleine Ballons *(detachable balloons)* unter Röntgenkontrolle eingebracht. Das Verfahren konnte sich aber bisher nicht generell durchsetzen.

12.6.6 Lumbale Sympathektomie nach May

Seit der ersten Hälfte des vergangenen Jahrhunderts wurde versucht, durch die lumbale Sympathektomie eine Verbesserung der peripheren *arteriellen* Durchblutung zu erreichen. May et al. (1970) haben beim postthrombotischen Syndrom durch histologische Studien eine irreversible **Schädigung der Grenzstrangganglien** nachweisen können. Die daraufhin durchgeführte Sympathektomie an 22 Patienten mit postthrombotischem Syndrom ließ bei Kontrolluntersuchungen nach 10–15 Jahren jedoch keine Besserung des schicksalhaften Ablaufs der Krankheit erkennen. Heute spielt die Operation aus dieser Sicht keine Rolle mehr.

May ließ aber eine Indikation offen, die heute mit der modernen bildgesteuerten Mikrotechnik denkbar wäre. Er schrieb: „Interessanterweise fühlten sich zwei Drittel aller Nachuntersuchten subjektiv gebessert, weil das Bein trocken und warm war. Man möge den Eingriff für jene seltenen Fälle reservieren, bei denen die Beschwerden durch ein kaltes, schwitzendes Bein erheblich sind."

12.7 Operative Therapie des chronischen Beckenvenenverschlusses

Der netzförmige anatomische Aufbau des Venensystems garantiert auf allen Etagen die spontane Ausbildung von Kollateralen. Proximal der Einmündung der klappenlosen Vv. iliacae internae sind diese Möglichkeiten nahezu unbegrenzt. Mächtige Venenplexus im Beckenbereich, das parietale Venensystem oder die ausgedehnten vertebralen und paravertebralen Plexus stehen dafür zur Verfügung. Auf der Strecke zwischen der V. femoralis communis und der V. iliaca externa sind jedoch nur wenige Umgehungskreisläufe möglich, sodass ein chronischer Verschluss dieser Strombahn durchaus klinisch relevant werden kann. Hier setzt die rekonstruktive Venenchirurgie an.

Im Gegensatz zur Arterienchirurgie sind die **venösen Bypassoperationen** im Beckenbereich nicht indiziert, um jemals eine Extremität vor der Amputation zu bewahren. Die hauptsächliche **Indikation** ergibt sich zur Beseitigung einer belastungsabhängigen Symptomatik. Dabei sind die vorherrschenden Symptome eine Zunahme der Ödemneigung in Abhängigkeit von körperlicher Arbeit und – seltener – die Claudicatio venosa. Spezielle Indikationen ergeben sich bei der Ormond-Krankheit (S. 323) sowie bei Tumorkrankheiten mit einem extravasalen Kompressionssyndrom. Die Indikation zur venösen Bypassoperation wird in der heutigen Zeit insgesamt eher selten gestellt.

12.7 Operative Therapie des chronischen Beckenvenenverschlusses

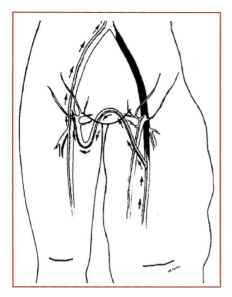

Abb. 12-36 Femorofemoraler Venenbypass nach Palma und Esperon.

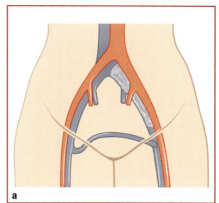
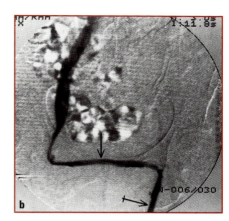

Abb. 12-37 Cross-over-Venenbypass nach Palma mit Blutstrom vom linken zum rechten Bein.
a Schematische Darstellung. Transplantation der rechten V. saphena magna zur Verschlussseite links und hier Anastomosierung mit der V. femoralis communis.
b Operationsergebnis nach 3 Monaten bei einer 42-jährigen Frau mit postthrombotischem Verschluss der Beckenvenen links (Operateur Prof. Hach). Keine arteriovenöse Fistel. Darstellung durch digitale Subtraktionsphlebographie vom linken Fuß aus. ⟶ V. saphena magna vom rechten Bein als Transplantat. ⟵⟶ V. femoralis communis links.

12.7.1 Femorofemoraler Venenbypass nach Palma und Esperon

Bei einem einseitigen postthrombotischen Verschluss der Beckenvenen mit ungünstiger Kollateralisation kann der venöse Abfluss durch die Cross-over-Plastik verbessert werden. Die Palma-Operation (1960) war ursprünglich der Einstieg in die rekonstruktive Venenchirurgie des postthrombotischen Syndroms (Abb. 12-36).

> **Definition.** Bei der Palma-Cross-over-Plastik wird die V. saphena magna der **kontralateralen** Seite bis zur Mitte des Oberschenkels herauspräpariert, subkutan am Schambein entlang zur Gegenseite durchgezogen und mit der V. femoralis communis des **kranken** Beins anastomosiert.

Indikation

Die Indikation zur Palma-Operation ist bei einem **persistierenden Verschluss der Beckenvenen** gegeben, sobald sich der Venendruck in der V. femoralis durch einen Belastungstest um das 3fache der Norm erhöht. Die morphologische Situation und das Strömungsverhalten werden immer durch die Duplexsonographie und durch die Phlebographie abgeklärt. Als Voraussetzung für die Operation gelten die völlige Rekanalisation der tiefen Beinvenen und eine gute Funktionstüchtigkeit der Wadenmuskelpumpe.

Kontraindikationen

Der Erfolg der Operation hängt einerseits von der Qualität des Transplantats, also der gegenseitigen V. saphena magna, und andererseits vom Zustrom aus der ipsilateralen Peripherie ab. Wenn diese Bedingungen nicht ausreichen, wird sich der Bypass bald verschließen, weil die Perfusion zu gering ist.
Als Kontraindikationen müssen berücksichtigt werden:
- V. saphena magna als Transplantat zu dünn ausgebildet
- V. saphena magna nach Thrombophlebitis geschädigt
- Zu geringer Zustrom aus der ipsilateralen Peripherie durch postthrombotisches Syndrom
- Beidseitige Abflussstörungen in den Beckenvenen
- Starke Einschränkung der Mobilität des Patienten
- Lymphödeme
- Adipositas

■ Operationstechnik

(1) Der Eingriff erfolgt in Allgemein- oder Regionalanästhesie. Die Abdeckung lässt beide Beine und den Bauch frei.
(2) Zuerst erfolgt die **Präparation der Verschlussseite** (Abb. 12-37 a). Die V. femoralis soll nur im Bereich der **Vorderwand** freigelegt werden, denn bei einer zirkulären Anschlingung wären das Gefäß aus seiner bindegewebigen Verankerung gelöst und die Wandspannung instabilisiert.
(3) Dann wird die **V. saphena magna der Gegenseite** sorgfältig präpariert. Zwischen den langen Hautschnitten bleiben kleine Hautbrücken belassen. Alle abgehenden Seitenäste werden unterbunden. Die Länge des erforderlichen Transponats muss vor dem Eingriff abgemessen worden sein. Es werden 8 cm hinzugerechnet, um auf beiden Seiten optimale Ein-

mündungsschlingen bilden zu können. Dann erfolgt die Prüfung des Transplantats auf Dichtigkeit und Dehnbarkeit mit heparinhaltiger Kochsalzlösung unter einem leichten manuellen Druck.

(4) Der Operateur bildet mit seinen Zeigefingern von beiden Seiten her suprapubisch einen **subkutanen Kanal** zur Gegenseite hin. Zum Durchzug wird ein Tunnelierungsinstrument verwendet, damit das Transponat keinen Schaden erleidet.

(5) Der **Anschluss auf der erkrankten Seite** wird durch eine angeschrägte End-zu-Seit-Anastomose gebildet. Manche Chirurgen bevorzugen Einzelnähte, um eine Raffung der zarten Venenwände zu vermeiden. Die Längsinzision an der V. femoralis communis liegt etwas zur Innenseite des Beins hin. Nach der Freigabe des Blutstroms muss sich das Transponat sofort kräftig füllen.

 Je genauer die Indikation, um so besser funktioniert der Bypass von Anfang an.

(6) Gruss et al. (1984) sowie Loeprecht (1996) empfehlen in jedem Fall die Anlage einer **therapeutischen arteriovenösen Fistel** mit einem Seitenast der V. saphena magna auf der Verschlussseite. Das Schwirren des Shunts überträgt sich sofort auf das Transplantat. Andere Autoren lehnen die Fistel ab.

(7) Gruß führt am Ende der Operation einen **Katheter** in einen kleinen Seitenast der V. saphena magna nahe der Anastomose ein, um die Anastomose ständig mit Heparin zu berieseln. Vor dem Entfernen des Katheters am 5. Tag erfolgt darüber die Kontrollphlebographie des Bypasses.

Cave Die ungenügende Präparation der V. saphena magna im Krossebereich der Spenderseite führt hier leicht zu einer Knickbildung.
Eine Torquierung des Transplantats ist auf jeden Fall zu vermeiden. Dazu kann vor der Entnahme das Anzeichnen der Vorderseite des Gefäßes mit Methylenblau hilfreich sein.

Postoperativer Verlauf

Direkt nach der Operation erscheint das Lumen der transplantierten V. saphena magna viel zu klein, um das gesamte Blutvolumen aus der betroffenen Extremität zur Gegenseite hin abzuführen. Die arteriovenöse Fistel schützt zwar vor einem Verschluss und fördert die Aufweitung des Transplantats, sie verursacht dabei aber auch einen venösen Rückstau, eine antegrade Strömungsinsuffizienz. Später, nach Ausschaltung der arteriovenösen Fistel, passt sich die transplantierte V. saphena magna an das höhere Stromvolumen durch eine **physiologische Ektasie** an (vgl. Abb. 12-37). Im Laufe der Jahre kann es zur variköser Degeneration kommen. Es treten Schlingen und Knickstenosen auf (vgl. Abb. 12-38 d). Das Durchflussvolumen des Transplantats nimmt nach und nach

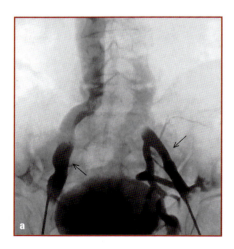
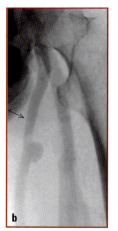
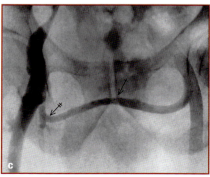
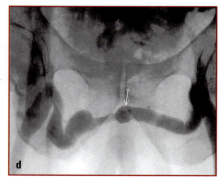

Abb. 12-38 Inverser Cross-over-Bypass bei einem 55-jährigen Mann mit postthrombotischem Syndrom der Bein- und Beckenvenen links infolge retroperitonealer Fibrose (Ormond-Krankheit). Operation Prof. Hach.
a Verschluss der V. iliaca communis sinistra. Auffällig geringe Kollateralisation und leicht wellige Begrenzung der Beckenvenen (→) als Ausdruck der perivaskulären Fibrose. Darstellung durch Beckenvenenphlebographie.
b Primäre Stammvarikose der V. saphena magna links (→) bei diskreten postthrombotischen Veränderungen an den tiefen Beinvenen mit vollständiger Rekanalisation. Darstellung durch aszendierende Pressphlebographie.
c Inverser Cross-over-Bypass der linken, varikös veränderten V. saphena magna (↔→) mit Anastomosierung auf die (gesunde) rechte V. saphena magna (↔→).
d Starke variköse Degeneration des Venenbypasses nach 4 Jahren (→).

ab. Schließlich entsteht in bestimmten Fällen aus einem Bagatellanlass der thrombotische Verschluss. Nachteilig ist, dass die Anastomosen in den Bewegungssegmenten der beiden Extremitäten liegen und hier mechanischen Einwirkungen ausgesetzt sind.

Beurteilung der Autoren. Wegen ungünstiger Frühbedingungen und unsicherer Spätergebnisse der originalen Palma-Operation wird heute die ringverstärkte PTFE-Prothese bevorzugt.

Medizingeschichte. Eduardo Palma war Professor für Chirurgie an der Universität Montevideo. In seiner berühmten Arbeit „*Veins transplants and grafts in the surgical treatment of the postphlebitic syndrome*" berichtete er über acht Kasuistiken. Beim ersten Fall handelte es sich um eine 33-jährige Frau, deren Leidensweg sich über fünf Jahre erstreckte. Nach einer Cholezystektomie kam es zur Phlebothrombose, acht Monate später zu Rezidiven während der Schwangerschaft und dann zu wiederholten Fieberschüben (Erysipele?). „Examination revealed an elephantiasic lower limb with severe, diffuse edema and trophic disorders, muscular weaknes in leg and thigh, large varicosities above the pubis and in the systems of the long and short saphenous veins." Die Operation erfolgte im Mai 1957 in Lokalanästhesie. Danach waren alle Beschwerden abgeklungen bis auf ein leichtes Ödem in der Knöchelregion. Nur in einem der acht Fälle kam es nach einem lokalen Trauma zu einem Transplantatverschluss.

12.7.2 Inverser femorofemoraler Venenbypass nach Hach

Bei der „umgekehrten Palma-Operation" nach Hach (1980) müssen spezielle hämodynamische Voraussetzungen gegeben sein, sodass der Eingriff nur für wenige Patienten in Frage kommt.

> **Definition.** Bei der inversen Cross-over-Plastik liegt eine Stammvarikose der V. saphena magna auf der **ipsilateralen** Seite vor. Die Stammvene wird bis zur Mitte des Oberschenkels herauspräpariert, subkutan am Schambein entlang zur Gegenseite durchgezogen und mit der V. femoralis communis oder mit dem Mündungstrichter der V. saphena magna des **gesunden** Beins anastomosiert.

Eine **primäre oder sekundäre Stammvarikose** der V. saphena magna wird beim postthrombotischen Syndrom prinzipiell operiert. Wenn gleichzeitig ein ipsilateraler Beckenvenenverschluss vorliegt, bietet es sich an, die variköse Stammvene nicht zu exstirpieren, sondern ihren proximalen Abschnitt als Bypass zur (gesunden) Gegenseite hinüberzuführen. Infolge einer Schlussunfähigkeit der Klappen ist in der insuffizienten Stammvene die Blutströmung in retrograder Richtung ohnehin möglich. Als Voraussetzung gilt auch hier der **Ausschluss einer antegraden Strömungsinsuffizienz** im tiefen Venensystem. Der Eingriff läuft analog zur Palma-Operation ab, nur wird die Anastomose an der kontralateralen Seite angelegt (Abb. 12-38). Hier kann sie zur Verminderung der Invasivität auf den Saphenatrichter gesetzt werden. Wegen ihres größeren Lumens hat die transponierte Stammvene gleich von Anfang an eine hohe Transportkapazität. In den eigenen zwei erfolgreich operierten Fällen wurde deshalb auf eine arteriovenöse Fistel verzichtet. Im Lauf der Jahre ist damit zu rechnen, dass der Bypass durch zunehmende variköse Degeneration an Effektivität verliert.

12.7.3 Femorofemoraler Bypass mit PTFE-Prothese nach Gruß et al.

Anstatt der V. saphena magna bietet sich eine spiralverstärkte PTFE-Prothese (Polytetrafluorethylen) an. Der **Vorteil** liegt vor allem darin, dass gleich die kaliberadäquate Größe ausgewählt werden kann, im Allgemeinen die 10-bis-12-mm-Prothese. Die Anastomosen lassen sich jeweils am letzten Prothesenring „aufhängen" und sind dann maximal offen (Abb. 12-39). Heute stehen auch Prothesen mit antithrombogener Innenfläche zur Verfügung. Die Methode wurde von Gruß et al. (1979) eingeführt.

■ Operationstechnik nach Gruß

(1) Der Eingriff erfolgt in Allgemein- oder Regionalanästhesie. Es sollte eine Eigenblutspende vorliegen. Bei der Abdeckung bleiben beide Beine und der Bauch frei. Der Patient erhält einen Blasenkatheter.
(2) Die **spiralverstärkte Prothese** (Impra® 10 bis 12 mm) ist besser als die ringverstärkte geeignet, weil sie eine Implantation auf der Vene in schräger Richtung zulässt. In beiden Leisten erfolgt der Zugang zur V. femoralis communis.
(3) Auf der Verschlussseite werden innen aus der Venenwand ein Oval herausgeschnitten und die beiden Ecken mit Haltefäden markiert. Die **Einnähung der angeschrägten Spirale** erfolgt mit einem 6-0-Faden fortlaufend in der Weise, dass es zu einer Aufhängung der Venenwand an der Spirale kommt.
(4) Es empfiehlt sich, das Transplantat *unter* dem Leistenkanal und durch das Cavum Retzii *hinter* der Bauchmuskulatur und vor der Harnblase zur Gegenseite durchzuziehen. Der Kanal wird mit den Zeigefingern von beiden Seiten her stumpf vorgebohrt, sodass sich die Prothese mit der Kornzange von der Gegenseite her nachziehen lässt. Durch diese **tiefe Positionierung** ist der Bypass besser vor mechanischen Einwirkungen geschützt. Ausserdem kommt ein S-förmiger Verlauf zustande, der hämodynamisch günstiger als die suprapubische Position erscheint (Abb. 12-39).
(5) Die **Verbindung auf der Empfängerseite** erfolgt in entsprechender Weise durch eine angeschrägte End-zu-Seit-Anastomose, die nach proximal gerichtet ist. Bei der infrainguinalen Lokalisation darf das Leistenband eingekerbt werden. Bei der Anastomosierung mit der V. iliaca externa liegt die Biegung der Spiralprothese hämodynamisch sehr günstig. Die Operation wird mit einer **temporären arteriovenösen Fistel** sowie mit einem kleinen Katheter zur lokalen Heparinberieselung der Anastomose beendet (Abb. 12-40).

> **Cave** Verletzungen durch die Einführung der Kornzange. Das Instrument wird an seiner Spitze vom gegenseitigen Zeigefinger des Operateurs bedeckt und geleitet. Die Harnblase muss entleert sein (Blasenkatheter!).

Studie. **Gruß** berichtete 1988 über insgesamt 46 Operationen, davon 19 mit autologem Transplantat und 27 mit einer PTFE-Prothese. Bei den Kontrolluntersuchungen nach einem bis 13 Jahren waren 10 von 15 der Venenbypässe und 21 von 25 der PTFE-Bypässe funktionstüchtig.

Hinsichtlich des Ortes der Anastomosierung gibt es sowohl auf der Verschlussseite als auch auf der Empfängerseite verschiedene Variationen, die von den gegebenen örtlichen Verhältnissen abhängig sind.

12.7.4 Ilioiliakaler Venenbypass nach Vollmar und Hutschenreiter

Der „Hohe Palma" nach Vollmar und Hutschenreiter (1980) wird durchgeführt, wenn nach einer Thrombektomie der Beckenstrombahn noch eine zentrale Restblockade verblieben ist und diese sich hämodynamisch durch eine periphere Stauungssymptomatik auswirkt. Heute werden einige der Fälle durch die interventionelle Therapie versorgt. Für die **Indikationsstellung** erscheinen die morphologischen Bedingungen und die dynamischen Druckmessungen in der V. femoralis communis entscheidend.

■ Operation
(1) Die **Hautschnitte** liegen schräg im Unterbauch 2 cm oberhalb der Leistenbandes. Der Zugang zu den Vv. iliacae externae erfolgt beiderseits präperitoneal (S. 181).
(2) Die **Tunnelierung** mit einer Kornzange verläuft zwischen der Rückseite der Bauchmuskulatur und dem Peritoneum oberhalb des Blasenscheitels. Beim Durchzug ist zu beachten, dass diese Transplantate keine Eigenelastizität haben und deshalb genau abgemessen sein müssen.
(3) Es wird die expanded **10-bis-12-mm-PTFE-Prothese** angewendet. Die klassischen End-zu-Seit-Anastomosen erfolgen nach ovalärer Ausschneidung der Venenwand mit fortlaufender 5-0-Prolene-Naht. Regelmäßig wird eine **temporäre arteriovenöse Fistel** in der Leiste der Verschlussseite angelegt.

Studie. Messungen von **Vollmar und Hutschenreiter** an der Chirurgischen Universitätsklinik Ulm haben ergeben, dass die Tranportkapazität des klassischen Palma-Bypasses 20 ml/min beträgt und sich durch die arteriovenöse Fistel auf 95–100 ml/min steigern lässt. Bei einer 12-mm-Gore-Tex-Prothese lag die entsprechende Flußrate bei 235–250ml/min.

12.8 Konservative Begleittherapie und Thromboseprophylaxe

Das postthrombotische Syndrom ist nicht heilbar. Durch chirurgische Interventionen lassen sich bestimmte Situationen vorübergehend oder auch für längere Zeit verbessern, die konservative Therapie bleibt für den Patienten aber lebenslang aktuell.

12.8.1 Kompressionstherapie

Der Kompressionstherapie kommt beim postthrombotischen Syndrom eine überragende Bedeutung zu. Da es sich um eine Langzeittherapie handelt, bevorzugen die meisten Patienten dafür einen Kompressionsstrumpf. Durch die externe Kompression wird die Strömungsgeschwindigkeit des Blutes in den tiefen Leitvenen signifikant beschleunigt. Die Gefahr der Rethrombosierung nimmt ab, insbesondere in Kombination mit der Antikoagulation.
Der zweite wichtige Effekt der Kompressionstherapie besteht in der Verhütung oder in der verminderten Ausprägung der chronischen venösen Insuffizienz. Der Strumpf muss dafür tagsüber regelmäßig getragen werden und wird nachts weggelassen (S. 54).

> ! Der Andruck eines Kompressionsstrumpfes nimmt bis zur Leiste kontinuierlich ab. Wenn vorübergehend stärkere Effekte erreicht werden sollen, erscheint es hämodynamisch günstiger und für den Patienten weitaus angenehmer, über dem Strumpf eine **elastische Kurzzugbinde** (Idealbinde® 10–12 cm, Lastobind®) anzulegen, als einen Strumpf der höheren Kompressionsklasse zu verordnen. Diese Situation ergibt sich zum Beispiel nach einer Cockett-Perforansdissektion.

Studie. Die Arbeitsgruppe um **Prandoni** an der Universitätsklinik Padua in Italien (2004) untersuchte in einer randomisierten und klinisch kontrollierten Studie die Effektivität des Kniekompressionsstrumpfes mit Andruck von 30 bis 40 mmHg bezüglich der Inzidenz des postthrombotischen Syndroms über zwei Jahre. Die Nachuntersuchung fand nach fünf Jahren statt. Von den 90 Patienten ohne Kompressionstherapie entwickelten 44 ein postthrombotisches Syndrom (davon 10 in schwerer Form), von den 90 Patienten mit Strumpf dagegen nur 23 (davon 3 schwer). Die kumulative Inzidenz des postthrombotischen Syndroms betrug nach 6 Monaten 40,0% versus 21,1%, nach einem Jahr 46,7% versus 22,2% und nach 2 Jahren 49,1% versus 24,5%.

Aber es gibt generell auch gegensätzliche Ansichten über die **Effektivität** der Kompressionstherapie. Eine gut dokumentierte Studie über den mittelfristigen Verlauf des postthrombotischen Syndroms stammt aus der Arbeitsgruppe von Ginsberg et al. (2001).

12.8 Konservative Begleittherapie und Thromboseprophylaxe

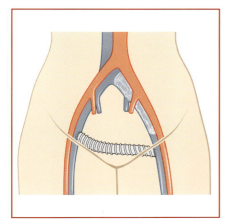

Abb. 12-39 Cross-over-Bypass mit einer ring- oder spiralverstärkten PTFE-Prothese.

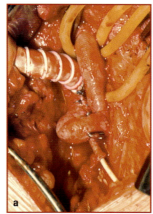
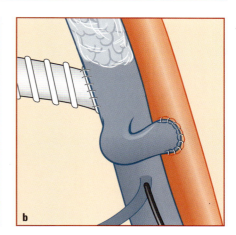

Abb. 12-40 Operationsszene (a) und Skizze (b) der Cross-over-Plastik auf der Verschlussseite. Anastomose der Prothese fertiggestellt. Arteriovenöse Fistel mit der V. accessoria lateralis. Berieselung der Anastomose mit Heparin durch einen kleinen Katheter, über den auch die Kontrollphlebographie erfolgt. Operateur Prof. Gruß.

Studie. Von der McMaster Universität in Ontario, Kanada, berichteten **Ginsberg et al.** über die Resultate einer dreiteiligen Studie, die bei insgesamt 202 Patienten ein Jahr nach tiefer Venenthrombose begann. In den Kollektiven 1 und 2 befanden sich Probanden *ohne Symptome* des postthrombotischen Syndroms, mit oder ohne Klappeninsuffizienzen. Die Kontrolluntersuchungen erfolgten alle sechs Monate. Die *Gruppe 1* (prospektive Kohortenstudie) bestand aus 120 Patienten ohne Kompressionstherapie. Nach durchschnittlich 55 Monaten waren hier 6 Behandlungsfehler (5%) festzustellen. Zur randomisierten *Gruppe 2* gehörten 47 Patienten, von denen 24 einen Kniekompressionsstrumpf mit Andruck von 20–30 mmHg hatten und 23 einen Plazebostrumpf. Im Realkollektiv wurden keine (0%) und im Plazebokollektiv 1 (4,3%) Behandlungsfehler registriert. Die randomisierte *Gruppe 3* wies ein *symptomatisches* postthrombotisches Syndrom auf und bestand aus 35 Probanden, die mit einem Kniestrumpf des Andrucks von 30–40 mmHg (n = 18) bzw. mit einem Plazebostrumpf versorgt wurden. Sie kamen alle 3 Monate über durchschnittlich 57 Monate zu Kontrollen. Im Realkollektiv lag die Quote der Behandlungsfehler bei n = 11 (61,1%) und im Plazebokollektiv bei n = 10 (58,8%). Demnach hatten die meisten der 202 Patienten ein Jahr nach der Thrombose kein postthrombotisches Syndrom und bedurften auch keiner Kompressionstherapie. Bei symptomatischem Krankheitsbild brachte die Therapie keinen statistischen Vorteil.

12.8.2 Bewegungstherapie

Auf die große Bedeutung des Gefäßsports wurde am Beispiel des **Tübinger Modells** hingewiesen. Daneben kommen die physikalische Entstauungstherapie, Krankengymnastik und balneologische Maßnahmen in Betracht. Die Erhaltung der Muskel- und Gelenkfunktionen wirkt der Entstehung einer chronischen venösen Insuffizienz am besten entgegen (S. 58).

12.8.3 Antikoagulation

Bei der Dekompensation des postthrombotischen Syndroms spielen die **Rezidivthrombosen** eine entscheidende Rolle. Sie treffen auf bisher gut funktionierende Kollateralkreisläufe und richten in hämodynamischer Hinsicht verheerende Schäden an. Das schlecht rekanalisierte postthrombotische Syndrom gilt deshalb als relevanter Risikofaktor für rezidivierende thromboembolische Ereignisse. In diesem Fall erscheint die Fortsetzung der Antikoagulation über einen unbegrenzten Zeitraum notwendig (S. 220).

Literatur

Bardeleben v. A. Lehrbuch der Chirurgie und Operationslehre Bd II. Berlin: Reimer 1859; 240–45.

Bauer G. Rationale and results of popliteal vein division. Angiology 1955; 6: 169–89.

Bauer G. The etiology of leg ulcers and their treatment by resection of the popliteal vein. J Intern Chir (Paris) 1948; 8: 937–67.

Benecke G. Pathologie der Venenerkrankungen. In: Haid-Fischer F, Haid H (Hrsg). Venenerkrankungen. Stuttgart: Thieme 1973.

Brunner U. Die temporäre arteriovenöse Fistel auf der Stufe Adduktorenkanal im Rahmen der venösen Thrombektomie. VASA 1975; 4: 26–32.

Dumanian AV, Santschi DR, Park K, Walker AP, Frahm CJ. Cross-over saphenous vein graft combined with a temporary arteriovenous fistula. Vasc Surg 1968; 2: 116–22.

Evers EJ, Wuppermann T. Die Charakterisierung des postthrombotischen Refluxes. VASA 1997; 26: 190–3.

Ginsberg JS, Hirsh J, Julian J, Vander LaandeVries M, MacKinnon B et al. Prevention and treatment of postphlebitic syndrome: results of a 3-part study. Arch Intern Med 2001; 161: 2105–9.

Gruß JD. Rekonstruktive Venenklappenchirurgie. Zentralbl Chir 2001; 126: 461–5.

Gruss JD, Bartels D, Kawai S, Karadedos C, Tsafandakis E. Anwendung von Kunststoff bei der Palma-Operation. Angio 1979; 1: 51–7.

Gruss JD, Bartels D, Vargas-Montano H, Hanschke D, Fietze-Fischer B. Über den heutigen Stand der rekonstruktiven Chirurgie am Venensystem. Angio 1984; 6: 273–87.

Hach W. Venöse Kompressionssyndrome. Med Welt 1980; 31: 502–4.

Hach W, Hach-Wunderle V. Phlebographie der Bein- und Beckenvenen. Konstanz: Schnetztor 1994.

Hach W, Präve F, Hach-Wunderle V. Die phlebographische Untersuchung der Soleus- und Gastrocnemiusvenen. Gefäßchirurgie 2002; 7: 31–8.

Halse Th. Das postthrombotische Syndrom. Darmstadt: Steinkopff 1954.

Halse Th, Bätzner K. Das postthrombotische Kreislaufsyndrom. Ätiologie, Diagnostik und Therapie. Med Welt 1951; 40: 1243–8.

Homans J. The operative treatment of varicose veins and ulcers, based upon a classification of these lesions. Surg Gynec Obstet 1916; 22: 143–58.

Hunter J. Observations on the inflammation of the internal coats of veins. Transactions of the Society for the Improvement of Medical-Chirurgical Knowledge 1793; 1: 18–26.

Husni EA. In situ saphenopopliteal bypass graft for incompetence of the femoral and popliteal veins. Surg Gynec Obstet 1970; 130: 279–84.

Johnson ND, Queral LA, Flinn WR et al. Late objective assessment of venous valve surgery. Arch Surg 1981; 116: 1461–6.

Kistner RL. Surgical repair of a venous valve. Straub Clinical Procedures 1968; 34: 41–3.

Kistner RL. Surgical repair of the incompetent femoral vein valve. Arch Surg 1975; 110: 1336–42.

Kistner RL. Surgical technique of external venous valve repair. The Straub Foundation proceedings 1990; 55: 15–6.

Kistner RL, Straub Foundation. Classification and grading of chronic venous disease in the lower limb: A consensus statement. Phlebology 1995; 10: 42–5.

Kunlin J. Le rétablissement de la circulation veineuse par greffe en cas d'oblitération traumatique ou thrombophlébitique. Greffe de 18 cm entre la veine saphène interne et la veine iliaque externe. Thrombose aprés trois semaines de perméabilité. Mém Acad Chir 1953; 79: 109–11.

Linton RR, Hardy JB. Postthrombotic syndrome of the lower extremity. Surgery 1948; 24: 452–68.

Loeprecht H. Tiefes Venensystem: akute und chronische Verschlüsse der Bein- und Beckenvenen, Venenverletzungen. In: Brunner U. Phlebothrombose. In: Breitner. Chirurgische Operationslehre Bd. XIII. München, Wien, Baltimore: Urban und Schwarzenberg 1996; 293–319.

Markel A, Manzo RA, Bergelin RO, Strandness DE. Valvular reflux after deep vein thrombosis: Incidence and time of occurrence. J Vasc Surg 1992; 15: 377–84.

May R. Der Femoralisbypass beim postthrombotischen Syndrom. VASA 1972; 1: 267–74.

May R. Chirurgie der Bein- und Beckenvenen. Stuttgart: Thieme 1974.

May R. Spätergebnisse nach venösem Femoralis-Bypass. VASA 1979; 8: 67–9.

May R, Brinkmann H, Peters D. Lichtmikroskopische Betrachtungen an operativ entfernten Lumbalganglien des menschlichen Grenzstranges beim postthrombotischen Zustandsbild. Zbl Phleb 1970; 9: 2–22.

May R, Nißl R. Die Phlebographie der unteren Extremitäten. Stuttgart: Thieme 1959.

Netzer CO. Die Strömungsverhältnisse beim postthrombotischen Zustandsbild. In: Kappert A, May R (Hrsg). Das postthrombotische Zustandsbild der Extremitäten. Bern: Huber 1968; 11–22.

Palma EC, Esperon R. Veins transplants and grafts in the surgical treatment of the postphlebitic syndrome. J Cardiovasc Surg 1960; 1: 94–107.

Prandoni P, Lensing AW, Prins MH, Frulla M, Marchiori A et al. Below-knee elastic compression stockings to prevent the post-thrombotic syndrome: a randomized, controlled trial. Ann Intern Med 2004; 141: 249–56.

Rabe E, Pannier-Fischer F, Bromen K, Schuldt K, Stang A et al. Bonner Venenstudie der Deutschen Gesellschaft für Phlebologie. Phlebol 2003; 32: 1–28.

Raju S, Berry MA, Neglen P. Transcommissural valvuloplasty: technique and results. J Vasc Surg 2000; 32: 969–76.

Raju S. Venous insufficiency of the lower limb and stasis ulceration. Changing concepts and management. Ann Surg 1983; 197: 688–97.

Schneider W, Fischer H. Die chronisch-venöse Insuffizienz. Stuttgart: Enke 1969; 62.

Schoop W. Postthrombotisches Syndrom. In: Hornbostel H, Kaufmann W, Siegenthaler W. Innere Medizin in Praxis und Klinik. Stuttgart: Thieme 1973.

Sottiurai VS. Technique in direct venous valvuloplasty. J Vasc Surg 1988; 8: 646–8.

Staubesand J. Matrix-Vesikel und Mediadysplasie. Med Welt 1977; 23: 1943.

Taheri SA, Lazar L, Elias S, Marchand P, Heffner R. Surgical treatment of postphlebitic syndrome with vein valve transplant. Am J Surg 1982; 144: 221–4.

Tripathi R, Sieunarine K, Abbas M, Durrani N. Deep venous valve reconstruction for non-healing leg ulcers: techniques and results. ANZ J Surgery 2004; 74: 34–9.

Trousseau AT. Clinique médicale de l'Hotel-Dieu de Paris. 2. Auflage. Übersetzung von Niemeyer P (1868). Bd. III. Würzburg: Stahelsche Buch- und Kunsthandlung 1865; 490–515.

Virchow R. Die Cellularpathologie. Zehnte Vorlesung vom 17. März. Berlin: Hirschwald 1858; 176–87.

Vollmar JF, Hutschenreiter S. Der quere Beckenvenenbypass (der „hohe Palma"). Vasa 1980; 9: 62.

Weber J, May R. Funktionelle Phlebologie. Stuttgart: Thieme 1990.

Weber O. Von den Venenerweiterungen, Phlebectasien oder Varicen. In: von Pitha F Fhr, Billroth CT. Handbuch der allgemeinen und speciellen Chirurgie. Bd II. 2. Abth. Stuttgart: Enke 1882; 123–34.

Ziegler S, Schillinger M, Maca TH, Minar E. Post-thrombotic syndrome after primary event of deep venous thrombosis 10 to 20 years ago. Thromb Res 2001; 101: 23–33.

Zilliacus H. Nord Med 1948; 37: 624. Zit. nach Halse Th.

13 Die chronische venöse Insuffizienz (CVI)

Die chronische venöse Insuffizienz gehört in den Industriestaaten der westlichen Prägung zu den Volkskrankheiten. Als Ulkusleiden beeinträchtigt sie das Leben des Patienten in entscheidendem Maße und stellt den behandelnden Arzt oft vor diagnostische und therapeutische Probleme. Es kommen verschiedene Krankheiten als Ursache in Betracht. Der Begriff „CVI" wurde von van der Molen geprägt.

> **Definition.** Als chronische venöse Insuffizienz (CVI) wird eine krankhafte Situation bezeichnet, in der das Blut unter den Bedingungen des täglichen Lebens nicht mehr in genügendem Maß aus den Beinvenen abgepumpt werden kann. Der Rückstau und die venöse Hypertonie pflanzen sich von den großen Leitvenen über die Venolen bis in den Bereich der Mikrozirkulation fort. Es kommt zur Schädigung der Kapillaren mit der Bildung eines eiweißreichen Ödems und der Expression pathologischer Matrixmoleküle, die den lokalen Stoffwechsel in den Geweben beeinträchtigen. Oft resultiert das chronische Ulcus cruris venosum.

Als **Ursachen der CVI** kommen in Betracht:
- Sekundäre Leitveneninsuffizienz
- Postthrombotisches Syndrom
- Kongenitale Malformationen
- Chronische venöse Kompressionssyndrome
- Seltene Ursachen

Medizingeschichte. Der niederländische Phlebologe **Henrik van der Molen** (1907–2001) war Mitbegründer der *Benelux-Gesellschaft für Phlebologie* und von 1971 bis 1983 Präsident der *Union Internationale de Phlébologie*. Er führte in Terwolde/Niederlande eine große Poliklinik für periphere Durchblutungsstörungen. Auf ihn gehen die intermittierende Druckmassage, die wissenschaftliche Anerkennung der Therapie mit Kompressionsstrümpfen und die (historische) Auswicklung des Lymphödems mit Gummischläuchen zurück. In der **Antologia phlebologica** hat van der Molen 1962 den Begriff *Chronisch-venöse Insuffizienz* geprägt. Das wesentliche Symptom dafür war die von ihm schon 1957 definierte *Corona phlebectatica paraplantaris* (s. u.). „Dabei liegen entweder dekompensierte, d. h. unvollständig entleerte Varizen vor, meist hervorgerufen durch eine Insuffizienz der wesentlichen Venae communicantes, oder es handelt sich um einen postthrombotischen Zustand. Schließlich kann es sich auch um eine allgemeine venöse Insuffizienz der Beine ohne stärkere Varikose und ohne vorangegangene Thrombose handeln; eine solche Insuffizienz, die durch hereditär bedingte Bindegewebsschwäche hervorgerufen oder durch starke berufliche Anforderungen in besonderem Maße provoziert wurde, nennen wir **chronisch-venöse Insuffizienz (CVI)**". Mit anderen Worten: Nicht für jedes venöse Stauungssyndrom konnte damals eine Ursache gefunden werden, und van der Molen erfand den Begriff *allein für diese ungeklärten* schweren venösen Krankheitsbilder. In erster Linie dürfte es sich um die seinerzeit noch nicht bekannte sekundäre Leitveneninsuffizienz gehandelt haben (S. 86; vgl. Abb. 13-6, S. 287).

Zur Terminologie. Der Begriff *Chronisch-venöse Insuffizienz* betont das Wort *Insuffizienz*. Dagegen lässt *Chronische venöse Insuffizienz* eher eine Differenzierung in phlebologischer Hinsicht zu, wir haben uns daher für diesen Begriff entschieden. Die Bezeichnung *Chronisches venöses Stauungssyndrom* beinhaltet gewissermaßen die Forderung nach einer ursächlichen Abklärung. Partsch (1980) unterschied eine durch Operation *besserbare* und eine *nicht besserbare venöse Insuffizienz*. Der Terminus *Chronische Veneninsuffizienz* (in Anlehnung an die Herz- oder Niereninsuffizienz) hat sich nicht durchsetzen können.

Das **chronische Ulkusleiden** betraf in früherer Zeit vor allem die armen und sozial schwachen Schichten der Bevölkerung, sehr oft die Obdachlosen (Abb. 13-1). Deshalb war die Krankheit nicht nur im gesellschaftlichen Leben, sondern auch bei

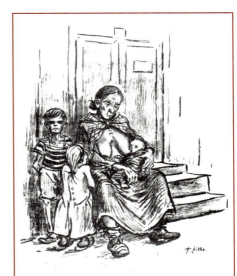

Abb. 13-1 Ulcus cruris als Merkmal der sozialen Armut.

den Ärzten ausgesprochen negativ besetzt. Das kommt in vielen der älteren wissenschaftlichen Arbeiten zum Ausdruck. Heute nimmt sich die moderne Chirurgie dieser Patienten mit guten Erfolgsaussichten an.

Medizingeschichte. Der berühmte Professor für Chirurgie und Augenheilkunde **Heinrich Adolf von Bardeleben** (1819–1895, vgl. S. 247) schrieb 1891 aus der Berliner Charité: „Auf der Abtheilung, welcher ich vorzustehen die Ehre habe, befinden sich oft 80–100 Patienten mit Unterschenkelgeschwüren und varicösen Venen, bekanntlich eine wahre Plage für eine chirurgische Abtheilung. Ich habe aber auch in Greifswald schon unter dem Andrang von Bummlern mit varicösen Geschwüren zu leiden gehabt, die, seit das neue Krankenhaus in Greifswald eröffnet war, mit Vorliebe sich daselbst sesshaft machten. Es wurde da für sie sogar eine besondere Abtheilung errichtet, oben auf dem Boden, sogar zeitweise, wenn ihrer zu viele waren, eine Streu gemacht, um sie unterzubringen."

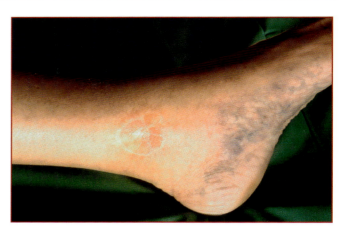

Abb. 13-2 Zirkumzision nach von Nußbaum. Operationsnarbe aus dem Narbenring über der Knöchelspitze mit radiären Einkerbungen.

13.1 Medizingeschichte und historische Operationen

Das dominierende Symptom der chronischen venösen Insuffizienz ist das **Ulcus cruris**. Der abstoßende Anblick mit der unangenehmen Geruchsbelästigung führt dem Patienten und seinen Angehörigen das Leiden ständig vor Augen. Deshalb mussten sich die Ärzte aller Zeiten und aller Völker mit dem Problem befassen. Die medizinische Literatur dazu ist unübersehbar.

Aus didaktischen Gründen erscheint es zweckmäßig, die historischen Behandlungsmethoden der Krampfadern per se von denen des Geschwürsleidens zu trennen, obgleich vielfach eine scharfe Abgrenzung nicht möglich ist. Die älteren Operationen der schweren Varikose wurden hinsichtlich ihres Erfolgs in der Hauptsache auch mit der Abheilung von Geschwüren definiert.

Zur Ulkustherapie kamen in früherer Zeit die verschiedensten Salben, Verbände mit seltsamen Materialien und allerhand mystische Heilmethoden zur Anwendung. Eine systematische *chirurgische* Therapie wurde nach der Einführung von Narkose und Antisepsis möglich. Dafür werden im Folgenden einzelne Beispiele angeführt.

13.1.1 Zirkumzision des Ulkus nach von Nußbaum 1873

Das Geschwür wurde einen Querfinger von seinem Rand entfernt **bis zur Faszie** zirkulär umschnitten. Schon am folgenden Tage hatten sich das Ulkus verkleinert und die Operationswunde verbreitert. Nach der Granulation erfolgte die Reverdin-Plastik. Von 1857 bis zur Veröffentlichung hatte von Nußbaum bereits 60 Patienten mit gutem Erfolg operiert. Das Verfahren konnte sich insbesondere bei kallösen Ulzera bis in die zweite Hälfte des vergangenen Jahrhunderts halten (Abb. 13-2).

Johann Nepomuk von Nußbaum (1829–1890) war in seiner Vaterstadt München von 1871 bis 1890 Ordinarius für Chirurgie. Er verfügte über ein außergewöhnliches Talent der Diktion und der Rede. Sein größtes Verdienst war die Einführung der Antisepsis in Bayern. Im Krieg 1870/71 wurde er zum Generalarzt ernannt.

13.1.2 Skarifikation nach Sakurane 1907

Das Verfahren wurde an der Königlichen Klinik für Hautkrankheiten in Breslau (Prof. Dr. Neisser) eingeführt. Sakurane sah die Indikation **bei großen Ulzera** gegeben, die nicht für die Nussbaum-Umschneidung oder für die Exstirpation geeignet erschienen. Die Operation kam bis nach dem Zweiten Weltkrieg in vielen Krankenhäusern zur Anwendung.

Historische Kasuistik. Die erste Operation wurde von Sakurane an einem 25-jährigen Gärtner, der an Syphilis und an einem ausgedehnten Ulcus cruris litt, erfolgreich durchgeführt. Der stationäre Aufenthalt dauerte 4 Monate. „Mit einem Skalpell habe ich die Geschwürsfläche und deren Ränder noch einige Zentimeter weit ins Gesunde längs, quer und schief in Distanz von ca 1 – 1½ mm (es sind wohl cm gemeint) durcheinander skarifiziert und zwar so tief, dass das fibröse Gewebe ganz durchschnitten wurde und eine ziemlich bedeutende Blutung eintrat. Die Wunde wurde erst einen Tag mit trockener Gaze, dann 4 Tage lang mit Borvaseline, später mit Kampferwein verbunden."

Steiger (1919) schabte das Geschwür bis auf den Grund scharf ab und legte dann in sämtliche Skarifikationswunden wiederholt kleine Gazestückchen ein, um die Verklebung zu verhindern. Er sah die Abscheidung eines massiven Sekrets für die Heilung als sehr günstig an und beließ die Verbände deshalb bis zu 6 Tagen. Die Methoden dürfen als Vorläufer des modernen **Shaving** angesehen werden.

13.1.3 Nervendehnungsoperation nach Bardescu 1899

Die operative Strategie beruht auf der Theorie, dass bei den chronischen varikösen Unterschenkelgeschwüren neben der Beeinträchtigung des Blutrückflusses auch **Störungen der trophischen Innervation** vorliegen. Die erste Veröffentlichung erfolgte von Bardescu 1897 in einer Bukarester Zeitschrift. Die Nervendehnung wurde an dem oder den zum Ulkus führenden Nerven vorgenommen, also dem N. saphenus bei innenseitigen und dem N. peroneus superficialis bei außenseitigen Geschwüren. Die Methode fand in verschiedenen Kliniken ihre Anerkennung.

Historische Kasuistik. Der Eingriff erfolgte an einem 45-jährigen Bauern mit einem chronischen Ulcus cruris seit 8 Jahren. „Am 28. September wird unter Lokalanästhesie mit Cocain die Resektion der V. saphena magna im mittleren Drittel des Unterschenkels vorgenommen. Am 8. Oktober wird in Chloroformnarkose die Fingerdehnung des N. peroneus communis hinter dem Fibularkopf gleich oberhalb seiner Endäste ausgeführt. Nach der Dehnung wurde der Nerv zerfasert und die Fascikel desselben mit der Spitze des Bistouri getrennt, damit die varikösen Gefäße des Nerven so viel wie möglich zerstört würden. Der Nerv ist dann an seine frühere Stelle gebracht worden. Nach der Operation bemerkten wir eine vorübergehende Anästhesie des N. peroneus superficialis. Pat. wird am 27. November geheilt entlassen."

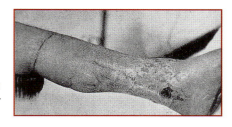

Abb. 13-3 Narbe nach zirkulärer Umschneidung unterhalb des Knies nach Petersen anno 1896.

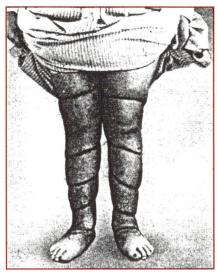

Abb. 13-4 Spiralschnitt nach Friedel und Rindfleisch anno 1908. Keine Durchtrennung der Fascia cruris.

13.1.4 Zirkuläre Umschneidungen am Bein

Um eine Unterbrechung des venösen Blutstaus für die Behandlung des chronischen Krampfadergeschwürs zu erreichen, wurden die zirkulären und spiraligen Umschneidungen eingeführt. Sie sollten über die selektive Unterbindung der Stammvene hinaus auch gleichzeitig die Dissektion aller subkutanen Varizen mit erfassen und die Wirkung dadurch wesentlich erhöhen. Alle Methoden ließen die Faszie intakt, nur **Kocher** (1930) durchtrennte sie am Oberschenkel, um den oberflächlichen Lymphstrom in die tiefen Lymphwege abzuleiten. Heute mögen die Eingriffe Verwunderung hervorrufen, zu ihrer Zeit waren sie aber in allen Operationssälen der Welt bekannt.

Von **Moreschi** (1893) und von **Schede** (1897) wurden die zirkulären Schnittführungen jeweils oberhalb und unterhalb des Ulcus cruris angegeben. **Mariani** (1903) nahm den Schnitt nur oberhalb des Geschwürs vor. Von **Petersen** (1896) stammt die Empfehlung der Zirkumzision unterhalb des Knies (Abb. 13-3) und von **Wenzel** (1902) an der unteren Drittelgrenze des Oberschenkels (Laqua 1930).

Historische Kasuistik. Aus Buenos Aires berichtete **Wenzel** über 26 Fälle, die von ihm mit dem besten Erfolg operiert worden waren. Die Patienten waren nach dem Eingriff 12 Tage in der Trendelenburg-Lage bettlägerig und wurden dann mit einem Kompressionsverband bis zur Leiste entlassen. „47-jährige Wäscherin, Mutter von 6 Kindern, mager, verhärmt, Bronchiektasen. Handtellergroßes, schmieriges, äußerst schmerzhaftes Geschwür seit 5 Jahren. Geht es (ihr) nun sehr schlecht, frisst das Geschwür um sich und raubt der Trägerin den Schlaf. Dann entschließt sie sich verzweifelnd zur Bettruhe. Aber das dauert nicht lange, denn der Vater ist halbblöder Quartalssäufer und wenn die Mutter nicht arbeitet, haben die Kinder nichts zu essen". Nach der Operation war das Ulkus seit 2½ Jahren abgeheilt. Die Narbe erschien rinnenartig eingesunken: „Ja, wissen Sie, Herr Doctor, da binde ich mir immer mein Strumpfband, das hält so schön."

Später wurde die Methode dann auch *Peritomie* oder *Strumpfbandoperation* genannt (Kayser 1910).

13.1.5 Spiralschnitt von Rindfleisch und Friedel 1908

Prinzipiell strebten Rindfleisch und Friedel die komplette Entfernung jeder Krampfader an. Im narbig-ulzerösen oder ödematösen Gewebe war das aber nicht möglich. So gelangten sie über die hufeisenförmige Zirkumzision des Ulcus cruris und kleine zirkuläre Einschnitte zu ihrer ungewöhnlichen Methode. Die Operation bestand aus einem langen Schnitt in **5 bis 6 spiraligen Touren** vom Unterschenkel bis zum Oberschenkel und bis auf die Faszie hinunter (Abb. 13-4). Die Wunden blieben offen. Während der postoperativen Behandlung wurden die frischen Granulationen immer wieder mit Höllenstein weggeätzt, sodass die Wundränder möglichst auseinanderwichen. Nach 14 Tagen verließen die Patienten das Bett. **Rindfleisch** war als Chirurg am Johanniter-Krankenhaus in Stendal tätig. Die Veröffentlichung der Methode erfolgte durch seinen Assistenten **Friedel**.

Historische Kasuistik. „O.H., Knecht, 56 Jahre alt, liegt seit ca. 4 Monaten wegen eines Krampfaderleidens am linken Bein auf der hiesigen chirurgischen Abtheilung. Die Vena saphena magna kommt vom Oberschenkel als ein 2 fingerdicker Strang herab und verliert sich in dem ödematösen Gewebe des Unterschenkels. Da sich die Fisteln nicht schließen wollen, wird am 5.4.1907 zunächst am Oberschenkel die V. saph. 10 cm weit exstirpirt. Handbreit unterm Knie wird dann, von der medialen Seite beginnend, eine den Unterschenkel fünfmal umkreisende Spirale gezogen, die vorm äußeren Knöchel endet. Dabei werden auch noch unter der Muskelfaszie liegende Varicen durchtrennt. Die Spirale heilt in ca. 8 Wochen, Abscesse und Fisteln sind verschwunden; das Ödem ist wesentlich zurückgegangen."

Kayser (1910), Oberarzt an der Kümmell-Universitätsklinik in Hamburg-Eppendorf, hat später bis zu 12 Touren angelegt, dazu 3 lange Hautschnitte am Fußrücken von der Außen- bis zur Innenkante. Das Ulkus kam zwischen 2 Touren und zusätzlichen Längsschnitten wie auf einer Insel zu liegen. Dabei mussten die Schnittränder wegen der Blutungsneigung durchgreifend abgenäht werden. Meistens war das Ulkus schon vor der Heilung der Operationswunde nach vier Wochen geschlossen.

Heute mag die Rindfleisch-Friedel-Operation als ein Extrem der Venenchirurgie erscheinen. Seinerzeit hatte sich die Methode aber an allen größeren Kliniken in Deutschland und Österreich eingebürgert. Sie geriet später wegen des hohen Blutverlusts, der postoperativen Sensibilitätsstörungen, schwerer Stauungen mit eingeschränkter Gebrauchsfähigkeit der Extremität sowie der langen stationären Behandlungsdauer bis zu 20 Wochen in Misskredit. Immerhin maß die Länge der Operationswunde bis zu 156 cm. In der Literatur wurde nur ein Todesfall verzeichnet, obgleich das Krankengut aus älteren, oftmals weit über 70-jährigen Patienten bestand.

Historische Kasuistik. Im Jahr 1919 schilderte **Bode**, Chefarzt der chirurgischen Klinik in Bad Homburg, die Situation um die Rindfleisch-Friedel-Operation treffend: „Enttäuscht und mißmutig haben Kranke ungeheilt die Anstalt verlassen, und auch der Arzt verlor bald begreiflicherweise bei diesen Erfahrungen den Mut und die Lust zu einer weiteren Betätigung dieser Art". Zufällig kam einer der unzufriedensten Patienten später wegen einer anderen Krankheit in das Bad Homburger Krankenhaus zur Aufnahme. Bode war über das gute Spätergebnis überrascht. Er bestellte daraufhin alle 18 Patienten, bei denen er die Operation durchgeführt hatte, zur Nachuntersuchung ein und fand, abgesehen von Sensibilitätsstörungen, hervorragende Spätergebnisse.

13.1.6 Unterbrechungen der popliteofemoralen Achse

In der Mitte des vergangenen Jahrhunderts spielte die Durchtrennung der V. femoralis superficialis unterhalb der Profundamündung eine große Rolle. Obwohl es einzelne Vorberichte in der Literatur gibt, wird die Methode den Amerikanern **Linton und Hardy** (1948) zugesprochen. Der schwedische Chirurg **Gunnar Bauer** (1965) hat den entsprechenden Eingriff an der V. poplitea eingeführt. Die Erfolge beim chronischen venösen Stauungssyndrom mit Ulcus cruris waren ermutigend (S. 248).

13.1.7 Perforansdissektionen

Als Erster führte der Greifswalder Chirurg **Madelung** 1884 ausgedehnte Perforansligaturen am ganzen Bein durch (S. 66). Mit der Entdeckung des Privatkreislaufs von Trendelenburg 1889 fand die Perforansinsuffizienz im Rahmen des chronischen venösen Stauungssyndroms ihre Anerkennung in pathophysiologischer Hinsicht.

Linton-Operation 1938

Der ausgedehnte Eingriff wurde erst nach Abheilung aller Ulzerationen vorgenommen. Linton führte Längsschnitte am Unterschenkel in der anteromedialen, der anterolateralen oder in der posterolateralen Position durch, und zwar von unterhalb der Knöchelregion bis zum Knie. Nach der **Durchtrennung der Faszie** in ganzer Länge wurden alle Vv. perforantes in die Tiefe verfolgt, ligiert und disseziert. Die Verschlüsse der Faszie und der Haut erfolgten mit Seidennähten. Anschließend wurde das Bein bis zu 14 Tage durch eine dorsale Gipslonguette ruhiggestellt (Abb. 13-5).

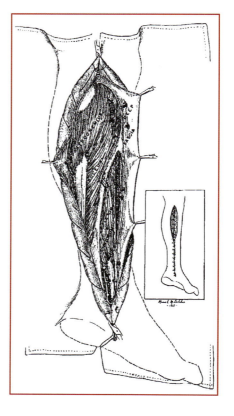

Abb. 13-5 Linton-Perforansdissektionen. Abbildung aus der Originalarbeit 1938. Freilegung und Durchtrennung der am medialen Unterschenkel gelegenen Vv. perforantes in der Tiefe. Die Faszie ist zum Schutz gegen die Verschleppung von Keimen von der Haut an Tücher angeklemmt und wird nach den Perforansdissektionen eng vernäht.

Cockett-Operation 1953

Der Londoner Chirurg F.B. Cockett unterschied drei Arten von Ulcera cruris:
▶ Infolge primärer Varikose
▶ Bei postthrombotischem Syndrom
▶ Aufgrund einer solitären Perforansvarikose

Die Dissektion der nach ihm benannten insuffizienten Vv. perforantes erfolgte beim chronischen Ulcus cruris von einem **langen Hautschnitt** aus, der sich über die ganze distale Hälfte des Unterschenkels erstreckte (S. 152). Naturgemäß wurden nach dem Einschnitt in das „holzharte" Gewebe und um das Geschwür herum häufig postoperative Wundheilungsstörungen gesehen. Cockett zitiert auch den englischen Phlebologen Dickson Wright (1953), „that the „surgical ulcer" is more difficult to cure than the natural".

Nicht selektive Perforansdissektion nach Hach und Ziogara 1981

In den 70er-Jahren wurde die Cockett-Operation beim schweren chronischen venösen Stauungssyndrom mit unheilbarem Ulcus cruris vielerorts durchgeführt. Hach musste die Wright-Prognose (s. o.) der schweren Wundheilungsstörung bei einem jüngeren Patienten selbst erleben, das „chirurgische Ulkus" führte zu einem Krankenhausaufenthalt von mehreren Wochen. Die Suche nach alternativen Verfahren der Perforansdissektion wurde durch diese Kasuistik bestärkt (S. 291). Die nicht-selektive Dissektion erfolgte von einem kleinen Hautschnitt im gesunden Bereich aus subfaszial **mit speziellen Dissektoren** und dem Fasziotom. Wundheilungsstörungen traten danach nicht auf. Die Methode wurde dann durch die endoskopische Perforansdissektion (Hauer 1985) abgelöst.

13.2 Epidemiologie

Die CVI gehört nicht nur zu den häufigsten, sondern auch zu den kostenaufwändigsten Krankheiten. Im Jahr 1980 betrug das sozioökonomische Aufkommen in der damaligen Bundesrepublik 1,3 Milliarden DM (Dinkel 1989). Über die Epidemiologie der CVI in Mitteleuropa und in Deutschland liegen nur wenige Studien vor.

13.2.1 Basler Studie

Die Basler Studie (Widmer et al. 1981) wurde bei 4529 berufstätigen Männern und Frauen durchgeführt. Sie basierte auf der Auswertung von Fragebögen und Fotografien. Die Häufigkeit der CVI betrug 15%, die des Ulcus cruris 1%. Es war ein linearer Anstieg mit dem Lebensalter festzustellen. Unterschiede der Geschlechter oder der Extremitätenseiten ergaben sich nicht (S. 69).

13.2.2 Tübinger Studie

Die Tübinger Studie (Fischer et al. 1980) umfasste 4026 Personen, die sich zu der gesetzlich vorgeschriebenen Röntgenreihenuntersuchung eingefunden hatten. Das Programm verlief nach dem Konzept der Basler Studie. Die CVI wurde im rechten und im linken Bein getrennt aufgeführt. Sie betrug im **Stadium I** nach Widmer 12 bzw. 15%, im **Stadium II** 6 bzw. 8% und im **Stadium III**, also dem floriden oder abgeheilten Ulcus cruris, 1 bzw. 2% der Diagnosen.

13.2.3 Bonner Venenstudie

In der bevölkerungsbasierten Querschnittsstudie (Rabe et al. 2003) waren 1350 Männer (43,9%) und 1722 Frauen (56,1%) einbezogen. Die Verteilung schloss die Bewohner der städtischen und der ländlichen Region in gleicher Weise ein. Die Auswertung erfolgte aufgrund allgemeiner Fragebögen, einer speziellen Befragung durch den phlebologisch ausgebildeten Arzt, der farbkodierten Duplexsonographie des peripheren Venensystems sowie Photographien in standardisierter Technik. Den Einordnungen lag die CEAP-Nomenklatur zugrunde. Bei 2,9% bestanden Hautveränderungen der CVI **(C4)**, bei 0,6% ein abgeheiltes **(C5)** und bei 0,1% der Probanden ein florides Ulcus cruris venosum **(C6)**. Geschlechtsabhängige Differenzen ergaben sich nicht, jedoch eine deutliche Zunahme mit dem Lebensalter (S. 69).

13.3 Einteilungsprinzipien

An die Einteilung einer Krankheit in einzelne Stadien müssen bestimmte Anforderungen gestellt werden. Vor allem kommt es darauf an, **einfache Kriterien** für die Unterteilung herauszuarbeiten, die sich möglichst scharf gegeneinander abgrenzen und durch objektive Parameter bestätigen lassen. Dann ergeben sich auch keine Probleme bei der Beurteilung durch einen Zweituntersucher oder bei der Bewertung in gutachterlicher Hinsicht. Heute stehen dem Chirurgen zur Behandlung der CVI eine ganze Reihe operativer Möglichkeiten zur Verfügung, und eine reproduzierbare Indikation zu dem einen oder anderen Verfahren wird umso eher gegeben sein, je genauer ein Krankheitsbild definiert ist. Hinsichtlich des Schweregrades der CVI wurden verschiedene Vorschläge unterbreitet.

13.3.1 Einteilung nach Widmer et al.

Die Einteilung der chronischen venösen Insuffizienz nach Widmer (1981) hat sich weltweit durchgesetzt. Ihr bestechender Vorteil liegt in der Praktikabilität, weil sie nur auf optischen Veränderungen der Haut beruht. Die Zuordnung in das betreffende Stadium ist ad hoc möglich.

Das **Stadium I** umfasst die Ausbildung der *Corona phlebectatica paraplantaris*, wie sie von van der Molen 1962 differenziert beschrieben wurde (S. 279; Abb. 13-6, S. 287). Widmer hob die *Kölbchenvenen* hierbei besonders hervor.

Im **Stadium II** liegen Hyper- oder Depigmentierung mit oder ohne Corona phlebectatica vor.

Zum **Stadium III** gehören das floride oder abgeheilte Ulcus cruris.

Ein wesentlicher **Nachteil** der Widmer-Klassifikation ergab sich, als eine differenzierte Chirurgie der Fascia cruris mit mehreren unterschiedlichen Operationsmethoden entwickelt wurde. Die Auswahl des Eingriffs wird heute von der klinischen Situation abhängig gemacht.

Beurteilung. Für die moderne Venenchirurgie reichen die Kriterien der Widmer-Einteilung nicht aus. Auch die Anwendung für gutachterliche Belange ist nur mit eingeschränkter Aussage erlaubt.

Das Prinzip der Widmer-Einteilung wurde im Rahmen einer **prospektiv-epidemiologischen Studie** der Venen- und Arterienkrankheiten sowie der koronaren Herzkrankheit 1959–1978 an Basler Berufstätigen erarbeitet. Es beruht auf der Auswertung anamnestischer Angaben der Probanden anhand eines Fragebogens sowie auf der Beurteilung von Photographien der Beine. Die CVI wurde zum **Schweregrad der Varikose** in Beziehung gesetzt. Dabei ließen sich drei Typen der Varikose unterscheiden: Besenreiser, retikuläre Varizen und Stammvarizen. Die Problematik stellte sich sogleich dar, indem man z. B. oberflächliche und tiefe Phlebitis meist nicht differenzieren konnte. Eine ärztliche Untersuchung hatte sich bei großen Kollektiven u. a. aus finanziellen Gründen nicht realisieren lassen. Der Anspruch des Widmer-Einteilungsprinzips ist also ganz auf die **Aspekte der Epidemiologie** ausgerichtet und muss demzufolge bei der Anwendung im klinischen Bereich unvollständig bleiben. So resultierte die Studie in den Begriffsbestimmungen der *medizinisch bedeutsamen Varikose*, der *relevanten Varikose* und der *krankhaften Varikose*, die den modernen Ansprüchen nicht genügen können. Die verschiedenen Krankheitsbilder mit einem Ulcus venosum würden alle dem Stadium III entsprechen. Die große Anerkennung der ersten europäischen Studie zur Epidemiologie der Gefäßkrankheiten wird dadurch in keiner Weise geschmälert, nur muss sich der heutige Betrachter auch dieser Inhalte bewusst sein.

13.3.2 Sklerose-Faszien-Score

Das Prinzip der Klassifikation nach dem Sklerose-Faszien-Score (Hach 1994) beruht auf dem Nachweis und der Ausdehnung der **Haut- und Gewebssklerose** als einem dominierenden Symptom des chronischen venösen Stauungssyndroms (Hach et al 2000). Die Diagnostik gelingt dem Arzt allein schon aus dem optischen Eindruck und dem typischen Palpationsbefund. Zur Objektivierung stehen die Histologie eines Probeexzidats und in schweren Fällen auch die intrakompartimentäre Druckmessung sowie die Computer- oder Kernspintomographie der intrakompartimentären Strukturen zur Verfügung.

Es werden vier Stadien unterschieden: Das **Stadium I** der CVI ist durch reversible, verschiebliche Ödeme geprägt. Es liegen Narben, Pigmentierungen und Krampfadern verschiedenen Typs vor, aber *keine Gewebsindurationen*. Das klinische Korrelat heißt **chronisches venöses Stauungssyndrom**. Der intrakompartimentäre Druck ist in Ruhe und unter dynamischer Belastung normal. Die spezielle Therapie bleibt konservativ (S. 287).

Im **Stadium II** liegt eine *Dermatoliposklerose* mit entsprechenden trophischen Hautveränderungen vor. Dabei kann es durchaus zur Ausbildung eines Ulcus cruris kommen, das in der Regel durch **konservative Behandlung** schnell abheilt. Es werden physiologische intrakompartimentäre Drücke gemessen.

Das **Stadium III** entspricht der *Dermatolipofasciosclerosis regionalis*. Die Gewebsinduration nimmt einen fünfmarkstückgroßen bis handflächengroßen Bereich ein, und zur Tiefe hin bildet sie mit der Faszie einen narbigen Block. In den meisten Fällen liegt ein arthrogenes Stauungssyndrom vor (S. 304). Ein Ulcus cruris persistiert oder rezidiviert über Jahre und Jahrzehnte. Die intrakompartimentären Drücke sind in Ruhe leicht und in Orthostase deutlich erhöht; nach der **paratibialen Fasziotomie oder der Homans-Operation** erreichen sie fast die Norm, und ein Geschwür heilt nach Sanierung des extrafaszialen Venensystems mit hoher Wahrscheinlichkeit ab. Die erniedrigten Sauerstoffpartialdrücke in der Umgebung der Ulzeration steigen signifikant an. In den lateralen und anterioren Kompartments stehen entsprechende prospektive Untersuchungen mit der **lateralen Muskeltranspositionsplastik** aus.

Das **Stadium IV** entspricht einem schweren klinischen Krankheitsbild, das wir als **chronisches venöses Kompartmentsyndrom** bezeichnen (S. 307). Die *Dermatolipofasciosclerosis circularis* umfasst einen großen Teil oder den ganzen Unterschenkel. In entsprechender Weise liegt ein ausgedehntes chronisch-persistierendes Ulkus oder selten auch ein Manschettenulkus vor. Manchmal greifen die Nekrosen auf die Achillessehne oder auf die Sehnen der anterioren Muskelgruppe über. Zu den lokalen Veränderungen gehören obligatorisch das **sekundäre Lymphödem** und die völlige **Versteifung der Sprunggelenke**, gar nicht selten auch der Knie- oder Hüftgelenke. Die humoralen Parameter zeigen eine generelle entzündliche Reaktion an, oft in Kombination mit einem ausgeprägten Eisenmangelsyndrom. Die intrakompartimentären Drücke weisen besonders bei der dynamischen Messung extreme Werte auf.

Der **Vorteil** des Sklerose-Faszien-Scores liegt in der einfachen Beziehung zwischen den pathophysiologischen Veränderungen und der Gliederung in die Krankheitsentitäten auf der Grundlage der klinischen Symptomatik (vgl. Tab. 13-1, S. 286). Der Chirurg kann auf den ersten Blick das vorliegende Krankheitsbild dem betreffenden Stadium der CVI zuordnen und damit auch die Indikation der adäquaten Operationsmethode ableiten. Das Symptom *Ulcus cruris venosum* kann vorübergehend oder persistierend bei allen diesen Krankheitsbildern auftreten.

Beurteilung. Der Sklerose-Faszien-Score kommt den Ansprüchen der Venenchirurgie am meisten entgegen. Er ist klinisch einfach zu handhaben. Unter dem Gesichtspunkt der Evidenzbasierten Medizin sind die sozialmedizinischen und ökonomischen Belange gut voneinander abzugrenzen. Sein Nachteil besteht in der Aufwändigkeit der Untersuchungsverfahren zur Objektivierung und Quantifizierung der höheren Krankheitsstadien.

13.3.3 CEAP-Einteilung

Im Jahre 1995 wurde auf Hawaii die CEAP-Klassifikation (Kistner 1995) der Venenkrankheiten von einer internationalen Expertengruppe erarbeitet. Im Konsens sind die klinischen (**C**), ätiologischen (**E**), anatomischen (**A**) und pathophysiologischen (**P**) Merkmale einer Venenkrankheit individuell determiniert; hinzu kommen noch Scores hinsichtlich der Schwere der Erkrankung und sozialmedizinischer Aspekte (ausführliche Darstellung: S. 72).

Der wesentliche Vorteil des CEAP-Prinzips liegt in der **Identifikation von Subgruppen**, was besonders für Forschungsvorhaben in der Phlebologie von großem Wert ist. Die internationale Verständigung wird mit der bestmöglichen Spezifizierung möglich.

In der täglichen Praxis erscheint die Charakterisierung des individuellen Krankheitsbildes nach der CEAP-Klassifikation zeitraubend und umständlich. Für die Chirurgie der Fascia cruris fehlen bisher die Eingaben der spezifischen Parameter. So wird der für die Klinik außerordentlich wichtige Übergang einer Dermatoliposklerose (CEAP-Merkmal C4) in die Dermatolipofasziosklerose aus der Klassifikation nicht deutlich, dafür gibt es keine Postition. Auch die Einbeziehung der gestörten Gelenkfunktion oder gar die Vernarbung der Kompartments wird nicht ersichtlich. Trotzdem empfehlen wir, das dem Sklerose-Faszien-Score entnommene differenzierte Krankheitsbild der chronischen venösen Insuffizienz zusätzlich mit einem CEAP-Schlüssel zu versehen, damit die Diagnose komplett nachvollziehbar wird. **Beispiel:** Chronisches Faszienkompressionssyndrom mit C_6 E_s $A_{9-11,\ 13-16}$ P_{18}, Clinical Score > 5, Disability Score 3.

Beurteilung. Die CEAP-Einteilung hat sich für wissenschaftliche Arbeiten von internationalem Interesse allgemein durchgesetzt. Für die Praxis des Venenchirurgen werden die Voraussetzungen der differenzierten Faszienchirurgie aber nicht genügend berücksichtigt.

13.4 Pathomorphologie und Pathophysiologie

Die CVI bietet ein unübersehbares Spektrum von Aspekten, die in wissenschaftlicher Hinsicht bis auf die molekulare Ebene reichen. Hier sollen die wichtigsten Zusammenhänge mit der Venenchirurgie vorgestellt werden.

> Alle Venenkrankheiten der unteren Extremität, die mit einer *globalen* Beeinträchtigung der Hämodynamik einhergehen, führen früher oder später zur CVI. Dabei spielt die Erhöhung des dynamischen Venendrucks letztendlich die entscheidende Rolle.

13.4.1 Venöse Hämodynamik

Sobald sich die großen Muskeln am Bein innerhalb ihrer engen und straffen Faszienlogen kontrahieren, zum Beispiel beim Gehen, wird das Blut unter **physiologischen Bedingungen** schwallartig aus den tiefen Leitvenen herausgepresst. Wenn sich die Muskeln dann wieder entspannen, kann das ausgetriebene Blutvolumen nicht mehr zurückfließen, weil sich die Venenklappen inzwischen schließen. Für eine kurze Zeit ist das tiefe Venensystem also nahezu blutleer. Sofort strömt Blut aus den umgebenden Geweben, aus den Plexus der Haut und den oberflächlichen Gefäßen in die tiefen Venen ein und der Vorgang wiederholt sich aufs Neue (S. 7).

Bei einer **Zerstörung der Venenklappen** strömt das mit der Muskelsystole ausgepresste Blutvolumen sofort wieder in die periphere Strombahn zurück. Die tiefen Venen können sich in Orthostase nicht mehr entleeren. Auch in den extrafaszialen Gefäßen, in den Plexus der Haut und der Subkutis bleibt die Blutfülle ständig bestehen. Bei aufrechter Körperstellung des Patienten bilden sich Ödeme aus. Früher oder später treten schwere Schäden an *allen* regionären Gewebsstrukturen auf, die in der Gesamtheit als *chronisches venöses Stauungssyndrom* bezeichnet werden.

13.4.2 Dynamische venöse Hypertonie

Das komplizierte Druck-Saug-System der einzelnen peripheren Muskel- und Gelenkpumpen greift vom Fuß bis zum Herzen kontinuierlich ineinander. Dabei fließt die Blutsäule nicht paternosterartig von Klappe zu Klappe herzwärts, sondern vielmehr in einer ständigen Vorwärtsbewegung (Netzer 1968). Die Venenklappen verhindern nur dann eine rückläufige Strömung, wenn druckbedingte Gegenkräfte auftreten. Das ist bei der Einatmung, bei der Betätigung der Bauchpresse, beim Bücken oder beim Heben von Lasten – also nur in Momentsituationen – der Fall. Während der Entleerung der Venenpools durch die Geh- und Zehenstandsübungen fällt der periphere Venendruck ab. Da alle Venen in Form eines Netzes miteinander kommunizieren, lässt sich dieser Effekt *in jedem Gefäß desselben Querschnitts* am Bein, also *in derselben Höhe* von der Fußsohle aus gesehen, feststellen.

> **Definition.** Von einer dynamischen venösen Hypertonie wird gesprochen, wenn der periphere dynamische Venendruck *unter dem Belastungstest* nicht genügend absinkt oder sogar ansteigt (vgl. Abb. 12-24, S. 263). Es handelt sich um eine *globale* Störung der venösen Hämodynamik im Bereich der unteren Extremität. Sie tritt immer dann auf, wenn die **tiefen Venensysteme** in den Krankheitsprozess einbezogen sind (S. 88, 250).

! Die Begriffe *Hypertonie* in der großen Kreislaufphysiologie und *dynamische venöse Hypertonie* in der Phlebologie sind inhaltlich völlig verschieden und demnach nicht miteinander vergleichbar. Bei der *venösen* Hypertonie fällt ein physiologischer (hydrostatischer) Druck in den Venen unter Betätigung der Muskelpumpen nicht so weit ab, wie er abfallen sollte.

13.4.3 Antegrade und retrograde Strömungsinsuffizienz

Als pathophysiologische Ursache der CVI lassen sich eine antegrade und eine retrograde Strömungsinsuffizienz unterscheiden. Als Ursache der **antegraden Form** liegt ein Hindernis für den Abstrom des venösen Blutes vor. Dazu können einerseits die Kompression der Vene von außen durch einen Tumor oder andererseits intravasale Veränderungen wie beim postthrombotischen Syndrom, bei arteriovenöser Fistel, bei sekundärer Popliteal- und Femoralveneninsuffizienz oder bei Trikuspidalinsuffizienz führen (S. 250). Eine andere Erklärung findet sich beim *Ausfall der Muskelpumpen* durch Gelenkversteifungen oder Lähmungen (Hach und Hach-Wunderle 1998).

Die **retrograde Strömungsinsuffizienz** besteht bei der Avalvulie oder nach einer vollständig rekanalisierten Thrombose mit Zerstörung des Klappenapparates. Beim postthrombotischen Syndrom und bei den kongenitalen Malformationen handelt es sich meistens um **Mischformen**.

Aus der differenzierten pathophysiologischen Betrachtungsweise ergeben sich zwangsläufig auch Hinweise zur Prognose. Wenn es gelingt, die Ursachen zu beheben, werden meistens auch die Folgen beseitigt.

! Die Chirurgie der CVI hat im Prinzip die Abheilung oder Verbesserung dermatologischer Komplikationen **einer Venenkrankheit** zum Ziel. Sie geht immer davon aus, dass zuvor eine operative Sanierung des extrafaszialen Venensystems, so weit dies möglich ist, durchgeführt wurde.

Medizingeschichte. *Pathologische Reflexe* als Ursache der CVI beim postthrombotischen Syndrom sind seit der berühmten Arbeit von **Homans** im Jahre 1916 bekannt (S. 247) und wurden seitdem immer wieder beschrieben. Die *antegrade Strömungsinsuffizienz* geht dagegen auf neuere Untersuchungen von **Hach und Hach-Wunderle** (1998) zur Erklärung des pathophysiologischen Modells der sekundären Leitveneninsuffizienz bei der Stammvarikose zurück. Einmal entdeckt, findet dieses theoretische Konzept verschiedener Typen der Strömungsinsuffizienz heute bei jedem Krankheitsbild der CVI seinen Anwendungsbereich.

13.5 Spezielle Krankheitsbilder

Der Chirurg stellt bei seiner Konsultation die **klinische Diagnose eines definierten Krankheitsbildes** (Tab. 13-1). Darüber hinaus bleibt die **Ätiologie** wie beispielsweise *postthrombotisches Syndrom* abzuklären. In der **Pathogenese** spielen das Verhalten der *Fascia cruris* sowie der *Gelenkfunktionen* die entscheidenden Rollen. Es kann hinzugefügt werden, ob gerade ein *Ulcus cruris venosum* vorliegt oder nicht. Alle diese gedanklichen Differenzierungen stehen unter dem Überbegriff der *Chronischen venösen Insuffizienz*, die zwar ohne scharfe Grenzen, jedoch mit eindeutigen Merkmalen vom Stadium I bis zum Stadium IV des Sklerose-Faszien-Scores fortschreiten kann.

Tab. 13-1 Sklerose-Faszien-Score und Krankheitsbilder der CVI.

Stadium	Form der Sklerose	Krankheitheitsbild	Sonderform
I	Keine	Chronisches venöses Stauungssyndrom	
II	Dermatoliposklerose	Chronisches venöses Stauungssyndrom	(Arthrogenes Stauungssyndrom)
III	Dermatolipofasciosclerosis regionalis	Chronisches venöses Stauungssyndrom	Arthrogenes Stauungssyndrom
IV	Dermatolipofasciosclerosis circularis	Chronisches venöses Faszienkompressionssyndrom	

13.5.1 Chronisches venöses Stauungssyndrom (C₃₋₆ E_{C-S} A₉₋₁₁, ₁₃₋₁₆ P₁₈. Clinical Score 0–14. Disability Score 0–3)

Der Terminus *Syndrom* wird für ein Krankheitsbild gewählt, um damit bei einem weitgehend identischen Symptomenmuster ganz besonders auf die Vielfältigkeit der Ätiogenese hinzuweisen.

Definition. Als chronisches venöses Stauungssyndrom wird ein phlebologisches Krankheitsbild im Bereich des Unterschenkels und Fußes bezeichnet, das durch eine organische oder funktionelle Erkrankung der tiefen Bein- und Beckenvenen entsteht und vorwiegend eine dermatologische Symptomatik verursacht, dabei aber alle regionären Gewebe beeinträchtigt.

Pathomorphologie und Pathophysiologie

Die Ursache des chronischen venösen Stauungssyndroms liegt in der **venösen Hypertonie** begründet, die ihrerseits auf eine antegrade oder retrograde Strömungsinsuffizienz zurückzuführen ist. Die Schädigung der tiefen Venen kann zum Beispiel auf einer postthrombotischen Obliteration oder auf der Zerstörung von Venenklappen beruhen. Sie kann aber auch rein funktionell bedingt sein, wenn die peripheren Venenpumpen ausfallen. Dies wird beispielsweise bei Muskellähmungen oder Gelenkversteifungen gesehen. In jedem Fall kann das venöse Blut nicht in ausreichendem Maß aus dem Bein abgeschöpft werden, es staut sich bis in die Plexus der Haut und der Subkutis zurück. Diese **Mikrozirkulationsstörung** gilt als Voraussetzung für die Entstehung der dermatologischen Symptomatik (Abb. 13-6). In der kapillaren Strombahn liegen eine Druckerhöhung und eine Strömungsverlangsamung des Blutes bis zur Stase vor. Im Rahmen der Mikroangiopathie besteht auch eine **erhöhte Kapillarpermeabilität**. Dadurch kommt es zum vermehrtem Austritt auch großmolekularer Eiweiße aus der Strombahn, der selbst durch eine Steigerung der Lymphangiomotorik nicht mehr kompensiert werden kann. Es bildet sich das **eiweißreiche Ödem**, das den Anreiz für die Proliferation von Bindegewebszellen und die Fibrosierung gibt. Die Diffusion von Sauerstoff und Stoffwechselprodukten verschlechtert sich. Äußere Lebensbedingungen wie stehende Arbeitsweise oder Adipositas können eine CVI wesentlich verstärken. In seltenen Fällen wirkt sich auch die Kombination mit anderen Ödemkrankheiten wie der rechtsführenden Herzinsuffizienz und der Trikuspidalinsuffizienz ungünstig aus (S. 339).

Definition. Bei der Mikrozirkulationsstörung handelt es sich um morphologische und funktionelle Veränderungen in der kapillaren Strombahn, die im Resultat zur Extravasation pathologischer Matrixmoleküle führen. Hierdurch werden die Vorgänge des Gewebsstoffwechsels nachhaltig beeinträchtigt. In der Hauptsache sind die Kutis und Subkutis betroffen.

Klinik

Die bestimmenden Symptome des chronischen venösen Stauungssyndroms sind im **Stadium I** des Sklerose-Faszien-Scores das *Ödem* und im **Stadium II** die *Dermatoliposklerose*. Der Charakter dieser beiden pathologischen Befunde bezüglich ihrer Konsistenz und Lokalisation gibt dem erfahrenen Phlebologen sehr wichtige Hinweise, die durch keine apparative Untersuchung zu ersetzen sind. Im weiteren Verlauf der Krankheit können neben dem Ödem und der Dermatoliposklerose auch Hyperpigmentierungen, Atrophie blanche und schließlich Ulzerationen hinzutreten. Durch diese klinischen Symptome der Mikroangiopathie wird die pathogenetische Zuordnung des venösen Stauungsödems erleichtert (vgl. Abb. 13-6). Die Differenzialdiagnostik erstreckt sich auf alle *lokalisierten* Ödeme anderer Genese. Systemische Ödeme bei Krankheiten der inneren Organe haben keine Bedeutung.

Als **Differenzialdiagnose des chronischen venösen Stauungsödems** kommen in Betracht:
▶ Hydrostatisches Ödem
▶ Posttraumatisches und postoperatives Ödem

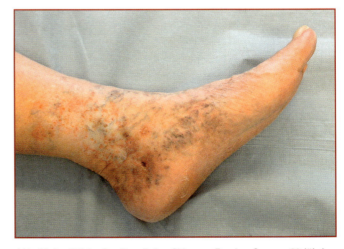

Abb. 13-6 CVI im Stadium II des Sklerose-Faszien-Scores. 89-jährige Patientin mit Stammvarikose der V. saphena magna im Stadium III sowie Stammvarikose der V. saphena parva im Stadium III mit sekundärer Leitveneninsuffizienz. Krampfadern seit der Jugendzeit, keine konsequente Therapie. Corona phlebectatica paraplantaris, Atrophie blanche, kleines Ulcus cruris, mikrobielles Ekzem. Abheilung der akuten Komplikationen durch Kompressionstherapie.

- Primäres und sekundäres Lymphödem
- Lipödem
- Myxödem

Eine große Bedeutung im Krankheitsverlauf des chronischen venösen Stauungssyndroms hat die **Cockett-Perforansinsuffizienz**. Insbesondere die anterioren und medialen Gefäße der mittleren und der oberen Gruppe sind betroffen. Durch ihren kurzen und geradlinigen Weg von den tiefen Leitvenen in das oberflächliche System induzieren sie bei jedem Schritt des Patienten einen **Rammeffekt** auf die Haut, der eine mechanische Irritation des vorgeschädigten Gewebes auslöst. Über diesem Blow-out kann sich das Ulcus cruris besonders leicht entwickeln (S. 254).

Spezielle dermatologische Symptome

Zur klinischen Charakterisierung des Krankheitsbildes ist die Kenntnis der einzelnen dermatologischen Begriffe und Symptome erforderlich.

Venöses Stauungsödem. Die Schwellung beginnt in der Bisgaard-Kulisse beidseits der Achillessehne und lässt sich bei vergleichender Betrachtung der Beine von hinten auch schon bei geringer Ausprägung erkennen. Tagsüber nimmt das Ödem zu. Über dem Schienbein bleibt bei Andruck eine Delle bestehen. Der Vorfuß kann bis zu den Zehengrundgelenken einbezogen sein, die Zehen selbst bleiben frei. Das Ödem hat eine mittlere Konsistenz und wird mit der Zeit immer weniger verschieblich. Die Haut darüber kann nicht in Falten abgehoben werden. Die Übergänge in die Pachydermie und die Dermatoliposklerose sind fließend.

Teleangiektasien, Besenreiser, Pinselfiguren. Es handelt sich um erweiterte kleinste Gefäße in der Haut, die bei der CVI speziell in der Knöchelregion und am distalen Unterschenkel lokalisiert sind. Hier hängt ihre Entstehung mit der venösen Hypertonie zusammen. Sie kommen aber auch häufig im Rahmen der primären Varikose an anderen Stellen der Extremität vor (S. 164).

Corona phlebectatica paraplantaris. Die kolbenartig deformierten, besenreiserartigen oder pinselförmigen Venenerweiterungen sind halbmondförmig an der Innenseite des Fußgewölbes angeordnet, manchmal bis um die Knöchel herum (vgl. Abb. 13-6).

Purpura jaune d'ocre oder **Dermite ocre.** Die ockergelben bis bräunlichen, fleckförmigen Hautverfärbungen finden sich am Unterschenkel meistens in zirkulärer Verteilung. Sie entstehen aus dem Zerfall von Erythrozyten, die durch die pathologisch veränderte Kapillarwand ins Interstitium gewandert sind und von den Makrophagen phagozytiert werden. Das in der Haut verbleibende Hämosiderin bewirkt die bräunliche Verfärbung. Zur Pigmentierung tragen auch die Melanozyten, die pigmentbildenden Zellen der Haut, bei, die durch entzündliche Vorgänge im Rahmen der chronischen venösen Hypertonie stimuliert sind. Unter einer gerinnungshemmenden Therapie können die Veränderungen stärker ausgeprägt sein.

Siderosklerose. Es handelt sich um eine mehr flächenhafte bräunliche Pigmentierung bei gleichzeitiger Dermatosklerose. Ihre Entstehung wird durch die chronische venöse Hypertonie mit Einblutungen, Hämosiderinablagerung und Fibrosierung erklärt.

Pachydermie. Die Verdickung und Verhärtung des Koriums der Haut beruht auf einer interstitiellen Bindegewebsvermehrung.

Atrophie blanche. Die kleinen weißen bis elfenbeinfarbenen Flecken sind zumeist im distalen Abschnitt des Unterschenkels lokalisiert (vgl. Abb. 13-6). Es handelt sich um einen atrophischen Bereich der Haut, der von einem pigmentierten Kranz und von (punktförmigen) teleangiektatischen Kapillaren umgeben ist. Verletzungen führen leicht zu dem sehr schmerzhaften und nur langsam heilenden **Atrophie-blanche-Ulkus**.

Hyperkeratose. Die Verdickung betrifft nur die Hornschicht der Haut.

Hypodermitis. Abakterielle Entzündung des (sub-)kutanen Gewebes am distalen Unterschenkel mit Rötung und Spannung der Haut. Schmerzhafte Konsistenzvermehrung mit flachen Knoten bis zu plattenartiger Verhärtung. Ohne Therapie droht der Übergang in die Dermatosklerose.

Stauungsekzem und **Stauungsdermatitis.** Je nach Akuität handelt es sich um eine schuppende oder nässende Dermatitis.

Dermatoliposklerose. Die tastbare Konsistenzvermehrung der Kutis und Subkutis am Unterschenkel beruht auf einer ausgedehnten Fibrosierung. Die Haut zeigt einen vermehrten Glanz, ist nicht in Falten abhebbar. Je nach Ausdehnung kann auch die Faszie einbezogen werden (Dermatolipofasziosklerose).

Ulzeration oder **Ulkus.** Der Gewebedefekt dehnt sich tief in die Haut bis in das untere Korium aus. Er kann bis in die Subkutis reichen und beim chronischen venösen Faszienkompressionssyndrom die Faszie durchbrechen.

 Das chronische venöse Stauungssyndrom kann also das gesamte Spektrum der Symptomatik vom unkomplizierten Stauungsödem bis zum Ulcus cruris umfassen. Es bezieht aber definitionsgemäß **nicht die Fascia cruris** im Sinne der Dermatolipofasziosklerose mit ein (dann würde man vom *chronischen venösen Faszienkompressionssyndrom* sprechen), und es geht auch nicht mit einer relevanten Gelenkversteifung einher (das wäre ein *arthrogenes Stauungssyndrom*).

Diagnostik

Bildgebende Diagnostik

Für eine genaue Diagnose ist die Anwendung der bildgebenden Verfahren unumgänglich. Es kommt darauf an, die **Ätiologie** des chronischen venösen Stauungssyndroms, also die Art der zugrunde liegenden Venenkrankheit festzustellen. Mit der **Duplexsonographie** lassen sich morphologische Veränderungen inner- und außerhalb der venösen Strombahn erkennen. Hierzu gehört vor allem der Nachweis von Refluxen in den tiefen Venen mit der Bestimmung der Refluxgeschwindigkeit sowie der Refluxdauer.

Die **Phlebographie** erlaubt eine detaillierte Beurteilung der Strombahn vom Unterschenkel bis zur V. cava inferior und ihren Venenklappen. In der modernen Untersuchungstechnik ermöglicht sie eine genaue Analyse der wichtigen Soleus- und Gastroknemiusvenen. Der Nachweis von **Wirrnetzen** in der Wadenmuskulatur kann der einzige Hinweis auf ein postthrombotisches Geschehen sein. Auch die Gewebsverkalkungen werden auf dem Röntgenbild gesehen.

Apparative Diagnostik der Venenfunktionen

Der Venendruck wird durch die **periphere Phlebodynamometrie** gemessen. Als wichtigste Parameter der CVI gelten die Verminderung des Druckabfalls Δp und die Verkürzung der Druckanstiegszeit t_2. Darauf basiert eine historische Einteilung der CVI in drei Schweregrade, wie sie von Nachbur, May, Kriessmann u. a. für verschiedene Krankheiten angegeben wurde (vgl. Abb. 12-24, S. 263). Besser ist aber der direkte Umgang mit den Messwerten (Hach 1979). Die Quantifizierung des Venendrucks gibt den Ausschlag für die Indikationsstellung zu bestimmten operativen Eingriffen wie der Palma-Operation oder den Venenklappenplastiken (S. 265). Weiterhin erlangt die Venendruckmessung ihre Bedeutung bei gutachterlichen und wissenschaftlichen Fragestellungen.

Bei der **Photoplethysmographie** werden im Arbeitsversuch keine Drucke, sondern Verschiebungen kleiner Blutvolumina in den Venenplexus der Haut gemessen. Die einfache Untersuchung ist für die Langzeitbeobachtung geeignet (vgl. Abb. 12-25, S. 264). Vor allem die Verkürzung der Wiederauffüllzeit wird als Kriterium der CVI verwendet

Von der **Venenverschlussplethysmographie** sind ebenfalls wertvolle Informationen über das Ausmaß der hämodynamischen Beeinträchtigung zu erwarten. Die Methode eignet sich gut für Verlaufskontrollen (vgl. Abb. 12-26, S. 264). Meistens ergeben sich bei der CVI eine Reduktion der venösen Kapazität und Drainage, im Rahmen der tiefen Leitveneninsuffizienz aber auch erhöhte Werte.

Apparative Diagnostik der Mikrozirkulation

Die Messungen im Bereich der Mikrozirkulation vermitteln einen tiefen Einblick in die Pathophysiologie und werden meistens im Rahmen von wissenschaftlichen Projekten durchgeführt (S. 21). Damit lassen sich auch verschiedene therapeutische Strategien begründen (Jünger et al. 1991; Leu et al. 1992).

Die **Kapillarmikroskopie** der Haut wird am Innenknöchel oder direkt im Ulcus cruris durchgeführt. Im venösen Ulkus ist die Zahl der Kapillaren um den Faktor 10 gegenüber der Norm reduziert. Weiterhin findet sich eine inhomogene Verteilung der Strömungsgeschwindigkeiten in den einzelnen Kapillaren. Areale mit Stasen und mit Mikrothromben können unmittelbar neben Kapillaren mit maximal gesteigertem Blutfluss liegen. Nach der Abheilung des Ulkus weisen die Kapillarschlingen starke Torquierungen und Knäuelformen auf (Klyscz et al. 1994).

Durch die **Fluoreszenz-Videomikroskopie** mit Natrium-Fluoreszein lässt sich bei der CVI eine verzögerte und inhomogene Füllung der Hautkapillaren nachweisen. Der physiologische Halo, der um die Kapillare herum als Zeichen einer Diffusionsbarriere besteht, wird bei der CVI durchbrochen.

Die **Laser-Doppler-Fluxmetrie** erlaubt eine Beurteilung der Durchblutungsverhältnisse in den tiefer gelegenen thermoregulativen Gefäßplexus der Haut und stellt demnach eine sinnvolle Ergänzung zur Kapillarmikroskopie dar. Durch die Provokation einer reaktiven Hyperämie wird nachgewiesen, dass die vaskuläre Reserve bei der CVI und insbesondere im Ulcus cruris venosum erschöpft ist und keine Steigerung der Durchblutung mehr erlaubt.

Die **transkutane Sauerstoffpartialdruckmessung** vermittelt quantitative Informationen über die nutritive Hautdurchblutung. Bereits über pigmentierten Hautarealen ist der Sauerstoffdruck vermindert. Über der Atrophie blanche und am Rand des Ulcus cruris venosum finden sich die niedrigsten Werte.

Operative Therapie

Sanierung des extrafaszialen Venensystems

Der Patient wird durch das chronische venöse Stauungssyndrom erheblich beeinträchtigt. Deshalb sollten die Möglichkeiten der operativen Therapie so früh wie möglich diskutiert werden.

Resektion der Stammvenen

In *jedem* Krankheitsstadium der CVI steht die Beseitigung einer Stammvarikose durch die stadiengerechte Resektion an erster Stelle. Vorher muss sorgfältig ausgeschlossen werden, dass die Stammvene keine Kollateralfunktion im Sinne der physiologischen Phlebektasie hat.

Studie. Aus der chirurgischen Universitätsklinik Leicester berichteten **Adam et al.** (2003) über die Bedeutung der Entfernung der V. saphena magna bzw. der V. saphena parva bei 49 Patienten (Extremitäten n = 53) mit superfiziellen und segmentalen tiefen Refluxen. An 14 Extremitäten bestanden Krampfadern entsprechend der CEAP-Klasse 2–4. Von den 39 aktiven Ulzera (CEAP-Klasse 6) waren 30 (77 %) nach durchschnittlich 61 Tagen (14–352 Tage) abgeheilt.

Die **erhaltene Kollateralfunktion** ist erkennbar durch eine Verschlechterung der dynamischen Venendruckkurve bei Kompression der Vene. Bei der Duplexsonographie werden **erschöpfbare Refluxe** gefunden. Dann darf nicht operiert werden. Wenn die aszendierende Pressphlebographie an der V. saphena magna infravalvuläre Dilatationen als morphologisches Substrat der sekundären Stammvarikose zeigt (S. 256), ist die Indikation gegeben.

Selektive Perforansdissektion nach May

Die May-Methode (1974) mit dem direkten Zugang auf den Blow-out zu ist für leichte Fälle des chronischen venösen Stauungssyndroms geeignet, solange keine Gewebsindurationen vorliegen. Bei einer Dermatosklerose muss sonst mit ernsthaften Wundheilungsstörungen gerechnet werden (S. 153, 264).

Endoskopische subfasziale Perforansdissektion (ESPD) nach Hauer

Das chronische venöse Stauungssyndrom geht sehr oft mit einer Cockett-Perforansvarikose einher. Bei schweren Hautveränderungen in der Knöchelregion empfiehlt sich die Dissektion auf endoskopischem Weg nach Hauer (1985), um keine Wundheilungsstörungen zu riskieren. Der relativ kleine Eingriff führt meistens zu einer erstaunlichen Verbesserung der klinischen Symptomatik (S. 155, 264). Oft wird die ESPD mit der paratibialen Fasziotomie kombiniert.

> Die endoskopische subfasziale Perforansdissektion beseitigt einen wichtigen pathogenetischen Anteil der CVI und gilt heute als Operation der Wahl bei dieser Krankheit. Sie wird entweder als solitärer Eingriff oder im Rahmen einer kombinierten chirurgischen Sanierung vorgenommen.

Studie. In einer randomisierten Langzeit-Follow-up-Studie untersuchten **Sybrandy et al.** (2001) vom Sint Franciscus Hospital in Rotterdam die Heilungs- und Rezidivraten von venösen Ulzera. Von insgesamt 39 Patienten wurde bei 19 die offene Perforansdissektion nach der variierten Linton-Methode durchgeführt und bei 20 die subfasziale Dissektion. Nach durchschnittlich 50,6 bzw. 46,1 Monaten kamen 18 bzw. 19 Patienten zur Kontrolluntersuchung. In der Linton-Gruppe waren alle Ulzera geheilt, Rezidive traten bei 4 Patienten (22%) auf. In der Gruppe der subfaszial operierten betrug die Heilungsrate 17 von 19 Patienten, die Rezidivrate lag bei 12% (n = 2).

Paratibiale Fasziotomie (PTF) nach Hach und Vanderpuye

Mit der paratibialen Fasziotomie nach Hach und Vanderpuye (1985) liegen inzwischen Erfahrungen an Tausenden von Patienten vor, sodass heute von einem Standardverfahren gesprochen werden kann. Die früher damit kombinierte nicht selektive Perforansdissektion ist dagegen weitgehend verlassen worden.

> **Definition.** Das Prinzip der PTF besteht in der Eröffnung der beiden dorsalen Faszienlogen des Unterschenkels. Dadurch greift die Operation in den pathophysiologischen Ablauf der chronischen venösen Insuffizienz ein, indem sie die Entstehung außergewöhnlicher intermittierender Druckanstiege in den betreffenden Kompartments verhindert.

Indikationen und Kontraindikationen

Die Indikation zur PTF ist im **Stadium III** des Faszien-Sklerose-Scores der CVI gegeben. Sobald es zur Einbeziehung der Fascia cruris in den sklerosierenden Krankheitsprozess kommt, gehen die physiologischen Aufgaben der Faszienloge, zu denen auch die venöse Pumpfunktion gehört, verloren. Die mechanische Druckentlastung der Kompartments wirkt sich langfristig in günstiger Weise auf die Heilung der dermatologischen Symptome aus.
Es sind folgende **Kontraindikationen** zu beachten:
▶ Arthrogenes Stauungssyndrom
▶ Muskellähmungen an der Extremität
▶ Dermatolipofasciosclerosis circularis

■ Operationstechnik

(1) Der Patient befindet sich in Rückenlage, das Bein ist etwas nach außen rotiert und unter dem Knie abgepolstert. Der

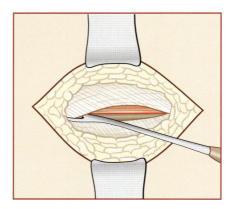

Abb. 13-7 Operationssitus zur paratibialen Fasziotomie. Das Fasziotom ist in die Faszie eingeführt und wird in einem Zug nach distal bis in die Knöchelregion durchgezogen.

4 cm lange **Hautschnitt** wird an der medialen Kante des Schienbeins etwa in Höhe der proximale Drittelgrenze des Unterschenkels angelegt. Dann erfolgt die Inzision der Fascia cruris.
(2) Mit dem **Hach-Fasziotom** (Fa. Gebr. Martin, Tuttlingen) lässt sich die Faszie in einem Zug direkt an ihrem knöchernen Ansatz bis etwa 3 Querfinger oberhalb des Sprunggelenks spalten. Dabei entsteht ein kratzendes Geräusch. Der Durchzug muss unbedingt kontinuierlich erfolgen, sonst ist der verlorene Anschluss nicht mehr sicher aufzufinden (Abb. 13-7).
(3) Nach vorausgegangener endoskopischer Perforansdissektion tritt keine Blutung auf. Bei der Durchtrennung einer persistierenden (übersehenen) oberen oder mittleren Cockett-Perforans der anterioren Gruppe entsteht – bei Verzicht auf die Blutleere – eine schwallartige Blutung, die durch Elevation des Beins und manuelle Kompression bald zum Stehen kommt. Mit der **Fasziotomie** werden das tiefe und das oberflächliche dorsale Kompartment gleichzeitig eröffnet. Der Eingriff wird mit der Einlage einer Redon-Drainage und einem gut gepolsterten Kompressionsverband abgeschlossen.

> **Cave** Die paratibiale Fasziotomie muss *unmittelbar* an der Tibiakante entlang erfolgen. Das ist umso wichtiger, je weiter das Fasziotom nach distal läuft. Beim Abgleiten von der Tibiakante besteht eine Verletzungsgefahr der A. tibialis posterior und ihrer Begleitvenen. Die Unterbrechung des kontinuierlichen Durchzugs des Fasziotoms provoziert ebenfalls die Gefahr von Nebenverletzungen.

> Bei entzündlichen Hautveränderungen und insbesondere bei einem Ulcus cruris ergibt sich das **Risiko der Kontaktinfektion**. Deshalb empfiehlt sich die Infektionsprophylaxe durch die intravenöse Injektion von 2 g Cefazolin (Cefazolin®) bei der Narkoseeinleitung.

Komplikationen

Verletzungen der tibialen Gefäßgruppe sind bei der Verwendung des Hach-Fasziotoms selten geworden. Das Risiko beträgt etwa 1:1500. Bei Verwendung der langen Metzenbaumschere ist eher mit einer Verletzung zu rechnen. Intraoperativ wird die Komplikation daran erkannt, dass die **schwallartige Blutung** beim manuellen Kompressionsversuch nicht zum Stehen kommt, postoperativ lässt die Nachblutung in die Redon-Flasche nicht nach. Die **Diagnose** ist durch die farbkodierte Duplexsonographie und gegebenenfalls durch die Arteriographie zu stellen (Abb. 13-8). Bei drei entsprechenden Beobachtungen wurden die posteriore tibiale Gefäßgruppe freigelegt, die Arterie rekonstruiert und die Begleitvenen unterbunden (S. 173). Eine Verletzung des N. tibialis haben wir nicht beobachtet. Alle Fälle sind glücklich ausgegangen.

Postoperative Behandlung
Die **Redon-Flasche** muss auf eventuelle Nachblutungen überwacht werden. Der Arzt entfernt die Drainage am nächsten Tag. Die gepolsterten Kompressionsverbände werden täglich neu angelegt. Nach Abheilung der Wunden ist die Versorgung mit einem **Kompressionsstrumpf** der Klasse II A–D möglich, gegebenenfalls mit einer zusätzlichen elastischen Kurzzugbandage. In schweren Krankheitsfällen erscheint vom zweiten Tag an die **Krankengymnastik** zur optimalen Mobilisierung der Gelenkfunktionen wichtig. Oft müssen auch Gehübungen unter fachlicher Betreuung angesetzt werden. Die Thromboseprophylaxe ist so lange angezeigt, bis die vollständige Mobilisation erreicht ist – und das kann 2 bis 3 Tage oder länger dauern.

Medizingeschichte. Anlässlich einer Vortragsveranstaltung 1981 in Buenos Aires lernte Hach den argentinischen Herzchirurgen **Prof. Dr. Ziogara** kennen, der über seine Methode der **intrafaszialen Perforansdissektion** beim chronischen venösen Stauungssyndrom berichtete. Von einem Einschnitt unterhalb des Knies werden ein breiter Spatel in den subfaszialen Raum nach distal eingeführt und die Cockett-Perforantes dabei zerrissen. Eine schwallartige Blutung zeigte den Erfolg an. Ziogara schenkte Hach einen Spatel, der sich aber dann in Bad Nauheim als zu groß erwies. Hach imitierte den Eingriff deshalb mit der langen Metzenbaumschere. Um kein intrafasziales Hämatom zu riskieren, wurde die Faszie zunächst ein paar Zentimeter offen gelassen.

Es zeigte sich, dass chronische Ulzerationen auch dann abheilten, wenn gar keine Blutung eingetreten war, also keine insuffiziente Perforansvene beseitigt worden war. Die Fasziotomie musste also noch eine andere, unbekannte Bewandtnis haben. Wir wurden mit der Ausdehnung der Faszienspaltung immer mutiger. Die paratibiale Lokalisation der Fasziotomie war erforderlich, um damit auch die in einer Periostdoppelung der Tibia liegende anteriore Cockett-Vene zu erreichen. Erst acht Jahre später stellte die Oberärztin **Frau Dr. Schwahn-Schreiber** bei einer nachgestellten Operation im Anatomischen Institut Gießen fest, dass bei der Fasziotomie die beiden dorsalen Kompartments langstreckig eröffnet werden. Die daraufhin von unserer ehemaligen Oberärztin **Frau Dr. Langer** an der Universitätsklinik Gießen vorgenommenen Druckmessungen führten schließlich zur **Entdeckung des chronischen venösen Kompartmentsyndroms**.

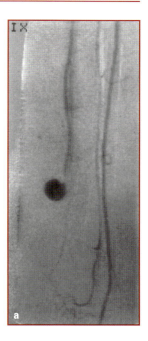

Abb. 13-8 Pulsierendes Hämatom mit arteriovenöser Fistel nach Verletzung der A. tibialis posterior bei der paratibialen Fasziotomie mit der langen Metzenbaumschere.
a Digitale Subtraktionsangiographie mit Darstellung der A. und V. tibialis posterior.
b Farbkodierte Duplexsonographie. Ausgeprägte Strömungsturbulenzen im Fistelbereich.
c Im gepulsten Doppler lautes Maschinengeräusch.

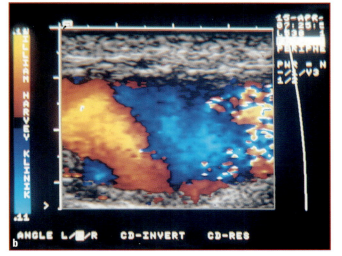

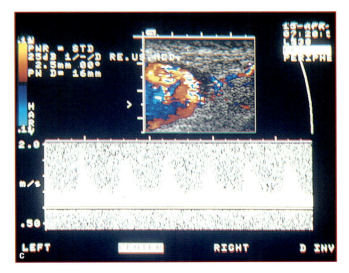

Konservative und begleitende Therapie

Die CVI bedarf der lebenslangen ärztlichen Betreuung. Routinemäßige Konsultationen sind etwa in ½-jährlichen Abständen anzusetzen. Die Kompressionstherapie steht absolut im Vordergrund, um eine schleichende Progredienz der Krankheit zu vermeiden.

Kompressionsverband

Der Venenchirurg muss in der Lage sein, einen perfekten Druckverband anzulegen und auch seine Mitarbeiter in dieser Technik unterweisen (S. 50).

 Um eine *akute Krankheit* und eine *unmittelbare postoperative Situation* zu behandeln, erscheint der Kompressionsverband indiziert. Soll ein *abgeschlossener Behandlungserfolg* langfristig stabilisiert werden, reicht der medizinische Kompressionsstrumpf aus.

Kompressionsstrümpfe

Nach der Wundheilung und dem Abschwellen der Extremität wird auf den medizinischen Kompressionsstrumpf übergegangen (S. 54). In der Regel reicht der Kniestrumpf A–D in der Kompressionsklasse II aus. Er wird alle 4 bis 6 Monate neu rezeptiert. Die Zeit der Anwendung ist oftmals unbegrenzt. Nachts und während des Urlaubs am Meer kann der Strumpf ausbleiben, sollte aber bei sportlichen Aktivitäten getragen werden.
Wenn das chronische Ödem unter dem Strumpf nicht ausreichend zu therapieren ist, empfiehlt es sich, darüber **zusätzlich eine Kurzzugbandage** anzulegen. Ein Strumpf der Klasse III ist für viele Patienten schon recht schwer anzuziehen.

Physikalische Anwendungen, Physiotherapie

Einen günstigen Einfluss haben balneologische Maßnahmen wie kalte Güsse und Umschläge. Sie sind insbesondere abends nach dem Ausziehen des Strumpfes angezeigt. Thermalbäder werden oft schlechter toleriert, jedoch bestehen gegen das warme Wannenbad keine Bedenken. Bezüglich der Hautpflege sollte der Rat des Dermatologen eingeholt werden, um keine Allergien zu provozieren. Meistens wird ein pH-neutrales Produkt (ohne Konservierungsstoffe) gut vertragen. Unter dem Kompressionsstrumpf sind keine Externa anzuwenden. Beispiele für **dermatologische Externa zur Hautpflege** sind:
- Basiscreme (DAC)
- Wasserhaltige hydrophile Creme (DAB 96)
- Wasserhaltige Wollwachs-Alkoholsalbe pH5 (NRF)

Älteren Menschen empfehlen wir, mittags die Beine eine Stunde lang hoch oder flach zu lagern, um für eine zusätzliche Entstauung zu sorgen. Als Alternative gilt die **intermittierende pneumatische Druckmassage**. Die manuelle Lymphdrainage ist nur in Kombination mit einer Kompressionstherapie wirksam (S. 57).
Größte Bedeutung haben **regelmäßige Gehübungen** zur Aktivierung der Muskel-Gelenk-Pumpen sowie Sport für Venenkranke (Jünger et al. 1998). Schon frühzeitig sollte eine begleitende orthopädische Behandlung in Anspruch genommen werden, um Fehlstellungen der Statik entgegen zu wirken. Der Arzt sollte auf adäquates Schuhwerk verweisen.

13.5.2 Ulcus cruris venosum
(C_6 $E_{C,P,S}$ A_D $P_{R,O}$. Clinical Score >6. Disability Score 1–3)

Das Ulcus cruris kann bei allen chronischen Krankheiten der tiefen Bein- und Beckenvenen auftreten, aber auch aus sehr verschiedenen anderen Ursachen heraus. Die meisten Patienten leiden unter starken Schmerzen, und nicht selten kommen ernsthafte Komplikationen wie Infektionen, Gelenk- und Knochenbeteiligungen oder die maligne Entartung hinzu. Die Lebensqualität wird also in einem sehr hohem Maß beeinträchtigt. Der schreckliche, manchmal sogar abstoßende Anblick führt dem Patienten und seinen Angehörigen das Leiden ständig vor Augen.

> **Definition.** Beim venösen Ulcus cruris handelt es sich um einen Gewebsdefekt infolge der CVI, der bis in die Subkutis hineinreicht und alle umgebenden Gewebe der Extremität beeinträchtigen kann. Er entspricht dem Merkmal C6 des CEAP-Scores, dem Stadium III nach Widmer und den differenzierten Stadien II, III oder IV des Sklerose-Faszien-Scores für den Venenchirurgen.

Grundlegendes zur Wundheilung

Seit den Zeiten von **Galen** (129–199 n.Chr.) werden die primäre und die sekundäre Wundheilung unterschieden, die von verschiedenen Störungen betroffen sein können (Lippert 1998). Zu den Formen der Wundheilung und Heilungsstörungen vergleiche Tabelle 13-2. Der Ablauf der **physiologischen Wundheilung** stellt sich in folgendem Schema dar:

Trauma
▼
Physiologische Entzündung
▼
Exsudationsphase (Reinigung)
▼
Granulationsphase (Gewebeneubildung)
▼
Epithelialisierungsphase (Hautdeckung)

Die **physiologische primäre Wundheilung** nach einem Trauma läuft in mehreren Phasen ab. Zunächst kommt es zur **Entzündung**. Damit ist nicht eine bakterielle Kontamination gemeint, sondern die vom aktiven Bindegewebe und den Blutgefäßen getragene Reaktion des Körpers auf einen von in-

13.5 Spezielle Krankheitsbilder

Tab. 13-2 Formen der Wundheilung und Heilungsstörungen.

Formen der Wundheilung	Wundheilungsstörungen
▶ Primäre Wundheilung (Operationswunde)	▶ Verzögerte primäre Heilung (Infekt der Wunde)
▶ Sekundäre Wundheilung (Gewebsdefekt)	▶ Regenerative Heilung (Schürfwunden)
	▶ Chronische Wunde (Heilungsstörung bei Mikroangiopathie u. a.)

nen oder außen auftreffenden Reiz. Durch die Entzündung sollen die Schäden an den Geweben repariert werden. In der **Exsudationsphase** sorgen Phagozyten und Makrophagen, die als Granulozyten bzw. Monozyten aus dem Blut in das Gewebe übergetreten sind, für die Wundreinigung. Die Makrophagen leiten dann durch die Sezernierung von Botenstoffen auch die **proliferative Phase** ein, in der das Granulationsgewebe entsteht und den Wunddefekt auffüllt. Es bilden sich Fibroblasten und Myofibroblasten, die gleichzeitig eine Schrumpfung der Narbe veranlassen. In der **Epithelialisierungsphase** vermitteln die Zellen der Wundgranulation Signale an das Epithel, um durch Mitosen und Zellmigrationen von den Seiten her den endgültigen Wundverschluss einzuleiten.

Sobald eine dieser Phasen nicht abgeschlossen und demnach nicht verlassen wird, entsteht eine **chronische Wunde**, zu denen auch das Ulcus cruris venosum gehört. Die Ursachen sind vielschichtig. Die größte Bedeutung haben Störungen der Mikrozirkulation infolge einer Erhöhung des dynamischen Venendrucks. Beim Ulcus cruris kommt es zur sekundären Wundheilung.

Auslösende Faktoren der Wundheilungsstörung können sein:
- Hohes Lebensalter des Patienten
- Schwere Unterernährung
- Adipositas
- Störungen der Mikrozirkulation (venöse Stauungen)
- Ausgeprägte Gewebsschäden (Atrophie blanche)
- Wiederholte lokale Traumata
- Infektionen der Wunde
- Arterielle Durchblutungsstörungen

! Als chronisch wird eine Wunde dann bezeichnet, wenn sie innerhalb von 8 Wochen nicht abgeheilt ist. Das Ulcus cruris venosum ist von Beginn an eine chronische Wunde, weil der chronische Verlauf durch die mikroangiopathische Gewebsschädigung vorprogrammiert ist.

Pathomorphologie und Pathophysiologie

Die Ursache des Krankheitsgeschehens liegt in der ambulatorischen (dynamischen) venösen Hypertonie begründet, die sich bis in die Kapillaren fortpflanzt und eine Mikroangiopathie nach sich zieht (S. 285). Durch die Rarefizierung, Thrombosierung und Deformierung der Hautkapillaren wird die nutritive Perfusion der Kutis und Subkutis wirkungsvoll vermindert.

Von Browse und Burnand (1982) stammt die Theorie der Diffusionsstörung von Sauerstoff durch **Fibrinmanschetten**, die sich im Bereich der Dermatoliposklerose um die Kapillaren herum bilden.

Coleridge Smith et al. stellten 1988 die Theorie des **White-Bloodcell-Trapping** auf. Durch die Verlangsamung des Blutflusses in den Kapillaren kommen die Granulozyten mit dem Endothel in engen Kontakt. Sie werden aktiviert, schädigen die Gefäßwand durch die Abgabe von Mediatoren und erhöhen deren Permeabilität.

Auf der molekularen Ebene haben die **Adhäsionsmoleküle** in den Geweben eine große Bedeutung. Sie führen zur Rekrutierung von Leukozyten und Interaktion mit Endothelzellen und damit zur Triggerung von lokalen Entzündungsmediatoren (Walzog und Gaehtgens 2000). Jede Veränderung des komplizierten Systems hat Wundheilungsstörungen zur Folge.

Mit zunehmendem Schweregrad der CVI verändern sich die **Fließeigenschaften** des Blutes in den Venen der unteren Extremität, besonders in Orthostase. Die Plasmaviskosität und die Erythrozytenaggregation steigen an, die Verformbarkeit der Erythrozyten nimmt ab (Kiesewetter et al. 1994).

Klinik

Das venöse Ulkus tritt spontan oder nach einem leichten mechanischen Trauma auf und vergrößert sich schnell. Gewöhnlich ist es recht schmerzhaft. Die **Prädilektionsstelle** befindet sich oberhalb des Innenknöchels. Etwa 20% der Geschwüre sind an anderen Stellen des Unterschenkels lokalisiert, z. B. unterhalb des Außenknöchels.

Der **Wundgrund** eines frischen venösen Ulkus sieht rötlich aus und weist eine kräftige Wundsekretion auf. Typisch sind auch Fibrinbeläge. Immer liegt eine bakterielle Kontamination vor. In der Umgebung ist die Hauttemperatur normal bis überwärmt, und es finden sich die anderen Symptome des chronischen venösen Stauungssyndroms (Abb. 13-9).

Diagnostik

Auch wenn das Geschwür sogleich als venös im Rahmen des chronischen venösen Stauungssyndroms eingestuft wird, reicht die Blickdiagnose nicht aus (S. 286). Bezüglich der Prognose und der Indikation zur chirurgischen Therapie muss abgeklärt werden, welchem Stadium des Sklerose-Faszien-Scores das Ulkus zuzuordnen ist, und zu welchem Krankheitsbild es gehört. Wichtig erscheint die absolut nachteilige Beeinflussung

13 Die chronische venöse Insuffizienz (CVI)

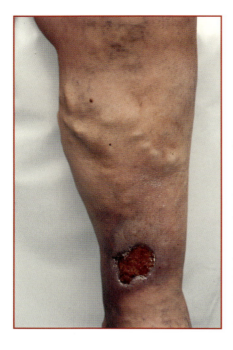

Abb. 13-9 Ulcus cruris im Stadium II des Sklerose-Faszien-Scores. 46-jährige adipöse Patientin mit Stammvarikose der V. saphena magna im Stadium III sowie Cockett-Perforansinsuffizienz seit 25 Jahren. CVI seit 10 Jahren und Ulkus seit 12 Wochen. Schnelle Abheilung nach operativer Sanierung der Varikose.

der Gelenkfunktionen im Sinne des **arthrogenen Stauungssyndroms**. Eine richtungsgebende Verschlimmerung entsteht durch die Einbeziehung der Fascia cruris in den lokalen Krankheitsprozess, und zwar als regionäre Dermatolipofasziosklerose (**Stadium III des Sklerose-Faszien-Scores**) oder als zirkuläre Dermatolipofasziosklerose am Unterschenkel (**Stadium IV**). Die Folge ist ein **chronisches venöses Kompartmentsyndrom**. Auf diese schweren Krankheitsverläufe beziehen sich dann spezielle weiterführende Untersuchungen.

Das **spezielle präoperative Untersuchungsprogramm** beim chronischem Ulcus cruris venosum beinhaltet *unter besonderen Bedingungen*:
- Röntgenologische Beurteilung von Weichteilverkalkungen
- Messung der Gelenkmotilitäten nach der Neutral-Null-Methode
- Gewebedruckmessung im Kompartment
- Kernspin- und Computertomographie der Muskulatur des Unterschenkels
- Histologische Untersuchung eines Probeexzidats der Faszie

Die **Ätiologie** des Ulcus cruris ist vielfältig. Deshalb sind verschiedene Differenzialdiagnosen zu erwägen. Abgeklärt werden muss, ob Krankheiten aus anderen Fachgebieten bei der Verursachung die entscheidende Rolle spielen oder ob sie sich lediglich verschlimmernd auswirken.

Allgemeine Untersuchungen beim Ulcus cruris venosum sind:
- Allgemeiner internistischer Status
- Angiologischer Status
- Hämatologischer und hämostaseologischer Status
- Orthopädische Konsultation
- Neurologische Konsultation

Das **spezielle Untersuchungsprogramm** im Rahmen der Dermatologie besteht aus folgenden Komponenten:
- Größenbestimmung des Ulkus
- Bakteriologische und mykologische Untersuchungen
- Allergologische Testungen
- Biopsie und histologische Untersuchung

 Das venöse Ulcus cruris hat viele Differenzialdiagnosen. Die zehn wichtigsten sollten dem Venenchirurgen gegenwärtig sein (s. u.).

Differenzialdiagnosen
Ulcus cruris arteriosum. Arterielle Minderperfusion durch periphere arterielle Verschlusskrankheit, Thrombangiitis obliterans oder Periarteriitis nodosa. Bagatelltraumen sind Manifestationsfaktoren. Langsame Entwicklung des Ulkus an Zehen, Fußrücken, Außenknöchel, Tibiakante oder lateralem Bereich des Unterschenkels. Das Geschwür wirkt wie ausgestanzt und bildet wenig Granulationsgewebe. Starke Schmerzhaftigkeit.
Ulcus cruris hypertonicum (Martorell). Sonderform des Ulcus cruris arteriosum. Frauen sind bevorzugt betroffen. Systemische Hypertonie. Beginn als bläulich-livider Knoten, der dann exulzeriert. Meistens beidseitig an der Außenseite des mittleren Unterschenkels oder über dem Außenknöchel lokalisiert. Überproportional starke Schmerzen im Vergleich zur Ulkusgröße.
Ulcus cruris bei Vaskulitis. Verschiedene Krankheiten sind als Auslöser möglich. Beiderseits multiple erbs- bis münzgroße Geschwürsbildungen. Die Ulzera wirken wie ausgestanzt und dehnen sich schnell aus. Lokalisation im Bereich des mittleren Unterschenkels über der Tibia. Typisch sind petechiale Einblutungen, druckdolente und livedoartige Erytheme mit zentralen Nekrosen. Oft schmerzhaft.
Pyoderma gangraenosum. Akute nekrotisierende Ulzeration. Im Frühstadium mit vaskulitischen Zügen. Unregelmäßig begrenztes Geschwür mit livid-roten, häufig mazeriert erscheinenden, unterminierten Rändern und schmierigem, nekrotischem Wundgrund. Lokalisation bevorzugt am Unterschenkel. Die schnelle Vergrößerung ist typisch. Extreme Schmerzhaftigkeit. Ursache bisher ungeklärt.
Neuropathisches Ulkus (Malum perforans). Ursachen können Diabetes mellitus, Thiaminmangel, alkoholtoxische Störungen, Lepra, Querschnittslähmung, Poliomyelitis, periphere Nervenläsionen, Tabes dorsalis oder Syringomyelie sein. Sonderform ist die Acroosteopathia ulceromutilans. Voraussetzung sind Sensibilitätsstörungen. Manifestation durch Bagatelltraumen. Häufig tiefes Ulkus mit clavusartigen Hyperkeratosen im Randbereich. Osteolyse der Mittelfußknochen. Lokalisation an druckbelasteten Stellen wie den Fußsohlen, Vorfußballen, Zehen oder Ferse. Schmerzlosigkeit.
Necrobiosis lipoidica. Ursache ist die Degeneration der kleinsten Arterien als Folge einer für die Diagnose fakultati-

ven Hypertonie. Als prädisponierend gilt der Diabetes mellitus. Gelb-bräunliche teleangiektatische Herde. In 25% der Fälle ulzerierende Formen mit schmerzhaften Ulzera. Lokalisation an den Streck- und Außenseiten der Unterschenkel, häufig symmetrisch.
Neoplastisches Ulkus. Plattenepithelkarzinom, ulzerierendes Basalzellkarzinom, Weichteilsarkome, Hämangioendotheliom, malignes Lymphom, malignes Melanom, Kaposi-Sarkom, Metastasen. Pseudokanzerosen wie die Papillomatosis cutis carcinoides. Auch benigne Neoplasien der Haut wie Hämangiome, Präkanzerosen oder Histiozytome können exulzerieren.

> Bei einem längere Zeit bestehendem, therapieresistenten, häufig auch schmerzlosen Ulkus muss immer an eine Neoplasie gedacht werden! Diese Malignome können im Bereich alter Narben, Verbrennungen oder früherer Bestrahlungsfelder auftreten. Auch eine Entartung im Rahmen chronischer Entzündungen ist möglich.

Ulcus cruris infectiosum. Mykosen (subkutane Trichophyton-rubrum-Abszesse). Bakterielle Infektionen (Pyodermie, Ekthymata, Erysipel, Mykobakteriosen, Lues, Diphtherie). Infektionen durch Protozoen (Leishmaniose) oder Viren.
Exogenes Ulkus. Physikalische oder chemische Schäden (Verbrennung, Erfrierung, lang anhaltender Druck, Radiatio, Verätzung). Traumata. Artefakte.
Hämatopathogene Ulzera. Bei Sichelzell- und Kugelzellanämie, Thalassämie, essentieller Thrombozytose, Hämophilie und Thrombophilie.

Konservative Therapie

Die konservative Ulkustherapie besteht darin, den von der Natur vorgegebenen Prozess der sekundären Wundheilung zu unterstützen, indem alle nachteiligen Einflüsse so weit wie möglich eliminiert werden. Dafür gibt es zwei Säulen: die **Kompressionstherapie** und die lokale **Optimierung der Wundbedingungen**.
Ein Ulkus, das vier Wochen besteht, sollte innerhalb von vier Wochen abgeheilt sein, ein Ulkus von zwei Monaten Dauer innerhalb von zwei Monaten usw. Spätestens, wenn nach ½ Jahr die konservativen Maßnahmen keinen Erfolg zeigen, sollte die **chirurgische Therapie** erwogen werden. Das Prinzip der Chirurgie besteht einerseits darin, äußere Störfaktoren zu beseitigen und andererseits, die chronische Wunde in eine akute zu überführen, um die Heilungsbedingungen zu beschleunigen.

> Die Behandlung des neu entstandenen Ulcus cruris venosum muss *sofort* und mit aller Konsequenz beginnen, denn die Zeit spielt eine wichtige Rolle. Von Anfang an sollte der Venenchirurg in die therapeutische Strategie einbezogen werden.

Zur **zeitlichen Abfolge** der venenchirurgischen Beratung gelten folgende Grundsätze:
Neu entstandenes Ulkus
▶ Konservative Therapie bis zur *zeitgerechten* Abheilung
– Chirurgische Sanierung der extrafaszialen Venen
Ulkusdauer über ½ Jahr
▶ Ulkuschirurgie und *gleichzeitig* Sanierung der extrafaszialen Venen

Kompressionstherapie

Die verschiedenen Formen der Kompressionstherapie greifen an verschiedenen Orten des pathophysiologischen Ablaufs der Geschwürskrankheit an (S. 50). Unter der Kompressionstherapie allein gelangen über 70% der Ulzera zur Abheilung. Insbesondere das Stadium II des Sklerose-Faszien-Scores bietet dafür eine günstige Prognose.

Wirkungen der Kompressionstherapie beim chronischen Ulcus cruris venosum sind:
▶ Abnahme des Beinödems
▶ Rückbildung der Dermatoliposklerose
▶ Abnahme des venösen Blutvolumens
▶ Zunahme der venösen Blutstromgeschwindigkeit
▶ Verminderung der venösen Reflüxe
▶ Verbesserung der peripheren Pumpfunktion
▶ Verbesserung der Mikrozirkulation
▶ Zunahme der Lymphdrainage

Kompressionsverband

Der Kompressionsverband ist als Grundlage der Ulkustherapie seit Jahrhunderten bekannt. Seine Wirksamkeit wurde in modernen wissenschaftlichen Studien bewiesen (Partsch 1999). Er wird beim Ulcus cruris in verschiedenen Variationen angewandt:
Zinkleimverband *(„Unnas Boot")*. Unelastische Bandage, die mehrere Tage belassen wird. In der Granulations- und Epithelialisierungsphase mit der modernen Wundtherapie gut kombinierbar. Sehr effektiv und sehr gut verträglich. Infolge des niedrigen Ruheanpressdrucks auch bei leichteren Formen der arteriellen Verschlusskrankheit anwendbar. Anlage nur durch Fachpersonal.
Verband mit elastischen Kurzzugbinden. Als konzentrischer oder exzentrischer Expressionsverband mit maximaler therapeutischer Wirksamkeit. Deshalb strenge Beachtung der Indikationen und Kontraindikationen. Anlage nur durch Fachpersonal. Zinkleim zur Fixierung geeignet. Polsterung unverzichtbar. Mit der modernen Wundtherapie gut kombinierbar. Verbandswechsel alle 2 bis 4 Tage.
Verband mit elastischen Mittelzugbinden. Wegen des hohen Ruheanpressdrucks nur als Wechselverband tagsüber tolerabel. Anlage auch durch den geschulten Patienten möglich. Besonders in der Infektions- und Reinigungsphase des Ulkus indiziert, weil abendliche Bäder möglich sind.
Verband mit elastischen Langzugbinden. Von jedem Patienten auch ohne spezielles Training anlegbar. Nachts und bei Immobilisation wegen des hohen Ruheanpressdrucks nicht tolerabel. Gilt nur als Notlösung.

Kompressionsstrümpfe

Heute gibt es auch moderne Strategien, beim chronischen Ulcus cruris venosum gleich mit dem Kompressionsstrumpf zu beginnen. Der Vorteil besteht darin, dass der Patient schnell lernt, damit gut umzugehen. Bei dem Produkt **Venotrain ulcertec®** wird ein Unterzugstrumpf angezogen, um die Wundauflage zu fixieren. Darüber befindet sich dann ein Kompressionsstrumpf der Klasse III bis IV, der nach dem Scherengitter-Prinzip konstruiert ist und dadurch einen relativ hohen Arbeitsanpressdruck entfaltet. Zur Verfügung stehen die Größen S, M und L jeweils mit offener oder geschlossener Fußspitze.

Studie. Aus der Dermatologischen Universitätsklinik Greifswald veröffentlichten **Jünger und Häfner** (2003) ihre Untersuchungen über den Ruhe- und Anpressdruck des Kompressionsstrumpfes Venotrain ulcertec® bei 20 Patienten mit einer chronischen venösen Insuffizienz über den Zeitraum von 6 Wochen. Der Arbeitsanpressdruck nahm in der Knöchelregion von 97,0 ±30,0 auf 79,0 ±20,6 mmHg und an der Wade von 70,6 ±19,2 auf 70,0 ±39,7 mmHg ab. Damit entsprach die Kompression der Klasse III oder IV bzw. einem optimal angelegten Kompressionsverband mit Kurzzugbinden. Es wurde eine neue therapeutische Option für die Primärbehandlung des Ulcus cruris angenommen.

In ähnlicher Weise funktioniert das **UlcerCare®-System**. Der Unterziehstrumpf fixiert die Wundauflage und dient gleichzeitig als Anziehhilfe. Der eigentliche Knie-Kompressionsstrumpf hat einen Reißverschluss und wird in den Kompressionsklassen 1 bis 4 und den Größen S, M, L und EL angeboten.

Das System **Tubulcus®** besteht aus einem Strumpf mit einem maximalen Anpressdruck von 30–40 mmHg im Bereich der Wade. Die variable Gleitferse erlaubt eine individuelle Handhabung. Das Anziehen wird durch den **Positioner®** erleichtert. Es stehen die Größen S, M, L, XL und XXL bereit.

Studie. In einer offenen, randomisierten, internationalen multizentrischen Studie behandelten **Jünger et al.** (2004) eine Gruppe von 88 Patienten mit Ulcus cruris (< 3 Monate, < 5 cm) über 12 Wochen mit dem Tubulcus-System und eine entsprechende Gruppe von 90 Patienten mit Kompressionsverbänden (Rosidal® K-Binde). Eine komplette Abheilung wurde bei 58% der Patienten in der Tubulcus-Gruppe und in 56,7% der Verbandsgruppe innerhalb von durchschnittlich 42 Tagen erzielt. Bei den anderen Patienten kam es zu einer Reduktion der Ulkusgröße um 67,6% bzw. 59% der ursprünglichen Ausdehnung. Demnach ergaben sich keine Unterschiede bezüglich der Behandlungsart, jedoch wurde das Tubulcus-System von den Patienten selbst angewandt, während die Kompressionsverbände vom medizinischen Fachpersonal angelegt wurden.

Voraussetzungen für die primäre Anwendung von Kompressionsstrümpfen beim Ulcus cruris venosum sind:
▶ Keine großflächigen Ulzera
▶ Keine Lokalisation des Ulkus über einem Knochenvorsprung
▶ Keine stark sezernierenden Ulzera
▶ Keine Schwierigkeiten beim Anziehen der Strümpfe

Wundbehandlung

Die Wundbehandlung gilt als die zweite wichtige Säule der Ulkustherapie. Sie erfolgt heute mit **feuchten Auflagen** und sollte sich phasengerecht verhalten. Auf Lokaltherapeutika wie die jahrzehntelang üblichen Farbstofflösungen, Pasten oder Lebensmittel (Honig, Rohrzucker, Salz, Quark, Melkfett) wird verzichtet. Obgleich das Ulcus cruris immer bakteriell kontaminiert ist, sollten die **Verbandswechsel unter sterilen Kautelen** erfolgen. Bei der Berührung mit bloßen Händen können sonst immer wieder neue Keime übertragen werden. Außerdem muss der Arzt sich selbst und seine anderen Patienten vor den mitunter sehr virulenten Erregern schützen (S. 31).

Studie. Zur Frage der bakteriellen Besiedelung eines Ulcus cruris venosum nahmen **Hansson et al.** (1995) an der Universität Göteborg Stellung. Sie untersuchten 58 Ulzera *ohne klinische Hinweise auf eine Infektion* und fanden bei allen das Wachstum von Bakterien und Pilzen, insgesamt 69 verschiedene Spezies. Am häufigsten waren Staphylococcus aureus (88%) und Enterococcus faecalis (74%) zu finden, sowie Pilze in 11% der Fälle. Die Flora hielt sich individuell über die Zeit der Behandlung bemerkenswert konstant. Auf die Heilungsrate und -geschwindigkeit nahm die Besiedelung keinen Einfluss. Deshalb wurde von einer routinemäßigen Erstellung des Antibiogramms abgeraten. Diese Ansicht ist auch in den Leitlinien der *Deutschen Gesellschaft für Phlebologie* 2004 vertreten.

Bei einer vom Ulcus ausgehenden **systemischen Infektion** wie beim Erysipel, der Lymphangitis oder sehr selten der Sepsis ist natürlich eine systemische gezielte Antibiose notwendig. Lokale Antibiotika werden nicht mehr eingesetzt, denn in der Tiefe des Ulkus sind die Erreger nicht zu erreichen, und an der Oberfläche entstehen Überdosierungen mit der Gefahr einer toxischen Zellschädigung und Allergisierung. Zytotoxische Einflüsse müssen auch bei längerer Anwendung von Farbstofflösungen, Desinfektionsmitteln oder metallhaltigen Pasten befürchtet werden. Die Industrie bietet heute ein großes Spektrum adäquater Verbandsmaterialien an. Um neue Verletzungen der empfindlichen Gewebe zu vermeiden, sind die Verbandswechsel so selten wie möglich durchzuführen.

Zu den **Indikationen der verschiedenen Wundbehandlungen** siehe Tabelle 13-3.

Tab. 13-3 Indikationen der verschiedenen Wundbehandlungen.

Erste Hilfe bei	Wundbehandlung
▶ Genähte Operationswunde	Trockene Auflagen
▶ Schürfwunden ▶ Verbrennungen und Verbrühungen ▶ Spender- und Empfängerstellen von Transplantaten	Salbenauflagen
▶ Sekundär heilende Problemwunden	Feuchte Auflagen

Reinigungsphase

Das Ulkus wird zunächst durch ein Débridement konditioniert. Dazu gibt es verschiedene Möglichkeiten. Die chirurgischen Verfahren werden unter Kurzanästhesie oder topischer Oberflächenanästhesie, z. B. mit Emla®Creme, vorgenommen.

Emla® enthält Lidocain und Prilocain in einer Aufbereitung als Creme oder als Pflaster. Es wird in einer 1 mm dicken Schicht auf den zu säubernden Abschnitt der chronischen Wunde aufgetragen und mit einer Klarsichtfolie abgedeckt. Nach einer Stunde besteht eine ausreichende Analgesie für Eingriffe an den obersten Gewebsschichten.

Möglichkeiten zur **Konditionierung des Ulcus cruris durch Débridement** sind:
▶ Chirurgisches Débridement (Scharfer Löffel, Splitterpinzette)
▶ Aquatom (Wasserstrahlskalpell)
▶ Enzymatisches Débridement (Iruxol®)
▶ Biodébridement („Madentherapie")

Für das **Biodébridement** werden die Larven der Schmeißfliege *Lucilia sericata* unter sterilen Bedingungen gezüchtet. Die Bestellung bei der Firma BioMonde (Hamburg) erfolgt telefonisch. Die Tiere kommen über den Schnellversand an und werden in *biobags* oder frei sofort auf die Wunde gelegt. Das Speichelsekret der Larven sorgt für eine Verflüssigung der Nekrosen. Außerdem wurden bakterizide und granulationsfördernde Wirkungen nachgewiesen. Der Umgang mit der Biotherapie ist absolut hygienisch und ästhetisch. Die eigenen Erfahrungen sind auch bei alten Geschwüren Erfolg versprechend.

Medizingeschichte. Die Wundsäuberung durch Fliegenmaden wurde bereits von **Baron D. J. Larrey** (1766–1842), dem Feldarzt Napoleons, eingesetzt. Hach erlebte noch die Anwendung in der Chirurgie zu Beginn der 50er-Jahre vor dem Zeitalter der Antibiotika. Infizierte Wunden wurden im Sommer bei geöffnetem Fenster einfach offen gelassen. Bald setzten die Fliegen ihre Eier ab, und schon am nächsten Tag begannen die Fliegenmaden mit ihrer „Säuberungsaktion".

Prinzipien der lokalen Ulkusbehandlung sind:
▶ Feuchte statt trockene Therapie
▶ Hydroaktive Auflagen statt Lokaltherapeutika
▶ Keine Lokalantibiotika oder Farbstoffe
▶ Verbandswechsel so selten wie möglich
▶ Keine Immobilisation und keine Hyperaktivität

Zur **Spülung** einer verunreinigten chronischen Wunde sind physiologische Kochsalzlösung und Ringerlösung geeignet. Für die **Desinfektion** stehen Polyhexanid (Lavasept® 0,2%) oder Octenidin (Octenisept® 0,1%) zur Verfügung. Auch nach einem Bad oder einer Dusche sollte die Wunde mit der antiseptischen Lösung behandelt werden.
Oft reinigt sich die chronische Wunde unter der Anlage von Kompressionsverbänden spontan. Feuchte Umschläge mit Ringerlösung, die regelmäßig betropft oder begossen werden mussten, sind heute durch das **moderne Wundmanagement** verdrängt. Zur Beseitigung von Nekrosen und Geruchsbelästigung sind Auflagen mit Hyaluronsäurederivaten (Hyalogran®) angezeigt. In ähnlicher Weise wirkt die **Aktivkohle-Auflage** (Actisorb® Silber 220). Für zerklüftete Ulzera mit stärkerer Sekretion erscheinen **Hydrogele** (Varihesive®, Hydrosorb®, Suprasorb®) oder **Hydrofiber** (Aquacel®) geeignet. **Alginate** haben eine ähnliche aufquellende und reinigende Wirkung (NU-Gel®, Sorbalgon®). Die trockenen Fasern werden in die chronische Wunde eintamponiert und wandeln sich hier durch den Kontakt mit der Wundfläche in das Gel um.

Proliferationsphase

Das zarte Granulationsgewebe muss in einem feucht-warmen Milieu gehalten und vor der Keimbesiedelung sowie der Einwirkung mechanischer Schäden geschützt werden. Dazu stehen Hydroaktivverbände zur Verfügung, die von der Industrie in einer großen Vielfalt mit differenzierten Indikationen angeboten werden.

Als **Hydroaktivverbände** kommen in Betracht:
▶ Hydrokolloidverbände
▶ Hydropolymere
▶ Schaumstoff
▶ Alginate
▶ Hydrogele

Die **Hydrokolloide** bilden auf der Wunde ein freies Gel (Comfeel®, Varihesive®, Hydrocoll®, Suprasorb®). Beim Verbandswechsel sieht das Gel wie Eiter aus und hat einen eigentümlichen Wundgeruch. Das Hydrokolloidpflaster wird 1 cm über den Wundrand hinaus angeklebt, so dass es die Wunde wasserdicht abschließt. Anderenfalls kann das Gel herauslaufen und den ganzen Verband durchtränken. Das Pflaster darf über mehrere Tage verbleiben, seine Durchsichtigkeit erlaubt eine Kontrolle des Wundgrundes. **Polyacrylat** (TenderWet®) und die Kombination von Hydropolymeren mit **Polyurethanschaumstoff** (Tielle®) saugen Wundsekrete stark in sich auf.

Die **sekundäre Heilung** wird durch einen erhöhten Anteil von Metalloproteasen und Elastase im Wundsekret gehemmt. Eine Deaktivierung dieser Proteasen durch oxydierte regenerierte Zellulose (Promogran®) wirkt sich auf die Konditionierung eines Ulcus cruris günstig aus. Zusätzlich müssen dabei das Wundmilieu durch entsprechende Auflagen angefeuchtet und für die Sekretabsorption gesorgt werden.

Epithelisierungsphase

Durch die **Hydrokolloide** soll auch die Teilungsrate der Epithelzellen angeregt werden. Deshalb wird der Verband bis zur völligen Abheilung des Ulkus aufgeklebt. Der Patient darf damit auch duschen. Der zusätzliche Einsatz von **Wachstumsfaktoren** befindet sich in der klinischen Erprobung.
Überschießendes Granulationsgewebe kann die Epithelisierung behindern. Hier sind vorsichtige Ätzungen mit Silbernitrat („Höllensteinstift") angezeigt.

Operative Therapie

Die Indikation zur chirurgischen Behandlung des chronischen Ulcus cruris venosum ergibt sich aus verschiedenen Gründen. Der zeitliche Ablauf der Krankheit muss nach Möglichkeit abgekürzt werden, damit die schweren Stadien der chronischen venösen Insuffizienz nicht erreicht werden. Bestimmte Strategien der Ulkuschirurgie greifen am pathogenetischen Konzept an und wirken dem Rezidiv entgegen. Bei der spontanen Abheilung eines Ulkus bildet sich eine sehr zarte und äußerst vulnerable Epithelschicht. Durch eine **Hauttransplantation** wird die Narbe gegenüber mechanischen Einwirkungen wesentlich belastungsfähiger. Je nach vorliegender Situation können verschiedene chirurgische Verfahren in einer Sitzung zur Anwendung gelangen.

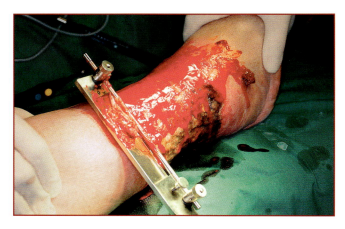

Abb. 13-10   Nekrosektomie eines großen Ulcus cruris. Die abgestorbenen und indurierten Gewebe werden mit dem Handdermatom schichtweise abgetragen, bis ein gut durchbluteter Grund gefunden ist, der sich für die Annahme des Transplantats eignet (Operateur: Priv.-Doz. Dr. W. Lehnert, Greifswald).

 Die moderne Chirurgie des Ulcus cruris venosum bietet ein ganzes Spektrum alter und neuer Methoden, die sich besonders in der Kombination bewähren. Es gibt keine Langzeitstudien, weil jede Situation in sich als Besonderheit zu betrachten ist.

Spezielle Operationsverfahren beim chronischen Ulcus cruris venosum sind:
- Nekrosektomie
- Hauttransplantationen
- Hautersatz
- Vakuumversiegelung (S. 302)
- Zirkumzisionen und Skarifikation (S. 280)
- Operationen an der Fascia cruris (S. 290, 305)

Nekrosektomie („Shave-Therapie")

Schon **Thiersch** hatte 1887 gefordert, vor der Hauttransplantation das gesamte nekrotische und granulierende Gewebe bis auf den gesunden Wundgrund abzutragen und darauf die Hauttransplantation vorzunehmen. Seine Empfehlungen fanden eine schnelle und weite Verbreitung und haben bis heute nichts an ihrer Aktualität verloren.

Schmeller und Roszinski (1996) kommt das Verdienst zu, die Methode der flächenhaften Abtragung von Ulzera mit gleichzeitiger Entfernung der umgebenden Dermatoliposklerose neu belebt zu haben. Geeignet sind **Ulzerationen in den Stadien I und II** des Sklerose-Faszien-Scors der CVI entsprechend $C_6 E_{C,P,S} A_D P_{R,O}$. Es wurden auch erfolgreiche Heilungen von Ulzera beim arthrogenen Stauungssyndrom und von Gamaschenulzera mitgeteilt. Im **Stadium III** empfehlen wir, die Nekrosektomie gegebenenfalls **mit der paratibialen Fasziotomie zu kombinieren**, um eine Druckentlastung der Kompartments herbeizuführen. Darüber liegen aber noch keine verbindlichen Untersuchungen vor, und die Meinungen sind geteilt. Wie immer in der Ulkuschirurgie ist die Sanierung des extrafaszialen Venensystems eine *Conditio sine qua non*.

■ **Operation**

Das gesamte Ulkus und die umgebende Dermatoliposklerose werden mit dem Handdermatom nach Schinkel schichtweise bis in den gesunden Bereich entfernt. Das Dermatom wird auf die **Tiefe von 0,4 mm** eingestellt. Die aktuelle Shave-Dicke lässt sich durch den Andruck und den Schnittwinkel des Instruments nach Gefühl regulieren. Der Wundgrund muss leichte punktförmige Blutaustritte erkennen lassen und sich weich anfühlen (Abb. 13-10). Die Faszie bleibt immer erhalten. Dann wird der Defekt durch ein Meshgraft gedeckt.

Ergebnisse. Schmeller und Gaber (1998) aus der Dermatologischen Universitätsklinik Lübeck untersuchten 2½ Jahre nach Shave-Therapie 41 Patienten mit 75 Ulzera nach. Bei den Patienten mit Leitveneninsuffizienz betrug die Heilungsquote 76% und bei denen mit postthrombotischem Syndrom 58%. An 33% der operierten Areale bestanden Rest- oder Rezidivgeschwüre.

Historische Kasuistik. Gleich nach der Veröffentlichung von Thiersch 1887 wurde die Nekrosektomie mit Thiersch-Plastik zur Behandlung des Ulcus cruris in vielen Kliniken vorgenommen. So teilte **Nagel** aus der Bruns-Klinik in Tübingen 1889 die folgende Kasuistik mit: „Johann Georg Frey, 39 J. alt, Weber aus Thalheim, leidet seit 14 Jahren an Unterschenkelgeschwür (zugleich Pes equinus). Der Grund zeigt schlechte Granulationen. Umgebung sehr hart infiltriert. Abtragung der Granulationen bis auf die Fascie. Transplantation großer Hautläppchen nach Thiersch aus dem Oberschenkel. Geschwüre vollkommen fest zugeheilt. Die Nachuntersuchung ergibt dauernden Fortbestand der Heilung."

Hauttransplantationen

Sobald sich durch die vorausgegangene Therapie ein gut durchblutetes, sauberes und keimfreies Granulationsgewebe entwickelt hat, bietet sich die freie Transplantation von Haut an. Für den Eingriff ist der richtige Zeitpunkt auszuwählen, denn mit der Zeit verliert der Wundgrund seine optimalen Konditionen wieder, er wird schlaff und fibrosiert.

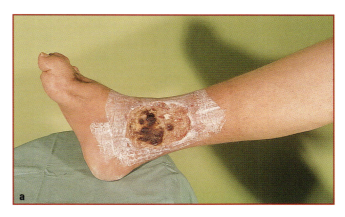

Cave Der richtige Zeitpunkt zur Hauttransplantation ist für den Erfolg der Operation extrem wichtig und wird viel zu oft verpasst.

Jede Wunde braucht für ihre Heilung eine Ruhezeit. Das gilt auch für die Hauttransplantation.

Pathomorphologie und Pathophysiologie

Die Haut besteht aus der Epidermis und dem Korium. Die Epidermis verfügt über eine große Regenerationsfähigkeit. Sie ist nicht durchblutet, die Blutgefäße reichen nur bis in die Spitzen der Koriumpapillen hinein. Die Ernährung der Epidermis erfolgt von hier aus durch **Diffusion**. Deshalb ist ein Transplantat der Haut gegen Sauerstoffmangel weniger empfindlich als jedes andere Gewebe. Die Diffusion zwischen Wirtsgewebe und Transplantat ist innerhalb von 48 Stunden wiederhergestellt. Am Transplantat muss eine *dünne* Koriumschicht unbedingt vorhanden sein. Sie dient der Keimschicht der Epidermis als Unterlage und den aus dem Wundgrund emporschießenden Gefäßen als Aufnahmeboden. Die vollständige Einheilung dauert bis zu 10 Tage (Andina 1953).

Ein Hautläppchen heilt um so eher an und schrumpft um so weniger, je dünner es ist.

Vorbereitung der Hautentnahmestelle

Die Entnahmestelle der Haut muss mit dem Patienten abgesprochen werden, denn hier entsteht eine Narbe auf Lebenszeit. Aus praktikablen Gründen erscheint der seitliche oder vordere Bereich des proximalen Oberschenkels am besten geeignet. In seltenen Fällen kommt der Unterbauch oder die Glutäalregion in Betracht.

Die Dicke der Haut unterscheidet sich von Region zu Region und von Mensch zu Mensch. Dies ist gegebenenfalls bei der Einstellung des Dermatoms zu beachten.

Für die **postoperative Versorgung** der Entnahmestelle eignen sich Hydrokolloidplatten, Polyurethanmembranfolien (Suprasorb® P PU-Schaumverband) oder Fettgazeverbände wie Gasolind®. Der erste Verbandswechsel sollte so spät wie möglich vorgenommen werden, vielleicht erst nach 10 Tagen. Er ist schmerzhaft und nimmt Zeit in Anspruch.

Konditionierung des Empfängerbezirks

Auf dem Wundgrund müssen alle Beläge sorgfältig entfernt sein. Es darf auch nichts bluten. Eine stärkere Wundsekretion ist ungünstig. Zarte, samtartige Granulationen sind ebenmäßig und am besten geeignet. Der postoperative **Verband** erfolgt mit Fettgaze wie Gasolind®, um das Ankleben zu vermeiden. Auf die Fixierung des Verbandes, am besten mit Fixomull®, sollte besonderer Wert gelegt werden. Viele Operateure sprechen sich für die **weitgehende Immobilisation** des Patienten unter Thromboseprophylaxe aus, zumal die Hochlagerung der Extremität auch günstige hämodynamische Bedingungen beinhaltet.

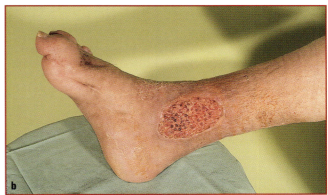

Abb. 13-11 Reverdin-Plastik bei einem seit 3 Jahren bestehenden Ulcus cruris infolge arthrogenen Stauungssyndroms bei einer 41-jährigen Frau. Im 13. Lebensjahr Osteomyelitis nach Hammerzehen-Operation. Damals Krankenhausaufenthalt von 3 Jahren und 10 Nachoperationen. Versteifung des Fußes. An den Venen kein pathologischer Befund. Im vergangenen Jahr 6 Monate Krankenhausaufenthalt und Hautverpflanzung ohne Effekt.
a Ulkus bei der ersten Konsultation. Konditionierung der chronischen Wunde. Paratibiale Fasziotomie.
b Dauerhafte Abheilung nach Reverdin-Plastik.

Reverdin-Plastik

Die Reverdin-Plastik (1869) ist das älteste Verfahren. Es stellt an die operative Technik zwar geringe Ansprüche, will aber gelernt sein. Der Nachteil besteht hauptsächlich in ästhetischer Hinsicht, denn die Narbe erhält ein pflastersteinartiges Aussehen (Abb. 13-11 a und b). An die Qualität des Wundgrundes stellt das Reverdin-Läppchen geringere Ansprüche als die Thiersch-Plastik.

Definition. Bei der Reverdin-Plastik handelt es sich um die freie Übertragung von fleckförmigen Läppchen der Epidermis mit einem Minimum an Korium in der mittleren Dicke von etwa 0,6 mm.

■ Operation

(1) Der Eingriff findet im Operationsraum statt. Nach der Desinfektion und gegebenenfalls Rasur des Spenderareals legt

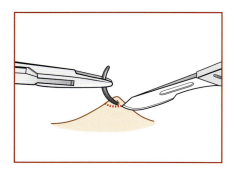
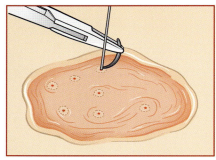

Abb. 13-12 (links) Reverdin-Plastik. Anhebung des Hautzipfels mit Nadel und Nadelhalter. Abtrennung mit dem Skalpell.

Abb. 13-13 (rechts) Braun-Pfropfung. Einbringung der Transplantate in das Granulationsgewebe.

der Operateur die **Lokalanästhesie** mit 0,5%igem Meaverin von proximal nach distal in einem angemessenen Quadrat an.
(2) Die Haut wird an einem Nadelhalter mit umgekehrt eingespannter, scharfer ⅓-Nadel eingestochen, zeltförmig abgehoben und mit dem Skalpell tangential abgetragen (Abb. 13-12). Der **Durchmesser des Läppchens** beträgt einige Millimeter. Die Subkutis darf dabei nicht erreicht werden. Es kommt lediglich zu einer kapillaren Blutung der Entnahmestelle. Das Transplantat umfasst die Epidermis und das Korium.
(3) Die Operationsschwester übernimmt den Nadelhalter mit dem Hautläppchen, streift es mit der Pinzette auf dem Ulkus ab und drückt es leicht an. Sowohl die Entnahmen als auch die Aufpflanzungen sollen **so dicht wie möglich** sein. Je enger die Läppchen beieinander liegen, umso fester wird später die Narbe.
(4) Beim **ersten Verbandswechsel nach 5 Tagen** muss für die Ablösung reichlich physiologische Kochsalzlösung oder frisches Wasserstoffperoxid verwendet werden. Das angewachsene Transplantat sieht bläulich, das abgestoßene weiß aus.

Medizingeschichte. Der Genfer Professor für Chirurgie **Jacques-Louis Reverdin** (1842–1908) veröffentlichte die erste Arbeit zur Hauttransplantation im Jahre 1869. Seine berühmte Schrift *Mémoires sur la greffe épidermique* erhielt 1872 den Akademie-Preis. Bekannt wurde Reverdin eigentlich durch die ersten Beschreibungen des Myxödems nach der Kocher-Exstirpation der Schilddrüse. Die erste Transplantation nahm Reverdin bei einem 35-jährigen Mann mit einer Skalpellierung des ganzen Vorderarms vor. Er entnahm zwei Läppchen von 1 mm² Größe vom gesunden Arm und übertrug sie auf den traumatischen Defekt des anderen Arms. Drei Tage später pflanzte er ein drittes 4-mm²-Hautstückchen auf. Trotz starker Sekretion waren alle Läppchen nach 7 Tagen angeheilt (Andina 1953). Später wurden durch andere Ärzte auch Verpflanzungen der Haut von verschiedenen Personen und sogar von Kaninchen vorgenommen. Weit verbreitet war dann die Entnahme der Haut von amputierten Gliedmaßen. Diese Läppchen wuchsen natürlich nicht an. Es wurden Krankheiten wie Tuberkulose und Pocken übertragen. Die Reverdin-Plastik kam demzufolge in den 80er-Jahren des 19. Jahrhunderts in Verruf.

Braun-Pfropfung

Wenn die Hauttransplantation in der Nähe eines Bewegungsbereiches liegt, können Reverdin-Läppchen leicht abgeschoben werden. Hier bietet sich die Braun-Pfropfung (1920) als Alternative an. **Wilhelm Braun** (1871–1940) war Chirurg im

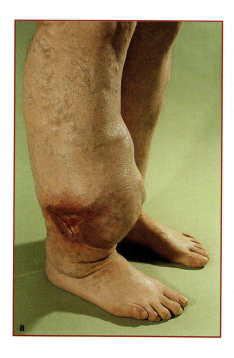
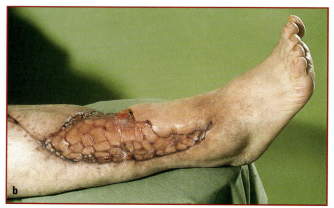

Abb. 13-14 Thiersch-Plastik nach erfolgloser primärer Hautlappenplastik bei Operation eines sehr großen, transfaszial wachsenden Lipoms (Operateur Prof. Hach).
a Klinischer Befund bei der 58-jährigen Patientin. Entwicklung über 15 Jahre. Ulzeration seit einem Jahr. Extravasales Kompressionssyndrom der Unterschenkelvenen.
b Völlige Auffaserung der Fascia cruris durch den Tumor, deshalb Transplantation direkt auf die laterale Muskelgruppe.

Krankenhaus Berlin-Friedrichshain. Heute wird diese Operation seltener durchgeführt.

■ **Operation**
Es werden wie bei der Reverdin-Plastik sehr kleine Transplantate entnommen, mit der Nadel sogleich in tangentialer Richtung 3–4 mm tief **in das Granulationsgewebe eingestochen** und mit der Pinzette abgestreift, oder sie lassen sich mit einer Sonde in das Gewebe hineindrücken (Abb. 13-13). Wenn die Stückchen zu groß sind, entsteht in der Tasche eine Blutung und presst die Transplantate wieder heraus. Nach 4 bis 5 Tagen bilden sich erste Epithelinselchen. Die Narbe wird homogener als bei der Reverdin-Plastik, ist aber auch nicht so widerstandskräftig.

Thiersch-Plastik
Zur Deckung größerer Ulzerationen eignet sich die Thiersch-Plastik (1887). Die Operation spielt deshalb in der Ulkuschirurgie weiterhin eine große Rolle (Abb. 13-14 a und b).

> **Definition.** Für die Thiersch-Plastik wird ein möglichst dünnes Epidermisläppchen von Briefmarkengröße verwendet, das heute mit dem Elektrodermatom entnommen wird. Die Technik stellt an die Qualität des Wundgrundes hohe Ansprüche.

■ **Operation**
(1) Die Entnahme des Hautlappens erfolgt in einer variablen Größe, etwa 5 mal 10 cm, mit einem **elektrischen Dermatom**. Unmittelbar vor dem laufenden Dermatom wird die Haut mit einem Holzbrett flachgedrückt. Das Dermatom sollte **quer zur Längsachse** der Extremität abgerollt und nicht aufgepresst werden, so bleibt die Größe des Hautlappens auch an den Seiten konstant (Abb. 13-15). Um das Aufrollen des Tranplantats zu verhindern, wird vor der Entnahme eine Lage Fixomull® auf die Haut geklebt, an der das Transplantat gleich ausgebreitet haftet. Das Dermatom sollte mit Fixomull® etwa auf eine **Tiefe von 0,7 mm** eingestellt werden, um dabei eine Hautdicke von etwa 0,4 mm zu erhalten.
(2) Die Transplantate werden auf dem Holzbrett **in briefmarkengroße Stückchen zerteilt**, mit dem Skalpell mehrmals geschlitzt, um die Ansammlung von Wundsekret unter dem Läppchen zu verhindern, und dann bündig auf dem Wundgrund angedrückt.
(3) Der **Thiersch-Lappen** umfasst die oberen Epidermisschichten mit angeschnittenen Koriumpapillen. Er ist nach acht Tagen eingeheilt. Das angewachsene Transplantat entspricht keiner vollwertigen Haut. Es kann schrumpfen und bleibt immer leicht verletzlich.

Medizingeschichte. Als einer der bedeutendsten Professoren des 19. Jahrhunderts hat **Karl Thiersch** (1822–1895) die Tradition der Chirurgie an der Leipziger Universität begründet. Zur Entnahme des Transplantats wurde ein scharfes Rasiermesser verwendet. Thiersch forderte seinerzeit, das gesamte Granulationsgewebe in einem Ulcus cruris sorgfältig zu entfernen. Die erste Transplantation nahm er an einem 18-jährigen Mädchen vor, das mit seinem Zopf in eine Mühle geraten war und eine Skalpierung der gesamten Kopfhaut erlitten hatte. Die Hauttransplantation direkt auf das Periost des Schädels verlief erfolgreich.

Meshgraft-Plastik
Zur Deckung mittelgroßer bis sehr großer Defekte bietet die Meshgraft-Plastik (Caletti und Serena 1966) vor allem hinsichtlich einer schonenden Behandlung der Entnahmestelle erhebliche Vorteile. Sie ist auch schneller zu handhaben als die Thiersch-Plastik. In der Ulkuschirurgie kommt sie zur Versorgung nach der Homans-Operation und nach der kruralen Fasziektomie in Betracht (Abb. 13-16).

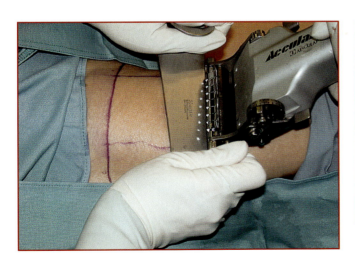

Abb. 13-15 Gewinnung des Hauttransplantats mit dem Dermatom. Vor dem Schneidegerät wird die Haut mit einem sterilen Holzbrett oder Roux-Haken planiert (Operateur: Priv.-Doz. Dr. W. Lehnert, Greifswald).

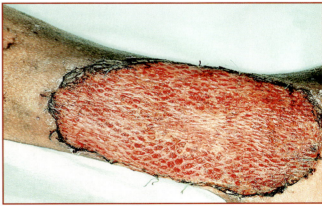

Abb. 13-16 Meshgraft-Plastik 12 Tage nach Homans-Operation eines therapieresistenten Ulcus cruris bei CVI infolge postthrombotischen Syndroms. Die Transplantation erfolgte direkt auf die nach der Exzision frei liegende Muskulatur (Operateur: Priv.-Doz. Dr. W. Lehnert, Greifswald).

■ **Operation**

Die Herstellung des Meshgrafts erfolgt auf der Schablone des Mesh-Dermatoms (Akku-Dermatom® von Aesculap, Tuttlingen), die durch eine Schneidewalze gedreht wird. Das Transplantat wird dadurch zu einem **Netzgitter** verarbeitet und lässt sich auf ein Mehrfaches der Entnahmegröße ausdehnen, z. B. im Verhältnis 1:3. An den Wundrändern wird das Meshgraft mit Nähten oder Klammern fixiert. Sekret und Blut können durch die Maschen austreten. Als Nachteil gelten eine Schrumpfungstendenz, unberechenbare farbliche Veränderungen und die geringere funktionelle Stabilität.

Hautersatz

Heute gelingt es, Keratinozyten *in vitro* zu züchten. Die Zellen werden auf geeignete Trägersubstanzen gebracht und dann auf das Ulkus transplantiert. Damit wird auch die Behandlung großer Defekte möglich. Als Nachteile gelten noch der hohe zeitliche und finanzielle Aufwand.

Vakuumversiegelung

Seit 1993 hat sich die Vakuumversiegelung in der Unfallchirurgie bei komplizierten Frakturen bewährt. In die Therapie des Ulcus cruris venosum wurde sie von Thiele und Kohler 1997 als Ergänzung der Faszien- und Transplantationschirurgie (Kohler et al. 1998), in die Dermatologie als alleinige konservative Maßnahme von Stücker et al. 1998 eingeführt. Der gegenwärtige Stand wurde auf einer Konsensuskonferenz der *Deutschen und Österreichischen Gesellschaften für Wundheilung* (Wild 2003) beschlossen.

> **Definition.** Die Vakuumversiegelung einer chronischen Wunde besteht darin, durch die Erzeugung eines flächigen Unterdrucks bei luftdichtem Abschluss der Wunde und durch das Management des Exsudats ein günstiges Milieu für die Konditionierung der Wundheilung und der Hauttransplantation zu schaffen.

Voroperationen der Vakuumversiegelung des Ulcus cruris venosum können sein:
▶ Sanierung der primären Varikose
▶ Endoskopische Perforansdissektion
▶ Abtragung der Nekrosen
▶ Homans-Ulkusexzision
▶ Faszienchirurgie

Instrumentarium und Hersteller. VAC®-Therapieeinheit. KCI-Therapie-Geräte GmbH, Am Klingenweg 10, 65396 Walluf.

Das heute am weitesten verbreitete und alleinige Komplettsystem ist die VAC®-Therapieeinheit (**V**acuum **A**ssisted **C**losure-Therapy), deren Patentrechte bei der Firma KCI liegen. Es besteht aus den Wundauflagen, der Versiegelungsfolie und der Absaugeinrichtung mit zwei Modellen von Pumpen jeweils für den stationären und den ambulanten Bereich sowie entsprechenden Saugkanistern.

Behandlungsprinzip

Bei der VAC®-Therapie wird ein Unterdruck von 80 bis 200 mmHg angestrebt. Im zugehörigen Pumpapparat sind die Antriebsbatterie, der Kanister und eine Alarmanlage zur Kontrolle des Unterdrucks untergebracht.

Die Absaugung kann auch über eine Redon-Flasche erfolgen. Hier sind die Unterdrücke aber wesentlich höher, in einer handelsüblichen Redon-Flasche 450–600 mmHg. Der Druck lässt sich durch den Füllungszustand der Flasche in gewissen Grenzen regulieren, aber nicht genau bestimmen. In ähnlicher Weise funktionieren auch die wandständigen Abzugpumpen. Aus einem hohen Ansaugdruck könnten Gewebsschäden resultieren.

Wirkungen der Vakuumversiegelung (Wild 2003) sind:
▶ Wundretraktion (Zusammenziehung der Wundränder)
▶ Anregen der Bildung von Granulationsgewebe (vermehrte Kapillareinsprossung)
▶ Kontinuierlicher Abtransport von Wundexsudat
▶ Reduktion von Gewebsödemen
▶ Absaugung von kleinen Gewebetrümmern
▶ Keimdichtigkeit und Schutz vor Problemkeimen
▶ Geruchsneutralität
▶ Reduktion der Verbandswechsel (alle 2–7 Tage)
▶ Mobilisierbarkeit des Patienten
▶ Kosteneffizienz

Generelle Indikationen zur Vakuumversiegelung sind:
▶ Ulcus cruris (venös, arteriell und gemischt)
▶ Dekubitus
▶ Diabetisches Fußsyndrom
▶ Sicherung eines Hauttransplantats
▶ Posttraumatische und postoperative Wunden (infiziert, kompliziert)
▶ Behandlung des „offenen Bauches"

Generelle Kontraindikationen (Wild 2003) sind:
▶ Fehlendes chirurgisches Débridement
▶ In der Wunde freiliegende Gefäße oder Gefäßanastomosen
▶ Allgemeine Gerinnungsstörungen mit Blutungsgefahr
▶ Neoplastisches Gewebe

Materialien der VAC®-Therapie

Auf eine infizierte, stark sezernierende und vielleicht unterminierte chronische Wunde kommt zunächst der grobe, offenporige (schwarze) **Polyurethanschaum** mit hydrophober Eigenschaft zur Anwendung. Bei Verbesserung der Wundbedingungen nach einigen Tagen und für oberflächliche Ulzera erscheint der (weiße) **Polyvinylalkoholschaum** (Versa-Foam®) geeignet. Dabei handelt es sich um eine nicht vernetzte, festere, weniger offenporige Struktur mit hydrophilem Charakter. Die hohe Dehnfestigkeit erleichtert die Handhabung beim Platzieren und Entfernen des Schwamms. Die empfindlichen Strukturen innerhalb eines Gewebsdefekts wie Sehnen, Nerven und Gefäße, Transplantate und neu entstandene Epithelverbände werden weniger traumatisiert. Manche

Autoren verwenden den Polyvinylalkoholschaum allein (Halter et al. 2004). Die Polyurethan-Klebefolie ist wasserdampfdurchlässig, keimdicht und durchsichtig. Aus dem Sammelcontainer lässt sich eine Keimbestimmung durchführen.

■ **Operation**

Der Schwamm aus Polyurethan oder Polyvinylalkohol wird genau zurechtgeschnitten und in die chronische Wunde gelegt. Dann erfolgen die Aufbringung der Absaugeinrichtung (Pad) und die luftdichte Versiegelung mit der **Polyurethan-Klebefolie**. An den Schlauch des Pads wird das Unterdrucksystem angeschlossen. Die **Absaugung** erfolgt kontinuierlich. Sofort fällt der Schaum in sich zusammen. Beim Aufstehen nimmt der Patient das Sauggerät mit oder schaltet die Pumpe vorübergehend ab. Verbandswechsel kommen alle 2 bis 7 Tage in Betracht (Abb. 13-17 a–d).

Immer häufiger wird die Vakuumversiegelung in den primären Behandlungsplan des Ulcus cruris eingesetzt. Die **Tagessachkosten** liegen unter stationären Bedingungen zwar etwas höher als bei der konventionellen Therapie, jedoch verkürzt sich die durchschnittliche Behandlungsdauer um die Hälfte (Nord 2004). Aber auch die ambulante Behandlung ist nach Schulung des Pflegepersonals kein Problem.

Prospektive randomisierte Studien liegen nicht vor und sind wegen der individuellen Besonderheiten der Wundsituation auch kaum zu erarbeiten. Es wurden aber seit 1994 zahlreiche Fallserien und *randomized controlled trials* (RCT) erstellt.

Studie. Am Universitätsklinikum Ulm therapierten **G. Halter** et al. von 1996 bis 2003 55 Patienten im Durchschnittsalter von 68,3 Jahren mit einem chronischen Ulcus cruris durch die Vakuumversiegelung. Es handelte sich um 10 arterielle, 27 venöse und 18 arteriovenöse Geschwüre. Bei der Kontrolle nach durchschnittlich 40 Monaten wurde eine völlige Abheilung bei 9, 17 bzw. 15 Patienten erreicht, eine 75–90%ige Verbesserung bei 0, 7 bzw. 3 Patienten. Rezidivulzera traten bei 1, 3 bzw. keinem Kranken auf.

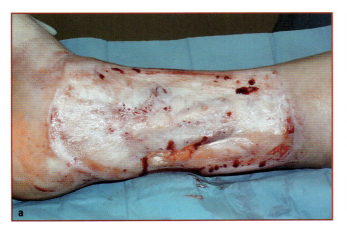
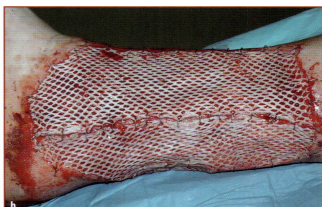
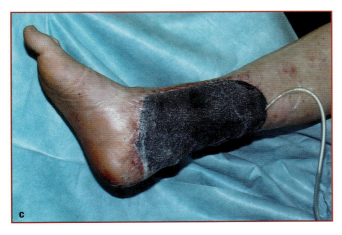
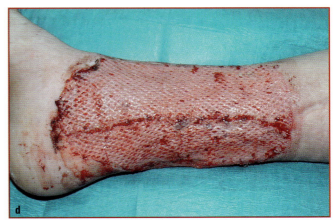

Abb. 13-17   Vakuumversiegelung des chronischen Ulcus cruris venosum bei einem 56-jährigen Mann mit postthrombotischem Syndrom und 10-jähriger Anamnese. Trotz eindrucksvollen klinischen Bildes nur Stadium II des Sklerose-Faszien-Scores.
a   Zustand nach Nekrosektomie bis auf die Fascia cruris unter sorgfältiger Schonung des Perimysiums und des Peritendineums. Faszie palpatorisch zart.
b   Sofortige Deckung mit Meshgraft-Plastik.
c   Vakuum-Versiegelung mit VAC-Therapie-Einheit und 125 mmHg Sog über 5 Tage.
d   Wundverhältnisse am 5. postoperativen Tag mit gut durchblutetem Transplantat. Dauerhafte Heilung (Operateur Dr. A. Schmidt, Bad Nauheim).

13.5.3 Arthrogenes Stauungssyndrom

(C_{4-6} $E_{C,P,S}$ A_D $P_{R,O}$. Clinical Score > 8–12. Disability Score 1–3)

Die CVI erfährt in der Kombination mit der fixierten Versteifung eines oder mehrerer großer Gelenke an der unteren Extremität eine richtungsweisende Verschlechterung, die aus der Sicht des Klinikers als **Krankheitsentität** zu betrachten ist. Damit sind spezielle therapeutische und prognostische Aspekte verbunden (Hach et al. 1983). Die Krankheit kommt im Rahmen der schweren Krampfaderkrankheit und des postthrombotischen Syndroms keinesfalls selten vor (Abb. 13-18).

> **Definition.** Beim arthrogenen Stauungssyndrom handelt es sich um ein spezielles Krankheitsbild der CVI, das hauptsächlich durch die fixierte Versteifung der Sprunggelenke in Spitzfußstellung verursacht oder in entscheidendem Maß beeinflusst wird. Seltener sind andere Gelenke betroffen.

Auch bei einem schmerzhaften *akuten* Geschwür wird der Fuß in eine Schonhaltung mit Plantarflexion gebracht, jedoch handelt es sich hierbei nicht um einen *fixierten* Spitzfuß. Die Krankheit lässt sich durch die Kompressionstherapie, antiphlogistische Maßnahmen und dann vor allem durch Bewegungsübungen schnell zur Abheilung bringen.

Pathomorphologie und Pathophysiologie

Das arthrogene Stauungssyndrom kann auf zwei Wegen entstehen. Im ersten Fall geht es vom **Ulcus cruris** aus. Der entzündliche und sklerosierende Krankheitsprozess greift auf den Bandapparat des Gelenks und auf die Fascia cruris über, führt also zu einer Dermatolipofasziosklerose. Infolge der **Schmerzhaftigkeit** wird die Spitzfußstellung eingenommen. Schließlich versteift das Sprunggelenk in dieser Position. Als Ausgleich kommt es beim Stehen zu einer Rekurvation im Kniegelenk. Mit der Zeit atrophiert die Wadenmuskulatur völlig, und es wird vom *Stöckelbein* gesprochen.

Die Sklerose dringt am oberen Sprunggelenk auch in den Raum zwischen Achillessehne und hinterer Gelenkkapsel ein. Schließlich werden der **Retromalleolarraum** völlig ausgefüllt und die Achillessehne mit ihrem Gleitgewebe regelrecht eingemauert. In der Sehne selbst treten degenerative Veränderungen auf. Diese Situation lässt sich nicht mehr beheben.

Beim fixierten Spitzfuß fällt die Funktion der **peripheren Venenpumpen** komplett aus. Das Blut kann aus der Extremität beim Gehen nicht mehr abgeschöpft werden. Die Kurve der peripheren Phlebodynamometrie fällt nicht mehr ab. Die venöse Zirkulationsstörung ist unheilbar geworden.

! Die Behandlung des Ulcus cruris venosum steht unter einem gewissen Zeit- und Erfolgsdruck. Wenn der Spitzfuß infolge der Sklerosierungsvorgänge fixiert ist, kann eine Restitutio ad integrum nicht mehr erreicht werden.

Der zweite Entstehungsweg geht primär von einer **Gelenkkrankheit** aus. In Betracht kommen Arthropathien mit einer signifikanten Versteifung in ungünstiger Position, beispielsweise bei der rheumatoiden Arthritis. Auch hier fällt infolgedessen die Funktion der peripheren Venenpumpen aus.

Im Rahmen der **Unfallchirurgie** gibt es Versteifungen des oberen Sprunggelenks in der Neutral-Null-Stellung. Offensichtlich tritt dabei kein arthrogenes Stauungssyndrom auf. Es stehen aber systematische Untersuchungen des dynamischen Venendrucks aus. Der traumatische Spitzfuß kann dagegen ein arthrogenes Stauungssyndrom bis hin zum Ulcus cruris venosum verursachen.

Klinik

Der Patient leidet seit Jahren an einem „unheilbaren" venösen Geschwür. Fast hat er gelernt, irgendwie mit der schweren Behinderung fertig zu werden. Die Diagnose lässt sich auf den ersten Blick stellen (vgl. Abb. 13-18). Wegen des **fixierten Spitzfußes** ist der Patient nur noch in der Lage, mit erhöhten Schuhabsätzen zu stehen und zu gehen. Der Barfußstand ist ohne Hilfe nicht möglich. Der betroffene Fuß kann nicht abgerollt werden. Beim Stehversuch zu ebener Erde (mit Festhalten) liegt eine auffällige **Rekurvation im Kniegelenk** vor oder der Patient muss sich beim Stehen mit eingeknickten Knien seiner Gehstöcke bedienen. Die Einschränkung der Sprunggelenksmotilität korreliert mit dem Ausmaß der pathologischen Veränderungen bei der peripheren Phlebodynamometrie. Manchmal finden sich an den anderen großen Gelenken sekundäre Schäden.

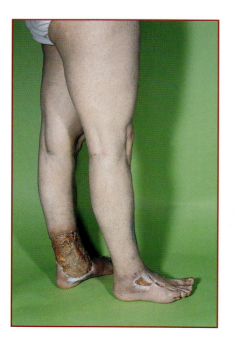

Abb. 13-18 Arthrogenes Stauungssyndrom bei einer 42-jährigen Frau. Therapieresistente Ulzera seit dem 25. Lebensjahr, wahrscheinlich infolge eines postthrombotischen Syndroms. Ursprünglicher Entstehungsgrund nicht zu ermitteln. Versteifung der Sprunggelenke in Spitzfußstellung und starke Rekurvation in den Kniegelenken. Pumpfunktion der Venen völlig aufgehoben bei nur geringen morphologischen Gefäßveränderungen.

Diagnostik

Folgende Untersuchungsmethoden gehören zur Diagnostik beim arthrogenen Stauungsyndrom:
▶ Dynamische Phlebodynamometrie
▶ Duplexsonographie der Venen
▶ Aszendierende Pressphlebographie
▶ Bestimmung der Gelenkmotilität
▶ Röntgenuntersuchungen der Gelenke
▶ Ausschluss von Ermüdungsfrakturen
▶ Computertomographie des Unterschenkels

Die Messung der Gelenkmotilität erfolgt nach der **Neutral-Null-Methode** (S. 24). Beim Gesunden beträgt das Bewegungsausmaß der Dorsal-/Plantarflexion im oberen Sprunggelenk 20–0–40°. Beim arthrogenen Stauungssyndrom ist es auf 0–20–40° oder noch weniger (z. B. 0–40–40°) reduziert. Außer der routinemäßigen Röntgendiagnostik der Gelenke muss daran gedacht werden, dass es infolge der Fehlbelastungen leicht zu Looser-Umbauzonen und zu **Ermüdungsbrüchen** kommen kann.

Operative Therapie

In der chirurgischen Strategie des arthrogenen Stauungssyndroms stehen die Eingriffe an der Fascia cruris im Vordergrund. Erst wenn das chronische Geschwür zur Abheilung gebracht wurde, sind die Bedingungen für eine Reaktivierung der Gelenkfunktionen und der peripheren Muskelpumpen geschaffen. Die paratibiale Fasziotomie greift in diesen Pathomechanismus nicht ein, sie erscheint deshalb beim arthrogenen Stauungssyndrom nicht indiziert. Dagegen wurden Heilungen nach Nekrosektomie und Hauttransplantation mitgeteilt.

Homans-Operation

Die En-bloc-Resektion des chronischen Ulcus cruris nach Homans (1916) gehört auf der ganzen Welt zu den routinemäßig durchgeführten Operationen. Die vollständige Erklärung der pathophysiologischen Auswirkungen ist erst in neuerer Zeit möglich geworden. Offenbar kommt der breitflächigen Eröffnung des wichtigen hinteren Kompartments eine entscheidende Bedeutung zu.

> **Definition.** Das Prinzip der Homans-Operation besteht in der Exzision des Geschwürs und der indurierten umgebenden Gewebe zusammen mit der Fascia cruris in einem Block, und in der anschließenden Thiersch-Plastik.

■ **Operation**
(1) Die **Abdeckung der Operationsfelder** muss die Stelle für die Entnahme der Hauttransplantate berücksichtigen. Der Operateur bestimmt die Schnittführung aufgrund des Palpationsbefundes der Gewebsinduration. Dazu muss das Bein durch konsequente Vorbehandlung völlig entstaut sein.

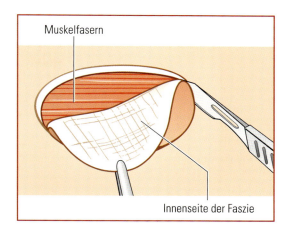

Abb. 13-19 Homans-Operation. En-bloc-Exzision des Ulkus einschließlich der Faszie. Auf die frei liegende Muskulatur erfolgt sofort die Hauttransplatation.

(2) Beim **Einschnitt** lässt sich die Faszie nicht abgrenzen, sie ist fest mit dem narbigen Gewebe verbacken. Oftmals finden sich Verkalkungen und Verknöcherungen. Nerven oder Lymphgefäße sind nicht mehr in der Narbenplatte zu differenzieren. Bei der Exzision des ulzerösen Gewebsblocks müssen die darunter liegenden Strukturen sorgfältig geschont werden (Abb. 13-19).
(3) Wenn angeschnittene Vv. perforantes stark bluten (**Warwick-Turner-Zeichen**), sind sie insuffizient und werden ligiert. Auf die jetzt frei liegende Muskulatur erfolgen die Transplantationen der Thiersch-Läppchen oder des Meshgrafts. Auch auf Periost heilen die Hautverpflanzungen an. Es folgen die Infektions- und Thromboseprophylaxen.

> **Cave** Weder das Periost noch das Peritendineum dürfen verletzt werden, denn von ihrer Integrität hängt es ab, ob die Transplantate sofort anwachsen. Deshalb ist die Operation so anspruchsvoll.

Medizingeschichte. Der berühmte amerikanische Chirurg **John Homans** (1877–1954) führte am Peter Bent Brigham Hospital in Boston die Gefäßchirurgie ein und war Professor an der Harvard-Universität. Er übernahm das Prinzip der Madelung-Operation und entwickelte es mit seiner Methode der Ulkusexzision praktisch weiter. Anstelle der zirkulären Umschneidungen bevorzugte er mehrere große Längsinzisionen am Unterschenkel entsprechend der späteren Vorstellung von Linton (S. 282).

Laterale Muskeltranspositionsplastik nach Hach

Bei einem Geschwür am lateralen Unterschenkel liegt nach der En-bloc-Resektion die Fibula offen im Operationsfeld. Freie Hauttransplantate heilen auf einem muskulären Wundgrund jedoch besser an – dafür werden mit dieser Operation die Voraussetzungen geschaffen (Hach und Hach-Wunderle 1994).

Definition. Die laterale Muskeltranspositionsplastik erfolgt nach dem Homans-Prinzip beim lateralen Ulcus cruris und verbessert die Chancen der Einheilung des Transplantats durch die Bildung eines optimalen Wundgrunds.

■ Operation

(1) Bei der **Exzision des Ulkus und der Faszie en bloc** werden die Kompartments des M. extensor digitorum longus und des M. peroneus longus eröffnet, die neben der Fibula liegen. Die beiden Muskeln lassen sich leicht aus ihrer Loge herausluxieren und über dem Wadenbein durch Knopfnähte miteinander adaptieren (Abb. 13-20 a–c).
(2) Der Wundboden besteht jetzt aus der normal durchbluteten Muskulatur. Die Transplantate werden aufgesetzt. Der Verband erfolgt mit Gasolind® und einer Schaumgummipolsterung.
(3) Nach dem Eingriff sollte vier Tage lang eine **Immobilisation** erfolgen, denn bei jeder Bewegung des Beins kontrahieren sich auch die verlagerten Muskeln und können so die Wundheilung stören. Der **erste Verbandswechsel** findet am 5. Tag statt. Die Entnahmestelle des Transplantats bleibt zehn Tage verschlossen.

Postoperative Therapie

In erster Linie muss die **orthopädische Versorgung** durch adäquates Schuhwerk vorgenommen werden. Nur so lässt sich erreichen, dass der Patient überhaupt gehen kann, und dass auf Dauer progrediente Gelenkschäden vermieden werden.

In Anbetracht des eingeschränkten Gehvermögens macht das therapeutische Prinzip der **Kompression** keinen Sinn. Der Patient hat gelernt, mit „seinen" Verbänden umzugehen. Zur venösen Entstauung sollte die Extremität tagsüber gelegentlich hochgelagert werden. Ein Kompressionsstrumpf ist wegen der Atrophie der Wadenmuskulatur nicht tolerabel.

> Beim **Stöckelbein** mit Atrophie der Unterschenkelmuskulatur differieren die Maße H (um die Ferse) und B (am Knöchel) so stark, dass es einen medizinischen Kompressionsstrumpf dafür nicht geben kann. Die notwendige Dehnbarkeit eines Strumpfes für die Überwindung von H würde bei B überhaupt keinen Anpressdruck mehr bewirken.

Einen besonderen Stellenwert erhält die aktive und passive postoperative **Krankengymnastik** zur Optimierung der Sprunggelenksfunktion. Ihre Wirksamkeit wird mit der Neutral-Null-Methode kontrolliert. Erst durch zunehmende Mobilität kann sich die Funktion des peripheren Venendrucks bessern. Das ist in den Anfangsstadien des arthrogenen Stauungssyndroms evtl. noch möglich.
Von Jünger et al. (1998) wurde die **biomechanische Stimulationstherapie** eingeführt. Das Verfahren stammt aus dem Leistungssport der ehemaligen Sowjetunion zur Muskelrelaxation und Muskeldehnung (S. 59).
Zuletzt wird der Patient dem **Gefäßsport** zugeführt. Nach dem Tübinger Modell (Jünger et al. 1998) erfolgen die Übungen unter Anleitung eines Sportlehrers in vier Abschnitten: **Aufwärmtraining** mit Gehschulung, Dehnungs- und Koordinationsübungen; **Trainingsphase** mit dosierten Belastungsübungen; **Pedalergometertraining** und **Entspannungsübungen** (S. 59).

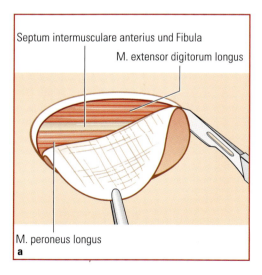 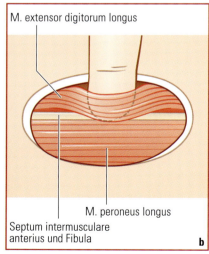 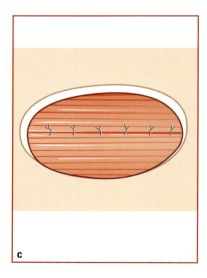

Abb. 13-20 Muskeltranspositionsplastik nach Hach beim lateralen Ulcus cruris venosum.
a Großzügige Resektion der Faszie über den Kompartments des M. peroneus longus und des M. extensor digitorum longus. Septum intermusculare anterius mit dem Periost der Fibula in der Mitte des Bildes.
b Digitale Luxierung des M. extensor digitorum longus.
c Adaptation der luxierten Muskeln über der Fibula und Fixierung durch Knopfnähte. Anschließend Hauttransplantation.

13.5.4 Chronisches venöses Kompartmentsyndrom (C_6 $E_{C,P,S}$ A_D $P_{R, O}$. Clinical Score >16. Disability Score 3)

Das *akute* Kompartmentsyndrom spielt in der Traumatologie und der arteriellen Gefäßchirurgie eine wichtige Rolle (Matsen 1980; S. 327). Ein *chronisches* Kompartmentsyndrom wurde erstmals in der Sportmedizin beschrieben (Mavor 1956) und durch zahlreiche Nachuntersuchungen belegt. Hach et al. (1997) bezeichneten diese Form später als *chronisches exertionelles Kompartmentsyndrom* (Exertion = Anstrengung) (S. 330).

Vor wenigen Jahren wurde von uns das *chronische venöse Kompartmentsyndrom* als Krankheitsentität abgegrenzt. Es stellt die schwerste Komplikation der CVI dar und entspricht dem Stadium IV des Sklerose-Faszien-Scores. In der Widmer-Gliederung und in der CEAP-Nomenklatur lässt es sich nur ungenau definieren (Abb. 13-21).

Zur **Einteilung** der Kompartmentsyndrome:
- Akutes Kompartmentsyndrom
- Chronische Kompartmentsyndrome
  - Chronisches exertionelles Kompartmentsyndrom
  - Chronisches venöses Kompartmentsyndrom

Obgleich es keine epidemiologischen Untersuchungen gibt, dürfte es sich beim chronischen venösen Kompartmentsyndrom nicht um eine seltene Krankheit handeln, jedenfalls, wenn auch die leichteren Fälle registriert werden. Sehr oft verbirgt es sich hinter dem arthrogenen Stauungssyndrom, das viel einfacher zu diagnostizieren ist.

> **Definition.** Beim chronischen venösen Kompartmentsyndrom handelt es sich um eine besonders schwere Form der CVI, weil der sklerosierende Prozess von der Haut über das Subkutangewebe bis auf die Muskelfaszien weit fortgeschritten ist und alle anatomischen Strukturen der Extremität nachhaltig beeinträchtigt.

Pathomorphologie und Pathophysiologie

Die **physiologische Funktion** der Muskulatur ist an die morphologische Integrität ihrer Faszie und ihrer Faszienloge gebunden. Die Kollagenfasern der Faszie sind im mikrostrukturellen Bereich wie ein Scherengitter angeordnet, das sich bei der Kontraktion des Muskels dem anschwellenden Muskelbauch in genauester Dosierung anpasst. Dadurch wird der Gewebedruck innerhalb des Kompartments bestimmt.

Im Rahmen der schweren CVI dehnt sich der **sklerosierende Prozess** auf einen immer größeren Bereich aus. Er erfasst zunächst die Faszien der dorsalen Kompartments und schließlich mit den anterioren und lateralen Logen den ganzen Un-

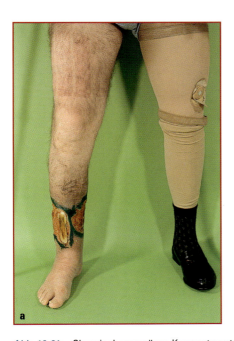
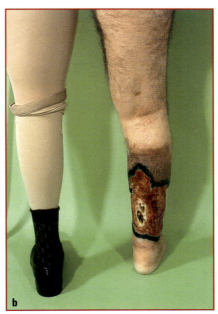
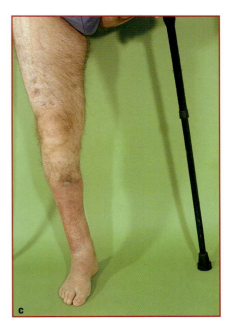

Abb. 13-21 Chronisches venöses Kompartmentsyndrom bei einem 52-jährigen Mann mit 24-jähriger Anamnese eines postthrombotischen Syndroms, rezidivierenden Venenthrombosen und so genannten unheilbaren Ulcera crurum. Zustand nach Oberschenkelamputation links nach endoskopischer Perforansdissektion mit nachfolgender Infektion und fortschreitender Gangrän.

a und b Stark sezernierendes Gamaschenulkus am rechten Bein. Faszien- und Sehnennekrosen. Planung der Unterschenkelamputation im Heimatkrankenhaus.
c Abheilung 9 Wochen nach kruraler Fasziektomie und Hauttransplantation (Operateur Prof. Hach).

13 Die chronische venöse Insuffizienz (CVI)

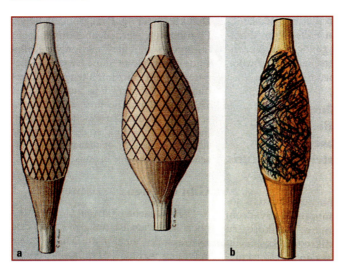

Abb. 13-22 Schematische Darstellung der Kollagenfibrillen in der Fascia cruris im physiologischen und pathologischen Fall.
a Scherengitterartige Anordnung unter physiologischen Bedingungen. Links Muskel im diastolischen, rechts im kontrahierten Zustand. Die Anordnung der Kollagenfibrillen ermöglicht ihre Anpassung an verschiedene Funktionszustände des von der Faszie umhüllten Muskels, ohne dass es zu unphysiologischer Belastung des zugfesten Fasermaterials kommt.
b Ungeordneter Verlauf der Kollagenfibrillen bei schwerer chronischer venöser Insuffizienz. Die Aufhebung des Scherengitters führt zur Faszieninsuffizienz, die eine Anpassung an verschiedene Kontraktionszustände des Muskels nicht mehr zulässt.

terschenkel. Die Ursache liegt in der Mikrozirkulationsstörung mit erhöhter Extravasation und Zellproliferation begründet. Staubesand und Li (1998) konnten im Fasziengewebe ein dichtes Kapillarnetz nachweisen. Neu gebildete **kollagene Fibrillen** sind pathologisch strukturiert und lagern sich in einer chaotischen Anordnung ab. Ihr Zusammenschluss zu kollagenen Fasern geht verloren (Abb. 13-22). Das Scherengitter verwandelt sich in ein starres, narbiges Rohr. Dadurch verliert die Faszie ihre Dehnbarkeit. Sie kann sich der Umfangsvermehrung des Muskelbauches bei der Kontraktion nicht mehr anpassen (vgl. Abb 13-23). Bei jeder Muskelkontraktion kommt es jetzt zu einem **hohen Druckanstieg** innerhalb des Kompartments. Stretching-Traumen der Faszie und entzündliche Begleitreaktionen verstärken den vernarbenden Prozess (Abb.13-24).

Pflug et al. berichteten 1990 über die Ausbildung eines chronischen Kompartmentsyndroms in der Knöchelregion bei schweren Venenkrankheiten. Sie nahmen an, dass es durch die Dermatoliposklerose zu einer Kompression der Gefäße hinter dem Innenknöchel kommt und sprachen deshalb von einem *supramalleolären medialen Konstriktionssyndrom*. Die Druckmessungen im tiefen dorsalen Kompartment ergaben erhöhte Werte.

Studie. Im Jahr 1994 führten **Hach et al.** (1997) an der Willliam Harvey Klinik Bad Nauheim vergleichende Druckmessungen in den dorsalen Kompartments bei gesunden Probanden (n = 10) und bei Patienten mit schwerer CVI (n = 13) durch. Im Kontrollkollektiv lagen die Druckwerte durchschnittlich bei 13,6 mmHg im Liegen und 29,9 mmHg im Stehen. Bei den Patienten mit einem chronischen

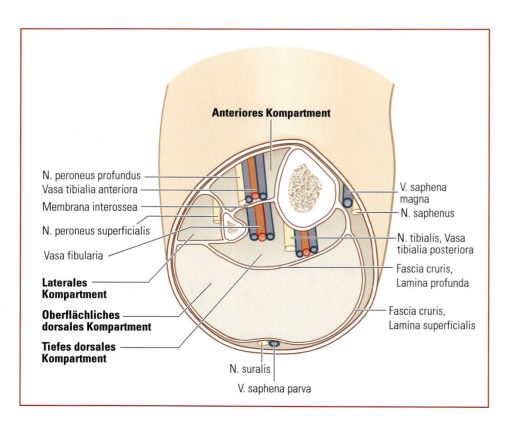

Abb. 13-23 Schema der Kompartments des Unterschenkels.

venösen Kompartmentsyndrom waren die Drücke im Liegen auf 21,1 mmHg und im Stehen auf 62,5 mmHg erhöht. Die statistische Signifikanz der Werte im Stehen betrug p = 0,003. Die Drücke fielen nach der Operation (n = 12) auf 15,5 mmHg bzw. auf 34,5 mmHg ab, erreichten aber in keinem Fall die Durchschnittswerte des Normalkollektivs oder des gesunden Beins (Abb. 13-25).

Die **hohen Druckbelastungen im Kompartment** bei der Bewegung wirken sich vor allem auf die zugehörige Muskulatur aus. Es entstehen Nekrosen und eine Glykogenverarmung der Muskelzellen, die sich nach der Dekompression des Kompartments innerhalb kurzer Zeit wieder normalisieren. Mit der **Magnetresonanz- oder Computertomographie** lassen sich Veränderungen der Muskulatur im Sinne der Atrophie und der fettigen Degeneration nachweisen, zuerst in den beiden dorsalen Kompartments, später auch in den anterioren und lateralen Muskelgruppen. Auch hier tritt nach der operativen Druckentlastung eine Erholung ein.

Garret et al. (1987) konnten zeigen, dass eine wichtige Aufgabe der Beinmuskulatur in der **Absorption von Stoßenergie** beim Gehen besteht. Ermüden oder degenerieren die Mus-

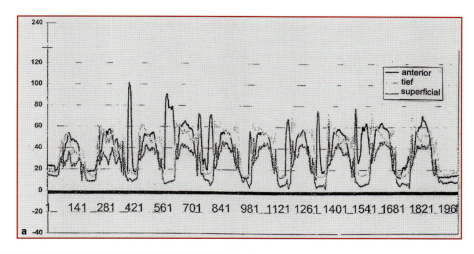

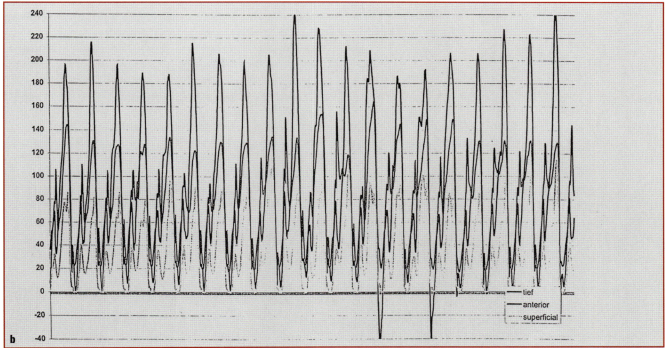

Abb. 13-24 Fortlaufende dynamische Druckmessung in den beiden dorsalen und anterioren Kompartments. Untersuchung am Laufbandergometer mit 3 km/h.
a Gehstrecke von 2000 m bei einem gesunden Probanden. Maximaler Druckanstieg im dorsalen tiefen Kompartment auf durchschnittlich 62 mmHg, im superfiziellen Kompartment auf 42 mmHg.

b Dynamische Druckkurve bei einer 65-jährigen Patientin mit postthrombotischem und chronischem venösen Stauungssyndrom sowie chronischem venösen Faszienkompressionssyndrom. Therapieresistentes Ulkus seit 10 Jahren. Maximale Druckanstiege im tiefen dorsalen Kompartment auf 240 mmHg, im superfiziellen bis 100 mmHg.

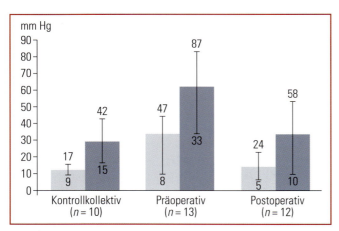

Abb. 13-25 Ruhedruck in den dorsalen Kompartments in liegender und stehender Körperposition (jeweils 1. und 2. Säule). Kontrollkollektiv (n = 10) sowie Patientenkollektiv mit chronischem Faszienkompressionssyndrom vor (n = 13) und nach (n = 12) kruraler Fasziektomie.

keln, so wirkt eine höhere Energie direkt auf die Knochen der unteren Extremität ein und es können Strukturveränderungen bis zur Ermüdungsfraktur auftreten.

Der **chronische Charakter** der Krankheit wird dadurch geprägt, dass eine pathologische Situation mit erhöhtem Spitzendruck im Kompartment nur bei aktiver Betätigung der Muskulatur auftritt. Diese Voraussetzung ist aber *bei jedem normalen Schritt* gegeben und nicht nur, wie beim exertionellen Syndrom des Sportlers, unter den Bedingungen einer Maximalbelastung. Staubesand und Li (1998) konnten durch elektronenmikroskopische Untersuchungen nachweisen, dass in der Fascia cruris viele vegetative Nerven vorkommen, die als Schmerzrezeptoren dienen.

 Der Patient mit chronischem venösen Kompartmentsyndrom muss in den Schmerz hinein weitergehen, und bei jedem Schritt fügt er sich wieder ein neues Stretching-Trauma und einen neuen mikrostrukturellen Schaden zu.

Klinik

Im Vordergrund steht die **ausgedehnte Dermatolipofasziosklerose**. In den meisten Fällen liegt ein **chronisches Ulcus cruris** vor, das manchmal manschettenförmig den ganzen Unterschenkel umgreift. Auch wenn vorübergehend Teile der Ulzeration zuheilen, kommt es in dem schwerst geschädigten Gewebe durch Bagatelltraumen bald wieder zum Aufbruch. Im Geschwürsgrund liegen **nekrotische Sehnen** mit schwarzer Verfärbung frei. Das trifft besonders auf die Achillessehne zu. Wir sprechen deshalb auch von einem *destruierenden* chronischen venösen Kompartmentsyndrom. Die meisten Patienten haben schon verschiedene operative Eingriffe erduldet und lassen entsprechende Narben erkennen. Das Ulkus kann aber auch fehlen.

Die Entstehung des **Manschettenulkus** lässt sich aus der intrakompartimentären Druckerhöhung allein schwerlich vorstellen. Ulkus und Anstieg des Gewebedrucks haben vielmehr dieselbe Genese der Mikrozirkulationsstörung und verschlimmern sich gegenseitig in einem Circulus vitiosus.

Obligatorisch ist das **sekundäre Lymphödem**. Durch den sklerosierenden Prozess sind alle extrafaszialen Lymphbahnen und oftmals auch die wichtigen subfaszialen Bündel zerstört. Das Lymphödem erscheint derb induriert und lässt sich nicht wegdrücken. Es bezieht in der Regel auch die Zehen mit ein.

 Das schwere sekundäre Lymphödem des chronischen venösen Kompartmentsyndroms ist in seinem vollen Ausmaß erst bei und nach der Operation dadurch zu erkennen, dass am senkrechten Schnittrand der Exzision eine Stufe entsteht.

Zur klinischen Diagnose gehört die **Versteifung** der oberen und unteren Sprunggelenke in Spitzfußstellung. Oft sind arthrotische Veränderungen an den *großen* Gelenken der Extremität nachweisbar, infolge der Überlastungen auch an der anderen Gliedmaße. Deshalb sind entsprechende Röntgenuntersuchungen vorzunehmen. Es muss auch mit pathologischen Frakturen und Looser-Umbauzonen im Bereich des Fußes gerechnet werden (Abb. 13-26).

Alle Patienten leiden unter **Depressionen**. Durch die Einschränkung der Mobilität, den Verlust des Arbeitsplatzes, durch familiäre Probleme und zerbrochene Freundschaften gelangen viele Kranke früher oder später in eine tiefe soziale Krise.

Klinische Symptome des chronischen venösen Kompartmensyndroms können sein:
▶ Jahrzehntelange Anamnese
▶ Mehr oder minder ausgedehntes chronisches Ulcus cruris venosum
▶ Frei liegende nekrotische Sehnenanteile
▶ Dermatolipofasziosklerose in (fast) zirkulärer Ausdehnung
▶ Schweres sekundäres Lymphödem
▶ Gelenkversteifungen in Fuß- und Sprunggelenken, manchmal auch in den großen Gelenken
▶ Humorale entzündliche Veränderungen
▶ Chronisches Eisenmangelsyndrom
▶ Beeinträchtigung der psychischen und sozialen Situation

Diagnostik

Zur Definition der Krankheit gehört der Nachweis einer intermittierenden Erhöhung des Gewebedrucks in den dorsalen Kompartments des Unterschenkels bei körperlicher Belastung. Die **Kompartmentdruckmessung** mit dem Kodiag®-System (MIPM Mammendorfer Institut für Physik und Medizin GmbH) erfolgt im Liegen und im Stehen. Sehr viel aussagekräftiger ist heute aber die kontinuierliche Messung unter standardisierten Bedingungen am Laufbandergometer. Während der Muskelkontraktion können extrem hohe Werte erreicht

13.5 Spezielle Krankheitsbilder 311

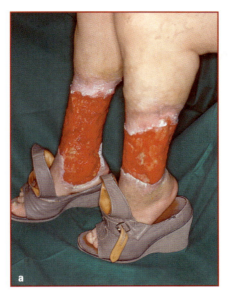
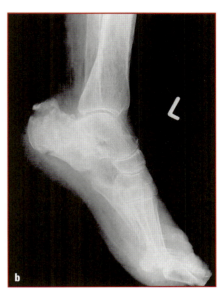

Abb. 13-26 Schweres chronisches venöses Faszienkompressionssyndrom und arthrogenes Stauungssyndrom mit Spontanfrakturen.
a Klinisches Bild der 69-jährigen Patientin mit jahrzehntelanger Anamnese von therapieresistenten Gamaschenulzera. Postthrombotisches Syndrom.
b Abriss der Achillessehne und plantare Infraktion des Kalkaneus ohne adäquates Trauma.

werden, die sich in der Muskelrelaxation normalisieren. Jeder Versuch einer Dehnung der vernarbten Muskelfaszie verursacht wieder erneute Gewebsschäden im mikrostrukturellen Bereich, sodass ein Circulus vitiosus entsteht.

Einen indirekten Beweis für das chronische Kompartmentsyndrom liefern die schweren **Veränderungen der Unterschenkelmuskulatur** im Computer- oder Kernspintomogramm (Abb. 13-27). In den beiden dorsalen Kompartments sind fleckförmige oder mottenfraßähnliche Substanzverluste bei einer ödematösen Auftreibung der Muskellogen nachzuweisen. Diese **Bevorzugung der hinteren Logen** hängt wohl damit zusammen, dass sich die ersten und auch schwersten Hautveränderungen in der supramalleolären Region an der Innenseite des Beins ausbilden. Von hier aus wirken sie sich auf die dorsalen Kompartments aus. Im weiteren Verlauf der Krankheit können auch die anterolateralen Kompartments betroffen sein. In der Bisgaard-Kulisse finden sich ausgedehnte Sklerosierungen mit **Einmauerung der Achillessehne** als Ausdruck der obligatorischen arthrogenen Komponente.

Bei der **bioptischen Untersuchung** lässt sich ein typischer lichtmikroskopischer Befund erheben. In der Muskulatur finden sich mehr oder minder ausgeprägte Nekrosen. Die Muskelzellen selbst weisen eine Glykogenverarmung auf (Abb. 13-28).

Labordiagnostisch führt der **chronische Entzündungsprozess** zu entsprechenden Veränderungen des Blutbildes und des Bluteiweißbildes. Die BSG ist beschleunigt. Ein chronisches Eisenmangelsyndrom entsteht.

Zur **speziellen Diagnostik** des chronischen venösen Kompartmentsyndroms gehört:
▶ Messung des Kompartmentdrucks in Ruhe, Orthostase und unter Belastung
▶ Kernspin- oder Computertomographie der Muskulatur des Unterschenkels
▶ Röntgenuntersuchung des Skelettsystems (Looser-Zonen, Arthrosen)
▶ Biopsie der Faszie
▶ intraoperative Muskelbiopsie

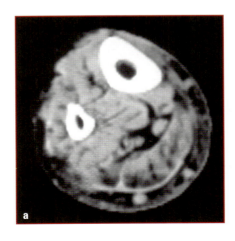
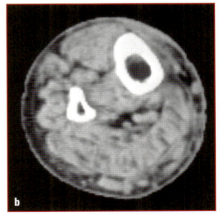

Abb. 13-27 Computertomographie des rechten Unterschenkels bei einer 64-jährigen Patientin mit chronischem Fazienkompressionssyndrom und Ulcus cruris seit 32 Jahren.
a Ausgedehnte Ulzeration. Dermatolipofasciosclerosis circularis. Hochgradige fleckige Atrophie der Muskulatur, besonders der Beugergruppe.
b Befund ein Jahr nach Faszienresektion und Hauttransplantation (Operateurin: Dr. C. Schwahn-Schreiber). Abheilung der Ulzerationen bis auf kleine Hauterosionen. Weitestgehende Erholung der Muskulatur.

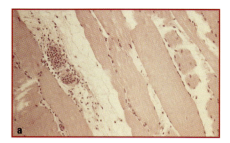 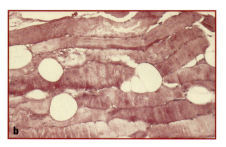

Abb. 13-28 Histologische Befunde aus dem medialen Kopf des M. gastrocnemius (PAS-Färbung) der Kasuistik aus Abb. 13-21, S. 307.
a Glykogenverarmung der Muskulatur zu Beginn der Operation.
b Normalisierung des Glykogengehalts der Muskelzellen 3 Wochen danach.

Medizingeschichte. Unsere anatomischen Untersuchungen zur pathophysiologischen Aufklärung der paratibialen Fasziotomie (S. 290) führten 1992 zu der theoretischen Überlegung, dass beim chronischen venösen Kompartmentsyndrom die Resektion der gesamten Fascia cruris zur Heilung führen müsse. Aber an diesen großen Eingriff hatte sich bis dahin niemand herangewagt. Außerdem schrieb man in der bisherigen Lehrmeinung der Fascia cruris eine wichtige komprimierende Funktion zu („innerer Kompressionsstrumpf"). Ohne Faszie glaubte man, eine extreme Anschwellung des Unterschenkels befürchten zu müssen. Genau das Gegenteil ist der Fall.

Kasuistik. Den 51-jährigen Mann F. W. mit Manschettenulzera an beiden Beinen kannten wir seit 20 Jahren. Es handelte sich um ein schweres postthrombotisches Syndrom der Bein- und Beckenvenen beiderseits. Im Laufe der Zeit wurden die extrafasziale Sanierung mit Perforansdissektionen, die paratibiale Fasziotomie, Nekrosektomien und die linksseitige Vorfußamputation vorgenommen, weil sich die ausgedehnten Geschwüre bis auf die Zehen erstreckten. Alle Maßnahmen blieben ohne Erfolg. Infolge der stationären Behandlung über 9 Monate wegen einer Magenperforation mit nachfolgender Thrombose waren die beidseitigen zirkulären Ulzera zur Hälfte abgeheilt.

Der Patient hatte als Maschinenschlosser früher ein gutes Einkommen gehabt und es zu einem Eigenheim und Wohlstand gebracht. Wegen der langen Krankenhausaufenthalte scheiterte die Ehe, das Haus wurde verkauft. Die Folgen waren ein hoher Schmerzmittelverbrauch und Alkoholismus. Die zweite Ehe wurde wegen der unerträglichen Wundgerüche geschieden. Die Gesamtsituation führte in die Drogenabhängigkeit.

Der Patient musste sich die Materialien für täglich zwei aufwändige Verbandswechsel zum Teil selbst besorgen. Die Kleidung, die Bettwäsche und die Matratzen standen unter hohem Verschleiß.

Bei seiner Vorstellung im Januar 1993 lag eine hohe suizidale Gefährdung vor. Elf von 40 Jahren seines Lebens hatte der Patient wegen der Ulzerationen in Krankenhäusern gelegen, jedes Mal ohne nachhaltigen Erfolg. Dabei wurden von ihm die Kompressionstherapie meisterlich beherrscht und viele renommierte Phlebologen konsultiert. Der Patient kam mit der unnachgiebigen Bitte um eine beidseitige Unterschenkelamputation, er wollte seinem Leben eine entscheidende Wende geben. Ohne Umstände willigte er in die krurale Fasziektomie ein. Die Operation des rechten Beins erfolgte am 3.3.1993, die des linken am 13.4.93. Bei der Entlassung am 2.6.1993 waren die Beine seit 20 Jahren erstmals zugeheilt, und es sind keine Rezidive der Ulzeration mehr aufgetreten. Der Patient heiratete seine erste Frau erneut und fand schnell wieder Arbeit. Die letzte Konsultation erfolgte am 15.9.2003.

Operative Therapie

Beim chronischen venösen Kompartmentsyndrom mit unheilbarem Ulcus cruris, Nekrosen der Sehnen und der Muskulatur kann die Chirurgie der Fascia cruris heute eine entscheidende Besserung herbeiführen. Durch die Abheilung der Geschwüre werden dann auch die sekundären Schäden therapierbar.

Homans-Operation

Wenn der sklerosierende Prozess nicht die ganze Zirkumferenz des Unterschenkels einnimmt, reicht eine Teilresektion der Faszie nach Homans (1917) im Rahmen der En-bloc-Resektion des Ulkus mit nachfolgender Hautplastik aus (S. 305).

Krurale Fasziektomie nach Hach, Schwahn-Schreiber und Nestle

Mit der kruralen Fasziektomie nach Hach, Schwahn-Schreiber und Nestle (1997) liegen jetzt von mehreren Operationszentren ausreichende Erfahrungen vor, sodass der Eingriff als standardisiert bezeichnet werden darf. Er ist als Alternative zur Unterschenkelamputation zu sehen.

> **Definition.** Das Prinzip der kruralen Fasziektomie besteht darin, das manschettenförmige Ulkus und die Fascia cruris en bloc mit allen nekrotischen Gewebsanteilen vollständig zu entfernen und den großen Weichteildefekt primär durch eine Meshgraft-Plastik zu decken.

■ Operation

(1) Der Eingriff erfolgt in **Löfqvist-Blutleere**. Der Anästhesist muss auf eine Blutübertragung (Erythrozytenkonzentrat) vorbereitet sein. Infektions- und Thromboseprophylaxen sind notwendig. Der Patient befindet sich in Rückenlage mit der entsprechenden Abdeckung für die Entnahme des Meshgrafts.
(2) Der **Schnitt** wird zunächst 1 bis 2 cm neben dem oberen Ulkusrand bis unter die Faszie geführt (Abb. 13-29). Hier kommt es darauf an, die richtige Schicht zu finden, in der sich jede Traumatisierung des Peritendineums und des Periosts der Tibiavorderseite strengstens vermeiden lässt. Der **Ulkus-Faszien-Block** wird bei der Präparation nach distal etwas neben der Tibia in Längsrichtung geteilt, um ihn besser hand-

13.5 Spezielle Krankheitsbilder   313

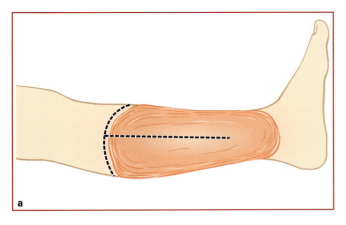

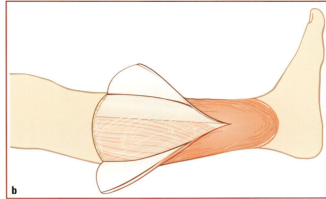

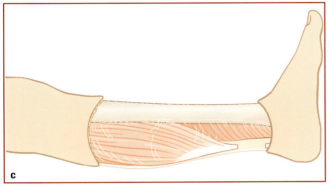

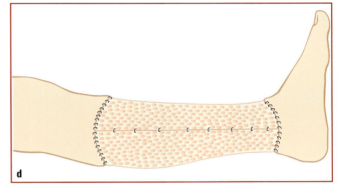

Abb. 13-29 Krurale Fasziektomie.
a Ringförmige Schnittführung einschließlich der Fascia cruris oberhalb des Gamaschenulkus im gesunden Bereich.
b Längsschnitt in den ulzerösen Bereich hinein, um eine Aufklappung en bloc zu erreichen.
c Resektion des Ulkus-Faszien-Blocks sowie aller nekrotischer Sehnenanteile einschließlich der Achillessehne.
d Abschrägung der ringförmigen Gewebsstufen. Fixierung des Meshgrafts.

haben zu können. In der Knöchelregion und oberhalb davon muss im Besonderen auf den **N. tibialis** und auf die posteriore tibiale Gefäßgruppe geachtet werden. Die Präparation der Rückseite des Unterschenkels ist einfacher.
(3) Dann erfolgt die **Abtragung des Lappens** durch den unteren Rundschnitt. Nekrotische Anteile der Achillessehne und anderer Sehnen werden konsequent entfernt. Bei der Versteifung im oberen Sprunggelenk ist die Achillessehne ohnehin funktionslos.
(4) Die Schnittführung durch den Gewebeblock verläuft senkrecht. Infolge des sekundären Lymphödems entsteht am Rand eine **scharfe Stufe**, an der später leicht Heilungsstörungen entstehen. An der Kante lässt sich das Hauttransplantat mit Klammern gut fixieren. Die Stufe wird durch Gasolind® und Schaumgummi aufgepolstert. Sie gleicht sich mit der Zeit mehr oder minder aus. Andererseits hat die **Anschrägung** der Stufe für die Nachbehandlung wesentliche Vorteile, auch wenn das Tranplantat auf der nicht optimal konditionierten Grenzzone vielleicht verzögert anheilt.
(5) Reicht das Ulkus distalwärts **bis zum Knöchel** oder darüber hinweg, dann geht die Fasziektomie in eine Nekrosektomie bis auf das Periost und den Kapselapparat des Sprunggelenks über.

Cave An den Rändern der Exzision sind keine sklerosierten, indurierten Anteile zu belassen. Die Resektion sollte möglichst im gesunden Gewebe erfolgen. Dort sind die Chancen für die Einheilung des Transplantats am besten.

(6) Die **Muskulatur** hat bei der Eröffnung der Kompartments eine lehmige Farbe und reagiert nicht auf traumatische Reize.
(7) Mit **Lösung der Blutleere** tritt die problematische Phase der Operation ein. Die Folgen sind eine **massive kapilläre Blutung** aus der gesamten freiliegenden Muskulatur sowie Blutungen aus den angeschnittenen Venen. Bei unserer ersten Operation wurden wir davon derartig überrascht, dass fünf Blutkonserven erforderlich waren. Es werden Bauchtücher vorbereitet, die mit heißer physiologischer Kochsalzlösung unter Zusatz von 2 mg Suprarenin/100 ml getränkt sind, entsprechend einer Verdünnung von 1:50 000. Darunter sistieren die Blutungen in wenigen Minuten. Die Muskulatur dehnt sich aus, nimmt eine dunkelrote Farbe an und reagiert wieder kräftig auf mechanische Reize.
(8) Es kann angenommen werden, dass der sklerosierende Prozess auch die Septen innerhalb der Muskulatur, das Perimysium, einbezieht. Dadurch wird erklärt, warum sich die

Druckwerte bei Nachuntersuchungen **nicht vollständig normalisieren.** Für den Ablauf der Operation hat diese Erkenntnis keine Konsequenz.

(9) Nach der sorgfältigen Blutstillung erfolgt die **Meshgraft-Plastik.** Das Transplantat wird mit Fettsalbengitter (Gasolind®) abgedeckt. Der **Verband** besteht aus einer sterilen Schaumgummilage zur Polsterung des Transplantats und aus der Fixierung durch Fixomull®. Darüber liegt der **Kompressionsverband** mit vorsichtig dosierten Kurzzugbinden. Der Patient wird 4 Tage lang mit hochgelagerter Extremität immobilisiert, um die Wundheilung nicht zu stören. Der erste **Verbandswechsel** erfolgt nach 5 Tagen. Er ist schmerzhaft und wird deshalb vom Anästhesisten begleitet. Die Stelle der Transplantatentnahme wird 10 Tage bis zum ersten Verbandswechsel belassen.

(10) Auf die Möglichkeit der **zweizeitigen Operation** mit Konditionierung der Wundfläche durch die Vakuumversiegelung wurde bereits hingewiesen (S. 302).

> **Cave** Bei der kruralen Fasziektomie gibt es mehrere Fallstricke, die zu Nebenverletzungen und zum Transplantatverlust führen können:
> ▶ Verletzung der tibialen posterioren Gefäße und des N. tibialis
> ▶ Verletzung von Periost und Peritendineum bei der En-bloc-Präparation
> ▶ Belassung nekrotischer Sehnenanteile
> ▶ Unterschätzung der kapillären und venösen Blutung nach Beendigung der Blutleere

Postoperative Therapie

Der Patient erholt sich meistens schnell von dem Eingriff und von seiner jahrelangen schweren Krankheit, weil die toxischen Einwirkungen des Gewebezerfalls auf den Körper entfallen. Die Muskulatur hat wieder Raum zur Ausdehnung und normalisiert sich. Die Extremität schwillt insgesamt ab. Mit dem sekundären Lymphödem und dem arthrogenen Stauungssyndrom muss der Patient aber leben.

Beim chronischen venösen Faszienkompressionssyndrom ist die prinzipielle Anwendung von **Kompressionsverbänden** umstritten. Meistens wird ein zusätzlicher Druck vom Patienten nicht toleriert, was nach den Erkenntnissen der Pathophysiologie auch verständlich erscheint. Nach einer erfolgreichen Operation richtet sich der Patient am besten danach, wie er mit der lokalen Situation zurecht kommt. Manch einer empfindet durch den Verband „einen besseren Halt", hat sich über die vielen Jahre „daran gewöhnt". Wir empfehlen gegebenenfalls tagsüber die Anlage eines Schutzverbandes mit Langzugbinden.

Die **Pflege der Transplantatnarbe** bedarf der allergrößten Sorgfalt. Es dürfen keine allergisierenden Salben benutzt werden. Schäden durch thermische oder mechanische Einflüsse müssen ebenso verhütet werden wie eine Austrocknung der Haut. Besonders gefährdet sind die Stufen der Schnittränder am Übergang zum sekundären Lymphödem. Hier bilden sich gern Erosionen. Auf eine Polsterung mit Wiener Watte® darf nicht verzichtet werden.

Der Patient muss zukünftig in ständiger ärztlicher Behandlung bleiben. Im Vordergrund stehen hierbei die orthopädische Versorgung mit angepasstem Schuhwerk und die Überwachung aus dermatologischer Sicht. Anfangs wird dringend auch zu einer sozialmedizinischen bzw. psychologischen Betreuung geraten.

Studie. Nestle und Hach (2001) führten bei den ersten konsekutiven 15 Patienten (19 Extremitäten), die von 1993 bis 1996 mit einem chronischem venösen Kompartmentsyndrom und Manschettenulkus operiert worden waren, eine Nachuntersuchung durch (mittlere Beobachtungszeit 76,3 Monate [36–100 Monate]). *Alle* Patienten hatten schon mehrere erfolglose Eingriffe hinter sich. In jedem Fall erfolgte die Diagnose durch die Gewebedruckmessung. Eine komplette Abheilung lag bei 13 Extremitäten (68%) vor. Kleine Hauterosionen am Transplantat bestanden an 4 Extremitäten (21%). Ein Patient verstarb nach einem Jahr an einem metastasierenden Bronchialkarzinom und hatte kurz vor dem Tod ein Rezidiv erlitten, ein anderer verstarb nach 6 Jahren an einer Sepsis, ebenfalls mit einem Rezidiv unmittelbar vor dem Tod.

Literatur

Adam DJ, Bello M, Hartshorne T, London NJ. Role of superficial venous surgery in patients with combined superficial and segmental deep venous reflux. Eur J Vasc Endovasc Surg 2003; 25: 469–72.

Andina F. Die freien Hauttransplantationen. Ergeb Chir Orth 1953; 38: 177–285.

Bardeleben A. Discussion. Verh Dtsch Ges Chir 1891; 20: 193.

Bardescu N. Eine neue operative Behandlung der varikösen Unterschenkelgeschwüre. Centralbl Chir 1899; 26: 769–71.

Bauer G. The etiology of leg ulcers and their treatment by resection of the popliteal vein. J Internat Chir (Paris) 1948; 8: 937–67.

Bode F. Grundlagen und Erfolge der Rindfleisch´schen Varicen-Operation. Arch Klin Chir 1919; 112: 592–606.

Braun W. Zur Technik der Hautpfropfung. Zbl Chir 1920; 52: 1555–6.

Browse NL, Burnand KG. The cause of venous ulceration. Lancet II 1982; 243–5.

Caletti G, Serena A. New possibilities of dermosurgery with Tanner-Vandeput's Meshgraft dermatoma. Arch Ital Dermatol Venerolol Sessuol 1966; 34: 175–8.

Cockett FB. The pathology and treatment of venous ulcers of the leg. Br J Surg 1953; 43: 260–78.

Coleridge Smith PD, Thomas PRS, Scurr JH, Dormandy JA. Causes of venous ulceration: A new hypothesis. Br Med J 1988; 296: 1726–7.

Dinkel R. Epidemiologie und Sozioökonomie venöser Erkrankungen. Phlebol Proktol 1989; 18: 262–4.

Fischer H, Widmer LK, Biland L. Sozioepidemiologische Studie (Tübinger Studie) über die Venenleiden bei einer erwachsenen Wohnbevölkerung in der Bundesrepublik Deutschland. Phlebol Proktol 1980; 9: 147–52.

Friedel G. Operative Behandlung der Varicen, Elephantiasis und Ulcus cruris. Arch Klin Chir 1908; 86: 143–59.

Garret WE jr, Safran MR, Seaber AV, Glisson RR, Ribbeck MS. Biomechanical comparison of stimulated and nonstimulated sceletal muscle pulled to failure. Am J Sports Med 1987; 15: 448–54.

Hach W. Spezielle Diagnostik der primären Varikose. Untersuchungen des extrafaszialen Venensystems unter normalen und pathologischen Bedingungen mit der aszendierenden Preßphlebographie. Gräfelfing: Demeter 1979.

Hach W, Langer C, Schirmers U. Das arthrogene Stauungssyndrom. Vasa 1983; 12: 109–15.

Hach W, Gerngroß H, Präve F, Sterk J, Willy C, Hach-Wunderle V. Kompartmentsyndrome in der Phlebologie. Phlebol 2000; 29: 1–26.

Hach W, Hach-Wunderle V, Präve F. Die Graduierung der chronischen venösen Insuffzienz. Gefäßchirurgie 2000; 5: 255–61.

Hach W, Hach-Wunderle V. Die Rezirkulationskreise der primären Varikose. Heidelberg: Springer 1994.

Hach W, Hach-Wunderle V. Die retrograde und die antegrade Strömungsinsuffizienz der tiefen Beinvenen als Grundlage für chirurgische Überlegungen. Gefäßchirurgie 1998; 3: 110–6.

Hach W, Schwahn-Schreiber C, Kirschner P, Nestle HW. Die krurale Fasziektomie zur Behandlung des inkurablen Gamaschenulkus (Chronisches Faszienkompressionssyndrom). Gefäßchirurgie 1997; 2: 101–7.

Hach W, Vanderpuye R. Operationstechnik der paratibialen Fasziotomie. Med Welt 1985; 36: 1616–8.

Halter G, Orend KH, Liewald F, Bischoff M. Vakuumversiegelung bei der Therapie des Ulcus cruris. Phlebol 2004; 33: 120–4.

Hansson C, Hoborn J, Moller A, Swanbeck G. The microbial flora in venous leg ulcers without clinical signs of infection. Acta Derm Venereol 1995; 75: 24–30.

Hauer G. Die endoskopische subfasziale Disziion der Perforansvenen – vorläufige Mitteilung. VASA 1985; 14: 59–61.

Hauer G. Operationstechnik der endoskopischen subfaszialen Discision der Perforansvenen. Chirurg 1987; 58: 172–5.

Homans J. The operative treatment of varicose veins and ulcers, based upon a classification of these lesions. Surg Gynec Obstet 1916; 22: 143–58.

Jünger M, Hahn M, Patheiger U, Rahmel B, Rassner G. Morphologische und funktionelle Mikroangiopathie im Ulcus cruris venosum. In: Wuppermann Th, Richter H (Hrsg). Thrombose und Thrombosefolgen. Konstanz: Schnetztor 1991; 121–4.

Jünger M, Steins A, Zuder D, Klyscz T. Physikalische Therapie bei Venenerkrankungen. Vasa 1998; 27: 73–9.

Jünger M, Häfner HM. Interface pressure under a ready made compression stocking developed for the treatment of venous ulcers over a period of six weeks. VASA 2003; 32: 87–90.

Jünger M, Partsch H, Ramelet AA, Zuccarelli F. Efficacy of a ready-made tubular compression device versus short-stretch compression bandages in the treatment of venous leg ulcers. Wounds 2004; 16: 313–20.

Kayser P. Zur Behandlung des varikösen Symptomenkomplexes mit dem Spiralschnitt (nach Rindfleisch-Friedel). Beitr Klin Chir 1910; 68: 802–10.

Kiesewetter H, Jung F, Jünger M, Marx U, Koscielny J. Chronic venous insufficiency: only a macro- or also a microangiopathy? Clin Hemorheol 1994; 14: 65–78.

Kistner RL, Straub Foundation. Classification and grading of chronic venous disease in the lower limb: A consensus statement. Phlebology 1995; 10: 42–5.

Kistner RL. Classification and grading of chronic venous disease in the lower limbs: A consensus statement. Phlebology 1995; 10: 42–5.

Klyscz T, Hahn M, Jünger M. Diagnostische Methoden zu Beurteilung der kutanen Mikrozirkulation bei der chronischen Veneninsuffizienz. Phlebol 1994; 23: 141–5.

Kocher Th. Vereinfachung der operativen Behandlung der Varicen. Dtsch Z Chir 1916; 138: 113–51.

Kohler U, Thiele H, Wegener K. Die chirurgische Therapie des Ulcus cruris venosum durch Fasziektomie und Vakuumversiegelung. Gefäßchirurgie 1998; 3: 82–7.

Laqua K. Die Behandlung der Varizen. Bruns´ Beiträge. Klin Chir 1930; 150: 215–51.

Leu AJ, Yanar A, Pfister G, Geiger M, Franzek UK, Bollinger A. Mikroangiopathie bei chronischer Veneninsuffizienz (CVI) vor und nach Sklerosierung und Kompressionstherapie. Phlebol 1992; 21: 214–23.

Linton RR. The communicating veins of the lower leg and the operative technic for their ligation. Ann Surg 1938; 107: 582–93.

Linton RR, Hardy JB. Postthrombotic syndrome of the lower extremity. Surgery 1948; 24: 452–68.

Lippert H. Kompendium Wunde und Wundbehandlung. Heidenheim: Paul Hartmann 1998.

Lövquist F. Chirurgie in Blutleere mit Rollmanschetten. Chirurg 1988; 59: 853–4.

Madelung OW. Ueber die Ausschaelung cirsoider Varicen an den unteren Extremitaeten. Verh Dt Ges Chir 1884; 13: 114–8.

Matsen FA. Compartmental syndromes. New York: Grune and Stratton 1980.

Mavor GE. The anterior tibial syndrome. J Bone Joint Surg Br 1956; 38: 513–17.

May R. Chirurgie der Bein- und Beckenvenen. Stuttgart: Thieme 1974; 155–8.

Molen van der H, Kuiper JP. Anthologia phlebologica. Emmerich/Rh: Varitex 1962; 13–4.

Netzer CO. Die Strömungsverhältnisse beim postthrombotischen Zustandsbild. In: Kappert A, May R (Hrsg). Das postthrombotische Zustandbild der Extremitäten. Bern: Huber 1968.

Nord D. Gesundheitsökonomische Aspekte der Vakuumversiegelung von Wunden. Zschr Wundheilung 2004; 5: 228–30.

Nussbaum von JN. Neue Heilmethoden bei Geschwüren. Aerztliches Intelligenz-Blatt 1873; 20: 205–11.

Partsch H. „Besserbare" und „nicht besserbare" chronische venöse Insuffizienz. VASA 1980; 9: 165–7.

Partsch H. Compression therapy of venous ulcers. In: Hafner J, Ramelet AA, Schmeller W, Brunner UV (Hrsg). Management of leg ulcers. Basel: Karger 1999; 130–40.

Pflug JJ, Zubac DP, Kersten DR, Alexander ND. The resting interstitial tissue pressure in primary varicose veins. J Vasc Surg 1990; 11: 411–7.

Rabe E, Pannier-Fischer F, Bromen K, Schuldt K, Stang A et al. Bonner Venenstudie der Deutschen Gesellschaft für Phlebologie. Phlebol 2003; 32: 1–28.

Reverdin JL. Bull Soc Chir Paris 1869.

Sakurane K. Eine Behandlungsweise des Unterschenkelgeschwürs. Arch Derm Syph 1907; 85: 81–4.

Schmeller W. Das arthrogene Stauungssyndrom. Berlin: Diesbach 1990.

Schmeller W, Gaber Y. Die Spätergebnisse nach Shave-Therapie sind abhängig vom Zustand des tiefen Venensystems. Phlebologie 1998; 27: 195–200.

Schmeller W, Roszinski S. Shave-Therapie zur operativen Behandlung persistierender venöser Ulzera mit großflächiger Dermatoliposklerose. Hautarzt 1996; 47: 676–81.

Staubesand J, Li Y. Begriffe und Substrat der Faszienklerose bei chronisch-venöser Insuffizienz. Phlebol 1998; 26: 72–9.

Steiger G. Ueber die Behandlung kallöser Wunden mit Skarifikation. Münchener Med Wochenschr 1919; 66: 840–1.

Stücker M, Herde M, Hoffmann K, Altmeyer P. Die Therapie chronischer Ulcera crurum mittels Vakuumversiegelungstechnik. Phlebol 1998; 27: 206–9.

Sybrandy JE, van Gent WB, Pierik EG, Wittens CH. Endoscopic versus open subfascial division of incompetent perforating veins in the treatment of venous leg ulceration: long-term follow-up. J Vasc Surg 2001; 33: 1028–32.

Thiele H, Kohler U. Das Ulcus cruris venosum. Langenbecks Arch Chir Suppl II. 1997; 513–6.

Thiersch C. Ueber die feinen anatomischen Veränderungen bei Aufheilen von Haut auf Granulationen. Arch Klin Chir 1874; 17: 318–24.

Vanscheidt W, Kohnen R, Achhammer I. Tubulcus®-Kompressionstherapie des venösen Ulcus cruris. Phlebologie 2004; 33: 12–6.

Walzog, B, Gaehtgens P. Adhesion molecules: the path to a new understanding of acute inflammation. News Phys Sci 2000; 15: 107–13.

Wenzel C. Der Circulärschnitt am Oberschenkel bei der operativen Behandlung der Varicen und des Ulcus cruris. Berliner Klin Wochenschr 1902; 39: 122–7.

Widmer LK, Stähelin HB, Nissen C, da Silva. Venen-, Arterien-Krankheiten, koronare Herzkrankheit bei Berufstätigen. Bern: Huber 1981.

Wright AD. Leg ulcers. Lancet 1953; I: 244.

14 Verschiedene Krankheiten des Venensystems

Neben den großen Komplexen der Varikose, der Thrombose und des postthrombotischen Syndroms gibt es Krankheiten, die zwar seltener sind, deren Bedeutung aber für die tägliche Praxis keineswegs geringer erscheint. Gerade diese Besonderheiten werden dem Venenchirurgen, dem Spezialisten auf seinem Gebiet, vorgestellt.

14.1 Endoluminale Stenosen und Okklusionen der Venen

Eine Reihe angeborener oder erworbener Krankheiten behindert den intravasalen Blutabfluss und gilt deshalb als Risikofaktor für die deszendierende Thrombose (S. 190). Septenartige Verschlüsse zwischen den Lebervenen und dem rechten Vorhof können ein **Budd-Chiari-Syndrom** verursachen und werden in Japan eher als in Europa beobachtet. Selten kommen intravasale Verengungen im Rahmen der zystischen Adventitiadegeneration vor. Eine häufige Fehlbildung ist dagegen der Beckenvenensporn.

14.1.1 Beckenvenensporn

Der Beckenvenensporn wurde schon seit Virchows Zeiten wiederholt beschrieben. May und Thurner (1956) kommt das Verdienst zu, die klinische Bedeutung richtig erkannt und anhand von Phlebogrammen eindringlich darauf hingewiesen zu haben. Im englischen Sprachraum haben Cockett und Thomas (1965) unabhängig davon 9 Jahre später über das *iliac vein compression syndrome* berichtet, zu dem im heutigen Sprachgebrauch die Kollateralkreisläufe über die präsakralen Plexus und über die V. lumbalis ascendens gehören (Abb. 14-1).

> **Definition.** Beim Beckenvenensporn nach May und Thurner handelt es sich um eine intravasale Gewebsstruktur aus lockerem Bindegewebe in der V. iliaca communis sinistra, die sich durch den pulsierenden Reiz der kreuzenden A. iliaca communis dextra entwickelt und den venösen Blutstrom behindert.

Bei einer Untersuchung an insgesamt 430 Leichen im Pathologischen Institut der Universität Innsbruck fanden May und Thurner den intravasalen Beckenvenensporn in 22% der Fälle, darunter auch an 88 Embryonen und Neugeborenen.

Pathomorphologie und Pathophysiologie

Die morphologische Ausprägung des zentralen Venensporns ist sehr unterschiedlich. Sie reicht von einer leistenartigen Vorwölbung bis zu einem kulissenartigen Segel, das mehr oder weniger das ganze Lumen überspannt. Manchmal befindet sich in der Mitte des Segels ein Loch, ein anderes Mal sieht die Formation eher wie ein Netz oder ein Gitter aus. Es gibt

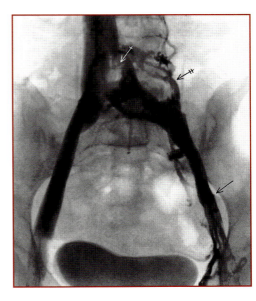

Abb. 14-1 Beckenvenensporn bei einer 47-jährigen Frau, der zu einer deszendierenden Thrombose und zum postthrombotischen Syndrom geführt hat. Unzureichende klinische Kompensation. Verbreiterung der V. iliaca im Mündungsbereich und großer zentraler Venensporn (↔). Perivaskuläre Schwielen und Septen im Bereich der V. iliaca externa (→). Kollateralkreislauf über die V. lumbalis ascendens (↔) zu den vertebralen und paravertebralen Plexus hin (Cockett-Syndrom). Darstellung durch Beckenvenenphlebographie.

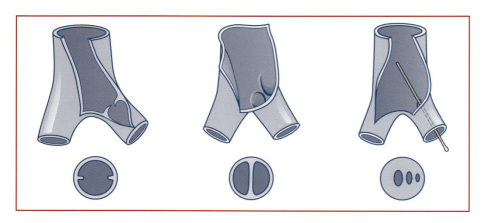

Abb. 14-2 Schematische Darstellung des lateralen, zentralen und membranförmigen Typs eines Venensporns.

auch vollständige Verschlüsse (Abb. 14-2). Histologisch besteht der Sporn aus lockerem Bindegewebe, das mit Endothel bekleidet ist. Die Entstehung wird auf eine **chronische Reizung der Venenwand** durch die Kreuzung der pulsierenden A. iliaca communis dextra zurückgeführt.

Der zentrale Beckenvenensporn wird für die Entstehung der linksseitig überwiegenden Thrombosen verantwortlich gemacht. Bei einer aufsteigenden Thrombose blockt er möglicherweise die Progredienz in die V. cava inferior ab.

Klinik

In der Regel löst der Beckenvenensporn keine klinischen Symptome aus und wird zeitlebens nicht entdeckt. Der Verdacht entsteht bei einer **linksseitigen Beckenvenenthrombose**, insbesondere bei rezidivierenden **Thrombosen**.

Diagnostik

Manchmal ergibt sich die Diagnose zufällig bei der Phlebographie oder bei der Schnittbilduntersuchung aus anderen Gründen. Sonographisch lässt sich der Befund unter günstigen Bedingungen allenfalls vermuten. Intraoperativ ist die endoskopische Diagnostik möglich.

Schon normalerweise kann die V. iliaca communis sinistra vor der Cava-Bifurkation zwischen der A. iliaca communis dextra und dem Promontorium so zusammengedrückt werden, dass sie sich bei der Beckenvenenphlebographie nicht darstellt. Guilhelm und Baux (1954) sprachen deshalb von der *unsichtbaren Zone*, der *Zone normalement invisible*.

Therapie

Eine Behandlung kommt hauptsächlich dann in Betracht, wenn der Sporn **für eine Thrombose verantwortlich** ist. Frühere Operationsmethoden konnten sich nicht generell durchsetzen. Heute bietet sich die interventionelle **Gefäßdilatation mit Stenting** an (Abb. 14-3 a–c). Die Indikation dazu ist in der Regel im Zusammenhang mit der revaskularisierten Thrombose gegeben (S. 211; Binkert et al. 1998). Die Antikoagulation und die Kompressionstherapie, insbesondere nach bereits stattgefundener Thrombose, sind Alternativen der zweiten Wahl.

Indikationen zur Stent-Implantation beim Beckenvenensporn sind:
▶ Bei akuter Thrombose und erfolgreicher Thrombektomie
▶ Nach erfolgreicher Thrombektomie in zweiter Sitzung
▶ Postthrombotisches Syndrom und Schwellneigung des Beins (umstritten)
▶ Thrombophiler Gerinnungsstatus (umstritten)

Medizingeschichte. Die Umstände der Entdeckung beschrieb **Robert May** 1983 selbst: „Es war ein brütend heißer Julitag 1954. Wir führten an der Chirurgischen Klinik des Franz-Josef-Krankenhauses in Wien die erste Thrombektomie aus. Eine frische rechtsseitige Iliofemoralthrombose bei einer ganz zarten, mageren, älteren Frau – einige Tage nach einer Magenresektion – lag vor. Der Eingriff war technisch leicht. Und 3 Stunden später war die Patientin tot – Lungenembolie. Wir ließen die Obduktion noch am Abend vornehmen. Der Befund war seltsam: Die Einmündung der linken V. iliaca comm. war durch einen Bindegewebsstrang in 2 Hälften geteilt, an dem einen Strang hing ein Thrombus, der seltsamerweise in die rechte V. iliaca comm. hineinragte. Vom Thrombus war offenbar ein Teil abgerissen worden und verursachte die Lungenembolie. Der Hauptthrombus war von uns entfernt worden ... Kurz danach kam ich nach Innsbruck zurück, in die Pathologie. Ich hatte das große Glück, daß mir zur Mitarbeit der damalige Assistent J. Thurner beigegeben wurde. J. Thurner gelang dann der entscheidende Schritt zur Erklärung: Diese Membranen sind lediglich Narbenbildungen."

14.1.2 Zystische Adventitiadegeneration der Venen

Die zystische Adventitiadegeneration ist dem Gefäßchirurgen als Ursache einer Stenose oder eines akuten Verschlusses der **A. poplitea** und anderer peripherer Arterien gut bekannt. Die

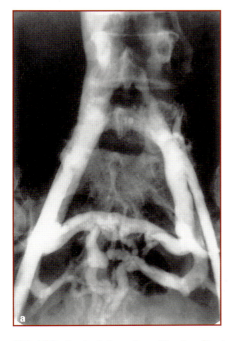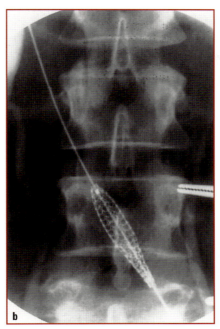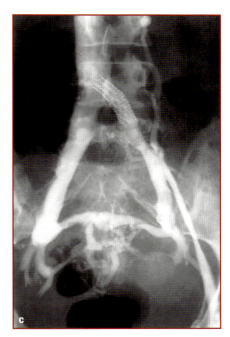

Abb. 14-3 Implantation eines Strecker-Stents in die linke V. iliaca communis. 41-jährige Frau mit Beckenvenensporn. Stauungsbeschwerden im linken Bein und pathologischer Druckanstieg in der linken V. femoralis unter Belastung.

a Beckenvenensporn. b Implantation des Stents nach Vordilatation. c Kontrollphlebographie nach 8 Tagen, aufgedehnter und geschienter Spornkanal (Röntgenuntersuchung und Operation: Prof. Weber, Hamburg).

Krankheit kommt aber auch an den Venen vor (Abb. 14-4 a und b).

> **Definition.** Bei der zystischen Adventitiadegeneration handelt es sich um ein Ganglion in der äußeren Wandschicht einer peripheren Arterie oder selten auch Vene, das mit dem benachbarten Gelenk durch einen Stiel in Verbindung steht. Unter einem Ganglion wird die zystische Veränderung der Synovialmembran verstanden.

Schon die **arterielle Krankheit** ist selten. Nur bei jedem tausendsten Fall mit peripheren arteriellen Durchblutungsstörungen kommt sie als Ursache in Betracht. An den **Venen** muss die zystische Adventitiadegeneration als eine ausgesprochene Rarität bezeichnet werden (Tab. 14-1). Relativ am häufigsten ist noch die V. femoralis communis betroffen. Auf die V. poplitea und die V. iliaca externa beziehen sich nur noch einzelne Beobachtungen. Das Verhältnis der Arterien zu den Venen wird auf 20:1 geschätzt.

Pathomorphologie und Pathophysiologie

Die Zyste befindet sich in der Nähe des Hüft- oder Kniegelenks, selten auch des oberen Sprunggelenks. Sie liegt ausschließlich in der Tunica adventitia der Gefäßwand. Meistens ist sie mehrfach gekammert. Ihre Wand besteht aus kollagenem Bindegewebe und kann innen ein Muzin-sezernierendes Endothel aufweisen. Vielfach lässt sich das Endothel aber nicht mehr nachweisen, wenn es durch den prallen Druck des Zysteninhalts atrophiert ist. Der Inhalt einer Zyste besteht aus Mucopolysacchariden, besonders Hyaluronsäure.

Studie. Levien und Benn kamen 1998 aufgrund ihrer embryologischen Untersuchungen zu der Feststellung, dass die zystische Adventitiadegeneration immer in den **nichtaxialen Gefäßen** angesiedelt ist, die sich erst später bei der Differenzierung der Gliedmaße in die axialen Gefäße umwandeln. Demnach müssen mesenchymale Zellverbände, die schon im Stadium der Extremitätenknospung für die Hüfte, das Knie oder die Sprunggelenke vorgesehen waren, in die nichtaxialen Gefäße verlagert worden sein, und dafür käme die Zeit von der 15. bis zur 22. Embryonalwoche in Betracht.

Tab. 14-1 Verteilung von 59 Fällen mit zystischer Adventitiadegeneration (Leu 1977).

Lokalisation	Zahl (n = 59)
A. poplitea	49
A. iliaca externa	2
A. radialis	2
A. femoralis communis	2
A. ulnaris	1
Vv. femoralis, saphena parva, Handvene	je 1

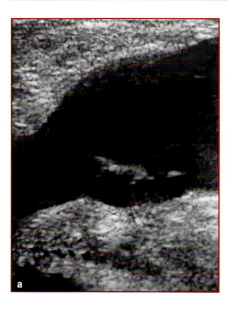 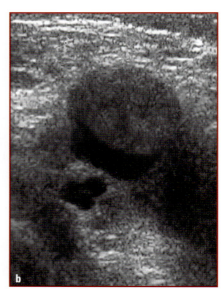

Abb. 14-4 B-Bild-Sonographie der V. femoralis communis sinistra bei zystischer Adventitiadegeneration. Umschriebene Auftreibung der Venenwand durch mehrgekammerte zystische Formationen. Starke Einengung des Lumens.
a Längsschnitt mit echoreichen Reflexen als Hinweis auf eine Phlebosklerose.
b Querschnitt (Prof. Hach-Wunderle).

Klinik

Die zystische Adventitiadegeneration wurde sowohl an den tiefen als auch an den oberflächlichen Venen beobachtet. An den **tiefen Leitvenen** macht sich die Krankheit durch das Symptom der peripheren Venenstauung bemerkbar. Auffallend sind folgende Symptome:
▶ Beginn im mittleren Lebensalter
▶ Immer einseitige Erkrankung
▶ Anschwellung des Beins durch ein weiches Ödem
▶ Belastungsabhängigkeit der Ödemneigung
▶ Stauungsgefühl bei körperlicher Aktivität, bei Sport
▶ Über Nacht vollständiges Abklingen der Beschwerden

Der Patient klagt über eine belastungsabhängige, am Tag schnell zunehmende Schwellung des ganzen Beins und über ein Stauungsgefühl. In der Regel müssen deshalb alle **sportlichen Aktivitäten aufgegeben** werden. Über Nacht klingt das Ödem ab. Dermatologische Veränderungen im Sinne des chronischen venösen Stauungssyndroms wurden in der Literatur nicht mitgeteilt. Die Auslösung einer deszendierenden Thrombose ist prinzipiell denkbar, doch liegen auch hierüber keine Veröffentlichungen vor. Eine entsprechende Differenzialdiagnose sollte aber in Erwägung gezogen werden.

Wenn im **arteriellen Bereich** ein Stiel von der Adventitiazyste zum benachbarten Gelenk vorhanden ist, können der Füllungszustand der Zyste und damit das Ischämiesyndrom stark wechseln. Die Stauungssymptomatik im **venösen Bereich** ist nicht so eindrücklich wie eine Claudicatio intermittens, sodass sich ein ähnlicher Mechanismus des wechselnden Füllungsgrades der Zyste aus der Anamnese schwer erfragen lässt.

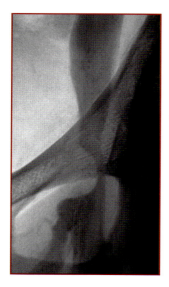

Abb. 14-5 Aszendierendes Phlebogramm. Pelottenartige Impression des Lumens der V. femoralis communis durch die zystische Adventitiadegeneration (Scimitar-Zeichen).

Diagnostik

Die Diagnose lässt sich bei Anwendung der modernen bildgebenden Verfahren in der Regel ohne Schwierigkeiten stellen. Sie ergibt sich schon bei der **farbkodierten Duplexsonographie** mit dem Nachweis der zystischen Formation in der Venenwand und der dadurch bedingten Einengung der Strombahn (vgl. Abb. 14-4 a und b). Bei höhergradiger Stenosierung geht die Atemmodulation der Dopplersignale verloren. Die aszendierende Phlebographie zeigt einen typischen pelottenartigen extravasalen Kompressionseffekt, das **Scimitar-Zeichen** (*scimitar* = Krummsäbel; Abb. 14-5). Eine Verlagerung des gesamten Venenverlaufs weist dagegen auf eine Baker-Zyste hin und lässt sich differenzialdiagnostisch leicht ausschließen. Das trifft auch auf andere Ursachen des extravasalen venösen Kompressionssyndroms zu (s. u.). In der

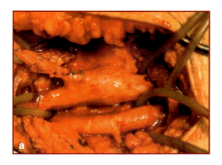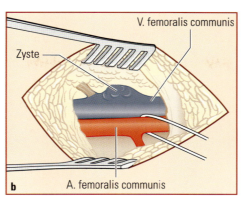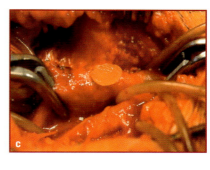

Abb. 14-6 Operationssitus bei zystischer Adventitiadegeneration. a Zystische Auftreibung der Vorderwand der V. femoralis communis links. b Skizze. c Entleerung einer gallertigen Masse aus der Zyste (Operation Prof. Gruß).

Regel wird heute präoperativ noch die Computer- oder Kernspintomographie durchgeführt.

Im Bereich der **oberflächlichen Venen** macht sich die zystische Adventitiadegeneration durch den tastbaren Tumor bemerkbar. Die richtige Diagnose ergibt sich dann bei der Operation und der histologischen Untersuchung. Bisher wurden Lokalisationen an den Vv. saphenae magnae sowie am Handrücken beschrieben.

Therapie

So bald wie möglich wird zur chirurgischen Therapie geraten. Der Füllungszustand einer Zyste kann durch seine Verbindung mit dem Gelenk stark variieren und im ungünstigen Fall einen kompletten Venenverschluss mit deszendierender Thrombose auslösen. Als Methode der Wahl gilt die *Ausschälung der Zyste* innerhalb der Tunica adventitia ohne Eröffnung des Gefäßlumens.

■ Operation

(1) Nach Freilegung der betroffenen tiefen Vene muss der Stiel der Zyste gesucht und in Höhe der Gelenkkapsel abgetragen werden. Dann erfolgt die **Ausschälung der Zyste**. Die Tunica media ist niemals in den Krankheitsprozess einbezogen und garantiert eine ausreichende Stabilität der Venenwand.

(2) Manchmal liegen sekundäre sklerosierende Veränderungen an den verbliebenen Wandschichten vor. Dann empfiehlt sich die **Patch-Plastik** mit Transplantat aus einer begleitenden oberflächlichen Vene.

(3) Im Gegensatz zur Arterienchirurgie erscheint der **Gefäßersatz** als eine ungünstige Lösung, weil manchmal an den Anastomosen eine Inkongruenz mit dem normalen Venenlumen nicht zu vermeiden ist, und weil das Transplantat in einem Bewegungssegment liegt.

Cave Bei der zystischen Adventitiadegeneration muss eine gewisse Rezidivquote angenommen werden, denn Ganglien neigen prinzipiell zu Rezidiven. Deshalb sind alle Teile der Zyste und des Zystenstiels peinlich genau zu entfernen.

Kasuistik. Die 41-jährige Patientin klagte seit 1½ Jahren über eine zunehmende Schwellneigung des linken Beins. Bei körperlicher Belastung traten ein Spannungsschmerz und eine rötlich-livide Verfärbung des Beins auf. Alle sportlichen Aktivitäten mussten eingestellt werden. Die Konsultationen mehrerer Ärzte aus verschiedenen Fachrichtungen führten zu den Fehldiagnosen *Idiopathisches Ödem*, *Klippel-Trénaunay-Syndrom* und *Venöse Malformation*. Bei der Operation (Prof. Dr. Gruß) war die Vorderwand der V. femoralis communis bis zum Leistenband von der Zyste eingenommen (Abb. 14-6). Ein knapp bleistiftstarker Gang ließ sich in der Richtung zur Kapsel des Hüftgelenks hin verfolgen, wurde mit einem Riesenclip versorgt und abgetragen. Bei der Eröffnung der Zyste entleerte sich eine unter Druck stehende, gelbliche, geleeartige Masse. Es erfolgte eine Patch-Plastik mit der V. saphena magna als freiem Transplantat. Postoperativ waren die Beschwerden sofort abgeklungen. Die Antikoagulation mit Marcumar® und die Kompressionstherapie wurden für ½ Jahr fortgesetzt.

14.2 Extravasale venöse Kompressionssyndrome

Die extravasalen venösen Kompressionssyndrome (Hach 1980) können an allen Venenabschnitten der unteren Extremität, des Beckens und des retroperitonealen Raums auftreten. Sie gehen mit einer außerordentlichen und fachübergreifenden Vielfalt einher.

Definition. Bei den extravasalen venösen Kompressionssyndromen handelt es sich um eine Gruppe heterogener Krankheiten, die sich durch das Symptom der venösen Abflussstörung zu erkennen geben und die eine deszendierende Phlebothrombose auslösen können.

14 Verschiedene Krankheiten des Venensystems

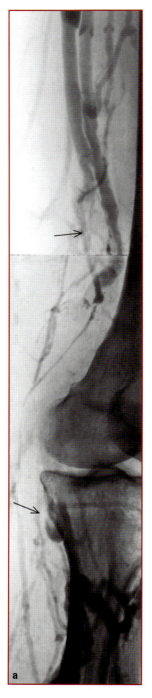
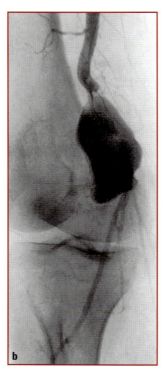
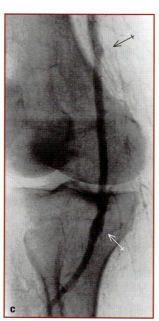
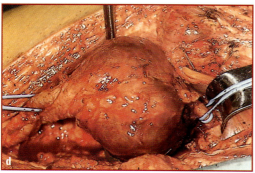

Tab. 14-2 Physiologische Kompressionseffekte.

Periphere Muskelpumpen	▶ V. poplitea – Kniekehlenpumpe (S. 9) ▶ V. femoralis superficialis – Sartoriuspumpe (S. 9)
Kreuzende Arterien	▶ V. iliaca externa dextra – A. iliaca externa dextra ▶ V. iliaca communis sinistra – A. iliaca communis dextra
Peritonealsack in der Fovea inguinalis lateralis	▶ V. femoralis communis – Gullmo-Zeichen

Nach ihrer Ätiologie sind *physiologische* und *pathologische* Kompressionsphänomene zu differenzieren. Die Ormond-Krankheit unterscheidet sich von den regionären Kompressionseffekten durch ihren systemischen Charakter.

14.2.1 Physiologische Kompressionssyndrome

Die physiologischen Kompressionseffekte vermitteln typische phlebographische Befunde (Tab. 14-2, vgl. Abb. 2-7, S. 9). Das betreffende Gefäß wird pelottenartig von einer oder beiden Seiten her eingeengt. Durch die Sonographie lässt sich die Diagnose nur unsicher stellen.

14.2.2 Pathologische Kompressionssyndrome

Die Einengung umschriebener Venenabschnitte von außen kann durch verschiedene Ursachen ausgelöst werden. Relativ häufig handelt es sich um eine maligne Krankheit. Andere Symptomenkomplexe sind selten, bisweilen sogar einmalig, und stellen die kasuistische Problematik in den Vordergrund.
Das pathologische Kompressionssyndrom kann sich schleichend entwickeln und dann plötzlich durch eine tiefe Thrombose in Erscheinung treten (Abb. 14-7). Ein anderer Patient

Abb. 14-7 (links) Kompression und thrombotischer Verschluss der V. poplitea durch ein Aneurysma der A. poplitea. 50-jähriger Mann mit jahrelanger Symptomatik des chronischen venösen Stauungssyndroms und rezidivierenden Ulzerationen. Entdeckung des Aneurysmas infolge arterieller Embolisation.
a Darstellung durch aszendierende Pressphlebographie. Umschriebener Verschluss der V. poplitea mit angrenzenden postthrombotischen Veränderungen (⟶). b Arteriographische Abbildung des Aneurysmas. c Zustand nach Aneurysmektomie und Veneninterposition (⟷). d Operationssitus mit Anschlingung der zu- und abführenden Arterien (Operateur Prof. Hach).

14.2 Extravasale venöse Kompressionssyndrome

Tab. 14-3 Pathologische Kompressionssyndrome.

Wadenregion	▶ Maligne Tumoren ▶ Akutes Kompartmentsyndrom ▶ Baker-Zyste
Knieregion	▶ Baker-Zyste, Gelenkerguss ▶ Arterielles Aneurysma ▶ Entrapmentsyndrom
Oberschenkelregion	▶ Maligne und benigne Tumoren ▶ Callus luxurians, Korbhenkelexostose
Leistenregion	▶ Maligne und benigne Tumoren ▶ Zystitische Adventitiadegeneration
Beckenregion	▶ Maligne und benigne Tumoren ▶ Gravidität ▶ Perivaskuläre Schwielen (Bestrahlung, Ormond-Fibrose) ▶ Arterielles Aneurysma, dilatative Arteriopathie ▶ Vertebrale Osteophyten
Retroperitoneale Region	▶ Maligne und benigne Tumoren ▶ Aortenaneurysma ▶ Hydronephrose, Leberzirrhose ▶ Aszites

Tab. 14-4 Klassifikation von 430 Patienten mit Ormond-Krankheit (nach Wagenknecht 1978).

Ätiologie der Erkrankung	Patientenzahl (n = 430)
Primär-idiopathisch	185
Medikamentöse Induktion (Ergotismus)	13
Benachbarte entzündliche Prozesse	30
Posttraumatische Ursachen	66
Gefäßaneurysmen	33
Gefäßprothesen	3
Radiogene Schädigung	52
Karzinomatose	48

erkrankt mit der Symptomatik einer scheinbaren Venenthrombose.

Cave Wegen der Verwechselungsgefahr der Thrombose mit dem Kompressionssyndrom dürfen eine Fibrinolyse oder Thrombektomie aufgrund des klinischen Befundes allein *nicht* vorgenommen werden. In jedem Fall ist die bildgebende Dokumentation anzustreben.

Die **Einteilung** der pathologischen Kompressionssyndrome erfolgt nach der Gefäßregion, in der sie lokalisiert sind. Hierbei können topographische Besonderheiten am besten berücksichtigt werden (Tab. 14-3).
In der Regel besteht die **Therapie** des pathologischen Venenkompressionssyndroms in der Beseitigung der komprimierenden Struktur. Es handelt sich dabei oft um anspruchsvolle gefäßchirurgische Eingriffe, manchmal mit fachübergreifendem Charakter.

Retroperitoneale Fibrose (Ormond-Krankheit)

Die retroperitoneale Fibrose (Ormond 1948) wird immer wieder einmal beobachtet und muss dem Venenchirurgen schon aus Gründen der Differenzialdiagnostik bekannt sein. Bisher sind um die 500 Fälle bekannt geworden, die Dunkelziffer dürfte aber beträchtlich sein. Wir haben im Lauf des Berufslebens etwa zehn Fälle gesehen.

Definition. Bei der Ormond-Krankheit handelt es sich um eine fortschreitende Fibrosierung des retroperitonealen Fett- und Bindegewebes. Meistens steht die urologische Symptomatik im Vordergrund, aber auch der vaskuläre Verschlussprozess.

Hinsichtlich ihrer Ursache werden die primär-idiopathische Form und sekundäre Formen unterschieden (Tab. 14-4). Die Fibrosierung des retroperitonealen Raums ist zunächst regionär in der Gegend um die Aortenbifurkation ausgeprägt. Sie schreitet dann mit unterschiedlicher Geschwindigkeit fort und geht in eine breite, **weißliche Gewebsplatte von holzartiger Konsistenz** über. Es gibt auch seltene Varianten durch die Kommunikation mit dem Mediastinum sowie einer sklerosierenden Cholangitis und mesenterialen Pannikulitis (Wagenknecht 1977).
Von der **primär-idiopathischen Form** sind meistens Männer im mittleren Lebensalter betroffen. Die Krankheit wurde aber auch bei Kindern und Hochbetagten beobachtet. Es treten uncharakteristische, teilweise heftige, tiefliegende Rückenschmerzen auf, die durch eine **lumbosakrale Nervenkompression** erklärt werden. Führend ist in der Regel die urologische Symptomatik mit Stenosierung und Verziehung der beiden Ureteren nach medial, **Hydroureter und Hydronephrose**. Die urologische Operation besteht in der intraperitonealen Harnleiterverlagerung (Monev 2002). Andere Symptomenkomplexe beziehen sich auf die venöse Abflussstauung, Stenosen im Gastrointestinaltrakt oder auf den allgemein-entzündlichen Prozess mit Krankheits- und Schwächegefühl. Keineswegs selten ergibt sich die richtige Diagnose erst nach Jahren zufällig bei der Schnittbilddiagnostik oder der Laparotomie (vgl. Abb. 14-8).

14 Verschiedene Krankheiten des Venensystems

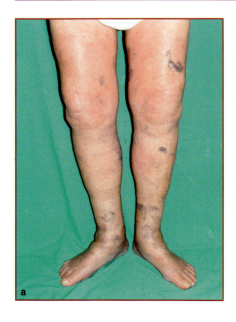
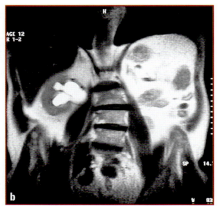
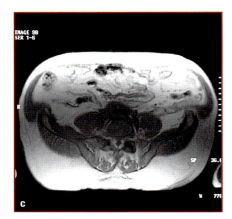

Abb. 14-8 Retroperitoneale Ormond-Fibrose bei einem 75-jährigen Mann.
a Klinisches Bild mit globaler venöser Stauung und symmetrischen peripheren Ödemen, die sich innerhalb der letzten 5 Jahre ausgebildet haben und sich nachts nicht vollständig zurückbilden.
b Computertomogramm. Hydronephrose und Hydroureter rechts. Zustand nach Entfernung der linken Niere.
c Inflammatorisches Aortenaneurysma. Kompression der iliokavalen Strombahn.

In den fibrosierenden Prozess werden auch die aortoiliakale Strombahn und vor allem die retroperitonealen Venen einbezogen. Bei der Phlebographie zeigen die **Leitvenen** anfangs ein unregelmäßiges Lumen mit mehr oder minder ausgeprägten Verengungen. Schließlich kommt es zum Verschluss (vgl. Abb. 12-38 a–d, S. 274). Typisch für das Phlebogramm ist die auffallend **gering ausgeprägte Kollateralisation**, jedoch bleiben bestimmte paravertebrale Netze in ihrer Funktion erhalten. Es entstehen kräftige Umgehungskreisläufe über die vordere Bauchwand und ein **Caput medusae**. Bemerkenswert sind zunehmende Krampfadern an den Beinen sowie rezidivierende Thrombophlebitiden. Eine kausale Therapie gibt es aus venenchirurgischer Sicht nicht. Es wird eine langzeitige Kortisontherapie eingeleitet.

Kasuistik. Der 75-jährige Mann kam, um „eine zweite Meinung einzuholen". Er sollte wegen zunehmender venöser Stauungen an den Krampfadern operiert werden (Abb. 14-8 a). Vor 10 Jahren war die Entfernung der linken Niere wegen Hydronephrose infolge fibrotischer Kompression des Ureters erfolgt. Vier Jahre später wurden rechts eine Harnstauungsniere unklarer Genese und eine Niereninsuffizienz festgestellt. Im Computertomogramm fanden sich ein inflammatorisches Aortenaneurysma und die Kompression der iliokavalen Strombahn (Abb. 14-8 b und c).

Medizingeschichte. Die erste Beschreibung stammt von Simpson 1868. Der amerikanischer Urologe John K. Ormond im Henry Ford Hospital Detroit (Michigan) veröffentlichte 1948 die Krankheitsverläufe und die Sektionsbefunde von zwei Kasuistiken. In der Diskussion schrieb er: „*We have no theories to offer as to the genesis of these inflammatory masses or processes. I do not know whether this is a new observation or not. It is certainly new to me and to our pathological department.*"

14.3 Venöse Aneurysmen

Über Aneurysmen im Niederdrucksystem finden sich in der Literatur nur wenige Veröffentlichungen. Meistens handelt es sich um Zufallsbefunde oder um die Diagnose bei der Suche nach der unbekannten Quelle einer Lungenembolie.

> **Definition.** Das venöse Aneurysma ist eine umschriebene Ausbuchtung des Gefäßlumens mit einer erhöhten Gefahr der Thrombosierung.

Der Begriff *Aneurysma* gehört gewohnheitsmäßig in die Pathologie der Arterien, weil ihrem hohen intravasalen Druck eine wesentliche pathogenetische Bedeutung zuerkannt wird. Aber auch in den Venen steigt der Druck beim Husten und Pressen auf Werte über 100 mmHg an. Eine vorgeschädigte Venenwand kann dadurch an umschriebener Stelle ausgebuchtet werden. Venöse Aneurysmen zeigen entweder eine spindelförmige oder eine sackförmige Gestalt (Abb. 14-9).
Vom Arteriensystem ausgehend, sind drei Formen von Aneurysmen zu unterscheiden. An der Ausbildung des **Aneurysma verum** beteiligen sich alle Wandschichten. Ein **Aneurysma spurium** entsteht durch Verletzung oder Erkrankung der mittleren und äußeren Gefäßwandschichten und wird des-

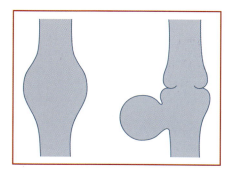

Abb. 14-9 Schematische Darstellung des spindelförmigen und des sackförmigen Aneurysmas.

halb auch als falsches Aneurysma bezeichnet. Beim **Aneurysma dissecans** liegt eine Aufsplitterung der Wandschichten vor, in die sich das Blut einwühlt. Entsprechende Befunde wurden auch im Venensystem beschrieben.

14.3.1 Sackförmige Aneurysmen

Das typische sackförmige Aneurysma wird im Rahmen einer Stammvarikose der V. saphena magna häufig angetroffen (vgl. Abb. 9-20, S. 80). Es entsteht immer unterhalb einer insuffizienten Venenklappe. Bei der asymmetrischen Insuffizienz der Klappensegel strömt das Blut während des Pressversuchs retrograd in die Vene zurück und prallt in einem schrägen Winkel auf eine Wandseite auf. Durch Scherwirkungen und Strömungsturbulenzen wird die Gefäßwand zunehmend ausgewölbt. Definitionsgemäß liegt ein Aneurysma erst vor, sobald sich ein Hals abgrenzen lässt, dessen Durchmesser mindestens halb so groß ist wie die maximale Ausbuchtung.
Die **Saphena-Aneurysmen** liegen bevorzugt distal der zweiten Schleusenklappe, also handbreit unterhalb der Einmündung in das tiefe Venensystem (Abb. 14-10). Offenbar spielt die maximale Biegung der Krosse für die Lokalisation eine Rolle. Sie kommen aber auch im Bereich der anderen Venenklappen vor. Sie sind in 10,9% der Fälle von Stammvarikose anzutreffen (Hartling und Hach 1973). An der V. saphena parva werden sie nur selten beobachtet.
Am **intrafaszialen Beinvenensystem** kommen sackförmige Aneurysmen ebenfalls sehr selten vor. In der Pathogenese spielen kongenitale Defekte eine Rolle. In unserem Krankengut wurden sie im Bereich der V. femoralis superficialis, der V. poplitea und der Soleusvenen gefunden.

14.3.2 Spindelförmige Aneurysmen

Als Kriterien des spindelförmigen Aneurysmas gelten die örtliche Begrenzung und der scharfe Kalibersprung zum normalen Gefäßlumen hin (Abb. 14-11). Dadurch wird eine Abgrenzung von der Phlebektasie und der Varikose möglich, die ebenfalls auf kurze Gefäßabschnitte begrenzt sein können.
Die spindelförmigen Aneurysmen kommen an den peripheren Venen selten vor. Eine **typische Lokalisation** ist der Bereich der V. femoralis superficialis. Wir haben drei Fälle beobachtet. Weber und May (1990) berichteten über 19 Kasuistiken im Schrifttum. An den zentralen Körpervenen gehören die spindelförmigen Aneurysmen zu den Raritäten. Bis auf wenige Ausnahmen handelt es sich um das Aneurysma verum. Im Rahmen der Krampfaderkrankheit ist die spindelförmige Erweiterung schwer gegen die variköse abzugrenzen (Abb. 14-12).

Klinik und Diagnostik

Die meisten Aneurysmen sind Zufallsbefunde im Rahmen der bildgebenden Diagnostik. Sie können leicht thrombosieren und dann zu einer oft schweren Lungenembolie führen. Sonographisch lässt sich das Aneurysma gut erkennen.

Die Ursache einer „Lungenembolie ungeklärten Ursprungs" ist gelegentlich in einem bisher nicht bekannten spindelförmigen Aneurysma der V. femoralis superficialis oder der V. poplitea zu suchen. Ein venöses Aneurysma bedeutet für den Patienten deshalb eine ständige, lebensgefährliche Bedrohung.

Therapie

Prinzipiell wird bei einem großen spindelförmigen Aneurysma im Bereich der tiefen Venen zur Operation geraten, weil die potenzielle Gefahr einer dann meist schweren Lungenembolie besteht.

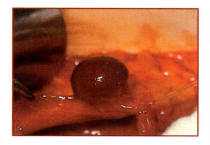

Abb. 14.10 Sackförmiges Aneurysma bei Stammvarikose der V. saphena magna.

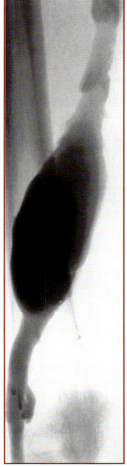

Abb. 14-11 Spindelförmiges Aneurysma im Bereich der V. femoralis superficialis. Ausgangsort einer schweren Lungenembolie bei einem 47-jährigen Mann mit sonst leerer Anamnese.

14 Verschiedene Krankheiten des Venensystems

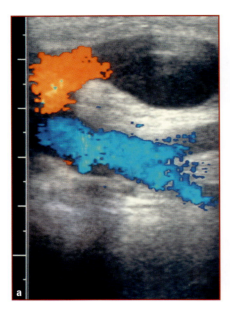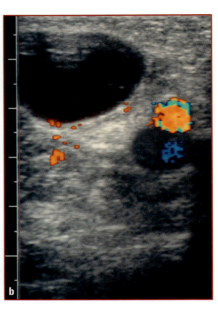

Abb. 14-12 Thrombosierte spindelförmige Erweiterung im Rahmen einer Stammvarikose der V. saphena magna unterhalb ihrer Mündungsklappe. Definitionsgemäß kein Aneurysma. Emboliegefahr.
a Farbkodierte Duplexsonographie im Längsschnitt. V. femoralis superficialis blau kodiert. Im Thrombus oben ältere Anteile (echoreichere Reflexionen).
b Querschnitt. A. femoralis superficialis rot und V. femoralis superficialis blau kodiert (rechts unten im Bild).

■ **Operation**

(1) Das Aneurysma wird anhand der sonographischen und phlebographischen Befunde freigelegt. Nach doppelten Anschlingungen der Vene ober- und unterhalb des Aneurysmas erfolgt die **Resektion**. Im Bereich der V. femoralis superficialis ist eine Überbrückung in Anbetracht der guten Kollateralisationsbedingungen durch die V. profunda femoris in der Regel nicht erforderlich.

(2) Früher haben wir den Saphena-Bypass nach Husni-May angelegt, er verfügt jedoch über keine ausreichende Transportkapazität.

(3) Bei **großen Aneurysmen** in der Kniekehle, in der Leiste oder in den zentralen Leitvenen erscheint der Gefäßersatz durch die V. saphena magna oder durch eine ringverstärkte alloplastische Prothese angezeigt, gegebenenfalls unter dem Schutz einer peripheren arteriovenösen Fistel.

(4) Zum Schutz vor der deszendierenden Thrombose erhält der Patient **postoperativ** eine Antikoagulation und die Kompressionstherapie über 6 Monate, danach ist meistens keine Behandlung mehr erforderlich.

liegt eher in der Differenzialdiagnostik als in der Korrelation zu einer bestimmten klinischen Symptomatik. Von besonderer Wichtigkeit ist die Abgrenzung des postthrombotischen Syndroms.

Mitunter klagen die Patienten bei längerem Stehen über unangenehme **Stauungsbeschwerden** mit leichter Ödemneigung. Meistens sind Wadenschmerzen und nächtliche Krämpfe aber auf eine statische Insuffizienz zu beziehen. Der phlebologische Befund ergibt sich dann zufällig. Andererseits können die Gefäße auch bis in das hohe Alter unauffällig bleiben.

Die **chirurgische Unterbindung** regressiv veränderter Gastroknemiusvenen an ihrer Einmündung in die V. poplitea stellt einen unverhältnismäßig großen Eingriff mit unsicheren Erfolgsaussichten dar. Diese Operationsmethode wurde verlassen. An **konservativen Maßnahmen** kommen venengymnastische Übungen und versuchsweise die Versorgung mit Kompressionsstrümpfen der Klasse I bis II A–D in Betracht. Manchmal helfen auch Venenpharmaka. Vor allem sollte auf ein adäquates Schuhwerk geachtet werden.

14.4 Regressive Veränderungen

Im Lauf des Lebens kommt es an den Leitvenen zu einer Reduktion des Klappenbesatzes. In den Venen des M. soleus und des M. gastrocnemius können diese regressiven Veränderungen schon um das 25. Lebensjahr auftreten. Die Gefäße sind spindelförmig erweitert. In manchen Fällen nimmt die Dilatation mit der Zeit so stark zu, dass von Muskelvarizen gesprochen wird (Abb. 14-13).

Die regressiven Gefäßveränderungen sind durch die Sonographie und die Phlebographie zu erkennen. Ihre Bedeutung

14.5 Kompartmentsyndrome

Es werden das akute und zwei chronische Formen von Kompartmentsyndromen unterschieden. Sie spielen in der Venenchirurgie sowohl in theoretischer als auch in praktischer Hinsicht eine wichtige Rolle:

▶ Akutes Kompartmentsyndrom
▶ Chronische Kompartmentsyndrome
  – Exertionelles Kompartmentsyndrom
  – Venöses Kompartmentsyndrom

14.5 Kompartmentsyndrome

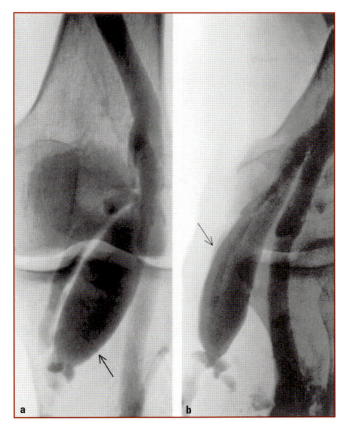

Abb. 14-13 Schwere regressive Veränderungen in den Gastroknemiusvenen bei einer 57-jährigen Frau mit Stammvarikose der V. saphena magna (Stadium III). Uncharakteristische Stauungsbeschwerden. Spindelförmige Erweiterung der Gefäße (→) mit reduziertem Klappenbesatz. Darstellung durch aszendierende Pressphlebographie am linken Bein. a Bei Innenrotation und b seitlich.

14.5.1 Akutes Kompartmentsyndrom

Das akute Kompartmentsyndrom ist als Komplikation in der Traumatologie und in der Gefäßchirurgie gefürchtet. Ohne rechtzeitige Behandlung kann es zum Verlust der Extremität und zum Tod durch Nierenversagen führen (Abb. 14-14 a und b).

> **Definition.** Ein akutes Kompartmentsyndrom liegt vor, wenn die nutritive Zirkulation innerhalb der geschlossenen Faszienloge durch eine ständige Erhöhung des Gewebedrucks beeinträchtigt wird und damit zu einer Ischämie der Muskulatur führt.

Pathogenese

Das akute Kompartmentsyndrom entsteht durch die inkongruente Beziehung zwischen dem Volumen des Kompartments und seinem Inhalt. Dadurch entsteht eine Erhöhung

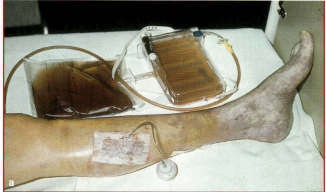

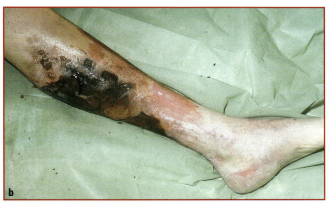

Abb. 14-14 Tourniquet-Syndrom bei einem 70-jährigen Patienten. Zustand nach Oberschenkelamputation rechts. Bis zur Einweisung bestand zu Hause über sieben Tage eine akute Ischämie durch Beckenarterienverschluss links.
a Revaskularisation durch axillofemoralen Bypass (Operateur: Prof. Hach). Nierenversagen durch Myoglobulinämie. Dunkelfärbung des Urins durch Myoglobinurie.
b Hautnekrosen am Unterschenkel. Rhabdomyolyse bis in die Hüftregion mit Ausbildung einer ausgedehnten Nekrose. Hohe Oberschenkelamputation. Offene Stumpfbehandlung. Exitus letalis.

des intrakompartimentären Gewebedrucks, der die Mikrozirkulation unterbricht und damit zum Untergang der intrakompartimentären Strukturen führt. Die in der Literatur angegebenen Druckwerte liegen bei 30 bis 40 mmHg, im Extrem bei 65 mmHg (Matson 1980).

Von den verschiedenen Betrachtungen zur Pathogenese (s. u.) findet die arteriovenöse Gradient-Theorie heute die meisten Befürworter. Danach reduziert ein Anstieg des Gewebedrucks den lokalen arteriovenösen Druckgradienten und somit die lokale Durchblutung.

Theorien der Pathogenese sind:
▶ Arterieller Spasmus
▶ Erhöhung des kritischen Verschlussdrucks
▶ Verminderung des arteriovenösen Druckgradienten

Durch eine **arterielle Blutsperre** (Tourniquet, akuter Gefäßverschluss) werden die Kapillaren hypoxisch geschädigt. Nach

Tab. 14-5 Ursachen des akuten Kompartmentsyndroms (nach Echtermeyer 1985).

Verminderung des Kompartmentvolumens	▸ Konstringierende Textil- und Gipsverbände ▸ Extension von Frakturen ▸ Zirkuläre Verbrennungen dritten Grades ▸ Verschluss von Fasziendefekten
Vermehrung des Kompartmentinhalts	▸ Blutungen ▸ Ödem aufgrund vermehrter Kapillarpermeabilität ▸ Kombination von Blutung und Ödem ▸ Seltene Ursachen

der Revaskularisation weisen sie dann eine erhöhte Permeabilität für das Blutplasma auf. Dadurch nehmen der Inhalt des Kompartments und der intrakompartimentäre Druck zu. Aber auch eine Verkleinerung des Kompartments durch starken Druck von außen kann die Krankheit auslösen (Tab. 14-5). Möglicherweise spielt die schwere akute venöse Stauung hier eine ursächliche Rolle. Nach der Verletzung großer Venenstämme führte Patman (1975) in 40% der Fälle die Fasziotomie wegen eines Kompartmentsyndroms durch. Es gibt Hinweise, dass die schwere Phlegmasia alba und die Phlegmasia coerulea dolens ebenfalls mit einem akuten Kompartmentsyndrom einhergehen. Der typische **Berstungsschmerz unter Belastung**, der absolut keine Fortsetzung der Muskelarbeit zulässt, könnte in diesem Sinne interpretiert werden. Die peripheren arteriellen Pulse sind bei der Phlegmasia alba abgeschwächt, was aber ebenso durch Reflexspasmen zu erklären ist. Manche Autoren führen bei der schweren Phlegmasie die Faszienspaltung durch. Eine eindrucksvolle Kasuistik dazu liefert die Medizingeschichte.

Medizinhistorische Kasuistik. Das klinische Bild der Bein- und Beckenvenenthrombose war bis zur Mitte des 20. Jahrhunderts noch wenig bekannt, was den Anlass zu ärztlichen Fehlentscheidungen gab. So erfand der deutsche Chirurg **Haim** im Jahr 1931 zufällig ein neues Operationsverfahren. Am 18. Februar 1927 wurde im Allgemeinen Öffentlichen Krankenhaus in Böhmisch Budweis ein 37-jähriger Mann mit Endomyokarditis aus der inneren in die chirurgische Abteilung verlegt. Er sah sehr verfallen aus, hatte 38,8 °C Fieber und eine starke unförmige Schwellung des rechten Beins mit heftigen Schmerzen. Unter der Verdachtsdiagnose einer Phlegmone wurde in Äthernarkose die ausgiebige Inzision am Oberschenkel nach allen Richtungen und schließlich bis auf den Knochen durchgeführt, es fand sich aber kein Eiter. Haim berichtete weiter: „Unbefriedigt ob des meiner Meinung nach überflüssigen operativen Eingriffes verließ ich den Kranken. Mit schlechtem Gewissen trat ich am nächsten Tag an sein Bett und war nicht wenig erstaunt, als er mich mit bewegten Worten des Dankes empfing. Die Extremität war abgeschwollen, der Verband voll von blutig-seröser Flüssigkeit; das Fieber und vor allem die rasenden Schmerzen waren verschwunden." Am 20. Februar 1927 traten dann ein heftiges Beklemmungsgefühl in der Brust, Atemnot und perikarditisches Reiben auf. Der Allgemeinzustand verschlechterte sich.

Am 2. März 1927 wurde der Patient auf eigenen Wunsch entlassen. Er verstarb wenige Tage später an der schweren Herzkrankheit. Haim führte seine Operation mit tiefen Inzisionen und Drainagen noch an fünf anderen Patienten mit tiefer Venenthrombose erfolgreich durch. Wahrscheinlich bestand der entscheidende Schritt in der Eröffnung von Kompartments. Die Methode konnte sich aber nicht durchsetzen.

Klinik

Am häufigsten sind die Kompartments des Unterschenkels betroffen, seltener am Fuß, am Oberschenkel, in der Glutealregion oder an den oberen Extremitäten. Ausnahmsweise werden akute Kompartmentsyndrome auch am Körperstamm beobachtet.

Die klinische Diagnostik bereitet unter den Bedingungen der Traumatologie und Gefäßchirurgie nicht selten erhebliche Schwierigkeiten. Typisch ist der akut einsetzende brennend-bohrende, teilweise auch krampf- oder **berstungsartige Schmerz** mit zunehmender Tendenz. Dann treten Parästhesien und Sensibilitätsausfälle sowie Störungen der Muskelfunktion hinzu. Ohne chirurgische Therapie kann sich durch die Entwicklung eines **Crush-Syndroms der Nieren** infolge Rhabdomyolyse ein letaler Ausgang entwickeln. Die Überwachung der Nierenfunktion ist deshalb von größter Bedeutung.

Kasuistik. Vor dreißig Jahren wurde ein 30-jähriger Mann an einer Stammvarikose der V. saphena magna im Stadium III operiert. Um Mitternacht blutete der Verband unterhalb des Knies leicht durch. Die Nachtschwester legte Bindentouren zirkulär und sehr stramm um die betroffene Stelle an, und der Patient erhielt ein starkes Beruhigungsmittel. Nach drei Stunden traten heftige Schmerzen im Unterschenkel mit Gefühlsstörungen an den Zehen auf. Die Schwester verabreichte erneut Schmerzmittel. Um 6.00 Uhr wurde dann der diensthabende Arzt gerufen. Er fand den Unterschenkel distal einer Schnürfurche prall geschwollen und veranlasste sofort die Phlebographie (Abb. 14-15 a–c). Die tiefen Venen stellten sich nicht dar. Daraufhin wurde fälschlicherweise eine Phlebothrombose diagnostiziert und die Vorbereitungen zur operativen Thrombektomie getroffen. Kurz vor der Operation ließ sich aber das Kompartmentsyndrom erkennen, das durch den konstringierenden Verband ausgelöst worden war. Nach der Fasziotomie aller vier Kompartments blieb für wenige Wochen noch eine Fibularisparese zurück, dann kam es zur Restitutio ad integrum.

Diagnostik

Das wichtigste Hilfsmittel zur Diagnostik des akuten Kompartmentsyndroms ist die **intrakompartimentäre Druckmessung**, die gegebenenfalls auch am bewusstlosen Patienten vorgenommen werden kann. Heute erscheint die Technik mit dem Kodiag-System® (MIPM Mammendorfer Institut für Physik und Medizin GmbH) relativ einfach (S. 23). Der physiologische Gewebedruck liegt zwischen 10 und 20 mmHg. Werte von 30 bis 40 mmHg führen beim normotensiven Patienten bereits zum Sistieren der Mikrozirkulation, und eine anhaltende Druckerhöhung von mehr als

60 mmHg löst mit Sicherheit eine intrakompartimentäre Gewebsschädigung aus.
Die **B-Bild-Sonographie** gibt Aufschluss über Flüssigkeitsansammlungen im Kompartment. Es wird eine Echoabschwächung der Muskulatur erkennbar. Die Anwendung von Arteriographie und Phlebographie, den Schnittbildverfahren oder von Radioisotopen bleibt der individuellen Situation vorbehalten. Von größter Bedeutung in diagnostischer und prognostischer Hinsicht ist die erhöhte Enzymaktivität der **Kreatinkinase** und der **Laktatdehydrogenase**. Myoglobin lässt sich nach einer 4-stündigen Muskelischämie sowohl im Serum als auch im Urin nachweisen.

Therapie

Das akute Kompartmentsyndrom erfordert die **sofortige Faszienspaltung** zur Druckentlastung der betroffenen Kompartments. Bei konservativer Behandlung oder nach verzögerter Operation treten schwere Defektheilungen ein. Sie wurden von Richard von Volkmann als *ischämische Muskellähmungen und -kontrakturen* erstmals in dem von-Pitha-Billroth-Handbuch 1865 beschrieben.

Medizingeschichte. Bei den ersten Beobachtungen Volkmanns handelte es sich um ischämische Kontrakturen der Hand nach Anlage eines Tourniquets: „Die Lähmungen entstehen durch zu lange fortgesetzte Absperrung des arteriellen Blutes." Der Vorgang wurde als Totenstarre angesehen. Den Ausdruck *Volkmann-Kontraktur* führte Hildebrandt 1890 ein. Die Therapie durch Faszienspaltung geht auf Bardenheuer 1911 zurück. Den Begriff *Compartment Syndrome* prägten Rescel et al. 1963.

Richard von Volkmann (1830–1889) gehört zu den großen Persönlichkeiten der deutschen Chirurgie. Zeit seines Lebens war er in Halle tätig, ab 1867 als Direktor der Chirurgischen Universitätsklinik. Er machte sich durch die Einführung der Lister-Antisepsis (1867) in Deutschland einen unsterblichen Namen.

Richard von Volkmann gilt als Begründer der orthopädischen und der Unfallchirurgie. Auf ihn gehen viele Begriffe der Chirurgie zurück, wie *vorderes und hinteres Volkmann-Dreieck,* die *Distractionsmethode,* die *Volkmann-Kanälchen* im Knochen und die *Belastungsdeformität.* Zahlreiche Erfindungen sind mit seinem Namen verknüpft: das *Volkmann-Bänkchen* für die Hüftverbände, der *Volkmann-Sitz* zum Ausgleich der Skoliose, das *Volkmann-Gehbänkchen* zum Ersatz von Krücken oder die *Volkmann-Schiene.* Der Begriff des *aseptischen Wundfiebers* (Resorptionsfieber) entstammt ebenfalls seiner Klinik. Er führte den *Scharfen Löffel* bei der Behandlung der Knochen- und Gelenktuberkulose und die *Wunddrainage* ein. Von Volkmann war Gründungsmitglied der *Deutschen Gesellschaft für Chirurgie* am 10. April 1872, lebenslang ihr Schriftführer und zweimal ihr Präsident. Sehr berühmt wurden seine *Träumereien an französischen Kaminen,* die unter dem Pseudonym *Richard Leander* insgesamt 18 Auflagen erreichten (Hach und Hach 2001).

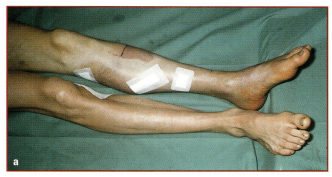

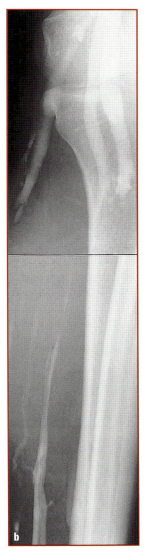

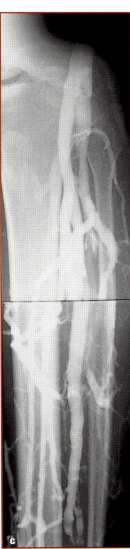

Abb. 14-15 Kompartmentsyndrom bei einem 30-jährigen Mann sechs Stunden nach einem konstringierenden zirkulären Verband unterhalb des Knies. Operation einer Stammvarikose der V. saphena magna am Vortag, unbedeutende Nachblutung.
a Klinischer Befund. Schwellung und livide Verfärbung des linken Unterschenkels. Parästhesie. Paresen.
b Phlebogramm vor der Operation. Extravasale Kompression der tiefen Unterschenkelvenen.
c Phlebogramm nach Faszienspaltungen. Regelrechte Darstellung der tiefen Leitvenen. Keine Thrombosezeichen.

14.5.2 Chronisches exertionelles Kompartmentsyndrom

Der Symptomenkomplex wurde erstmals von Mavor 1956 beschrieben. Der Name stammt von uns (Hach et al. 2000), um in Angleichung an die englische Sprache eine Abgrenzung gegenüber dem chronischen venösen Kompartmentsyndrom zu ermöglichen (*exertion* = Anstrengung).

> **Definition.** Das chronische exertionelle Kompartmentsyndrom ist ein funktionelles Krankheitsbild, das bei Sportlern durch eine übermäßige Anstrengung induziert wird. Es beruht auf der intrakompartimentären Druckerhöhung *nur während der Muskelkontraktion* mit flüchtigen ischämischen Phasen. Meistens ist das anteriore Kompartment betroffen.

Am häufigsten tritt die Krankheit bei **Athleten** der ausdauernden Sportarten wie Langlauf und Langlaufski oder bei Soldaten nach Gewaltmärschen auf. Aber auch bei allen anderen Arten des Leistungssports wie Volleyball, Fahrrad- und Schlittschuhfahren, Boxen, Gymnastik, Tanzen und Judo wurde es beobachtet.

Pathogenese

In pathogenetischer Hinsicht ist das exertionelle Kompartmentsyndrom auf **Mikroverletzungen der Faszie** zurückzuführen. Bei seiner Kontraktion erreicht der Muskel eine Volumenzunahme bis zu 20%. Wenn die Faszie des Kompartments dieses Ausmaß nicht toleriert, wird sie überdehnt und es entstehen Mikrotraumen. Die Stretching-Verletzungen heilen mit strukturellen Narben ab, die ihrerseits die Funktion des Kompartments bei der nächsten Übung durch die nachlassende Anpassungsfähigkeit weiter einschränken. Für diese Theorie spricht auch, dass die Faszien der betroffenen Patienten gegenüber der Norm verdickt sind.

 Der wesentliche Unterschied des chronischen gegenüber dem akuten Kompartmentsyndrom ist die Unterbrechung der Blutzirkulation *mit einem ausgesprochen flüchtigen Charakter*. Deshalb lassen sich auch keine morphologischen Schäden an der Muskulatur nachweisen.

Klinik

Am Unterschenkel ist meistens das **anteriore Kompartment** betroffen, aber auch die anderen Kompartments sowie Kombinationen kommen in Betracht. Der Patient empfindet heftige, belastungsabhängige Schmerzen in der betroffenen Muskelgruppe, den Dorsalflexoren, die ihn sofort zum **Abbruch der sportlichen Übung** zwingen. Meistens handelt es sich um ein bilaterales Geschehen. In Ruhe klingen die Beschwerden bald ab, lassen sich bei isometrischer Übung gegen Widerstand aber erneut auslösen. Mitunter treten sie nicht während, sondern nach der Muskelarbeit auf, entweder gleich oder bis zu 12 Stunden später. Motorische oder sensorische Störungen werden nur selten beobachtet. Eine Überwindung des Schmerzes durch die Fortsetzung der sportlichen Übung ist nicht möglich, sie spricht gegen die Diagnose. Die Schwellung des Beins ist ein vorherrschendes Symptom des erhöhten intrakompartimentären Volumens.

Diagnostik

Bei der Palpation erscheint die anteriore Muskelloge gespannt. Differenzialdiagnostisch werden zuweilen die Phlebothrombose oder der Muskelfaserriss diskutiert. Mitunter wird die Entstehung einer Periostitis der Tibia oder von transfaszialen Muskelhernien durch das Kompartmentsyndrom angeregt.

Die Diagnose ergibt sich aus der **dynamischen Gewebedruckmessung im Kompartment** bei der Arbeit am Fahrradergometer (Benesch und Willy 1998). Die MRT und die Infrarotspektroskopie weisen eine Sensibilität von 85% auf (van den Brand et al. 2005).

Therapie

Die operative Behandlung besteht in der **Faszienspaltung** des anterioren Kompartments. Der Sportler ist dann wieder zu Höchstleistungen fähig.

14.5.3 Chronisches venöses Kompartmentsyndrom

Im Verlauf schwerer chronischer Venenkrankheiten entwickelt sich ebenfalls ein chronisches Kompartmentsyndrom, das sich grundlegend von der akuten und der exertionellen Krankheit unterscheidet. Die narbige Destruktion der Fascia cruris infolge der Gewebssklerose führt zu einer **chronischen Ischämie der Muskulatur** mit Nekrosen und Glykogenverarmung. Es sind vor allem die dorsalen Kompartments betroffen. Durch die Chirurgie der Fascia cruris lässt sich die Krankheit heute in entscheidender Weise bessern oder sogar heilen (S. 307).

14.6 Venenverletzungen

Die chirurgische Versorgung der großen Venenverletzung ist eine anspruchsvolle Aufgabe, die erst in unserer Zeit gelöst werden konnte. Im Ersten Weltkrieg zogen die **schwere arte-**

rielle oder venöse Blutung entweder den Verlust der Extremität oder den Tod durch Infektionen wie Gasbrand nach sich. Auch im Zweiten Weltkrieg lag die Amputationsrate über 50%, einerseits infolge der unausgereiften Technik und andererseits aufgrund der Unerfahrenheit der Chirurgen. Im Koreakrieg fiel die Zahl der Amputationen auf 33% und im Vietnamkrieg auf 13% ab. Heute lässt sich die Amputation bei 95% der Verletzten verhüten (Zühlke und Harnoss 1988).

14.6.1 Verletzungen der großen Leitvenen

Nach Vollmar (1982) werden Verletzungen der Leitvenen in über 95% der Fälle durch ein **direktes Trauma** induziert. Meistens entsteht die offene Wunde durch dislozierende Frakturen, Stich- und Schusswunden. Typisch ist die Ausbeinverletzung der Metzger. Oftmals findet eine Verunreinigung statt. Es sind drei Grade der Venenverletzung zu unterscheiden: die äußere Wunde nur an der Gefäßwand, die partielle und die komplette Durchtrennung.
Bei der **stumpfen direkten Gewalteinwirkung**, dem Blunttrauma, bleibt die Haut über der Verletzung geschlossen.
Die **indirekte Verletzung** ist seltener und entsteht durch Überdehnung, Zerrung, Schleudertrauma und Torsion. Sie kommt hauptsächlich auch als Ursache einer Thrombose in Betracht.

Die **Gefäßverletzungen** lassen sich nach Vollmar (1982) folgendermaßen einteilen:
▶ Direktes Trauma
 – Offene Verletzung
 – Stumpfes geschlossenes Trauma
▶ Indirekte Verletzung

Während sich **offene Einrisse der großen Leitvenen** durch die starke venöse Blutung zu erkennen geben, sind retroperitoneale oder viszerale Verletzungen infolge des Kreislaufschocks zu vermuten. Im Zweifelsfall ergibt sich die Diagnose – wenn die Zeit dafür ausreicht – durch die Sonographie und die Schnittbilduntersuchung.

■ Operation
Grundsätzlich gilt: **Blutstillung geht vor Infektion**. Die schwere venöse Blutung lässt sich durch digitale Kompression zunächst stillen und orten. Anzustreben sind natürlich immer die Gefäßrekonstruktion durch direkte Naht oder ringverstärkte Prothese. Das gilt insbesondere für die Engstellen der venösen Zirkulation, also die Überbrückung der Leiste und der Kniekehle. Im Bereich der distalen V. cava inferior und der V. iliaca communis ist prinzipiell die Ligatur möglich. Auch die V. femoralis superficialis und einzelne tiefe Venen des Unterschenkels können ohne Bedenken unterbunden werden.

Medizingeschichte. Im frühen 19. Jahrhundert nahm die Chirurgie der großen Venenverletzungen einen seltsamen Weg. Der Pariser Chirurg **Roux** führte im Jahre 1813 eine Unterbindung der V. femoralis communis durch. Sein Patient, ein Militärarzt, hatte sich die Gefäßverletzung im Duell zugezogen. Es kam zur Gangrän der Extremität mit tödlichem Ausgang. Aus dieser Beobachtung zog Roux den Schluss, dass die isolierte Ligatur der V. femoralis nicht mit dem Leben vereinbar ist, und dass die unstillbare Blutung aus der Vene eine sofortige Exartikulation des Beins erforderlich macht.

Aus dieser Erfahrung gelangten der französische Chirurg **Gensoul** und dann auch andere Chirurgen zu der Ansicht, dass zur Stillung der schweren venösen Blutung in der Leiste nur die Unterbindung der Arteria femoralis communis geeignet ist. Im Jahr 1831 führte er den Eingriff durch und teilte die folgende Beobachtung mit: „Ein kräftiger Mann hatte einen Schuß in die Hüfte erhalten, der das Oberschenkelbein zertrümmerte. Anfangs war der Zustand des Patienten zufriedenstellend, dann aber traten Fieber, Erbrechen und Schüttelfrost auf. Unter einem heftigen Frostschauer kam es zu einer schweren Blutung aus der V. femoralis, die zunächst durch Kompression zu stillen war. Der Patient riß sich dann den Druckverband ab und sofort setzte die Blutung wieder ein." Ohne Zaudern nahm Gensoul die Unterbindung der Arteria femoralis communis vor. Der Eingriff dauerte zwei Minuten und wurde gut überstanden. Im Gegensatz zu dem Roux-Fall entstand keine Gangrän; der Patient starb aber, wie es damals fast üblich war, sieben Tage später an der Sepsis.

Historische Kasuistik. Der Würzburger Chirurg **von Linhart** (1860) nahm in seiner Operationslehre dazu Stellung und berichtete Folgendes: „Ich kann die Beobachtung [von Roux] bestätigen. Bei einem etwa 14-jährigen Knaben, dem durch ein Kammrad Musculatur und Gefäße dicht unterhalb der vasa profunda zerrissen wurden, habe ich vor 14 Jahren die Vena femoralis an der genannten Stelle unterbunden und nach 12 Stunden war die ganze linke untere Extremität ödematös und grün gefärbt. Der Kranke fing rasch an zu deliriren und starb 16 Stunden nach der Unterbindung. Wenn mir jetzt ein solcher Fall vorkäme, würde ich nach Roux's Vorschlage sofort die Exarticulation im Hüftgelenke vornehmen."

Erst 1882 setzte sich der Heidelberger Chirurg **Braun** aufgrund eines ausführlichen Studiums der Literatur mit dieser Problematik auseinander und trat für die Ligatur der Vene ober- und unterhalb der Verletzungsstelle ein (Hach 2000).

14.6.2 Traumatische arteriovenöse Fistel

Auf die Thematik der arteriovenösen Fistel wurde schon im Zusammenhang mit der temporären therapeutischen Form eingegangen (S. 215, 269). Entsteht die Fistel als Verletzungsfolge, ergeben sich aus gefäßchirurgischer Sicht aber spezielle Probleme, auch wenn die Pathophysiologie natürlich weitgehende Übereinstimmungen mit der therapeutischen Form aufweist. Die konnatalen Fisteln im Rahmen der vaskulären Dysplasien haben ihre eigene Nosologie.
Die traumatischen arteriovenösen Fisteln gehören zu den wichtigsten und **häufigsten Verletzungsfolgen**. Sie sind seit der Antike bekannt. Die erste ausführliche Beschreibung erfolgte im Jahre 1757 durch William Hunter (1718–1783) in London, dem älteren Bruder von John Hunter. Die Fistel war nach einer Aderlass-Verletzung aufgetreten.

> **Definition.** Bei der traumatischen arteriovenösen Fistel handelt es sich um eine pathologische Kurzschlussverbindung zwischen der Arterie und der Vene, die durch eine offene penetrierende Verletzung entstanden ist und je nach Umfang zu erheblichen hämodynamischen Belastung von Herz und Kreislauf führen kann.

Ätiologie

Als Verletzungsursache kommen kleine Projektile, Glasstücke, schmale Messer, vor allem aber kleine Granatsplitter in Betracht. Auch Knochensplitter und Frakturspitzen sind zu erwähnen. Es bieten sich alle Möglichkeiten der Lokalisation an, jedoch ist die femoropopliteale Region am häufigsten betroffen. Auf den „Ausbeinstich" des Metzgers in der Leiste wurde bereits hingewiesen. Charakteristisch für die traumatische Ätiologie ist, dass die Fistel immer nur in der Einzahl vorliegt.

Die **iatrogenen arteriovenösen Fisteln** müssen als eine Sonderform angeführt werden. Sie entstehen durch scharfe Verletzungen bei der Operation durch Skalpell, Haken oder Punktionskanülen, besonders durch Sammelligaturen. Heute gilt als eine wichtige Ursache die Gefäßpunktion in der Leisten- oder Ellenbeuge bei interventionellen Eingriffen der Angiologie und Kardiologie (Abb. 14-16).

Formen der arteriovenösen Fisteln sind:
▶ Angeborene Fehlbildung
▶ Traumatische Fistel
▶ Iatrogene Fistel
▶ Therapeutische Fistel in der Venenchirurgie
▶ Therapeutische Fistel zur Hämodialyse

Pathomorphologie und Pathophysiologie

Der **Kurzschluss** zwischen der Arterie und der Vene führt dazu, dass ein mehr oder minder großes Blutvolumen nicht durch die Kapillaren fließt, sondern direkt wieder dem Herzen zugeführt wird. Es kommt demnach zu einem Verlust des Blutvolumens im arteriellen Schenkel und zu einer Überfüllung im venösen Bereich mit einem erheblichen Druckanstieg.

Es lassen sich eine *akute* und eine *chronische* arteriovenöse Fistel unterscheiden. Bei der **akuten Entstehung** kann sich unter der Beteiligung großer Gefäße ein Volumenmangelkollaps ausbilden, der bisweilen im Kontrast zu dem relativ geringen äußeren Blutverlust durch die Verletzung steht.

! Bei einer akuten, großen arteriovenösen Fistel verblutet der Patient in sein eigenes Venensystem (Vollmar 1982).

Die **Steigerung der Strömungsgeschwindigkeit** führt im arteriellen Schenkel zu einer Erweiterung des Gefäßlumens und zu einer Verdünnung der Gefäßwand. Daraus können sich verschiedene Formen von **arteriellen Aneurysmen** entwickeln. Oft handelt es sich um falsche Aneurysmen. Die Druckerhöhung erzeugt auf der **venösen Seite** ebenfalls eine Dilatation und schließlich die aneurysmatische Ausbuchtung.

In der Fistelvene wirkt der arterielle Einstrom für den venösen Abfluss aus der Peripherie wie ein Gefäßverschluss. Es liegt eine **antegrade Strömungsinsuffizienz** vor. Durch die Druckverschiebungen bilden sich venöse Kollateralkreisläufe aus, innerhalb derer die Fistelregion weitläufig umgangen wird. Meistens kommt es bald zur varikösen Degeneration dieser Venen, zu ausgedehnten sekundären Varizen.

Die **chronische Fistel** erlaubt dem Körper verschiedene Möglichkeiten zur Gegenregulation. Im Lauf der Zeit steigt das Herzminutenvolumen an mit Vergrößerung des Herzens und Anstieg der Herzfrequenz, es kommt zur Vasokonstriktion in der Gefäßperipherie und zur Erhöhung des zirkulierenden Blutvolumens.

Klinik

Die klinischen Symptome leiten sich aus der Pathophysiologie ab. Über der Fistel sind ein lautes, kontinuierliches **Maschinengeräusch** zu hören und ein **Schwirren** zu tasten. Bei Kompression der zuführenden Arterie verschwinden diese Zeichen („Auslöschphänomen"). In der Fistelvene und in den Venen der Umgebung lässt sich der arterielle Puls tasten. Die zuführende Arterie erscheint dilatiert und verläuft geschlängelt. Das **Nicoladoni-Branham-Zeichen** besagt, dass es bei Kompression der Fistel durch die Verringerung des Rückflussvolumens zu einer Bradykardie und reflektorisch zu einem Blutdruckanstieg kommt.

Durch die antegrade Strömungsinsuffizienz entsteht eine **schwere chronische venöse Stauungssymptomatik**. Es liegen ausgeprägte Ödeme und sekundäre Krampfadern vor. In der supramalleolären Region bilden sich eine Dermatoliposklerose und früher oder später auch ein Ulcus crurum venosum aus. Nicht selten werden auch **Varizenblutungen** beobachtet, die durch ihre Heftigkeit und ihren arteriellen Charakter lebensbedrohlich sein können.

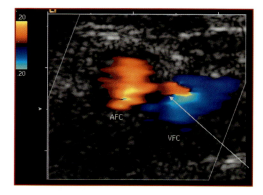

Abb. 14-16 Traumatische arteriovenöse Fistel in der linken Leiste nach Herzkatheter-Untersuchung. Darstellung durch farbkodierte Duplexsonographie. A. femoralis communis rot, V. femoralis communis blau kodiert.

Der Patient klagt bei einem erheblichen Shuntvolumen über Herzklopfen und eine Belastungsdyspnoe. Das Herz nimmt beträchtlich an Größe zu. Der Pulsus *celer et altus* mit großer Blutdruckamplitude ist charakteristisch. Im Spätstadium treten die **Herzinsuffizienz** und infolge der Überdehnung des rechten Vorhofs auch eine **absolute Arrhythmie mit Vorhofflimmern** auf. Die Gefahr der bakteriellen Endokarditis nimmt zu. Diese sekundären Schäden am Herzen bilden sich nach Fistelverschluss oft nicht mehr vollständig zurück (Heberer et al. 1966).

Diagnostik

Idealerweise wird die Diagnose durch die **farbkodierte Duplexsonographie** gestellt (vgl. Abb. 13-8, S. 291; Abb. 14-16). Damit können auch der Venenpuls registriert und das Shuntvolumen bestimmt werden. Weiterhin bietet sich die **nuklearmedizinische Untersuchung** mit Technetium-99m zur Quantifizierung des Shunts an. Morphologisch stellt sich die Fistel durch die **Arteriographie** des zuführenden Schenkels dar. Die Phlebographie ist dagegen für die Diagnostik nicht geeignet, sie täuscht einen Venenverschluss vor.

Therapie

In jedem Fall einer akuten oder chronischen arteriovenösen Fistel ist die operative Behandlung angezeigt. Sie richtet sich natürlich nach der Lokalisation. Am häufigsten ist sie heute nach interventionellen Eingriffen im Bereich der **A. und V. femoralis communis** notwendig.

■ **Operation**
(1) Die **Abdeckung** muss gegebenenfalls auch den Zugang zur A. iliaca externa erlauben. Von einem Längsschnitt in der Leiste aus werden die Arterie und die Vene freigelegt. Zur Sicherung erfolgt die doppelte Anzügelung der Arterie möglichst weit proximal und distal der Fistel. Die **Präparation** wird erst nach Abklemmen der Arterie vorgenommen, denn sonst bluten schon kleinste Einrisse der Venen „arteriell".
(2) Die Vene lässt sich besser digital oder mit einem Tupfer **abdrücken**. Die Verletzungsstellen werden dann übernäht.
(3) Die **Spätoperation** einer großen chronischen Fistel an den Hauptgefäßen gehört in die arterielle Gefäßchirurgie und kann im höchsten Maße anspruchsvoll sein. Die Fistelarterie erscheint durch die aneurysmatische Degeneration rupturgefährdet. Der arterielle Schenkel wird deshalb großzügig bis in den gesunden Bereich freigelegt, sodass der dilatierte Abschnitt gegebenenfalls durch ein **Interponat** oder durch einen Bypass rekonstruiert werden kann.
(4) Während der Operation erfolgt eine sorgfältige Kreislaufüberwachung, denn die Ausschaltung der chronischen Fistel bewirkt unmittelbar eine **relevante Bradykardie** und einen **hohen Blutdruckanstieg**. Der Verschluss wird deshalb progressiv vorgenommen.
(5) Nach der **Unterbindung** fallen die Krampfadern und Umgehungskreisläufe zusammen. Zur Verbesserung der venösen Hämodynamik sollte über längere Zeit ein Kompressionsstrumpf der Klasse II A–G getragen werden.

14.7 Angeborene Angiodysplasien

Die angeborenen Malformationen des Gefäßsystems kommen praktisch an allen Organen vor. Ihre Inzidenz beträgt in unserem Kulturkreis etwa 1:100. Am häufigsten sind sie an den Extremitäten lokalisiert.

> **Definition.** Bei der konnatalen Malformation der Gefäße handelt es sich um eine Entwicklungsstörung, die den Patienten in gesundheitlicher und kosmetischer Hinsicht beeinträchtigt.

Tab. 14-6 Hamburger Klassifikation der Angiodysplasien (Belov et al. 1989).

Art	Trunkuläre Form (ca. 70%)	Extratrunkuläre Form (ca. 30%)
Vorwiegend arterielle Fehler	▸ Aplasie oder Obstruktion ▸ Dilatation	▸ Infiltrierend ▸ Umschrieben
Vorwiegend venöse Fehler	▸ Aplasie oder Obstruktion ▸ Dilatation	▸ Infiltrierend ▸ Umschrieben
Vorwiegend lymphatische Fehler	▸ Aplasie oder Obstruktion ▸ Dilatation	▸ Infiltrierend ▸ Umschrieben
Vorwiegend arteriovenöse Fehler	▸ Tiefe arteriovenöse Fistel ▸ Oberflächliche arteriovenöse Fistel	▸ Infiltrierend ▸ Umschrieben
Kombinierte Gefäßfehler	▸ Arteriell und venös ohne Shunt ▸ Hämolymphatisch mit oder ohne Shunt	▸ Infiltrierend hämolymphatisch ▸ Umschrieben hämolymphatisch

Die Entstehung der Malformation beginnt im Embryonalstadium. Hieraus ergibt sich das Einteilungsprinzip der **Hamburger Klassifikation** (Belov et al. 1989; Tab. 14-6). Wenn die Dysplasie den schon ausdifferenzierten Gefäßstamm betrifft, entstehen die **trunkulären Fehler**, und zwar vorwiegend an den Arterien, Venen und Lymphgefäßen, arteriovenös oder kombiniert. Diese Krankheitsbilder haben für die Venenchirurgie eine große Bedeutung. Aus den **extratrunkulären Kapillarnetzen** der früheren Entwicklungsperiode entstehen dagegen die infiltrierend oder umschrieben wachsenden vielfältigen Hämangiome, Naevi, Tele- und Lymphangiektasien, mit denen sich vorwiegend die Pädiater und Dermatologen befassen.

Aus der Sicht des Venenchirurgen bietet sich die **pragmatische Einteilung** des Berner Gefäßchirurgen Schobinger (1977) und des Züricher Gefäßpathologen Leu (1977) an:
▶ Arterielle Angiodysplasie
▶ Venöse Angiodysplasie
▶ Lymphatische Angiodysplasie
▶ Kombinierte Dysembryoplasie mit Gefäßbeteiligung
▶ Arteriovenöse Angiodysplasie

14.7.1 Venöse Angiodysplasien

Die venösen Malformationen kommen in unendlich vielen Variationen vor. An den tiefen Bein- und Beckenvenen können sie eine erhebliche Funktionseinschränkung der betroffenen Extremität und beträchtliche kosmetische Störungen verursachen. In schweren Fällen sind infolge der arteriovenösen Shunts auch Rückwirkungen auf den Kreislauf und auf das Blutvolumen festzustellen.

Fehlanlagen und Verlaufsanomalien

Vielfältige Variationen der Beinvenen wurden bei der Röntgenanatomie abgehandelt (S. 76, 130). Mündungsanomalien, Doppelungen und Mehrfachteilungen besitzen mitunter nur eine begrenzte klinische Bedeutung. Eine ausführliche Beschreibung der Verlaufsanomalien findet sich bei Hach und Hach-Wunderle (1994) sowie bei Weber und May (1990). Chirurgische Konsequenzen ergeben sich nicht.

Hypo- und Aplasien der Venen

Die kongenitalen Hypo- und Aplasien der tiefen Bein- und Beckenvenen gehören als isolierte Fehlbildungen zu den Seltenheiten; sie werden aber im Zusammenhang mit anderen dysplastischen Krankheitsbildern wie dem Klippel-Trénaunay-Syndrom beobachtet (Abb. 14-17 a und b).

Klappenanomalien

Die Venenklappen können sowohl bezüglich ihrer Anzahl als auch bezüglich ihrer Morphologie verschiedene Fehlbildungen aufweisen.

Klappenagenesie

Die Klappenagenesie betrifft das ganze Venensystem einer Extremität oder aber auch nur Teile davon. Häufig kommt sie zusammen mit anderen Gefäßmissbildungen vor. Der Patient erkrankt meistens im zweiten Lebensjahrzehnt mit Beinödemen, einer leichten Varikose und Akrozyanose.

Primäre Femoralklappeninsuffizienz

Bei jungen Patienten muss die primäre Femoralklappeninsuffizienz als Ursache uncharakteristischer Beinbeschwerden bis hin zum schweren chronischen venösen Stauungssyndrom in Betracht gezogen werden (Kistner 1978). Der Krankheit liegt ein angeborener Defekt der Klappensegel in der V. femoralis communis und V. femoralis superficialis, manchmal auch in der V. poplitea, zugrunde (Abb. 14-18 a und b). Dabei finden sich die Klappen an physiologischer Stelle, das eine oder beide Segel sind aber schlaff, verlängert und zipflig verformt. Sie schlagen beim Klappenschluss um und schließen nicht

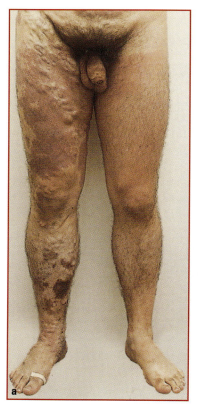
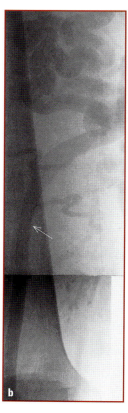

Abb. 14-17 Aplasie der V. femoralis superficialis bei einem 33-jährigen Mann. Direkter Übergang (⟶) der V. poplitea in ausgedehnte oberfläche Krampfaderkonvolute. Zustand nach Exstirpation der V. saphena magna.
a Klinisches Bild mit geringer Umfangsvermehrung der rechten Extremität. Varizen und Naevi flammei.
b Darstellung der femoropoplitealen Strombahn durch aszendierende Pressphlebographie. Typischer Verwaschungseffekt durch ausgedehnte variköse Veränderungen.

14.7 Angeborene Angiodysplasien

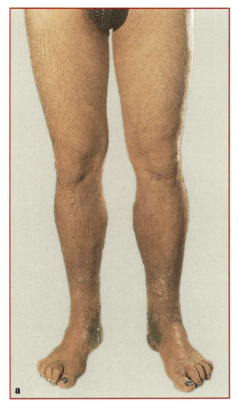

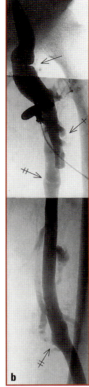

Abb. 14-18 Primäre Femoralklappeninsuffizienz bei einem 47-jährigen Mann. Schwellneigung beider Beine seit früher Jugend. Ulcera crurum seit dem 17. Lebensjahr.
a Klinisches Bild.
b Darstellung der popliteofemoralen Strombahn durch retrograde Pressphlebographie. ⟶ Dysplastische Venenklappe; ⊢⟶ V. profunda femoris; ⊬⟶ V. femoralis superficialis mit dysplastischen Klappen.

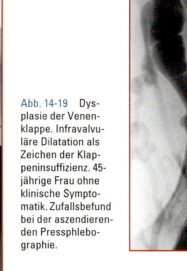

Abb. 14-19 Dysplasie der Venenklappe. Infravalvuläre Dilatation als Zeichen der Klappeninsuffizienz. 45-jährige Frau ohne klinische Symptomatik. Zufallsbefund bei der aszendierenden Pressphlebographie.

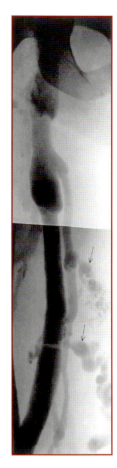

Abb. 14-20 Phlebektasie der V. femoralis superficialis und der V. poplitea mit monströser Gestaltung der Venenklappen. Zufallsbefund bei einer 27-jährigen Frau mit geringer Schwellneigung der Beine. Insuffiziente Dodd-Perforantes (⟶) mit Krampfaderkonvoluten. Darstellung durch aszendierende Pressphlebographie.

mehr dicht ab. Die Diagnose wird durch die Duplexsonographie und die retrograde Pressphlebographie gestellt. Dabei ergibt sich ein Rückstromphänomen von der Leiste bis zum distalen Oberschenkel und darüber hinaus bis zur Wade.

■ **Operation**
In bestimmten Fällen ist die primäre Femoralklappeninsuffizienz zur **mikrochirurgischen Rekonstruktion** des Klappenapparats geeignet. Die Segel werden dabei durch feinste Nähte gestrafft. Ein anderes Verfahren stellt die Venenklappentransposition aus der V. axillaris dar (S. 265).

Dysplasie einzelner Venenklappen

Die Klappensegel können eine Dysplasie aufweisen und schief in der Vene sitzen. Diese Fehlbildung wird gelegentlich an einer konstant vorhandenen Klappe der V. femoralis superficialis in Höhe des Adduktorenkanals beobachtet. Die Sinus sind birnenförmig erweitert. Beim Morbus Rendu-Osler und beim Marfan-Syndrom kommen solche Klappendysplasien häufiger vor (Abb. 14-19 und 14-20).

Dysplastische Ektasien der Venen

Die dysplastische Erweiterung einzelner Gefäßabschnitte wird nur selten und mehr oder weniger zufällig bei jüngeren Patienten beobachtet. Auch die Klappen sind dann monströs gestaltet, mitunter aber schlussfähig. Eine operative Konsequenz ergibt sich nicht (Hach und Hach-Wunderle 1994).

 Die lokale Ektasie der V. fibularis ist keine Fehlbildung, sondern ein anatomisches Merkmal, das als Erkennungsmerkmal der Vene herangezogen wird.

Kavernöse Hämangiome

Hämangiome zählen zu den extratrunkulären Fehlbildungen. Aus pathologisch-anatomischer Sicht erscheint es manchmal schwierig, zwischen einem Tumor und einer Missbildung zu unterscheiden. Das kavernöse Angiom ist aber nicht als echte Geschwulst aufzufassen.

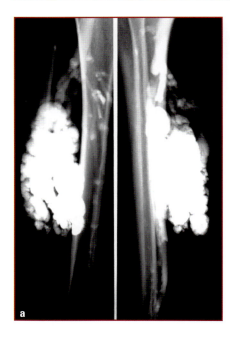
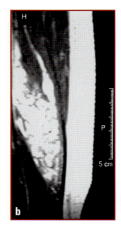
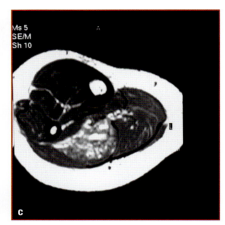

Abb. 14-21 Venöses Kavernom im Bereich der Wadenmuskulatur. 22-jährige Patientin mit leichten Schmerzen, die unter dem Kompressionsstrumpf abklingen. Konservative Behandlung und Thromboseprophylaxe bei spezieller Exposition.
a Aszendierende Phlebographie. Kavernöses Konvolut im Bereich der Soleusvenen.
b und c Kernspintomographie. Kavernom im tiefen dorsalen Kompartment.

Definition. Beim kavernösen Hämangiom handelt es sich um unregelmäßige Venenkonvolute mit primitivem Gewebsaufbau, die meistens im subkutanen Gewebe, in der Muskulatur oder im Knochen sitzen und eine beträchtliche Größe erreichen können.

Subjektive **Beschwerden** entstehen durch umschriebene Thrombosen und vor allem durch die Beeinträchtigung der Nachbarorgane, insbesondere des Knochens. Es kommt zur Umfangsvermehrung des Beins und zu Ödemen.

Die richtige **Diagnose** ergibt sich oft zufällig durch die Sonographie oder die aszendierende Phlebographie. Von den tiefen Venen aus füllen sich atypische, unregelmäßige, stark geschlängelte und klappenlose Gefäßkonvolute auf (Abb. 14-21). Bei manueller Kompression entleeren sie sich schnell. Ohne Kompression bleibt das Kontrastmittel lange Zeit liegen und „verdämmert" schließlich unter dem Bild eines großen Kontrastmittelsees, in dem keine Einzelheiten mehr auszumachen sind. Die Arteriographie erbringt keinen pathologischen Befund. Einen räumlichen Eindruck der Beziehungen zu den Nachbarorganen vermitteln die Computer- und die Kernspintomographie.

In **therapeutischer Hinsicht** ergibt sich heute die Möglichkeit der Laserkoagulation.

14.7.2 Kombinierte Dysplasien

Die Dysplasien der arteriellen, venösen und lymphatischen Systeme können in verschiedener Weise kombiniert vorkommen. Am häufigsten treten venöse und lymphatische Missbildungen gemeinsam auf. Mitunter sind auch arteriovenöse Shunts ursächlich am Krankheitsbild beteiligt. Das diagnostische Vorgehen muss diesen individuellen Besonderheiten angepasst werden. Im Prinzip sind nach der Sonographie die Arteriographie und die aszendierende Pressphlebographie indiziert. Daneben spielen aber auch physikalische und nuklearmedizinische Untersuchungsmethoden eine Rolle.

Klippel-Trénaunay-Syndrom

Die französischen Ärzte N. Klippel und R Trénaunay teilten im Jahr 1900 ihre Beobachtungen über einen Symptomenkomplex mit, der als wesentliche Kennzeichen den **Naevus flammeus**, **Varizen** und einen **umschriebenen Riesenwuchs** umfasst. Damit ist die Diagnose auf den ersten Blick möglich. Darüber hinaus finden sich Dysplasien der intrafaszialen Leitvenen in Kombination mit Missbildungen des Lymphsystems.

Definition. Beim Klippel-Trénaunay-Syndrom handelt es sich um eine kombinierte Dysplasie vorwiegend der venösen und der lymphatischen Gefäßsysteme, die durch kleinste arteriovenöse Shunts auch ein vermehrtes Knochenwachstum induziert.

Die aktiven arteriovenösen Fisteln sind mit den bildgebenden Verfahren nicht zu erkennen. Gegebenenfalls lassen sie sich durch die nuklearmedizinische Untersuchung quantifizieren.

Mit Technetium-99m markierte Mikrosphären sind so groß, dass sie die Kapillaren nicht passieren können, wohl aber einen arteriovenösen Kurzschluss. Nach der intraarteriellen Injektion sammeln sich die Par-

14.7 Angeborene Angiodysplasien

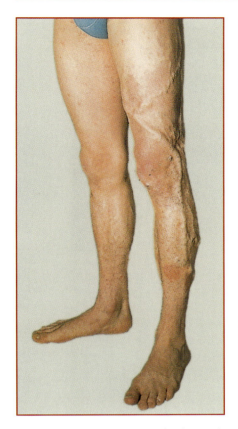

Abb. 14-22 Klippel-Trénaunay-Syndrom mit persistierender V. marginalis lateralis bei einem 20-jährigen Mann. Operative Entfernung des Gefäßes und Dissektion der insuffizienten lateralen V. perforans sind möglich.

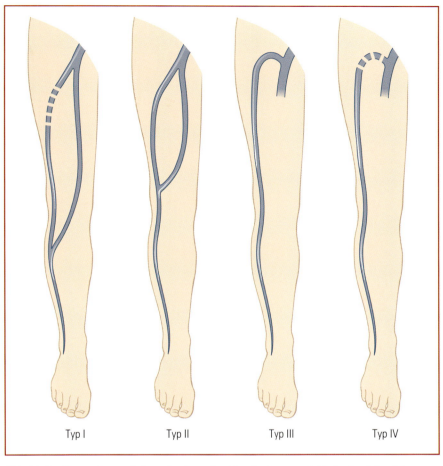

Abb. 14-23 Typen der persistierenden lateralen Marginalvene nach Verlauf und Ausdehnung.

tikel im positiven Fall in der Lunge an und werden durch ihre Radioaktivität berechnet. Auf diese Weise ist die **Bestimmung des Shuntvolumens** möglich.

Das Klippel-Trénaunay-Syndrom ist meistens an der unteren Extremität lokalisiert, kann aber auch am Arm oder an mehreren Extremitäten vorkommen und auf den Rumpf übergreifen (Abb. 14-22). Die verschiedene Ausprägung der einzelnen Symptome führt zu sehr unterschiedlichen Krankheitsbildern. Die Benennung **monosymptomatischer Formen** ist verwirrend, gegebenenfalls ist die vorhandene Malformation einzeln zu bezeichnen.

Der umschriebene **Riesenwuchs** wird durch die Hyperämie der Wachstumsfugen ausgelöst, die wahrscheinlich auf der Persistenz kleinster arteriovenöser Anastomosen beruht. Deshalb sind im Jugendalter rechtzeitige und regelmäßige orthopädische Untersuchungen notwendig, um über einen vorzeitigen operativen Verschluss der Epiphysenfuge zu entscheiden. Auch im Erwachsenenalter lassen sich noch Korrekturen der Knochengröße vornehmen, jedoch sind die Eingriffe beträchtlich. Auf jeden Fall ist ein Höhenausgleich des Schuhwerks angezeigt.

Persistierende V. marginalis lateralis

Die in der frühen Embryonalzeit angelegte V. marginalis lateralis bildet sich normalerweise vollständig zurück. Bei einer Persistenz ist sie in der Regel mit anderen Dysplasien kombiniert, in 14% der Fälle mit einem Klippel-Trénaunay-Syndrom (Vollmar und Voss 1979). Es gibt verschiedene Variationen (Abb. 14-23).

Das fingerdicke Gefäß verläuft an der Außenseite des Beins und mündet in der Oberschenkelregion oder im Bereich des Beckens in die tiefen Leitvenen ein (Abb. 14-24). Es enthält keine Venenklappen. Distal entsteht die V. marginalis lateralis aus einer mächtigen inkompetenten lateralen V. perforans. Oftmals erscheint sie als unmittelbarer Anlass für schwere Komplikationen im Sinne der chronischen venösen Insuffizienz. Ihre Entfernung ist in den meisten Fällen möglich, denn das Gefäß muss in Anbetracht der retrograden Blutströmung immer über andere Venen kompensiert sein.

■ **Operation**
(1) Wegen der Blutungsgefahr empfiehlt es sich, die **größeren Seitenäste** vor der Operation zu sklerosieren.

14 Verschiedene Krankheiten des Venensystems

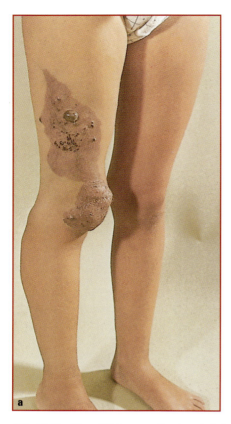
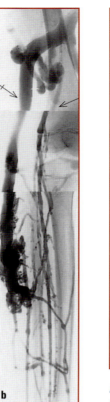

Abb. 14-24 Klippel-Trénaunay-Syndrom bei einem 5-jährigen Mädchen.
a Klinisches Bild. Naevus pigmentosus, kavernöses Hämangiom, Varizen und geringe Verlängerung des rechten Beins. Verletzungs- und Blutungsgefahr.
b Darstellung durch aszendierende Pressphlebographie. V. poplitea (→) und V. femoralis superficialis sind zwar hypoplastisch, aber angelegt, deshalb ist eine spätere Operation der V. marginalis (↔) nicht ausgeschlossen. Die aktuelle Empfehlung lautet: nur Laser-Therapie der varikösen Konvolute. Ein Kompressionsstrumpf ist beim Kind nicht unbedingt erforderlich. Sport ist möglich. Jährliche Kontrollen mit Bestimmung der Längenmaße der Beine.

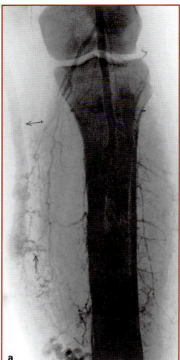
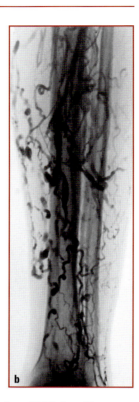

Abb. 14-25 Parkes-Weber-Syndrom bei einem 30-jährigen Mann.
a Arteriogramm mit multiplen Querachsenkurzschlüssen (→) und früher venöser Phase. Dadurch Darstellung einer V. marginalis lateralis (↔).
b Phlebogramm. Die tiefen Leitvenen sind angelegt, aber dysplastisch. Operative Entfernung der V. marginalis lateralis möglich. Blutungsgefahr!

(2) Die Operation beginnt mit der **selektiven Unterbindung** der lateralen V. perforans und gegebenenfalls anderer insuffizienter Vv. perforantes (S. 159).

(3) Dann wird die V. marginalis lateralis entsprechend der **Narath-Operation** (S. 213) in kurzen Abschnitten von etwa 8 cm Länge aufgesucht und Stück für Stück exstirpiert. Alle Abgänge von Seitenästen sind selektiv zu ligieren.

> **Cave** Die persistierende V. marginalis lateralis hat viele Querverbindungen mit tiefen Venen, kleinen Arterien und vielleicht auch mit Kavernomen. Ein Stripping-Manöver könnte deshalb zu einer unkontrollierbaren Blutung führen.

(4) Die **proximale Versorgung** ist genau zu beachten. Sie richtet sich nach dem Ergebnis der Phlebographie. Eine Verfolgung des Gefäßstamms in die Tiefe haben wir jedoch nie vorgenommen.

> Manche Chirurgen konzipieren die Behandlung wegen der ungewöhnlichen Blutungsneigung von Beginn an in mehreren operativen Sitzungen.

Servelle-Martorell-Syndrom

Um eine kongenitale arteriovenöse Dysplasie handelt es sich auch beim Servelle-Martorell-Syndrom (Servelle und Trinquecoste 1948; Martorell 1949). Es betrifft öfter die obere Extremität. Zur Trias gehören eine **Varikose**, eine **systematisierte Hämangiomatose** und ein **disproportionierter Minderwuchs** der Gliedmaße, der auf Strukturveränderungen des Knochens infolge der intraossären Lokalisation von Hämangiomen beruht. Manchmal geht die Krankheit mit geistiger Behinderung, Neurofibromatose und anderen Entwicklungsstörungen einher. Bei der Lokalisation an der unteren Extremität findet sich eine persistierende V. marginalis lateralis in 17% der Fälle.

Parkes-Weber-Syndrom

Der englische Internist Frederic Parkes Weber (1863–1962) beschrieb 1907 ein Syndrom mit entsprechender Symptomatik wie das Klippel-Trénaunay-Syndrom, jedoch in Kombination mit größeren **kongenitalen arteriovenösen Fisteln** (Abb. 14-25 a und b). Die Shunts entsprechen den Querachsenkurzschlüssen vom Typ II nach Vollmar (1974), die unmittelbar in varikös degenerierte Venen einmünden. Die Diagnose wird deshalb hauptsächlich durch die Arteriographie gestellt. Nach Leu (1977) ist die Unterscheidung gegenüber dem Klippel-Trénaunay-Syndrom aus pathologisch-anatomischer Sicht nicht gerechtfertigt.

Die **Prognose** ist unsicher. Früher wurde die sehr aufwändige Skelettierungsoperation vorgenommen. Die Leitarterien der Extremität wurden weiträumig freigelegt und alle abgehenden Äste sorgfältig ligiert. Nach wenigen Jahren kam es jedoch zum Rezidiv. Die Embolisierung hat nur bei wenigen und größeren Gefäßen ihre Indikation. Heute bleibt die Behandlung meistens konservativ.

14.7.3 Angeborene arteriovenöse Fisteln

Das Gefäßsystem entwickelt sich aus dem embryonalen Kapillarnetz. Wenn die Differenzierung der Gefäßanlage zu Arterien und Venen ausbleibt und multiple Verbindungen persistieren, dann ist das Substrat für die Entstehung konnataler arteriovenöser Fisteln gegeben. Mitunter werden direkte Verbindungen zwischen Arterien und Venen durch eine dünne Membran getrennt, die irgendwann im Lauf des Lebens einreißt und dann zur **Spätmanifestation** oder zu einer plötzlichen Verschlechterung des Krankheitsbildes führt.

Jede größere arteriovenöse Fistel ist auf ihre Aktivität hin zu beurteilen. Dieser Nachweis wird heute durch die farbkodierte Duplexsonographie erbracht. Vor einem chirurgischen Eingriff kommt auch die Arteriographie in Frage, eventuell als MR-Angiographie. Eine Quantifizierung ist durch die nuklearmedizinische Untersuchung mit Technetium-99m möglich (S. 336).

Aufgrund morphologischer Kriterien lassen sich die konnatalen arteriovenösen Fisteln in drei verschiedene Formen einteilen (Abb. 14-26). An den Extremitäten werden nur die Typen I und II beobachtet und haben für die Phlebologie eine Bedeutung (Vollmar 1974).

Die solitären **kongenitalen Querachsenkurzschlüsse** zwischen Hauptarterien und Hauptvenen entsprechen dem Typus vom Ductus Botalli (Typ I). Sie kommen an den Gliedmaßen nur selten vor und entsprechen der traumatischen Fistel. Die chirurgische Behandlung ist so früh wie möglich indiziert (S. 331).

Häufiger werden die **multiplen Querachsenkurzschlüsse** zwischen Arterien und Venen aller Größenordnungen gesehen. Die Kommunikation erfolgt dabei über zwischengeschaltete angiomatöse Gefäßkonglomerate (Typ II). Bei inaktiven, klinisch nicht erkennbaren Shunts entstehen auf diese Weise die kavernösen Hämangiome, das Klippel-Trénaunay-Syndrom und das Servelle-Martorell-Syndrom. Die aktive Form liegt beim Parkes-Weber-Syndrom vor.

Zu den **lokalisierten tumorösen Kurzschlüssen**, dem Typ III der konnatalen arteriovenösen Fistel, gehört das Rankenangiom, das hauptsächlich am Kopf und im Gehirn vorkommt.

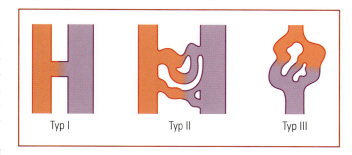

Abb. 14-26 Formen der angeborenen arteriovenösen Fisteln nach Vollmar (1974). Erklärungen im Text.

14.8 Chronische venöse Insuffizienz bei Trikuspidalinsuffizienz

Angeborene Trikuspidalfehler spielen in phlebologischer Hinsicht keine Rolle. Eine erworbene Insuffizienz der Trikuspidalklappe wird meistens im Rahmen der **rheumatischen Herzkrankheit** beobachtet. Die Trikuspidalinsuffizienz ist dann aber nicht durch organische Veränderungen an der Klappe selbst geprägt, sondern entsteht als Folgeerscheinung eines **vorgeschalteten Vitiums**, beispielsweise eines Mitralklappenfehlers.

Charakteristisch für die Trikuspidalinsuffizienz ist die hohe v-Welle in der Venenpulskurve, die auch als **positiver Venenpuls** bezeichnet wird. Dieser Pulsschlag lässt sich in der entspannten Körperlage an der V. jugularis sehen und als Leberpuls tasten (hepatojugularer Reflux).

Bei der Trikuspidalinsuffizienz ist ein weiches systolisches Geräusch mit Punctum maximum über dem Processus xiphoides zu auskultieren, das bei Inspiration (Rivero-Carvallo-Zeichen) und in Rechtslage zunimmt und sich dadurch von der Mitralinsuffizienz unterscheidet. Meistens liegt eine rechtsführende Herzinsuffizienz vor.

Die **phlebologische Symptomatik** ist absolut uncharakteristisch. In der Regel ist die Herzkrankheit dem Hausarzt und dem Patienten bekannt, wird aber bei der Venenuntersuchung nicht erwähnt. Seit geraumer Zeit werden eine ver-

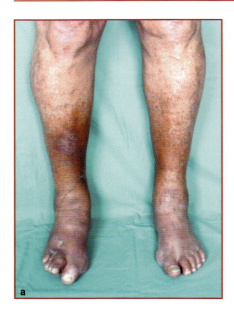
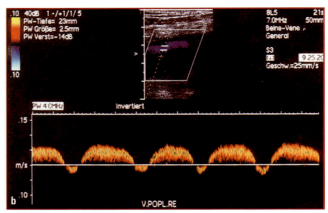

Abb. 14-27 Trikuspidalinsuffizienz bei einem 74-jährigen Mann mit absoluter Arrhythmie und Vorhofflimmern. Rechtsherzinsuffizienz mit peripheren Ödemen. Halsvenen- und Leberpuls. Vor 1½ Jahren und erneut vor 6 Wochen starke Blutungen aus kleinen Varizen am Fuß.
a Klinisches Bild ohne pathologischen morphologischen Befund an den Leitvenen.
b Venenpuls über der V. poplitea. Farbkodierte Duplexsonographie mit gepulstem Dopplersignal.

mehrte Venenzeichnung an den Beinen oder kleinere Krampfadern und zunehmende Schwellungen der Unterschenkel beobachtet. Dann treten Pigmentierungen in zirkulärer Anordnung, mikrobielle Ekzeme und eine Corona phlebectatica paraplantaris hinzu (Abb. 14-27; vgl. S. 287).

Der Weg zur richtigen Diagnose ergibt sich meistens daraus, dass die normalen morphologischen Befunde an den großen Venen mit den pathologischen Messergebnissen der venösen Hämodynamik und den Symptomen der venösen Stauung nicht übereinstimmen. Es handelt sich um eine **antegrade Strömungsinsuffizienz**. Die Ableitung des gepulsten Dopplersignals über der V. femoralis communis oder der V. poplitea führt zur Diagnose. Der positive Venenpuls lässt sich an der Extremität bis in die Peripherie verfolgen.

In therapeutischer Hinsicht steht die Herzkrankheit ganz im Vordergrund. Gegebenfalls werden Kompressionsstrümpfe der Klasse II A–D verordnet.

Literatur

Bardenheuer B. Die Entstehung und Behandlung der ischämischen Muskelkontraktur und Gangrän. Dtsch Z Chir 1911; 108: 44–201.

Belov ST, Loose DA, Weber J (eds). Vascular Malformations. Reinbek: Einhorn 1989.

Benesch S, Willy C. Das chronisch funktionelle Kompartmentsyndrom – intramuskuläre Druckverläufe unter Lauf- und Gehbelastung. In: Willy C, Sterk J, Gerngroß H (Hrsg) Das Kompartmentsyndrom. Hefte zu „Der Unfallchirurg" Nr 267. Berlin, Heidelberg, New York: Springer 1998; 271–6.

Binkert CA, Schoch E, Stuckmann G, Largiadèr J, Wigger P et al. Treatment of pelvic spur (May-Thurner-syndrome) with self-expanding metallic endoprothesis. Cardiovasc Intervent Radiol 1998; 21: 22–6.

Brand van den JG, Nelson T, Verleisdonk EJ, van den Werken C. The diagnosis value of intracompartmental pressure measurements, magnetic resonance imaging, and near-infrared spectroscopy in chronic exertional compartment syndrome: a prospective study in 50 patients. Am J Sports Med 2005; 33: 699–704.

Braun H. Die Unterbindung der Schenkelvene am Poupart'schen Bande. Verh Dtsch Ges Chir 1882; 11: 233–76.

Cockett FB, Thomas ML. The iliac compression syndrome. Brit J Surg 1965; 52: 816–21.

Echtermeyer V. Das Kompartmentsyndrom. Berlin, Heidelberg, New York, Tokyo: Springer 1985; 18–25.

Guilhem P, Baux R. La phlébographie pelvienne par voie veneuse, osseuse et utérine. Paris: Masson 1954.

Hach W. Venöse Kompressionssyndrome. Med Welt 1980; 31: 502–4.

Hach W. Die Entwicklung der großen Venenchirurgie in Europa. Chirurg 2000; 71: 337–41.

Hach W, Gerngroß H, Präve F, Sterk J, Willy C, Hach-Wunderle V. Kompartmentsyndrome in der Phlebologie. Phlebol 2000; 29: 1–26.

Hach W, Hach V. Richard von Volkmann und die Chirurgie an der Friedrichs-Universität in Halle von 1867 bis 1889. Zbl Chir 2001; 26: 822–7.

Hach W, Hach-Wunderle V. Die Rezirkulationskreise der primären Varikose. Berlin, Heidelberg, New York, Tokyo: Springer 1994.

Hach-Wunderle V, Präve F, Hanschke D, Gruss JD, Hach W. Die zystische Adventitiadegeneration der Venen. Gefäßchirurgie 2003; 8: 125–30.

Haim E. Ein neuer Weg zur Behandlung der Thrombosen. Arch Klin Chir 1931; 165: 721–31.

Hartling F, Hach W. Das venöse Aneurysma. Phlebol Proktol 1973; 2: 159–63.

Heberer G, Rau G, Löhr HH. Aorta und große Arterien. Berlin, Heidelberg, NewYork: Springer 1966; 473–502.

Hildebrand U. Die Lehre von den ischämischen Muskellähmungen und Kontrakturen. Sammlg Klin Vorträge NF 1906; 437: 559–84.

Hunter W. The history of an aneurysm of the aorta with some remarks on aneurysms in general. London: Trans Med Obstr Soc Phys 1757; 1: 323. Zit. nach Vollmar J.

Keil G. Apergus zur Geschichte der Gefäßchirurgie. In: Sperling M. Gefahren, Fehler und Erfolge in der vaskulären Chirurgie und ihre Wirklichkeit. Basel: Karger 1991; 13–21.

Kistner RL. Transvenous repair of the incompetent femoral vein valve. In: Bergan JJ, Yao JST (eds). Venous problems. Chicago, London: Year Book Medical Publishers; 1978: 493–509.

Klippel M, Trenaunay P. Du naevus variqueux osteo-hypertrophique. Arch Gen Med 1900; 3: 641–6.

Leu HJ. Einteilung und Pathomorphologie der Angiodysplasien. In: Schobinger RA. Periphere Angiodysplasien. Bern, Stuttgart, Wien: Huber 1977; 11–29.

Leu HJ. Pathologie, Klinik, Radiologie und Chirurgie der zystischen Adventitia-Degeneration peripherer Blutgefässe. Vasa 1977; 6: 94–9.

Levien LJ, Benn CA. Adventitial cystic disease: a unifying hypothesis. J Vasc Surg 1998; 28: 193–205.

Martorell F. Haemangiomatosis braquial osteolitica. Angiologia 1949; 1: 219–27.

Matson III FA. Compartmental syndromes. New York: Grune and Stratton 1980.

Mavor GE. The anterior tibial syndrome. J Bone Joint Surg Br 1956; 38: 513–7.

May R, Thurner J. Ein Gefäßsporn in der V. iliaca com. sin. als wahrscheinliche Ursache der überwiegend linksseitigen Beckenvenenthrombose. Z Kreisl-Forsch 1956; 45: 912–22.

Monev S. Idiopathic retroperitoneal fibrosis: prompt diagnosis preserves organ function. Cleve Clin J Med 2002; 69: 160–6.

Ormond JK. Bilateral ureteral obstrucction due to envelopment and compression by an inflammatory retroperitoneal process. J Urol (Baltimore) 1948; 59: 1072–9.

Patman RD. Compartmental syndromes in peripheral vascular surgery. Clin Orthop 1975; 113: 103–10.

Rescel PA, Janes JM, Spittel JA. Ischemic necrosis of the perineal musculature, a lateral compartment syndrome: report of a case. Proc Staff Mayo Clin 1963; 38: 130–7.

Schobinger RA. Periphere Angiodysplasien. Bern: Huber 1977.

Servelle M, Trinquecoste P. Des angiomes veineuse. Arch Mal Coeur 1948; 41: 436–45.

Simpson AR. Hydronephrosis-description of a congenital case and remarks on the etiology of the disease. Glasg Med J, NS 1868; 332.

Volkmann R v. Krankheiten der Bewegungsorgane. In: Pitha F, Billroth Th (Hrsg). Handbuch der allgemeinen und speciellen Chirurgie. Bd 3. Stuttgart: Enke 1869; 845–8.

Vollmar J. Zur Geschichte und Terminologie der Syndrome nach F.P. Weber und Klippel-Trénauney. VASA 1974; 3: 231–41.

Vollmar JF. Rekonstruktive Chirurgie der Arterien. 3. Aufl. Stuttgart: Thieme 1982; 158–91.

Vollmar J, Voss E. Vena marginalis lateralis persistens – die vergessene Vene der Angiologen. VASA 1979; 3: 192–202.

Wagenknecht LV. Retroperitoneale Fibrosen. Stuttgart: Thieme 1978.

Weber J, May R. Funktionelle Phlebologie. Stuttgart: Thieme 1990.

Zülke HV, Harnoss BM. Septische Gefäßchirurgie. Wien: Ueberreuter 1988.

15 Ödemkrankheiten

Die Ödemkrankheiten spielen in der phlebologischen Praxis eine große Rolle. Die Anschwellung der Füße und Beine führt mitunter zu erheblichen Beschwerden, sie beeinträchtigt die Arbeitsfähigkeit und die Lebensfreude des Patienten. In der Regel wird die **Diagnose aus dem klinischen Bild** gestellt. Jedoch ergeben sich vielfältige differenzialdiagnostische Aspekte. Patienten mit extremen Formen der Elephantiasis wurden in alter Zeit als „Monster" ausgegrenzt (Abb. 15-1).

Die peripheren Ödeme lassen sich in zwei große Gruppen einteilen, die systemischen und die lokalisierten Ödeme. Beide unterscheiden sich sowohl in pathogenetischer Hinsicht als auch in ihrer klinischen Bedeutung. Mit dem systemischen Ödem wird das **Symptom einer Grundkrankheit** bezeichnet. Bei den lokalen Ödemen gibt es eine Untergruppe, die ebenfalls das Ödem als wichtiges Symptom beinhaltet, das symptomatische lokale Ödem. In einer zweiten Untergruppe ist aber *das Ödem die Krankheit selbst*, eine **Ödemkrankheit**. Diese Krankheiten werden in diesem Kapitel besprochen.

Pathogenese

Die Ödembildung lässt sich mit dem **Starling-Konzept** erklären (Abb. 15-2). Die Zellen in den Geweben werden über die Kapillaren versorgt. Durch die feinen Poren zwischen den Endothelzellen fließt das Plasma heraus (Filtration) und auch wieder hinein (Rückresorption). Die Blutzellen und die großen Eiweißkörper bleiben beim Durchfluss des Blutes durch die Kapillare im Lumen zurück. Das Gleichgewicht zwischen Filtration und Rückresorption wird auf der arteriellen Seite durch den hydrostatischen Druckunterschied Δp und auf der venösen durch den onkotischen Druckunterschied $\Delta \pi$ (mal

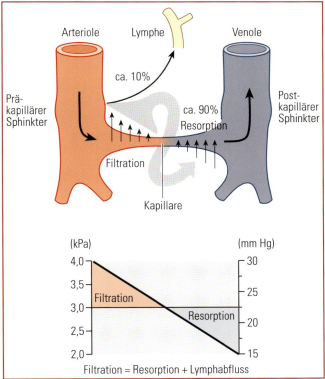

Abb. 15-2 Starling-Konzept. In den Kapillaren werden durch den hydrostatischen Druckunterschied zwischen dem arteriellen und dem venösen Schenkel die Flüssigkeit filtriert und durch den onkotischen Druckunterschied wieder resorbiert. Eine kleine Differenz gelangt über das Lymphgefäßsystem in den großen Kreislauf zurück.

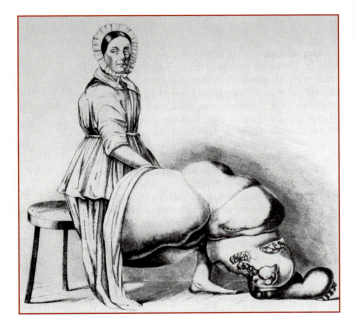

Abb. 15-1 Elephantiasis. Holzstich 1885.

Reflexionskoeffizient) aufrechterhalten. Am Tag werden 20 Liter Flüssigkeit aus allen Kapillaren des Körpers (außer den Nieren) abfiltriert und 18 Liter rückresorbiert. Die verbleibenden 2 Liter fließen über das Lymphsystem ab. Wenn entweder die Filtration stark erhöht wird (**hydrostatischer Druckanstieg**) oder wenn die Rückresorption stark vermindert ist (**onkotischer Druckunterschied**) und wenn die Lymphgefäße die jetzt vermehrt anfallende Gewebsflüssigkeit nicht mehr abtransportieren können, bleiben Ödeme im interstitiellen Raum zurück. Eine **Lymphstauung** wirkt sich dagegen auf das Starling-Prinzip nicht unmittelbar, sondern nur sekundär durch die Erhöhung des Gewebedrucks aus.

Systemische Ödeme. Das Starling-Gleichgewicht ist systemisch gestört:
- Kardiale Ödeme
- Hungerödeme
- Nephrotische, hepatische Ödeme
- Toxische, allergische Ödeme

Symptomatische lokalisierte Ödeme. Das Starling-Gleichgewicht ist lokal gestört:
- Phlebödeme
- Traumatische und postoperative Ödeme
- Entzündliche Ödeme
- Statische Ödeme

Lokalisierte Ödemkrankheiten. Das Starling-Gleichgewicht ist primär nicht gestört:
- Lymphödeme (lymphatische Abflussstörung)
- Lipödeme (Affinität des Gewebewassers zu verstärkt ausgebildetem Fettgewebe)

15.1 Systemische Ödeme

Die systemischen Ansammlungen von Gewebswasser sind seitengleich ausgeprägt. Sie beruhen auf einer Krankheit der inneren Organe. Es liegt eine Verschiebung des Starling-Gleichgewichts in der Endstrombahn zugrunde. Durch einen erhöhten Druck im venösen Schenkel der Kapillaren bei der **Herzinsuffizienz** (reduzierte Einwärtsfiltration) oder durch die Verminderung des Bluteiweißspiegels bei der **schweren Nephropathie** (vermehrte Auswärtsfiltration) ist der Austritt von Plasma aus der Endstrombahn größer als die Rückresorption unter normalen Bedingungen. **Flüchtige Ödeme** werden auch durch bestimmte Medikamente wie Kalziumkanalblocker, Mineralo- oder Glukokortikoide ausgelöst. Dem Myxödem liegt dagegen keine Wasseransammlung zugrunde, sondern eine bindegewebige Auftreibung.

> **Definition.** Das systemische Ödem ist das Symptom einer meist schweren Krankheit, die den ganzen Körper in Mitleidenschaft zieht.

15.2 Symptomatische lokalisierte Ödeme

Ähnlich wie bei den systemischen besteht auch bei den symptomatischen lokalen Ödemen eine **Störung der Starling-Gleichung**, allerdings nicht durch eine *globale,* sondern durch eine *lokale* Änderung der Homöostase. Als Ursache kommen jedoch ähnliche Faktoren in Betracht: mechanische Abflusshindernisse im venösen Kreislauf sowie traumatische, entzündliche, thermische oder nervale Einflüsse mit erhöhter Kapillarpermeabilität. Das (gesunde) Lymphgefäßsystem schafft es nicht, die vermehrt anfallende lymphpflichtige Last zu bewältigen, es ist überfordert. Hierzu gehören beispielsweise die klinischen Krankheitsbilder des Phlebödems, der posttraumatischen und postoperativen Ödeme oder der Sudeck-Krankheit.

15.3 Primäre Lymphödeme

Normalerweise bildet sich die Lymphe aus der interstitiellen Gewebeflüssigkeit, die in der Endstrombahn unter physiologischen Bedingungen nicht in den venösen Schenkel der Kapillare rückresorbiert wird. Sie befindet sich zwischen den Zellen, fließt dann in die Lymphkapillaren ein und gelangt schließlich über die Kollektoren und Lymphstämme zum Ductus thoracicus und in die linke V. subclavia. Wenn dieser Transportmechanismus gestört ist, wenn die Lymphe also in den interstitiellen Geweben stagniert, wird von einer **lymphostatischen Insuffizienz** gesprochen. Das Starling-Gleichgewicht wird durch den erhöhten Gewebedruck infolge der Transportstörung *sekundär* beeinträchtigt. Auch kleinere Eiweißkörper, die normalerweise mit der Lymphe mitgenommen werden, bleiben im Gewebe liegen und regen eine **Bindegewebsproliferation** an. Auf dieser Proteinfibrose basiert letztlich das typische klinische Bild des Lymphödems.

> **Definition.** Beim primären Lymphödem handelt es sich um eine angeborene oder im späteren Leben manifestierte chronische Transportstörung der Lymphe aus den Geweben mit bindegewebiger Proliferation.

Pathomorphologie und Pathophysiologie

Der lymphatischen Abflussstörung liegen kongenitale Fehlbildungen des Lymphgefäßsystems zugrunde. Am häufigsten handelt es sich um eine **Hypoplasie** der Kollektoren und Lymphstämme. Seltener sind die Lymphgefäße **dysplastisch** erweitert und klappenlos. Diese Situation wird auch in Kombination mit anderen vaskulären Dysplasien beobachtet. Das Lymphsystem schafft es anfangs, die lymphpflichtige Last gerade noch zu bewältigen, bis ein Bagatellanlass zu seiner Überforderung und damit zur klinischen Manifestation der Krankheit führt. Als Ursachen kommen hormonelle Einflüsse wie die Menarche oder die Gravidität, aber auch Entzündungen, Unfälle oder Operationen in Betracht.

! Bei einem bestehenden Lymphödem oder auch bei seiner Veranlagung (Stadium I) kann jeder chirurgische Eingriff eine richtungsgebende Verschlimmerung induzieren. Es sind demnach strenge Indikationen zu beachten.

Klinik

Die Veranlagung zum primären Lymphödem wird in der Hauptsache unter den weiblichen Mitgliedern der Familie vererbt. Meistens sind beide Beine betroffen, oft aber in unterschiedlicher **Ausprägung**. Manchmal erscheint ein Bein klinisch absolut unauffällig und erkrankt erst später im Leben. Selten kommen andere Lokalisation vor wie im Gesicht, an den oberen Extremitäten oder an einer Körperhälfte.

Das primäre Lymphödem entwickelt sich von distal nach proximal. Zu Beginn sind nur die Zehen und die Vorfüße betroffen. Mit zunehmender Schwere der Erkrankung werden auch die Unterschenkel und zuletzt die Oberschenkel einbezogen. Der umgekehrte Krankheitsverlauf ist äußerst selten. Es handelt sich um eine Krankheit der Mädchen und jungen Frauen.

! Bei Männern wird das primäre Lymphödem nur ausnahmsweise gesehen und erweckt deshalb sofort den Verdacht auf das Vorliegen einer sekundären Erkrankung, insbesondere eines metastasierenden Tumors.

Manifestationen des primären Lymphödems sind:
▶ Lymphoedema congenitum: angeboren
▶ Lymphoedema juvenilis: vor der Menarche (Pubertät)
▶ Lymphoedema typicum: nach der Menarche oder während der Gravidität (2.–3. Jahrzehnt)
▶ Lymphoedema tardum: nach dem 35. Lebensjahr

Die Manifestation kann in verschiedenen Lebensaltern erfolgen. Ein kongenitales Lymphödem ist unter dem Begriff des **Nonne-Milroy-Meige-Syndroms** bekannt. Häufig liegt hier die Kombination mit anderen Missbildungen wie Minderwuchs und Infantilismus, geistiger Entwicklungsrückständigkeit, Adipositas und Dysplasien des Skelettsystems vor. Beim **Lymphoedema juvenilis** verläuft die allgemeine Entwicklung des Kindes normal (Abb. 15-3 a und b). Diese frühen Formen werden selten gesehen.

Am häufigsten tritt das **Lymphoedema typicum** in der zweiten oder dritten Lebensdekade auf, oft in zeitlicher Beziehung zur Menarche. Lymphödeme, die sich während der ersten oder zweiten Gravidität entwickelnden, bilden sich in der Regel nach der Entbindung zum ursprünglichen Zustand zurück. Weitere Schwangerschaften können dann aber eine richtungsgebende Verschlimmerung induzieren (Brunner 1973). Eine Erkrankung nach dem 35. Lebensjahr wird als **Lymphoedema tardum** bezeichnet. Sie lässt sich hin und wieder beobachten.

Das Lymphödem tritt „über Nacht" klinisch an einer oder an beiden Extremitäten in Erscheinung, ohne dass die Patientin vorher etwas bemerkt hätte. Es ist absolut schmerzfrei. In den ersten Wochen klingt die Schwellung während der Nachtruhe noch gänzlich ab oder geht etwas zurück. Dann verlieren sich diese Unterschiede mehr und mehr. Eine Abhängigkeit von körperlicher Belastung wird nicht angegeben, auch nicht mehr vom hormonellen Zyklus.

Einteilung in Schweregrade

Die Lymphödeme werden nach den Schweregraden in vier Stadien eingeteilt:
▶ **Stadium I:** keine klinische Symptomatik
▶ **Stadium II:** über Nacht weitgehend reversibel
▶ **Stadium III:** über Nacht nicht reversibel
▶ **Stadium IV:** ungewöhnlich schwere Ausprägung („Elephantiasis")

In der Regel beginnt die Krankheit nur an einem Bein. An der anderen Extremität muss dann die Prädestination angenommen werden: es wird vom **Stadium I** gesprochen. Bei bagatellen Einwirkungen muss mit der klinischen Manifestation gerechnet werden.

Das **Stadium II** wird anfangs von den Patienten nicht so recht beachtet, da die Symptome nur flüchtig sind, keine Schmerzen auftreten, und sich die Verhältnisse über Nacht wieder normalisieren. Gerade hier ist aber ein rechtzeitiges Er-

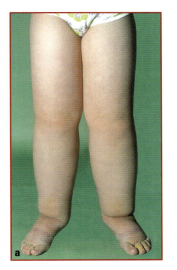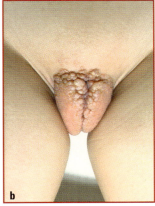

Abb. 15-3 Lymphoedema juvenilis bei einem 8-jährigen Mädchen. Zunehmende Ausprägung seit dem 3. Lebensjahr.
a Stärkste Ausbildung des Ödems in der Peripherie, jedoch bis in die Beckenregion reichend. Tiefe, steife Falten über den oberen Sprunggelenken. Stemmer-Zeichen. **b** Papillomatosis cutis.

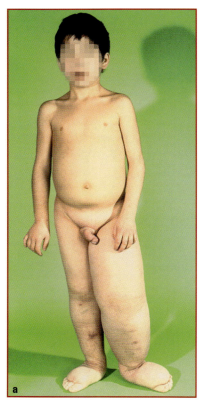
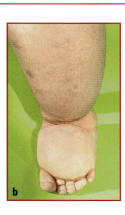

Abb. 15-4 Lymphoedema congenitum bei einem 9-jährigen italienischen Jungen. Körperliche und geistige Retardierung. **a** Extreme Ausbildung bis zum Hüftbereich. Erhebliche physische Behinderung. **b** Tiefe und steife Gelenkfalten der Haut. Stemmer-Zeichen an den Zehen.

ginn der Krankheit vorhanden. Sie kann allerdings im Lauf des Tages nachweisbar werden, wenn die Beine gegen Abend zusätzlich durch hydrostatische Einflüsse anschwellen.

Ein wichtiges Zeichen ist die steife Ausprägung von tiefen Gelenkfalten, insbesondere über dem oberen Sprunggelenk. Ähnliche Veränderungen finden sich an den Zehen und sind hier als **Stemmer-Zeichen** (1976) bekannt (Abb. 15-4 a und b).

Eine Objektivierung des klinischen Befundes ist durch **Umfangsmessungen** möglich. Die physikalischen Volumenmessungen sind zeitaufwändig und teuer (Herpertz 2003).

Durch die **B-Bild-Sonographie** lässt sich das Lymphödem im Stadium III von anderen Ödemformen unterscheiden. Bei der Untersuchung mit der 13-MHz-Linearsonde finden sich keine Flüssigkeitsräume, und das Gewebe ist nicht komprimierbar (Breu und Marshall 2000).

Die **Lymphszintigraphie** erscheint zur Abgrenzung des primären oder sekundären Lymphödems gegenüber anderen Ödemformen geeignet. Dazu werden radioaktive Substanzen wie Technetium-99m-markierte Nanokolloide, Albumin oder Dextran in den ödematösen Bereich eingespritzt. Durch eine standardisierte körperliche Belastung beschleunigt sich der Lymphfluss. Auf Frühaufnahmen stellen sich die drainierenden Lymphgefäße und auf Spätaufnahmen die Lymphknoten dar. Es lassen sich verschieden Parameter wie die Abflussgeschwindigkeit (Clearance), die Transitzeit zu den Lymphknoten und die proportionale Aufnahme des Pharmakons in den Lymphknoten quantitativ bestimmen (Brauer und Weissleder 2002; Földi et al. 1998).

Die **direkte Lymphographie** mit der operativen Freilegung eines Lymphkollektors am Fußrücken und der Injektion des öligen Röntgenkontrastmittels Lipiodol® über eine Druckpumpe hat heute beim Lymphödem keine Indikation mehr, wird aber in der Onkologie noch gelegentlich angewendet. Auch die **indirekte Lymphographie** spielt in der Praxis kaum mehr eine Rolle. Dabei wird das wässrige Röntgenkontrastmittel Isovist® in das subkutane Gewebe des Unterschenkels eingespritzt, und mit dem Abtransport lassen sich die kleinen Lymphgefäße morphologisch beurteilen (Partsch et al. 1984).

Komplikationen des Krankheitsverlaufes

Sowohl das primäre als auch das sekundäre Lymphödem weisen eine Reihe typischer Komplikationen auf, die nur zum Teil vermeidbar sind.

Erysipel

Die Wundrose ist die häufigste Komplikation in allen Stadien des primären Lymphödems, besonders aber bei schwerem Verlauf. Im Stadium I kann das Erysipel der erste Hinweis auf die Disposition sein (Abb. 15-5).

Die **Eintrittspforte** der Streptokokken befindet sich oftmals an einer Stelle der stärksten Ausprägung des Ödems. Wahrscheinlich liegen hier mikrostrukturelle Verletzungen der Haut durch die ödematöse Aufdehnung vor. Vielleicht kommen auch veränderte Bedingungen der regionalen Immunität

kennen wichtig, da die frühzeitige Behandlung die besten Aussichten auf Erfolg hat.

Die meisten Patienten kommen im **Stadium III** zur ärztlichen Behandlung. Jetzt haben sich die unterschiedlichen Ausprägungen des Ödems zwischen Tag und Nacht weitgehend angeglichen.

Im **Stadium IV** stehen die Patienten unter einem hohen Leidensdruck. Die allgemeine Mobilität wird in erheblichem Maß eingeschränkt, und durch das Übergewicht treten verschiedene Folgekrankheiten auf. In der Medizingeschichte ist die Krankheit unter dem Begriff der Elephantiasis seit Jahrhunderten bekannt (Abb. 15-1).

Das primäre Lymphödem verharrt nach seiner klinischen Manifestation oft über Jahre und sogar Jahrzehnte **in einem Stadium**, kann aber durch ungünstige Einflüsse, insbesondere durch lokale Operationen, Traumata und durch das rezidivierende Erysipel in ein schwereres Krankheitsstadium übergehen.

Diagnostik

Die Diagnose ergibt sich aus dem **typischen Palpationsbefund**. Die Haut fühlt sich eigenartig induriert an und lässt sich nicht in Falten abheben. Eine **Dellbarkeit** ist nur zu Be-

hinzu. Zwischen den Zehen entstehen leicht **Mykosen** mit oberflächlichen Hautläsionen.

Die **klinischen Zeichen** des Erysipels mit Schüttelfrost, hohem Fieber und Krankheitsgefühl sowie mit der lokalen, scharf begrenzten Rötung sind in typischer Weise ausgeprägt. Es muss aber beachtet werden, dass sich die Symptomatik bei häufigen Rezidiven wesentlich ändert. Mitunter ist nur noch ein grippeartiges Gefühl mit dem regionären Erythem verbunden, und manchmal nicht einmal mehr das.

Spontan klingt das Erysipel innerhalb von 10 Tagen ab. Wie bei der Streptokokkenangina und beim Scharlach besteht aber die Gefahr der **infektallergischen Folgekrankheit** wie Glomerulonephritis oder Endomyokarditis, seltener der rheumatoiden Arthritis und anderer rheumatischer Manifestationen. Deshalb ist eine antibiotische Therapie unbedingt erforderlich.

Jeder Schub des Erysipels geht mit einer **Entzündung der Lymphgefäße und der Lymphknoten** einher und kann somit die Grundkrankheit richtungsgebend verschlimmern. Im Stadium I führt die Infektion mitunter die klinische Manifestation herbei.

Die **Behandlung** erfolgt so früh wie möglich mit Penicillin, mindestens über 7 Tage. Nach Rezidiven kennt der Patient die Symptomatik bald so gut, dass er von sich aus sofort mit der Therapie beginnen sollte, um keine Zeit zu verlieren. Wir raten ihm dann, einen entsprechenden Vorrat an Medikamenten zu Hause aufzubewahren und auf Reisen mitzunehmen.

Bei wiederholten Rezidiven empfiehlt sich die Durchführung einer Penicillin-Prophylaxe, beispielsweise mit Tardocillin® 1200 alle zwei Wochen eine Injektion intramuskulär über den Zeitraum eines Jahres oder gegebenenfalls länger. Bei Penicillinallergie kann auf Erythromycin® oder andere Antibiotika ausgewichen werden.

Die **lokale Behandlung** beschränkt sich auf eine Verminderung der körperlichen Belastung, wiederholte Hochlagerung der Extremität über Tage und kühlende Umschläge mit Wasser. Die früher übliche Anwendung von Rivanol-Lösung ist weitgehend verlassen worden.

Dermatomykosen und Interdigitalmykosen

Die Gefahr der Hautpilzinfektion ist beim Lymphödem erhöht. Die eingezogenen Gelenkfalten sind häufiger betroffen, weil in ihnen ein feucht-warmes Milieu vorliegt. Nach dem **Bad in öffentlichen Einrichtungen** müssen die Füße jedes Mal sorgfältig desinfiziert werden, ebenso an den Pools der Ferienhotels. Am besten werden Badeschuhe getragen. Im Fall der Infektion muss die dermatologische Behandlung in Kombination mit einer Entstauungstherapie erfolgen.

Zur **Prophylaxe** der Interdigitalmykose gehört auch, dass der Patient *nirgends*, auch nicht im Schlafzimmer oder Badezimmer der Familie, barfuß geht. Das Bein mit Lymphödem infiziert sich ungleich häufiger als eine gesunde Extremität. Besonders Kinder führen oft Hautpilze mit sich und schleppen diese so in den Haushalt ein.

! Für den Patienten mit Lymphödem sind Haus- und Badeschuhe unverzichtbar.

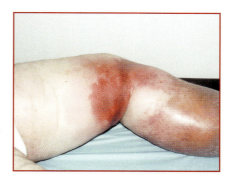

Abb. 15-5 Erysipel seit dem Vortag bei einem 61-jährigen Mann. Chronisches Phleb- und Lymphödem bei postthrombotischem Syndrom mit chronisch rezidivierendem Ulkus, auch infolge Adipositas und beruflicher Überlastung als Bäcker.

Papillomatosis cutis lymphostatica

An den Zehen, aber auch an den lymphatisch gestauten Unterschenkeln oder in der Genitalregion treten kleine warzenförmige Hautgeschwülste auf (vgl. Abb. 15-3). Sie neigen zu Verletzungen und sind eine häufige Eintrittspforte für Streptokokken. Bei stärkerer Ausprägung sollten sie deshalb entfernt werden, heute auch unter Verwendung der Lasertechnik. Die Rezidivquote ist allerdings beträchtlich.

Stewart-Treves-Syndrom

Bei der malignen Entartung der neu gebildeten Blutkapillaren im Bereich der Fibrosen handelt es sich um ein **Angiosarkom** (Abb. 15-6). In der lymphostatisch veränderten Haut und später auch über den Körper verteilt treten rötliche Knötchen auf, die dann konfluieren, nekrotisieren und ulzerieren. Innerhalb weniger Wochen oder Monate kommt es zur generellen Metastasierung mit infauster Prognose.

F.W. Stuart und **N. Treves** waren amerikanische Chirurgen. Die ursprüngliche Beschreibung bezog sich auf das sekundäre Lymphödem des Arms nach Mammaamputation. Die Krankheit kommt aber auch (selten) beim primären Lymphödem vor. Wir haben im Laufe unseres Berufslebens nur zwei Fälle beobachtet.

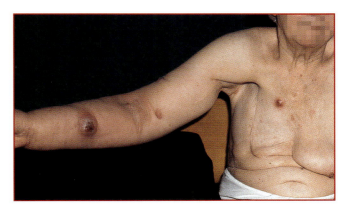

Abb. 15-6 Stewart-Treves-Syndrom bei sekundärem Lymphödem nach Mammaamputation mit Ausräumung der axillären Lymphknoten. 73-jährige Frau. Brustoperation vor 20 Jahren, Lymphödem seit 14 Jahren, Hämangiosarkom seit 6 Monaten.

Therapie

Die Behandlung des primären Lymphödems ist konservativ. Trotzdem wird der Chirurg oft konsultiert.

Komplexe physikalische Entstauungstherapie

Der Begriff stammt von Asdonk, dem Begründer der wissenschaftlichen Lymphologie und der Therapie von Lymphödemen in Deutschland.

Dr. Johannes Asdonk (*1910) war als Praktischer Arzt in Essen niedergelassen und erfuhr von seiner Arzthelferin und späteren Ehefrau Christa Bartetzko über die manuelle Lymphdrainage, die der dänische Philologe Dr. Emil Vodder erfunden hatte. Er machte mit der Methode gute Erfahrungen, gab schließlich seine Praxis auf und gründete 1972 im Schwarzwald die *Dr.-Vodder-Klinik*, die später nach Feldberg umzog und sich dann *Feldbergklinik Dr. Asdonk* nannte. Von 1978 bis 1981 waren dort auch **Prof. M. Földi** und seine Ehefrau **Dr. E. Földi** als Internisten tätig. Später gründeten Földi und Földi eine eigene Klinik für Lymphologie, die sich jetzt in Hinterzarten befindet (Herpertz 2003).

Die **manuelle Lymphdrainage** beruht auf der Anwendung bestimmter Griffe (Herpertz 2003). Dazu gehören folgende Termini:
▶ **Stehende Kreise.** Verschiebung der Haut durch kreisförmige Bewegungen gegen die Faszie. Bevorzugte Anwendung über den Lymphknoten.
▶ **Drehgriffe.** Das zu behandelnde Lymphbündel liegt zwischen Daumen und Zeigefinger und wird durch Drehgriffe von distal nach zentral vorgenommen.
▶ **Schöpfgriffe.** Haltung der Hand wie beim Drehgriff, jedoch etwas kräftigerer Druck nach proximal.
▶ **Quergriffe.** Durchführung mit beiden Händen in querer Richtung zum Lymphabfluss. Kombination von Schöpfgriffen und stehenden Kreisen.
▶ Andere **spezielle Griffe**, die in systematischer Folge zu absolvieren sind und neben den Extremitäten auch an Kopf, Thorax und Wirbelsäule zur Anwendung kommen.

! Auf der Rezeptur ist zu vermerken, *wo* die manuelle Lymphdrainage erfolgen soll und *wie lange* sie vorzunehmen ist: 30, 45 oder 60 Minuten. Anschließend muss der Patient dann mit einem Kompressionsverband oder -strumpf versehen werden. In der Regel sind hierbei auch die Zehen (bzw. Finger) einzubeziehen.

Intermittierende pneumatische Kompression

Als zusätzliche Maßnahme kann der Patient die intermittierende apparative Kompression täglich in Form der Heimtherapie vornehmen. Die modernen Geräte mit 12 Kammern erlauben eine schonende Anwendung. Es sind verschiedene Kontraindikationen zu berücksichtigen. Vor allem ist darauf zu achten, dass am proximalen Ende der Manschette kein **Aufstau der Lymphe** entsteht, der eine weitere Fibrosierung der Gewebe zur Folge haben könnte (S. 57).

Chirurgische Therapieansätze

Eine routinemäßige operative Behandlung des Lymphödems gibt es nicht. Ansätze dafür werden seit 100 Jahren gesucht. Es gibt eine Vielzahl unterschiedlicher Operationsmethoden des primären und sekundären Lymphödems (Brunner 1970):

Lymphangioplastische Methoden
▶ Fadendrainage (Handley 1908)
▶ Gestieltes perivaskuläres Hüllgewebe (Sokolowski 1925)
▶ Austauschlappen (Gillies und Fraser 1935)
▶ Rundstiellappen (Mowlem 1948)
▶ Gestielte Faszienlappen (Martorell 1958)
▶ Femoroabdominallappen (Rodriguez Azpurua 1965)
▶ Gestielte Netztransplantate (Goldsmith et al. 1967)
▶ Lymphadenovenöse Anastomosen (Calnan 1967; Nielubowicz und Olszewski 1968)

Ableitung der Lymphe in die Muskelloge
▶ Fenestration der Muskelfaszie (Lanz 1911)
▶ Resektion der Muskelfaszie (Kondoleon 1912)

Resezierende Methoden
▶ Keilexzision (von Mikulicz 1900)
▶ Radikaloperationen
  – Gestielte dicke Lappen (Sistrunk 1918)
  – Gestielte dünne Lappen (De Gaetano 1923)
  – Freie Transplantate (Charles 1910)

Resezierende Methode mit Transpositionslappen der Haut (Thompson 1959)
▶ Autologe Transplantation von Lymphgefäßen (Baumeister 1990)

Bisher konnte sich keine der genannten Operationsverfahren in der Routine durchsetzen (Abb. 15-7 a und b). Wir selbst haben die Methoden nach De Gaetano und Kondoleon, Thompson sowie die Fadendrainage jeweils in einzelnen Fällen angewandt, Aufwand und Resultat standen aber in keinem Verhältnis zueinander. Brunner (1970) berichtete über gute Erfahrungen mit der **Thompson-Operation**: Dabei wird nach Resektion des indurierten subkutanen Gewebes ein deepithelialisierter, langgestielter Hautlappen in die Muskelloge verlagert. Heute werden die gewebsresezierenden Verfahren in Europa nicht mehr angeboten.

Bei einer umschriebenen Unterbrechung der Lymphbahn kommt die mikrochirurgische autogene **Transplantation eines Lymphgefäßes** in Betracht. Die Entnahme des Transplantats erfolgt vom gegenseitigen Oberschenkel. Die Interposition kann unilateral oder – bei Verschluss der Beckengefäße – auch zur gegenseitigen Leiste hin vorgenommen werden. Die Indikation besteht in der Hauptsache bei sekundären Lymphödemen, seltener bei der primären Atresie. Baumeister und Siuda (1990) berichteten über günstige Ergebnisse an 55 Patienten über eine Beobachtungszeit bis zu drei Jahren.

15.4 Sekundäre Lymphödeme

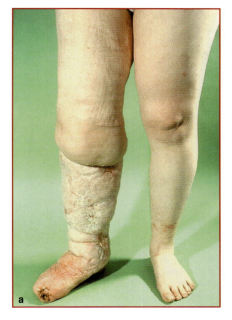
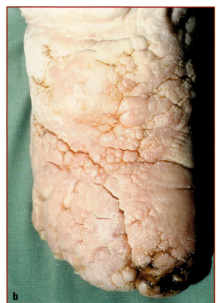

Abb. 15-7 Spätergebnis der Resektionsoperation nach de Gaetano im 18. Lebensjahr einer jetzt 27-jährigen Patientin. Auswärtige Operation.
a Ringförmige Resektionsnarben unterhalb des Knies und oberhalb der Knöchel.
b Schwerste Veränderungen im Sinne einer Fibrose und Papillomatose.

Nach der komplexen Entstauungstherapie eines schweren Lymphödems können schlaffe Hautsäcke zurückbleiben, in denen sich die Gewebsflüssigkeit sehr leicht wieder ansammelt. Hier kommt ausnahmsweise die Resektion der Haut in Betracht.

15.4 Sekundäre Lymphödeme

Das sekundäre Lymphödem beruht auf einer andersartigen Grundkrankheit, die der Anlass einer lymphatischen Abflussstörung ist. Im Vergleich zum primären Lymphödem tritt das sekundäre Lymphödem doppelt so häufig auf. Vor allem Patienten im mittleren und höheren Lebensalter sind betroffen.

Pathomorphologie und Pathophysiologie

Die häufigste Ursache ist die Unterbrechung der Lymphbahnen durch **operative Eingriffe** oder durch **Röntgenbestrahlungen** der regionären Lymphknoten bei einem Krebsleiden. Betroffen ist die Achselhöhle beim Mammakarzinom sowie die Leistenregion bei den Unterleibskarzinomen der Frau und des Mannes. Nach der Neck-Dissektion entsteht das Lymphödem im Gesicht.

Ursachen des sekundären Lymphödems können sein:
- Operations- und Bestrahlungsfolgen der regionären Lymphknoten
- Operationsfolgen an den peripheren Lymphbahnen des Beins
  - Entnahme der V. saphena magna zur Transplantation
  - Multiple mikrochirurgische Inzisionen bei Varikose
  - Arterielle Gefäßrekonstruktionen
- Maligne Infiltration der Lymphbahnen
- Postinfektiöse Destruktion der Lymphbahnen (besonders Erysipel)
- Filariosis

Klinik

Das Krankheitsbild lässt sich aufgrund der Anamnese und des typischen Aspekts auf den ersten Blick stellen (Abb. 15-8). Es ergeben sich aber differenzialdiagnostische Probleme, am häufigsten hinsichtlich des Erkennens einer begleitenden malignen Infiltration. Im Gegensatz zum primären Lymphödem des Beins sind die stärksten Veränderungen in der **Leiste** und am **Oberschenkel** ausgeprägt. Der eigenartige teigige Charakter der Haut ohne Dellenbildung auf Fingerdruck ist typisch. Die Leistenfalte verschwindet in der Umfangsvermehrung. Oft sind auch die Genitalien in das Ödem einbezogen.
Zur **Lokalisation** der sekundären Lymphödeme siehe Tabelle 15-1.
Die **häufigste Form** des sekundären Lymphödems ist das Armödem nach Brustkrebsoperation. Zu Beginn ist es auf den Oberarm beschränkt. In schweren Fällen können der ganze Arm, die Hand und die Finger betroffen sein. Nach der Mammaamputation *ohne* Revision der Axilla tritt kein Lymphödem auf.
Die **klinische Manifestation** des sekundären Lymphödems nach Operation und Bestrahlung kann sofort auftreten oder nach unterschiedlich langen Latenzzeiten. Auch hierfür sind manchmal Bagatellen verantwortlich zu machen. Die heute angewandten weniger invasiven Operations- und Bestrahlungsmethoden führen zu einer deutlich geringeren Inzidenz der Krankheit als noch vor 20 Jahren.

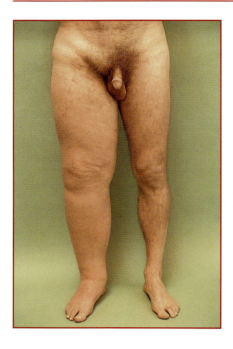

Abb. 15-8 Sekundäres Lymphödem bei einem 50-jährigen Patienten. Im 19. Lebensjahr Operation an den Lymphknoten in der rechten Leiste. Häufig Erysipele. Nach distal hin abnehmende Schwellung. Füße und Zehen nahezu ödemfrei.

Tab. 15-1 Lokalisation der sekundären Lymphödeme.

Körperregion	Ursache iatrogener Schädigungen
Leiste und Oberschenkel	Operation und Bestrahlung inguinaler und iliakaler Lymphknoten
Äußere Genitalien	Operation und Bestrahlung inguinaler und iliakaler Lymphknoten
Unterschenkel und Fuß	Operative Schädigung der präfaszialen Lymphbündel
Arm und Hand	Operation und Bestrahlung axillärer und thorakaler Lymphknoten
Mamma	Irritation von regionären Lymphbahnen nach Plastik
Gesicht und Nacken	Ausgedehnte Neck-Dissektion

Cave Die Problematik der primären und sekundären Lymphödeme ist für den Chirurgen hinsichtlich der Erhaltung aller morphologischer Strukturen des Lymphgefäßsystems bei operativen Eingriffen von überaus wichtiger Bedeutung. Insbesondere bei Venen- und Arterienoperationen müssen die Schnittrichtungen so gewählt werden, dass sie möglichst keine Lymphbahnen verletzen. Die Exzision von Lymphknoten bedarf einer strengen Indikation, über die der Patient aufgeklärt werden muss.

Diagnostik

Bei einer regionären Schwellung vom Typ des sekundären Lymphödems erscheint in den meisten Fällen eine weiterführende Diagnostik notwendig. Insbesondere spielen die bildgebenden Verfahren, die Sonographie und die Computertomographie, eine wichtige Rolle. Maligne infiltrative Vorgänge müssen rechtzeitig erkannt werden. Seltener wird eine Lymphozele als Ursache des Ödems festgestellt.

Kasuistik. Eine 45-jährige Schaustellerin kam wegen der chronischen Schwellung des linken Arms in die Ambulanz. Das teigige Ödem erstreckte sich vom Oberarm bis zu den Fingern. Alle Untersuchungen ergaben keinen pathologischen Befund. Die Patientin wurde zur weiteren Diagnostik stationär aufgenommen. Bei einer überraschenden Visite morgens um 6 Uhr waren zwar nicht mehr der angelegte Stauschlauch, aber noch seine tiefe Einschnürung zu erkennen. Es stellte sich eine schwere Depression als Ursache der Selbstschädigung heraus.

Therapie

Die Behandlung des sekundären Lymphödems unterscheidet sich per se nicht von der primären Form. Der **komplexen Entstauungstherapie** kommt die größte Bedeutung zu. Für die dauerhafte Kompression muss sich der Therapeut aber, gegebenenfalls in Verbindung mit der Strumpfindustrie, zuweilen eine individuelle Lösung einfallen lassen. Dazu gehören zum Beispiel Kompressionsfingerhandschuhe.

In ausgewählten Fällen ist die freie **autologe Transplantation von Lymphgefäßen** indiziert. Die Indikation liegt nach der Ausräumung von Lymphknoten und nach lokalen Traumen vor. Als Kontraindikationen gelten ein Tumorleiden und vorbestehende Lymphabflussstörungen im Spenderbein.

Das sekundäre Lymphödem erfordert von Fall zu Fall allgemeinmedizinische und **spezielle Maßnahmen** zur Behandlung der Grundkrankheit. Beispielsweise kann bei einer Lymphzyste die chirurgische Intervention zur Besserung führen, oder eine Radiofibrose der Haut muss therapiert werden. Mit der betroffenen Extremität muss sehr **schonend** umgegangen werden. So verbieten sich Blutentnahmen, Injektionen oder Blutdruckmessungen am sekundären Armödem. Auch im Sport und bei der täglichen Arbeit muss Rücksicht genommen werden. Verletzungsträchtige Tätigkeiten sind zu vermeiden. Dagegen haben medikamentöse Verordnungen wie Vitamin E oder Pentoxifyllin keine nachweisbare Wirkung (Gothard et al. 2004).

Wenig beachtet wurden bisher die erheblichen **psychosozialen Belastungen**, unter denen insbesondere die Frauen mit sekundärem Lymphödem nach Brustkrebsoperationen leiden (Bross et al. 1999). Ihnen fällt vor allem das Annehmen des disproportionierten Körperteils schwer. Das Selbstwertgefühl und die Lebensqualität sind oft erheblich beeinträchtigt. Auch sichtbare Erfolge der Entstauungstherapie richten in dieser Hinsicht wenig aus. Deshalb sollte gegebenenfalls an eine begleitende Psychotherapie gedacht werden.

15.5 Lipödeme

In der Venenchirurgie stellen die Lipödeme allenfalls ein Randproblem dar. Sie sind außerordentlich verbreitet und geben deshalb gelegentlich Anlass zu einer Beratung. Die operative Therapie gehört in den Bereich der plastischen Chirurgie.

> **Definition.** Lipödeme sind symmetrisch ausgeprägte, atypische Ansammlungen von Fettgewebe an den Extremitäten, die vermehrt Gewebswasser einlagern.

Pathomorphologie und Pathophysiologie

Die umschriebene Verdickung des Fettgewebes ist sowohl auf eine Zunahme der Fettzellen selbst als auch auf ihre Vergrößerung durch vermehrten Inhalt zurückzuführen. Wahrscheinlich werden dadurch die regionären Kapillaren und Lymphgefäße komprimiert und eine verstärkte Ansammlung interstitieller Flüssigkeit resultiert. Darauf wird auch die Schmerzempfindlichkeit zurückgeführt. Manche Autoren sprechen deshalb auch vom *Lip-Lymphödem* (Herpertz 2003).

Klinik

Meistens wird die Anlage zum Lipödem unter den weiblichen Mitgliedern der Familie vererbt. Männer leiden nur selten daran. In typischer Weise sind die **Fettgewebsablagerungen** an den Hüften, an der Innenseite der Knies und in der Knöchelregion lokalisiert. Entsprechend finden sie sich an den oberen Gliedmaßen im Schulterbereich, an der Innenseite der Ellenbogen und an den Handwurzeln, meistens aber in deutlich geringerer Ausprägung. Oft liegt eine generelle Adipositas vor (Abb. 15-9).

An den Beinen werden durch die Einlagerung von Ödemen ein **Spannungsgefühl und Schmerzen** ausgelöst. Wie beim Lymphödem kommt es in der Nacht nur zu einer geringen Ödemverminderung, und die Beschwerden bleiben bestehen. Besonders charakteristisch ist die **lokale Druckempfindlichkeit**.

Diagnostik

Die Diagnose ergibt sich aus dem typischen klinischen Aspekt. Es kommen aber Kombinationen mit dem primären Lymphödem und allen Venenkrankheiten vor. Wenn die Hautfalten in der Knöchelregion überhängen und sich tiefe Hautfalten ausbilden, besteht die Neigung zu dermatologischen Komplikationen und zum Erysipel. Es wird vom *Zuavenbein* gesprochen.

Kulturgeschichte. Die Zuaven waren ein algerischer Volksstamm, dessen Männer in der Mitte des 19. Jahrhunderts zur französischen Kolonialtruppe gehörten. Die Soldaten zeichneten sich durch eine besondere Mode ihrer Hosen mit einer sackartigen Erweiterung in Knöchelhöhe aus, die van Gogh (1853–1890) zu einem berühmten Gemälde inspirierte.

Therapie

Das Lipödem ist keinesfalls nur ein ästhetisches Problem. Sobald Schmerzen vorhanden sind, liegt ein Krankheitscharakter vor, und für Krankenversicherungen besteht die Leistungspflicht. Die physikalische Entstauungstherapie hat begrenzte Erfolgsaussichten. Die frühzeitige Verordnung von **medizinischen Kompressionsstrümpfen** kann die Verschlimmerung des Krankheitsverlaufs verzögern.

Heute steht therapeutisch die **Liposuktion** im Vordergrund. Die lokalen Ansammlungen des Fettgewebes sind dadurch zu beseitigen, und auch die Beschwerden klingen ab. Bei der Anerkennung eines Krankheitscharakters muss die Leistungspflicht sowohl der privaten als auch der gesetzlichen Krankenkasse heute in der Regel noch durchgefochten werden.

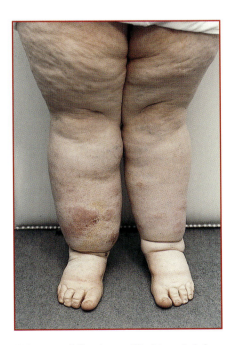

Abb. 15-9 Adipositas und Lipödeme bei einer 42-jährigen Patientin mit familiärer Belastung. Typische vermehrte Ansammlung von Fettgewebe an den Hüften, den Innenseiten der Knie und in der Knöchelregionen. Das Stemmer-Zeichen an den Zehen und die tiefen, steifen Gelenkfalten der Haut weisen auf eine lymphostatische Komponente hin. Eine Besserung wäre durch konsequente Gewichtsreduktion, Liposuktion und anschließende plastisch-chirurgische Korrektur von schlaffen Hautregionen möglich.

Literatur

Baumeister RG, Siuda S. Treatment of lymphedemas by microsurgical lymphatic graft. What is proved? Plast Reconstr Surg 1990; 85: 64–74.

Brauer WJ, Weissleder H. Methodik und Ergebnisse der Funktionslymphographie: Erfahrungen bei 924 Patienten. Phlebologie 2002; 31: 118–25.

Breu FX, Marshall M. Neue Ergebnisse der duplexsonographischen Diagnostik des Lip- und Lymphödems. Phlebologie 2000; 29: 124–8.

Bross F, Földi E, Vanscheidt W, Augustin M. Psychosoziale Krankheitsbelastungen und Lebensqualität beim Lymphödem. Phlebologie 1999; 28: 70–3.

Brunner U. Chirurgische Behandlung des Lymphödems. In: Brunner U, Kappert A, May R, Schoop W, Witzleb E. Das dicke Bein. Aktuelle Probleme der Angiologie. Bd. 9. Bern: Huber 1970; 270–5.

Brunner U, Andres J. Primäres Lymphödem und Schwangerschaft. In: Brunner U, Bolliger A, Stemmer R. Probleme des geschwollenen Beins. Aktuelle Probleme der Angiologie. Bd. 22. Bern: Huber 1973; 128–35.

Földi E, Baumeister RGH, Bräutigam P, Tiedjen KU. Zur Diagnostik und Therapie des Lymphödems. Deutsches Ärzteblatt 1998; 95: A–740–7.

Gothard L, Cornes P, Earl J, Hall E, MacLaren J et al. Double-blind placebo-controlled randomised trial of vitamin E and pentoxifylline in patients with chronic arm lymphoedema and fibrosis after surgery and radiotherapy for breast cancer. Radiother Oncol 2004; 73: 133–9.

Herpertz U. Ödeme und Lymphdrainage. Stuttgart: Schattauer 2003; 129–50.

Partsch H, Urbanek A, Wenzel-Hora B. The dermal lymphatics in lymphedema visualized by indirect lymphography. Br J Derm 1984; 110: 431–8.

Stemmer R. Ein klinisches Zeichen zur Früh- und Differentialdiagnose des Lymphödems. Vasa 1976; 5: 261–2.

Vogt H. Das Bild des Kranken. München: Lehmanns 1969; 72.

Sachverzeichnis

A

Acenocoumarol 220
Achillessehnenregion
– Druckgeschwür 54
– Hautschutz bei Expressionsverband 53
Acrylkleber 38
Adrenalin 34
Adventitiadegeneration, zystische 318 ff
– Operation 321
Aethoxysklerol® 43
Ägyptisches Saphena-Auge 77, 105
Air-block-Sklerosierungstechnik 46
Aktivität, fibrinolytische 43 f
Aktivkohleauflage 297
Akzessoria-Anastomose, distale 124
Alfentanil 33
Alginate 297
Allgemeinanästhesie 33
Amaurosis fugax nach Sklerosierung 49
Anästhesie 33 ff
– Operation, ambulante 35
Anastomose, saphenofemorale, nach Delbet 67 f
Aneurysma
– sackförmiges 325
– spindelförmiges 325
– spurium 324
– venöses 324 ff
– – B-Bild-Sonographie 16
– – Resektion 326
– – sackförmiges 80 f
– verum 324
Angiodysplasie
– angeborene 333 ff
– – Hamburger Klassifikation 333 f
– – kombinierte 336 ff
– venöse 334 ff
Angiosarkom 347
Anterior-Ulkus 75, 133
Anti-Faktor-Xa bei NM-Heparin-Therapie 218

Antikoagulanzien
– Kontraindikation 208
– orale, Cumarintyp 220 ff
– – Nebenwirkungen 223
Antikoagulation 215 ff
– Beendigung 222
– orale, nach Thrombektomie 204
– bei postthrombotischem Syndrom 277
– primäre 215
– Ratschläge für den Patienten 222
– Sklerosierungswirkung 44
Antikörper, fibrinspezifische 195
Appositionsthrombus 197
Arbeitsanpressdruck 52
– Dauerverband, komprimierender 53
– Kompressionsstrumpf 55
Arbeitsgemeinschaft Wissenschaftlich Medizinischer Fachgesellschaften 61
Arbeitsversuch, Phlebodynamometrie 14
Armamentarium chirurgicum 2
Armlymphödem 349 f
Arm-Schulter-Venen 237
Armvenen-Schultervenen-Thrombose 237 ff
– Ursache 238
Arteria
– femoralis superficialis 179
– peronea, Anschallung 173
– poplitea 175
– pudenda externa 49
– tibialis posterior, Verletzung bei paratibialer Fasziotomie 291
Arteriendruckmessung, periphere 22 f
Arteriensystem 5
Arterienwand 39
Arthropathie, Stauungssyndrom 304
Aszites 261
Atrophie blanche 85, 287 f
– Sklerosierungsmittelinfiltration 49
Aufklärung 27 ff
– unvollständige 29
Aufklärungsbogen 28

Aufklärungsgespräch, präoperatives 27 f
– Dokumentation 28
– Umfang 27 f
– Zeitpunkt 27
Aufwärmtraining 59
Autoimmunprozess, Thrombophlebitis saltans 246
Avalvulie 88
AWMF (Arbeitsgemeinschaft Wissenschaftlich Medizinischer Fachgesellschaften) 61

B

Babcock-Operation 86, 102 ff, 264
– Geschichte 102
– Indikation 102
– Invaginationstechnik 103
– Lymphbündelschädigung 104 f
– Nervus-peroneus-Schädigung 104
– Nervus-saphenus-Schädigung 103 f
– bei Parva-Stammvarikose 139
– Stripping-Manöver 102 f
Badeurlaub 166
Ballon sign bei Sklerosierungsmittelinjektion 46
Balneologie 60
Barfußgehen 165
Basler Studie 69, 283
Bassi-Häkchenmethode 158
Bauchwandkollateralen 258, 260
B-Bild-Sonographie 15 f
Beckenvenen (s. auch Vena iliaca) 180 f
– chirurgischer Zugang 181
– Fibrosierung, perivaskuläre 258
– Phlebographie 180 f
– postthrombotisches Syndrom
– – beidseitiges, Kollateralisation 259 ff
– – einseitiges, Kollateralisation 257 ff

Beckenvenenentzündung 216
Beckenvenenphlebographie 259
Beckenvenenplexus, Kollateral-
   funktion 258
Beckenvenensporn 181, 190, 317 f
– Definition 317
– Stent-Implantation 318 f
– Thrombektomie 211
– Thrombose, interventionelle
   Therapie 211
Beckenvenenthrombose
   (s. auch Thrombose) 169 ff
– Anamnese 192
– Antikoagulation 219
– – primäre 215
– Computertomographie 199
– Diagnostik 196 ff
– diagnostischer Algorithmus 199 f
– Disposition 186
– Dopplersonographie 196
– Duplexsonographie 196 f
– Kindesalter 249 f
– Klinische Wahrscheinlichkeit 194 f
– linksseitige 318
– Magnetresonanztomographie 199
– Pathophysiologie 185 ff
– Phlebographie, aszendierende 197 ff
– Symptomatik 189
– Therapie, ambulante 225 f
– Thrombektomie 202 ff
– – Beckenstrombahn-Revision 203 f
– – Thrombophilie-Diagnostik 187
Beckenvenenverschluss
– chronischer 272 ff
– Kollateralen 258
Beine
– abduschen 165
– hochlagern 165
Beinfaszien 105
Beinhaut, livide 193
Beinödem (s. auch Ödem) 70, 193
– Vena-cava-inferior-Verschluss 259
Beinvenen 5 f
– Kollateralkreisläufe 254 ff
– tiefe 171 ff
Beinvenensystem, intrafasziales,
   Aneurysmen 325
Beinvenenthrombose
   s. auch Thrombose
– aszendierende, Thrombektomie
   202 ff
– proximale 177
– tiefe (s. auch Phlebothrombose)
   169 ff
– – Anamnese 192
– – Antikoagulation 219 ff

– – primäre 215
– – Bewegungstherapie, aktive 224 f
– – Computertomographie 199
– – Diagnostik 196 ff
– – diagnostischer Algorithmus 199 f
– – Disposition 186
– – Dopplersonographie 196
– – Epidemiologie 184 f
– – Kindesalter 249 f
– – Klinische Wahrscheinlichkeit
      194 f
– – Kollateralisation 187, 251 f,
      254 ff
– – Kompensation 249
– – Kompressionssonographie 196 f
– – Kompressionstherapie 223 f
– – Magnetresonanztomographie 199
– – Mobilisation 224 f
– – Pathophysiologie 185 ff
– – Phlebographie, aszendierende
      197 ff
– – postoperative 185
– – Prävention, sekundäre 215 f
– – Rekanalisation 249 f
– – – wirre 199, 248, 257, 288
– – Reparation 249
– – Risikokonstellation 186
– – Score, klinischer 194 f
– – nach Sklerosierung 49
– – Therapie
– – – ambulante 225 f
– – – konservative 215 f
– – Thrombophilie-Diagnostik 187
– – Venenverschlußplethysmo-
      graphie 196
Bernoulli-Gesetz 79
Berstungsschmerz unter Belastung 328
Besenreiservarizen 85, 161 f, 164 f, 288
– Schaumsklerosierung 47
– Sklerosierung 45
Bettlägerigkeit, Thromboseprophylaxe-
   strümpfe 57
Bewegungstherapie bei postthrombo-
   tischem Syndrom 277
Bewegungsübungen 165
Beweislast, Umkehrung 28
Binde, kohäsive 53
Biodébridement 297
Bisgaard-Grube, Hautschnitt, Parva-
   Extraktion 140
Blanching-Effekt 34
Blow-out 128, 159, 162
– Cockett-Perforans 128
– Dodd-Vene 115
Blow-out-Syndrom 151
Blutegel 216

Blutleere 37
Blutsperre, arterielle, Kompartment-
   syndrom 327 f
Blutung
– venöse 331
– bei Warfarintherapie 223
Bogenvene s. Vena arcuata
Bonner Venenstudie 69, 248, 283
Boyd-Varikose 85
Boyd-Vene 113, 147 f
Boyd-Venen-Degeneration, variköse
   118
Boyd-Venen-Varikose 158 f
Braun-Pfropfung 299 f
Brillenzeichen 198
Brückenvenen 172, 257
Brustwandkollateralen 260
Budd-Chiari-Syndrom 261, 317
Bügeleisengang 141

C

Cava-Clip
– endovasaler 208 ff
– extravasaler 208
Cava-Filter
– permanenter 208 f
– retrievable, Indikation 210
– temporärer, Indikation 210
CEAP-Einteilung 72 ff, 249, 285
Certoparin 219
Chininpräparat 70
CHIVA-Nomenklatur 105
CHIVA-Operation 105 ff
CHIVA-Strategie nach Franceschi 105
Claudicatio
– intermittens arteriosa 253
– venosa 253
Cockett, Frank Bernard 152
Cockett-Operation bei Ulcus cruris
   283
Cockett-Operationswunde, Naht 38
Cockett-Perforansdissektion 10, 264
– subfasziale, nach May 153 ff, 264
Cockett-Perforans-Insuffizienz 85,
   128, 254 f
Cockett-Perforans-Varikose 92, 133
Cockett-Venen 147 ff
– mittlere 149
– – Insuffizienz 151
– obere 149
– – Insuffizienz 150, 152
– paratibiale 157
– untere 149, 157
Cockett-Venen-Rezidivvarikose 158

Cockett-Venen-Varikose 149 ff
– Kragenknopfthrombose 244 f
– Operationsmethode 152 f
Computertomographie 21
– Thrombosediagnostik 199
Confluens venosus subinguinalis 75
Corona phlebectatica paraplantaris 165, 287 f, 340
Cross-over-Venenbypass 273
– inverser 274
Cumarinderivate 220 ff
– Nebenwirkungen 223
Cumarinnekrose 221, 223
Cut-off-Effekt 8
CVI s. Venöse Insuffizienz, chronische

D

Dacron-Manschette, Valvuloplastik, extraluminale 111
Dalteparin 219
Danaparoid 219 f
– Kreuzreaktion zu Heparin 220
– Thromboseprophylaxe bei HIT II 232
Dauerkatheter, venöser 214
Dauermedikation, orale 30
Dauerverband, komprimierender 53
D-Dimer-Antigenspiegel, erhöhter 195
D-Dimer-Test 195 f, 199 f
Débridement, Ulcus cruris venosum 297
Dehnungsstreifenplethysmographie, dynamische 253
Dekompression, parafibulare 206
Delbet-Prinzip 67 f
Dermatolipofasciosclerosis
– circularis 284, 286, 311
– regionalis 284, 286, 293 f
Dermatolipofaszosklerose 83, 310
Dermatoliposklerose 152, 245, 284, 286, 288
Dermatomykose 347
Dermite ocre 288
Desirudin 232
Diagnosis Related Groups 63 f
Diathermiekoagulation bei Matting 164
Dilatation, infravalvuläre 79 ff, 256, 335
DIMDI 63
Disease management 63
Dodd-Perforans

Dodd-Vene 113, 147 f, 159
– variköse, Abriss beim Stripping-Manöver 115 f
Dodd-Venen-Dissektion, subfasziale, selektive 159
Dodd-Venen-Insuffizienz 106, 159
Dodd-Venen-Varikose 159
Doppelschlageffekt, Vena cava inferior 7
Doppel-Spritzen-System, Schaumsklerosierung 46
Doppler, Christian 15
Doppler-Blutdruckmessung 22 f
– Fehlerquellen 23
Doppler-Index 23
Dopplersonographie 16
– Thrombosediagnostik 196
Dopplerverschiebung 16
Dow-Zeichen 151, 159
Drogenabusus 214
Druck
– hydrostatischer 7
– postkapillärer 7
Druckanstieg, hydrostatischer 344
Druckgeschwür
– über der Achillessehne 54
– chronisches, durch Kompressionsverband 52
– Knöchelspitze 54
Druckmessung, intrakompartimentäre 24, 309, 328
Druck-Saug-Pumpe 7 f
Druck-und-Dehnungs-Schmerzzeichen 193
Druckunterschied, onkotischer 344
Duplexsonographie 17
– farbkodierte 17
– – Perforansdiagnostik 152
– – postthrombotisches Syndrom 261 f
– Thrombosediagnostik 196 f
– Voraussetzung 9
Dyscrasie, metastasierende 170
Dysplasie 79

E

EbM (evidenzbasierte Medizin) 62
EBM 2000plus (Einheitlicher Bewertungsmaßstab 2000plus) 63
Ecarin-Zeit 220
Einflussstauung, venöse, untere 260
Einheitlicher Bewertungsmaßstab 2000plus 63

Einsegel-Venenklappen-Xenograft 268
Elephantiasis 343
Embolie nach Sklerosierung 49
Endophlebitis obliterans, Lebervenen 261
Endotheldenaturierung, chemische 43
Endothelschädigung 39 f
Enoxaparin 219
Entstauungstherapie, physikalische, komplexe 59
EPS (endoskopische Perforantensanierung) 155
Erwerbsunfähigkeitsscore 73
Erysipel 346 f
ESPD s. Perforansdissektion, subfasziale, endoskopische
Esmarch-Blutleere 37
Exhairese, totale, nach Madelung 66 f
Expressionsverband
– exzentrischer 53 f
– konzentrischer 53 f

F

Fädenziehen 40 f
Faktor-Xa-Hemmung 220
Fallpauschalsystem 63 f
Fascia
– cribrosa 75
– cruris 6
– – Beziehung zur Vena saphena magna 77
– – Kollagenfibrillen 308
– – Mikroverletzungen 330
– lata 6, 72
– – Beziehung zur Vena saphena magna 77
– saphena 105
– – Beziehung zur Vena saphena magna 77
Fascia-cruris-Chirurgie, Aufklärung, präoperative 30
Fasziektomie, krurale 312 ff
– zweizeitige 303, 314
Faszienhernie, popliteale 140
Faszienkompressionssyndrom, venöses, chronisches 288
– Sklerose-Faszien-Score 286
Faszienlücken für Venae perforantes 149
Faszienspaltung bei Kompartmentsyndrom 329
Fasziotom 156, 290

Fasziotomie 206
– paratibiale 284
– – nach Hach/Vanderpuye 290 f
– – bei Ulcus-cruris-Nekrosektomie 298
– nach Perforansdissektion 156
Femoralgefäßligatur bei Magna-Krossektomie 97
Femoralgefäßverletzung bei Magna-Krossektomie 97
Femoralisanastomose, distale 177 f, 256 f
Femoralis-Bypass nach Husni/May 269
Femoralklappeninsuffizienz, primäre 334 f
Femoralveneninsuffizienz
– primäre, Venenklappenplastik 266 f
– sekundäre 88
Feuerstein-Perforantendiszision 158
Fibrinmanschette, perikapillare 293
Fibrinolyse vor Thrombektomie 205
Fibrosierung, perivaskuläre 258
Fischer, Heinrich 51
Fistel, arteriovenöse
– angeborene 339
– farbkodierte Duplexsonographie 332 f
– iatrogene 332
– Klippel-Trenaunay-Syndrom 336
– Parkes-Weber-Syndrom 339
– temporäre 269 ff
– – Aneurysmabildung 270
– – Indikation 271
– – Operationstechnik 271
– – Shuntvolumen 270
– – nach Thrombektomie 204, 215
– – Verschluss 272
– traumatische 331 ff
Fluoreszenz-Videomikroskopie 22, 289
Fogarty-Katheter 201, 203
– Venenklappenpassage 203 f
Fondaparinux 219 f
– Thromboseprophylaxe
– – bei HIT II 232
– – primäre 231
– Vorteile 231
Fontaine, René 4
Frankfurter-Würstchen-Verband 53 f
Franceschi-Shunttypen 105 f
Französische Sklerosierungstechnik 44
Fräskopf, Venenextraktion 111
Frequenzmodulation 16
Frühmobilisation 228

Frühsyndrom, postthrombotisches 248, 252, 261
Fründ, Heinrich 4
Fußheberlähmung 141
Fußmuskelpumpe 8
Fußsohlenschmerz 188
Fußvenen, tiefe 171 f

G

Gamaschenulkus 307, 311
Gangrän 5
Gastroknemiusvenen 180
– Kollateralfunktion 257
– Pressphlebographie, aszendierende 20
G-DRG (Diagnosis Related Groups) 63 f
Gefäß-Nerven-Strang, poplitealer 175
Gefäßschädigung, postthrombotische 249
Gefäßsport 306
– Tübinger Modell 59
Gefäßverletzung bei Krossektomie 97
Gefäßwandschädigung, Thrombogenese 185
Gehtraining 59
Gelenkfalten, tiefe, steife 346
Gelenkmobilitätsmessung, Neutral-0-Methode 24
Gerinnungsstörung 191
– Thromboserisiko 186 f
Gewebedruckmessung 23 f
– dynamische 24
– orthostatische 23 f
Gewebsinduration 82 f
Gewebssklerose, chronische venöse Insuffizienz 284
Giacomini-Anastomose 118, 127, 198
Gibson-Faszie 240
Glutealvenen, Kollateralfunktion 258
Gravidität 44
Greenfield-Filter 209
Grenzstrangganglien, Schädigung 272
Grundlagenforschung, phlebologische 65
Gruß-Thrombektomie 203 ff
Gruß-Venenklappenplastik 266
Günther-Tulip-Filter 210
Gürtelzeichen 255 f
Gutron®-Tropfen 70

H

Hach-Fasziotom 156, 290
Hach-Gürtelzeichen 255 f
Hach-Monokelzeichen 198
Hach-Muskeltranspositionsplastik, laterale 305 f
Hach-Operation, stadiengerechte, bei Saphena-parva-Stammvarikose 135 f
Hach-Positionszeichen 190
Hach-Profunda-Perforans 147 f
– Varikose 161 f
Hach-Saphenastumpfdissektion
– präfemorale 119 ff
– retropopliteale 146
Hach-Saphenastumpfligatur
– präfemorale 119 f
– retropopliteale 145
Hach-Stalaktitenzeichen 190
Hach-Teleskop-Zeichen 6
Hach/Vanderpuye-Fasziotomie, paratibiale 290 f
Hach/Vanderpuy-Perforansdissektion, nicht selektive, subfasziale 158
Hach-Wirrnetze 199
Haftung, zivilrechtliche 28
Haftverband 52
Häkchenmethode nach Bassi 158
Halo, Fluoreszenz-Videomikroskopie 22
Hämangiom, kavernöses 335 f, 338
Hämangiomatose, systematisierte 338
Hämangiosarkom 347
Hämatom 41
– nach Magna-Krossektomie 98
Hamburger Angiodysplasie-Klassifikation 333 f
Hämostasedefekt 187
Hauer-Perforansdissektion
– endoskopische 264
– subfasziale, endoskopische 155 ff, 289 f
Hauptdiagnose 63
Hautdurchblutung, Messmethode 22
Hautentnahmestelle 299
Hautersatz 302
Hautfalte 37 f
Hautnaht 38
Hautschaden durch Kompressionsverband 54
Hautsklerose, chronische venöse Insuffizienz 284

Hauttransplantat-Empfängerbezirk, Konditionierung 299
Hauttransplantation 298 ff
– Narbenpflege 314
Hautveränderung, chronische, Innenknöchelregion 151
Heparin 215 ff
– Kontraindikation 218
– Nebenwirkung 217 f
– niedermolekulares 216, 218 f, 231
– Thromboseprophylaxe, primäre 230 f
– unfraktioniertes 216, 218
– Wirkung, biologische 216
Heparinanaloga 219 f
Heparinberieselung nach Thrombektomie 204
Heparin-induzierte-Plättchenaggregation-Test 217 f
Heparinprophylaxe 29
– bei Stammvarikosen-Operation 95
Herzinsuffizienz bei arteriovenöser Fistel 333
Hiatus-saphenus-Pumpe 9
HIPA-Test 217 f
Hippokrates 1
Hirudin 220
HIT (Heparin-induzierte Thrombozytopenie)
– Typ I 217
– Typ II 29, 217 f
– – Thromboseprophylaxe 232
Hoffmann-Klopfzeichen 104, 142
Hohlvene, untere s. Vena cava inferior
Homans-Operation 305
Homöostase 70
Hunter-Kanal 6
Hunter-Vene 113, 147
Husfeld-Thrombektomie 204 f
Husni/May-Femoralis-Bypass 269
Husten-Test 82
Hydroaktivverband 297
Hydrofiber 297
Hydrogel 297
Hydrokolloide 297
Hyperabduktionstest 238 f
Hyperkeratose 288
Hyperkoagulabilität, Thrombogenese 186
Hyperpigmentierung nach Besenreiser-Sklerosierung 164
Hypertonie, venöse 83, 134
– dynamische 285 f, 293
Hypodermitis 83, 288

I

ICD-10-GM 63
Iliofemoralvenenthrombose, deszendierende 190
Infektion, bakterielle, nach Krossektomie 98
Infektionsprophylaxe, präoperative 31
Infiltration, schmerzhafte 41
Infiltrationsanästhesie, lokale 34
Innenknöchelregion, Hautveränderung, chronische 151
Innenknöchelulkus 75
INR (International Normalized Ratio) 221 f
– Selbstbestimmung 222
Inspektion 13
Insuffizienzpunkt
– Ausschaltung 105
– distaler 19, 78, 83 f
– – Saphena-parva-Stammvarikose 133
– – topographische Position 107
– proximaler 78, 83, 92
– – in der Leiste 113
– – am Oberschenkel 113
– – zweiter 113 f
Interdigitalmykose 347
International Normalized Ratio 221 f
International Sensitivity Index 221
Intrakutannaht
– Fädenziehen 41
– falsche Z-förmige 38
– mäanderförmige 38
Intubationsnarkose 33
Invaginationsmethode
– Magna-Extraktion 103
– Parva-Extraktion 139
Irische Sklerosierungstechnik 44
ISI (International Sensitivity Index) 221

J

Jessup-Valvuloplastik, extraluminale 111 f
Johann Scultetus Ulmensis 2
Johnson-Venentransposition 267 f
Jünger-Gefäßsport 59 f
Juristische Aspekte 28 f

K

Kapazitätsgefäße, venöse 7
Kapillarmikroskopie 22, 289
Keratinozytenzüchtung 302
Kinking 87
Kistner-Venenklappenplastik 266 f
Klapp-Diszisionsverfahren 158
Klappentaschenthrombus 198
Klebebinde, Dauerverband 53
Klebestreifen 39
Klebeverband 52
Klippel-Trenaunay-Syndrom 336 ff
Kneipp-Güsse, kalte 60
Kniegelenkrekurvation 304
Kniekehlengefäße, Pressphlebographie 175
Kniekehlen-Perforans 147 f
– Einmündung in die Vena poplitea 160 f
– Varikose 160 f
Kniekehlenpumpe 9, 174
Knöchelarterien-Druckmessung 22 f
Knöchelspitze, Druckgeschwür 54
Knopfnaht 38, 41
Koagula, intravasale, Entleerung nach Sklerosierung 45
Kocher, Theodor 68
Kocher-Ligaturen 68
Kodiag®-System 23 f, 310
Kollateralen
– präformierte 187
– spontane 187
– suprapubische 257 ff
Kollateralisation 251 f
– wirre 257
Kollateralkreislauf 5
– extrafaszialer 254 f
– infrafaszialer 257
– portaler 259 f
Kommunikation, transfasziale 65, 72
Kompartmentdruckmessung 24, 309 f, 328
Kompartmententlastung 83
Kompartments des Unterschenkels 174, 308 ff
Kompartmentsyndrom 326 ff
– akutes 23, 327 ff
– Druckmessung 328
– exertionelles, chronisches 330
– Faszienspaltung 329
– Gewebedruckmessung 23 f
– Phlebothrombose 173
– Phlegmasia
– – alba 193
– – coerulea dolens 206
– posttraumatisches 194
– Sonographie 329
– venöses, chronisches 23, 83, 254, 284, 291, 307 ff, 330

Kompartmentsyndrom
– venöses, chronisches
– – Biopsie 311 f
– – Computertomographie 311
– – Definition 307
– – destruierendes 310
– – Diagnostik 310 ff
– – Fasziektomie, krurale 312 ff
– – Klinik 310
– – Pathophysiologie 307 ff
– – Therapie 312 ff
Kompression, pneumatische, intermittierende 57 f, 228 f
– Lymphödembehandlung 348
– nach Thrombektomie 205
Kompressionsstrumpf
– Anziehhilfe 101
– nach endovaskulärer Laserkoagulation 110
– nach endovaskulärer Radiofrequenzablation 109
– mit Kurzzugbinde 57
– nach May-Perforansdissektion 154
– nach Parva-Stammvarikosen-Operation 139
– postoperativer 101
– bei postthrombotischem Syndrom 276
– bei Ulcus cruris venosum 296
Kompressionsstrümpfe, medizinische 54 ff
– Charakteristik 55 ff
– Indikation 54
– Kontraindikation 54
– Schema 56
Kompressionssyndrom, venöses, extravasales 190, 321 ff
– Definition 321
– pathologisches 322 ff
– physiologisches 322
– Thrombektomie 211
Kompressionstest am Fuß 152
Kompressionstherapie 50 ff, 59, 223 f
– bei chronischem venösen Stauungssyndrom 292
– Kontraindikation 206
– bei postthrombotischem Syndrom 276 f
– nach Sklerosierung 47
– bei Ulcus cruris venosum 295 f
– Wirkung 50
Kompressionsverband 50 ff, 223 f
– Definition 51
– elastischer 51
– halbstarrer 51
– Hautschädigung 54

– nach kruraler Fasziektomie 314
– bei Ulcus cruris venosum 295
– Wirkung 52
Konstriktionssyndrom, mediales, supramalleoläres 308
Kontrasmittel, jodhaltiges 30
Konturzeichen 198
Koppelung, arteriovenöse 8
Korbhenkelnaht 38
Körpervenenchirurgie, Historisches 3
Kost, schlackenreiche, natürliche 165
Kosten-Nutzen-Relation 61
Kostoklavikulartest 238 f
Kragenknopfthrombose 191, 244 f
Krallenfuß 141
Krampfadern s. Varikose
Krankengymnastik 59
Krosse 75
– Rezidiv 118 ff
– Vena saphena magna 113
– – chirurgischer Zugang 76 f
– Vena saphena parva 113
Krossektomie 94
– erweiterte, Vena saphena magna 94
– bei Lungenemboliegefahr 214
– bei transfaszial progredienter Varikophlebitis 212 f
– Vena saphena magna 95 ff
– – nach CHIVA-Operation 107
– – Definition 95
– – Femoralgefäßligatur 97
– – Gefäßverletzung 97
– – Geschichte 98
– – Hautschnitt 96
– – inadäquate 118 f
– – Komplikation 97 f
– – Ligatur 97
– – Lymphgefäßverletzung 78
– – mit Sklerosierung 45
– – bei Varikophlebitis 212
– – Vena saphena parva 136 ff
– – bei Varikophlebitis 212
Kryomethode
– bei Seitenastvarikose 126
– bei Vena-saphena-magna-Stammvarikose 100 f
– bei Vena-saphena-parva-Stammvarikose 139
Kurzschlüsse, tumoröse, lokalisierte 339
Kurzzugbinde
– elastische 51, 57
– – nach Perforansdissektion 102
– – bei Ulcus cruris venosum 295
– nach May-Perforansdissektion 154
Kuster-Perforantes 148

Kuster-Perforantes-Varikose 148
Kuznik-Umstechungen 68

L

Labortests, präoperative 30
Langstreckenreise 166
Langzeitantikoagulation, Heparin 216 ff
Langzeitantikoagulation, Indikation 222
Langzugbinde, elastische, bei Ulcus cruris venosum 295
Laplace-Gesetz 52
Largiardèr-Thrombektomie 205
Larynxmaske 33
Laserbehandlung bei Matting 164
Laser-Doppler-Fluxmetrie 22, 289
Laserkoagulation, endovaskuläre 109 f, 140
Laufbandergometer-Belastung, Gewebedruckmessung, dynamische 24
Lebervenenthrombose 261
Lebervergrößerung 261
Leiterphänomen 257
Leitlinien 61 f
– evidenzbasierte 61
Leitvene, Klappenanordnung 6
Leitvenen
– intrafasziale 6
– oberflächliche 65
– paravertebrale, Kollateralfunktion 260
– Strömungsinsuffizienz
– – antegrade 88
– – retrograde 88
– Strömungsverhältnisse
– – antegrade 88
– – retrograde 89
– tiefe
– – Adventitiadegeneration, zystische 320
– – Refluxkurve 261
Leitveneninsuffizienz 65
– sekundäre 85 ff, 98
– – begünstigende Faktoren 92
– – Definition 86
– – bei Dodd-Perforans-Varikose 113
– – Dopplersonographie, farbkodierte 87
– – Duplexsonographie 89
– – erste radiologische Darstellung 90
– – Phlebogramm 86 f
– – Röntgensymptome 87

– – bei Saphena-parva-Stamm-
 varikose 134
– – bei Saphena-parva-Stamm-
 varikose 135
– – Wadenkompressionstest 87 ff
– tiefe, Refluxkurve 261
– Venenverschlussplethysmographie
 15
Leitvenenverletzung 331
Lichtreflexionsrheographie
 s. Photoplethysmographie
Lidocain 34
Ligamentum phrenicocolicum,
 Durchtrennung 183 f
Ligaturen, multiple 68 f
Linton-Operation 282
Löfqvist-Blutleere 37
Lokalanästhesie 34 f
LRR (Lichtreflexionsrheographie)
 s. Photoplethysmographie
Lücke, kostoklavikuläre 237 f
Luftembolie bei Schaumsklerosierung
 47
Lüftungsstern 78
Lungenembolie 110, 169
– asymptomatische 243 f
– D-Dimer-Test 195
– diagnostischer Algorithmus 196,
 200
– flüchtige 192
– intraoperative 213
– Klinische Wahrscheinlichkeit 201
– massive, Cava-Filter 208
– Symptome 225
– ungeklärten Ursprungs 325
Lymphableitung, chirurgische 348
Lymphangioplastie 348
Lymphansammlung nach Kross-
 ektomie 98
Lymphbahnen 10
Lymphbündel, ventromediales 10, 78,
 105
– Schädigung 104 f
Lymphdrainage, manuelle 59, 348
Lymphfistel 265
Lymphgefäßentzündung 347
Lymphgefäßfehlbildung 344
Lymphgefäßtransplantation, autologe
 348, 350
Lymphgefäßverletzung 10 f, 78
– bei Miniphlebektomie 265
Lymphknoten, inguinale 10 f
Lymphknotenexzision 350
Lymphkollektorenhypoplasie 344
Lymphödem
– chirurgische Therapieansätze 348

– Komplikation 346 f
– nach Miniphlebektomie 163
– Palpationsbefund 346
– primäres 11, 344 ff
– – Manifestation 345
– – Therapie 348
– Schweregrade 345 f
– sekundäres 105, 284, 310, 349 f
– – iatrogenes 265
Lymphoedema
– juvenilis 345
– tardum 345
– typicum 345
Lymphographie 346
Lymphorrhoe 105
Lymphsystem 10
Lymphszintigraphie 346
Lymphtransportstörung, angeborene
 344
Lymphzyste 105, 265
– nach May-Perforansdissektion 154 f
– Punktion 155

M

Madelung, Otto 3, 66
Madelung-Exhairese 66 f
Magnesiumpräparat 70
Magnetresonanztomographie 21
– Thrombosediagnostik 199
Maligne Erkrankung, Thrombo-
 phlebitis saltans 246
Malum perforans 294
Manschettenulkus 310
Marshall, John 66
Martorell-Ulcus-cruris 294
Maschinengeräusch 332
Matting 48, 164 f
May, Robert 269
May-Kuppelzeichen 189, 191, 198
May-Perforansdissektion, subfasziale
 153 ff, 159, 264
– selektive 159, 289
May-Turner-Beckenvenensporn 181
May-Vene 113, 147 f
May-Venen-Insuffizienz 144 f
May-Venen-Varikose 159
Medizin, evidenzbasierte 62
Mepivacain 33 f
Meshgraft-Plastik 301 f, 313 f
Messmethode, phlebologische 13 ff
Methämoglobin 34
Mikrosphären, Technetium-99m-
 markierte 336
Mikrozirkulation 21 f, 289

Mikrozirkulationsstörung 85, 287,
 308
Minderwuchs, disproportionierter
 338
Miniphlebektomie 10, 126, 162 f,
 264 f
– Lymphgefäßverletzung 163, 265
Mittelzugbinde 52, 295
Mondor-Krankheit 246
Monfreux-Schaumsklerosierung 46
Monokelzeichen 198
Moszkowicz-Operation 67 f
Musculus
– extensor digitorum longus,
 Transposition 306
– gastrocnemius 8, 174
– pectoralis minor 237 f
– peroneus longus, Transposition 306
– quadriceps 9
– scalenus
– – anterior 237 ff
– – medius 238 ff
– subclavius 237 ff
Muskelhernie, laterale 159
Muskellähmung, ischämische 329
Muskelpumpe 6, 8 f
– Ausfall 83
– am Oberschenkel 9
Muskeltranspositionsplastik, laterale
 284
– nach Hach 305 f
Muskelvenen 6, 179 f
– Kollateralfunktion 257
– krurale, Pressphlebographie,
 aszendierende 20
– Toträume 251 f

N

Nabatoff-Stripping-Manöver 98 f
Nadroparin 219
Naevus flammeus 336, 338
Nahtfilter, Vena cava inferior 208
Nahtinfektion nach Magna-Kross-
 ektomie 98
Narath, Albert 213
Narath-Operation 67, 213, 244, 338
Naturarzneimittel 166
Naturphilosophie 1
Necrobiosis lipoidica 294
Nekrosektomie 298
Neoangiogenese 121 f
Nephrotisches Syndrom 260
Nervendehnungsoperation nach
 Bardescu 281

Nervenverletzung bei Saphena-parva-Chirurgie 132, 137, 140
Nervus
– cutaneus surae lateralis, Verletzung 143
– femoralis 78
– ischiadicus 140 f
– peroneus
– – communis 140 f, 175
– – – Regenerationsgeschwindigkeit 142
– – – Verletzung 141 f
– – Druckschädigung 160
– – profundus 141, 206
– – – Verletzung 141 f
– – Schädigung 104
– – – intraoperative 137
– – superficialis 141, 206
– – – Verletzung 141
– saphenus 78, 104, 206
– – Regenerationsgeschwindigkeit 104
– – Verletzung 78
– – – bei May-Perforansdissektion 154
– – – bei Stripping-Manöver 103 f
– suralis 136, 140, 142, 206, 213
– – Verletzung 142 ff
– tibialis 137, 175 f, 206
– – Verletzung bei Parva-Krossektomie 140
Netzwerk, venöses 5 f
Neurinom 104
Neutral-0-Methode 24
Nicoladoni-Branham-Zeichen 332
Niederdrucksystem 70
Nierenvenenthrombose, akute 260
NM-Heparin (niedermolekulares Heparin) 216, 218 f, 231
Nodi lymphatici
– iliaci externi 11
– inguinales
– – profundi 11, 78
– – superficiales 10 f, 78
– popliteae 10
Nonne-Milroy-Meige-Syndrom 345
Notfalltherapie
– bei Magna-Krossektomie-Komplikation 97
– bei Parva-Krossektomie-Komplikation 138
– bei Parva-Operation-Komplikation 146
– bei versehentlich intraarterieller Sklerosierungsmittelinjektion 49
Nüchternheit, präoperative 30

O

Oberschenkel-Muskelpumpe 9
Oberschenkelvenen, tiefe 176 ff
Ödem 21, 82 f
– Behandlung, präoperative 54
– belastungsabhängiges, postthrombotisches 252
– chronische venöse Insuffizienz 285
– Kompression, pneumatische, intermittierende 57 f
– lokalisiertes, symptomatisches 344
– Pathogenese 343 f
– peripheres 133
– systemisches 344
Ödemkrankheit 343 ff
– lokalisierte 344
Ödemneigung, periphere 70
Operation
– ambulante
– – Anästhesie 35
– – Aufklärung des Patienten 27
– – Entlassungskriterien 35
– – Voruntersuchungen 30
Operationssaal, Atmosphäre 31
Operationstag, Aktionen 30
Operationsvorbereitung 27 ff
OPS 301 63 f
Ormond-Krankheit s. Retroperitoneale Fibrose
Orthostatische Reaktion 70

P

Pachydermie 288
Paget, Sir James 241
Paget-von-Schroetter-Syndrom 188, 237 ff
– Dekompression, operative 239
– Thrombolyse 239
– Ratschläge für den Patienten 241
– Therapie, konservative 241
Palma, Eduardo 275
Palma/Esperon-Venenbypass, femorofemoraler 273 ff
Palma-Venenbypass 273
– hoher 276
– inverser 275
Palpation 13
Papillomatosis cutis lymphostatica 345, 347
Parana-Manöver 106
Parkes-Weber-Syndrom 339
Parvastumpf
– kurzer 137, 144

– Zugang 145
Pauschalberechnung 64
Pedalergometertraining 59
Pehahaft® 53
Pentasaccharid 219 f
Perforans s. auch Vena perforans
Perforansdissektion
– Fasziotomie 156
– historische Verfahren 158
– Kompressionstherapie, postoperative 102
– nicht selektive
– – subfasziale, nach Hach/Vanderpuy 158
– – bei Ulcus cruris 283
– selektive 144, 289 f
– – subfasziale, endoskopische, nach Hauer 155 ff, 264, 289 f
– – – Instrumentarium 157
– – – Komplikation 157
– – nach May 153 ff, 264, 289
– bei Ulcus cruris 282 f
Perforansinsuffizienz 146 f
– Röntgenzeichen 151
Perforansvarikose 71, 94
– aktivierte 254 f
– am Fuß 148
– laterale 133
– Schaumsklerosierung 47
– sekundäre 253
Perforansvenen, Sklerosierung 44
Perforantendiszision nach Feuerstein 158
Perforantensanierung, endoskopische 155
Periphlebitis nach Sklerosierung 49
Perkussionstest 82
Pfortadersystem, Kollateralfunktion 260
Phenprocoumon 220 ff
– Einstellung 221
– Teratogenität 223
Phlebektasie
– kompensatorische 251
– regionäre 172
Phlebektomie, transilluminierte 126
Phlebitis 170
Phlebodynamometrie
– femorale 14
– periphere 13 f, 253, 289
– – Photoplethysmographie 263 f
– – postthrombotisches Syndrom 262 f
Phlebographie 17 ff, 288
– aszendierende
– – Brillenzeichen 198
– – Free-floating-Phänomen 198

– – Indikation 262
– – Konturzeichen 198
– – Monokelzeichen 198
– – postthrombotisches Syndrom 262
– – Radiergummiphänomen 198
– – Thrombosediagnostik 197 ff
– – Thrombusdarstellbarkeit 198
– – Wirrnetze 199
– Indikation 20
– intraoperative 204
– Komplikation 20
– phasengerechte 180
– Röntgenverordnung 93
– nach Thrombektomie 204
Phlebothrombose s. auch Beinvenenthrombose, tiefe
– aszendierende 190
– deszendierende 190 f
– Lungenemboliehäufigkeit 224
– Medizingeschichte 171
– Phlebographieindikation 20
– polytope 191
– Symptomatik 187 ff
– Verlaufsformen 189
Phlebotomie 203
Phlegmasia
– alba 170, 193 f
– – Beckenvenenentzündung 216
– coerulea dolens 5, 173, 194
– – Thrombektomie 206
Photoplethysmographie 14, 135, 196, 289
– postthrombotisches Syndrom 263 f
Physikalische Therapie 58 f
Pigmentierung 82 f
– nach Sklerosierung 47 f
Pinkuslinien 38
Pinselfiguren 164 f, 288
Plexus
– venosi
– – externi 184
– – interni 184
– vertebrale, Kollateralfunktion 260
Polidocanol 43
Polsterung, Expressionsverband, konzentrischer 53
Polyacrylat 297
Polyurethanschaumstoff 297
Popliteal-Area-Vein 160
Poplitealgefäße, Pressphlebographie 175
Poplitealveneninsuffizienz, sekundäre 88

Postthrombotisches Syndrom 247 ff
– Antikoagulation 277
– Bewegungstherapie 277
– CEAP-Einteilung 249
– Definition 249
– Diagnostik 261 ff
– Duplexsonographie, farbkodierte 261 f
– Einteilung 248
– Geschichte 247 f
– Kompressionstherapie 276 f
– Kragenknopfthrombose 245
– nach Krossektomie mit Sklerosierung 45
– Lokalisation 261
– Operationsindikation 262
– Phlebodynamometrie, periphere 262 f
– Phlebographie 252
– – aszendierende 262
– Phlebographieindikation 20
– Refluxkurve 261
– Rekanalisation 88, 261
– Therapie, operative 263 ff
– Thromboseprophylaxe, medikamentöse 230
– Venenverschlussplethysmographie 15, 263 f
Pratt-Warnvenen 193
Pressphlebographie
– aszendierende 6, 18 ff
– – Auswaschphase 19 f
– – Füllungsphase
– – – antegrade 19
– – – retrograde 20
– – Kompressionsmanöver, manuelle 18 f
– – Kontrastmittelinjektion 18
– – Leerphase 19 f
– – Perforansdiagnostik 152
– – Überlaufeffekt 18 f
– – Venenklappenbeurteilung 18 f
– – Voraussetzung 9
– retrograde 18
Processus coracoideus 237 f
Prothrombinhemmer, direkte 215
Pseudofaszie, subkutane 77
PTF s. Fasziotomie, paratibiale
PTFE-Prothese
– expanded, Vollmar/Hutschenreiter-Venenbypass, ilioiliakaler 276
– spiralverstärkte, Venenbypass, femorofemoraler 275 ff
Purpura jaune d'ocre 288
Pyoderma gangraenosum 294

Q

Querachsenkurzschlüsse
– kongenitale 339
– multiple 339
Quick-Wert 221

R

Radiergummiphänomen 198
Radiofrequenzablation, endovaskuläre 108 f, 140
Raju-Venenklappenplastik 266
Rasur, präoperative 30
Reentry-Perforans 105
Reflux, postthrombotischer 261 f
Refluxdiagnostik 17
Reise-Thrombose 188
Rekanalisation nach Sklerosierung 44
Retroperitoneale Fibrose 258, 274
– extravasales venöses Kompressionssyndrom 322 f
– primär-idiopathische 323
Retroperitonealraum, Zugang 182
Reverdin-Plastik 299 f
Rezidiv der Krosse
– Vena saphena magna 118 ff
– Vena saphena parva 145
Rezidivvarikose
– chirurgische 123
– nach CHIVA-Operation 107
– phlebologische 123
– retikulärer Typ 123
– Saphenastamm 122 f
– Vena saphena magna 118 ff
– – Operation
– – – nach Hach 119
– – – nach Halliday 120
– – – nach Li 120
– Vena saphena parva 144 ff
Rezirkulationskreis 65, 78
– Abschnitte 93
– Definition 91
– dekompensierter 72, 85, 92
– Entdeckung 93
– kompensierter 72
– primärer 90 ff, 253
– sekundärer 253
Rezirkulationskreis I 91 f
Rezirkulationskreis II 92
Rezirkulationskreis III 91 f
Rezirkulationskreis IV 91 f
r-Hirudin 220
– Thromboseprophylaxe bei HIT II 232

Richtlinien 62
Riesenwuchs, umschriebener 336 f
Ringstripper 67
– Thrombusentfernung 203
1. Rippe, Exartikulation, transaxilläre 239
Rivero-Carvallo-Zeichen 339
Röntgenverordnung 20
Rosenmüller-Lymphknoten 11
Rosenvene s. Vena saphena
Roux, Philibert-Joseph 3
Rückstrom, venöser 7 ff
Ruheanpressdruck 52
– Dauerverband, komprimierender 53
– Expressionsverband, konzentrischer 53
– Kompressionsstrumpf 55

S

Saphena-Aneurysma 325
Saphena-Auge, ägyptisches 77, 105
Saphenaligatur, hohe 214
Saphena-Mündungstrichter, großer 113 f, 125 f
Saphenaresektion, partielle 94, 98 ff
– mit ESPD 157
Saphenastamm
– Resektion 98 ff
– – partielle 138 f
– Rezidivvarikose 122 f
Saphena-magna-Stumpf
– Dissektion, präfemorale, nach Hach 119 ff
– kurzer 118 ff
– Ligatur, präfemorale, nach Hach 119 f
Saphena-parva-Stumpf
– Dissektion, retropopliteale, nach Hach 146
– kurzer 145
– Ligatur, retropopliteale, nach Hach 145
Sartoriusmuskelpumpe 9
Sauerstoffpartialdruck-Messung, transkutane 22, 289
Saugherzmechanismus von Knauer 9
Schaufensterkrankheit 253
Schaumgummi 53
Schaumsklerosierung 46 f
– Aufklärung 47
– nach Monfreux 46
– Tessari-Technik 46
– Wollmann-Technik 46
Schaumstoff 53

Schede, Max 3
Schede-Operation 68
Schilddrüsenfunktionsstörung 30
Schleusenklappen 76
Schmerzen im Kompressionsverband 54
Schnittbild-Untersuchungsverfahren 21
Schroetter, Leopold, Ritter von Kristelli 241
Schuhe, geeignete, bei Varikose 165
Schulter-Arm-Syndrom, neurovaskuläres 237
Schultergürtel-Kompressionssyndrom 237
Schweizer Sklerosierungstechnik 44
Schwirren, Fistel, arteriovenöse 332
Scimitar-Zeichen 320
Seitenastligatur, CHIVA-Operation 106
Seitenastvarikose 71, 83 f, 123 ff
– extrafasziale 123
– femoraler Typ 105
– konjugierte 93
– Kryomethode 126 f
– Schaumsklerosierung 47
– transfasziale 123
– Varikophlebitis 243 f
Seldinger-Technik 110
SEPS (subfascial endoscopic perforator vein surgery) 155
Servell-Martorell-Syndrom 338
Sherman-Vene 147 f
Sherman-Venen-Varikose 118, 158
Siderosklerose 288
SIRS (Systemic Inflammatory Response Syndrome) 214
Skalenuslücke 237 f
– hintere 239
– vordere 239
Skarifikation nach Sakurane 280
Sklerose-Faszien-Score 284 f
Sklerosierung 43 ff
– Air-block-Technik 46
– Anzeichnung 44
– Definition 43
– Indikation 44
– Koagulaentleerung 45
– Komplikation 48 ff, 164
– Kontraindikation 44
– im Liegen 163
– retrograde, nach Krossektomie 45
– bei Stammvarikose der Vena saphena magna 110 f
– Technik 44 f
– ultraschallgeführte 46

– Varikose, retikuläre 163
– Wirkung 43 f
Sklerosierungsmittel 43 ff
– allergische Reaktion 49
– Anaphylaxie 49
– Dosierung 45
– Injektion 45
– – paravasale 46, 48 f
– – versehentlich intraarterielle 46, 48 f
Sklerosierungsreaktion, Ausbreitung 48
Soleusvenen 180
– Pressphlebographie, aszendierende 20
Soleusvenenthrombus verschiedener Altersstufen 197
Sonnenbestrahlung 166
Sonographie 15 ff
Sottiurai-Venenklappenplastik 266 f
Spätsyndrom, postthrombotisches 248, 253 f
Spinalanästhesie 33 f
Spiralschnitt von Rindfleisch/Friedel 281 f
Spitzfuß 141
– fixierter 304
Sport 165
Sportart, venengerechte 59 f
Spritzkuchenverband 53 f
Sprossenvenen 172, 257
Sprunggelenkspumpe 8
Sprunggelenkversteifung 284, 310
Stammvarikose 71
– B-Bild-Sonographie 16
– Duplexsonographie, farbkodierte 17
– inkomplette
– – Dodd-Perforans-Typ 113, 115 f
– – dorsaler Typ 116 ff
– – Seitenasttyp 113 f
– – Vena saphena magna 112 ff, 124
– – Vena saphena parva 143 ff
– Krossektomie mit Sklerosierung 45
– Pressphlebographie, aszendierende 19
– Schaumsklerosierung 47
– sekundäre, Vena saphena magna 253, 256 f
– Sklerosierung 44
– tubuläre 92, 102
– – Vena saphena magna 85, 102
– Varikophlebitis 243 f
– – Operationsindikation 213
– – Steckmeier-Operation 214
– Vena saphena magna 72, 74 ff, 78, 255

– – Ätiologie 82
– – B-Bild-Sonographie 16
– – Definition 74
– – Diagnose, funktionelle 81
– – Diagnostik 93 ff
– – – DGP-Leitlinien 94
– – – präoperative 95
– – Duplexsonographie, farbkodierte 17, 80, 93
– – Epidemiologie 81 f
– – indirekte Symptome 82
– – Insuffizienzpunkt, distaler 83 f
– – klinische Untersuchung 82 ff
– – Kompressionstherapie, postoperative 101 f
– – kongenitale 79
– – Leitveneninsuffizienz, sekundäre 86 ff
– – Manifestationsalter 81 f
– – Manifestationsfaktoren 78, 82
– – Ökonomie 74
– – Operation
– – – Anästhesie 95
– – – Arbeitsunfähigkeit 101
– – – atraumatische 100 f
– – – Indikation 94 f
– – – Kontraindikation 95
– – – Nachbehandlung 101 f
– – – Thromboseprophylaxe 95
– – Operationsverfahren 94 ff
– – – endovaskuläres 108 ff
– – – extravasales 111 ff
– – Pathophysiologie 78 ff
– – Phlebographie 74
– – Pressphlebographie, aszendierende 80, 85, 93
– – Rezirkulationskreis 78
– – – Dekompensation 85
– – – primärer 90 ff
– – Röntgenzeichen 254
– – Seitenastvarikose, konjugierte 93
– – Sklerosierungstherapie 110 f
– – Stadien 83 ff, 86
– – Stadium IV 102
– – tubuläre 79
– – zirkoide 85, 92, 102
– Vena saphena parva 75, 129 ff
– – Duplexsonographie 134 f
– – bei May-Perforans-Insuffizienz 159
– – Nachbehandlung, postoperative 139
– – Operation 135 ff
– – – endovasale 140
– – – stadiengerechte 135 f
– – – Pressphlebographie 135

– – Progredienz 132
– – Rezidiv 146
– – Rezirkulationskreise, primäre 134
– – Röntgenmorphologie 132
– – Stadien 133 f
Stammvenen 72
– Ligatur nach Trendelenburg 66
– Resektion 289
– – partielle 66
– Stripping-Manöver, Lungenembolie, intraoperative 213
Standardtrainingseinheit nach Jünger 59
Starling-Prinzip 21, 343
Stase, venöse, Thrombogenese 185
Stauung, venöse, chronische, bei arteriovenöser Fistel 332
Stauungsdermatose 82 f, 288
Stauungsekzem 288
– chronisches 83
Stauungsödem, venöses 288
Stauungssyndrom
– arthrogenes 8, 83, 249, 254, 284, 286, 288, 293, 304 ff
– – Definition 304
– – Diagnostik 305
– – Pathophysiologie 304
– – Stimulationstherapie, biomechanische 59, 306
– – Therapie 305 f
– venöses, chronisches 82, 149, 254, 259, 285 ff, 293
– – Definition 287
– – Diagnostik 288 f
– – – apparative 289
– – Hautpflege 314
– – beim Jugendlichen 85
– – Kompressionstherapie 292
– – Pathophysiologie 287
– – Physiotherapie 292
– – Sklerose-Faszien-Score 286
– – Symptome 287 f
– – – dermatologische 288
– – Therapie
– – – konservative 292
– – – operative 289 ff
Steady flow 6
Steckmeier-Operation 214
Stent-Implantation bei Beckenvenensporn 318 f
Steppergang 142
Stewart-Trewes-Syndrom 347
Stimulationstherapie, biomechanische 59, 306
Stöckelbein 253
Strafverfahren 28

Strahlenfibrose 258
Streptokinase-Lyse, Komplikation 226
Stripping-Manöver 94, 98 f, 102 f, 138 f
– Blutung 115
– Komplikation 164
– retrogrades 213
– zentrifugales 99, 103
– zentripetales 99
Strömungsdruck, venöser 7
Strömungsgeschwindigkeit 9
Strömungsinsuffizienz
– antegrade 286
– – Fistel, arteriovenöse 332
– – Refluxkurve 261
– – Trikuspidalinsuffizienz 340
– retrograde 250 f, 286
– – Refluxkurve 261
Strömungswiderstand 9
Stützstrümpfe 50, 57, 70
– konfektionelle 166
Subkutannaht 38
Subtraktionsphlebographie, digitale 259
Sympathektomie, lumbale 272
Systemic Inflammatory Response Syndrome 214

T

Taheri-Venenklappentransplantation 267 f
Tanga-Schnitt 38
Tansplantatnarbenpflege 314
Teleangiektasien 164 f, 288
Teleskopzeichen 6, 76
– fehlendes 80, 255
Tessari-Schaumsklerosierung 46
Thiersch-Plastik 301
Thompson-Operation 348
Thoracic-inlet-Syndrom 237
Thrombektomie 202 ff
– Bedingungen 203
– erste 4
– Fistel, arteriovenöse, temporäre 204, 215
– Geschichte 201
– unter gezielter Antibiose 214
– nach Gruß 203 ff
– nach Husfeld 204 f
– Indikation 203
– Kontraindikation 203
– nach Largiadèr 205
Thrombinhemmer 215, 219
Thromboembolie 222

Thromboembolische Krankheit 169
– Thrombophilieverdacht 186
Thrombogenese 185 f
Thrombolyse
– lokoregionale 227
– systemische 226
Thrombophilie 186 f
– Medizingeschichte 171
Thrombophlebitis 243
– rezidivierende, bei retroperitonealer Fibrose 324
– saltans 246
– septische, bei zentralem Venenkatheter 242
– strangförmige 245 f
– – Grundkrankheiten 246
Thrombose s. auch Beckenvenenthrombose s. auch Beinvenenthrombose
– aszendierende 189
– Charakteristika, duplexsonographische 197
– Chirurgie, Historisches 3 f
– Computertomographie 199
– deszendierende 210 ff
– Diagnostik 172 f
– – Algorithmus 200
– Disposition 186
– Duplexsonographie, Nachteile 197
– entzündliche Reaktion 197
– des ersten Ferientages 188
– Formen nach Virchow 170
– idiopathische, Prophylaxe, sekundäre 221
– des jeunes maries 238
– Kardinalsymptome 190
– im Kindesalter 249 f
– Kollateralisation 198 f, 251 f, 254 ff
– Magnetresonanztomographie 199
– Medizingeschichte 169 ff
– par effort 188, 238
– Pathogenese 171
– Phlebographie, aszendierende 197 ff
– Risikogruppen 229
– Risikokonstellation 186 f
– septische 214 f
– nach Sklerosierung 49
– therapeutische Abschnitte 215 f
– Therapie, chirurgische 201 ff
– Tumorkrankheit 200 f
– wirre Rekanalisation 248
Thrombosegefährdung 71
Thromboseprophylaxe
– Geschichte 227
– Kompression, pneumatische, intermittierende 58
– medikamentöse 229 ff

– physikalische 227 ff
– primäre 227 ff
– – Aufklärungsinhalt 29
– sekundäre
– – INR 221
– – lokale 205
– bei Stammvarikosen-Operation 95
Thromboseprophylaxestrümpfe, medizinische 57, 228
Thromboserisiko 29
Throboseschmerz 187
Thrombosezeichen 190, 193
Thrombozytopenie, Heparin-induzierte
– Typ I 217
– Typ II 29, 217 f
– – Thromboseprophylaxe 232
Thrombus
– Echogenität 197
– in einer Klappentasche 198
– flottierender 198, 244
– bei Sklerosierung 43
Tibialveneninsuffizienz, sekundäre 89
Tinzaparin 219
Tissue-Ingeneering, Venenklappenersatz 268
Titanium-Greenfield-Filter 209
Toträume in Muskelvenen 251 f
Tourniquet-Syndrom 327 f
Trendelenburg, Friedrich 3, 66, 81
Trendelenburg-Privatkreislauf 66
Trendelenburg-Stammvenenligatur 66
Trendelenburg-Versuch 82
Trikuspidalinsuffizienz, chronische venöse Insuffizienz 339 f
Trousseau, Armand T. 170
Trousseau-Phänomen 171
Trousseau-Syndrom 200, 246
Tschmarke-Zeichen 193
Tübinger Gefäßsport-Modell 59
Tübinger Studie 69, 283
Tubulcus® 296
Tumeszenzinfiltrationsanästhesie 34 f, 108, 110
– Nebenwirkung 35
Tumeszenz-Lösung 35
Tumorkrankheit, Thrombose 200 f

U

UF-Heparin (unfraktioniertes Heparin) 216, 218
UlcerCare®-System 296
Ulcus cruris
– Abdruck 25

– Anterior-Ulkus 75
– arteriosum 294
– Größenbestimmung 25
– hypertonicum 294
– infectiosum 295
– varicosum 152
– bei Vaskulitis 294
– venosum 82 f, 94, 249, 280 ff, 288, 292 ff
– – Auflage, feuchte 296
– – chronisches 136, 310
– – Débridement 297
– – Differenzialdiagnose 294 f
– – Epithelisierungsphase 297
– – Expressionsverband, exzentrischer 54
– – Fascia-cruris-Beteiligung 293 f
– – Granulationsgewebe, überschießendes 297
– – Hauttransplantation 298 ff
– – Heilung, sekundäre 297
– – historische Operationen 280 ff
– – Hydroaktivverband 297
– – Klebeband-Verschluss, präoperativer 30 f
– – Klinik 293 f
– – Kompressionstherapie 295 f
– – – wissenschaftliche Evidenz 62
– – laterales, Muskeltranspositionsplastik 305 f
– – Nekrosektomie 298
– – Nervendehnungsoperation nach Bardescu 281
– – Pathophysiologie 293
– – Perforansdissektion 282 f
– – Prädilektionsstelle 293
– – Proliferationsphase 297
– – Reinigungsphase 297
– – Skarifikation nach Sakurane 280
– – Spiralschnitt von Rindfleisch/Friedel 281 f
– – bei Stammvenenkommunikation 75
– – Therapie
– – – konservative 295
– – – lokale, Prinzipien 297
– – – operative 298 ff
– – Umschneidung, zirkuläre, am Bein 281
– – Unterbrechung der popliteofemoralen Achse 282
– – Untersuchungsprogramm, präoperatives 294
– – Vakuumversiegelung 302 f
– – Verbandwechsel 296
– – Vermessung, digitale 25

– – Wundbehandlung 296 f
– – Wundgrund 293
– – Zirkumzision nach Nußbaum 280
Ulkus
– exogenes 295
– hämatopathogenes 295
– neoplastisches 295
– neuropathisches 294
Ulkus-Faszien-Block, Resektion 312 f
Ulkuspolster 152
Ultrakurzzugbinde 51
Ultraschallgerät 16
Ultraschallsender 16
Ultraschalluntersuchung 15 ff
– A-Sound 16
– S-Sound 16
Umbrella-Filter 209
Umschneidung, zirkuläre, am Bein 281
Unterbindungen, multiple 68
Unterschenkelfaszien, Beziehungen zu Nerven 206
Unterschenkelkompartments 174, 308 ff
– Druckmessung 309 f
Unterschenkelleitvenen, Anschallung 173
Unterschenkelmuskulatur, Degeneration 83
Unterschenkelvenen, tiefe 172 ff
– Anschallung 173
– Duplexsonographie 172 f
– Klappen 172
– Phlebographie, aszendierende 172 f
Urokinase 226

V

Vakuumversiegelung 302 f
– Indikation 302
– Kontraindikation 302
– Material 302 f
Valsalva-Pressversuch 6
– Leitveneninsuffizienz 88
– Mündungsklappenschluss der Vena saphena magna 75
– Mündungsklappeninsuffizienz der Vena saphena magna 79
Valvuloplastik, extraluminale, nach Jessup 111 f
Varady-Varizen-Chirurgie-Set 163
Varikographie 161
Varikophlebitis 135, 243 f
– transfaszial progrediente 191 f

– – Krossektomie 212 f
– – Thrombektomie 212 ff
Varikose
– CEAP-Einteilung 72 f
– Chirurgie, Historisches 1 ff
– einfache 72
– Erwerbsunfähigkeit 73
– Homöostase 70
– Klassifikation 72 f
– klinischer Score 73
– Klippel-Trenaunay-Syndrom 336
– komplizierte 72
– Pathophysiologie 73
– primäre 65 ff, 71
– – Aufklärung, präoperative 29 f
– – Charakteristika 65
– – Einteilung 71 ff
– – Epidemiologie 68 f
– – Hormoneinfluss 166
– – Lebensregeln 165 f
– – Ökonomie 69 f
– – Operation 37 ff
– – Operationsverfahren, historische 66 ff
– – Pathophysiologie 70 f
– – Phlebographieindikation 20
– – Schnittrichtung 37 f
– – Therapie, chirurgische, Häufigkeit 70
– – Thrombosegefährdung 71
– – Thromboseprophylaxe, medikamentöse 229 f
– Prognose 107
– retikuläre 71, 161 ff
– – Miniphlebektomie 162 f
– – Sklerosierung 163
– – symptomatische 162
– bei retroperitonealer Fibrose 324
– sekundäre 71, 251, 259
– Servell-Martorell-Syndrom 338
– Sklerosierung s. Sklerosierung
– Syndrome 82
– bei Trikuspidalinsuffizienz 340
– Vena-cava-inferior-Verschluss 259
– Venendehnbarkeit, periphere 70
– Venenfunktion 73
Varizenbeet, inguinales 96, 120 f
Varizenblutung bei arteriovenöser Fistel 332
Varizen-Chirurgie-Set nach Varady 163
Vascular-Micro-Milling-System 111
Vena
– arcuata cruris
– – anterior 123
– – – Varikose 129

– – posterior 123
– – – Varikose 128 f
– axillaris 237
– – thrombotischer Verschluss 237 ff
– azygos 184
– cava inferior 181 ff
– – Cut-off-Effekt 8
– – Doppelschlagphänomen 7, 182
– – – fehlendes 197
– – Kollateralen bei Verschluss 259
– – Ligatur, prophylaktische 207
– – Nahtfilter 208
– – ontogenetische Entwicklung 182
– – Plication 208
– – Sperroperation 207 ff
– – Thrombektomie 206 f
– – Thrombose
– – – aszendierende 196
– – – progrediente 206
– – Verschluss nach Filterimplantation 209
– – Verschlusstyp
– – – hoher 261
– – – mittlerer 260
– – – unterer 259 ff
– – Zugang
– – – retroperitonealer 183
– – – transperitonealer
– – – – direkter 183
– – – – retrokolischer 183 f, 207
– cephalica 237
– circumflexa ilium
– – profunda 180
– – – Kollateralfunktion 260
– – superficialis 75
– epigastrica superficialis 75
– femoralis communis 123, 177 f
– – bindegewebige Verspannung 9, 39, 96
– – chirurgischer Zugang 179
– – Druckmessung 14
– – Duplexsonographie 178
– – Durchtrennung 212
– – einmündende Venen 178
– – Kompressibilität 196
– – Ligatur, iatrogene, Thrombektomie 211 f
– – Lüftungseinrichtungen 177 f
– femoralis superficialis 9, 176 f
– – Anastomose mit der Vena profunda femoris 177 f
– – Aneurysma 325
– – Aplasie 334
– – Blutung bei Stripping-Manöver 115
– – chirurgischer Zugang 179

Vena
- femoralis superficialis
  - - Doppelung 177
  - - Duplexsonographie 178
  - - Durchmesserzunahme bei Stammvarikose 90
  - - Durchtrennung 282
  - - Kinking 88
  - - Ligatur unterhalb der Profunda-Einmündung 251
  - - Thrombose 198
  - - Transplantatentnahme 179, 257
- femoropoplitea
  - - Kolleralfunktion 198
  - - variköse 117
- fibularis 172
  - - Ektasie, lokale 335
- hemiazygos 184
  - - accessoria 184
- iliaca s. auch Beckenvenen
  - - communis 180
  - - - sinistra, unsichtbare Zone 318
  - - - Thrombektomie 203
  - - - Verschwielung 258
  - - externa 180 f
  - - - Aneurysma bei therapeutischer arteriovenöser Fistel 270
  - - - Thrombektomie 203
  - - - Verschwielung 258
  - - interna 180 f
  - - - postthrombotisches Syndrom 258
- jugularis interna
  - - Punktion 242
  - - Thrombose 242 f
- lumbalis ascendens 180
  - - Kollateralfunktion 258
- marginalis
  - - lateralis, persistierende 337 f
  - - tibialis 75
- perforans (s. auch Perforans) 146 f
  - - Dissektion, selektive 153 ff
  - - laterale
  - - - Insuffizienz 144 f
  - - - Varikose 159 f
  - - - Pendelströmung 150
  - - - Reentry 105
  - - - Varikose, Kragenknopfthrombose 244 f
- peronea, Anschallung 173
- plantaris 171 f
- poplitea 174 ff
  - - Blutung bei Parva-Rezidivoperation 146
  - - chirurgischer Zugangsweg 175 f
  - - distales Segment 176
  - - Doppelung 175
  - - Dreiteilung 175
  - - Duplexsonographie 175
  - - Durchmesserzunahme bei Stammvarikose 90
  - - Einriss 138
  - - fehlende phlebographische Darstellung 198
  - - Kinking 86
  - - Kniekehlen-Perforans-Einmündung 160 f
  - - Kompressionseffekt 9
  - - Ligatur, fehlerhafte 138
  - - - Thrombektomie 212
  - - mittleres Segment 176
  - - Pressphlebographie 175
  - - Reise-Thrombose 188
  - - Sogeffekt 9
  - - Strömungsinsuffizienz
  - - - antegrade 87
  - - - retrograde 87
  - - Thrombose 198
  - - - aszendierende 189
  - - - des ersten Ferientages 188
  - - Verschluss, Kollateralisation 257
  - - Zugang 145
- profunda femoris 178
  - - Anastomose mit der Vena femoralis superficialis 177 f
  - - chirurgischer Zugang 179
  - - Klappenbesatz 6
  - - Kollateralfunktion 256
- pudenda externa 75
  - - Kollateralfunktion 259
- saphena accessoria
  - - lateralis 75, 123
  - - - Mündungsverhältnisse 124 f
  - - - Stripping-Manöver 126
  - - - Varikose 113, 124 ff
  - - medialis 118, 123
  - - - Varikose 127 f
  - - Seitenastvarikose 49, 83 f
  - - - Fehldiagnose 85
- saphena magna 10, 49, 176
  - - Anastomosierung mit gegenseitiger Vena femoralis communis 273 f
  - - Anatomie 75
  - - Aneurysma 325
  - - Anomalie 76
  - - Aufhängefasern 77
  - - Beziehung zu den Faszien 77
  - - Dilatation
  - - - globale 80
  - - - infravalvuläre 79 ff
  - - Doppelung 76
  - - Ektasie, kompensatorische 251, 255
  - - - Phlebographie 255 f
  - - - Röntgenzeichen 254
  - - Erweiterung, ampulläre 81
  - - Exhairese
  - - - erste 66
  - - - extraluminäre, nach Mayo 67
  - - - Invaginationsmethode 103
  - - Implantation in die Vena femoralis superficialis 67 f
  - - initialer Rückfluss mit Stopp 76
  - - Kollateralfunktion 188, 255 ff
  - - Krossektomie s. Krossektomie, Vena saphena magna
  - - Ligatur, CHIVA-Operation 106
  - - Mündung 76
  - - Mündungsklappe 75
  - - Mündungsklappeninsuffizienz 79
  - - Mündungsklappenschluss 75
  - - Mündungstrichter 114, 117, 178
  - - - Neoangiogenese 121 f
  - - Mündungstrichteranomalie 124
  - - Mündungsvariation 76
  - - Palpation 82
  - - Rezirkulationskreis, Abschnitte 93
  - - Schleusenregion 76
  - - Sklerosierung 95
  - - Sonographie 76
  - - Stammvarikose s. Stammvarikose, Vena saphena magna
  - - Stripping-Manöver 98 f, 102 f
  - - Stumpf s. Saphena-magna-Stumpf
  - - Teleskopzeichen 76
  - - - fehlendes 255 f
  - - Transplantatentnahme 10, 77
  - - Venenklappen 75
  - - Verlagerung 67
  - - Zuflüsse aus der Vena saphena parva 75
  - - Zugang, chirurgischer 76 f
  - - zylindrische 80
- saphena parva 10, 129 f
  - - Abtragung 137
  - - Extraktion 140
  - - - Invaginationsmethode 139
  - - - Kryomethode 139
  - - Faszienaustrittspunkt 133, 138
  - - Kollateralfunktion 257
  - - Krossektomie s. Krossektomie, Vena saphena parva
  - - Low termination 130
  - - Mündungsanomalie
  - - - proximale 130

– – – tiefe 130, 137 f
– – Mündungsklappe 130
– – Mündungstrichter 117
– – – Degeneration, variköse 127
– – – Insuffizienz 117
– – Mündungsvariationen 130 f
– – Rezidivvarikose 144 ff
– – Stammvarikose s. Stammvarikose, Vena saphena parva
– – Stripping-Manöver 138
– – Stumpf s. Saphena-parva-Stumpf
– – thrombosierte 192
– – Topographie 130 f
– – Varikophlebitis 192
– subclavia 237
– – Thrombolyse 239
– – thrombotischer Verschluss 237 ff
– – Verletzung, intraoperative 240
– subcostalis 184
Venae
– costales, Kollateralfunktion 260
– gastrocnemiae 180
– lumbales ascendentes 184
– ovaricae, Kollateralfunktion 260
– perforantes 6, 72
– – Faszienlücken 149
– – laterale 147 f
– – Positionslinien 149
– pudendales, Kollateralfunktion 258
– tibiales
– – anteriores 172 ff
– – – Anschallung 173
– – posteriores 171 ff
– – – Anschallung 173
– – – chirurgischer Zugang 173 f
– uretericae, Kollateralfunktion 260
Vene
– oberflächliche, Thrombose 243 ff
– tiefe
– – bindegewebige Aufhängung 39
– – Naht 40
– – Präparation 39 f
Venen
– präsakrale, Kollateralfunktion 258
– retikuläre 65
Venenanastomose 40
Venenaplasie 334
Venenbypass
– Degeneration, variköse 274
– femorofemoraler
– – nach Gruß 275 ff
– – nach Hach 275
– – nach Palma/Esperon 273 ff
– ilioiliakaler, nach Vollmar/Hutschenreiter 276

Venenchirurgie, rekonstruktive, Aufklärung, präoperative 30
Venendehnbarkeit, periphere 70
Venendilatation, infravalvuläre 79 ff, 256, 335
Venendruckmessung s. Phlebodynamometrie
Venenektasie, dysplastische 335
Venenextraktion, Fräskopf 111
Venenfunktion 73
– Diagnostik, apparative 289
Venenhypoplasie 334
Venenkatheter, zentraler, Thrombophlebitis, septische 242
Venenklappe 6 f
– Beurteilung bei aszendierender Pressphlebographie 18 f
– Fogarty-Katheter-Passage 203 f
– Funktion 6 f
– geschlossene 7
– künstliche 268
– Suffizienzzeichen 6
– tiefe
– – Aplasie 250
– – Unterschenkelvenen 172
Venenklappenagenesie 250, 334
Venenklappenausweitung 6
Venenklappenbesatz, reduzierter 326 f
Venenklappendestruktion 285
– postthrombotische 251
Venenklappendysplasie 335
Venenklappenfunktion, popliteofemorale, Verlust 87
Venenklappenplastik, endovasale, direkte 266
Venenklappenrekonstruktion 265 ff
– mikrochirurgische 335
Venenklappentransplantation nach Taheri 267 f
Venenkomprimierbarkeit, fehlende 197
Venenkrankheiten, Gesamtkostenentwicklung 69
Venenligatur, iatrogene, Thrombektomie 211 f
Venenlumenaufweitung, thrombusbedingte 197
Venennaht, Thrombusverhinderung 39 f
Venennetze, CHIVA-Nomenklatur 105 f
Venenoperation, Thromboserisiko 230
Venenpharmaka 70, 166
Venenpuls, positiver 339
Venenpumpe
– periphere 6, 8 f

– – Ausfall 83
– zentrale 7 f
Venenstudien 69
Venensystem 5 ff
– extrafasziales 6, 71
– – Degeneration, variköse 255
– – Sanierung 128, 289 ff
– intrafasziales 6
– – Aneurysmen 325
– paravertebrales 184
– tiefes 72
– – Kommunikationsgefäße, transfasziale 113
– Variationen 6
– vertebrales 184
Venentonus 70
Venentransposition 267 f
Venenveränderung, regressive 326 f
Venenverlaufsanomalie 334
Venenverletzung 330 ff
Venenverschluss, postthrombotischer 250
Venenverschlussplethysmographie 135
Venenverschlussplethysmographie 15, 289
– postthrombotisches Syndrom 263 f
– Thrombosediagnostik 196
Venenwand 39
Venoruton® 70
Venöse Insuffizienz, chronische 72, 82, 133, 165, 279 ff
– Blutfließeigenschaften 293
– Definition 279
– Epidemiologie 283
– Hämodynamik 285
– Medizingeschichte 279 f
– Pathophysiologie 285 f
– Photoplethysmographie 14
– Skleroseausbreitung 307 f
– Sklerose-Faszien-Score 284 f
– Stadieneinteilung 283 f
– Standardtrainingseinheit 59
– Therapie, operative, Ziel 286
– bei Trikuspidalinsuffizienz 339 f
Venotomie, Verschluss 40
Venotrain ulcertec® 296
Verbandwechsel 40 f
Verödungstherapie, chirurgische, nach Moszkowicz 67 f
Versumpfung der Gewebe 251
Vier-Phasen-Trainer 58
Virchow, Rudof 170
Virchow-Trias 39, 171
– Komponenten 185
– – Thromboseprophylaxe, primäre 227

Vis
- a fronte 7
- a tergo 7
Vitamin-K-Antagonisten 215
- Thromboseprophylaxe, sekundäre 222
VNUS-Closure (endovaskuläre Radiofrequenzablation) 108 f, 140
Vogel-Modell, Thromboserisiko-Konstellation 186
Volkmann, Richard von 329
Volkmann-Kontraktur 329
Vollmar/Hutschenreiter-Venenbypass, ilioiliakaler 276

W

Wadenkompressionstest
- Dopplersonographie 16
- Leitveneninsuffizienz 87 f
- Refluxkurve 261
Wadenkrämpfe 70
Wadenmuskelpumpe 8 f
- Effektivitätsverlust 251
Wadenschmerz 188
Warfarin 220 ff
Warfarintherapie, Blutungsrisiko 223
Wechselverband, komprimierender 52
White-Bloodcell-Trapping 293
Wirrnetz 199, 257, 288
Wollmann-Schaumsklerosierung 46
Wundauflage 296
Wunde, infizierte, chronische 31
Wundheilung 292 f
Wundheilungsstörung 293
- nach Cockett-Perforansdissektion 154

Wundmanagement, modernes 297
Wunstorfer-Manöver 106

X

Ximelagatran 219
- Thromboseprophylaxe, primäre 231
- Vorteile 231

Z

Zehenextensoren, Prüfung 141
Zinkleimverband 50, 53
- bei Ulcus cruris venosum 295

Abbildungsquellen

3-14, 3-15	Aufnahme: Prof. Jünger, Greifswald.
5-1	Wir danken Herrn Dr. G. Sattler, Darmstadt, für die Überlassung des Bildes.
7-4	Nach Weindorf und Schultz-Ehrenburg 1991. Wir danken Herrn Prof. Schultz-Ehrenburg für die Überlassung der Aufnahme.
9-50, 9-51, 9-52	Aus: Hach 2002. Mit freundlicher Genehmigung von Frau Dr. Mendoza.
9-84	In Anlehnung an Moosman 1964.
10-50	Nach Mubarak 1998.
10-53	Nach Helmberger et al. 1998.
12-1	Aus: Weber 1882.
12-21	Nach Evers und Wuppermann 1997.
12-36	Aus der Originalarbeit 1960.
13-1	Heinrich Zille 1924: Hunger.
13-4	Aus der Arbeit von Kayser 1914.
13-17	Aus: Kohler et al. 1998.
13-22	Nach Staubesand und Li 1998.
13-26	Wir danken Herrn Priv.-Doz. Dr. W. Lehnert für die Überlassung der Kasuistik.
14-2	Nach May und Nißl 1973.
14-11	Aufnahme: Prof. H. E. Schmitt.
14-16	Wir danken Herrn Dr. Wild, Reutlingen, für die Überlassung des Bildes.
14-23	Nach Vollmar und Voss 1979.
15-1	Nach Vogt 1969.

2-4; 2-7; 3-1; 3-2; 3-3; 3-5; 3-6; 3-10; 3-11; 9-7; 9-11 b; 9-18 a–b; 9-21; 9-22; 9-23; 9-25 a–b; 9-27; 9-78; 9-80; 9-81; 9-82; 9-83; 9-103; 9-108 b; 9-109; 9-110; 9-118; 9-119; 10-1; 10-3 a; 10-4 a; 10-9 a–b; 10-12; 10-14; 10-15 a; 10-20; 10-21; 10-28; 10-31; 10-32; 10-34; 10-44; 10-45; 10-54; 11-10 a; 12-11; 12-15; 12-16; 12-17; 12-18; 12-24; 12-25; 12-26; 12-32; 12-33; 12-37 b; 13-8; 14-1; 14-3; 14-7; 14-10; 14-11; 14-13; 14-17; 14-18; 14-19; 14-20; 14-22; 14-24; 14-25
Wir danken dem Schnetztor-Verlag für die freundliche Überlassung dieser Abbildungen aus dem Werk: Hach, Hach-Wunderle. Phlebographie der Bein- und Beckenvenen. 4. Auflage. Konstanz: Schnetztor 1996.

2-2; 6-3; 9-14 a–b; 9-26a–d; 9-32 a–d; 9-39; 9-41; 9-42; 9-45; 9-46; 9-55 a–c; 9-56; 9-57 c; 9-58; 9-59; 9-60 b; 9-63; 9-64; 9-66; 9-67; 9-76; 9-86; 9-87; 9-88; 9-92; 9-93; 9-94; 9-111
Wir danken dem Springer-Verlag für die freundliche Überlassung dieser Abbildungen aus dem Werk: Hach, Hach-Wunderle. Die Rezirkulationskreise der primären Varikose. Heidelberg: Springer 1994.

WEITERE HIGHLIGHTS AUS DEM BUCHPROGRAMM

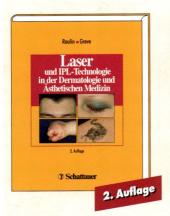

Raulin/Greve
Laser
und IPL-Technologie in der Dermatologie und Ästhetischen Medizin

- Das einzige deutschsprachige Fachbuch, das die IPL-Technologie eingehend behandelt
- Hochaktuell und heiß diskutiert: Haarentfernung mittels Laser und IPL-Technologie
- Großer Beispiel-Fundus mit über 300 mehrfarbigen Abbildungen
- Separate Kapitel zu Behandlungsfehlern, wirtschaftlichen Aspekten und ethischen Überlegungen

Dieses innovative Grundlagenwerk gibt interessierten oder bereits Laser anwendenden Ärzten einen umfassenden Überblick über den aktuellen Stand der Laser- und IPL-(Intense-Pulsed-Light-)Technologie bei dermatologischen und ästhetischen Indikationen.

„… ist die Anschaffung der zweiten Auflage des Buches eine absolute Notwendigkeit für jeden Arzt, der seine Patienten adäquat beraten möchte oder selber dermatologische Lasertherapien durchführt." derm; 9/2003

2., aktualisierte und erweiterte Auflage 2003.
206 Seiten, 318 vierfarbige Abbildungen, 19 Tabellen, geb.
€ 119,–/CHF 180,– · ISBN 3-7945-2236-2

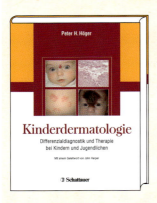

Höger
Kinderdermatologie
Differenzialdiagnostik und Therapie bei Kindern und Jugendlichen

Mit einem Geleitwort von John Harper

- Erstes interdisziplinäres Lehr- und Handbuch des Gebietes von einem Pädiater geschrieben
- Über Flussdiagramme vom Symptom zur Diagnose
- Pädiatrische Dosistabellen und Magistralrezepturen

Kutane Symptome können gerade im Kindesalter auf systemische Erkrankungen wie z. B. Infektionen, Stoffwechselkrankheiten, neurologische Erkrankungen oder Abwehrstörungen hindeuten, deren korrekte (und rasche!) Deutung lebensrettend sein kann. Interdisziplinäres Denken und die enge Zusammenarbeit verschiedener Fachdisziplinen ist leider noch immer eher Ausnahme als Regel. Vor diesem Hintergrund hat der Autor für das Gebiet der Pädiatrischen Dermatologie ein Lehr- und Handbuch geschrieben, das symptomorientiert, praxisbezogen und aktuell ist sowie pädiatrische und dermatologische Kenntnisse vereint.

2005. 573 Seiten, 567 Farb- und 4 schwarzweiße Abbildungen, 11 Flussdiagramme, 272 Tabellen, geb.
€ 129,–/CHF 195,– · ISBN 3-7945-2221-4

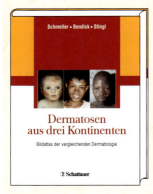

Schmeller/Bendick/Stingl
Dermatosen aus drei Kontinenten
Bildatlas der vergleichenden Dermatologie

- Gegenüberstellung von 100 Dermatosen auf weißer, gelber und schwarzer Haut
- Einzigartige Zusammenstellung brillanter Farbaufnahmen
- Für Dermatologen, die Patienten anderer Hautfarbe behandeln, Tropen- und Reisemediziner und für Ärzte in den Tropen bzw. in der Dritten Welt

Dieser Bildband zur vergleichenden Dermatologie beschreibt Dermatosen auf verschiedenen Hautfarben. In alphabetischer Reihenfolge werden 100 Krankheiten aufgeführt. Dabei sind auf einer Doppelseite jeweils drei Bilder der gleichen Erkrankung auf weißer, gelber und schwarzer Haut gegenübergestellt. Im Text werden die wichtigen Charakteristika, klinischen Symptome, Differenzialdiagnosen und Hinweise zur Therapie beschrieben. Das Buch erlaubt durch seine Übersichtlichkeit und sein hochwertiges Bildmaterial eine schnelle Orientierung für Dermatologen in Praxis und Klinik. Es ist gleichzeitig eine wertvolle Referenz für Tropen- und Reisemediziner sowie für medizinisches und paramedizinisches Personal in den Ländern der Dritten Welt.

2005. 238 Seiten, 328 farbige Abbildungen, geb.
€ 129,–/CHF 195,– · ISBN 3-7945-2339-3

www.schattauer.de